中华现代微创学丛书

妇产科微创学

主　编　李　敏　崔　娜　蒋玉萍
副主编　代聪伟　杨素勉　赵志明　马卫景
孙亚楠　杜彦芳　邢　盈　闫　萍
编　委　李雅静　校彩娜　张艳赏　王建玲
李红艳　李荣霞　王玉侠　郭玉会
丁秀平　楮兆苹　李　丽　王　蓓
李季滨　王成书　田　丽　冯　静

科学技术文献出版社
Scientific and Technical Documents Publishing House
北　京

(京)新登字 130 号

内 容 简 介

本书共十六章，系统阐述了现代微创妇科学的理论基础和临床治疗，微创观念与微创妇科进展，腹腔镜、宫腔镜、阴式手术、超声波、放射介入、放射性粒子及其他微创治疗法，包括适应证、禁忌证、器械设备、术前备血、操作步骤、注意事项、并发症预防与处理等。参编者妇科微创治疗经验丰富，他们以总结自己的实践经验为主，同时吸取了国内外的最新研究成果，也全面地反映了微创妇科学的最新进展。

本书内容先进，实用性强，适于妇科医师、医学院校师生及相关专业人员阅读参考。

科学技术文献出版社是国家科学技术部系统惟一一家中央级综合性科技出版机构，我们所有的努力都是为了使您增长知识和才干。

中华现代微创学丛书
编委会

中华现代微创学丛书
编写说明

随着现代科学技术的飞速发展，各种先进技术不断地向医学领域渗透，如微电子技术、计算机技术、光电子技术、电信技术和生物技术等。与此同时，许多新的学科也在医学中形成，如激光外科、超声外科、冷冻外科、放射外科、腔镜外科和内镜外科等，其中放射外科中的许多技术有了突飞猛进的发展，如X刀、γ刀、赛博刀和质子刀等，这些先进技术已在临床上得到了广泛的应用。为了更好地将这些新技术、新方法推广应用，特组织部分高等医药院校及其附属医院的临床专家编写了《中华现代微创学丛书》。该丛书的编者把长期以来的教学方法和临床经验有机结合，融会贯通，并参考了国内外许多重要文献和权威著作以及国内外相关新理论、新知识、新方法和新技术，力争在整个医学实践活动中，始终跟上医学科学发展的步伐。该丛书图文并茂，层次分明，描述清楚，实用性强。它的出版为广大卫生技术人员更好地自学提供了有利条件，为推动医学知识的普及做出了贡献，并推进了我国教学模式的改革和教学质量的提高。每本书主要介绍微创技术的基础理论和临床实践，在各个学科中的有机结合及应用，为临床医生提供直接的操作技术和方法，将微创技术推向各个医疗领域，更好地为患者服务。参与该丛书各分册编写的主要单位有第二军医大学、河北医科大学、河北省人民医院、河北医科大学第二医院、河北医科大学第三医院、河北医科大学第四医院、解放军白求恩国际和平医院、北方学院附属医院、河北工程大学附属医院、邯郸铁路医院等。中国医药教育协会作为本套丛书编写的组织和发起单位，协会领导和专家教授在编写过程中给予了大力支持，对此我们也一并表示诚挚的谢意。

该丛书的读者对象为临床医师和专科医师及相关的医药临床一线工作人员，也可作为医学院校本科生和研究生的参考用书。需要说明的是，限于我们的知识水平，编者都在繁忙的临床一线并因之所致的编写时间不足，各分册的编写风格可能不尽一致，内容难免有遗漏和错误的地方，我们衷心地希望广大同仁不吝批评指正。

前言

随着科学技术的进步和医疗技术的发展，人们对医学的要求也进一步提高，如何只切除病灶而不损伤正常组织，做到以最小的创伤治愈疾病是临床医师一直追求的目标。经过多年来妇产科学界的诸多前辈和同仁的积极努力，妇科微创诊治方面取得了突飞猛进的发展，21世纪以来，以内镜为代表的腔镜技术掀起了一场微创技术革命，也为《妇产科微创学》的问世打下了坚实的基础。微创是指小切口、大视野有限制地充分暴露，以最小创伤和最佳方法治愈疾病。

19世纪，美国著名外科医生 William S. Halsted 就极力主张轻柔外科，以减少组织损伤，并提出了手术操作的6项基本原则，即对组织轻柔操作、正确的止血、锐性解剖分离、手术野清晰干净、避免大块结扎、采用好的缝合材料。这样的外科手术原则，对微创治疗具有重要的指导意义。如今，内镜技术几乎覆盖了所有的外科分支，如妇科、普外、肝胆、泌尿、骨科、耳鼻喉、胸外、心外、脑外、小儿外科等均由于内镜的介入使手术趋于微型化。本书是将妇产科学界各位前辈和同仁多年的心血与结晶汇集成书，以利于推动妇科微创技术的发展，为妇产科微创学提供理论基础和临床治疗。本书共十六章，阐述了微创观念与微创妇科进展，腹腔镜、宫腔镜、阴式手术、超声波、放射介入及其他微创治疗法，包括适应证、禁忌证、器械设备、术前备血、操作步骤、注意事项、并发症预防与处理等。参编作者均系妇科微创治疗经验丰富、勇于探索进取的中年学者，以总结自己的实践经验为主，同时吸取了国内外的最新研究成果，全面地反映了现代妇产科微创学的最新进展。本书内容先进，实用性强，适于妇产科医师、医学院校师生及相关专业人员阅读参考。

本书作者只是将自己的理解呈献给同仁，可能会有所不足，希望能最终达到提高医疗质量，造福于广大患者的目的。参与本书编写的作者是妇产科的中坚力量，除了具有扎实的理论基础和临床技能之外，更具有对新鲜事物积极探索、勇于进取的精神和魄力。今天，《妇产科微创学》终于如期完成，这得益于各位专家的鼎力协作，凝聚着他们的心血，亦反映了他们对微创观念的深刻理解和认真思考。对他们的支持与帮助表示衷心的感谢。特别感谢给予帮助的河北省人民医院妇产科同仁。

目　录

第一章

微创观念与微创妇科

第一节 微创观念

自 1983 年英国泌尿科医生 Wickhanm 首次提出微创外科(minimally invasive surgery，MIS)的概念以来，人们越来越多地关注微创外科的相关问题，对诊断与治疗的微创化及个体化，成为医疗质量的更高追求。本章将对微创观念及其微创外科与微创妇科应涵盖的内容进行探讨。

一、微创的概念

(一)微创外科的概念

众所周知，外科手术本身是一把双刃剑，它在去除病灶的同时对身体也会有一定的负面效应，不可避免地带来一些人为的损害，这也是一种创伤。手术创伤对人体造成的损害，有时是巨大的，甚至是永久性的，而治疗效果却并非与创伤的大小成正比。因此，以最小的创伤达到最佳的治疗效果，减轻手术创伤对患者的不良影响，提高手术操作效益，这就是微创外科。

(二)微创手术的基本原则

"微创"的概念从外科医师不得不通过"创伤"治愈疾病的那一天起，就已进入了他们的思维中。美国医生 Halsted(1852—1922)就极力主张轻柔外科，他创建了住院医生的培训体系，提倡以减少组织损伤为目的，不片面追求高速度，即"轻柔外科"手术操作的六项基本原则：①对组织轻柔操作；②正确的止血；③锐性解剖分离；④手术野清晰干净；⑤避免大块结扎；⑥采用好的缝合材料。今天当我们再审读这些原则时，感到这些原则虽然仍适用于常规手术，但却难以涵盖当今微创化观念的全部内涵。20 世纪 70 年代以后，两个与外科相关学科的发展，即分子生物学研究和现代影像技术的发展，促使疾病诊断和处理产生了一次质的飞跃。现代四大影像技术，即微电子学的发展、计算机的信息处理、实时成像和三维结构重建技术，为微创手术提供了高清晰度的图像系统；微型手术器械的不断开拓也为微创手术的开展奠定了基本保证。根据微创外科的现状及可预见的未来，我们认为，微创应是指采用各种先进的诊疗手段，达到甚至超过传统诊治的远期效果；而诊治期间，患者的生活质量应远远优于传统诊疗方法。

微创外科的发展是外科学发展的趋势，在不低于，甚至优于传统治疗效果的前提下，尽可能地减少患者因手术带来的近期和远期痛苦，已成为广大外科医生日益关心的现实问题，这也是近年来迅猛发展的微创外科手术学的基本指导思想之一。

1. 治疗效果　微创要以疗效为前提。微创手术的优势突出表现在近期效果手术创伤小，术后疼痛轻、恢复快；远期效果应等于或优于传统手术，至少由于手术创伤小，组织损伤轻，下床活动早，而使腹腔内粘连所致的远期并发症要少于传统手术。目前，绝大多数治疗目的还只能局限于有效地延长患者的生存时间，并尽量保证其生存质量。因此，在选择治疗方法时，绝不能不顾手术的远期效果，而只顾术后近期利益，应在患者能安全耐受的范围内，尽量选择疗效更好、创伤更小的治疗方法。

2. 途径和方法　微创是施行各种手术的指导原则。手术途径和方法可以相同或不同，但对病灶的外科处理标准不能低于传统手术，甚至要求优于传统标准。如对卵巢良性囊肿的切除，手术方法基本相同，但因手术入路的不同而达到微创目的。医生对于治疗方案的制定、手术方式的选择、手术操作的整个过程、术后的一系列处理等，应尽可能遵循微创原则。简而言之，自收治患者始，直至患者康复，微创观念贯彻始终。

微创不等于无创。所谓“微创”，只是相对于传统的诊疗方法具有更小的创伤。“微创外科”要比“腔镜”外科、“小切口”或“小路径”外科、“内镜”外科等所涵盖的范围更为广泛，宗旨在于达到造成局部及全身最小创伤的外科，而不仅限于哪种方式或哪种工具。微创外科是一个相对性概念，可以有多种形式的选择。外科微创化作为贯彻于外科各领域的概念，将促使微创外科技术的全面发展，指导创伤处理的各个环节的技术水平全面、迅速提高。总之，微创旨在最大程度地减少损伤，是一个整体化观念，也是外科操作技术的灵魂。微创观念伴随着外科学的发展而渗透于外科理论、手术操作和辅助器械等的发展过程之中。无论采用何种方法，微创外科的意义和价值都在于缩小外科所带来的局部和全身的伤害性效应。

（三）微创的相对论

由于“微创”的界定甚为困难，在外科诊治中多大的创伤称为微创，目前尚无统一定论，对于这一模糊概念，笔者提出了微创治疗的相对论。与传统的治疗方案相比，微创外科应具备以下条件：诊疗效果肯定优于传统方案、对组织创伤更小、治疗时间更短、术后恢复更快和治疗成本不应过高。

1. 组织创伤小　手术损伤是绝对的，而损伤程度是相对的。手术中尽量减少对正常组织的创伤，是外科医生在术中始终都应注意的问题。病灶定位准确全面，手术切除干净彻底，但又要避免伤及周围的正常组织，被称为“外科攻击”。事实上，绝大多数外科操作，特别是内脏手术很难达到这一要求，许多手术都会殃及正常组织，如腹壁等。微创外科试图接近真正意义的外科攻击，消除、减少所有不必要的而以前被认为是完成某项治疗任务所必需的创伤。以腹部手术为例，由于内镜技术的进步，对腹腔内病灶的治疗可在直视下完成，同时又避免了为显露靶器官而致的腹壁过大损伤。

组织创伤小有两层含义，即手术清除病灶时：①尽量避免伤及周围的正常组织；②尽量保护组织器官的生理功能。盲目追求病灶切除干净彻底，而忽略了对周围正常组织的损伤及对器官功能的保护，将严重影响术后的生活质量，这并不是手术医生期望达到的治疗效果。以卵巢良性肿瘤为例，采取卵巢切除还是单纯剥除肿瘤而保留正常卵巢组织；是开腹取出肿瘤还是在腹腔镜下取出，无论从手术入路还是手术方式上，显而易见，都贯穿着微创的原则。

2. 治疗时间短　治疗时间是对组织创伤非常重要的影响因素。毋庸置疑，手术时间越长，对机体的损伤越大。麻醉干预、切口暴露、手术操作对组织器官的骚扰及创伤对心、肺、肝、肾等重要脏器的功能调节，都会有不同程度的影响。当然，片面追求速度快而造成医源性损伤或病变探查处理不彻底；或为了追求所谓小切口，而以延长手术时间为代价，都不是真正的微创外科。

3. 术后恢复快　微创是以最小的创伤、最佳的治疗效果来完成治疗过程。只有创伤小，才不至于对患者的生活质量造成过大的影响，术后恢复才能迅速。术后恢复是指除了局部的组织器官能尽快恢复功能外，患者的全身状况、精神面貌也应尽早恢复正常。无视患者的状况，一味追求肿瘤的扩大化根治术，导致并发症的发生率和病死率增加是不可取的，但一味追求所谓微创而忽视无瘤原则，导致肿瘤复发率升高和生存时间缩短也是不可原谅的。

4. 治疗成本低　微创外科常需一些专门的设备和器械，还可能应用一些价格昂贵的手术材料，故而使手术费用居高不下。在发展中国家，由于器械和材料的昂贵，使部分患者难以承受。因此，微创外科技术的应用还应考虑到患者的经济条件。治疗成本过高，对患者、医院及社会会造成过重的经济负担，亦会影响微创技术的发展。以腹腔镜手术为例，虽然其手术收费略高于同类开腹手术，但因手术步骤简化（如减去开、关腹壁）、创伤小、恢复快、手术时间及住院时间均缩短，可使综合费用下降，因而才有巨大的发展潜力。

微创具有时限性。微创的内涵会随着时代的前进而不断地丰富和发展。今天，我们认为是微创治疗，不久的将来完全可能会被修正。相对于未来更完善的诊疗措施，今天的“微创”可能会被认为是“巨创”。一方面，这是医学科学技术的进步，开发了更多的创伤更小的治疗方法；另一方面，随着人们对创伤本质的认识进一步加深，会有一些更深刻、更全面的了解，对创伤及其组织修复过程和机制会有一些全新的认识。例如，微波、冷冻治疗后遗留的坏死肿瘤组织，已有较多报道认为其具有自身瘤苗作用，产生创伤对机体有利的一面。但尚不能肯定其诱发的免疫反应是仅对肿瘤具有特异性，还是对正常组织也具有破坏作用。因此，对微创的认识应当客观。况且具有微创特征的诊疗措施不会一成不变，随着时代的发展，会有创伤更小的方法问世，但微创的观念及诊疗原则必然贯穿始终。基础理论研究的深化、操作技术的提高和辅助器械的更新换代会促进外科微创化目标的实现，而微创化观念的发展则推动了微创外科理论、技术和设备的进步。

二、微创观念的认识误区

微创观念在临床医学或外科学范畴已得到肯定并稳步发展，但是，何为微创？对其含义的理解各家认识不一。这是发展中的问题，有必要集众之长加以澄清。现就以下几种观念进行阐述。

(一)开腹手术是有创或巨创外科,而腔镜手术则是微创外科

就开腹手术而言,可以是有创甚至巨创,但也可达到微创;而腔镜手术可以是微创,但也会造成有创甚至是巨创。开腹手术的确是侵入性手术,美国外科之父 Halsted 创制蚊式血管钳,提倡轻巧细致的手术风格,注意爱护组织,实际上就是微创外科。有的外科医生手术动作粗暴,盲目强行剥离,使用暴力牵拉,不仔细止血或钳夹后大块结扎,手术追求速度,操作粗糙等,都属于有创或巨创外科。腹腔镜手术具有切口入路小,术野显露良好,操作细致,出血少,创伤小等优点。但像任何手术方式一样,都具有两面性和局限性,腹腔镜外科比常规外科除了切口小以外,是否真正属于"微创"?在实施腔镜手术过程中的二氧化碳气腹和高碳酸血症、人工气腹压力的呼吸循环效应、气腹对肾脏血流动力学的影响等,均应考虑在内。此外,有些医生以完成腹腔镜手术为目的,忽略患者的具体情况,适应证选择不当而勉强为之,致使手术难度过大,拖延手术时间过长,甚至中转开腹,付出了很大的代价,增加了对患者的伤害,影响了远期效果,又何尝不是有创或巨创呢?

因此,"微创"外科与"腔镜"外科在内涵上是有区别的,微创外科强调的是局部和全身的统一,微创不但表现在手术局部,对全身的打击也应减少到最小程度;腔镜外科虽具有微创效果,但若操作不当也可能导致巨创。微创外科涵盖了外科观念和外科技术两方面的含义,而并非单纯的腔镜外科。手术微创化是未来外科的发展方向,当今的腔镜外科技术,并不能完全取代传统的外科手术,至于科技发展的未来如何,现在尚且不能断言。随着经验的成熟和配套器械的发展,微创外科的发展未有尽期。微创一直是外科学追求的境界,微创外科概念并非仅限于内镜和腹腔镜术,而有其更加广阔的视野及前景。

(二)小切口就是微创外科

当前,"微创外科"、"最小切口外科"(minimal access surgery)、腹腔镜外科(laparoscopic surgery)均被视作相同的含义,即指小的皮肤切口而言。人们往往十分推崇小切口,认为小切口就是微创外科。小切口虽然对腹壁的损伤小,但完善的外科需要手术视野的充分显露,切口小势必会影响手术视野,而不得不增加拉钩力度,操作难以得心应手,容易导致误伤,也难以彻底止血,无谓延长了手术时间,反而造成额外的创伤。当然,施行任何手术时,不根据实际情况通通采用大切口也无必要。毕竟切口过大创伤也大,而且增加了手术后患者因大切口瘢痕产生的心理压力。以往由于医疗器械的限制,无法克服切口小与显露不充分的矛盾,目前,内镜技术的介入则解决了这一难题。内镜不但使手术视野清晰可见,对手术入路的损伤也减少到了最低限度。此外,在考虑微创这一概念时,不能仅仅从体表的创伤大小来推论体内创伤的程度。如腹腔镜下的卵巢肿瘤病灶清除术与开腹手术相比较,尽管切口的大小差异很大,但前者对卵巢的损伤程度并不比后者低;当出现大出血时,就止血措施的快速和有效性而言,开腹可能更为有利,安全性更高。因此,小切口有时会造成巨创,而大切口对机体的创伤程度也可能比小切口轻。

总之,微创外科并不等于单纯的"小切口外科",它比单纯的小切口具有更深的含义。与现

行标准的外科手术相比，微创外科应有更小的创痛，更佳的内环境稳定状态，更准确的手术结果，更短的住院时日和更好的心理效应。只有以微创观念为指导，以微创技术为保证，才能使微创外科达到更高的境界。

（三）微创仅限于手术方式和手术操作，而其他诊疗措施不属于微创

微创的概念应该贯穿于诊断、治疗的全过程。外科医生从接诊患者始就碰到微创与无创的问题，比如各种辅助检查方法的选择，选择无创或微创就能确诊的，则无须做更多的检查。手术是外科治疗的主要方式，但从人类愿望和发展规律上讲，外科医生应以最终摒弃这种治疗方式为努力目标，也就是说，如果药物治疗有效，当然无需手术；如果内镜或介入治疗同样有效，也不必求助于开腹手术。然而，任何一种治疗都有其负面效应，在选用时应权衡利弊及近远期效果，全面比较、评估其利害得失，然后做出决策。

（四）忽视对患者的心理创伤

患者患病后除了被症状所困扰以外，更多的是心理上的压力，如对疾病预后的担心，患病对家庭和工作的影响，特别是对手术痛苦的顾虑和对手术风险的恐惧等。患者丧失一个器官的心理和精神损害，可能超过这个器官疾病给他带来的生理和身体损害。外科医生对此往往不太注意，甚至谈吐之间反而给患者添加了心理负担。外科医生应该认识到，要以高度的关心和体贴，理解患者的情绪，通过谈心减轻患者的心理压力，使他们保持稳定的心理状态，也是外科医疗工作的重要组成部分。患者的乐观和信心，对医疗的主动配合，都直接或间接地影响到治疗的效果，决不能掉以轻心。手术治疗的最终目的是为了康复，即心理、精神及社会协调适应能力的康复，亦即 WHO 所提倡的新“健康”观念。所以微创是指在治疗中实现总体上的微创，是以追求相似或更佳疗效下的整体微创为根本的。因此，治疗过程对患者在精神和心理上的微创和无创也应属于微创外科的范畴，此非牵强附会——谁不希望微创术后仍能保持一个健全、完整、美观的躯体？

总之，微创外科应具有最佳的内环境稳定状态、最小的手术切口、最轻的全身炎症反应、最少的瘢痕愈合。微创化观念出自亿万外科患者的求医问药，出自千万临床外科医生的切身体验，出自数以百计外科学大师的卓越贡献。微创观念诞生于外科学发展之初，成长于外科学壮大之时，成熟于外科学之现代。从微创过渡到无创将成为 21 世纪及未来外科学发展的终极目标。

三、微创外科涵盖的领域

纵观微创外科的发展史，它是与不断发展的科学技术，如光学、电子学、超声波和影像学等密切相关的，器械的微型化是微创化手术操作的必要条件。现代科学技术的进步促进了新型微创化或无创化器械的迅速发展，给微创外科展现了美好的前景。

目前，已被公认具有微创效果的外科诊治领域包括：

1. 内镜技术　所谓内镜是指通过自然孔道，如阴道、子宫、口、鼻、消化道等插入的内镜。如阴道镜、宫腔镜、食管镜、胃镜、气管镜、纤维结肠镜等，而用这些内镜诊断与治疗的技术则称

为内镜技术。具有较高水平完成内镜诊断与治疗的单位或团队，可称为相应的“内镜中心”，如宫腔镜中心、膀胱镜中心等。

2. 腔镜技术　通过人工通道（皮肤或黏膜以及组织切开），如腹壁切开、胸壁切开、关节囊切开、头皮及颅骨钻孔等插入的内镜称为腔镜，如腹腔镜、胸腔镜、关节镜、椎间盘镜等，而用这些内镜进行诊断与治疗的技术称为腔镜技术。具有较高水平完成腔镜诊断与治疗的单位可相应称为“腔镜中心”，如腹腔镜中心、关节镜中心等。

3. B 超、CT 导向下的介入技术　如 B 超、CT 导向下的穿刺技术、置管引流技术、注射技术等。

4. 放射介入技术　髂内动脉、肝动脉等插管注射栓塞技术。

5. 其他技术　如超声刀、X 刀、γ 刀、高能聚焦超声技术、氩氦刀冷冻疗法、微波固化疗法及射频疗法等。

除具有完成相应的内镜与腔镜的诊断与治疗技术水平外，又能完成 B 超、CT 引导下的介入诊断与治疗，或放射介入的诊断与治疗的单位可称为“微创外科中心”。就微创而言，从跨学科考虑，作为一个中心或基地则应具备相应的条件。目前，无论在国际还是国内，一家医院要跻身于国际或国内先进行列，并参与竞争的必备条件是：①能否连续地、成功地完成复杂的器官移植手术；②能否开展多种微创手术及其微创技能。由此可见，微创技术已成为衡量一家医院是否先进的重要条件。

目前，发达国家与发展中国家的微创外科发展存在较大距离。在欧美发达国家，微创外科已融入了突飞猛进发展的远程医学、远距离微创手术、疑难病例的会诊、手术方案的拟定，以及由机器人实施的远程遥控手术。在我国，一些医院也成立了外科微创治疗中心。

四、微创外科培训的重要性

微创外科虽脱胎于传统外科，但传统外科秉承的一般原则和操作技术仍然适用于微创外科的手术实践。但是，微创外科又具有与传统外科的不同之处，一位外科医生的传统手术的技术水平并不代表其微创手术的技术水平。如果以为自己已经具有丰富的开腹手术经验，想当然就具备微创手术的操作技能，未经训练而仓促上阵，其结果可想而知。因此，微创外科开展之初，实际应用于临床之前，技术培训和反复演练是必不可少的，而且技术培训中应特别注意。

（一）端正思想认识

应注意从思想上端正认识，转变观念。首先，要认识到微创外科是未来外科的发展方向之一，要将微创技术作为一种治疗手段应用到外科手术的各个方面。其次，应认识到微创技术培训的重要性和特殊性，微创外科并非意味着手术的危险性降低和手术技巧变得容易。在传统外科的培训过程中，辅导者与初学者之间的教学实践是建立在患者身上而非应用模型，这种培养模式肯定不适于腹腔镜外科的手术教学。有些外科医生“走马观花”看一下腹腔镜手术的操作过程，便认为自己已有多年开腹手术的经验，掌握这种技术并非困难，未经训练就强行操作，当出现了严重并发症的时候才知晓掌握腔镜技术绝非一日之功。因此，要减少由于盲目自满而产生的手术并发症，加强继续教育与手术技术培训是十分重要的。

与传统手术相比，微创外科手术的并发症和病死率应减少而非增多，因此有必要针对微创外科手术中的危险因素采取预防措施。对临床上尚需解决的问题，需有严格的前瞻性临床对照研究的评价后才能推广，避免对患者产生不必要的伤害。此外，要强调广义的微创化外科观念，澄清微创化的全部内涵，这样才能有利于培养外科医生，尤其是医学生和低年资外科医生的基本外科素质和操作技能，培养他们对外科基本操作技能的深层次理解，以利于外科手术操作规范化、标准化和微创化。

（二）进行科学培训

当前，微创外科手术范围似乎已无禁区，利用天然孔道或制造孔道——腔镜技术进行疾病的诊断和治疗，已成为一种趋势。然而，内镜技术是一项技能性很强的手术，它是一种全新的技术，因此，熟练掌握腔镜下的穿刺、显露、切割、止血、打结、缝合、吻合等操作，与传统开腹手术相比，腹腔镜手术由于术野小，术者缺乏触觉感受，手术区域灵活性小等限制，要达到专业医师的水准，需要较长时间的学习和训练。比如腹腔镜胆囊切除术，一般认为要达到初级腹腔镜手术医师的水准，需要在专业医师指导下完成至少 30～50 例手术。其学习曲线也显示，最初 50 例腹腔镜胆囊切除术的总并发症（8%）和胆道损伤并发症（2%）最高；当数量增加到 200 例左右，总并发症和胆道损伤并发症的发生率明显降到稳定的水平。传统的手术训练一般是采用现场观摩、操作或动物实验等，这些方法都存在一些缺点，如不能重复进行，可能会给操作对象带来一定程度的伤害；一个专业医师无法同时辅导多个学员，而且还要使用大量昂贵实验动物，这样就使得快速、经济、高效地培养腔镜外科手术医生变得非常困难。最近开发的虚拟现实技术为解决这一问题提供了一种新的手段。

虚拟现实（virtual reality，VR）是一种计算机和电子技术创造的新世界，是一个看似真实的模拟环境，通过多种传感设备，用户可根据自身的感觉，使用人的自然技能对虚拟世界中的物体进行考察和操作，参与其中的事件；同时提供视、听、触等直观而又自然的实时感知，使参与者有身临其境的交互式仿真感觉。虚拟现实是一门涉及众多新兴学科的实用技术，它集先进的计算机技术、传感与测量技术、微电子技术于一体。在计算机技术中，又特别依赖于计算机图形学、图像处理与识别技术、智能接口技术、人工智能技术、语音处理技术、网络技术、并行处理技术等。随着信息技术的飞速发展，虚拟技术在医学的各个领域得到了广泛的应用。在腔镜外科方面，虚拟现实为疾病的诊断、治疗，以及医师教育和培训提供了一种全新的手段。

近年来，开发的各种虚拟微创手术模拟器（MIST-VR）可以使训练者处于计算机产生的三维虚拟手术环境中，使用虚拟的手术器械进行手术操作的训练。在大体手术中，视觉反馈、触觉反馈和力反馈是使训练者产生真实手术感的重要环节。手术模拟器不仅可以在视觉上使训练者产生三维立体感，而且还可以模拟力和触觉的反馈，使训练者在虚拟的现实环境中学习和提高手术技巧。Hamilton 等将腹腔镜操作的过程分割成不同的步骤，做成一个“流程包”，使初级医师在一个类似手术室的环境中通过 MIST-VR 来分步训练其手眼协调能力，左、右手对微创器械的控制能力，电凝、分离、切割的技巧等，然后整合。通过对比研究发现，初级医师在使用虚拟微创外科手术模拟器训练后，其实际手术操作水平有显著提高。MIST-VR 不仅可以用于提高手术技巧，还可以回放操作过程，通过专家评判或模糊逻辑计算的方法来评价医师的微创外科手术实际操作水平，同时判断训练者是否具有临床手术实践的能力，为医疗管理组织核发微创外科医师执业资格证书提供依据。目前在发达国家已有完善的微创外科医生的培训制度和高科技训练基地，特别是模拟技术将成为微创外科医生临床培训的一个重要手段。利用新一代的高性能计算机和图像软件，实现电子眼虚拟内镜手术仿真系统，使外科医生在培训中可对手术操作技术进行无限次数的练习，这样在他们进行真正的手术之前就已积累了丰富的经验，可大大减少内镜手术学习曲线带来的问题，减少初学者手术并发症发生率较高的可能性。

此外，根据患者的计算机断层扫描(CT)、磁共振成像(MRI)和其他成像技术所获的信息，快速、准确地重建患者患病器官的解剖模拟结构，还可清楚地显示常规的影像学检查无法提供的信息。这些虚拟的三维图像与 MIST-VR 相结合可用于制定术前计划，外科医师可以使用 MIST-VR 在患者虚拟的病灶器官上"预演"手术的过程和结果，并以此制定和修改手术计划，寻找最佳的手术方法，做到真正的不打无准备之仗。因而，它能帮助有经验的专业医师反复地模拟微创手术操作，积累大量的感性经验，优化手术方案，减少医疗差错的发生。

目前，虚拟现实技术在医学上主要应用于仿真组织、器官的解剖结构。相信在不远的将来，不仅要构建出"虚拟的解剖"，还要构建出"虚拟的功能"，这将对微创外科发展起着巨大推动作用。总之，21 世纪外科医生的培养应从传统的经验式的教学模式向着以患者为中心、循证为依据、微创为方向的模式转变。

五、微创外科发展前景

21 世纪对外科来说将有更大发展，有些原本需要手术的疾病可不必手术治疗而治愈，而有些手术则更趋向于复杂，如多器官的移植。微创外科将随着科学技术的发展，更加深入人心。微创化治疗有很大的发展空间，需要我们去努力探索。可以断言，微创技术将不断地使科学幻想成为现实，并由宏观到微观，再由微观走向单分子水平。以下现代高新技术与微创外科的结合，必将展现出微创外科发展的美好前景。

1. 智能机器人的微型化及微创手术替代化　传统的外科操作可能被微创的准确的器械操作所代替，其趋势是从微创到无创的发展。外科医生可从用手操作过渡到用计算机替代，完全不接触患者而实施手术。例如从当前的腔镜手术到机器人辅助的手术，再到远距离操纵的手术。当前发展很快的如虚拟技术和三维立体可视技术。计算机控制的机器人手术可以比外科医生的手术更为准确无误。

2. 无创全向蠕动的微型诊疗机器人　该机器人用体腔中的黏液作介质，利用运动过程中驱动器产生的动压效应，使微型机器人悬浮在腔内，同时利用黏液在运动过程中形成的摩擦牵引力带动微型机器人在胃肠道前进。机器人在体内运行过程中能与内腔壁之间形成动压黏液润滑膜，从而避免微型机器人在体内运动时对胃肠道的损伤。该微型机器人能够携带光学成像、体内照明、微诊疗器械等装置进入体腔，取代当前传统的医用内镜，完成体腔内观察和微细手术操作。这一前瞻性研究计划正在实施之中。

3. 向单分子水平推进的纳米技术　微米或纳米科学及纳米技术(nanobitechnology)正在兴起，美国政府 2001 年用于纳米技术研究的预算拨款达 5 亿美元，以期实现"漂流在血液中的潜艇”的假想。当前，不少实验室正在进行着艰难的探索，旨在克服纳米技术研究中的两大障碍——操控和移动。为此，种种技术研究正朝着单分子水平推进。专家预测，经几年的努力，将制造出一批纳米机器人。它们能产生自体能量，具备原子尺度上的分子操作能力，携带可分离单个 DNA 分子的纳米尺度器械，随血流周游人体，“巡回医疗”，进行细胞修复、消除阻塞、攻击病毒、投以药物等诊疗项目。如果出现纳米机器人参与血管内癌栓的清除，大力发展和采用干细胞技术，是降低创伤并发症和提高修复质量的主要措施。目前，不论是利用干细胞进行“器官替代”或是“细胞替代”，均还有相当的距离。主要原因在于目前人们对于细胞的诱导分化条件和相关机制尚不十分清楚，同时也缺乏有效的措施。

4. 组织工程技术　组织工程技术的应用为减少乃至消灭创伤并发症提供了可能。采用在体外复制器官对人体受损脏器进行替代性治疗的梦想正在逐步实现。组织工程人工皮无论在结构和功能方面已与正常人体皮肤非常接近，并已较广泛地应用于临床。

5. 克隆和治疗性克隆技术　克隆技术，特别是治疗性克隆技术的应用将使过去对受损脏器所进行的修补方式上升到置换。有专家预言，将来通过组织工程和治疗性克隆技术能按照人们的需要定做器官，当人们受创后对损伤器官的治疗就像汽车的零件置换一样方便而快捷，并且没有诸如排异等不良反应。

6. 基因工程技术、转基因技术和蛋白质工程技术　近年来，创伤医学领域获得突破性进展的最主要领域之一，便是利用 DNA 重组技术生产出了国际上第一个用于促进创面愈合的新药，即基因重组成纤维细胞生长因子和表皮细胞生长因子。目前已有学者将此项技术应用于加速创面愈合和改善愈合质量。他们将生长因子的基因转导入待愈合部位，使因子在“原位产生”。已有报道，在动物实验和小量的人群与一些特殊病种中获得成功。

7. 基因芯片技术　尽管这项技术目前与微创尚无直接关系，但却是进行理论探索和未来建立治疗技术发展的基础。基因芯片技术可以帮助我们更方便地研究创伤中如瘢痕与溃疡发生的遗传学问题，可能为创伤并发症的防治提供全新的思路和技术手段，故值得关注。

总之，大量新技术、新方法、新思维的出现，为人们最终战胜因创伤而致的机体损害提供了可能，相信在不久的将来人们终将战胜创伤的并发症。微创技术并不是我们追求的最终目标，它仅是向无创技术发展的过渡阶段，最终取代它的仍将是无创技术，如用物理、化学、基因等治疗手段治愈疾病。期望在不远的将来，可采用物理、化学或药物的方法去除子宫肌瘤或卵巢肿瘤，而现在流行的腹腔镜手术将成为历史。可以预见，随着现代生物科学、信息科学、材料科学、计算机科学、网络技术等学科的深入发展，微创外科将作为有创手术向无创治疗发展的桥梁，推动外科学的发展进入一个全新的境界，实现外科操作微创化、无创化的理想。21 世纪外科将更趋完美和现代化，微创外科将是 21 世纪外科的升华。

第二节　微创妇科的现状与展望

一、微创妇科的现状

微创妇科作为微创外科的一个分支，有着十分广阔的发展前景。随着仪器的进步和技术的成熟，20 世纪 90 年代妇科微创手术得以迅速发展，使得妇科内窥镜技术达到较高的水平。这是目前世界医学领域发展较迅速、应用日趋广泛的手术方式，与普通的开腹手术相比较，妇科微创手术无需切开腹壁。以腹腔镜技术代替剖腹手术已经十分普遍。腹腔镜手术只需在腹部打 3 个 0.5～1cm 的小洞；宫腔镜手术是通过阴道-宫腔的自然通道对宫腔内的疾病部位进行手术；经阴道手术是经阴道对宫颈和子宫的疾病进行手术。妇科微创手术由于手术伤口小，因此，患者创伤小、出血少、术后肠粘连等并发症少、恢复快，一般术后一天即可以下床活动，术后 2～3 天就可以出院。微创手术子宫切除后对今后的性生活没有影响，因为这种手术方式不改变阴道的结构，所以不会对性生活造成影响。目前在妇科具有微创效果的诊疗方法有：电波刀(LEEP)对宫颈、阴道、外阴病变治疗；腹腔镜对盆腹腔疾病诊治。宫腔镜对宫腔、阴道、外阴疾病诊治，或经阴道手术来代替过去的开腹手术。

(一)高频电波刀(LEEP 电波刀)手术优点

1. 避免开腹手术，减轻患者痛苦。对年轻 CIN Ⅲ级或原位癌患者，尤其是未育年轻患者，可施行 LEEP 宫颈锥切术，可代替全子宫切除术，术后 6～8 周宫颈恢复光滑如初，能最大限度地保持子宫结构，术后患者仍有机会生育，既减轻了患者的经济负担，又维护了家庭的稳定。

2. 经济简便、安全，不需住院治疗。LEEP 刀所做的各种手术在门诊即可进行，手术时间短，出血少，多数患者不需住院。患者只需选择在月经干净后 3～7 天施术，一般不发生感染，而且创面修复很快。

3. 在治疗宫颈病变的同时，为治疗尖锐湿疣开辟了新途径。

(二)腹腔镜

腹腔镜外科作为微创外科的主体，对妇科、普通外科、泌尿外科、肝胆外科等是一场真正的技术革命。它对妇科手术的发展产生了巨大的影响，对传统思维进行了挑战。腹腔镜手术已成功地替代了许多传统的开腹手术，也将会扩大适应证，拓宽范围至某些更高难度的手术。腹腔镜手术是在密闭的盆腹腔内进行，医师直视监视屏幕，在腹腔外操纵插入盆腹腔手术器械完成手术。20 世纪 70 年代末 80 年代初开展简单妇科腹腔镜手术。1989 年，Reich 首次报道腹腔镜下子宫全切术，到 90 年代大部分经典妇科手术在腹腔镜下完成。

1. 腹腔镜诊断　腹腔镜诊断是近 20 年妇科疾病诊断学的重大发展之一，其价值和对生殖医学的贡献已得到临床验证。腹腔镜为某些疾病如盆腔炎、宫外孕、子宫内膜异位症、盆腹腔粘连等的诊断提供了金标准，并为异位妊娠、卵巢囊肿蒂扭转、黄体破裂、急性盆腔炎及盆腔脓肿等妇科急腹症的早期诊断和治疗提供了可能性。随着实践经验的积累，通过腹腔镜结合输卵管染料通液及超声介入等手段，必将为腹腔镜诊断增添更丰富的信息和提高诊断的精确性。此外，随着细口径腹腔镜的应用，对一些急腹症和妇科疾病的诊断可在门诊局部麻醉下进行，一方面避免了因延误诊断而造成病情的加重，同时又节省了昂贵的检查费用，并能同时进行治疗。

2. 腹腔镜治疗　现代的腹腔镜设备和技术为其进行手术治疗创造了条件。许多经典的妇科手术，如盆腔粘连分离术、输卵管闭锁或阻塞的矫治术、异位妊娠的手术、卵巢良性囊肿或肿瘤的切除术、附件切除术及浆膜下子宫肌瘤切除在腹腔镜下进行的有效性、安全性和合理性，均已得到临床实践的验证。因此，这类妇科手术在腹腔镜下开展的价值均已确定。

以往在腹腔镜下行某些卵巢良性肿瘤，如畸胎瘤、浆液性囊腺瘤的切除术存在争议。随着囊肿剥出技术的提高和内镜标本袋的应用，使腹腔镜下这类手术在进行中引起的囊肿囊液溢出及肿瘤细胞播种的可能性大大降低。

腹腔镜子宫切除在技术上的可行性已毋庸置疑，实践证明腹腔镜辅助的经阴道子宫切除及Semm的标准鞘内子宫切除术具有广阔的应用前景。在腹腔镜辅助阴式子宫切除术中，手术者根据自已阴道手术的熟练程度，对全子宫术中经阴道完成困难的步骤，在腹腔镜协助下经腹腔完成，这种术式使许多既往必须剖腹完成的妇科大手术实现了腹部小切口经阴道完成的愿望。而Seem式鞘内子宫切除术切除宫颈移行带和其鞘内筋膜但保留宫颈外鞘，为患者留下了宫颈支架，却消除了宫颈部位发生恶性病变的隐患，这种术式不破坏阴道局部的解剖环境，对机体损伤相对较小，因此是一种极具发展潜力的子宫切除术式。

在肿瘤外科方面，可分为诊断与治疗两个部分。对肿瘤的诊断尚无异议，对影像学无法明确诊断的肿瘤及其局部侵犯情况，进行腹腔镜探查是最佳的选择，甚至可以在局麻下用微型腹腔镜进行肿瘤的活检和分期。但对于肿瘤的治疗目前尚存分歧，焦点在于担心它的远期疗效。肿瘤的腹腔镜手术对术者的技术及经验要求很高，手术的安全性不单表现在降低手术的并发症与死亡率方面，更重要的是它的远期疗效。目前在某些没有大宗前瞻性对比研究的结论前，对该技术的推广应采取谨慎态度，不能以微创的益处来牺牲肿瘤治疗的远期疗效。适合做腹腔镜手术的疾病有：子宫肌瘤、子宫肌腺症需要全子宫切除术、子宫肌瘤挖出术、卵巢囊肿剔除术、附件切除术、宫外孕致输卵管切除术、输卵管积液盆腔粘连致不孕等手术等。

3. 腹腔镜手术优点　诊断和治疗兼顾。如输卵管妊娠(宫外孕)早期未破裂出血时，症状不典型难以早期诊断，但腹腔镜下可以发现病变，同时实施保守手术保留病变侧输卵管及功能。术后恢复快。手术经腹壁穿刺孔(直径5～10mm，共3～4个)，由腹腔外插入手术器械完成，对盆腹腔内环境干扰小，术后短时间内可以恢复健康。术后不适轻。腹壁无长切口，术后疼痛轻，术后可以正常进食，短时间保留导尿管。术后第一日可以适当活动，输液用药时间均短于开腹手术。住院日减少医疗费用下降。中等手术后无特殊情况3～4天可以出院。腹腔镜手术采用全麻或硬膜外麻醉。

(三)宫腔镜技术

宫腔镜手术的开拓对妇科手术来说意味着一场革命。近10年来，宫腔镜技术已从单纯的诊断发展到可治疗各种宫腔内良性疾病，使约25%的子宫疾病患者避免了开腹手术。因其具有不开腹、创伤小、出血少、痛苦轻、恢复快、近期并发症少、远期不影响卵巢功能等诸多优点，自然受到广大医生及患者的青睐，也从根本上改变了“宫腔镜只能检查不能治疗”的观念。其在微创妇科领域中的价值，已越来越受到人们的重视。国内外学者亦将宫腔镜手术誉为微创外科的成功典范。

1. 宫腔镜诊断　在宫腔内疾病诊断方面，宫腔镜检查逐渐替代传统的诊断性刮宫，明显减少术者的痛苦，提高了疾病诊断的准确性。将宫腔镜与阴道超声、子宫声学造影、彩色多普勒超声、子宫输卵管造影等比较研究证实，宫腔镜检查术是诊断宫腔内病变的金标准。

2. 宫腔镜治疗　宫腔镜手术已成为功能失调性子宫出血的首选外科治疗方法，是治疗子宫纵隔的标准术式和治疗子宫内膜息肉的金标准。宫腔镜黏膜下子宫肌瘤切除术使此类患者避免遭受切除子宫的痛苦。宫腔镜诊断并治疗宫腔粘连，取出宫腔内异物如残留、嵌顿IUD等都达到了微创的效果。此外，宫腔镜下输卵管插管通液注药术为不孕症患者的诊治及部分输卵管妊娠的治疗，提供了另一条途径。

适合做宫腔镜手术的疾病有黏膜下子宫肌瘤、突向宫腔的子宫肌壁间肌瘤、功能性子宫出血、子宫纵隔切除术、子宫内膜息肉、宫腔粘连分解术等。宫腔镜手术采用静脉麻醉。

3. 宫腔镜及腹腔镜的联合应用　宫腔镜及腹腔镜联合手术拓宽了妇科内镜手术的诊治范围，在一次麻醉下，同时进行宫腔和盆腔两种以上疾病诊治，可使患者免受多次创伤的痛苦。通过应用宫腔镜与腹腔镜联合手术，为女性不孕症、子宫纵隔和严重宫腔粘连的手术治疗、较大或内突型子宫肌瘤的手术切除、嵌入子宫肌壁的异物等治疗，开辟了新的诊治途径。进行宫腔镜手术时，在腹腔镜下对子宫外形进行直视检查与监护，并可检查输卵管的通畅程度，进行粘连分离及相应的疏通治疗。对于宫腔病变同时合并的盆腔病变也可进行联合手术治疗，使并存的盆腔内占位性病变、慢性盆腔疼痛及原发或继发性不孕症的病因诊断与同期治疗成为可能，改变了以往不能同时诊治宫腔与盆腹腔病变的局限，拓宽了单一妇科内镜手术的诊治范围。以宫腔镜、腹腔镜联合手术作为妇科微创技术的新型组合，具有较好的临床应用价值。

（四）阴式手术

经阴道进行妇科手术虽然已有百年以上的历史，但在20世纪80年代以前，由于思想意识及技术条件的限制，阴式手术在妇科领域并未普及。近年来，随着微创观念的逐渐加强，阴式手术开始受到人们的重视。利用阴道这一自然腔道进行手术具有组织创伤小，对腹腔脏器干扰少、手术后疼痛轻、康复快、住院时间短、腹壁不留瘢痕、医疗费用低等优点，更符合微创手术的原则，其优越性已经得到公认。目前，阴式子宫切除术已成为当今切除子宫最佳的选择方案。适合做经阴道手术的疾病有：子宫肌瘤、子宫肌腺症需要全子宫切除术、突向子宫浆膜层的子宫肌瘤、尿失禁。妇科专家也已在进行经阴道剥除或切除卵巢囊肿及附件、剔除子宫肌瘤等经阴道保留子宫的手术尝试。经阴道手术采用连续硬膜外麻醉。做过腹部手术的人是可以做微创手术的。

（五）介入治疗

1. 子宫动脉栓塞介入治疗　随着医学科学的飞速发展，一种治疗子宫肌瘤的微创保守治疗法——动脉栓塞介入治疗引起了国内外学者的关注。子宫动脉栓塞术，临床应用已有20余年的历史，既往主要用于治疗妇科急性出血及肿瘤，法国学者Kamina等于1995年首次报道将子宫动脉栓塞术用于治疗子宫肌瘤，由于其操作安全、组织创伤小，术后恢复快，住院时间短，能完好地保留子宫功能，避免了手术的创伤打击及术后一系列并发症，症状改善上的效果可以同手术相媲美，故易于被患者接受，是那些想保留子宫或不愿接受手术治疗的年轻子宫肌瘤患者的良好选择。最新资料统计，至2000年，在美国应用子宫动脉栓塞术治疗子宫肌瘤的病例已达5000余例，总有效率达86％～98％，肌瘤体积缩小达20％～50％，子宫体积缩小达47％～50％。

2. B超介入治疗　超声诊断始于1950年，至20世纪80年代广泛地应用于临床。近年来，超声成像技术日新月异，特别是应用了彩色多普勒血流显像、三维重建、二次谐波成像等使超声诊断技术进入了一个飞速发展的新阶段。超声显像与X线、核素扫描、CT、正电子CT（正电子发射计算机断层成像仪）及MRI等融为一体，作用互补，组成了影像诊断的新学科。由于超声检查安全无痛，方便价廉，图像清晰直观，诊断快速准确，已成为妇科临床不可缺少的诊断方法之一。目前，超声介入治疗妇科良性疾病也已逐渐引起人们的关注，在超声监测下穿刺抽吸盆腔包裹性积液、卵巢及输卵管良性囊肿、置入微波或射频探头治疗子宫肌瘤等的报道越来越多。虽然超声介入治疗无法活检取材，但对已经明确诊断的良性囊肿在处理上具有创伤小、痛苦轻、恢复快、费用低等优点，不失为治疗妇科良性疾病的一种新方法，其远期疗效有待积累更多临床资料进行评判。

（六）光动力学治疗

光动力学治疗（photodynamic therapy，PDT）是将可见光和光敏剂联合引起被选择细胞破坏的治疗方法。无毒性的药物进入机体，有选择地聚集在快速分裂的细胞中。当药物在患病组织与正常组织的浓度比达到最佳、最合适的光照剂量，激活药物，在有氧参加的情况下引发毒性效应，通过造成组织细胞不可逆的氧化，破坏细胞膜、细胞器、脉管系统，导致细胞坏死而起到治疗作用。

妇科应用PDT主要在3个领域：妇科恶性肿瘤、癌前病变及良性妇科疾病。癌症的光学诊断，晚期癌症特别是对手术困难、腹腔内播散性恶性肿瘤的处理有一定疗效。对癌前病变如尖锐湿疣、宫颈上皮内瘤样病变、硬化型苔藓及外阴上皮内瘤样病变等疗效显著。这种冷热逆转疗法对肿瘤摧毁更为彻底，并可调控肿瘤抗原，激活机体抗肿瘤免疫反应。氩氦刀冷冻治疗肿瘤的适应证同微波和射频，术中冷冻对直径大于3cm肿瘤也有较好的疗效。

二、微创妇科的展望

2000年，在法国巴黎召开的第9届欧洲妇科内镜会议闭幕式上，曾提出“2025年妇科不再有开腹手术”的设想；2001年，在美国芝加哥召开的第10届国际妇科内镜协会上也提出了如此的豪言壮语。这种设想能否实现尚需时间证明，但就目前的发展趋势而言，70％～90％的妇科开腹手术由微创诊疗技术取代是可以达到的。由腹腔镜、宫腔镜、介入治疗等先进的微创手段，取代原开腹手术的治疗。妇科医生的双手将从传统开腹手术中退出来，进入操纵内镜和微创器械的手术新领域；进而将迈向由妇科医生指挥机器人来完成极微创或无创治疗新时代。

综上所述，微创妇科将是21世纪妇科学发展的热点，不断地创新和完善，将对现代妇科的发展起重要的推动作用；这是人类社会进步和现代科学技术高速发展的必然，但并不意味着妇科医生的消亡，相反对其提出了更高的要求，即未来妇科医生需具备扎实的先进高科技理论基础、具备将传统的手术技能融合现代高科技应用的能力，并操纵机器人实施各类极微创手术和无创治疗。

第三节　创伤与创伤修复

手术对于患者来说，既是一个接受治疗的过程，又是一个遭受创伤的过程。创伤对人体是一种恶性刺激，有时甚至会影响个体的生存。外科治疗如欲达到微创效果，首先应了解机体对手术创伤的病理生理反应。要想监测和调控创伤反应，必然要研究创伤反应机制。

一、创伤与机体反应

创伤对人体来说，无论是意外创伤还是医源性创伤，都会引发机体产生一系列生理病理反应。适当的创伤反应是防御外来侵袭，局限感染和促进愈合所必需的。而严重创伤或大手术后的生理反应会更强烈一些，甚至发展为病理过程如全身炎症反应综合征（systemic inflammatory response syndrome，SIRS）和多器官功能失调综合征（multiple organ dysfunction syndrome，MODS）。

在漫长的物种进化过程中，遵循自然界的生存竞争法则，哺乳类动物建立起对创伤的全身性反应，动员体内一切储备，以恢复内环境稳定、愈合创伤。在死亡与生存的关头，强烈的创伤反应，常常无视机体的长远利益，因而带来了负面效应。在当前重危医学发展的时代，严重的创伤之后，患者虽然可以暂时生存，但会出现严重的并发症，甚至危及生命，成为限制重大手术实施的“瓶颈”。因此，微创外科学应该有一个新的概念，那就是要扩大视野，使外科微创化，包括减轻患者对创伤的不良反应和改善创伤的过程。今天以减少创伤为目的的微创化手术以其皮肤切口小、痛苦少、愈合快、瘢痕小而深受欢迎。

尽管“小切口手术”已经使一部分患者受益，但整体外科仍有相当多较复杂的大手术不能在小切口下实施。此外，即使切口变小，在体腔内操作带来的内脏和血管的反应，呼吸循环功能的影响以及感染的可能性也不能忽视。如何将创伤反应控制在一个适当的范围和水平，是外科微创化整体治疗策略中的重要组成部分。

（一）围手术期的应激反应

围手术期（perioperative period）一词始见于 20 世纪 70 年代国外文献中，其后国内逐渐有人使用。围手术期是指“从患者因需要手术治疗住院时起到出院时止的期限”。围手术期至今没有明确的规定，我国学者认为是指以手术治疗为中心，包括术前、术中、术后的一段时间，但并不等于一个外科患者的全部住院期。1988 年 11 月，中国人民解放军第一届普外科围手术期学术讨论会曾对围手术期的概念加以讨论，并作出解释：围手术期是指从确定手术治疗起，至与这次手术有关的治疗基本结束时为止的一段时间。

应激反应（stress）是机体的自卫性反应。适当的应激反应可缓解或拮抗侵袭对机体的伤害，过多的应激反应则使机体难耐侵袭的刺激，导致器官功能紊乱甚或致命后果。围手术期的应激反应是机体受到强烈刺激而产生的神经免疫内分泌和代谢的综合反应。

应激时出现一系列的全身性变化，主要是由神经内分泌引起，其病理生理变化主要表现为以下 4 个方面。

1. 物质代谢变化　主要表现为分解代谢加强、高代谢率、高血糖、脂肪动员增加、负氮平衡等。

2. 心血管功能变化

(1)心血管防御反应:生理性应激可使心率加快、心肌收缩力加强、心输出量增加、血压升高。肾血管阻力增高,但骨骼肌的血管扩张,因此外周血管的总阻力不变甚至降低。这种反应称为心血管防御反应。但在病理性应激时,由于外周小血管强烈收缩,因此外周血管总阻力升高。

(2)应激性心律失常和心肌坏死:应激性心律失常和心肌坏死主要由交感神经兴奋和儿茶酚胺分泌增多引起。应激时血浆和心肌内的儿茶酚胺浓度升高,在适当的范围内引起的是心血管防御反应,当超过一定限度时,则可以通过以下机制引起心律失常和心肌坏死。

1)交感神经兴奋时,通过 α_1、β 肾上腺素受体的介导,心肌细胞的钙内流增加,细胞内钙离子浓度升高,膜电位降低,钠快通道失活。这时心肌的去极化依赖于钙慢通道,结果快反应心肌细胞变成慢反应心肌细胞,后者传导速度慢,不应期长,因此易发生冲动的折返而出现心律失常。

2)儿茶酚胺作用于 α_1-肾上腺素受体引起冠状动脉扩张,而作用于 α_1-肾上腺素受体则引起冠状动脉收缩。同时,由于β肾上腺素受体可引起心肌耗氧增加,加上 α_1-肾上腺素受体则引起冠状动脉收缩,引起心肌缺氧。加重心肌损害。

3)心肌内儿茶酚胺增多,使脂质过氧化物生成增多,损害生物膜。心肌的肌浆网受损,影响“钙泵”功能,使心肌细胞浆内钙离子浓度升高,导致细胞机械性损伤,溶酶体膜破坏,蛋白水解酶逸出,引起细胞损害。

3. 消化道功能的变化　应激时交感神经兴奋,内脏血管收缩,尤以肾和胃肠道血管收缩更为明显,在神经内分泌的协同作用下,胃血流减少,胃蠕动亢进,胃酸分泌增加,胃黏膜的屏障功能降低,使胃黏膜出现充血、水肿、出血点、浅表糜烂和溃疡形成等病理改变。

4. 免疫功能低下　应激时交感神经兴奋,导致神经内分泌系统功能紊乱,糖皮质激素、内啡肽、脑啡肽、ACTH 等大量分泌,致使淋巴细胞增殖、转化及功能发挥受到抑制,出现免疫抑制作用。

创伤对身体的作用应是整体性的,外伤必致“内伤”,因而把创伤作为一全身病的观点,内外统一,才能达到整体治疗的效果。

(二)生物活性介质在创伤反应中的作用

创伤后的应激反应、炎症反应和免疫反应是由大量的活性介质和生物信息流构成的。已知许多肽类和蛋白质参与其中,如急性相反应蛋白,细胞因子网络,细胞信号传导蛋白,细胞凋亡、细胞分化、细胞再生的调节蛋白,肽类及蛋白类激素、免疫球蛋白及结合各种物质起运输作用的蛋白等。然而遗憾的是,今天人们对创伤反应的全貌还远未看清,对创伤反应所涉及的神经-内分泌-免疫网络的复杂关系还知之甚少。因此,对创伤后的严重并发症尚缺乏有效的预警指标和治疗手段。

创伤修复的现代概念:创伤后组织修复过程从凝血开始,由许多细胞相互协作共同参与完成。最初，血小板、中性粒细胞和巨噬细胞大量进入创伤区，以清除受损组织和污染的微生物，其中血小板和巨噬细胞还分泌一些与成纤维细胞和内皮细胞生长有关的生长因子。接着成纤维细胞和内皮细胞逐渐取代受损基质。同时，上皮细胞也从创缘向内生长，直至覆盖伤口。因此，创伤愈合的快慢取决于上述细胞进入伤口并增生的速度，而细胞的进入和增生又依赖于趋化因子和生长因子的参与。

随着对创伤机制研究的深入，人们发现有多种介质和代谢物质调节炎症细胞和修复细胞，参与组织修复过程。多肽生长因子在调节介质中占有极其重要的地位。

1. 血小板及其活性物质　创伤初期，由于血管损伤，基底膜暴露，血小板激活、聚集，其损伤表面与凝血系统的许多成分相互作用，加速了血液凝固。与此同时，血小板释放出许多活性物质，主要是血小板的致密颗粒和 α 颗粒的内容物。它们可分为如下几类：

(1)生长因子类：如血小板衍生生长因子、胰岛素样生长因子、转化生长因子、成纤维细胞生长因子和血小板因子等，它们的作用是诱导炎症细胞的趋化和刺激多种细胞的增殖。

(2)脂类：如花生四烯酸及其衍生物等，它们具有很强的化学趋化作用。

(3)血管活性物质：如组胺、血栓素 A_2、前列腺素等，它们的作用是参与血管舒缩调节。

(4)酶类：如胶原蛋白酶和其他蛋白酶，其作用一方面是溶解损伤的组织和细胞，另一方面是通过对大分子的降解而产生活性物质，如使补体 C_5 水解而产生具有强趋化作用的片段。

(5)与黏附、凝血有关的物质：如二磷酸腺苷、血小板收缩蛋白、纤维蛋白原、纤溶酶原及大量黏附蛋白等。综上所述，血小板及其释放物质似乎是炎症反应的关键成分。

2. 中性粒细胞及其活性物质　中性粒细胞是早期进入损伤部位的主要炎症细胞。它通过吞噬、氧化、抗菌效应和激活补体等作用清除坏死组织和异物，保护正常组织，防止感染发生。中性粒细胞同时也释放多种介质和酶，如血小板活化因子、花生四烯酸及其衍生物、白三烯、肝素类及各种蛋白酶。这些介质有助于单核细胞、成纤维细胞、内皮细胞的趋化迁移和基质降解。

3. 单核-巨噬细胞及其活性物质　单核细胞在血小板衍生生长因子、转化生长因子 β、神经生长因子及化学趋化物的作用下相继迁移至损伤部位，并转化为巨噬细胞。单核巨噬细胞在创伤修复中有不可取代的重要作用。有实验表明，在损伤部位移入激活的巨噬细胞可加快创伤修复；相反，如果设法抑制或减弱巨噬细胞的活动，则明显延缓愈合过程。单核-巨噬细胞的主要作用有二：①吞噬作用　是炎症阶段具有吞噬功能的主要细胞；②分泌作用　单核-巨噬细胞可分泌多种生长因子，包括 TGF、IGF、肿瘤坏死因子、干扰素、表皮生长因子、FGF、白细胞介素-1、白细胞介素-8、PDGF 样物质、巨噬细胞源生长因子等。这些因子无疑对细胞增殖、分化、肉芽组织形成、新血管生长有明显的刺激作用，是创伤修复必不可少的物质。同时，巨噬细胞也分泌胶原酶、弹性蛋白酶、纤溶酶原激活剂等，可促进纤维蛋白及基质的胶原降解。因此，巨噬细胞及其分泌物在复杂的创伤修复过程中起着关键作用，同时也合成分泌多种淋巴因子，如白细胞介素-1、白细胞介素-3、白细胞介素-4 及 INF 等。

肥大细胞主要分泌组胺、5-羟色胺、前列腺素、白三烯、溶酶体酶和血管生长因子等，从而影响炎症中的血管反应、免疫反应及组织再生。

4. 活性因子的功能

(1)趋化因子:趋化因子产生于凝血过程,聚集的血小板是其主要来源。因此,有些能减少循环血小板数量的细胞毒性药物,同时也会影响到创伤愈合,如抗巨噬细胞抗体。另外,巨噬细胞、成纤维细胞和内皮细胞本身也会产生一些趋化因子和分裂因子。趋化因子通常是肽类、蛋白质和蛋白质片段,它可引起细胞向一定方向移动,如从低浓度向高浓度方向移动。细胞对趋化因子的反应取决于其拥有的相应生长因子的受体数目。不同细胞对不同的趋化因子有不同的反应。

(2)生长因子:生长因子也是蛋白质和肽,单独或几种生长因子协同作用,诱导细胞 DNA 的合成和分裂。目前已有许多生长因子被人们所认识,如血小板源性生长因子、酸性或碱性成纤维细胞生长因子、上皮细胞生长因子、转化生长因子、胰岛素样生长因子等。在低浓度下,细胞对生长因子的反应性也取决于细胞上是否存在相应受体,如血小板源性生长因子只对成纤维细胞起作用,而成纤维细胞生长因子对成纤维细胞和内皮细胞均有作用。需要指出的是,某些生长因子也有趋化作用,这种双重作用对创伤愈合具有特别的意义。因此,有时也将它们称为分裂趋化因子。在创伤愈合早期的细胞间作用就需要这种双重作用的因子,而在后期,如 DNA 合成时,就不再需要趋化作用的存在。

许多研究表明,随着创伤而发生能量、蛋白质、碳水化合物、脂肪、水、维生素及矿物质代谢变化。神经内分泌和细胞因子的改变和相互作用的变化起关键性的作用,与损伤的严重性相同,并且通常伴随可预示的过程,但其机制仍然还不太明了。

二、创伤修复的病理生理

(一)创伤局部反应

创伤与愈合是外科的基本问题。创伤修复是一个复杂的生物学过程,在显微镜水平已经很好地定性,但在分子水平的认识还很少。在创伤发生后 48 小时内,细胞浸润,中性粒细胞出现;第 2 天,巨噬细胞数量增加;第 3 天,成纤维细胞开始大量出现,合成胶原蛋白和基质,形成肉芽组织。创伤部位细胞的多样性和合成活性由各种生长因子调节。在形成血管组织中,创伤诱导血液凝集,血小板失去颗粒,释放血小板源性生长因子、转化生长因子、表皮生长因子和胰岛素样生长因子,启动修复的过程。生长因子对于炎性细胞、成纤维细胞、表皮细胞、血管内皮细胞有趋化作用,使其向创伤部位移动,分裂增生。巨噬细胞在这一过程中也分泌大量生长因子,如转化生长因子-β、转化生长因子-α、血小板源性生长因子、碱性成纤维细胞生长因子、肿瘤坏死因子。生长因子大量释放,迅速扩散并被蛋白酶降解,新的生长因子又从趋向性来的细胞合成。另外,细胞间基质也影响生长因子的作用,影响其溶解性和储存。

在创伤修复的一系列过程中,生长因子起着关键的作用。在过去的 10 余年中,借助分子生物学技术,生长因子的性质已被进一步阐明,生物学作用被深入认识,这大大促进了在创伤修复的调控及临床应用方面的研究。重组 DNA 技术使获得大量符合药用标准的生长因子成为可能,为开发用于治疗创伤的新药物开辟了前景。

（二）创伤修复基本过程

创伤修复的经典概念偏重于组织学和病理学的描述，随着细胞生物学、分子生物学、生物化学的深入发展，对创伤修复的认识不断丰富和深入，因而逐渐形成了创伤修复的现代概念，力求从分子、细胞、组织和整体多层次来描述创伤修复过程，解释和阐明其生化机制。创伤修复过程分为局部炎症反应、细胞增殖分化和组织重建3个阶段。各阶段间既有区别，又有相互交叉覆盖，构成了一个复杂而连续的生物反应过程。

创伤愈合的基本病理生理过程分为3个阶段：创伤早期的炎症反应、溶解及坏死组织清除；结缔组织细胞和血管内皮细胞增殖、游动、形成肉芽组织，或原有的组织进行再生；新生结缔组织基质的沉积和新生组织的改造、重建。但依据动态的实验观察结果，从病理学角度，将创伤愈合分为既有区别，又互有联系、相互交叉、重叠进行的6个阶段，更能较准确地反映其本质。

1. 渗出变质期　即从受伤瞬间开始，新鲜的伤口（或创面）出现血液、渗出液、坏死破碎组织等充填物及创缘表皮和真皮组织的变性，其中血液来自破裂的血管，渗出物由受损创缘的血管和组织间隙流入创口的血浆蛋白和淋巴组成，并有白细胞（主要是中性粒细胞和单核细胞）渗出，这些血液和渗出液中的纤维蛋白原在创口富于凝血激酶的环境中迅速凝固形成凝块(clot)或痂皮(scab)，对伤口加以保护。此时期还迅速出现血管的扩张充血和创缘表皮细胞的变性，故众多学者将此期称之为“早期炎性反应阶段”。自受到创伤的瞬间开始，于伤口处即出现K^+、Na^+、Ca^{2+}、Cl^-等电解质的蓄积，致使组织间隙的含水量增加，局部组织的氧含量降低，而氢离子、乳酸和其他有机酸增多，这对自身酸性水解酶的活性提供了良好的条件。此外，创伤本身和伴随的感染，必引起创缘真皮层组织的炎症，继之未受损血管血流缓慢、充血，甚至血流停滞，导致受累区水肿，而同时血管通透性增加，使得含有免疫球蛋白的浆液性渗出物迅速进入创部，形成分子感染免疫。

渗出变质期通常自受伤开始出现，持续数小时至十几小时。

2. 渗出物吸收期　通常在受伤后6～48小时，中性粒细胞在被激活的补体系统影响下进入创区，进行“细胞性感染防御”，即吞噬和消灭病原菌，并渐形成炎症细胞分界带。在致伤18～24小时后，单核细胞和淋巴细胞也进入创区并逐渐增多，并可变为具有显著吞噬功能的组织细胞，不仅能吞噬细菌，而且还能吞噬组织残块、异物甚至整个细胞，使创区的渗出物等逐渐被吸收和减少。

3. 肉芽增生和表皮移行期　约在致伤3天以后，创口的肉芽组织增生和表皮细胞的增生移行并渐成为主要所见。在此时期的肉芽增生是以成纤维细胞的“就地”增生开始，由于活跃代谢的后果，在创面中心常常形成缺氧状态，因此，在缺氧和多种细胞生长因子的作用下既有成纤维细胞增生，也有大量的新生的毛细血管长入创区。这些新生的毛细血管多数来自邻近的血管，首先形成毛细血管芽，继之再呈袢状长入创区，并通过其细胞的增生形成分支，最后互相联成毛细血管网。另些毛细血管则以“自生性”改建方式形成，即其发生与原有的血管无关，而是直接由真皮层内的间叶细胞新生、分化，形成新的毛细血管。

在此阶段，创缘表皮进入移行期。完好的表皮组织，其细胞之间通过细胞间桥和张力原纤维的连接而具有抗拉强度。约在致伤后前3天，创缘区的基底细胞和基层的棘细胞的连接变得松散，这种表皮细胞暂时失去其角化能力并形成一种含肌动蛋白的收缩装置，于是能积极地参与创伤坏死物质和纤维蛋白凝块的吞噬和降解，于致伤3天后，在局部抑素丧失和表皮及血小板衍生生长因子的影响下和局部炎性渗出物刺激、激活下开始增生，以阿米巴样运动沿创缘移行到创痂下和纤维连接蛋白——纤维蛋白毡垫上，于数日或1～2周后，最终封闭创面。

4. 纤维增生和伤口收缩期　于致伤5～6天后，随着肉芽组织的大量形成和逐渐成熟，肌纤维母细胞的活跃增生及其牵拉作用和伤口边缘整层皮肤组织的再生和沿伤口边缘及其底部向中心的移动，于是伤口逐渐缩小并逐渐消失。

皮肤创面的表皮修复愈合与其他器官的皮相似，可分为表皮(上皮)移动、细胞分裂和表皮(上皮)分化、表皮恢复四个阶段。其基本过程为：皮肤受损后数小时，缺损部周围表皮断端的基底细胞首先开始向创面移动，逐渐覆盖在伤口的裸露面、侧面或血凝块的表面，再经约数小时后，表皮基底细胞即开始分裂、增生，据观察，这种分裂增生是首先从距表皮断端约1mm部位开始，继而渐趋广泛，有丝分裂也非常活跃，并于第3～4天逐渐覆盖创面。一旦移动的表皮细胞彼此相遇时，表皮细胞的增生即由于接触抑制而停止，移入的表皮细胞乃开始进一步分化，渐出现正常厚度和细胞排列的典型的复层鳞状上皮并伴角化形成，同时重新出现具有抗拉强度的细胞间桥和超微结构，从而使皮肤表面又渐重新获得其机械的、化学的和物理的耐损性。这一阶段通常于致伤后2～3周内完成。

5. 瘢痕形成期(终期)　皮肤创伤修复愈合的最终结局是瘢痕形成。其中创面缺损少，创缘整齐，无感染，易整齐对合的伤口于伤后2～3周之后即可形成瘢痕，而缺损较大、创缘不整或哆开、无法整齐对合，或伴有感染的伤口则往往需要4～5周或更长的时间才可形成瘢痕。

6. 组织改建期　伤口愈合基本上是通过前述上皮再生覆盖或瘢痕形成而实现的。但事实上，此时的组织修复并不完全，仍需进行漫长时间的局部组织的改构和重建，方能使原有结构和功能尽可能的恢复，主要是肉芽组织向正常结缔组织的转变。在此过程中，多种细胞成分、生长因子及神经、免疫系统可通过调节结缔组织的合成与降解，使胶原反复溶解、沉积和更新，瘢痕逐渐消失，最终达到组织改建的目的。

需要强调的是尽管促进创面愈合，减少修复并发症的根本措施是治疗原发病，但同时外科技术的应用，如清创术以及抗感染等也是促进创面愈合的根本措施之一。近年来，创伤医学领域获得突破性进展的最主要领域之一便是利用DNA重组技术，并生产出了国际上第1个用于促进创面愈合的新药，即基因重组成纤维细胞生长因子(FGF)和表皮细胞生长因子(EGF)。在创伤医学领域，目前已有学者将此项技术应用于加速创面愈合速度和改善愈合质量方面。他们将生长因子的基因转导入待愈合部位，使因子在“原位产生”，据报道在动物实验和少数人群与一些特殊病种中已获得成功。这些因子在大规模多中心的临床试验结果表明，它们不仅可以使烧伤、创伤等急性创面愈合的时间提前3～4天，同时还可以使过去采用常规方法难以治愈的慢性难愈合溃疡发生愈合，显著提高了患者的生活和工作质量。但客观来说，尽管目前世界上已有400多个基因治疗方案正在试用，但在有关其安全性、技术方法的适用性以及伦理道德尚未完全解决以前应当慎用。

总之，微创外科的一个主要目的是减少组织损伤和可能导致的机体反应，这与组织修复的最终目标完全一致。尽管在微创条件下组织的修复结局从病理学来讲仍是瘢痕修复，但由于它范围小，对组织器官的功能影响较低，因而也是一类理想的修复方式。创面的迅速封闭不仅有利于创伤修复微环境的重建，更主要的是杜绝了瘢痕与溃疡形成的主要诱因，减少了感染机会，因而这是预防创伤修复并发症的根本措施。

三、腹腔粘连的发生及其预防策略

由于妇科手术绝大部分在腹腔内操作完成，盆腔炎症、手术刺激等对腹膜的干扰较大，腹膜损伤后其自然修复过程必然发生腹膜粘连。据统计，40%～80%的肠梗阻是由腹膜粘连引起，而粘连经手术再发者竟达 90%～100%。因此，应对腹膜在创伤中的病生理反应有基本了解。

（一）腹膜与腹腔创伤

覆盖于腹壁内面和脏器表面的一层光滑浆膜叫腹膜。腹膜分为壁层和脏层。两层之间的间隙称为腹膜腔或腹腔。女性腹膜腔通过输卵管与体外相通。腹膜有很多皱襞，其面积达 $2m^2$，约等于全身皮肤面积。腹膜有如下生理功能：

1. 腹膜的渗出和吸收功能　腹膜的表面是一层扁平的内皮细胞，排列规则，其下为一薄层弹性纤维组织的基膜，再下为含有丰富血管和淋巴的结缔组织、脂肪细胞、巨噬细胞和胶原纤维。它是双向的半透性薄膜，允许水、电解质、尿素、细菌毒素透过而吸收。腹膜具有很强的渗出和吸收功能。正常腹腔内有 50～100ml 黄色澄清液体，以保持脏器表面的滑润而减少摩擦；液体中的细胞数 $<3\times10^9$/L，其中 50%为巨噬细胞，40%为淋巴细胞，并有少数嗜酸性粒细胞、肥大细胞和间皮细胞，但无细菌。液体比重 $<$1.016，含蛋白质 3g/L，主要为白蛋白，不含纤维蛋白原，故液体不会凝结。腹膜腔内的液体并不是停滞的，而是保持循环，不断地渗出和被吸收。急性腹膜炎时，腹膜分泌大量渗出液，起到稀释毒素和减少刺激的作用。渗出液的巨噬细胞能吞噬细菌、异物和破碎细胞，其中的纤维蛋白沉积在病变周围，产生粘连，以防止感染扩散和修复受损的组织。但是由此而产生的腹腔内广泛的纤维性粘连，是引起肠梗阻的常见原因。腹膜的强大吸收能力不但能将腹腔内积液、血液等很快吸收，在腹膜炎时也吸收毒性物质，因此常导致感染性休克。

腹膜虽有巨大的吸收能力，但因结构原因各个部位吸收能力不尽相同，横膈底面的腹膜内皮细胞排列比较疏松，细胞间及基底膜上有大量孔隙，其下有集合淋巴管的开口，形成特殊的淋巴小孔，是腹腔淋巴引流的主要渠道。其他部位腹膜细胞排列紧密，细胞间无小孔存在。因此，整个腹膜面虽可参与水、电解质、肽类和低分子量溶质的交换，但颗粒状物质只能通过横膈底面的腹膜吸收。正常情况下，腹膜腔内液体渗出和吸收保持一种平衡状态，据估计，30%的腹腔内液体是通过膈淋巴吸收，70%是通过其他处的壁层腹膜面吸收。

2. 腹膜的反应性

（1）疼痛刺激：前腹壁的壁层腹膜由下 6 对胸神经支配，对各种刺激反应都很敏感，感觉锐性疼痛，定位明确，感觉就在刺激部位。刺激强烈时还可引起腹肌紧张，压痛和反跳痛。这对疾病的定位诊断和确定是否为腹膜炎有很大帮助。脏层腹膜由内脏神经支配，其特点是感觉弥漫性、定位模糊，对牵拉、膨胀及缺血甚为敏感，而对切割、烧灼无痛感，这为手术切除腹腔内病灶提供了方便。

(2)腹膜的抗炎反应：当腹膜受到炎症或内出血的刺激时，一方面作为腹膜一部分的大网膜会向病灶部位移位，将炎性病灶包裹、分隔、吸收；另一方面腹膜腔内有大量的腹膜巨噬细胞，它受到刺激后可以分泌多种生理活性物质，如前凝固因子、前列腺素、白三烯、肿瘤坏死因子、白介素-1 等。这些物质具有强烈的白细胞化学趋化作用，吸收大量的中性多核白细胞，并活化补体。除巨噬细胞外，血管通透性增加，结果大量液体、血浆、补体、免疫球蛋白等渗出至腹膜腔内，使炎性物质稀释，减少其对腹膜的刺激性。另外，腹膜内皮细胞具有明显的纤维蛋白溶解活性，导致纤维蛋白裂解，使腹腔内血液不致凝固，并使纤维蛋白粘连溶解吸收。

(3)形成纤维素性黏着：在腹内创伤和炎症早期，在病灶周围的腹膜分泌大量纤维素，在内脏表面形成纤维性黏着，这是腹腔防卫反应的一部分，有利于脏器的组织愈合。在创伤及炎症后期，纤维素性黏着因腹膜内皮细胞的纤维溶解活性作用而逐渐被吸收，留下光滑的腹膜面。但腹膜内有慢性炎性病灶，手术后留有瘢痕或有异物残留，腹膜腔内容易发生纤维素性粘连。

3. 腹膜的修复能力　腹膜有较强的修复能力，腹膜缺损的愈合几乎是整个创面同时进行，创面再腹膜化，不留下瘢痕。目前认为腹膜的修复通过以下机制来完成：

(1)缺损周围的腹膜脱落少数有活力的内皮细胞在缺损面，以后增生形成细胞岛，再融合而覆盖缺损面。

(2)缺损面由邻近的完整腹膜内的内皮细胞生长而覆盖。

(3)血内单核细胞及组织内的组织细胞从缺损面的深层移行，然后分化成内皮细胞。

(二)腹膜粘连

腹腔或盆腔手术的粘连形成是值得重视的最常见的并发症之一。粘连可直接引起肠梗阻、营养不良、慢性腹痛并有导致再次手术的危险。尽管经过一个世纪的努力，在预防和治疗腹膜粘连这一挑战性问题方面进展缓慢。近年来，随着对粘连机制在细胞与分子水平上的不断探索，对腹膜粘连的研究有所突破。

1. 病因　粘连形成的病因学因素是多方面的，包括机械性损伤、热损伤、感染、组织缺血和异物等。凡是抑制纤维蛋白溶解活性、导致腹膜损伤的因素均可促进术后粘连形成，如局部缺血，浆膜面干燥，过多的缝合，网膜斑，牵拉腹膜，器械用法不当，手术时间延长，腹腔内血凝块，感染等。

任何机械性损伤、组织缺血、外源性物质的植入及腹膜炎造成的浆膜损伤，开始为炎症反应，表现为纤维蛋白渗出物及纤维细胞形成纤维性粘连、胶原的沉积、机化，最终导致永久性纤维性组织形成。

2. 腹膜粘连的构成　经由复杂过程形成的典型纤维性粘连是高度分化的，其表面有一层与正常腹膜相同的间皮细胞，内部是由大量胶原纤维及部分弹性纤维组成的结缔组织，其间分布着纤维母细胞及少量吞噬细胞；并有毛细血管长入其中。尽管这种血管能为其提供养分，但缺乏真正的内膜结构，故而不同于正常血管。

3. 腹膜粘连的病理过程　由于种种原因损伤腹膜后，引发腹膜产生修复反应，最终形成腹膜粘连。动物实验证实，腹膜粘连一般经过以下几步：

(1)伤后 3 小时纤维蛋白胶状基质形成。腹膜损伤后，机体反应涉及凝血、激肽、纤溶及花生四烯酸代谢系统，使机体很快进入临界凝血状态，存在于血液及腹膜内的纤维蛋白原分泌于创面，在凝血酶的作用下，其相互作用形成可溶性聚合物。这些聚合物在腹腔内停留足够的时间，与一些凝血因子充分接触后，成为不溶性聚合物，最后再与较大分子蛋白相连接形成纤维蛋白胶状基质，这一过程发生于伤后 3 小时内。此胶状物位于两受损腹膜面之间，形成粘连雏形。

(2)伤后 1～3 天，纤维蛋白基质逐渐被包含有纤维母细胞、巨噬细胞及巨细胞的血管颗粒组织所取代。此时，粘连表面尚无间皮细胞出现。

(3)第 4 天，大部分纤维蛋白消失，呈现出大量的纤维母细胞及与之相关的胶原纤维，并见不少巨噬细胞。

(4)第 5 天，纤维蛋白网逐渐形成，其间可见明显的胶原纤维束、纤维母细胞及一些乳突细胞。另外，可见具有内皮细胞的小血管系统。

(5)第 5～10 天，纤维母细胞逐渐排列规整，胶原纤维沉积增多。2 周后细胞成分明显减少，且主要是纤维母细胞。最后其被间皮细胞覆盖，形成纤维性粘连。

4. 粘连形成的机制　粘连形成的病理生理学是对异物或由损伤所致组织缺血的一种炎症性血管反应。近年研究表明，腹腔粘连与手术创伤、局部炎症反应及腹膜纤维蛋白溶解酶原活化剂活性等有关。

经研究发现，正常腹膜有纤维蛋白溶解效能，它是通过一系列相互关联的活化酶和抑制酶组成。腹膜损伤后，形成胶状基质过程中的纤维蛋白可被纤溶酶分解成与粘连无关的纤维蛋白降解产物(fibrin degradationproduct，FDP)，从而使纤维蛋白胶状物不能形成。纤溶酶在组织内是以酶原形式存在的。组织内存在两种纤溶酶原激活物，即组织型纤溶酶原激活剂(tissue plasminogenactivator，TPA)与尿激型激活剂(urokinaseplasminogen activator，UPA)。前者占总活性的 95%。纤溶酶原只有在 TPA 或 UPA 这两种激活剂作用下才可成纤溶酶。但 TPA 和 UPA 可被体内的纤溶酶原激活剂抑制物所拮抗，后者包括纤维蛋白溶解酶原活化剂抑制因子(plasminogen activator inhibi-tor，PAI)-1 和 PAb2。它们与 TPA 与 UPA 形成无活性的复合物后而抵消其作用。另外，α_2 抗纤溶酶 α_2 抗弹性蛋白酶及 α_2 抗巨球蛋白亦参与此抑制过程。

动物实验证明，腹膜损伤后，TPA 与 UPA 水平下降，而 PAI-1 与 PAI-2 明显升高。各种细胞因子、纤维母细胞、巨噬细胞及间皮细胞可能参与这些调解过程，而使局部纤溶作用被减弱；加之受损伤处组织细胞缺氧，也可促进粘连形成，使已形成的纤维蛋白胶样基质不能被分解，沉积于两个对合的腹膜损伤面之间，协同各种细胞成分形成最初的粘连带。可以说，腹膜受损后是粘连愈合，还是无粘连再上皮化愈合，关键取决于局部纤维蛋白溶解程度及有无两个损伤面的对合。

此外，在被感染的腹膜组织内也发现有较高水平 PAI-1 和 PAI-2。炎症介质可刺激间皮细胞、炎性细胞及内皮细胞产生并释放 PAI-1 和 PAI-2。炎性腹膜纤维蛋白溶解酶原激活剂的活性受 PAI 的调控，纤维蛋白溶解酶原激活剂的缺乏是间皮和内皮下层组织产生 PAI-1 和

PAI-2的结果。无论是传统开腹手术或细菌性腹膜炎引起腹膜受损，均可引起高浓度的炎症介质释放，如TNF-α(tissue necrosis factor-α，TNF-α，肿瘤坏死因子)、IL-1(interleukin-1，白细胞介素-1，IL-1)、IL-2等。体外实验表明，这些炎症介质均能独自或协同地刺激人类间皮细胞产生PAI-1。其中TNF-α水平与腹腔粘连关系最为密切，有人称之为腹腔粘连的标记物。当腹膜正常纤维蛋白溶解酶原激活剂的活性降低时，腹内纤维性粘连即可发生，病理研究显示腹膜创伤后5天，就有腹膜渗出物的机化和胶原的沉积，认为可通过增加间皮的纤维蛋白溶解减少永久的纤维性粘连形成。患有子宫内膜异位症或手术的组织损伤均可引起免疫防护反应，导致邻近结构间纤维蛋白渗出以覆盖损伤部位。但这些纤维蛋白渗出在组织含有正常纤维酶活性的情况下通常在损伤的72～96小时内溶解。同时，结缔组织细胞进行间皮修复，在损伤后的5天内，就有一层间皮细胞代替纤维蛋白渗出物覆盖损伤的粗糙面，此为创伤浆膜面的生理性修复。但是，如果腹膜的纤维蛋白溶解活性受抑制，纤维蛋白性粘连在12～24小时后即与其他浆膜黏着，随后成纤维细胞将移行增殖，取代纤维蛋白基质形成纤维性粘连，并伴有胶原沉积和血管增生。

由于腹膜间皮细胞、炎性细胞及内皮细胞的存在，这个过程是腹膜炎症不可避免的结果。总之，腹腔粘连的形成是由于纤维蛋白的沉积、成纤维细胞的侵入和新生毛细血管生长及上皮细胞再生引起的机化所致。

(三)腹膜粘连的预防

腹膜粘连预防的目的是消灭粘连的发生、严重程度及范围，进而减少粘连性肠梗阻的发生。预防腹膜粘连应从降低致病因素、采取相应措施等方面入手。

1. 如何预防粘连形成　很多外科医生往往低估了术后腹膜粘连的发生及其严重性，也未认识到各种改善外科技术的方法能减少粘连的发生，所以在日复一日的外科实践中，腹膜粘连的预防被忽略了。如今，显微手术技术和腹腔镜手术在防止手术粘连中的价值已被广泛认识。为避免或降低粘连的形成，应注意：

(1)严格遵循显微手术原则：精细轻巧的手术是预防术后粘连的关键。显微手术不仅包含应用放大的操作，而且还包括下述精细手术的全部原则：①应用显微手术器械；②钳夹组织要轻巧；③持续灌洗保持组织湿润；④仔细止血；⑤应用精细缝线，避免应用反应性物质；⑥组织对合要精确。当前的腹腔镜能达到上述显微手术的要求，腹腔镜手术是在密闭的腹腔内引进操作器械而完成的，避免了脏器浆膜面因纱布垫和术者手套触摸的摩擦损伤。但需要对操作人员进行技术训练和应用器械的培训。应当明确，即使在采用了显微手术技术后，也还有可能会发生术后粘连，包括已作手术处理的原解剖位置的粘连再形成和由于手术创伤的其他部位的粘连形成，只是粘连的程度有所差异而已。

(2)术毕盆腔清洗：术中和术毕用充足的平衡液进行盆腔灌洗，清除腹腔中血液、纤维蛋白及任何溢出的液体(来自内膜异位囊肿或其他卵巢囊肿)是降低感染和预防粘连的有效措施之一。在凝血块形成之前清除血液很容易，大的凝血块则往往因不能吸进吸引管，钳夹易碎，取出困难。在灌洗液中加入肝素可减少血液凝结，有利于盆腹腔血液的清除。一旦手术结束，应在降低腹压的情况下，注入灌洗液冲洗创面，并让盆腔浸没在灌洗液中检查有无出血并追踪出血来源，仔细止血。盆腔检查完毕后，吸出盆腔灌洗液，将患者体位转为平卧位或足低位，使聚集于上腹部的血液和灌洗液引流到盆腔吸净。

2. 药物预防　已如前述，改进外科技术只能减少粘连的发生，不可能完全避免其出现，故采取相应的预防措施有其必要性。在发展显微手术的同时，将医学辅助措施广泛应用于腹腔手术中可大大减少术后粘连。应用最广泛的有：

(1)抗生素：通过降低感染危险性，减轻炎症反应，从而预防术后粘连的形成。

(2)皮质类固醇：抗组胺制剂，抑制成纤维细胞移行，稳定溶酶体，降低血管渗透性。

(3)尿激酶、链激酶等：因纤维蛋白的沉积是粘连形成的关键环节，预防或去除纤维蛋白的药物在理论上极具吸引力，可促进纤维蛋白的溶解和吸收。

(4)非类固醇的抗炎制剂，如布洛芬，可改变花生四烯酸代谢，抑制终产物前列腺素的形成，从而调节炎症的多个方面，并降低异物反应。

(5)促胃肠动力药：术后早期应用西沙必利、新斯的明等促进胃肠蠕动药，使肠管在形成顽固性粘连之前恢复术前自然状态而畅通，亦可避免因肠膨胀所致的屈折压迫，从而减少术后肠梗阻的发生。

(6)应用激素：造成低雌激素及孕激素环境。激素类药物虽有抗炎作用，但其抑制免疫反应，影响伤口愈合，目前应用较少。

3. 创面阻隔措施　由腹膜粘连的发生可知，粘连形成关键在于伤后最初的5～7天。若在腹膜损伤面之间置入隔离物，即可保持至少1周，受伤腹膜便可再上皮化，最后无粘连愈合。物理阻隔法是使组织创面在手术后修复过程中与其他组织的浆膜面隔开，阻止纤维性粘连的非生理性修复。目前，较广泛应用的阻隔剂有大分子溶液类、机械隔离物和生物疗法。

(1)大分子溶液类

1)卵磷脂：卵磷脂存在于机体细胞膜及腹腔液中。外源性卵磷脂可在腹膜损伤处形成一层光滑薄膜，可阻止两创面对合，同时增加小肠的活动性。这样可减少纤维蛋白在两个浆膜面间的沉着而预防粘连形成。动物实验已证明，腹腔内给药可减少粘连的发生率及严重程度。临床效果有待评估。脂肪乳剂及聚乙烯吡咯烷酮有类似作用。

2)甘油等组成的泡沫状物：一种由甘油、丙二醇、硬脂酸甘油酯及硅酮油组成的泡沫状混合物，腹腔给药后，可通过阻止纤溶酶原激活剂由创面移走而防止粘连形成；还可阻止细菌、真菌及酸碱化学物质进入腹膜创面。腹腔用药可明显减轻大鼠术后腹膜粘连。其确切机制及临床价值还有待进一步研究。

3)晶体溶液：最常用于减少术后粘连的晶体溶液是乳酸林格液或生理盐水。有些手术医生推荐术毕在腹腔镜内保留1L新鲜的平衡液以制造人工腹水，使器官浮动于溶液中以阻止腹腔内结构间的紧密接触。但腹腔内水和电解质的吸收很快，500ml的生理盐水在24小时内吸收，而腹膜表面的间皮修复要经历5～8天，这样，晶体溶液在组织修复的纤维沉积和粘连形成阶段已被完全吸收。因此，从理论角度腹腔内留置晶体溶液并不能预防术后粘连。其临床作用有待进一步证实。

4)右旋糖酐：是一种水溶性葡萄糖多聚体，为血液扩容剂。用于预防术后粘连的为32%右旋糖酐-70溶液(Hyskon)。作用机制包括：水化漂浮和硅化作用分隔腹膜面、稀释局部纤维蛋白浓度、保护局部纤维蛋白溶解酶原激活剂及干扰多形核白细胞表达黏附分子等。Hyskon在腹腔的吸收需7～10天，该期间Hyskon的渗透作用将足够的液体吸进腹腔，阻止腹腔内结构的紧密接触，减少粘连形成。Hyskon引起的腹水，通常需要4周的时间方能消退。由于少数患者应用Hyskon后会产生一些不良反应，如过敏性休克、过敏反应、胸膜或肺泡内血浆蛋白渗出至呼吸困难、血凝障碍、外阴或大腿水肿等，因此美国食品和药品管理局(FDA)已撤消将右旋糖酐作为降低腹腔内粘连制剂的申报。

5)透明质酸制剂：透明质酸(hyaluronic acid，HA)是结缔组织、皮肤、软骨等组织细胞外基质及关节腔滑液的主要成分，其本质是N-乙酰葡萄糖胺和葡萄糖醛的反复交替连接而形成的一种高分子聚糖。最近，美国相继推出3种HA制剂用于防止术后组织粘连：①HA的磷酸生理盐水，用于手术过程中保护腹膜表面以免受手术损伤，称为“组织预覆盖剂”；②HA-羟甲基纤维素，是一种生物可吸收膜，无毒，无免疫原性，具有生物相容性，出血不影响其功效。术后覆盖于组织创面，24小时后即转化为水合凝胶，在间皮再生的过程中可持续7天，28天内由体内清除；③HA-凝胶剂：是一种无刺激性、无毒、无免疫原性的可吸收的生物材料。国产医用透明质酸钠(sodlium hyaluronate，SH)具有高度黏弹性和亲水性，吸水后膨胀，利用其高度黏弹性黏附在应用组织表面，在一段时间内不随体位改变和运动而流动的特性起到流体阻隔作用。SH膨胀后形成的胶体网状结构还具有分子筛效应。在不希望粘连形成的组织间注入SH，可将两组织隔开，起到有效的预防术后组织粘连的作用。与其他物理阻隔剂相比，SH还具有以下特性：①高分子的SH可抑制粒细胞的活性和游走，从而抑制炎症反应；②抑制出血，减少能形成永久粘连骨架的血块数量；③抑制纤维蛋白原沉着和成纤维细胞的运动和活性。

(2)机械隔离物

1)氧化再生纤维素(oxidized regenerated cellulose，ORC)：是经氧化氮处理的人造纤维补片，为一种可吸收的生物阻隔膜，可生物降解。美国产品商业名为Interceed。它在上皮形成的关键阶段具有生理阻隔的作用，然后被吸收。同时还有抗菌特性。在手术结束后，将Interceed覆盖在组织创面，其边缘超出创面3～5mm，可达预防粘连的效果。实验证明，ORC可显著降低粘连的范围及程度，但用前应彻底止血。

2)膨化聚四氟乙烯(polytetrafluoroethylene，PTFE)：是一种不可吸收的阻隔膜，仅0.1mm厚，膜上有≤1μm的小孔可抑制延缓细胞穿入，具有抗血栓作用，而无炎症反应。PTFE用于血管移植物已数年，最近美国的一项研究证明可减少妇科手术后腹膜粘连。使用时需固定在组织创面上。由于疏水性、组织黏附性差及非生物降解性，使其必须缝合于损伤处成为永久性异物，进而增加了缝合部位的粘连和感染机会。

(3)生物疗法

1)医用生物蛋白胶(medical used fibringlue)：由广州倍绣生物技术有限公司生产的医用生物蛋白胶，主要由黏合蛋白(含纤维蛋白原和凝血因子Ⅷ)、凝血酶、钙离子等组成。它具有以下特性：①优良的止血、封闭作用：当凝血酶和黏合蛋白混合时，纤维蛋白原肽链A、B被凝血酶水解后，形成纤维蛋白单体，该单体疏松聚合形成网状结构而将血细胞网住以发挥止血作用，疏松聚合的纤维蛋白单体在被激活的Ⅷ因子、钙离子作用下，形成稳定的多聚纤维蛋白原纤维，再进一步聚合成强力的纤维蛋白丝网，直接封闭所覆盖组织；②良好的生物相容性：无局部及全身的不良反应，对机体无不良反应；③优良的生物降解功能：作为生物材料医用生物蛋白胶在使用后两周左右被组织降解吸收，而瘢痕形成主要在2周之内，因此具有预防粘连的作用；④一定的杀菌作用：医用生物蛋白胶对脆弱杆菌、大肠杆菌和金葡菌有杀灭作用。

2)抗血管通透因子抗体：组胺、激肽、花生四烯酸代谢产物均参与炎症反应中血管通透性改变，抗血管通透因子抗体可减少它们的作用。在鼠的实验中，这种抗体可明显减少手术后腹膜粘连。

3)抗转化生长因子抗体：这种抗体可明显减少纤维组织的细胞密度。有研究证实腹腔内连用3天，可明显减少小鼠侧腹膜损伤后的粘连形成。

4)奥曲肽(Octreotide)：是生长抑素的一种合成类似物。实验证实其可减少小鼠术后腹膜粘连的形成。因其可抑制T细胞对炎症的反应，抑制胰岛素样生长因子I的合成，并阻止胶原的合成。尚无临床证据支持。

总之，在上述的各种预防粘连的方法中，隔离物展示了最好的前景。因其可保护受损腹膜再上皮化至第7天，这样因手术改变位置的肠管就有足够的时间通过肠蠕动在顽固性纤维粘连形成之前，恢复手术前的自然顺序而保持通畅，从而避免粘连性肠梗阻的发生。其已基本符合临床应用。相信随着对腹膜再上皮化及粘连形成过程复杂机制的进一步阐明，以及从细胞及分子水平上对纤维蛋白溶解过程的揭示，会有新药、新的隔离物及生物制剂不断应用于临床，在不久的将来腹膜损伤无粘连愈合会变为现实。

第四节　微创妇科手术的术后护理

虽然微创手术有许多优点，但仍须做好术后的精心护理。

(1)室内保持安静，温、湿度要适宜。温度一般在18～20℃，湿度在50%～60%。

(2)了解术中情况，有无意外损伤；观察静脉输液是否通畅，在搬动患者后尤要注意穿刺针是否仍在血管内；全身皮肤有无破损。

(3)注意体位，如是采用硬膜外麻醉，则术后去枕平卧6小时，可防止醒后头痛。鼓励患者勤翻身，术后第1天下床活动。

(4)保持导尿管通畅和会阴部清洁。腹腔镜术后需留置导尿管6小时，拔管后鼓励患者多饮水，要在2～4小时内自行排尿。

(5)注意饮食调节。术后6小时可以进流质饮食，次日可进半流质饮食，第3天起可以进普食。

（李　敏　杨素勉）

第二章

女性生殖系统解剖

女性生殖系统解剖(anatomy of the female reproductive system),包括内、外生殖器官及相关组织。生殖器官居骨盆腔之中。骨盆具有保护内脏、承受并传导重力等作用,在女性还构成骨产道,故与生殖系统关系密切,在此章一并阐述。正确地熟知女性生殖器官的解剖位置和毗邻、盆腔组织间隙与层次、盆腔血管及淋巴的走行与分布,对每一位妇产科医生都是至关重要的。

第一节 骨 盆

一、骨盆的骨性结构和韧带

(一)骨盆的组成

骨盆是由骶骨、尾骨和左右髋骨及所属韧带构成。骨骼间有坚固的关节,由韧带或软骨连结。每块髋骨又由髂骨、坐骨和耻骨融合而成。两侧髋骨的后部借骨及骨的耳状面构成骶髂关节,关节前后面有坚强的韧带加固。骶骨有5~6块骶椎合成,尾骨由4~5块尾椎合成。骶骨上缘向前方突出,形成骶岬。骶尾关节有一定活动度。在骶尾骨与坐骨结节之间有骶结节韧带(sacrotuberal ligament),其厚而坚韧;而起于坐骨棘止于骶骨外侧缘的骶棘韧带(sacrospinal ligament)较细。此两韧带与坐骨大、小切迹围成坐骨大孔(greater ischiadic foramen)及坐骨小孔(lesser ischiadic foramen),有血管、神经和肌肉通过此二孔出骨盆。

(二)骨盆的分界

以耻骨联合上缘、髂耻缘及骶岬上缘的连线即髂耻线(ilio-pectineal lines)为界,将骨盆分为大骨盆(greater pelvis,pelvis major)及小骨盆(lesser pelvis,pelvis minor)。大骨盆位于骨盆分界线之上,为腹腔的一部分;其前为腹壁下部,两侧为髂骨翼,后为第5腰椎。小骨盆位于分界线的后下方,是胎儿娩出的通道,故又称骨产道。其可分为入口(pelvic inlet)、骨盆腔(pelvic cavity)、出口(pelvicoutlet)三部。入口由髂耻线围成,骨盆腔的后壁是髂、尾骨,两侧为坐骨、坐骨棘、坐骨切迹及其韧带;前壁为耻骨联合。骨盆入口从后向前由尾骨、骶结节韧带、坐骨结节、坐骨下支、耻骨下支和耻骨弓状韧带围成。在耻骨联合下方由左、右耻骨下支夹成耻骨角，在女性其耻骨弓(pubic arch)平均87.5°。

(三)骨盆的骨性标志

1. 髂嵴系髂骨上缘，沿腹外侧壁向下，可触得髂嵴。髂嵴两侧最高点连线平第4腰椎棘突，是进行腰穿的重要标志。第5腰椎棘突则在此连线中点下1.5cm。

2. 耻骨联合可在腹前壁腹中线下方触及，其外侧的骨突是耻骨结节，后者为腹股沟韧带附着点。

3. 坐骨结节下肢屈曲，在臀沟内侧向上即可叩及。

4. 腰骶菱形区上角相当于第5腰椎棘突，两侧角相当于髂后上棘，下角为两侧臀肌的夹角。骨盆畸形时，此腰髓部菱形区可能显示不对称。

5. 骶角和骶管裂孔第5骶椎下关节突即骼角。左右骼角之间是骼骶管裂孔，为硬膜外腔的终止平面。经此孔穿刺可行骶尾神经阻滞麻醉，是会阴部手术常选用的麻醉方法。

(四)骨盆的薄弱区

骨盆是一完整骨环，环的后部是站立或坐位时重力经过的部位，即股骶弓及坐骶弓。此部骨质增厚粗壮，不易骨折。骨盆前部是耻骨上、下支形成的弓形部，是后部负重弓的支撑部分。其骨质脆弱，易骨折，是骨盆薄弱区。

(五)骨盆的性别特点

女性骨盆短而宽，盆腔呈盆状，盆壁较为薄弱光滑，髂骨翼宽而深；倾斜度较大，约为60°；入口多为横向卵圆形；坐骨结节外翻，坐骨棘短小，出口横径和前后径较大；耻骨弓角度成90°～100°。

(六)骨盆入口的毗邻

盆腔是腹腔向后下方的延伸部分。跨过盆缘的诸结构主要为泌尿生殖和消化管道及血管神经。无肌肉跨过盆缘是其特点之一。在骨盆入口的后缘，两侧的髂总动脉在骶岬与第5腰椎交界处的外侧抵达盆缘，并分为髂内、外动脉。髂内动、静脉的后方有腰髂干，外侧有闭孔神经跨过盆缘入盆。介于两侧髂内动脉之间，在后正中线偏左入盆的是上腹下丛即髂前神经，该丛与脊柱之间为髓正中血管。上腹下丛左侧为自上而下入盆的乙状结肠系膜和乙状结肠。在乙状结肠系膜前外侧，左输尿管跨过左髂总动脉入盆；在盆腔右侧，右输尿管跨越右髂外动脉入盆。位于前正中线的脐正中韧带及其两侧的脐内侧韧带则在骨盆入口前缘跨越入盆。

二、盆壁与盆底软组织

(一)盆壁肌

盆壁肌包括闭孔内肌、梨状肌、肛提肌和尾骨肌4对。前2对参与盆侧壁构成，并分别穿经坐骨大、小孔出盆组成髓关节外旋肌组的一部分。后 2 对肌构成盆底,封闭骨盆下口。两侧的肛提肌上面形成固有盆腔的底,下面构成两侧坐骨直肠窝的内侧壁。

(二)盆筋膜

盆筋膜(pelvic fascia)是腹内筋膜的直接延续,可分为盆筋膜壁层、盆膈筋膜和盆筋膜脏层。

1. 盆筋膜壁层(parietal pelvic fascia) 覆盖于盆腔前后及两侧壁的内面,按不同部位分为闭孔筋膜、梨状筋膜及骶前筋膜。其中骶前筋膜较厚,与骶骨之间夹有骶前静脉丛。在骶前筋膜及直肠筋膜间为疏松结缔组织。行直肠切除术,可在直肠筋膜与骶前筋膜之间分离,不应将骶前筋膜自骶骨前面剥离,否则易损伤骶前静脉丛引起难以控制的出血。在直肠肛管的经腹会阴联合切除术中,会阴手术组在切断肛提肌后,应再在骶前横行切开骶前筋膜下部进入盆腔,与腹部手术部分汇合,以免将此筋膜自骶骨前分离过高,损伤髂部副交感神经的分支致长期尿潴留。

2. 盆膈筋膜(fascia of pelvic diaphragm) 分盆膈上、下筋膜,分别包被于肛提肌的上、下两面。

3. 盆筋膜脏层(visceral pevic fascia) 是位于腹膜与盆壁和盆膈筋膜之间的结缔组织,在骨盆内围绕在盆腔各脏器及血管、神经周围,形成这些结构的外鞘。部分结缔组织增厚形成韧带。女性有耻骨膀胱韧带、子宫主韧带和子宫骶韧带,是维持子宫正常位置的重要结构。在阴道后面与直肠间还有一额状位的结缔组织膈称直肠阴道膈(rectovaginalseptum)。

(三)盆筋膜间隙及盆腔腹膜陷凹

盆筋膜在盆腔内形成许多间隙,较主要的有:①耻骨后间隙(retropubic space),亦称膀胱前间隙(Retzius 间隙),位于耻骨联合及脐膀胱前筋膜之间,富含脂肪、疏松结缔组织和静脉丛。耻骨骨折可在此间隙形成血肿。②骨盆直肠间隙(pelvirectal space)间隙内含有髂神经丛、交感神经支、直肠下血管及髂中血管。此间隙感染,可向腹膜后间隙扩散。如有脓肿,患者肛门区坠胀感,骶尾区钝痛并放射至下肢。肛诊直肠后壁有压痛、隆起及波动感。腹膜后充气造影,可经此间隙注入气体,以弥散至腹膜后间隙。盆腹膜覆盖子宫体,向前在近子宫峡部处向前转以覆盖膀胱,形成膀胱子宫陷凹(vesicouterine excavation)。覆盖此处的腹膜称膀胱子宫返折腹膜。其与前腹壁腹膜相延续。在子宫后面,腹膜沿子宫壁向下,至宫颈后方及阴道后穿穹隆,再折向直肠,形成直肠子宫陷凹称道格拉斯陷凹(rectoute rine excavation,culdesac of Douglas),是腹膜腔最低部位。盆腹腔感染及内出血时,炎性渗液与血液可聚集于此。

(四)盆底

盆底(pelvic floor)由多层肌肉和筋膜所组成,封闭骨盆出口;尿道、阴道和直肠经此贯穿而出。盆底承载盆腔脏器并保持其正常位置。骨盆底的前面为耻骨联合,后为尾骨尖,两侧为耻骨降支、坐骨升支及坐骨结节。骨盆底有 3 层组织:

1. 外层 即由会阴浅筋膜和其深面的浅肌肉层组成。后者包括球海绵体肌、坐骨海绵体肌、会阴浅横肌三对肌肉和肛门外括约肌。上述肌肉的肌腱汇合于阴道口与肛门之间，形成中心腱。

2. 中层　即泌尿生殖膈(urogenital diaphragm)，由上、下两层坚韧的筋膜及位于筋膜间的一对会阴深横肌和尿道括约肌组成。

3. 内层　即盆膈(pelvic diaphragm)，为盆底最里面最坚韧的一层，由肛提肌及其盆膈上、下筋板组成，两侧肌肉互相对称，左右联合呈向下的漏斗状，其肌纤维有不同的排布，可分为耻尾肌、髂尾肌和坐尾肌。另外，肛提肌尚有一部分纤维在阴道及直肠周围密切交织，有加强肛门与阴道括约肌的作用。泌尿生殖膈主要覆盖在由耻骨弓及两坐骨结节形成的骨盆出口前部的三角形平面上，有尿道、阴道穿过。盆膈则有尿道、阴道及直肠 3 个孔道贯穿。

第二节　会阴部及外生殖器

会阴(perineum)在应用上有两种不同的含义。狭义的会阴在女性指阴道前庭后端(阴唇后联合)至肛门间的区域。女性会阴体(perineal body)深 3～4cm，在肛管与阴道之间，由外向内呈楔形的矢状位膈，表面为皮肤及皮下脂肪，内层为会阴中心腱(central tendon of perineum)。广义的会阴，指盆膈以下封闭骨盆出口的全部软组织结构。会阴部由会阴肌、筋膜和血管神经等构成，并有消化、泌尿及生殖管道的末段穿行其中。

一、会阴部境界及分区

会阴部位于两侧股部上端之间，截石位时呈一菱形区。前端为耻骨联合，后端为尾骨尖；两侧为坐骨结节；前外侧界是耻骨下支和坐骨下支；后外侧界是骶结节韧带。若于两坐骨结节间作一横线，可将会阴部分为两个三角区，即前方的尿生殖三角，在女性有尿道和阴道穿过及外生殖器；后方的肛门三角区，为肛管贯穿。

1. 尿生殖三角　女性尿生殖三角的筋膜构成会阴浅间隙和会阴深间隙。会阴浅筋膜的深层薄弱，在临床上无男性尿道破裂引起尿外渗那样重要的意义。在会阴浅间隙内，有阴蒂脚、前庭球、前庭大腺及球海绵体肌。后者又称阴道括约肌，为成对肌肉。起于会阴中心腱，抵至阴蒂海绵体白膜及其周围组织。收缩时缩小阴道口，前部纤维压迫阴蒂背神经，使阴蒂勃起。在会阴浅间隙后部还有会阴浅横肌。会阴深间隙内则有会阴深横肌、尿道阴道括约肌，后者有括约尿道及阴道的作用。根据女性尿生殖三角的结构特点，在行会阴侧切术时，应按层次缝合。

2. 肛门三角　肛门三角区肛周皮肤形成放射状皱襞，与皮下脂肪结合紧密。肛门外括约肌由皮下部、浅部、深部 3 部分组成。其中肛门外括约肌深浅两部，围绕直肠纵肌及肛门内括约肌，并联合肛提肌的耻骨直肠肌，在肛管直肠结合处形成肌性的肛管直肠环。如会阴裂伤或手术切断此环可造成粪便失禁。盆膈下筋膜在肛门三角处覆盖于闭孔筋膜的内面及肛提肌、尾骨肌的下面。其中在闭孔筋膜内面的覆盖部分二者相互愈合，而在坐骨结节下缘上方的2～4cm 处，二者分离成管状即阴部管(pudendal canal)，或称 Alcock 管，内有阴部内血管及阴部神经坐骨直肠窝(ischiorectal fossa)位于肛管两侧，为成对的楔形腔隙。在肛管后方可左右相通。窝内充填大量脂肪，称坐骨直肠窝脂肪体。此窝内有来自阴部内动、静脉及阴部神经的肛门动、静脉和肛门神经，来自骶丛的会阴支和小穿支分布于此窝后部。窝内还有淋巴管和淋巴结。

二、外生殖器

女性外生殖器指生殖器官的外露部分，又称外阴。

1. 阴阜(mons pubis) 为耻骨联合前隆起的脂肪垫。青春期后该处皮肤开始长出阴毛，分布呈尖端向下的三角形。阴毛为第二性征之一，其疏密、色泽、粗细因人或种族而异。

2. 大阴唇(labium major) 为起自阴阜止于会阴的一对隆起的皮肤皱襞。两侧大阴唇前端为子宫圆韧带的终点，后端在会阴体前相融合，各形成阴道前后联合。大阴唇外侧面与皮肤相同，皮层内有皮脂腺和汗腺，青春期长出阴毛；内侧面皮肤湿润似黏膜。大阴唇有很厚的皮下脂肪层，其内含有丰富的血管淋巴管和神经。未婚妇女的两侧大阴唇自然合拢，遮盖阴道口和尿道口。经产妇的大阴唇由于分娩的影响而向两侧分开。绝经后大阴唇呈萎缩状，阴毛也稀少。

3. 小阴唇(labium minor) 位于大阴唇内侧的一对薄皱襞。表面色褐，湿润，无毛，富于神经末梢，故极敏感。两侧小阴唇的前端相互融合，再分为两叶，包绕阴蒂。前叶形成阴蒂包皮，后叶形成阴蒂系带。小阴唇的后端与大阴唇的后端相汇合，在正中线形成一条横行皱襞，称为阴唇系带。但在经产妇此系带不明显。

4. 阴蒂(clitoris) 位于两侧小阴唇的顶端，是与男性阴茎海绵体相似的组织，有勃起性。由两个阴蒂海绵体组成，分阴蒂头、阴蒂体、阴蒂脚 3 部分。后者附着于两侧的耻骨支上，仅阴蒂头显露。其富于神经末梢，极为敏感。

5. 阴道前庭(vaginal vestibule) 为两小阴唇之间的菱形区。其前为阴蒂、后为阴唇系带。阴道前庭中央有阴道口(vaginal orifice)，阴道口周围有处女膜(hymen)或处女膜痕。阴道口的后外侧，在小阴唇内侧与处女膜间，左右各有一前庭大腺开口。阴道口与阴唇系带之间有一浅窝称舟状窝(fossa navicularis)，也即阴道前庭窝(fossa of vestibule of vaginal)。经产妇此窝消失。阴道口前方有较小的尿道外口(urethral orifice)，为略呈圆形的矢状裂隙。其后壁上有一对并列的腺体，称尿道旁腺或斯基恩腺(paraurethral，Skene gland)，其分泌物可润滑尿道口。

6. 前庭球(vestibular bulb) 位于阴道口两侧，由许多弯曲的静脉组成，有勃起性。其前部与阴蒂相接，后部与前庭大腺相邻，表面为球海绵体肌覆盖。

7. 前庭大腺(major vestibularglands) 又称巴托林腺(Bartholing lands)，约黄豆大小，左右各一，位于阴道口两侧，前庭球后端，阴道括约肌深面。其有一很细的腺管，长 1.5～2cm，向前方斜行，开口于阴道前庭、小阴唇中下 1/3 交界处与处女膜之间的沟内。其分泌物有润滑作用。如因感染，腺管口闭塞可形成脓肿或囊肿，则能看到或触及。

8. 处女膜(hymen) 位于阴道口与阴道前庭分界处。膜的两面覆有鳞状上皮，其间含有结缔组织、血管与神经末梢。处女膜中间有孔，孔的形状、大小和膜的厚薄因人而异。处女膜多在初次性交时破裂，产后受分娩影响残留数个小隆起状的处女膜痕。

三、会阴部血管、淋巴及神经

(一)血管

1. 动脉 来自阴部内动脉，该动脉在近尿生殖膈处发出会阴动脉穿入会阴浅间隙；主干入会阴深间隙。会阴动脉分出会阴横动脉及阴唇后动脉。后者有内、外两支，分布于大阴唇及小阴唇。会阴横动脉至会阴中心腱，与对侧会阴动脉、会阴深动脉和直肠下动脉吻合。阴部内动脉主干在会阴深间隙内分出前庭动脉、阴蒂背动脉和阴蒂深动脉，分别分布于前庭球、阴蒂背面和阴蒂海绵体。

2. 静脉　与同名动脉伴行，汇入阴部内静脉。但阴蒂背静脉穿经骨盆横韧带与耻骨弓状韧带入盆内阴部静脉丛。

（二）淋巴

会阴浅淋巴管沿阴部外浅血管汇入腹股沟浅淋巴结；会阴深淋巴管大部分入腹股沟深淋巴结，小部分入腹股沟浅淋巴结。少数淋巴管则沿阴蒂背静脉入盆部，注入髂内淋巴结。阴唇和阴道下部的淋巴管部分入腹股沟淋巴结，部分入盆至髂淋巴结。

（三）神经

来自阴部神经，在阴部管前部分出会阴神经，穿入会阴浅间隙后分出阴唇后神经，分布于大阴唇。肌支分布于球海绵体肌、坐骨海绵体肌、会阴浅横肌、会阴深横肌及尿道阴道括约肌。阴蒂背神经在阴部管前端自阴部神经分出，穿入会阴深间隙，沿坐骨下支和耻骨下支前行，经耻骨弓状韧带下侧至阴蒂背部。分布至大、小阴唇的动脉和神经，均由外向内分布。外阴手术时应注意血管神经走行(图 2-1)。

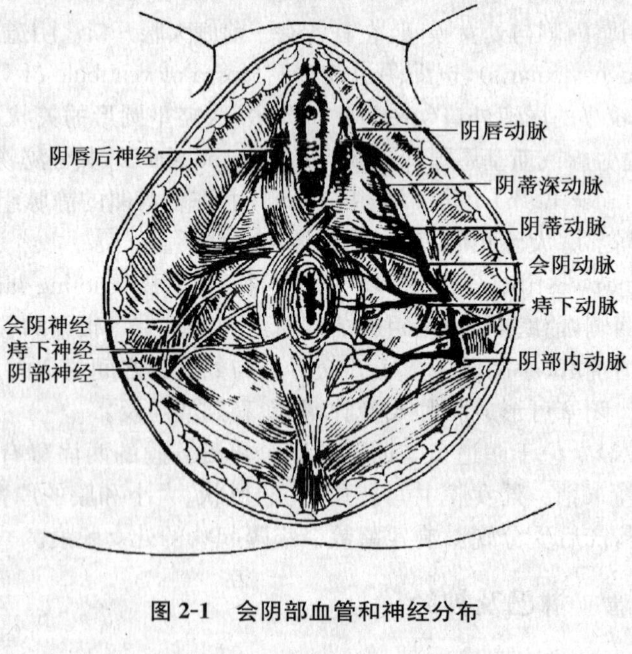

图 2-1　会阴部血管和神经分布

第三节　内生殖器

女性内生殖器指生殖器的内藏部分，包括阴道、子宫、输卵管及卵巢，后二者常被称为子宫附件(uterine adnexa)。

一、阴道

位于真骨盆下部的中央，为性交器官及月经排出与胎儿娩出的通道。其壁由黏膜、肌层和纤维层构成。

(一)阴道的形态

阴道(vagina)分前、后壁、上下两端。前壁短 7～9cm(6～7cm)，后壁较长 10～12cm(7.5～9.0cm)。上端包围子宫颈，下端开口于阴道前庭后部。环绕子宫颈周围的部分称阴道穹隆(vaginal fornix)，分前、后、左、右 4 部分。后穹隆较深，其顶端与子宫直肠陷凹紧密相邻，二者仅隔以阴道后壁和一层腹膜。子宫直肠陷凹为腹腔最低部分，在临床上具重要意义，是某些疾病诊断和手术的途径。平常阴道前后壁相贴，致阴道下部横断面呈“H”形。阴道壁有很多横纹皱襞称阴道皱襞；其在阴道下部密而高，此皱襞在前后壁中线处较高呈一纵行隆起，分别称前、后皱褶柱。前者较为明显，亦称阴道尿道隆凸。阴道前壁近宫颈处有一横沟称膀胱沟，膀胱附着于宫颈的地方，即阴道段宫颈与膀胱交界处，是经阴道手术切开阴道前壁的主要标志。阴道前壁下半，膀胱筋膜与阴道筋膜相融合形成尿道后韧带，沿融合处的线性凹陷称阴道横沟。在尿道口上约 0.6cm 处有一横沟，称尿道下沟，相当于泌尿生殖膈的部位。阴道口的环形皱襞为处女膜，处女膜的形状、厚薄因人而异；产后因分娩破裂成为残留的膜痕。阴道壁因有皱襞并覆有弹性纤维，有很大伸展性。且阴道壁富于静脉丛，局部损伤易出血或形成血肿。阴道黏膜色淡红，表面为复层鳞状上皮覆盖，无腺体。阴道黏膜受性激素影响，有周期性变化。但在幼女及绝经后妇女，阴道黏膜菲薄，皱襞少，伸展性小，易受创伤而感染。

(二)阴道的毗邻

阴道位于骨盆中央，子宫的下方，大部在尿生殖膈以上，小部分在会阴部。阴道前壁与膀胱之间有膀胱阴道膈，内有静脉丛及结缔组织；与尿道之间有结缔组织形成的尿道阴道膈。阴道后壁的上 1/4 段，仅以一层腹膜与直肠子宫凹陷相隔；中 2/4 段借含有静脉丛的疏松结缔组织与直肠壶腹部邻接，即额状位的直肠阴道膈；下 1/4 与肌管之间隔有会阴中心腱。阴道上部两侧有丰富的静脉丛、神经丛、子宫动脉的阴道支和输尿管及阴道旁结缔组织；阴道下部穿过盆底，与肛提肌、盆膈筋膜、尿生殖膈、前庭球及前庭大腺邻接。

(三)阴道的血管、淋巴和神经

1. 血管　阴道上部由子宫动脉的阴道支分布，中部由膀胱下动脉的分支，下部由肛门动脉及直肠下支的分支分布。各支相互吻合。阴道两侧的静脉丛，参加子宫阴道静脉丛，经子宫静脉注入髂内静脉。

2. 淋巴　阴道上部的淋巴管及宫颈淋巴管与子宫动脉阴道支伴行，大部分沿子宫动脉干注入外及髂内淋巴结，一部分注入闭孔淋巴结。中部前壁多与阴道动脉伴行，注入髂内淋巴结，一部分经膀胱旁淋巴结，注入髂内淋巴结；阴道后髂中部的淋巴管，向后外方注入臀下或臀上淋巴结，然后再注入髂内淋巴结。阴道下部的淋巴管与外阴部的淋巴管汇合注入腹股沟浅淋巴结。

3. 神经　来自子宫阴道丛。其副交感神经来自盆内脏神经。交感神经来自上腹下丛和交感干的髂部。

二、子宫

子宫(uterus)为一壁厚腔小的肌性中空器官，为胚胎着床、发育、生长之处，其形状、大小、位置与结构随年龄的不同而异；并由于月经周期和妊娠的影响而发生改变。

(一)子宫的形态和结构

成年的子宫呈倒置的梨形，前面稍凸出。重约 50g，长 7～8cm，宽 4～5cm，厚 2～3cm；子宫腔容量约 5ml。子宫上端，位于两输卵管子宫口之间钝圆、隆突的部分为子宫底(fundus of uterus，fundus uteri)，子宫底两侧为子宫角，与输卵管相通。子宫底与峡部之间的部分上宽下窄，为子宫体(uterine body，corpus uteri)。子宫下部较窄呈圆柱状为子宫颈(cervix uteri)，其下 1/3 部插入阴道称宫颈阴道部；阴道以上未被阴道所包绕的部分称宫颈阴道上部。子宫体与子宫颈的比例因年龄而异，婴儿期为 1∶2；青春期为 1∶1；生育期为 2∶1；老年期又为 1∶1。颈部与宫体相接的部分稍狭细，称子宫峡部(isthmus of uterus，isthmus uteri)，非孕期长约 1cm，妊娠中期以后，峡部逐渐扩展变长、变薄，临产时可达 7～11cm，形成子宫下段。子宫腔(uterine cavity)为一上宽下窄的三角形裂隙，底的两侧角各有一口为输卵管子宫口，与输卵管相通；子宫腔向下移行于子宫峡管，其为漏斗形短管。峡管的上口，在解剖学上较狭窄，又称解剖学内口(anatomical internal os)；峡管外口因黏膜组织在此处由子宫内膜转变为宫颈内膜，故又称组织学内口(histological internal os)，也即子宫颈管内口。峡管外口向下通子宫颈管，后者为中间略膨大，两端较细小的梭形管腔。颈管的外口即子宫颈口，开口于阴道，简称宫口。未产妇宫口为圆形，经阴分娩后宫口为横裂状。宫口前壁短而厚，后壁长而圆的隆起部分分别称为宫颈前、后唇(anterior and poste-rior lips of the cervix)。子宫壁由 3 层组成：

(1)子宫浆膜层(serosallayer)：即覆盖子宫体底部及前后面的腹膜脏层，与肌层紧贴。近子宫峡部处，腹膜与子宫前壁疏松结合并向前返折覆盖膀胱，并与前腹膜相延续；在子宫后面，腹膜沿宫壁向下至宫颈后方及阴道后穹隆的上部，再折向后上覆盖直肠；故被覆于膀胱与子宫、子宫与直肠之间的腹膜，各形成一腹膜陷凹，前者较浅称膀胱子宫陷凹(vesicouterine poach)，后者颇深称直肠子宫陷凹(rectouterine pouch)。

(2)子宫肌层(myometrium)：为子宫壁最厚的一层，非孕时约厚 0.8cm，肌层由平滑肌束及弹性纤维组成，肌束排列交错，大致分外纵、内环、中层交错 3 层。肌层含有大血管。肌层这种排列有利于分娩时的子宫收缩及月经、流产与产后的子宫缩复止血。

(3)子宫内膜(endometrium):自青春期开始,子宫内膜受卵巢激素的影响,表面的2/3发生周期性变化为功能层;余1/3直接与肌层相贴,无周期变化为基底层。分布在子宫内膜中的小血管来自肌层,称螺旋动脉。子宫内膜在月经期中及妊娠期间的改变将在相应各章论述。

(二)子宫韧带

共有4对韧带,借以维持子宫于正常位置。另外,子宫也借盆膈、尿生殖膈及其周围结缔组织来固定。

1. 圆韧带(round ligmerit)　呈圆索状,由平滑肌和结缔组织构成,长12~14cm。起于子宫两侧外角、输卵管近端的下方,在子宫阔韧带前叶的覆盖下向前下方伸展达两侧骨盆壁,继沿侧壁向前,经腹股沟管出皮下环,止于大阴唇前端皮下。此韧带在盆部越过膀胱血管、闭孔血管和神经、脐动脉索及髂外血管等结构的上方进入腹股沟管。其作用使子宫底保持前倾的位置。

2. 阔韧带(broad ligment)　为额状位的双层腹膜皱襞,从子宫两侧向外移行于盆侧壁,将盆腔分为前、后两部;前部有膀胱,后部有直肠。阔韧带分为前后两叶,上缘游离,内2/3部包围输卵管(伞端无腹膜遮盖),外1/3部由伞端下方向外延伸达骨盆壁,形成骨盆漏斗韧带(infundibulo pelvic ligment),也即卵巢悬韧带(suspensory ligment of ovary),内有卵巢动静脉通过。在卵巢前缘与阔韧带后叶间的双层腹膜皱襞为卵巢系膜(mesovarium),由阔韧带后叶包裹卵巢而形成。系膜内有进出卵巢的血管、淋巴管和神经。输卵管和卵巢系膜根部之间的阔韧带为输卵管系膜(mesosalpinx),其中有结缔组织及中肾管遗迹。卵巢内侧与子宫角之间的阔韧带稍有增厚,称卵巢固有韧带(properligment of ovary),在子宫体两侧的阔韧带中有丰富的血管、神经、淋巴管及大量疏松结缔组织,称为子宫旁组织。子宫动静脉和输尿管均从阔韧带基底部穿过。阔韧带可限制子宫向两侧移动。

3. 主韧带(cardinal ligament)　在阔韧带下部由纤维结缔组织束和平滑肌纤维构成,由子宫颈两侧和阴道两侧向外扇形扩展至盆腔侧壁,又称宫颈横韧带(transverse cervical ligament),向下愈着于盆膈上筋膜。此韧带固定子宫颈,维持子宫于正常位置。

4. 宫骶韧带(uterosacral ligament)　由结缔组织和平滑肌纤维构成。起自宫颈后面上端,向后绕直肠外侧附着于第2、第3骶椎前面的筋膜。韧带表面有腹膜覆盖可形成弧形皱襞,短厚有力,其后牵宫颈,间接保持子宫于前倾的位置。

(三)子宫的位置和毗邻

子宫居小骨盆的中央,宫底位于小骨盆入口平面以下,宫口在坐骨棘平面稍上方,正常子宫略呈前倾前屈,宫体略俯屈于膀胱上方。子宫位置可受周围脏器的影响,如因膀胱充盈及直肠胀满而有变异;体位变动也可影响子宫的位置。妊娠子宫的位置随妊娠时间而不同。子宫前方有膀胱,后有直肠,小肠袢和乙状结肠常下降入子宫后方的子宫直肠陷凹。子宫颈阴道部两侧有子宫动静脉及输尿管末端。

(四)子宫的血管、淋巴和神经

1. 血管　主要由子宫动脉供应。子宫动脉由髂内动脉前干发出，在腹膜后沿盆侧壁下行，然后向内穿经阔韧带基底部、子宫旁组织，在距子宫颈内口约 2cm 处，从前上方越过输尿管到达子宫外侧缘，于阴道上宫颈部分为上、下两支：上支较粗，沿子宫侧缘迂曲上行，称子宫体支，其至子宫角处又分为子宫底支、输卵管支及卵巢支，后者与卵巢动脉末梢吻合。下支较细，分布于宫颈及阴道上部，称宫颈-阴道支。子宫动脉的第 2 级分支进入宫壁后再分支行于肌层的血管层，后者再发出分支垂直进入子宫内膜并弯曲呈螺旋状称螺旋动脉。子宫静脉起始于子宫壁中海绵状静脉间隙，大部分在子宫颈处离开子宫侧壁，与阴道静脉吻合而成子宫阴道静脉丛，然后汇合成子宫静脉，注入髂内静脉。

2. 淋巴　子宫内膜间质内的毛细淋巴管网，在性成熟期后分为浅、深两层毛细淋巴管网，其与肌层内的毛细淋巴管网相通。肌层内的毛细淋巴管位于平滑肌纤维束间的结缔组织内。各肌层内的毛细淋巴管网之管径与网眼大小不同，但相互吻合并汇合成集合淋巴管。浆膜毛细淋巴管在浆膜间皮下的纤维组织内，注入其深面的淋巴管丛，由此丛发出的集合淋巴管，伴行于动、静脉的分支注入局部淋巴结肌层与浆膜层的集合淋巴管相互吻合交通。

子宫底和子宫体上 2/3 部发出 2～5 条集合淋巴管经阔韧带上部，与输卵管及卵巢的淋巴管汇合，沿卵巢血管上行，在肾下端平面转向内注入腰淋巴结。如结扎骨盆漏斗韧带，阻断上述之淋巴管，则子宫底部分集合淋巴管，沿子宫圆韧带经腹股沟管注入腹股沟淋巴结。子宫体下 1/3 部淋巴管向外穿经阔韧带基底部至盆侧壁注入髂血管淋巴结，部分穿过主韧带注入闭孔淋巴结。子宫颈淋巴管可向 3 个方向走行：向外沿子宫动脉注入髂外淋巴结；向后外侧的淋巴管注入髂内、闭孔、髂总淋巴结；向后走行的淋巴管经宫骶韧带注入骶淋巴结。注入两侧髂内淋巴结和髂外淋巴结的淋巴输出管大部分注入髂总淋巴结及腰淋巴结，部分向后注入骶淋巴结或主动脉下淋巴结。子宫的淋巴管与膀胱、直肠的淋巴管间互有交通。

三、输卵管

(一)输卵管的形态与结构

输卵管呈细长而弯曲的管道，左右各一。内侧与子宫角相通连，开口于子宫腔，称输卵管子宫口。外端游离，接近卵巢上端，开口于腹膜腔，称为输卵管腹腔口。全长 8～14cm(左侧 6.3～12.5cm，右侧 7.1～16.3cm)。整个输卵管由内向外分为 4 部分：间质部或称壁内部(interstitial orintramural portion)，位于子宫壁内的一段，在子宫角处穿入子宫壁，平均长度 1～1.2cm，管腔狭小，管径平均 0.4～0.5cm；峡部(isthmic portion)，间质部外侧的一段，细直而短，长 2～3cm，管壁厚，管腔小，管径 0.1～0.3cm；壶腹部(am-pulla)，在峡部外侧，长 5～8cm，管腔较宽大，管壁薄，管径 0.6～0.7cm，卵细胞在此受精，再经输卵管入子宫着床；漏斗部(infundibulum)或伞部(fimbria)，为输卵管末端，长约 1.5cm，开口于腹腔，游离端呈漏斗状，漏斗周缘有许多指状突起称输卵管伞，有“拾卵”作用。

输卵管壁由 3 层构成：外为浆膜层，为腹膜一部分即阔韧带上缘，如前述；中层为平滑肌纤维，分内环、外纵两层肌纤维，平滑肌收缩，输卵管从外端向近端蠕动，协助孕卵向子宫腔运行；内层为黏膜层，由单层柱状上皮组成，上皮细胞分纤毛细胞、无纤毛细胞、楔状细胞及未分化细胞4种。纤毛细胞的纤毛向子宫方向蠕动，协助运送卵子；无纤毛细胞有分泌作用；楔形细胞可能为无纤毛细胞的前身，二者随月经周期变化；未分化细胞为上皮的储备细胞。黏膜层有许多皱襞，以壶腹部最多。输卵管的黏膜层受激素影响，有周期性的组织学变化，但不如子宫内膜明显。

(二)输卵管的位置和毗邻

输卵管行于阔韧带上缘，前后叶两层之间。在输卵管与卵巢系膜之间有输卵管系膜，系膜内含有输卵管的血管、淋巴管和神经。输卵管为腹膜内位器官，移动度大，其位置随子宫位置和大小而变化。左侧输卵管与直肠和乙状结肠毗邻、右侧输卵管与小肠、阑尾和右输尿管盆段相邻。

(三)输卵管的血管、淋巴与神经

1. 血管　输卵管的动脉来自子宫动脉的输卵管支和峡支、卵巢动脉的伞支。各分支间相互吻合，并发出20～30支小支分布于管壁。输卵管的静脉与同名动脉伴行，一部分入卵巢静脉丛，一部分入子宫阴道丛。动-静脉间毛细血管网分布于输卵管黏膜、肌层和浆膜层。

2. 淋巴

(1)输卵管的器官内淋巴管：在输卵管的黏膜层、肌层及浆膜层均有毛细淋巴管网。黏膜层毛细淋巴管网位于上皮下结缔组织内。在黏膜皱襞处，毛细淋巴管较密集；输卵管各部黏膜层毛细淋巴管的分布亦有不同，输卵管间质部和峡部毛细淋巴管密集；壶腹部淋巴管分布稀疏。肌层的毛细淋巴管网位于肌纤维束间的结缔组织内；浆膜层纤维组织内也存有毛细淋巴管网，其在网的深侧吻合成淋巴管丛，并发出集合淋巴管，与来自肌层的集合淋巴管汇合，注入局部淋巴结。输卵管各层间毛细淋巴管网互有交通，并存在年龄上的差异，以黏膜层毛细淋巴管网最为明显。

(2)输卵管的淋巴流向：集合淋巴管注入腰淋巴结是最恒定的淋巴流向。由输卵管浆膜层淋巴管丛发出3～5条集合淋巴管，走向输卵管系膜内，与卵巢的集合淋巴管汇合后沿卵巢动脉走行，经卵巢悬韧带上行至肾下极高度，转向内侧注入腰淋巴结。其中左侧输卵管的集合淋巴等注入主动脉外侧及主动脉前淋巴结；右侧输卵管的集合淋巴管注入主动脉腔静脉间淋巴结、腔静脉前及外侧淋巴结。

有学者认为输卵管的一部分集合淋巴管可经阔韧带向后外方至盆侧壁，越过脐静脉索，注入髂间淋巴结。还有起自壶腹部的一条集合淋巴管则注入髂内淋巴结主群。上述输卵管的淋巴下行入盆部淋巴结的流路出现率较低，很可能属潜在性通路，如上行至腰淋巴结的主要流路受阻，其可能起到代偿作用。

3. 神经　输卵管由来自卵巢神经丛及子宫阴道丛的交感神经和副交感神经支配。

四、卵巢

卵巢为女性生殖腺，产生卵子和激素，是重要的内分泌器官。

(一)卵巢的形态与结构

卵巢左右各一，呈扁椭圆形。青春期前，表面光滑；青春期排卵后，表面逐渐凹凸不平。卵巢的形态和大小随年龄而变化。成年女子的卵巢约 4cm×3cm×1cm 大，重 5～6g，呈灰白色。绝经期后，可缩小到原体积的 1/2 并变硬。卵巢前缘有卵巢系膜附着，称卵巢系膜缘。该缘对向前外方，中部有一凹陷称卵巢门(hilum of ovary)。卵巢的血管、淋巴管和神经由此出入。卵巢后缘游离，称独立缘。卵巢外侧以骨盆漏斗韧带连于骨盆壁，内侧以卵巢固有韧带与子宫连接。

卵巢表面无腹膜，由单层立方上皮覆盖称生发上皮(germinal epithelium)，其内有一层纤维组织，称为卵巢白膜(tunica albuginea)。再往内的卵巢组织可分为皮质和髓质。皮质在外层，其中有数以万计的始基卵泡及致密的结缔组织；髓质是卵巢的中心部分，含有疏松的结缔组织和丰富的血管、神经、淋巴管及少量与卵巢悬韧带相连续的平滑肌纤维；后者对卵巢的运动具有作用。髓质内无卵泡。

(二)卵巢的位置和毗邻

卵巢位于子宫两侧，输卵管后下方。卵巢的移动性较大，一般位于卵巢窝内；此窝在髂内、外动脉分叉的起始部之间，前界为脐动脉索，后界为输尿管和髂内动脉，窝底腹膜外有闭孔血管和神经、闭孔肌及其筋膜。卵巢以很短的系膜固定于阔韧带，还借骨盆漏斗韧带及卵巢固有韧带与盆腔侧壁和子宫相连。正常情况下卵巢不易扭转，但在卵巢肿瘤时，有时将卵巢系膜拉长，致使 10%～20%卵巢肿瘤发生蒂扭转。

(三)卵巢血管、淋巴与神经

1. 血管　卵巢有卵巢动脉及子宫动脉的卵巢支分布。卵巢动脉起自腹主动脉，左侧可自左肾动脉分出。在腹膜后沿腰大肌前下行至骨盆腔，跨过输尿管与髂内动脉下段，经骨盆漏斗韧带入卵巢系膜，而后进卵巢门。卵巢动脉还在输卵管系膜内分出若干支供应输尿管，其末梢在子宫角附近与子宫动脉的卵巢支吻合。卵巢髓质内的静脉出卵巢门前形成卵巢静脉丛，然后汇集成卵巢静脉，与同名动脉伴行。右卵巢静脉注入下腔静脉，左侧注入左肾静脉。

2. 淋巴

(1)卵巢的器官内淋巴：卵巢的被膜及皮质内是否有毛细淋巴管网仍无最后定论。但多数人认为在黄体中有毛细淋巴管，它随着黄体的发育和退化而变化。在黄体萎缩退化形成的白体内，不存在毛细淋巴管。卵巢皮质的毛细淋巴管网与髓质的毛细淋巴管网相通。髓质的淋巴管伴随血管正向卵巢门。

(2)卵巢的淋巴流向：自卵巢门穿出 4～10 条集合淋巴管，进入卵巢系膜，与子宫及输卵管外的集合淋巴管汇合，经骨盆漏斗韧带，伴卵巢血管上行，横跨输尿管及髂外动脉起始部的前面，达肾下极高度，再次横过输尿管前面注入腰淋巴结。右卵巢的集合淋巴管，主要注入主动脉腔静脉间淋巴结，一部分入腔静脉前淋巴结。左卵巢的集合淋巴管，注入主动脉外侧及主动脉前淋巴结。

如卵巢上行的淋巴流路受阻，卵巢可发出1～2条集合淋巴管，沿阔韧带走向盆壁，注入髂内、髂外、髂间及髂总淋巴结。有学者认为在正常情况下即存在这一下行通路，并非只在上行受阻后才起作用。另外在比较少见的情况下，卵巢的淋巴可沿圆韧带引流至髂外尾部及腹股沟淋巴结。

3. 神经　来自卵巢神经丛。该丛大部分纤维来自腹主动脉丛，少数纤维来自肾丛。在阔韧带内与卵巢血管伴行支配卵巢，并有分支至输卵管。

第四节　盆部的血管、淋巴与神经

一、盆部的血管

(一)盆部的动脉

主要来自髂内动脉、骶中动脉、直肠上动脉和卵巢动脉。

1. 髂内动脉　腹主动脉在第4腰椎下1/3及第5腰椎体左前方延向左右两侧，形成左、右髂总动脉。后者各在骶髂关节上端分为髂内及髂外动脉。髂内动脉是盆腔内脏及盆壁的主要血供来源，其位于腰大肌内侧，为一短干，长约4.5cm。下降至小骨盆、平坐骨大孔上缘时分前干和后干。前干发出脏支即脐动脉、膀胱上动脉、直肠下动脉、阴部内动脉、子宫动脉营养盆内脏器，还发出闭孔动脉及臀下动脉分布于盆壁及臀部；后干发出髂腰动脉、骶外侧动脉分布于盆壁，后干的末端延为臀上动脉分布于臀部。

2. 骶中动脉　胚胎期为腹主动脉干的直接延续，后退化；出生后末端已萎缩形成细小的骸中动脉。约在腹主动脉后壁、距两髂总动脉分叉处的上方1～1.5mm处发出，行于腹下丛，在第4～5腰椎体的前面、直肠后面进入骨盆经于尾骨球，其发出最下腰动脉供应髂肌和腰方肌。并发出分支与骶外侧动脉、髂腰动脉支、臀上动脉及直肠上、下动脉相吻合。

3. 直肠上动脉　起自肠系膜下动脉主干向下的延续支，其离开乙状结肠系膜后，在直肠后方、髂总血管的前方盆筋膜内下行。发出1～4支乙状结肠直肠动脉，分布于直肠上段与乙状结肠末端。直肠上动脉下降至第3骶椎平面，分左右两终支分布至直肠壶腹部。

4. 卵巢动脉　已如前述。

(二)盆腔血管的侧支循环

髂内动脉的分支主要供应营养盆内脏器，同时也营养盆壁、盆底和臀部肌肉等。两侧髂内动脉分支除在脏器上相互对称、吻合，还与髂外动脉及腹主动脉之间有侧支吻合。当术中遇严重子宫出血或盆腔出血，可结扎髂内动脉，减少盆腔血流量，降低盆腔内动脉的压力。盆腔脏器则可借侧支循环的建立供应血运。

(三)盆腔静脉丛

1. 膀胱阴道静脉丛　在膀胱两侧及底部,并可延伸到阴道起始部,收集膀胱、阴道和尿道的静脉血,汇合后注入髂内静脉。

2. 子宫阴道静脉丛　环绕阴道周围,位于子宫颈和阴道两侧的阔韧带之间,与膀胱阴道丛和直肠丛相通,收集子宫和阴道的静脉血,汇合成子宫静脉,最后注入髂内静脉。该丛中有一部分血液经子宫静脉的卵巢支与卵巢静脉的卵巢支相连,经卵巢静脉注入下腔静脉。子宫阴道静脉丛的静脉瓣膜不发达,该静脉丛的管腔变化与数量的增减同卵巢、子宫等器官的周期性变化有关。

3. 阴部静脉丛　位于耻骨联合后方,与膀胱静脉丛吻合,经膀胱静脉注入髂内静脉。

4. 直肠静脉丛　位于直肠周围及直肠壁内外,分上、下两部即直肠上静脉丛和下静脉丛。位于齿状线以上区域的直肠黏膜下层的静脉丛为直肠内丛,位于直肠肌层以外的静脉丛为直肠外丛,二丛相通。直肠内丛形成直肠上静注入髂内静脉后,注入肠系膜下静脉。直肠外丛一部分合成直肠下静脉,另一部分汇成肛门静脉和阴部内静脉注入髂内静脉。

5. 骶前静脉丛　在骶前由侧髓静脉与骶中静脉的分支形成,与椎静脉丛有交通吻合,从而形成上、下腔静脉的沟通路径。

6. 蔓状丛　由卵巢门、输卵管、圆韧带的小静脉在子宫阔韧带内组成静脉丛,而后合成卵巢静脉。

二、盆部神经

盆部神经主要有骶神经丛和盆部自主神经。另外,在盆腔通过的重要神经还有闭孔神经。

(一)骶丛

位于骨盆后壁、盆筋膜后面,梨状肌前方,由腰骶干和骶神经的前支及尾神经组成。

骶丛有如下分支:①臀上神经;②臀下神经;③闭孔内肌神经;④孖肌神经;⑤梨状肌神经;⑥肛提肌神经;⑦尾骨肌神经;⑧肛门括约肌神经;⑨阴部神经(又分出会阴神经、阴蒂背神经、肛门神经);⑩股后皮神经;⑪坐骨神经;⑫盆内脏神经。其中坐骨神经始于腰 4 至骶 3 的神经根,经坐骨大孔在臀大肌深面的梨状肌下孔出骨盆腔,经股骨大转子和坐骨结节之间降至大腿后面,在腘窝上方分成胫神经和腓总神经。

(二)盆部的自主神经

交感神经在腹主动脉前形成腹主动脉丛,后者的部分纤维形成卵巢丛和骶前丛即上腹下丛。卵巢丛分布于卵巢及输尿管,上腹下丛发出部分纤维分布于子宫、直肠和膀胱。上腹下丛的主干和来自腰交感神经节的纤维在第 5 腰椎前方向下延伸至盆腔后接受骶交感干的结后纤维,以及骶 2～4 神经的副交感神经(即盆内脏神经,又名勃起神经)纤维,在宫颈两旁形成下腹下丛,也称盆丛。盆丛形成膀胱丛、子宫阴道丛、直肠丛,支配子宫体、宫颈、膀胱上部、阴道上段及直肠等。盆内脏神经主要由副交感神经的节前纤维组成,其起自骶 2～4 髓段,参加盆丛形成，并通过盆丛到达盆腔各脏器。直肠、膀胱的充盈等引起的感觉经副交感神经干内的内脏感觉神经的传入纤维来传递，排尿排便主要受副交感神经控制，故脊髓髓段以下受损可引起大小便失禁。病理状态下，盆腔内脏过度膨胀引起的牵张痛或平滑肌痉挛产生的内脏痛觉，盆腔交感神经伴行的部分内脏感觉传入神经传递。

（三）闭孔神经

闭孔神经(obturator nerve)从腰丛分出，始于腰 2～4 神经根部，在髂总动、静脉的后方，经骶髂关节进入盆腔，沿髂内动、静脉侧缘，在闭孔血管的上方至闭孔内肌的内侧，穿闭膜管至股内侧部，支配股内收肌群和闭孔外肌。如术中损伤该神经，则患侧大腿不能内收、内旋，并出现股内侧皮肤感觉障碍。

三、女性内、外生殖器的淋巴回流

女性内外生殖器官具有丰富的淋巴管和淋巴结，淋巴管多注入盆部淋巴结、腰淋巴结及腹股沟淋巴结。还有学者将内生殖器淋巴分髂淋巴组、腰淋巴组及骶前淋巴组 3 组，外生殖器淋巴分深、浅两部分即腹股沟浅、深淋巴结。

（一）盆部淋巴结

依据其所在部位分为盆壁(壁侧)淋巴结及盆部内脏(脏侧)淋巴结。

1. 盆壁淋巴结(pelvis-parietal lymph noodes)　位于盆壁内面，多沿盆部的动、静脉主干排列，可分为髂总淋巴结、髂外淋巴结、髂间淋巴结及髂内淋巴结四群，各群有多个淋巴结组成。

髂总淋巴结收纳来自下肢、盆内脏器的淋巴，接受髂外、髂间、髂内和骶淋巴结的输出淋巴管。右侧髂总淋巴结的输出淋巴管多注入主动脉腔静脉间淋巴结，部分入腔静脉前、腔静脉外侧淋巴结；左髂总淋巴结的输出淋巴管多注入主动脉外侧淋巴结，部分入主动前淋巴结和主动脉腔静脉间淋巴结。

髂外淋巴结接受腹股沟淋巴结的输出淋巴管，收纳来自下肢、会阴部、肛门和外生殖器的淋巴，还收纳宫颈和宫体下部、阴道上部、膀胱等处的淋巴。髂外淋巴结输出淋巴管注入髂总和髂间淋巴结。

髂间淋巴结接受髂外、髂内淋巴结及盆腔器官旁淋巴结的输出淋巴管；收纳来自下肢、生殖器、肛门及腹壁下半、腰背部淋巴。髂间淋巴结的集合淋巴管注入髂总淋巴结。

髂内淋巴结收纳宫颈、宫体下部、阴道上部、中部、臀部、会阴部、股后部、骨盆后壁、直肠等处的淋巴；集合淋巴管注入髂间、髂外、髂总淋巴结，部分注入主动脉下淋巴结。主动脉下淋巴结收纳下肢、会阴、盆腔脏器的淋巴，接受骶淋巴结、臀上淋巴结、髂总淋巴结的输出淋巴管。主动脉下淋巴结的输出淋巴管注入主动脉前或主动脉旁淋巴结。该组淋巴结因位于腹主动脉分叉处的下方，故有人将其归于髂总淋巴结群。

2. 器官旁淋巴结(脏侧淋巴结)　多位于盆内脏器周围，沿髂内动脉的脏支分布，结的数目、大小不恒定。可分为膀胱旁淋巴结(paravesical lymph nodes)、子宫旁淋巴结(parauterine

lymph nodes)、阴道旁淋巴结(paravaginal lymph nodes)及直肠旁淋巴结(pararectal lymph nodes)。

膀胱旁淋巴结分为膀胱前淋巴结(prevesical lymph nodes)和膀胱外侧淋巴结(lateral vesical lymph nodes)。位于膀胱前方和闭锁的脐动脉周围,接受膀胱和阴道的集合淋巴管,其输出淋巴管注入髂内和髂间淋巴管。

(二)腰淋巴结群

腰淋巴结位于腹膜后间隙内,沿腹主动脉和下腔静脉周围分布,30～50个,按其位置分为左腰淋巴结群、中间淋巴结群及右腰淋巴结群。主动脉外侧淋巴结及主动脉前淋巴结收纳左卵巢、左输卵管、子宫底左侧半、左肾、左肾上腺及左侧输尿管的集合淋巴管;接受左髂总淋巴结及主动脉下淋巴结的输出淋巴管。有时腹腔淋巴结、肠系膜上、下淋巴结的输出淋巴管也注入主动脉前淋巴结。主动脉外侧淋巴结的输出淋巴管形成左腰淋巴干。主动脉前淋巴结的输出淋巴管注入主动脉外侧淋巴结及主动脉腔静脉间淋巴结。

主动脉后淋巴结主要接受左髂总淋巴结及主动脉外侧淋巴结的输出淋巴管。主动脉后淋巴结的输出淋巴管形成左腰淋巴干或乳糜池。

中间腰淋巴结亦即主动脉腔静脉间淋巴结(interaorticocaral lymph nodes)收纳右卵巢、右输卵管、子宫右半、右肾上腺及肾的集合淋巴管,接受髂总淋巴结、腔静脉前淋巴结和主动脉前淋巴结的输出淋巴管。

腔静脉前及腔静脉外侧淋巴结收纳右侧的卵巢、输卵管、子宫底右侧半、右肾及肾上腺的集合淋巴管,接受右髂总淋巴结的输出淋巴管;腔静脉前淋巴结的输出淋巴管注入主动脉腔静脉间淋巴结及腔静脉外侧淋巴结。后者的输出淋巴管注入腔静脉后淋巴结或直接注入右腰淋巴干。

腔静脉后淋巴结接受右髂总及腔静脉外侧淋巴结的输出淋巴管,而后其输出淋巴管形成右腰淋巴干。

(三)腹股沟淋巴结

女性外生殖器的淋巴结多注入腹股沟淋巴结群,其位于腹股沟韧带、大腿根部的前面,以阔筋膜为界,分深、浅两部分,即腹股沟浅淋巴结(super ficial ingunal lymph nodes)及腹股沟深淋巴结(deep inguinal lymph noeds)。

1. 腹股沟浅淋巴结　位于腹股沟韧带下方、阔筋膜上面,淋巴结的数目不恒定,10～20个。可分上、下两组。上组沿腹股沟韧带下方平行排列,收容外生殖器、会阴、阴道下段及肛门部的淋巴;下组沿大隐静脉上端排列,收纳会阴及下肢的淋巴。腹股沟浅淋巴结的输出淋巴管大部分经卵圆窝入腹股沟深淋巴结。

2. 腹股沟深淋巴结　位于股管内,在股动、静脉内侧,上部常为腹股沟韧带覆盖。在腹股沟韧带与旋髂深静脉交叉的三角区内侧的股环内有股管淋巴结(Cloquet node),外阴部的淋巴在注入髂外淋巴结之前,多先经此淋巴结。腹股沟深淋巴结收纳阴蒂、股静脉区淋巴及腹股沟浅淋巴。其输出管分别注入髂外、闭孔及髂内淋巴结,再转至髂总淋巴结。

第五节 邻近器官

女性内生殖器与盆腔其他器官如尿道、膀胱、输尿管、直肠、阑尾等相邻近,解剖关系密切;而盆腔脏器的炎症粘连、肿瘤浸润均可累及周围器官,故了解邻近器官的解剖层次、毗邻、对于确诊鉴别诊断和手术操作非常重要。

一、尿道

女性尿道(urethra)为一肌性管道,始于膀胱的尿道开口,在阴道前面、耻骨联合后方,穿过泌尿生殖膈,终于阴道前庭部的尿道外口。长 3～5cm。尿道肌壁内层为环行纤维,外层为纵行纤维;环形肌为膀胱颈部环行肌的延续,其在颈部增厚形成内括约肌,为不随意肌;纵行纤维与会阴深横肌密切融合,形成尿道外括约肌,为随意肌。尿道中、下部黏膜为复层鳞状上皮,上部为移行上皮,尿道口为鳞状上皮。尿道黏膜及黏膜下层形成尿道黏膜皱襞,黏膜下层与肌层之间有疏松结缔组织;其中还有许多小腺体,导管开口于尿道黏膜表面,其中较大的腺体开口于尿道两侧,称为尿道旁腺即斯氏腺。女性尿道在尿生殖膈以上,前面有阴部静脉丛;在尿生殖膈以下,前面与阴蒂脚汇合处相接触,后为阴道,两者间有结缔组织膈,即尿道阴道膈。尿道的血管主要有膀胱下动脉、子宫动脉及阴部内动脉的分支供应,静脉血流入膀胱静脉丛和阴部静脉丛,最后注入髂内静脉。

二、膀胱

膀胱(bladder)为一肌性空腔器官,位于耻骨联合之后子宫之前,其大小、形状、位置及壁厚均随其盈虚及邻近器官的情况而异。成人平均容量为 400ml(350～500ml)。其上部为膀胱顶,四壁为膀胱体,下部为胱膀底。膀胱底呈三角形,两侧后上角部有输尿管开口,前方最低点为尿道内口。膀胱壁有浆膜、肌层和黏膜 3 层组成。浆膜即腹膜的一部分,前壁腹膜覆盖膀胱顶在膀胱子宫之间形成膀胱子宫陷凹,已如前述。膀胱底部之膀胱三角区的黏膜与下层肌肉紧密愈着,无黏膜下组织,故此区平滑、无皱襞,是膀胱壁病变的好发部位。膀胱顶部及颈部各有脐正中韧带、耻骨膀胱中韧带、耻骨膀胱侧韧带与脐部、尿道上部及耻骨相连。膀胱底有膀胱后韧带,其间有膀胱静脉丛及汇成的膀胱静脉、膀胱下动脉、膀胱神经丛等。

1. 膀胱的血管　膀胱的血供丰富,直接或间接来自髂内动脉的分支。膀胱上动脉由脐动脉未闭合的部分发出,供给膀胱外侧壁。膀胱下动脉由髂内动脉发出,分布于膀胱下部和底部。另有子宫动脉和阴道动脉的膀胱支及闭孔动脉和臀下动脉的膀胱支滋养膀胱。膀胱静脉有瓣膜,不与动脉伴行,在膀胱壁内或其表面形成丰富的静脉网和静脉丛,向下汇集于膀胱下外侧面,在膀胱底部外面形成膀胱静脉丛,向下与阴道前壁的静脉丛交通,合成膀胱阴道静脉丛,并与子宫阴道丛相吻合。膀胱静脉丛最后合成 1～2 条膀胱静脉,注入髂内静脉。在注入髂内静脉前,膀胱静脉的小分支可与闭孔静脉相连,借闭孔静脉耻骨支与腹壁下静脉交通。如髂内静脉阻塞,盆腔静脉可经此循环途径,绕经股静脉和髂外静脉至下腔静脉。

2. 膀胱的淋巴　膀胱前壁淋巴汇入髂外淋巴结;后壁的淋巴注入髂外淋巴结,有少数淋巴管注入髂内淋巴结、骶淋巴结和髂总淋巴结。膀胱三角区的淋巴注入髂外和髂内淋巴结。膀胱颈的淋巴，部分可注入腰淋巴结群。

3. 膀胱的神经　膀胱的神经支配来自膀胱神经丛。其位于膀胱两侧，由下腹下丛的交感神经纤维和来自骶髓2～4段的副交感神经纤维组成。从膀胱神经丛发出纤维组成膀胱上神经和膀胱下神经，分布于膀胱上部和下部。副交感神经可兴奋膀胱逼尿肌、抑制膀胱括约肌，使膀胱颈松弛，膀胱排空。交感神经兴奋使膀胱逼尿肌松弛、膀胱括约肌收缩，使膀胱颈收缩而潴尿。膀胱充盈感的感觉纤维由副交感神经的传入纤维传导，经骶2～4节进入脊髓，终于脊髓丘脑侧束。膀胱过度膨胀或收缩引起的痛觉冲动亦经副交感神经传递，途径同上。但膀胱三角区、膀胱底和膀胱壁的痛觉传入纤维则沿交感神经传导，经盆丛最后终于脊髓丘脑束。膀胱本体感觉纤维经脊髓后索走行。

三、输尿管

输尿管(ureter)为一对肌性圆索状长管，起自肾盂，开口于膀胱，各长约30cm；右侧输尿管较左侧的约短1cm。输尿管自肾盂起始后在腹膜后，沿腰大肌前面偏中线侧下行(腰段)；在骶髂关节处跨越髂外动脉起点的前方进入骨盆(盆段)；并继续在腹膜后沿髂内动脉下行，达阔韧带基底部，向前内方行，在子宫峡部外侧约2cm处，子宫动脉下方与之交叉，再行阴道侧穹隆顶端绕向前内方，穿越主韧带上方的输尿管髓道，进入膀胱底，在膀胱肌壁内斜行1.5～2.0cm(壁内段)开口于膀胱三角底的外侧角。在输尿管与肾盂移行处，跨越髂外动脉及在膀胱壁内部，各有3个生理性狭窄，是结石最常见的嵌塞部位。

输尿管的异常较常见为数目异常，如一侧或双侧的双输尿管，可为全长重复或部分重复。少见的异常还有输尿管异位开口，在女性多开口于阴道前庭、尿道下段或阴道。异位的输尿管口无括约肌控制，可造成持续性尿漏。如下腔静脉后输尿管，则此种异位输尿管易发生梗阻，需手术治疗。

1. 输尿管的血管　输尿管上1/3段由肾动脉分支供应；中1/3段由腹主动脉、髂总动脉、卵巢动脉的分支供应；下1/3段由髂内动脉的膀胱下动脉、子宫动脉等分支供应。供应输尿管的动脉一般分升、降两支，其余相邻的分支彼此吻合形成输尿管动脉网。输尿管的静脉与动脉伴行，汇入同名静脉。

2. 输尿管的神经　支配来自主动脉丛、肾丛及腹下丛。

3. 输尿管的淋巴管　始于黏膜下、肌层及外膜的淋巴丛，其互有交通。腰段输尿管的淋巴管注入主动脉旁淋巴结及髂总淋巴结；盆段的淋巴管注入髂总、髂内或髂外淋巴结。

四、直肠

直肠(tectum)上接乙状结肠，下连肛管(anal canal)，从左骶髂关节循骶骨前面向后弯曲，穿经盆膈至肛门，全长15～20cm。直肠上1/3段属腹膜间位器官，腹膜覆盖直肠前面及两侧面，中1/3段为腹膜外位器官，仅前面被腹膜覆盖；直肠下1/3段全部位于腹膜之外。直肠中段腹膜折向前上方，覆于阴道后穹隆及宫体上形成子宫直肠陷凹，已如前述。在盆腔腹膜外，直肠后壁与骶尾骨之间有骶中动、静脉，直肠上动、静脉，直肠上神经丛、髂淋巴结等；直肠外侧有梨状肌、第4～5骶神经的前支和尾神经、骶交感干、骶外侧动静脉、尾骨肌和肛提肌。在女性直肠下段的前方还有阴道后壁。

1. 直肠的血管　直肠血供丰富，血供来源不恒定，变异较多。血供多源性及在肠壁内外有丰富的吻合是其供血特点。一般由直肠上、下动脉，肛门动脉及骶中动脉供给血液；但在直肠中、下段还接受髂内动脉的二级分支或三级分支供血；其分支来源、数目及分支的粗细个体差异很大。直肠上动脉为肠系膜下动脉主干向下的延续支，是直肠动脉中最大的主要支，供给直肠上2/3段血液，其走行恒定，极少变异。直肠下动脉是髂内动脉的二级分支，来自髂内动脉前干或自阴部内动脉、膀胱上下动脉、闭孔动脉分出，供应直肠壶腹部前下方及两侧部的肠壁，与直肠上动脉和肛门动脉有吻合，女性有小分支至阴道上部。肛门动脉是阴部内动脉的分支，分2～3支至肛提肌、肛门内外括约肌、肛管末端及肛门皮肤。骶中动脉为单支动脉，在腹主动脉分叉处的稍上方后面发出，分布于直肠下1/3段的后壁，与直肠上下动脉吻合，此分支有无不恒定。直肠静脉在直肠内外壁形成直肠内静脉丛（痔内静脉丛）与直肠外静脉丛（痔外静脉丛）。前者在直肠外面合成直肠上静脉，经肠系膜下静脉入门静脉系。而直肠外静脉丛以肛提肌为界分为上、下两部，上部静脉丛收纳直肠下段和中段黏膜下丛及肠壁的静脉血；一部分汇成直肠上静脉注入门静脉系；另一部分汇成直肠下静脉，注入髂内静脉。直肠外静脉丛的下部，收纳肛提肌、肛门内外括约肌及肛门周围组织静脉血，汇成肛门静脉，注入阴部内静脉，再入髂内静脉。各部静脉丛有丰富的吻合和交通。

2. 直肠的淋巴　经肠壁外的淋巴网汇集成输出淋巴管流向4个途径：①直肠旁淋巴结的输出淋巴管注入直肠上淋巴结，后者同时接受直肠上段淋巴集合管，其输出淋巴管沿直肠上血管及肠系膜下血管，注入肠系膜根部淋巴结；②向两旁沿直肠下血管，在肛提肌上面注入髂内淋巴结；③直肠外淋巴丛的一部分淋巴集合管注入髓淋巴结，其输出管注入主动脉下淋巴结及髂总淋巴结；④向下可至肛提肌上的淋巴结或穿过肛提肌注入肛门淋巴结或臀下淋巴结，输出淋巴管而后伴肛门血管及阴部内血管注入髂内淋巴结。齿状线以下的淋巴也可经会阴部汇入腹股沟淋巴结。

3. 直肠的神经支配　直肠的神经支配在齿状线以上为交感和副交感神经；在齿状线以下为躯体性的阴部神经的分支。交感神经来自肠系膜下丛及盆丛。交感神经兴奋可抑制直肠蠕动并使肛门内括约肌收缩。副交感神经起自骶2～4神经前根，其分支组成盆内脏神经，并与来自上腹下丛的交感神经纤维相互交织组成盆丛（下腹下丛）。副交感神经兴奋可增加直肠蠕动，促进腺体分泌，肛门内括约肌舒张。直肠的痛觉经副交感盆内脏神经传入，其中还含有一种对排便反射和意识控制排便作用的感觉神经纤维。阴部神经发出肛门神经分布于肛提肌、肛门外括约肌、肛管及肛门皮肤。

五、阑尾

阑尾（appendix vermiformis）上端连接盲肠游离端的后内侧壁，为一细长盲管，阑尾的长度国内外报道不一。国内资料统计正常阑尾长度一段为6～7cm，国外教科书记载9～10cm。但其长短与粗细个体差异很大。成人阑尾腔很细，其上端开口于盲肠后内侧壁回盲瓣下方2～3cm处，即阑尾口，开口处可有一半月形黏膜皱襞，称Gerlach瓣或阑尾瓣（valvula processus verniformis)。据国内教科书记载，此瓣出现率在成年人仅为13%，但此瓣有阻挡异物、粪便坠入阑尾腔的作用。阑尾的浆膜包于整个阑尾表面，于阑尾系膜缘形成阑尾系膜(mesenteriolum processus vermiformis)。系膜基底部附着于回肠末段的左侧，因阑尾的位置、长短与方向不定，阑尾系膜的长短、宽窄、形态随之而异。盲肠后位阑尾无系膜。阑尾的血管、淋巴管及神经走行于阑尾系膜内。

1. 阑尾的位置　阑尾基底部在盲肠上的位置较恒定，通常位于右髂窝内。因盲肠位置活动性较大，故阑尾根部的体表投影可在：①McBurney点，即右髂前上棘至脐连线上的中、外1/3交点，此为最常见的位置；②Lanz点，在左右髂前上棘连线的右、中1/3交点处；③Sonnenberg点，右髂前上棘至脐的连线与右侧腹直肌外缘交点处。

2. 阑尾方向的变异　阑尾尖端所指方向变化很大，据其所指方向可将阑尾分为：

(1)盆位(回肠下位)：约占41.3%，阑尾自盲肠下端的后内侧壁起始后斜向内下方，尖端垂向小骨盆边缘或骶岬附近。

(2)盲肠(结肠)后位：约占29.4%，阑尾位于盲肠后壁与后腹壁腹膜之间，尖端向上。阑尾位置较深，炎症时症状不典型。

(3)盲肠下位(髂窝位)：约占17.4%，起自盲肠后内侧壁，经盲肠下端的后面，尖端伸向外下方，全部位于右髂窝内。

(4)回肠后位：起自盲肠下端的后内侧壁、在回肠的后方，尖端指向内后上方。

(5)回肠前位：起自盲肠下端的后内侧壁，横过回肠末端前面，其尖端指向内前上方。其前面可直接与腹壁相贴或有大网膜间隔。

(6)其他：除上述阑尾位置，少数患者由于胚胎发育过程中的旋转异常，阑尾出现特殊位置。

1)腹膜外位：少见，阑尾部分或全部位于盲肠后、腹后壁腹膜外，直接与髂腰肌、髂腹股沟神经、生殖股神经相邻。急性阑尾炎时，炎性渗出物刺激上述邻近结构，引起右侧髋关节伸直时疼痛加重或表现为股前部、会阴部疼痛等。

2)高位阑尾，约占1.29%，多位于肝脏下方，与胚胎发育过程中肠旋转异常、盲肠处于异常部位有关。

3)盲肠壁浆膜下位阑尾(壁内型阑尾)。

3. 阑尾的血管　阑尾动脉起自回结肠动脉之回肠支。主干沿阑尾系膜的游离缘走行至阑尾尖端，其分支在系膜内分布于阑尾。阑尾动脉与周围动脉无吻合支。阑尾静脉与动脉伴行，经回结肠静脉注入肠系膜上静脉。阑尾壁内有丰富的淋巴网，淋巴管沿血管注入回结肠淋巴结，而后注入肠系膜淋巴结。阑尾受肠系膜上神经丛支配，其由腹腔神经节和肠系膜神经节的交感神经节后纤维及迷走神经的副交感神经纤维共同组成。

第六节　女性盆部断层解剖

人体断层解剖学是以人体各个部位的不同断面为单位，研究每一断面上的各种器官、结构的形态、位置及其相应关系、毗邻的一门科学。研究女性盆部断层解剖，即可从盆部横断断层、矢断断层、斜断断层及冠断断层等不同断面上研究女性盆腔器官的结构和毗邻，为临床影像学诊断提供形态学依据。

一、人体断层解剖学与医学影像学

随着现代医学科学技术的发展，超声、X线计算机断层摄影（CT）及磁共振成像（MRI）三大影像学诊断技术以其无创、精确、清晰显示人体器官断面解剖与毗邻的优势，成为临床疾病诊断重要的辅助手段。特别是对肿瘤病灶的早期定位，并在一定程度上进行定性，大大提高了肿瘤早期诊断的正确率。影像学诊断进一步向形态学和功能学诊断的一体化发展，为临床应用开辟了更广阔的前景，并逐渐形成新的学科——医学影像学。尤其是CT与MRI有较高的软组织分辨力，其通过计算机系统处理重建的多方位、多切面的器官断层图像是以不同深浅的灰阶黑白影，精确反映器官的解剖、病变部位、性质及其毗邻的关系；故要想正确识读CT与MRI片，辨认各脏器的结构，必须熟悉人体正常三维断面解剖与变异。掌握女性盆部断层解剖学，是通过CT及MRI诊断妇科肿瘤的基础和前提。

二、CT及MRI在妇科领域的应用

虽然超声诊断在妇科应用广泛，但CT与MRI仍有其特点，如判断宫体癌的肌层内浸润和颈管浸润；区分肿瘤与正常组织；判断邻近器官有否受累；盆腔淋巴结转移；宫颈癌与宫体癌手术及放疗后的随访，对复发病灶的显示；了解卵巢恶性肿瘤的盆底、盆腔播散与浸润，腹膜及腹膜后淋巴结转移及监测治疗后复发情况。在上述诸方面CT及MRI有较超声更高的准确性，故妇科医生掌握人体断层解剖学，可将盆部CT及MRI的断层图像连续识读以获得器官结构的整体印象，触类旁通，协助影像学医师对妇科疾病做出正确无误的诊断。值得注意的是，断层解剖的图示与CT、MRI图像并非同一个体，其中对应性可稍有差异。

（李　敏　蒋玉萍　赵志明）

第三章

妇科无创微创诊断方法

一、妇科检查注意事项

1. 检查前必须排空小便，排尿困难者要导尿。
2. 检查应仔细、认真，动作要轻柔。
3. 注意防止交叉感染，用具用后要消毒，每人用一块会阴垫。
4. 患者取膀胱截石位，腹壁尽量放松。
5. 有阴道出血，需查盆腔时，应消毒外阴，带手套，用无菌器械。
6. 月经期避免阴道检查，以防引起感染及子宫异位症。
7. 未婚者禁行阴道检查，可行肛诊。若必须阴查，应征得患者或家属的同意。
8. 男医生进行检查时，必须有其他医务人员在场，妇科检查主要是查盆腔。

二、外阴部检查

观察外阴发育，阴毛多少及分布，外阴、阴道有无或慢性炎症，外阴皮肤色泽，有无溃疡、静脉曲张、瘢痕、裂伤，以及分泌物性状，注意有无畸形。处女膜状态：完整为未婚型，破裂为已婚型，仅残留处女膜痕为经产型。前庭大腺是否肿大。阴道前后壁有无膨出，加腹压时有无尿失禁和子宫脱垂。

三、窥器检查

（一）窥器的放置

注意避免夹卷小阴唇等阴部组织，以免增加患者痛苦。检查者左手分开小阴唇，伸示、中两指入阴道，并稍向后方压阴道壁，使阴道口张开裂隙，右手将两叶并拢的窥器沿此阴道口的裂隙顺阴道后壁轻轻插入。窥器放入前应先涂润滑剂，拟取阴道分泌物做细胞涂片时，则不宜用润滑剂，以免影响检查结果，可用生理盐水润滑窥器。

打开窥器，直至宫颈完全暴露，但应避免碰伤宫颈而出血。

（二）阴道视诊

旋转窥器，检查阴道黏膜有无充血、出血、溃疡、赘生物等。注意分泌物的量、色、质、味。阴道穹隆部有无瘢痕、裂伤、膨隆或肿块。

（三）宫颈视诊

观察宫颈大小、颜色、外口形状，有无撕裂、糜烂、外翻、息肉、白斑、肥大、颈腺囊肿、赘生物及接触出血等。

结合病史及患者年龄进行防癌、滴虫、真菌、阴道清洁度、内分泌等涂片检查。

四、双合诊

经阴道手指触诊的同时用手在腹部配合检查，称为双合诊。用以触诊阴道、宫颈、子宫、输卵管、卵巢、宫旁组织及韧带及盆腔内壁情况。检查者一手戴橡皮手套，示、中两指蘸滑润剂，沿阴道后壁轻轻伸入，检查阴道深度、松紧度和有无狭窄、瘢痕、硬结、肿块、畸形（横膈、纵隔等）及宫颈、阴道壁、穹隆部有无异常及触痛等。然后将阴道内两手指置于宫颈下，以腹部触诊手指的手心面向下按下腹部，两手配合触摸子宫轮廓、大小、硬度、活动度及有无压痛，并明确其位置（子宫的倾与屈，倾——子宫体纵轴与人体纵轴的关系，宫体向耻骨方向为前倾；向骶骨方面为后倾；屈——子宫体与宫颈间关系，前屈与后屈）。宫体触诊完毕后，进行子宫附件触诊，阴道内手指移向侧穹隆，尽力向上、外、后深触，内手紧压会阴部，腹壁手指在髂前上棘内侧距中线 5cm 处向盆后侧深压腹壁，直至腹部指端与阴道指端接近，使输卵管，卵巢居于两手指间。

正常的输卵管不能触及，正常卵巢有时可触及，卵巢为椭圆形，约为 3cm×2cm×1cm，表面光滑，可活动。附件增厚、压痛时，应注意其部位、范围、厚度、轮廓及压痛程度等。如摸到包块，应查明其大小、形态、性质（囊性或实性）、活动度、表面光滑或凹凸不平，有无压痛及反跳痛。

五、三合诊

经直肠、阴道、腹部联合检查为三合诊。检查者手指沾滑润油，示指置入阴道，中指插入直肠，另一手置于下腹部协同触诊。可比较清楚地查明位于盆腔较后部、子宫直肠窝部的肿物与子宫、直肠的关系，并可查清极度后倾的子宫，阴道直肠膈、主韧带、骸韧带、骨盆侧、后壁、直肠及闭孔淋巴结的情况，并应注意检查指套上沾染物的性状。

六、肛腹诊

示指伸入直肠，另一只手在腹部配合的检查称肛腹诊。

适用于未婚妇女和阴道闭锁、狭窄或阴道出血，不适宜做阴道检查者。

七、阴道清洁度判定

(一)阴道清洁度的划分

阴道清洁度系按阴道杆菌、白细胞及杂菌的多少来判定,共分为以下 4 度。

Ⅰ度:只有多量阴道杆菌及上皮细胞,无杂菌、白细胞、视野干净,系正常阴道分泌物。

Ⅱ度:阴道杆菌及上皮细胞中量,少量白细胞及杂菌属基本正常阴道分泌物,多见于阴道口松弛的经产妇。

Ⅲ度:少许阴道杆菌及鳞状上皮,较多杂菌细胞。提示炎症,如阴道炎、宫颈炎。

Ⅳ度:无阴道杆菌,只有少许上皮细胞,有大细胞及杂菌。多见于严重阴道炎,如淋菌性阴道类、滴虫性阴道炎等。

(二)检查时的注意事项

1. 生理盐水应保持在 20℃左右,以提高阳性检出率。

2. 白带应现取现验,新鲜标本检出率高。

3. 检查前 48 小时内应避免房事、阴道冲洗及阴道内放置药物。

4. 采取标本时,窥器、手套、镊子等器械不要接触润滑剂、肥皂等,以免影响滴虫活力及阳性检出率。

(三)涂片检查法

取阴道后穹隆分泌物涂片,经染色后查滴虫。

1. 涂片法　用长镊子或棉签取阴道后穹隆分泌物,或阴道壁白色片状分泌物,涂于玻片上,再加盖玻片,在低倍显微镜下检查,可见白色念珠菌的芽胞及菌丝。

2. 染色法　将上述涂片用革兰染色法染片,镜检。

3. 注意事项

(1)检查前 48 小时内避免阴道冲洗、性交及阴道内放置药物。

(2)窥器、手套等检查器械不要接触润滑剂、肥皂等,以免影响检出效果。

八、后穹隆穿刺术

(一)适应证

1. 疑盆腔有液体、积血或积脓时,可做穿刺抽液检查,以了解积液性质。

2. 盆腔脓肿的穿刺引流及局部注射药物。

3. 分娩过程中,发现卵巢囊肿在盆腔嵌顿,阻碍分娩,在排除恶性的情况下,可急行穿刺抽出囊液,让胎露先自然下降,有条件时应行剖宫产术及囊肿切除术。

4. 盆腔肿块位于子宫直肠窝内,经后穹隆穿刺,直接抽吸肿块内容物作涂片,行细胞学检查。若高度怀疑恶性肿瘤应忌穿刺。一旦穿刺诊断为恶性,应及时手术。

5. 宫外孕破裂后，可在后穹隆抽出腹腔血液明确诊断。

（二）手术效果

后穹隆穿刺或切开术在临床上起到一定的诊断或治疗作用，简单易行，术中注意穿刺或切开的部位准确，勿伤及肠管，穿刺液需送检验。

（三）禁忌证

1. 盆腔粘连严重、子宫直肠窝被较大肿块完全占据并已突向直肠者。
2. 临床高度怀疑恶性肿瘤者。

（褚兆苹　李雅静）

第四章

宫腔镜

第一节　概　述

一、宫腔镜发展史

第一个提出应用内镜检查子宫腔的人是德国法兰克福的 Philipp Bozzini 医生，但他的想法未得到当时医学界的认同。1869 年，英国的 Pantaleoni 医生首先在杂志上提出了宫腔镜（hysteroscopy）的概念，又被称为子宫镜（metroscopy or uteroscopy）。他制作了原始的宫腔镜，借助凹面镜将烛光反射到子宫腔内，发现 1 例患有异常出血的 60 岁妇女的子宫内有息肉样赘生物。

1877 年 10 月，德国泌尿科专家 Max Nitze 与维也纳的医疗器械制造商 Leiter 共同研制了膀胱镜。他们应用三棱镜的直角反光原理，在镜体内放置了一组透镜用以放大物体影像，并在末端安置了电灯用来照明。这使视觉领域发生了突破性的进展，并大大增强了膀胱内照明度。他们的发明也是所有内镜的原型。因此，Nitze 又被称为"内镜之父"。

1908 年，法国 David 在宫腔镜内装入透镜及光源系统。1914 年，美国的 Heineberg 首次介绍了使用液体膨宫进行宫腔镜检查。不断流动的液体可冲刷宫腔内的血液，使检查更加清晰。1925 年，Rubin 使用 CO_2 膨宫，但由于技术原因被迫终止。

此后，专家学者们对宫腔镜进行深入的探索和研究。直到 20 世纪 70 年代，随着纤维光学、冷光技术和有效膨宫介质的发展与采用，宫腔镜检查才比较广泛地应用于临床。1970 年，德国的 Menken 开始使用带有冷光源的宫腔镜，从而取代了安装在物镜端的微型灯泡。冷光源的引入既避免了因光照过强而导致的局部灼伤，又大大地提高了照明度。同年，瑞士的 Edstrom、Fernstrom 及 Jolson 对膨宫液进行了改进，开始使用高黏度的右旋糖酐液（Hyskon）作为膨宫液，使膨宫效果明显改善。宫腔镜的应用从此开始了新的篇章。所以，1970 年被认为是现代宫腔镜的开端。

宫腔镜刚开始应用于临床时仅限于检查，20 世纪 70 年代末 80 年代初，宫腔镜开始用于子宫内膜的破坏，改变了宫腔镜只能检查不能手术的观念。此后，环状电极、滚球电极、汽化电极、双极电极及 Cavaterm（热球子宫内膜去除系统）等应运而生，医疗器械的不断改进和完善使宫腔镜手术逐渐走向成熟。

1982年可被认为是宫腔镜发展史上的一个里程碑。第一次国际宫腔镜会议在美国Florida隆重召开。世界各地的宫腔镜专家汇聚一堂，切磋技艺，交流经验，共商今后的发展方向。从此，宫腔镜的应用开始了突飞猛进的发展。

二、宫腔镜构造

（一）镜体结构

宫腔镜是一种复杂的光学内镜，种类很多，构造也各有不同，但主要的组成部分为镜鞘、内镜、闭孔器和附件（图4-1）。

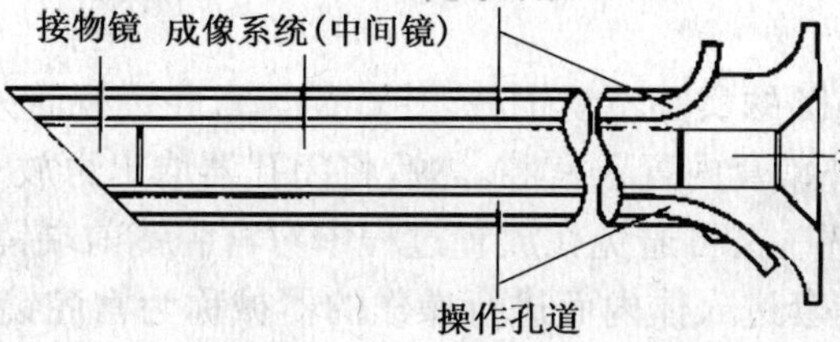

图4-1　宫腔镜构造简图

1. 内镜　为宫腔镜的光学部分，又称光学视管。由接物镜、中间镜、接目镜等多组放大镜组成。

（1）接物镜：为一平凸透镜，接物镜的放大率与内镜的直径是决定内视野大小的关键。如果内镜的放大率与内镜的直径均增大，则内视野也随之增大。内视野指在内镜内所见到的被黑圈围绕的视野。而通过内镜的内视野可一次见到的全部范围为外视野。接物镜离物体的距离与放大的倍数成反比，即距离越近，放大的倍数越大；反之，距离越远，放大的倍数越小，但所看到的外视野就越大。一般来讲，物镜与物像之间的距离为2mm时，可放大0.25倍；距离为20～30mm时，放大倍数为1倍。

此外，根据镜体顶端前斜视角的不同，可分为0°、12°、20°、30°、45°等不同斜面。其中以30°角最常用，因为斜角有利于观察与子宫中心轴成角约80°以上的输卵管子宫开口。视野角多为60°、90°，目前亦有超广角镜。

（2）中间镜：早年直接内镜，结构简单，仅有一个中间镜，物体反射的光线需经过较长的管径才能到达中间镜，大部分光线为管壁所吸收，以致所见之物像模糊不清。近代宫腔镜由多个复杂的透镜组成，并将三棱镜用于内镜之中，从根本上改变了直接宫腔镜盲区大、视野小的缺点，使光亮度的消失达到最小限度。

传统的中间镜（又称视管镜）由一组相距一定间隔的透像镜片组成。20世纪90年代初，英国Reading大学的Hopkins教授对此进行了改进，发明了棒状导光体内镜。应用棒状透镜代替了微薄的透镜，使图像更清晰，视野更开阔，被视物体的色彩更接近自然。

光学视管内含有光导纤维，经连接导光束，将冷光源的光线导至物镜端，在检查时能照亮宫腔。视管直径有 2mm、3mm、4mm、5mm 等数种。

(3)接目镜:为一平凸透镜,使物像经过上述各组透镜后,在接目镜之前形成一缩小而正立的影像。另外,在接目镜处必须安放一透镜作适当的放大后,才能使物像更清晰。

2. 鞘套　其作用是使内镜能顺利导入,冲洗宫腔和放置检查或手术操作器械。一般可分为前端、镜杆和后端 3 部分。

镜杆为一长圆形金属管,长约 20cm。根据受检查的对象不同,其直径大小不等。镜杆后端的主要结构为冲洗开关、电源连接部(在纤维宫腔镜为导光束的连接部)和固定环 3 部分。

鞘套分为检查用镜鞘和手术鞘两种。检查用镜鞘直接较细,有 4.5mm、5mm、5.5mm 等。目前最细的宫腔镜外径只有 2mm,又被称为针状宫腔镜(needle hysteroscope)。手术鞘较细粗,直径有 6.5mm、7mm、8mm、9mm 等不同规格。膨宫介质可经鞘套与光学视管间腔隙注入宫腔。如为液体膨宫,鞘套还有注水孔和出水孔。手术鞘上有操作孔,可经此孔放入微型剪或微型钳进行宫腔内操作。

3. 闭孔器　为一前端钝圆的实心不锈钢杆,其直径与宫腔镜视管外径相同。在进行宫腔镜操作时,先将闭孔器插入外鞘套内置入宫腔,然后将闭孔器取出再放入视管镜。这样可防止边缘锐利的鞘套损伤子宫内壁,又可避免在放置过程中对宫腔镜前端镜片的损伤。

4. 附件　可经宫腔镜鞘套进入体内而进行操作的器械称为宫腔镜附件。包括活检钳、异物钳、微型剪、吸管、导管、标尺、电凝电极、圈套切割器等。经宫腔镜操作孔道插入上述各种微型器械,可进行直视下宫腔内手术操作。

(1)活检钳:用于采取子宫内可疑病灶或内膜组织,进行组织病理检查。也可用于分离子宫内粘连(图 4-2)。

(2)异物钳:用于取出各类子宫内异物,包括常规取出困难的宫内节育器或其断片等(图 4-3)。

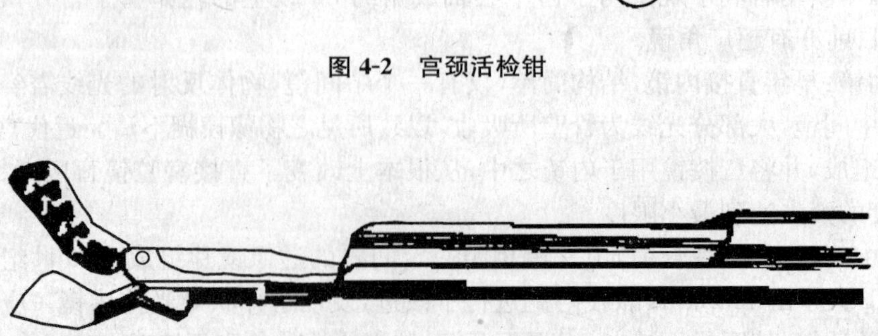

图 4-2　宫颈活检钳

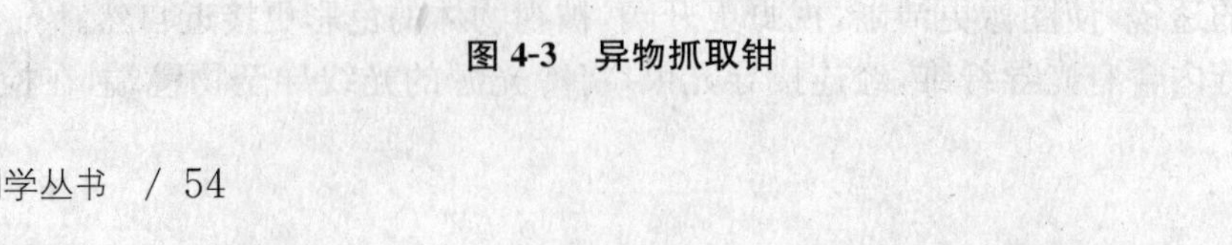

图 4-3　异物抓取钳

(3)微型剪:用于分离子宫内粘连、切除子宫中隔和剪断宫腔内残存的丝线结头等。

(4)吸管和导管:用于吸出小血块、黏液或内膜碎屑;也可用作输卵管子宫口插管注液或注药等。

(5)标尺:由于镜检物像有放大现象,故要知道宫腔内肿物实际大小,需用标尺测量。

(6)电凝电极、套圈切割器等:可用于止血和切割息肉或带蒂的黏膜下肌瘤等。电极有环形电极、针状电极、滚筒/滚棒电极和双极电极。环形电极又名切割电极(cutting loop),有开放型(U形)和关闭型(O形)两类;根据其与宫腔镜纵轴的角度不同可分为0°、45°、90°、120°几种。90°开放型电极(环形电切圈)呈垂直状,4～8mm宽,5mm深,主要用于切除子宫内膜、切削和切除子宫肌瘤和息肉等。0°开放型电极(平直电切圈)用于分割大的肌瘤,便于取出。针状电极(needle eletrode):前端为针状,与宫腔镜纵轴可成0°、90°。90°则呈钩状,适用于剥除黏膜下肌瘤在肌层内的残余部分;0°适用于划开子宫内膜和肌层,开窗切除肌壁间肌瘤等。滚球电极(roller ball electrode):可循轴转动,有2mm、3mm、5mm不同规格。因滚球电极接触面宽,更适于去除子宫内膜。双极电极(bipoller electrode):分球形、绞花、弹簧等形状,电极棒的直径为1.7mm。双极电凝较单极电凝更安全(图4-4)。

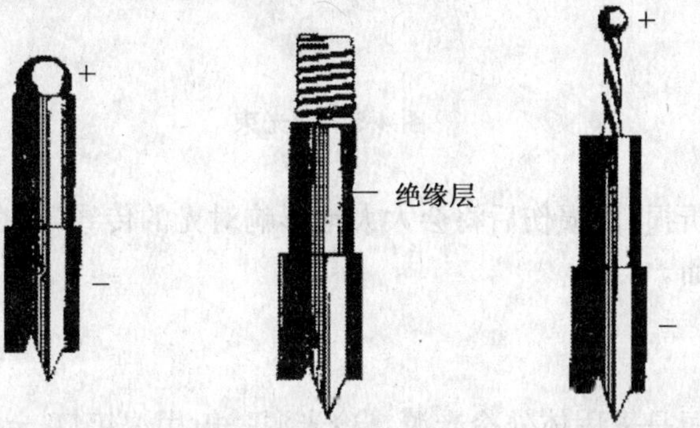

图 4-4　各种类型的双极电极

A. 较小的组织接触面,可控制组织切割和一定的止血作用。组织损伤较小
B. 较大的组织接触面,细的电极直径,快速的切割和有效的止血功能,要求功率较高
C. 较大的组织接触面,更细的电极直径,更快速的切割和有效的止血功能,要求功率更高

(7)宫腔镜测量装置:沈阳大学内镜公司制造的XG-5型宫腔镜具有宫腔内测量功能。它可测量镜下所见物体的尺寸,以数字形式记录病变的大小。而对宫腔横向尺寸的测量,可为临床放置合适的节育器提供准确数据。

(二)光导纤维

光导纤维由3万根极细的光学玻璃纤维(石英晶棒)组成,每根纤维直径为18μm。单纤维的制作是选用两种折光率不同的光学玻璃材料,在高温下拉成细丝,使每根纤维有芯及外鞘两部分。由于它们的折光率不同($n_1 > n_2$),入射的光线在内外层的界面上产生全反射,光线经过来回上万次的反射,便从一端传到另一端。在一条传像束中,其两端均把单纤维对称地、有次序地排列，并用黏胶固定下来，这样就可以把完整的物像由一端毫不失真地转到另一端。光导纤维外有一层折射率很低的石英光学隔离层，形成一根柔软的纤维光缆。因其对光的传导几乎无强度的衰减，而且柔软易弯曲便于手术操作，为内镜的使用提供了很大的方便(图 4-5)。

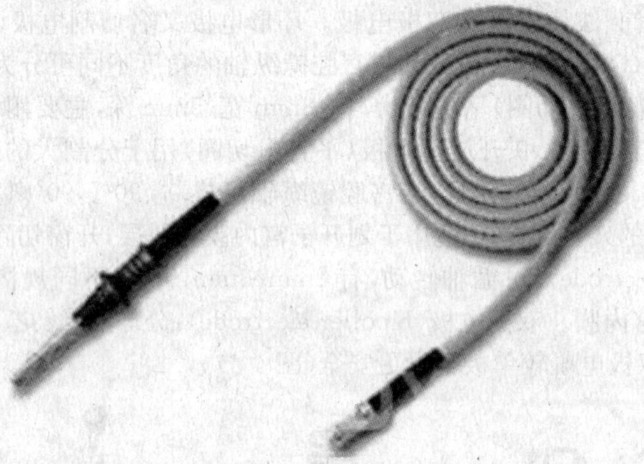

图 4-5　导光束

因石英晶棒极易折损，而损伤后将会大大地影响对光的传导，故在使用及保存时应避免将光导纤维呈锐角性弯曲。

(三)光源

现代宫腔镜的光源是采用体外冷光源。冷光源一般用溴钨灯-金属卤素灯或氙灯，其中氙照明度最亮，色彩最接近于自然。光源来自冷光源箱，箱内主要装有溴钨灯氙灯的灯泡和镀有冷光膜的反光罩。经反光凹面镜精确聚集汇成强光束后，通过光导纤维组成的光缆和固定于镜鞘内的导光束传到镜体前方。将一块隔热玻璃插在光源和这束无需调整的光缆之间，进入光缆的光就会有强度很高的照明度，而又不含有热的成分，这既为观察部位提供了良好照明，又可将热能阻断在体外，故习惯上将其称之为"冷光"。冷光的使用避免了因高温而引起的局部组织损伤。

使用冷光源时应注意：在观察时将亮度旋钮由暗徐徐转亮，观察暂停立即由亮徐徐转暗，观察完毕立即关闭旋钮，但不要马上关闭电源。使其散热叶片继续旋转一定时间后再关闭电源，可延长使用寿命。每次光源连续使用以不超过 2 小时为宜。

三、宫腔镜类型

宫腔镜基本分为软管型宫腔镜及硬管型宫腔镜两大类。硬管型宫腔镜又根据其镜体前端形态分为直管型及弯管型两类，目前应用较广泛的是直管型宫腔镜。

此外，根据观察视野的大小，又可将宫腔镜分为全景式宫腔镜、接触式宫腔镜及显微宫腔阴道镜等。根据宫腔镜的应用性能又可将其分为检查性及手术性宫腔镜两类，后者又称为子宫电切镜。

（一）全景式宫腔镜

全景式宫腔镜（panoramic hysteroscope）（图 4-6），顾名思义，即可以通过镜体观察宫腔全貌。由镜体和镜套组成，镜体外径有 2～4mm 数种，视角 30°斜面的宫腔镜最适合观察宫腔（图 4-7）。最细的 Lindermann、Stoze 型宫腔镜直径仅 2～2.7mm，应用时可以做到“三不”（不放窥阴器、不挟持宫颈、不扩张宫颈）。镜体在液体膨宫介质中具有轻微放大作用，物镜与物像之间距离越大，放大倍数越小。如距离为 3cm 时，放大倍数为 1。以上数值各种类型的宫腔镜略有不同。镜管内含有光导纤维，经连接光源将冷光源的光线导至物镜端，在检查时能照亮宫腔。镜鞘直径 3～5mm，操作时液体膨宫介质通过其入水管道注入、冲洗、膨胀宫腔，保持清晰的宫腔视野。有些宫腔镜还有闭孔器，插入鞘内后其前端类似子宫扩张器。

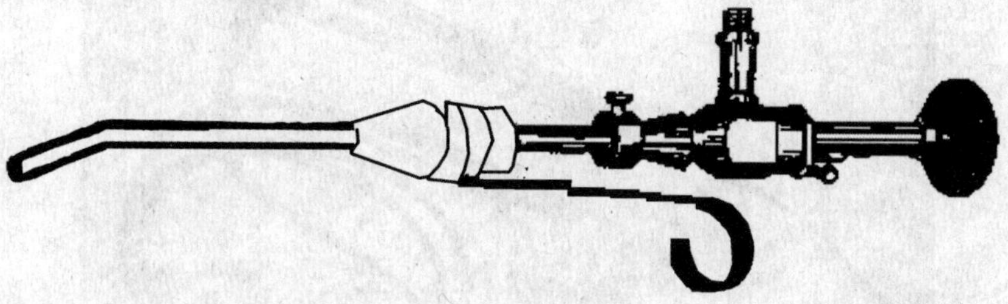

图 4-6　XG-5 型全景式宫腔镜

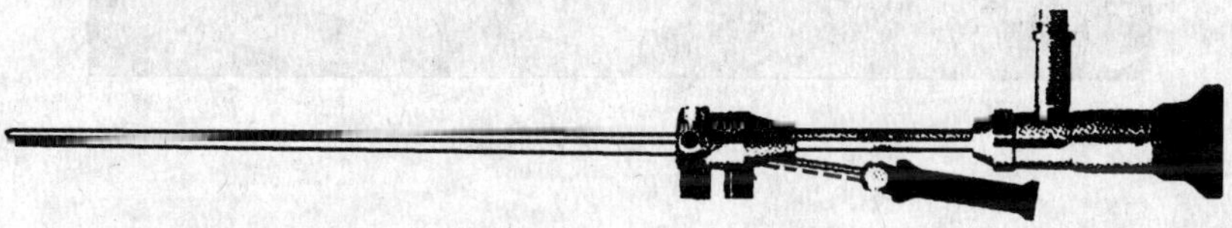

图 4-7　视角 30°斜面的宫腔检查镜

（二）纤维阴道宫腔镜

纤维阴道宫腔镜（microcolpohysteroscope），又称 Hamou 显微宫腔镜。1979 年由法国 Hamou J. 博士发明创造。此镜长 25cm，外管径检查用为 5mm，手术用为 7mm，视管直径 4mm，前斜视 30°，视野角 90°，纤维阴道宫腔镜需要 CO_2 膨宫。

该镜最大的特点是可以根据需要随意变换放大倍数。在镜体手柄有 4 档开关：1 档相当于普通全景式宫腔镜，可以观察子宫腔的全貌；2 档可将物体放大 20 倍，用于观察子宫内膜腺体的开口及分布，毛细血管的形态、输卵管开口及输卵管间质部的管腔形态，还可将其作为阴道镜观察宫颈及阴道黏膜的变化；3 档可将物体放大 60 倍，此时已成为接触式宫腔镜；4 档可将物体放大 150 倍，此时已成为高倍显微镜，但却是在活体观察细胞核及细胞浆的变化，又被称为活体染色(vital staining)。因此,纤维宫腔镜兼具全景式宫腔镜、接触式宫腔镜和显微镜的优点。其缺点是镜体结构复杂,维修困难,价格昂贵,且对术者的要求较高(图 4-8,图 4-9)。

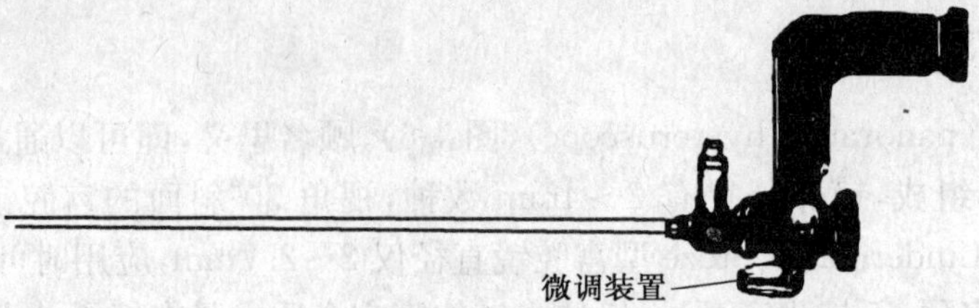

图 4-8 Hamou 显微阴道宫腔镜

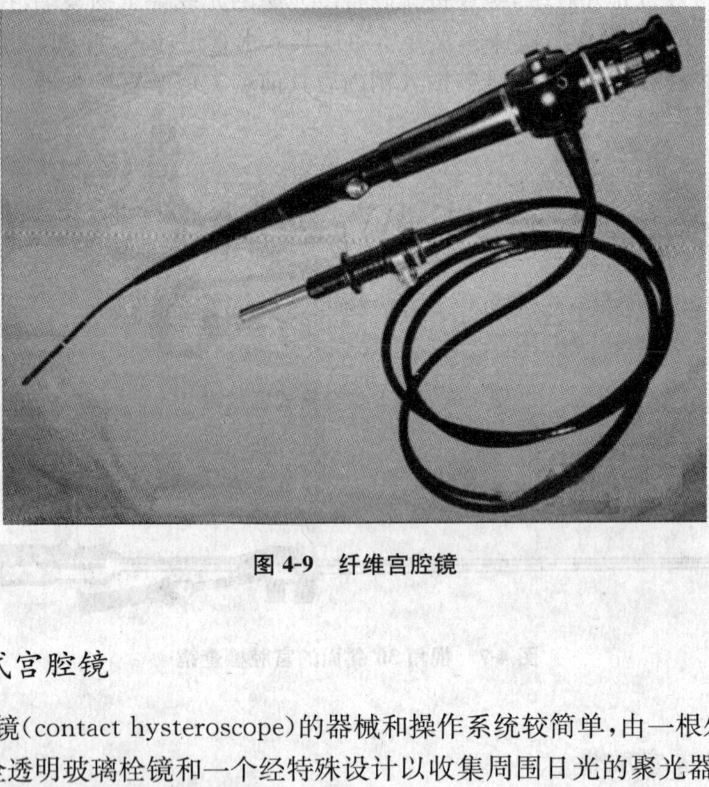

图 4-9 纤维宫腔镜

(三)接触式宫腔镜

接触式宫腔镜(contact hysteroscope)的器械和操作系统较简单,由一根外径 4mm 的外套不锈钢管、内外全透明玻璃栓镜和一个经特殊设计以收集周围日光的聚光器组成。该镜不需要膨宫介质,采用自然光即可(图 4-10)。

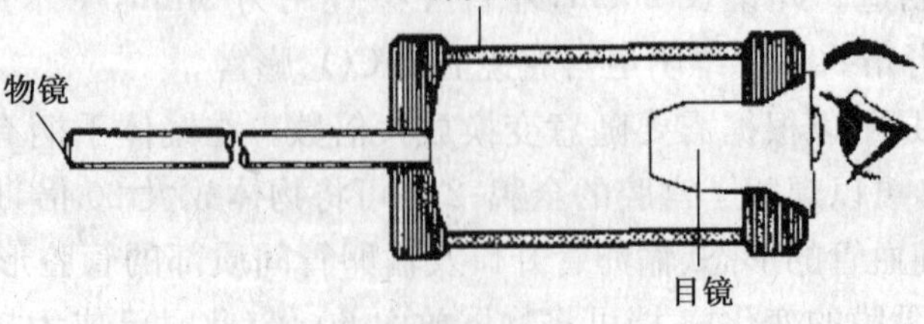

图 4-10 接触式宫腔镜

(四)软管式宫腔镜

软管式宫腔镜又被称为软管型纤维宫腔镜,其前端可以自由活动。该镜目镜端为硬管病附有导光束、操纵杆和注水孔,物镜端为可向两侧弯曲的软管。应用软管式宫腔镜操作简单、安全,不易损伤子宫;不需扩宫和麻醉,患者无痛苦;可全面观察宫腔形态及内膜病变,具有广阔的发展前景(图 4-11)。

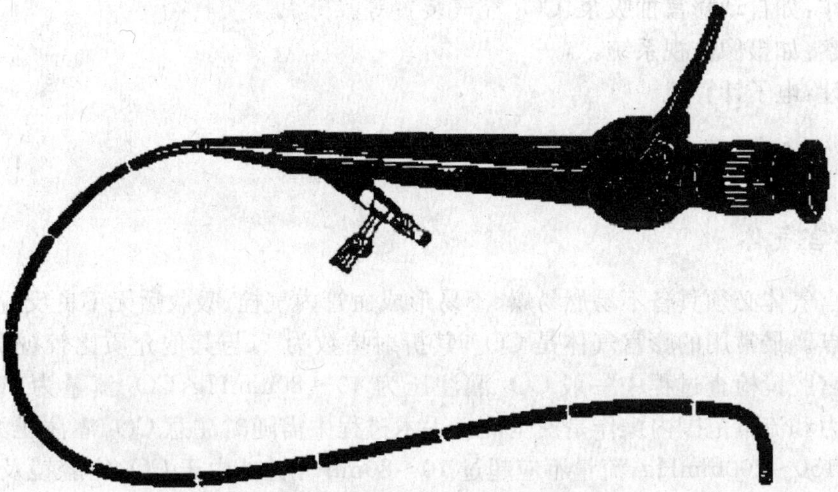

图 4-11 软管式宫腔镜

(五)子宫电切镜

子宫电切镜包括内外镜鞘、镜体和操作架。其镜鞘为一直管,由胶木或金属制成,内涂有绝缘材料,后端为金属结构,与诊断用宫腔镜相似。内镜镜杆的下方有一半管形的槽沟,可以安装电切环。其后端为一活动的齿槽结构,装有旋转操作钮可以调节电切环的进退(图 4-12)。

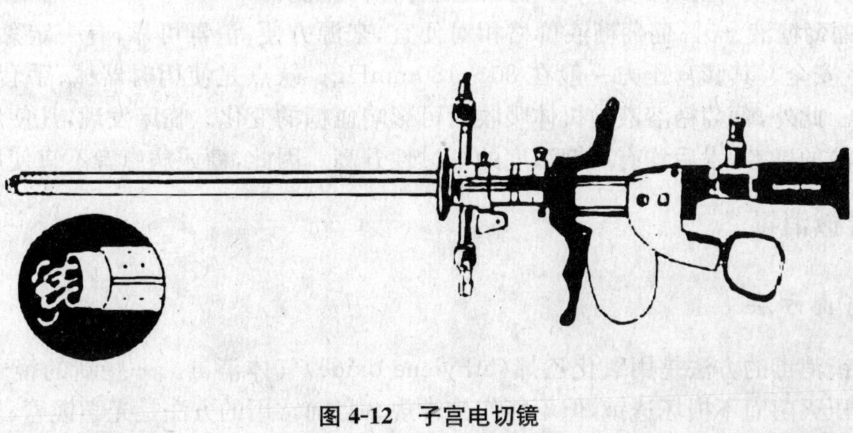

图 4-12 子宫电切镜

四、辅助设施

宫腔镜手术设备是集现代电子、光学、机械等高科技精密仪器融为一体的治疗性手术设备。随着宫腔镜手术范围的逐渐扩大，操作技巧的日臻完善，对宫腔镜辅助设施的要求也越来越高，而这些辅助器械的改革创新又推动了宫腔镜技术的发展完善。宫腔镜的辅助设施包括：

辅助治疗：如激光发生器、高频电刀、微波治疗仪等。

辅助操作：如自动膨宫抽吸泵、CO_2 充气装置等。

辅助观察：如摄像监视系统。

辅助统计：电子计算机。

五、膨宫介质

(一)膨宫气体

所用膨宫气体必须具备不易燃易爆、不易形成血管内气栓、吸收后无不良反应及容易获取并储存等特点。最常用的膨宫气体是 CO_2，其折射指数为 1，与其他介质比较视野相对较大，清晰度高。宫腔镜检查过程中一般 CO_2 灌注压为 40～80mmHg，CO_2 流量为 30～40ml/分钟。在此压力和流量范围内操作是安全的。手术过程中需随时注意 CO_2 灌注压力表，最大压力不应超过 150～200mmHg，流量不应超过 70～80ml/分钟。由于 CO_2 宫腔镜及其控压调速灌注装置价格较昂贵，操作较复杂，且有引起气体栓塞的危险，目前临床应用较少，应用最多的还是液体膨宫。

(二)膨宫液体

目前临床多用生理盐水及 5％葡萄糖液作为膨宫液体。

1. 生理盐水　经济、安全，其折射指数为 L 37，是等渗液体。应用生理盐水膨宫不需任何调压装置控制，利用吊桶高度，流水落差相当于 50～60mmHg 即可。生理盐水可轻易冲去宫腔内组织碎片和血块，但因黏度差，易与血液混合，妨碍视线。

2. 5％葡萄糖液　5％葡萄糖液价格相对便宜，来源方便，消毒可靠，有一定黏稠度，视野较清晰，并且安全。其膨宫压力一般在 80～180mmHg。缺点是使用时器械、手套表面发黏，产生不适感。此外，葡萄糖溶液被机体吸收后可影响血糖的变化。临床发现，凡使用葡萄糖溶液作为灌流液的患者，术后均有血糖浓度的一过性升高。因此，糖尿病患者不宜使用。

六、器械消毒

(一)消毒方法

现代内镜消毒的方法是用氧化乙烯(ethylene oxide)气体消毒。一些新的镜子在紧急情况下可以高压灭菌而不损坏透镜，但不能作为常规。目前常用的方法是光学镜管、摄像机镜头等用 75％酒精纱布擦拭消毒，其他器械浸泡消毒或甲醛蒸熏。

1. 40%甲醛蒸熏 消毒箱内每立方米放 200ml 40%甲醛，同时分别放置同量的水，以利于甲醛有效挥发，消毒时间为 12 小时以上。长期用甲醛蒸熏会对器械造成严重腐蚀，应尽量避免用此方法消毒。

2. 灭菌王浸泡 一份灭菌王加两份蒸馏水，消毒 15 分钟。使用前用灭菌生理盐水冲净消毒液。

3. 2%戊二醛浸泡 消毒 20 分钟，使用前用生理盐水冲净消毒液。

(二)消毒注意事项

1. 管道及金属器械每周高压消毒一次，两台连续手术间用化学消毒剂溶液浸泡 30 分钟，备有多套高压消毒好的管道。

2. 消毒液每周至少更换一次，每桶消毒液使用不得超过 10 次。更换消毒液应以其使用过的例次为依据，而不是根据其配制的天数而定。尤其是多次使用后浓度变稀，杀菌能力更弱，因此要按时更换。

3. 内镜使用后，常规先用清水将表面的污物洗净，如果活检后，则用清洁刷将钳道管刷净并吸出管内残留组织。浸泡和气体消毒后的器械必须用灭菌生理盐水或蒸馏水冲洗干净，使内镜内外管均不残留消毒液，否则可引起腹痛，并损坏器械，缩短使用寿命。如严格做到这一点，防止残留消毒液损害内镜，可延长其使用寿命。

4. 摄像镜头不浸泡而用无菌布套或塑料套包裹使用，仅浸泡软质导线部分。

5. 摄消毒桶内一定不能浸泡其他器械如膀胱镜、直肠镜，以防交叉感染。

6. 所有患者术前检查乙肝 5 项指标，有传染性者最好不用宫腔镜，如果非用不可，术毕一定要用高压和气体消毒。

(三)器械保养

电视宫腔镜器械多精细易损，应固定使用人员和专人负责保管、消毒、清洗。每次使用前，清点器械以免遗漏，检查所有器械是否损坏，以便及时发现，及早修理。术中爱护器械，忌粗暴动作，防止人为因素造成的不必要损坏。具体注意事项如下；

1. 宫腔镜体用毕，先用自来水冲洗干净，继以注射器反复推注清水冲洗操作孔道，最后空推注射器或用橡皮球向孔道内吹气和用纱布擦干。

2. 镜片表面可用细棉签蘸清水或乙醇轻擦，尤其是物镜面非常小，擦拭时压强很大，用力稍大就可能将镜片推离，开胶进水造成全镜报废。

3. 乙醇和乙醛复合物不得用于器械清洗，因其可使蛋白变性，凝固并黏附或导致器械孔腔变形和受阻，影响以后的清洗消毒。

4. 如果长时间不用，擦干后应涂上防锈润滑油，并将器械摆放在特制的盒子里，避免碰撞挤压。器械宜放置在通风干燥处，以防发霉生锈。

5. 光缆弯曲角度不可太小，以免折断光导纤维束。光缆弯曲半径不能小于 50mm。

6. 长期用甲醛蒸熏会对器械造成严重腐蚀，应避免用此方法消毒。

第二节 宫腔镜检查术

随着宫腔镜技术的进展，宫腔镜检查的适应证越来越宽泛。凡是怀疑子宫腔内出现异常情况者，均可进行宫腔镜检查。可谓“一孔之间，一目了然”。

宫腔镜检查可以在直视下确定病灶的部位、大小、外观和范围，而且能对病灶表面组织进行详细的观察。经宫腔镜检查可以发现一部分临床上拟诊有子宫内病变用其他方法无法确诊的疾病，尤其是检查异常子宫出血，对某些疾患可更新、发展和弥补传统诊疗方法的不足。对于大部分适应于做诊断性刮宫的患者，如先做宫腔镜检查明确病灶部位，然后再做组织活检或刮宫则更合理、有效。

一、适应证

1. 异常子宫出血　包括月经过多、月经过频、经期延长、不规则子宫出血、绝经前后子宫出血等。生育期年龄妇女子宫异常出血者，应首先排除妊娠并发症。绝经期子宫出血的妇女必须考虑子宫内膜癌的可能，宫腔检查时应谨慎，膨宫压力不宜过高，如送活检，只要刮出物已足够送病理检查，即应停止操作。通过宫腔镜的检查，有助于鉴别子宫功能性或器质性病变；因此应在给予激素治疗功能性子宫出血前，经宫腔镜检查排除子宫器质性病变，并在直视下或定位后作选择性子宫内膜活检明确诊断，作为内分泌治疗的依据和参考。

2. 绝经后出血。

3. 怀疑宫腔内占位性病变　对于B超提示宫腔内占位性病变，如内膜息肉、黏膜下肌瘤、内膜癌等，尚需宫腔镜检查进一步确诊。目前宫腔镜已经成为诊断子宫内膜息肉的黄金标准。

4. 怀疑子宫畸形　对不孕妇女，B超或子宫输卵管碘油造影提示子宫畸形，如单角子宫、子宫中隔等，可行宫腔镜检查进一步确诊，并能在宫腔镜下切除子宫中隔。

5. 可疑Asherman综合征　Asherman综合征是由于粘连而形成的部分或完全性子宫腔闭锁。对于有宫腔内手术史的继发闭经患者，应进行宫腔镜检查排除Asherman综合征。

6. 原因不明的女性不孕或习惯性流产　宫腔镜偶可意外地发现某些子宫内小病灶。此外，还可经宫腔镜将塑料导管插入输卵管子宫开口并注射染料，如酚红、亚甲蓝等药液，以判断其通畅度且有疏导治疗的作用。

7. 诊断和纠正节育器位置异常　检查与妊娠有关的疾病，如不全流产、胎盘或胎骨残留、葡萄胎、绒癌等。

8. 判断子宫颈管癌的范围及放射治疗的效果。

9. 宫腔镜手术后的疗效观察　例如，子宫内膜息肉、黏膜下肌瘤切除或宫腔粘连分离后的宫腔镜复查，输卵管复孕术后宫腔镜的输卵管插管疏通检查和治疗等。

10. 经宫腔镜放置输卵管镜检查输卵管异常。

11. 评估药物对子宫内膜的影响。

12. 宫腔镜作为窥阴器用于幼女和未婚妇女的阴道检查　对幼女或未婚妇女诉有阴道流血、分泌物增多或脓性和血性白带伴臭味等症状，疑有阴道内异物、创伤或阴道、子宫颈肿瘤者,可用宫腔镜代替窥阴器检查明确诊断,并经此取出异物、直视活检等。

二、禁忌证

宫腔镜作为一种检查方法并无绝对的禁忌证,但是在某些情况下如患者的身体状况,术者的操作经验或仪器设备的工作性能等会限制对宫腔镜的使用,这称为相对禁忌证。

1. 体温达到或超过 37.5℃时,暂缓手术。

2. 严重的心、肺、肝、肾等脏器疾病,难以适应宫腔镜检查者。

3. 血液系统疾病无后续治疗措施。

4. 子宫大量出血。

5. 急性或亚急性生殖道炎症。

6. 生殖器结核未经适当治疗。

7. 近期有子宫穿孔或子宫修补史。

8. 早孕欲继续妊娠者,行宫腔镜检查可能会导致流产。

9. 浸润性宫颈癌。

10. 宫腔过度狭小难以膨宫,宫颈过硬难以扩张者。

三、术前准备及检查时间

1. 术前准备　除外心、肝、肾等重要脏器的疾病,检查血、尿常规;除外生殖系统炎症,盆腔 B 超筛选妇科疾病。

2. 检查时间　检查时间的选择除特殊情况外,一般以月经干净后 3～7 天为宜。此时子宫内膜为增生期,宫腔内病变容易暴露,观察效果好。对不规则出血的患者在止血后任何时间都可检查。在出血期如有必要检查,应酌情给予抗生素后进行。

四、操作步骤

1. 术前处理　可于术前 4 小时左右给予米索前列醇 400μg 口服或阴道上药,以利于宫颈扩张。

2. 麻醉　如果患者宫颈管松弛,操作者技术熟练、轻巧,即使不用麻醉也能顺利完成检查任务。但是为了体现医疗的人性化,尽量减少患者的痛苦,利于手术者在平静的环境下操作,防止手术意外的发生,选择适当的麻醉很有必要。

(1)麻醉基本要求:①体位舒适,取膀胱截石位充分显露外阴部,臀部垫高,头胸略下垂。不宜把搁脚支架安置过高或时间过长,避免术后导致腓总神经瘫痪或腿部肌肉疼痛;②麻醉要安全无痛,尽量减少对患者循环、呼吸等干扰;③做好术前解释和思想工作,使患者情绪保持镇静;④要有良好的镇痛和肌松作用,麻醉平面不超过胸椎 10,为了保持患者术中安静入睡,可给予哌替啶等镇静药。

(2)麻醉选择:一般宫腔镜手术要根据手术时间的长短和手术难易程度,以及患者的健康状况来选择最佳的麻醉方法、麻醉药物及检测内容。最佳方法是椎管内连续硬膜外麻醉,最佳的麻醉药物是利多卡因。术中监测内容可包括心电图示波、无创血压、血氧饱和度和心率等。

1)硬膜外麻醉:术前访视患者,了解病情,作必要的体格检查。患者术前需禁食 8～10 小时。硬膜外麻醉穿刺点于腰椎 4～5 或腰椎 3～4 间隙,向上置管。麻醉药用 2%利多卡因 6～8mg/kg,阻滞平面控制在胸椎 10 以下。常规鼻导管吸氧。术中患者安静无痛,肌松效果好。

2)静脉麻醉:对操作简单、时间较短的宫腔镜手术可选用静脉麻醉。患者术前禁食 8～10 小时,术前用药可选用地西泮 0.2mg/kg,阿托品 0.01mg/kg。开放静脉液路,在消毒前 2 分钟从静脉内推注经稀释的氯胺酮 1～2mg/kg,待患者进入麻醉状态后再施行手术。选用地西泮作为麻醉前用药可以减少术后患者的精神症状。

3)全身麻醉:对一些特殊的患者需采用全身麻醉,如有凝血功能障碍者,脊柱畸形、强直或皮肤有感染的患者等。

4)宫颈旁神经阻滞麻醉法:在两侧阔韧带的基部,有来自子宫神经丛和骨盆神经丛的丰富神经分支,在此处注药,能阻滞走向子宫下段和阴道上段的神经分支,阻断宫颈和宫体的向心传导,避免或减轻迷走神经兴奋冲动的传出,从而消除宫颈扩张或其他手术操作引起的疼痛,是目前比较普遍采用的局部麻醉方法。

宫颈旁神经阻滞麻醉的注射部位可选择阴道侧穹隆 3、9 点处或穹隆 4、8 点处均可。为了避开子宫动脉,选择穿刺点在子宫动脉上升支后侧,稍在子宫骶骨韧带附着部位之上方,即阴道侧穹隆 4 点及 8 点部位。

注射方法:产妇取膀胱截石位,外阴、阴道用碘伏等消毒手术野,应用 19～21 号长针(长 18～21cm),最好应用一种特殊注射针,针外有一套管,以便针尖刺入,其深度不超过 1.5～2cm。为了防止直接注入血液循环,在注入麻醉剂前必须抽吸,如无血液可缓慢注入麻醉药。一般多选用 1%利多卡因,每侧各注射 10ml,或两侧宫颈旁各注入 1%普鲁卡因 5～10ml。上述剂量可维持 45～60 分钟。

5)消炎痛栓:检查前 20 分钟将消炎痛栓 50～100mg 塞入肛门深处。

6)宫颈管黏膜表面麻醉:用长棉签浸 2%利多卡因或 1%～3%丁卡因溶液插入宫颈管。

7)子宫内膜喷淋麻醉:0.25%布比卡因 8ml 喷注于子宫内膜表面。

8)给予阿托品 0.5～1mg 肌注:阿托品可阻断乙酰胆碱和受体的结合,松弛内脏平滑肌,解除迷走神经过度兴奋所致的心率减慢。

3. 检查方法

(1)体位采取膀胱截石位:以 0.5%碘伏常规消毒外阴、阴道,铺无菌巾单,扩张阴道,把持宫颈,根据鞘套外径大小扩张宫颈,至适合检查镜能够进入宫腔为宜。与 B 超联合检查者嘱患者适当充盈膀胱。

(2)以探针探明宫腔深度和方向或在 B 超介入下,打开宫腔镜液体膨宫阀,以 10.66～21.33kPa(80～160mmHg)压力,将 5%葡萄糖液边冲洗边将宫腔镜置入宫颈管,在直视下边观察边进入宫腔(图 4-13),直至将宫腔冲洗净,保持宫腔内压力相对恒定,形成宫腔内较为清晰的图像,转动镜体并按顺序全面观察。先检查宫底和前、后、左、右壁,再检查子宫角及输卵管开口。注意宫腔形态,有无子宫内膜异常或占位性病变,必要时定位活检。检查完毕后,缓慢退出镜体,进一步仔细观察宫颈内口和宫颈管。

目前欧洲国家部分医院在进行宫腔镜检查时提倡“三不”规则,即不使用窥阴器,不放置宫

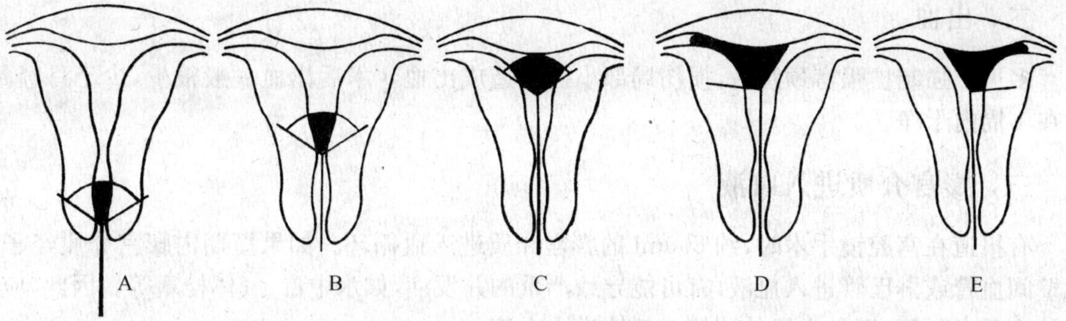

图 4-13 宫腔镜检查示意图

A. 宫腔镜进入越过宫颈外口后观察整个颈管；B. 观察子宫前、后、左、右壁；
C. 观察子宫底部；D. 进一步观察子宫右侧角；E. 观察子宫左侧角

颈钳，不扩张宫颈。这多适用于外径较细（<4mm）的宫腔镜，使受检者痛苦很小，但是对检查者提出了更高的要求。对国内医生来说，从传统的操作转向“三不”还需要一个过程。

五、术后处理

1. 抗生素 常规检查无子宫出血的患者，一般无需应用抗生素。但对阴道不规则出血或检查时间较长的患者，应给予抗生素预防感染，并针对原发病进行治疗。

2. 休息 术后数日可有微热，1 周内可有少量阴道出血，一般无需处理，可酌情休息 3～5 天。

3. 禁性生活 术后禁性生活 2 周。

第三节 并发症及处理

一般来讲，宫腔镜检查术并发症较少，其发生率明显低于宫腔镜手术。多见于初学者及一些特殊情况。

一、损伤

1. 宫颈裂伤 多见于使用宫颈钳钳夹宫颈撕脱或用扩宫器暴力扩张宫颈时。避免的方法是操作轻柔，扩张宫颈时不跳号。

2. 子宫穿孔 多发生在探针探宫腔和扩张宫颈时。如果宫腔镜已插入宫颈内口，则发生子宫穿孔的几率减少。一旦发现进入腹腔，应立即停止操作，严密观察患者的一般状况、生命体征及阴道出血量，可肌注或静脉给予缩宫素，如怀疑有内脏损伤，必要时开腹探查。一般来说，穿孔部位出血较少，不会导致休克，经保守治疗多能奏效。避免的方法是术前查清子宫位置，按子宫曲向操作。

3. 输卵管破裂 极罕见。有报道因宫腔内灌注压过高导致原已闭塞的输卵管破裂。

二、出血

多见于强制扩张宫颈管后，损伤局部小血管造成出血。术后出血一般很少，少于月经量，多在 1 周内干净。

三、膨宫介质进入血液

有报道在宫腔镜手术时，约 800ml 的膨宫介质进入血循环。如果短期内膨宫介质经子宫肌壁间血管或淋巴管进入血液，有可能导致严重的并发症，如水中毒、气体栓塞等。因此，应尽量缩短手术时间，避免大量的液体或气体进入血液。

四、感染

1885 年，Bumm 首次报道了宫腔镜检查后出现输卵管感染及腹膜炎的病例。一般来说，宫腔镜检查继发感染的发生率很低，为 0.8%～1%。其感染的原因多为：

1. 患者存在生殖系统的急慢性炎症未治愈。器械和敷料消毒不严格。

2. 操作过程中无菌观念不强。避免感染的方法是术前查明并积极治疗生殖系统炎症，严格掌握手术适应证及禁忌证，术后酌情给予抗生素预防感染。

五、心脑综合征

由于扩张宫颈和膨胀宫腔而导致迷走神经张力增高，引发的迷走神经综合征，类似于人工流产综合征。临床上可出现头晕、胸闷、流汗、恶心、呕吐、面色苍白、脉搏和心率减慢等症状。处理：给予阿托品 0.5～1mg 肌注或静注。必要时予以吸氧等对症处理，暂停手术，待一般情况好转后再继续操作。

六、过敏反应

多见于液体膨宫，详见膨宫液并发症。

七、罕见并发症

1. 一过性失明(transient blindness)。

2 死亡　1898 年 Duplay 和 Clado 报道 1 例因宫腔镜检查及刮宫术后出现败血症致死的病例。如今，广谱、高效的抗生素应用已使宫腔镜检查造成感染导致死亡的概率降至零。但是，应用 CO_2 膨宫进行宫腔镜检查时，如 CO_2 流速过快(300ml/分钟)，短时间内进入体内的气体过多(30～50L)，也可导致死亡。

3. 肺栓塞　从理论上讲可能会发生，但如果严格控制气体流速及气体量，一般不会发生。

第四节　正常宫腔影像

一、子宫颈内口

子宫颈内口即子宫颈与子宫腔的连接区，多指子宫颈解剖学内口，一般位于子宫颈组织学内口上方7mm左右。多呈圆形或椭圆形轮廓，边缘平滑、整齐，偶有轻度不规则。此处覆盖的内膜较薄，色泽较子宫内膜略苍白。

二、子宫角和输卵管子宫开口

尚未完全膨展开的子宫角呈较深且暗的漏斗状；当完全膨展开后、于其顶端或顶端内侧可见输卵管开口。输卵管开口多呈圆形或椭圆形，偶有呈星状或月牙状者，有时可见到收缩呈缝隙状。输卵管直径大小因人而异，一般可插入1mm外径的导管，0.5mm的导管能通过输卵管间质部，而1.5mm以上的导管则不能通过该部。膨宫的程度和偶尔可观察到的输卵管口收缩亦可影响输卵管的形状和大小(图4-14)。

三、子宫腔和子宫内膜

从子宫颈到一侧子宫角(或输卵管子宫口，即输卵管口)为子宫侧壁；双侧输卵管之间为子宫底；由子宫底到子宫颈内口前、后缘间分别为子宫的前后壁。在宫腔镜检查时子宫腔内解剖的主要识别标志是子宫颈内口(指子宫颈解剖内口)和双侧输卵管口。子宫底在膨宫良好时应被展平，但有时中央可见一条纵行小嵴或子宫底部略呈弧形突出，以致使子宫角显得较深。

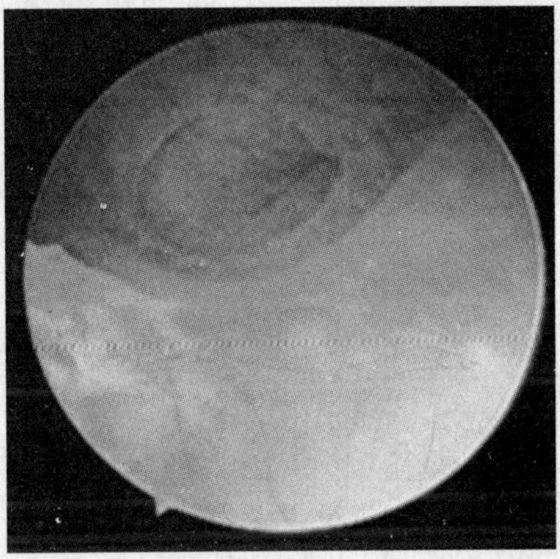

图4-14　输卵管子宫开口

子宫内膜随着妇女的不同时期及月经的周期变化，在宫腔镜下有不同的表现。生育期子宫内膜因月经周期变化可分为月经期、增生期和分泌期三类。月经的第4天就可见约1mm的淡红色内膜覆盖在子宫腔内。增生中期内膜逐渐变成赤红色，腺开口部均等分布，看起来像在内膜中的草莓。到增生期的后期，草莓样的内膜变肥厚达4～5mm，凹凸不平。分泌中期时内膜肥厚加上水肿变化，呈现息肉状突出，呈淡黄红色、半透明，可透见上皮下的血管，腺开口变得模糊。到分泌期后期，内膜肥厚可达7～8mm，起伏不平，呈白色或红白透明，白色点状的腺管开口不明显。月经开始前的内膜变得更水肿、肥厚，乳白色的上皮下可见溢血斑。月经前期子宫内膜间质水肿消退，内膜重新变薄，表面细微皱襞增多，可伴有散在的内膜下小血肿，内膜较脆易出血。月经期子宫内膜因子宫内膜剥脱，伴有点状出血斑和苔样苍白的剥离面，可见毛糙的血管及腺体残端。绝经期子宫内膜呈萎缩状，内膜变薄、平滑、黄白色不透明，常可见到溢血斑(图4-15，图4-16)。

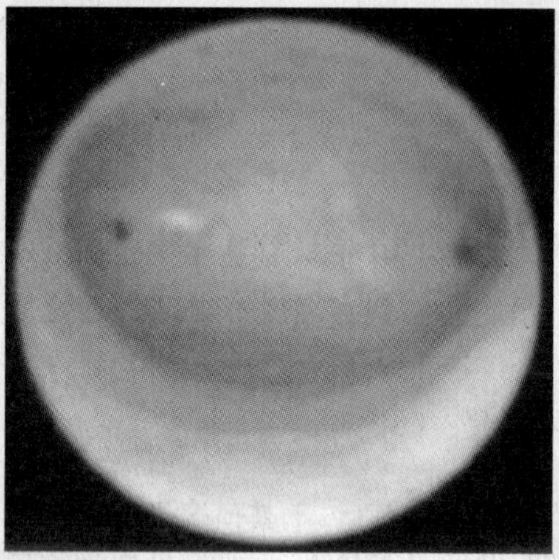

图 4-15　正常宫腔

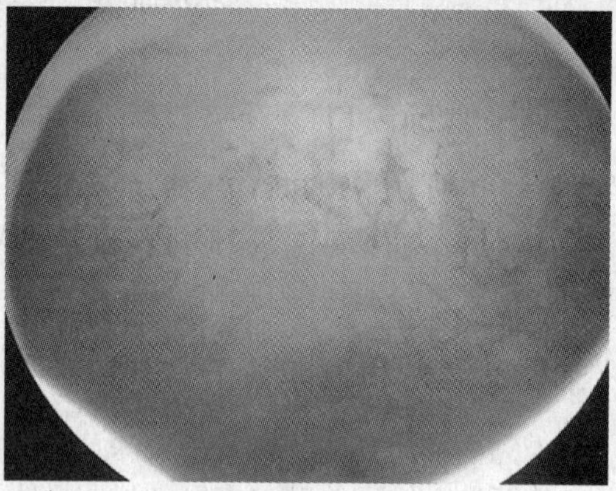

图 4-16　正常宫腔及宫内膜

四、子宫颈管

正常的子宫颈管呈圆形或椭圆形筒状(图 4-17)；一般颈管的前后径略小于横径，其形状可随膨宫程度而变化；表面为淡红、泛白或红色的颈管黏膜覆盖，因黏膜折叠呈嵴沟相间，纵横走向皱褶较多，明显异于子宫腔的内膜(图 4-18)。扩张宫颈时可引起颈管损伤，镜下可见创伤及出血。颈管长度因人而异，于绝经后妇女或某些不孕症患者中颈管似相对较长。

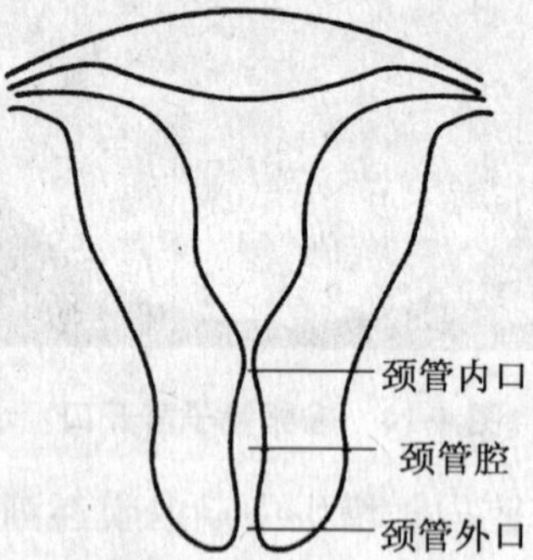

图 4-17　梭形宫颈宫腔示意图

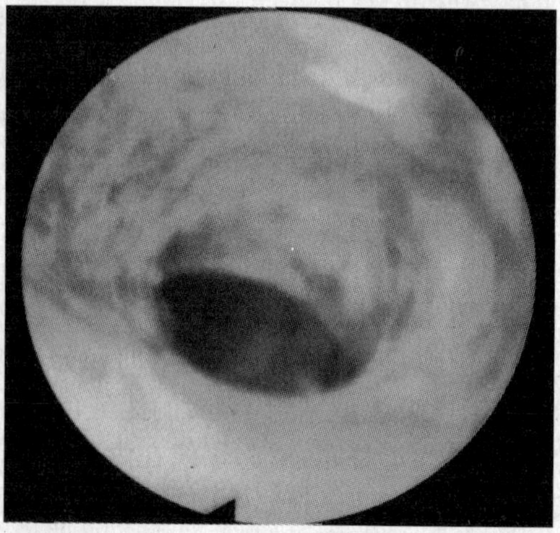

图 4-18　宫腔镜越过宫颈外口水平后宫颈管

五、出血

血片、血丝和血块可附着在子宫内膜的表面或悬浮于子宫腔内，色泽因出血时间长短而异，有鲜红、暗红、紫红、紫黑色不等，可随膨宫液的流动而移位。内膜下的出血点或斑，可散在分布融合成片(图 4-19),呈红色或暗红色出血灶,其表面有内膜覆盖,故不随膨宫液的流动而移位。若小静脉或毛细血管活动出血,可见到血液由出血灶缓缓流动出。小动脉出血呈波动状。若出血多,则与膨宫液融成红色一片,影响视野。

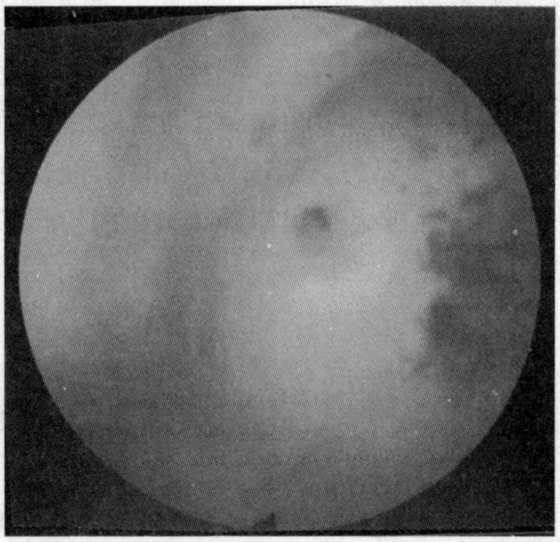

图 4-19 输卵管开口附近的黏膜下散在的出血点

六、黏液

呈白色絮状,随膨宫液漂动、变形,有时可附着于子宫内膜表面,与内膜碎片难以鉴别。

七、内膜碎片

大部分附着于子宫壁,部分垂落于子宫腔,色苍白或暗红,在膨宫液中形态较黏液强直,可抖动但不移位(图 4-20)。

八、气泡

注水管内未排净的气体进入宫腔,呈微泡聚集于子宫前壁或底部(图 4-21)。

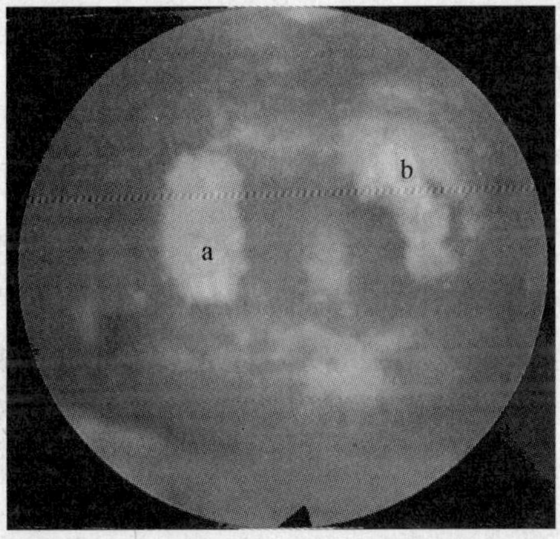

图 4-20 宫底部见漂浮的子宫内膜(a,b)

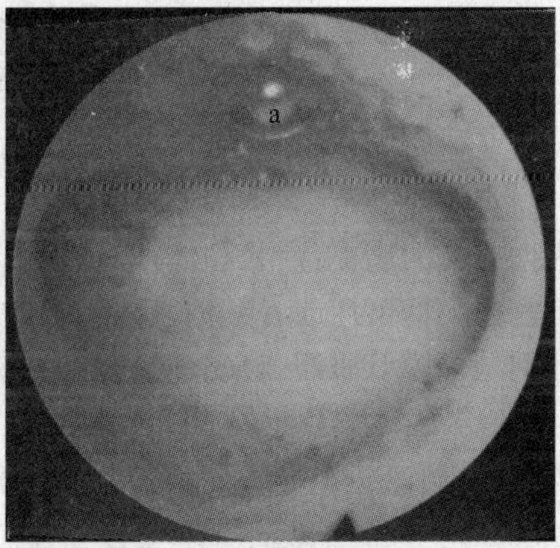

图 4-21 宫腔前壁(a 为一气泡)

第五节 异常宫腔影像

一、子宫肌瘤

子宫肌瘤是最常见的子宫良性肿瘤,其发病率占生育期妇女的 20%～30%,也是宫腔镜检查时最常见的疾病之一。

根据肌瘤的生长方式可分为子宫体部肌瘤和宫颈肌瘤。前者又可根据其存在部位分为浆膜下肌瘤、肌壁间肌瘤和黏膜下肌瘤。黏膜下肌瘤向子宫腔方向生长，突出于宫腔，仅由黏膜覆盖，占 10%～15%。肌瘤多为单个，使宫腔变形增大，子宫外形无明显变化。黏膜下肌瘤易形成蒂，在宫腔内生长犹如异物，常引起子宫收缩，肌瘤被经宫颈突入阴道，此时易发生感染、坏死及脱落(图 4-22)。

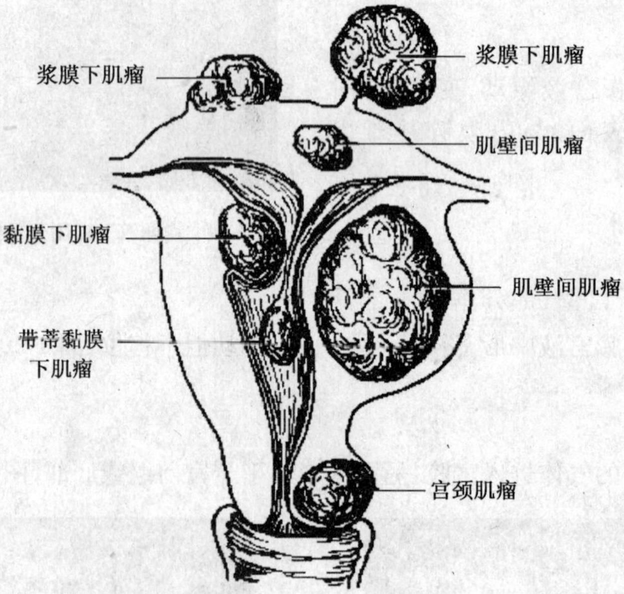

图 4-22　子宫肌瘤

根据患者的病史、症状和体征，辅以 B 超检查，子宫肌瘤诊断多无困难。但对于子宫肌瘤合并子宫内膜增殖症或者其他宫内疾病时，需以宫腔镜或刮宫等辅助方法协助诊断。当子宫肌瘤特别是黏膜下肌瘤＜1cm 时，普通 B 超检查很难发现。因此对月经过多、周期不规则的患者，即使子宫不大，B 超检查未见明显异常，也应进行宫腔镜检查以明确诊断。另外，对于 B 超发现宫腔内肿物，不易区分黏膜下肌瘤或子宫内膜息肉者，也应进行宫腔镜检查。

1. 检查方法

(1)时间：月经规律者应在月经干净 3～7 天内检查，因为此时子宫内膜较薄，宫腔容易膨胀，便于观察。月经紊乱者应在出血较少时检查。术前常规服用抗生素 3 天，预防盆腔感染。

(2)方法：充分膨宫后，应注意仔细观察肌瘤的形状、色泽、大小、数目、部位、瘤蒂或基底部，肌瘤表面覆盖的上皮、血管分布，以及瘤体与周围正常组织内膜间移行区的情况。

(3)注意：若子宫内膜较厚或子宫内膜增殖症时，肥厚的内膜往往会妨碍对肌瘤的观察，造成误诊或漏诊。此时可用吸管或刮匙刮出子宫内膜，再进行观察，即可获得满意的结果。

2. 宫腔镜影像

(1)形状：因子宫肌瘤多为球状物，宫腔镜影像则取决于瘤体向宫腔内突出的程度。若肌瘤的体积仅有25%凸向宫腔，宫腔镜下则表现为局部呈弧线型突出，增加宫腔内压力也不能展平；若瘤体的50%凸向宫腔，宫腔镜下可见一半球形的肿物（图4-23）；若瘤体的75%凸向宫腔，则为一近似球形的长椭圆形肿物；若全部凸向宫腔，可见一球状物或形状不规则的肿物位于子宫内（图4-24）；若瘤体完全脱离子宫壁，仅有瘤蒂与之相连，宫腔镜可见粗细不等的瘤蒂，此时的黏膜下肌瘤为适应宫腔形状多已非半球形，而呈形状不规则的长椭圆形或舌状（图4-25）。

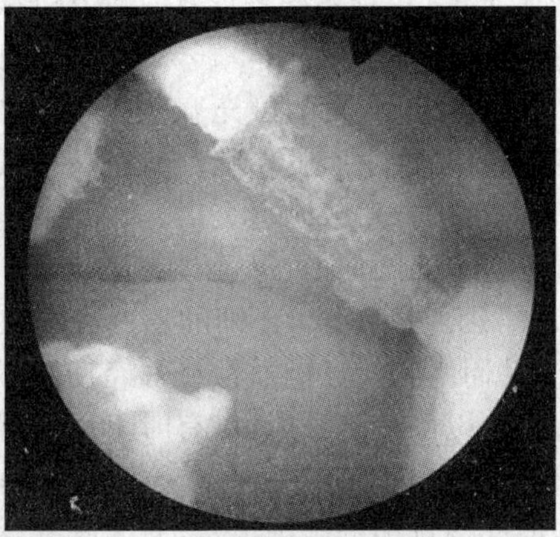

图4-23　宫底肌瘤

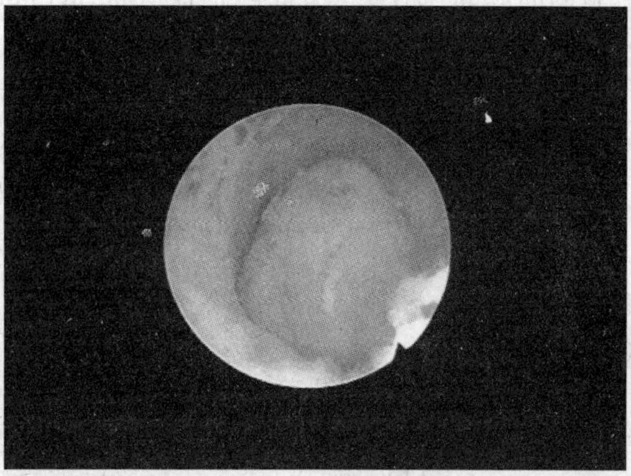

图4-24　黏膜下肌瘤（一）

（2）表面特征：肌瘤表面覆盖的内膜与周围正常内膜相似，光滑平整。但明显凸向宫腔的黏膜下肌瘤，其表面覆盖的内膜一般较菲薄、透明，甚至可见黏膜下的血管分支和环形排列的平滑肌纤维。

（3）色泽：呈黄白或粉红色不等。这与表面覆盖内膜的薄厚及肌瘤内所含的纤维成分的多少有关。若内膜较厚或肌瘤内平滑肌成分较多，则瘤体多呈粉红色；若内膜较薄或肌瘤内纤维成分较多，则瘤体多呈黄白或白色。

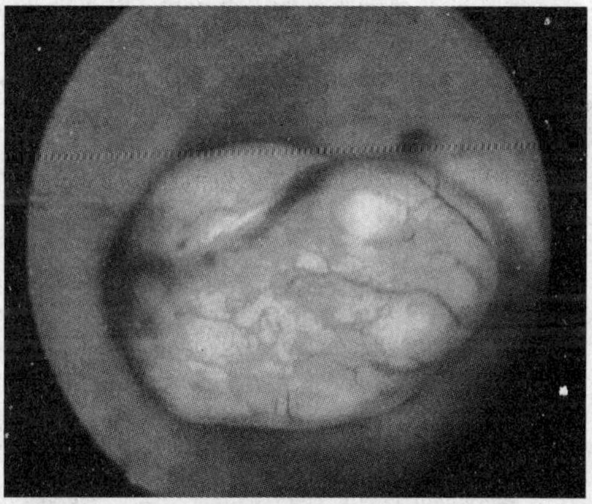

图4-25　黏膜下肌瘤（二）

（4）血管：黏膜下肌瘤表面的血管常清晰可见。血管分布多呈树枝状，走行尚规则。其管壁的粗细与肌瘤的大小有关。若瘤体较大，表面的血管则粗大怒张，宫腔镜下甚至见到血管内的血液流动。

（5）数量：黏膜下肌瘤可为单个，亦有多发者。

（6）部位：子宫肌瘤可位于子宫各处。好发部位无明显规律。检查时应特别注意双侧宫角和宫颈。

子宫肌瘤注意与子宫内膜息肉、子宫内膜增殖症、子宫内膜癌及子宫腺纤维瘤相鉴别。

二、子宫内膜息肉

子宫内膜息肉是由子宫内膜腺体及间质组成的肿块，有蒂向宫腔内突出。子宫内膜息肉可发生于青春期后任何年龄，尤以35岁以上妇女多发。患者可无症状，于体检时偶然发现，或因不规则子宫出血、月经量多、不孕等就诊时发现。随着B超技术的发展和子宫镜检查的普及，子宫内膜息肉的检出率增加，也越来越引起临床和病理医生的关注。

息肉的好发部位是子宫底部和宫角处，可以单个或多个，有各种不同的形状，可为圆形、舌形、椭圆形、柱状或形态不规则（图4-26）。体积亦可有很大的差异，小的1～2mm，大的可充塞整个宫腔。息肉柔软，容易变形，常形成宫腔的形状。如有长蒂则可通过扩大的颈管向宫颈外口或阴道突出。

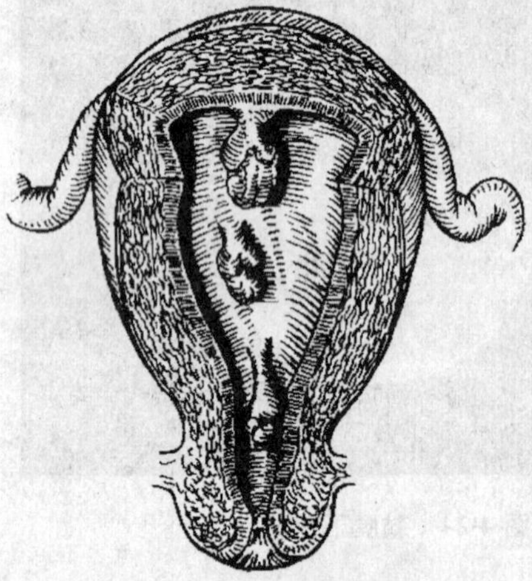

图4-26　子宫内膜息肉示意图

宫腔镜影像：多为椭圆形、舌形、圆形、柱状或形状不规则（图4-27）。因组织柔软，蒂细的息肉在膨宫液中常随液体的流动而漂动。息肉通常在月经期并不排出，刮宫时偶尔也可以刮不到。所以，有时可以长得很大，甚至充满整个子宫腔。息肉的色泽一般与子宫内膜的颜色相近，但亦与息肉的组织结构，有无合并感染和充血坏死有关（图4-28）。可为白色、粉红、紫红、黄褐色或黄色。如息肉较大，尖端缺血或充血坏死时，局部可表现为紫红色或深红色。因子宫内膜息肉表面覆盖的是子宫内膜，一般较平滑，有光泽。如内膜有周期性变化，在分泌期可见点状的腺体开口。如息肉充血为红色时，白色的腺体开口散布于表面似草莓。营养息肉的毛细血管一般呈树枝状分布，形态规则，无断裂出血。透过菲薄的表面内膜，血管形态常清晰可见。

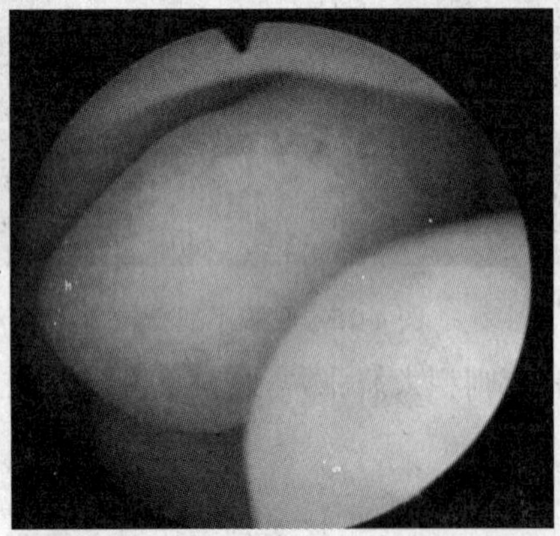

图4-27　子宫内膜息肉镜下观（一）

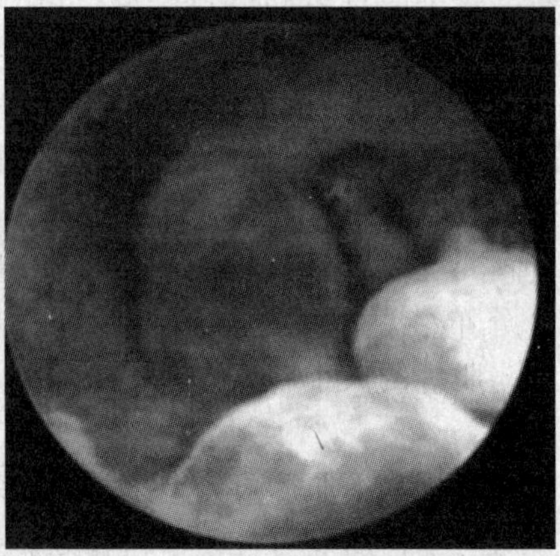

图4-28　子宫内膜息肉镜下观（二）

传统的诊断子宫内膜息肉的方法是通过诊断性刮宫及组织病理学检查确诊。但事实证明，此法的敏感性及特异性均较低。其原因一是诊断性刮宫具有很大的盲目性，且息肉的蒂部为表面光滑的结缔组织，常难以刮除，不能获得满意的诊疗效果；而且刮宫本身也不可能将内膜组织全部刮出送检。文献报道刮宫的漏诊率可达10%～35%。原因二是组织病理学诊断只能依靠送检的标本，如标本取材不全或破坏了其原有的组织形态，病理医生则很难据此做出正确的诊断。因此，子宫内膜息肉的发病率究竟有多高很难估计。多数文献报道子宫内膜息肉的发病率为10%左右，但其实际发病率可能还要高。

近年来，阴道B超，尤其是宫腔声学造影技术的应用，对子宫内膜息肉诊断的灵敏性及特异性都很高。但目前宫腔镜检及活检仍然是诊断子宫内膜息肉的金标准。采用宫腔镜检查不但可以发现子宫内膜息肉的位置、大小和蒂的粗细，而且还能在直视下切除息肉或定位后行卵圆钳夹取或刮匙刮取子宫内膜息肉，并能完全彻底摘除。

三、子宫内膜癌

子宫内膜癌为女性生殖器三大恶性肿瘤之一，占女性生殖道恶性肿瘤的20%～30%，近年发病率有上升趋势，已趋于接近或超过宫颈癌的发病率。

1. 子宫内膜癌镜下特征

(1)形态：由于肿瘤生长迅速，其外观多呈表面欠光滑的息肉状、结节状、乳头状或不规则的赘生物。

(2)色泽：由于癌组织常伴有出血、坏死、感染，所以病灶多呈灰白、灰黄或暗红色，且缺乏光泽。

(3)血管：病灶表面的血管怒张，走向不规则，可呈丁状、袢状、“之”字形等多种形态。

2. 子宫内膜癌镜下分型　宫腔镜检查所见基本与组织病理学的大体形态一致，可分为局限型、弥漫型两大类。前者根据其形态特征又分成息肉型、结节型、乳头型及溃疡型等。

(1)弥漫型：癌灶多表现为杂乱、凹凸不平的突起，有时呈局限性息肉样改变，表面有时可见迂曲、怒张的血管，组织脆弱，容易发生接触性出血；但有时病理灶隆起不明显，与周围内膜差异较小，常使宫腔镜检查误诊。病灶表面可有溃疡形成，脓液和坏死组织往往较多。去除表面坏死组织后，随即显露灰黄红色的不规则、颗粒状凹凸的病灶。病灶的曲张和异形血管是子宫体癌的特征，需与慢性子宫内膜炎，特别是子宫积脓相鉴别。弥漫型宫体癌的组织类型以低分化者居多。

(2)局限型：多见。组织分化程度较高。病灶隆起突出于宫腔，与周围内膜边界比较清晰，周围内膜以萎缩性内膜为多见，亦有表现为增生肥厚者。局限型宫体癌的基本形态特征呈现表面无规则、富有曲张、异形血管的子宫内赘生物。局限型又可分为息肉型、结节型、乳头型及溃疡型。

(3)息肉型：形状与子宫息肉比较相似，可为单个息肉状物，但以多个息肉赘生物簇聚在一起为多。表面可有浅溃疡，血管扩张和出血、坏死灶，后者呈暗红色物。但异形和曲张的血管不如结节型体癌明显。镜检时应注意与子宫内膜息肉、息肉样黏膜下肌瘤和胎盘息肉相鉴别。

(4)结节型：病灶多隆起于子宫腔内，基底部宽阔，表面凹凸不平或呈分叶状，色青白或黄白。可为一个，亦可有多个结节聚集而成。病灶表面血管迂曲、粗大、走行不规则为其特点，需与黏膜下肌瘤或大息肉相鉴别。

(5)乳头型：整个肿瘤呈结节或息肉样外观，但其表面局部结构却近似弥漫型体癌，由许多色较苍白的树枝状、细长乳头状突起或形如蜂窝的粗短乳头状突起组成。乳头内可见到扩张血管。在病灶周围亦有粗大血管的迂回。肿瘤表面的坏死、溃疡亦比较多见。

(6)溃疡型：无论是局限型还是弥漫型的子宫内膜癌，当其表面出现化脓感染，组织坏死脱落时，形成溃疡。溃疡面常污秽、糟脆，易接触性出血。

四、宫腔粘连

宫腔粘连又称 Asherman 综合征(Asherman syndrome)，系指各种原因导致的子宫内膜损伤，引起子宫肌壁的相互粘连，临床出现腹痛、闭经、月经过少、流产或不孕等一系列症状。

(一)宫腔粘连病因

Asherman 综合征常发生于子宫创伤或子宫内操作合并感染或低雌激素血症，如在流产刮宫术后、子宫肌瘤挖除术后(进入宫腔)、子宫黏膜下肌瘤摘除术后、子宫纵隔切除术后、双子宫矫形术后等，以及子宫结核、绝经后老年性子宫内膜炎、宫腔操作感染、产褥感染、放置宫内节育器术后引起激发感染等。另外，人为破坏子宫内膜基底层也可引起宫腔粘连，如子宫内膜电切除术后、宫腔内微波、冷冻、化学药物治疗及局部放射治疗后。患者无上述病史时，应检查有无绒毛膜促性腺激素增高或低下而造成的低雌激素血症及闭经。据统计，在吸宫术的患者中，宫腔粘连的发生率为 0.1%～0.4%，而 97%以上的宫腔粘连患者曾有宫腔手术操作史。正常宫腔在生理状态下前后壁接触合拢，即使在月经期子宫内膜剥脱时亦不会出现粘连，这皆因子宫内膜基底层的完整性和功能正常。如果一旦因手术或炎症等物理化学因素刺激损伤了子宫内膜，造成内膜基底层的破坏，改变了正常月经周期中子宫内膜有规律的生长脱落，则可导致子宫间质中的纤维蛋白原渗出、沉积，造成宫腔前后壁粘连。

(二)宫腔粘连的病理

根据粘连带的组织结构可将宫腔粘连分为 3 种类型：

1. 膜性粘连(endometral adhesion)　粘连带由子宫内膜形成。多位于宫腔的中央，将子宫的前后壁形成粘连。粘连带表面与周围正常的子宫内膜很相似，较细柔软，多呈白色。若粘连成片，宫腔镜下呈“竖琴”或“布帘”样形态。

2. 肌纤维性粘连(myofiberal adhesion)　粘连带由平滑肌和纤维组织形成。其特征为表面有薄层的子宫内膜覆盖，并可见到内膜的腺体开口。与前者相比，此型较粗略韧，多呈粉红色。粘连组织中微血管很多，壁薄，有时扩张呈窦，有的血管壁可有玻璃样变性。

3. 结缔组织性粘连(connective tissue adhesion)　因粘连时间较长，粘连带机化，形成肥厚且致密的瘢痕。表面无子宫内膜覆盖，故与周围正常组织有明显的区别。此型粘连多较粗大广泛，质地坚韧。由结缔组织形成的粘连可以是纤细的胶原纤维，也可以是致密的纤维束。当有平滑肌参与时，常常在粘连区内与纤维组织里不同比例的混合。

（三）宫腔粘连的宫腔镜检查

1. 宫腔镜检查的优点　与子宫碘油造影（hysterosalpingograph，HSG）比较，诊断的准确率高；可以确定宫腔粘连的程度、类型，并可评价其他方法的治疗效果；可以在直视下切除宫腔粘连带，安全、方便；宫腔镜下粘连分解术（hysteroscopiclysis of adhesions）可在局麻下进行，减少了麻醉危险及手术费用；便于随诊，可准确迅速地评估手术效果；根据手术效果，指导避孕和受孕时间。

2. 宫腔镜检查要点　使用宫腔镜诊断宫腔粘连时，宫腔镜要从宫颈管开始仔细观察子宫颈内口及子宫峡部粘连发生带。进入宫腔后应从远至近先观察宫腔整体形态，发现异常部位后再进一步观察局部病变，切忌宫腔镜一次进入宫腔，只看到局部，没有观察宫腔整体形态，往往造成错误的结论。当宫腔镜检查发现异常形态时，需注意与子宫畸形、不全流产、异物残留等疾病鉴别。

3. 宫腔镜影像（图 4-29）

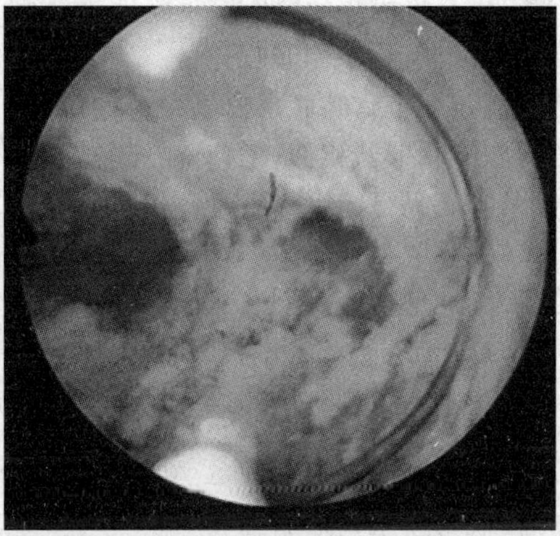

图 4-29　宫腔粘连

（1）内膜性粘连：粘连带表面与周围的内膜很相似，多为白色、柔软的带状物与子宫前后壁相连。粘连广泛时可呈“竖琴”或“布帘”样形态。粘连带一般质脆较软，易于分离，有时仅靠低压灌流的膨宫液即可将其冲断。断离的粘连带残端一般无活动出血，在膨宫液的冲洗中可见其似水草样漂浮摇曳。此种类型的粘连以中央型占多数。

（2）肌性粘连：肌纤维性粘连的图像色彩与子宫肌层相同，呈粉红色。覆盖在纤维-平滑肌粘连带上的内膜也同样有功能变化，在分泌期表面可见很多腺体开口。粘连带多呈柱状，质韧而有弹性。离断后的断端粗糙、红色，可见血液渗出或有活动性出血。

（3）结缔组织性粘连：其表面略呈灰白色，富有光泽，其粘连带表面无子宫内膜覆盖，与周围内膜有显著不同。质韧且硬，多粗大呈不规则形状。分离后的断端面粗糙，似一根折断的树干，色苍白无出血。

4. 宫腔粘连的宫腔镜下诊断　宫腔镜下根据宫腔粘连发生的不同部位可分为：单纯性宫颈粘连、混合性宫颈粘连和单纯性宫腔粘连。宫腔内粘连又可根据其粘连部位的不同分为：中央型（粘连带位于宫腔的前后壁）、周围型（粘连带位于子宫底或子宫侧壁）、混合型（中央型加上周围型）三类。又根据宫腔粘连的范围分为：轻度（粘连范围＜1/4）、中度（粘连范围＞1/4和＜1/2）、重度（粘连范围＞1/2）三类。严重的粘连可将宫腔的前后侧壁完全粘连成片仅留一极小的孔，似输卵管开口，又可称其为“假性输卵管开口”。

五、先天性子宫畸形

（一）宫腔镜下子宫畸形的影像

1. 鞍形子宫及双角子宫　在膨宫良好的情况下，可见子宫底呈轻度、对称地向宫腔内弧形突出，双侧子宫角显得较深。宫腔其余部分形态均正常。这种情况亦可见于不完全子宫纵隔，若欲确诊，应进一步联合腹腔镜检查以确定子宫底外形有否凹陷。如果宫底外形凹陷属于鞍形子宫或双角子宫，而宫底外形正常则为不完全子宫纵隔。

2. 纵隔子宫(uterus septus)　是指在胚胎发育过程中，双侧苗勒管融合后纵隔未吸收而造成的子宫畸形。临床上常以反复流产、早产、胎位不正等为特征。临床上妇科检查子宫外形正常，B超或子宫输卵管碘油造影可发现：子宫外形正常，但宫腔内有一纵隔。子宫纵隔分为完全性（纵隔从宫底延续到近宫颈外口）、不完全性（纵隔从宫底延续到宫颈内口或以上）纵隔两类。完全性纵隔的宫腔镜下特征为：一个宫颈管外口，两个宫颈管内口，两个子宫腔，每个子宫腔底部仅见一个输卵管开口。不完全性纵隔则为：一个宫颈管外口，一个宫颈管内口，两个子宫腔，每个子宫腔底部仅见一个输卵管开口。仅从宫腔内形态而言，完全性子宫纵隔与单角子宫、双子宫形状相似；不完全纵隔与双角子宫的宫腔形态相仿。不完全纵隔在宫腔镜下可见纵隔从宫底纵行向下伸出，将宫腔一分为二，每侧宫腔的顶端可见一个输卵管的外口，恰似“猫眼”或“狐鼻”。纵隔上宽下窄，边缘钝圆，色泽苍白或粉红，质地坚韧。表面覆盖的内膜较薄，与宫腔其他部分有周期性交化的内膜可形成对照。

3. 单角子宫　与正常宫腔倒置烧瓶样的形状不同，单角子宫的宫腔呈不对称的管桶状，上端狭窄，偏于一侧，顶端仅可见一个输卵管的开口。表面覆盖的内膜无明显异常。

（二）宫腔镜诊断子宫畸形的局限性

宫腔镜检查仅能观察子宫腔，无法直接判断子宫外形及肌壁结构的异常，因此具有一定的局限性。若与B超或腹腔镜联合检查，则可大大提高诊断的准确率。尤其是对于子宫纵隔的诊断和切除，宫腹腔镜联合可以提高诊断的准确性和手术切除的安全性。

六、宫腔内异物

广义的子宫内异物应包括炎症、肿瘤、胎儿骨片或妊娠残留产物、IUD等；而狭义的子宫内异物仅指与人体组织相异材料的物体进入或遗留在子宫腔内者，如宫内节育器(IUD)或其断段、碎片、丝线结头、输卵管支架、海藻棒断段等。

宫腔镜检查对于节育器嵌顿的定位非常重要，这些节育器常常埋藏于高度前屈或后屈的子宫底前壁或后壁，如节育器断裂，其残断亦可深插于子宫肌壁间。一般来讲，因残留异物较小，对子宫内膜的影响多为局部反应。可表现为局部内膜充血、水肿或有压痕；若为剖宫产缝线，局部除见到线结外，还可看到肉芽组织形成(图4-30)。

七、子宫内膜增生

子宫内膜增生分为局限性或弥漫性。增生轻症者难以与月经前期的子宫内膜相区别，重症者则较明显，在增生早期子宫内膜很薄时较易诊断。子宫内膜增生的诊断需靠活检组织学检查方能确定。

八、子宫内膜增生过长病变

单纯性子宫内膜增生过长多表现为宫腔内多个乳头状隆起，质地柔软，且不随膨宫压力的增大而缩小或变形，无异常血管。复杂性子宫内膜增生过长除见多个乳头状突起外还可见血管扩张，但质地柔软，无组织坏死。确诊仍需作子宫内膜活检。

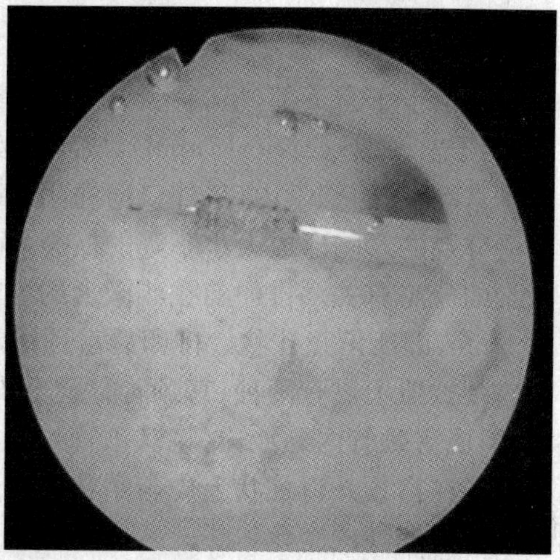

图 4-30 宫腔内异物

九、宫腔炎症

(一)慢性非特异性子宫内膜炎

多见于绝经后妇女，内膜充血呈绛红或火红色，上皮下血管网密集增多，表面有轻微皱褶。异物、癌症等宫内病变周围的子宫内膜多伴有慢性炎症，呈现充血、水肿、渗出，甚至坏死。

(二)宫腔积脓

子宫腔表面覆盖一层稠厚、棕黄或黄绿色的脓痂，洗去后可显露其下方表面粗糙、颗粒状暗红色或棕红色发炎的内膜，常合并其他子宫内器质性病变，如子宫内膜癌。

(三)子宫内膜结核

宫腔狭窄、不规则，腔内充满黄白色或黄色杂乱、质脆的息肉状赘生物，双侧子宫角被封闭。晚期病例宫腔严重变形、粘连、瘢痕组织坚硬，难以扩张和分离。

严格地讲，如已确诊为宫颈妊娠应尽量减少操作，因任何轻微的激惹都可能导致无法控制的大出血。此时宫腔镜也应慎用。如诊断不详或治疗后判断效果，可在严密监视及做好紧急抢救准备的条件下进行宫腔镜检查。因宫颈妊娠颈管扩张、松弛，宫腔镜容易插入、膨宫液不易存留。宫颈管内壁失去正常的黏膜皱襞，代之为暗褐色、凹凸不平的组织块，且有凝血块附着。

第六节 异常宫颈管影像

一、正常宫颈特征

宫颈位于子宫下部，呈圆柱状，分为宫颈阴道部和宫颈阴道上部两部分。子宫颈内腔呈梭形，称为子宫颈管(cervical canal)，成年妇女长2.5～3cm。子宫颈管两端各有一个开口，内口通向子宫腔，即组织学内口；外口通向阴道。未产妇的子宫颈外口呈圆形，已产妇的子宫颈外口因受分娩的影响形成大小不等的横裂，而分为前、后两唇。宫颈的长度及宫口的大小，与卵巢激素的分泌有关。排卵前在雌激素的影响下，宫颈渐渐缩短，宫颈外口逐渐开大，至排卵期可达3mm，即所谓瞳孔状。排卵后宫颈则延长，宫口变小。

宫颈被覆上皮有两种：宫颈管黏膜上皮细胞呈单层高柱状，黏膜层有许多腺体能分泌碱性黏液，形成宫颈管内黏液栓，将宫颈管与外界隔开。宫颈阴道部为复层鳞状上皮细胞覆盖，表面光滑。在宫颈外口柱状上皮与鳞状上皮交界处是宫颈癌的好发部位。宫颈黏膜受性激素的影响也有周期性的变化。

二、宫腔镜检查方法

观察子宫颈管除可用全景式宫腔镜外，目前在国外还有两种特殊的显微宫腔阴道镜用来观察子宫颈管变化，即显微宫腔阴道镜(hamou microhysteroscopy，MH)和Panen-domicroscope。此镜最大特点是可根据需要随意变换放大倍数，既可观察子宫及宫颈管的全景，又可作为接触式宫腔镜观察局部黏膜的组织病理变化。其放大功能前者为150倍，后者190倍。正常肉眼的分辨率仅为75μm，阴道镜为15pm，而显微宫腔阴道镜的分辨率可达1.5pm。

显微宫腔阴道镜需要CO_2膨宫，膨宫压力一般为12～14kPa(90～105mmHg)，最大流量100ml/分钟。MH作为全景式宫腔镜使用时，操作方法与普通宫腔镜相同。作为接触式宫腔镜时，首先应暴露宫颈，用生理盐水棉球擦净局部的细胞碎屑、分泌物及黏液等物质后，可用2%Lugol液涂抹宫颈，显示宫颈移行区，因鳞状上皮细胞核可被Lugol液染成深褐色，而柱状上皮则不着色。将镜体进入子宫颈管，以小流量CO_2扩张镜端前方组织，以防造成损伤和黏液污染镜体前端。当物镜到达宫颈内口后，应抽回数毫米再将镜体转换为3档(×60倍)，将镜体在宫颈上皮表面轻轻滑动，进行接触式宫腔镜检查。亦可用亚甲蓝行局部染色，在pH 5的环境中鳞状细胞核及细胞浆被染成蓝色，而柱状细胞则不着色，此法可观察细胞移行区的变化。

三、宫颈良性病变

(一)宫颈炎性病变

1. 宫颈管炎　宫颈管炎又称宫颈黏膜炎。病变局限于宫颈管内的黏膜及黏膜下组织，宫颈阴道部可以很光滑，仅见宫颈外口有脓性分泌物，有时宫颈管黏膜增生向外口突出，即可见宫颈口充血发红。由于宫颈管黏膜及黏膜下组织充血、水肿、炎性细胞浸润和结蒂组织增生，可使宫颈肥大。宫腔镜显示宫颈管黏膜充血水肿，色泽潮红，局部分泌物增多，在嵴沟相间处可见黏液或脓性分泌物填充。

2. 宫颈腺囊肿　宫颈腺囊肿又称那氏囊肿（Nabothcyst）。在宫颈糜烂愈合的过程中，新生的鳞状上皮覆盖宫颈腺管口或伸入腺管，将腺管口阻塞。腺管周围的结缔组织增生或瘢痕形成压迫腺管，使腺管变窄甚至阻塞，腺体分泌物引流受阻、潴留而形成囊肿。检查时可见宫颈表面突出多个白色小囊泡，内含无色黏液。若囊肿感染，则外观呈白色或淡黄色小囊泡。

（二）宫颈良性肿瘤

1. 宫颈息肉（endocervical polyp）　一般指宫颈内膜长出的赘生物，又称宫颈内膜息肉，是妇科检查时较常见的宫颈病变之一。多数宫颈息肉属于炎性息肉，即慢性炎症的长期刺激可使宫颈管局部黏膜增生，因子宫有排除异物的倾向，使增生的黏膜逐渐自基底部向宫颈外口突出而形成息肉；少数为腺瘤性息肉，但在常规病理检验中，只有宫颈腺瘤样增生而未曾做过宫颈腺瘤性息肉的诊断。宫颈息肉可以单发或多发，直径一般在 1cm 以下。色泽粉红或鲜红，容易出血。形状多为片状椭圆形或似舌头伸出宫颈口外，质地柔软，容易夹碎。有蒂，根部多附着于宫颈外口，少数在宫颈管内。透过息肉表面菲薄的黏膜，可见毛细血管网或呈树枝样走行的小血管，形态规整，分布规则。

2. 宫颈肌瘤（cervix uterine myoma）　若宫颈肌瘤体积较大，已突向阴道，单纯妇科检查即可明确诊断，无需进行宫腔镜检查。但如瘤体较小，位于宫颈管内，则宫腔镜可对其生长部位、瘤体大小、表面形态等做一详细的了解，并能在宫腔镜下进行手术切除。

宫颈肌瘤多呈半球形或球形凸向宫颈管，形态规则，表面光滑，质地坚硬。若瘤体较大，可使颈管扩张变形，膨宫液不易存留。宫颈肌瘤呈粉红或白色，多位于宫颈后壁，其次为侧壁及前壁。表面血管清晰，走行规律，呈树枝样分布。

四、宫颈恶性肿瘤

宫颈恶性肿瘤包括宫颈癌、子宫内膜癌Ⅱ期、宫颈肉瘤等。严格地讲，宫颈恶性肿瘤应属宫腔镜检查的禁忌证。但对宫颈上皮内瘤样病变早期子宫内膜癌的临床分期，宫腔镜检查还是有其独到之处，特别是显微宫腔阴道镜可在活体组织染色，观察细胞核及细胞浆的变化，更有助于早期发现、早期诊断宫颈管内的恶性病变。

1. 宫颈上皮内瘤样病变　显微宫腔镜检查颈管上皮可见不典型的毛细血管，上皮呈乳头样凸出，腺体结构异常，黏膜色泽灰白或黄红等变化。用亚甲蓝局部染色后可见细胞核着色不均，形态各异，核分裂相增多，出现挖空细胞等异常表现。

2. 子宫内膜癌Ⅱ期　宫腔镜检查不但可以清楚地观察到宫腔下段、解剖学内口、宫颈管的全貌。对于宫内膜癌侵犯宫颈的情况亦能做出准确的判断。内膜癌可由宫腔内病灶直接蔓延至宫颈管。在宫腔镜下，按照颈管内病灶的形态可将其分为三型：

（1）扁平隆起型：病灶由宫腔内蔓延至颈管形成扁平隆起，表面粗糙颗粒状，苍白、无光泽。

（2）息肉型：颈管内病灶单个或多个息肉样突起，表面粗糙灰白或灰黄，且缺乏光泽，有时可见曲张的血管影。

(3)乳头型:较大结节状突起,可使颈管变形或癌组织充满宫颈管。表面灰黄凹凸不平,可坏死脱落形成溃疡,易出血。

宫腔镜检查子宫内膜癌Ⅱ期具有一定局限性,因为子宫内膜癌侵犯宫颈管有两种类型:肉眼可见的浸润型和隐匿型。后者在颈管表面一般不形成病灶,偶见小的溃疡形成,此型在诊断性刮宫或宫腔镜检查时均可能漏诊。另外,宫腔镜检查在确定癌灶有无累及宫颈时,是以解剖学内口为标志,而病理学上则以组织学内口为标志,所以此区域的病灶可能被误诊。

五、宫颈妊娠

宫颈妊娠是指受精卵在宫颈管内着床和发育,临床上极少见。该病易误诊为难免流产或不全流产,常在清宫术时引起大出血而行子宫切除术,甚至危及生命。

严格地讲,如已确诊为宫颈妊娠应尽量减少操作,因任何轻微的激惹都可能导致无法控制的大出血。此时宫腔镜也应慎用。如诊断不详或治疗后判断效果,可在严密监视及做好紧急抢救准备的条件下进行宫腔镜检查。因宫颈妊娠颈管扩张、松弛,宫腔镜容易插入、膨宫液不易存留。宫颈管内壁失去正常的黏膜皱襞,代之为暗褐色、凹凸不平的组织块,且有凝血块附着。

第七节 宫腔镜手术探究

一、宫腔镜检查失败的可能原因宫腔内有气泡或水

1. 宫口太松,膨宫液外渗。
2. 子宫膨胀不全,视野不清。
3. 宫颈狭窄或子宫屈度过大,妨碍宫腔镜插入。
4. 宫腔内病变为内膜增生、畸形或粘连,可影响全景和(或)输卵管开口的观察。
5. 快速注入多量液体,使内膜水肿,影响观察效果。

二、宫腔镜检查与其他方法的比较

由于宫腔镜能直接检视子宫内景,对大多数子宫内疾病可迅速做出精确的诊断。有人估计对有指征的患者做宫腔镜检查可使子宫异常检出率达70%,而经其他传统方法子宫异常的检出率仅28.9%。

(一)宫腔镜检查与B超检查比较

B超是妇产科应用最多的非侵入性检查方法,为临床医师提供了很多有益的信息。尤其是经阴道B超(TVS),简单易行,敏感性高,是诊断子宫内膜及子宫内异常的有效方法,可作为评估异常子宫出血的常规第一线检查。但阴道超声检查对检测子宫内膜团块性病变无特异性,因此对于超声图像异常或不能确定时,或超声图像正常而患者症状持续存在时,必须应用

宫腔镜检查，同时进一步行镜下活检，以明确诊断。B超提示子宫肌瘤时，如宫腔线不明显，则难以确定是黏膜下肌瘤或肌壁间肌瘤，并难以定位为子宫的何壁何侧；宫腔线明显增厚时，不能排除子宫内膜息肉，虽然宫腔造影可以使子宫内膜息肉的诊断率明显增高，但宫腔镜检查更有优势，可以一孔之见，一目了然。目前宫腔镜检查被认为是诊断子宫内膜息肉的金标准。但是宫腔镜对判断子宫肌壁受损情况，如内膜癌的浸润深度及宫腔以外的盆腔疾病却无能为力，B超在这方面却有优势。因此，宫腔镜检查与B超检查各有千秋，不能完全互相取代。

对于某些妇科疾病，宫腔镜和B超联合检查可以提高诊断准确率及宫腔内操作的成功率。如直径<1.0cm的子宫黏膜下肌瘤，直径>1.0cm及多发的子宫内膜息肉，以及子宫内膜增生样病变，超声检查通常仅提示子宫腔回声增强、增厚；宫腔镜检查可直接清晰地观察宫内形态与结构，发现宫内病变，为超声检查所不易区分的病变提供了直观的诊断依据。联合检查时，利用宫腔镜与B超的对照观察，在二维声像图上可以显示子宫内膜息肉呈现为多个或单个自内膜突入宫腔的息肉样结构，而子宫内膜增生样病变，则表现为子宫内膜的局限性或弥漫性增厚。又如子宫纵隔畸形单纯用宫腔镜或B超检查诊断准确率均不高，联合检查时注入膨宫液后，B超横切可显示两侧宫腔，并可测量纵隔的长度、宽度，同时观察子宫底有无凹陷，鉴别鞍状子宫及双角子官，做出子宫纵隔的准确诊断。宫腔镜下切除子宫纵隔时，联合B超检查可以使手术更安全，纵隔切除更彻底。再有，宫腔镜检查和取出宫内异物常需B超定位始能完成，B超的导向作用提高了宫内操作的成功率。如当IUD段片嵌入宫壁被内膜覆盖时，宫腔镜检查难以窥见，而联合检查可以准确定位并引导宫腔镜取出残留IUD。另外，宫腔镜可检出胎骨残留，但残留胎骨与宫腔的关系则不易判断，联合检查则可准确提示残留胎骨长轴与宫腔长轴的关系，弥补了宫腔镜检查的不足，可见联合检查明显优于单项宫腔镜或B超检查。

（二）宫腔镜检查与诊断性刮宫（diagnostic dilatation and curettage，DDC）

多年来，诊断性刮宫一直被认为是寻找异常子宫出血病因最有效的检查方法。但诊刮为盲视手术，仅凭术者的感觉和经验进行，容易发生漏诊，其敏感性及特异性究竟有多高很难估计。如宫腔内病变中，质地柔软的息肉常刮不到，局限性病灶不能定位，可能遗漏。有统计即使有经验的妇产科医生，刮宫后内膜残留率亦高达20%～25%。Brooks（1988）报道，刮宫术诊断子宫出血有10%～15%的假阴性，以黏膜下子宫肌瘤的漏诊率最高。我国罗氏（1989）资料，刮宫35%的区域根本未被触到。对绝经后出血的患者，常常因无组织刮出或刮出物极少，使病理无法诊断。这其中可能因为子宫内膜菲薄而取材困难，也可能系宫内存在病灶而刮宫时未刮到。对无病理结果的绝经后出血患者，临床医生在诊治过程中常常感到很棘手。宫腔镜检查可以弥补其不足，已有取代盲目诊刮的趋势。但单纯宫腔镜检查也有漏诊，如子宫内膜受激素影响或非典型增生，可能尚未引起肉眼可见的变化。因此宫腔镜必须结合病理，才能做出正确诊断。

（三）宫腔镜检查与子宫输卵管碘油造影（hysterosalpingograph，HSG）

HSG是利用一定的器械将造影剂从子宫颈口注入子宫、输卵管，通过X线片显示子宫及输卵管内部形态的方法。HSG可提供子宫颈管、子宫腔大小、形状和子宫腔轮廓的资料，在没有输卵管近端闭塞或痉挛情况下还能显示输卵管的长度、直径、形状、通畅度和输卵管伞端折叠等情况。对子宫输卵管先天畸形、占位性病变、慢性炎症、子宫异常出血及输卵管通畅情况的检查中仍具有重要价值。特别是对女性不育症的诊断与治疗仍有很大帮助。正确施行和解释子宫输卵管造影将为临床提供极有意义的信息。

HSG常见的副作用有：过敏反应；碘油不易被吸收，存留于体内引起刺激性腹膜炎、输卵管堵塞等；腹痛；辐射。另外，HSG检查常会造成假阳性结果。输卵管子宫角处痉挛，小血块、黏液、内膜碎片堵塞输卵管及造影剂不足，均可造成X线检查输卵管闭塞的假阳性结果。

三、宫腔镜检查与癌细胞播散

宫腔镜检查是否会引起癌细胞播散，是学者们最为关心和有争议的问题。从理论上讲，当膨宫压力在12～20kPa(90～150mmHg)时，无论气体膨宫或液体膨宫，都有可能导致宫腔内压升高，使膨宫介质经输卵管或宫颈流出。那么，宫腔内组织如子宫内膜碎片、血块、肿瘤细胞等是否会随膨宫介质经输卵管进入腹腔？进入腹腔后的肿瘤细胞是否会播散种植在盆腹腔，而使子宫内膜癌的临床分期提高？并因此而影响子宫内膜癌的治疗和预后？各国学者对此都进行了大量的观察研究。Obermair(2000)等研究宫腔镜检查后刮宫和单纯刮宫术后患者腹腔细胞学检查阳性的发生率多中心回顾分析1996—1997年113例子宫内膜癌Ⅰa、Ⅰb期患者。待开腹时得到腹腔阳性细胞，阳性细胞的定义为恶性或可疑恶性细胞。结果113例中10例(9%)腹腔阳性细胞可疑，其存在与宫腔镜操作有关($P<0.04$)。这一研究结果支持液体膨宫和灌流的宫腔镜术会引起子宫内膜癌的播散。但是否会引起子宫内膜癌的种植和转移，尚无资料证明，还需进一步随访。

第八节　宫腔镜治疗手术概论

一、宫腔镜手术器械

宫腔镜手术的先驱者们在开始作宫腔镜电切术时，都是用外科的前列腺电切镜或膀胱电切镜，直到1992年专门用于妇科的宫腔电切镜问世。

1. 宫腔电切镜　电切镜全长30～35mm，工作长度18～19.5mm，其外径有21(7mm)～27(9mm)等不同规格。

2. 光学视管　为全景式，外径3mm或4mm，景深30～35mm。物镜端有前视角0°～30°等不同规格，视野70°、120°。

3. 操作手架　是一个带有弹性的手控机械装置，可控制电极操作，手架上有插入光学视管和作用电极的孔道，还有转换开关连接高频电源发生器。

4. 镜鞘　两个同心圆形鞘，以插入操作架等部件。外鞘与内鞘之间可旋转，外鞘直径8～9mm，前端附有筛状小孔供液体流出，末端有出水接口。内鞘前端喙部镶有斜状陶瓷绝缘装置，末端有入水接口。

5. 闭孔器　是镜鞘的内芯，头部呈椭圆形，可闭塞电切镜喙部的窗孔，并适合宫腔外口形状，便于插入宫颈管。

6. 作用电极　根据其电极性质的不同，目前电外科所使用的仪器终端分为单极电极和双极电极两种类型。

(1)单极电极：在单极电流中，电流由发电机经操作电极至所接触的组织、再经过患者到分散或“接地”电极，最后返回发电机。由于高频电流转变成人体的热能不易被精确测量，对组织的热辐射范围较难控制，有时对局部的热损伤甚至会非常危险。因此，在手术时应绝对遵循操作规定，不可有任何的疏忽大意。单极电圾功率 60～100W，有环形、针状、滚球、滚棒、滚桶及汽化等不同形状和性能的作用电极。

(2)双极电极：双极电极的电路是自动连续的，不用患者做地线，电流只在两个电极之间流通，只经过介入的组织而不经过患者的身体，大大降低了电辐射造成的灼伤和电流击伤。专为宫腔镜设计的双极电极以生理盐水为介质，使电流从正极到达负极，既可减少电流与组织的接触，造成组织损伤；又避免了因使用非电解质溶液而导致的低钠血症的发生。双极电极的手术装置与单极电极系统相似，而治疗效果又与激光手术相同。因此，具有良好的应用前景。

目前宫腔镜手术的双极电极有球形电极、弹簧电极及螺旋电极。其中球形电极与组织接触面较小，对组织的损伤亦较少，可进行切割并有一定的止血作用，要求功率较低；弹簧电极和螺旋电极与组织的接触面较大，要求功率较高，可进行快速切割及有效的止血。两者的电极直径均较细，后者比前者更细，故切割速度更快。

二、灌流系统

(一)灌流液

1. 具备条件　兼有膨宫、降温、冲洗血液的三重作用。具基本要求为：

(1)宫腔镜电切术需要非电解质溶液，使在切割或电凝时所产生的电流集中于电极接触的组织。

(2)等渗溶液：因灌流液压力远高于静脉压，灌流液可通过开放的静脉进入体循环，等渗液不至于发生溶血。

(3)具有利尿作用：因灌流液用量大，进入体内应能迅速排出体外，以免加重血液循环负担。

(4)无色清澈透明，能见度好。

(5)对血浆、细胞内也和细胞外液影响小。

(6)术时器械易于清洗。

2. 常用灌流液

(1)5%葡萄糖：若进入量较大时，可使血糖升高。故在技术尚不熟练的情况下，不宜作为常规应用的灌流液，更不适于有糖尿病的患者或老年患者。

(2)5%甘露醇：如溶液大量进入循环，经肾脏排泄，可对肾小管有一定的损害。进入循环的甘露醇有利尿和脱水的作用，术后可能引起低血压。

(二)灌流方法

1. 入水　入水管一端与电切镜内鞘相连，另一端连接下述设备之一。使用自动膨宫泵，一般设定入水压力80～100mmHg，流速200ml/分钟，有计量入、出水的装置，可精确计算灌流液的差值；也可使用下口瓶或输液吊瓶，液面落差100cm；或使用塑料袋灌流液，用加压套加压膨胀灌流宫腔。

2. 出水　出水管一端与电切镜的外鞘接口相连，另一端连接负压吸引泵，负压60～70mmHg，或任出水管自然垂落。

三、手术适应证

除恶性肿瘤外几乎所有的宫腔内异常病变，均可在宫腔镜下进行治疗。

(一)久治无效的异常子宫出血

排除恶性疾患导致异常子宫出血的病因可分为功能性和器质性两大类。

1. 功能性子宫出血　因子宫内膜增生肥厚，不规则剥脱而导致的异常子宫出血，可在宫腔镜直视下切除子宫内膜的基底层及部分浅肌层，以防止其再生而达到治疗目的。

2. 器质性子宫出血　最常见的病变为黏膜下子宫肌瘤、子宫内膜息肉等，可行相应的肌瘤或息肉切除术。黏膜下肌瘤<5cm可经宫腔镜手术切除，如肌瘤过大则不宜行宫腔镜切除。

(二)Asherman综合征

在宫腔镜直视下对宫腔粘连进行分离，可避免因盲目操作而导致的子宫损伤及手术的不彻底。

(三)子宫畸形

因子宫畸形而导致的习惯性流产，如子宫纵隔等。

四、手术禁忌证

虽然宫腔镜手术不开腹、损伤小，但手术本身对机体仍有一定的创伤刺激，对身体能否耐受手术仍有一定的要求。以下情况不宜进行宫腔镜手术操作。心、肝、肾等重要脏器功能衰竭的急性期，不能耐受手术。

1. 血液病等凝血系统功能障碍。
2. 生殖系统感染的急性期。
3. 生殖器官恶性肿瘤。
4. 宫颈狭窄、瘢痕等，不能充分扩张者。
5. 子宫屈度过大，宫腔镜不能进入宫底者。
6. 手术当天体温超过37.5℃，血常规检查不正常者。

五、术前准备

（一）查体

1. 常规进行全身及妇科检查、血尿常规及血生化化验。

2. B超了解子宫大小、形状，子宫内膜厚度，子宫肌瘤的存在与否及其大小、部位和数量等。

3. 通过诊刮或宫腔镜检查除外子宫恶性疾患。

（二）扩张宫颈

由于子宫电切镜外径较粗，多在8～10mm，术中若强行扩张宫颈可致宫颈损伤、撕裂或子宫穿孔。故术前应尽量软化宫颈，扩张颈管，减少术中并发症。

1. 米索前列醇　手术前晚患者口服米索前列醇或阴道后穹隆放置米索前列醇400μg，可使宫颈口扩张。

2. 宫颈扩张棒　手术前晚将宫颈扩张棒放入宫颈管，宫颈扩张棒吸收宫颈管内液体逐渐膨胀，柔和、缓慢地扩张宫颈，促进宫颈成熟。宫颈扩张棒一方面能机械性扩张宫颈；一方面可以引起细胞因子（如IL-1b、IL-8、PGE_2 与 $PGE_{2}\alpha$）的释放和弹性蛋白酶活性的增加，诱导宫颈成熟。

3. 硅胶管　术前12～24小时宫颈管内放置硅胶管，如14～18号导尿管，可机械性扩张宫颈。此法目前已逐渐被宫颈扩张棒取代。

六、麻醉

同宫腔镜检查术。

七、手术操作

（一）电切术

选用直径8mm的环状电极，其特点是重复少，手术速度快，直径4mm的环状电极，安全性大，很少导致子宫穿孔，但需要重复操作方能达到前者的切割深度及宽度。切割深度不仅与环状电极的直径有关，而且与环同局部组织接触的时间长短和电流强度有关，环的移动速度越慢，电流越强，切割越深。组织的血供情况和血流速度也影响切割深度。

（二）电凝术

应用球状或滚筒状电极对组织表面进行电凝烧灼。滚球或滚筒电极的应用也较普遍，应用直径2mm滚球电极的手术速度比用4mm的快，但子宫穿孔的危险性也较大。

（三）激光烧灼术

激光经柔软的石英纤维传导，能直接照射到子宫内膜。利用激光可穿透内膜深达5～

6mm，能足够破坏子宫内膜。另外，激光可穿过清亮的液体而不被衰减，故可选用液体作膨宫剂。

八、术后处理

（一）止血治疗

如病灶范围小，手术损伤少，患者出血不会太多，可在数天内自行恢复；如病灶大，手术损伤多，阴道出血相对较多，可延续数周甚至数月。对于出血较多者，可以应用止血药物治疗。

（二）抗炎治疗

因宫腔经宫颈、阴道与外界相通，在创面尚未愈合之前容易发生逆行性感染，严重者可导致急性子宫内膜炎、附件炎、盆腔炎，甚至盆腔脓肿，直接影响手术预后。故在术后应常规使用抗生素预防感染。药物应选择广谱、长效并能抵抗厌氧菌属，用药时间5～7天。

（三）止痛治疗

部分患者手术当天可有下腹疼痛，一般认为与子宫反射性痉挛有关，疼痛轻微不予处理；疼痛较重，可予解痉止痛处理，如双氢埃托啡20mg舌下含化等。

（四）保持外阴清洁

因术后阴道流血、流液时间较长，局部潮湿，容易合并外阴阴道炎。故术后应外阴清洗每日两次，直至阴道分泌物干净为止。

（五）休息

尽管宫腔镜手术创伤小、恢复快，但切口愈合仍需要时间。因此，术后适当休息有利于伤口愈合。

第九节　宫腔镜电切术后并发症及处理

宫腔镜手术与宫腔镜检查术相比，因前者应用器械多、操作时间长、损伤范围大，故并发症明显高于单纯检查术。并发症可出现在手术进程中或术后恢复期。术中并发症有出血、子宫穿孔合并周围脏器损伤、宫颈裂伤、TURP综合征、输卵管破裂、静脉血栓及膨宫液过敏等；术后并发症包括阴道持续流血流液、盆腔感染、腹痛、宫腔粘连合并宫腔积血、异位妊娠等。根据其发生率的高低，现分述如下。

一、出血

正常宫腔镜术后，或多或少均会有阴道出血，但多能自愈，无需处理。如出血过多，超过正常月经血量，或持续时间过长，则被视为不正常出血，需给予相应的治疗。宫腔镜手术引起的出血可分为早期出血及晚期出血两种。

(一)早期出血

早期出血包括术中及术后24小时内的出血。

1. 原因

(1)操作技术:宫腔镜下电切时,若切一刀电凝一次出血少,但手术时间长;如切数刀再电凝,手术时间短,但失血稍多。此外,技术娴熟者切除速度快、止血准确彻底,出血自然减少;而初学者出血相对较多。

(2)手术创面:肿瘤越大,手术创面越大,则出血越多。

切割深度:正常子宫动脉分支在穿透子宫肌壁向内斜行至中1/3后分布成网,与内膜表面平行,称为弓形动脉,径向动脉从弓形动脉分出并形成子宫内膜螺旋动脉和基底动脉。在电切子宫内膜基底层或2～3mm的浅肌层时,出血较少;若深及5～6mm,伤及子宫肌层内的血管网即弓形动脉时则出血增多,而子宫血管床在双侧宫角处仅2～3mm深。

2. 处理

(1)通有小动脉喷射状出血,可直接用针状电极电凝血管止血;若创面广泛浸血,可用球状或滚筒状电极在创面滚动,电凝止血。

(2)切除组织表面有粗大的血管时,应先电凝血管,再切割组织。

(3)若子宫肌肉收缩力差,术中可适当应用缩宫剂,促进子宫收缩,以达止血目的。

(4)黏膜下子宫肌瘤等挖除术后,创面较深、较大,术后可在宫腔内放置气囊导管,气囊内注入液体30～50ml,压迫止血。术后6～8小时将气囊取出。亦可于宫腔内填塞无菌纱布压迫止血,8～24小时后取出。

(5)若出血通过以上方法处理仍无明显效果,可考虑切除子宫止血。

(二)晚期出血

系指手术24小时以后的阴道流血,时间长者可达数周乃至数月。临床可表现为阴道淋漓出血或突发性大量出血。

1. 原因

(1)电凝使创面产生片状焦痂,术后可能组织坏死脱落,暴露痂下小血管,引起继发性出血。

(2)创面愈合过程中,局部感染导致于宫内膜炎或于宫肌炎,炎症累及小血管,造成血管破裂出血。

(3)宫腔积血,宫颈管内膜因手术创伤,导致术后前后壁相贴粘连,使宫腔内血液无法引流而至积血。

2. 处理

(1)适量应用抗生素预防感染。

(2)因宫颈粘连导致的宫腔积血,可通过疏通宫颈管将腔内血液引出。

(3)根据患者的具体情况,术后1～3个月行阴道B超或腹部B超检查。若发现确有宫腔积血，应在超声引导下再行宫腔镜手术清理腔内积血。

二、宫腔粘连

宫腔粘连系指各种因素造成子宫内膜的破坏，导致子宫肌壁相互粘连而出现的一系列临床症状。据统计，宫腔粘连的患者中95%以上有子宫手术操作史。而在宫腔镜手术的患者中，宫腔粘连的发生率为1%～5%。

1. 原因　宫腔粘连的发生率取决于宫腔镜手术的方式及类型：子宫内膜切除术需切除全部内膜及部分浅肌层，容易导致于宫前后壁相贴形成瘢痕粘连。黏膜下子宫肌瘤挖除术，若为单个小肌瘤的摘除一般不会造成粘连；如为多发性黏膜下肌瘤挖除，术后过多地裸露瘤床下的子宫肌层，易致宫腔粘连。子宫纵隔切开术术后粘连发生率较高。

粘连还与宫腔镜手术器械有关。经临床观察发现，环状电极切除于宫内膜术后宫腔粘连的发生率较低；而激光烧灼子宫内膜后粘连的发生率较高。具体发病机制尚需进一步研究探讨。

此外，宫腔镜手术中若破坏了子宫颈管的内膜组织，容易造成宫颈管粘连。

2. 临床症状　术后3个月左右出现周期性的下腹痛，可无阴道出血或伴有点滴出血。阴道出血主要取决于宫腔粘连的部位，若为宫角部分粘连，阴道可有少量出血；如颈管粘连则无出血。

3. 诊断与治疗　根据患者的病史、症状及B超声检查，临床医生多可作出初步判断。可先予探针试通子宫颈管，若遇阻力难以深入宫腔则提示有颈管粘连，此时可在B超监测下予Hegar扩张器扩张宫颈；若为宫腔粘连，可再行宫腔镜检查并在直视下切除粘连带。

4. 预防　术后放置宫内节育器可有效地防止宫腔粘连。但应注意，选择节育器不可过大、过硬，为预防颈管粘连应选放纵臂较长的T形或V形节育器；放置时间不应少于2～3个月，但也不宜时间过长，以免节育器嵌入子宫肌层内造成取器困难。

人工周期治疗取决于手术目的。若为子宫纵隔切除或黏膜下肌瘤挖除术，可给予人工周期治疗，促进子宫内膜的修复，尽快覆盖创面；若为子宫内膜切除术，则需根据具体情况进行处理。

三、感染

正常情况下，一些需氧菌与厌氧菌寄居在阴道内形成正常阴道菌群。需氧菌包括阴道杆菌(占优势)、棒杆菌、非溶血性链球菌、肠球菌、表皮葡萄球菌、大肠杆菌和加德纳尔菌。厌氧菌包括消化球菌、消化链球菌、类杆菌、棱杆菌和Mobibuncus菌等。此外，还有支原体、衣原体及念珠菌。阴道与这些菌群形成一种平衡的状态。当机体免疫力低下，内分泌水平变化或外来某种因素(组织损伤等)破坏了这种生态平衡时，这些常住的菌群便会冲破阴道屏障而引起感染，成为致病菌。引起盆腔炎的病原体主要为链球菌、葡萄球菌、大肠杆菌及厌氧菌等。

宫腔镜手术将宫颈管扩张到直径达1cm左右，可使颈管组织内的部分纤维断裂，颈口开放使宫腔与外界相通；术后子宫长期流血或流液，是良好的细菌培养基，另外持续流液破坏了正常阴道的内环境，均有利于细菌生长，故宫腔镜手术较易出现盆腔感染。其表现形式可为子宫内膜炎、子宫肌炎、宫旁结缔组织炎、宫腔积脓、宫旁脓肿、输卵管脓肿等，其发生的概率则与手术创面的深浅、手术范围的大小及术后护理有关。

1. 临床症状　可表现为下腹疼痛、阴道分泌物增多、体温升高等。下腹疼痛可为阵发性或持续性下腹隐痛或剧痛，严重者可出现腹膜刺激症状，查体可有压痛、反跳痛及肌紧张。阴道分泌物可为血性或液性，并伴有腥臭等异味。

2. 治疗

(1)抗生素：首先应做宫颈管分泌物细菌培养，尽量选择敏感的药物。术后常规应用广谱、高效的抗生素，至少 5～7 天。此外，在选用抗生素时还应注意要兼顾控制厌氧菌的感染。

(2)保持外阴清洁：每天会阴冲洗至少 2 次，勤换会阴垫。应选择透气性强、经过高温消毒的会阴垫。

(3)一般支持疗法：已有盆腔感染迹象时，应注意休息，尽量选择半卧位有利于脓液聚积于直肠子宫陷窝而使炎症局限。给予充分营养及液体摄入，纠正电解质紊乱及酸碱平衡，高热时采用物理降温。避免不必要的妇科检查以免引起炎症扩散。

(4)腔内引流：宫腔积脓可予扩张宫颈管，抗生素低压灌洗宫腔等治疗。

(5)手术引流：若已形成盆腔脓肿可考虑手术引流。

四、腹痛

(一)早期腹痛

早期腹痛系指手术后数天内出现的下腹隐痛或阵发性疼痛。

1. 原因　系因手术中扩张宫颈引起的牵张反射，刺激子宫平滑肌反射性痉挛导致疼痛。可持续数小时，多可不治自愈。另外，宫腔内积血块及坏死组织刺激子宫收缩，试图将腔内异物排出，也可引起痉挛性疼痛。

2. 治疗　子宫痉挛性疼痛多能自行缓解，亦可应用药物治疗。如解痉去痛片、阿司匹林、双氢埃托啡等。也可用益母草膏，活血化瘀，促进子宫收缩，协助宫内异物排出，减轻疼痛。

(二)远期腹痛

1. 原因　宫颈管粘连引起子宫积血，因引流不畅子宫膨胀，反射性收缩可引起腹痛；基底层子宫内膜被瘢痕覆盖或电切时所需的宫内压力将有活性的子宫内膜细胞挤入肌层内，可引起医源性子宫腺肌症而导致腹痛。另外，子宫内膜去除术输卵管绝育综合征(postablation tubal sterilization syndrome，PTSS)也可引起腹痛。PTSS 系指宫腔镜手术后出现的、进行性加重的周期性或无规律的腹痛。多见于术前曾做过双侧输卵管结扎手术的患者。

1993 年，Townsend 医生首次报道 PTSS 综合征。在对 6 例子宫内膜去除术后下腹周期性疼痛的患者进行宫腔镜复查时发现，该类患者都有明显的内膜瘢痕，腹腔镜显示一侧或双侧输卵管近端肿胀，可达正常输卵管的 2 倍，部分管腔内有积血；对切除的子宫进行病理检查发现宫腔均为瘢痕组织，但宫角部仍通畅，可见少量子宫内膜。因此 Townsend 认为，PTSS 综合征的病理生理改变可能为宫腔镜手术时、子宫底部或宫角内膜未完全破坏，残留的子宫内膜出现周期性月经，而宫腔其他部分却因瘢痕粘连而引起宫底部和(或)输卵管残端积血；导致经血倒流进入输卵管，使其近端被经血扩张，引起类似异位妊娠的症状。因目前观察病例较少，对此研究尚需进一步深入。

2. 临床表现　宫腔粘连可表现为周期性下腹疼痛而阴道无出血或出血极少。PTSS综合征则表现为进行性、难以忍受的、一侧或双侧下腹疼痛，可伴有阴道出血。

(三)治疗

因宫腔粘连导致的腹痛可在宫腔镜、B超或腹腔镜监护下进行宫腔粘连分离术。PTSS可先在腹腔镜下切除病变的输卵管；若症状仍不缓解则需考虑子宫切除术。

五、子宫穿孔

为宫腔镜手术最严重的并发症。穿孔常继发消化道、泌尿道和大血管的损伤，而导致腹膜炎、瘘管或大出血等，甚至危及患者的生命，故对此应予以高度警惕。

1. 原因

(1)切割过深：穿孔多因电切子宫肌层过深，特别是在两侧宫角肌壁最薄处，若切割深度与其他部位相同，则有可能穿孔。

(2)激光或球状电极的功率过大，或在局部停留的时间过长，热损伤可穿过子宫肌层而波及膀胱、肠管等邻近脏器。

(3)困难的宫腔粘连分离和子宫纵隔切开术，缺乏B超或腹腔镜监护。

(4)宫颈管狭窄或有瘢痕，在扩张颈管时导致颈管破裂、穿孔。既往有子宫穿孔史或宫腔手术操作史。

(5)术前未能确认前屈或后倾的子宫即放置操作器械，多见于缺乏经验的医生。

2. 处理

(1)一旦发现穿孔，应立即停止操作。若合并有邻近器官的损伤，应马上酌情处理。穿孔多发生在子宫底角部、子宫峡部等壁薄的部位。从器械角度讲，机械性能源比激光或电能安全，环形电极切割或滚球电极电凝的子宫内膜去除术易致穿孔。宫腔镜下行宫腔粘连分离术和子宫中隔切除术比子宫肌瘤切除术、子宫内膜切除术和子宫内膜息肉切除术更易导致穿孔。

处理子宫穿孔时，要先仔细查找穿孔部位并确定处理方案。子宫底部穿孔时，因肌层肥厚且血管相对较少，因而出血少，故可给予缩宫素及抗生素并进行观察，流入腹腔的灌流液可经后穹隆穿刺抽出，一般无严重后果；子宫侧壁及峡部的穿孔比较危险，有可能伤及子宫血管，应立即开腹探查。穿孔情况不明者，应行腹腔镜检查，穿孔处出血可在腹腔镜下用双极电凝止血，穿孔较大者需缝合。

(2)术后严密观察：注意有无其他脏器的潜在损伤，如术后出现血尿、腹泻、发热、疼痛等症状时，应进行全面检查，及时发现，早期处理，防止出现进一步的并发症。

六、TURP综合征

TURP即经尿道前列腺切除术(transurethral resection of prostate, TURP)，是泌尿外科

中最常见的手术。因 TURP 综合征(TURP syndrome)最初见于 TURP 手术,故以此命名。自宫腔镜手术开展以来,此症时有报道,又被称为"过度水化综合征"(hyperhydration syndrome 或 fouid overload)、水中毒等。发生率 0.4%～2%。它实际是一种病因复杂、病情凶险的并发症,其本质为稀释性低钠血症。如对此并发症早期认识不足,常可贻误治疗而导致死亡。

引起 TURP 综合征的因素很多,主要原因是灌流液在短时间内快速、大量被吸收。此外,以右旋糖酐作为膨宫液时,因其具有潜在的渗透作用,进入腹腔后可吸附大量水分,导致腹水进入血液;而 CO_2 膨宫如压力过大,亦可促进液体的内渗,增加血容量。如液体灌注压过高,超过 5.89kPa(60cmHg);手术时间过长,如高压灌注超过 90 分钟;或低渗灌流液,如使用蒸馏水等,均可引起以血容量过多和血钠降低为主要特征的临床综合征。

TURP 综合征的各种临床表现,通常在手术接近完毕到术后数小时内出现。表现为呼吸困难、呼吸急促、喘息和发绀缺氧等肺水肿的症状;烦躁不安、恶心呕吐、头痛、视力模糊、意识障碍、呼吸表浅等脑水肿的表现;少尿或无尿等肾水肿体征;因血容量增加,初期血压升高,中心静脉压升高及心动过缓,后期血压下降;血钠降低,当血钠下降至 120mmol/L 时,表现为烦躁和神志恍惚;低于 110mmol/L 时可发生抽搐和知觉丧失、休克,甚至心脏骤停而死亡。

对 TURP 综合征的治疗包括强心利尿、加压给氧、脱水补充电解质、抗感染等治疗措施。对 TURP 综合征的预防措施包括:①加强手术医师分级培训;②恰当选择手术适应证;③注意宫腔镜手术的预处理,尽可能缩短手术时间,减少灌流液回吸收;④手术时间尽量控制在 1 小时之内;⑤膨宫压力控制在 100mmHg 以下,不能超过平均动脉压水平;⑥术中准确记录膨宫液体的出入量,如膨宫液的灌注与排出液体的差量＞1000～1500ml、老年或患有心肺疾病的患者差量＞750ml 时,应停止手术,并立即监测血清电解质的变化,防止液体超负荷的发生以及术后电解质紊乱;⑦术中麻醉方式尽量选择局部麻醉,使患者处于清醒状态;⑧由于人体的自身调节功能,使得低钠血症的临床表现较为迟缓,通常在 48 小时后才出现症状,因此临床上术后要警惕发生低钠血症,一旦出现症状,要及时诊治。

七、静脉气栓

宫腔镜手术中静脉空气栓塞是一种十分严重的手术并发症。因发病突然,处理极端困难,经常导致死亡或重度伤残。自广泛应用宫腔镜以来,在宫腔镜诊治过程中因气栓而致死亡的病例在欧美国家时有报道,我国亦有个例发生。此并发症虽属罕见,但仍应给予高度重视。

1. 原因

(1)宫腔镜手术是在水下作业,膨宫液在电极通电的瞬间可被加热至 100℃,此时液体蒸发产生气泡。这些气泡在较高的膨宫压力下可经开放的小血管进入血循环。在进行宫、腹腔镜联合手术时,常可见宫旁小血管内有气泡存在。

(2)CO_2 作为膨宫介质,当气流速度过快超过 70ml/分钟,输入量在短时间内超过 1L 时,CO_2 可经开放血管进入血管内。

(3)宫腔镜手术时,因扩张宫颈困难,局部血管撕裂或子宫内膜电切时暴露了肌层内的小血管,空气可经破裂的血管进入血循环。当患者头低臀高位时,空气栓塞更易发生。

2. 症状　因手术多为全身麻醉，故麻醉医师首先发现异常。呼气末 CO_2 压力突然下降是静脉空气栓塞最重要的早期征象。心动过缓，血氧饱和度下降，心前区听诊闻及大水泡音，血压降低，呼吸急促，心搏停止。超声心动图是检查心脏内<0.5ml 气泡的最敏感技术。若为硬膜外麻醉，患者意识清醒，会主诉胸闷、气急、憋气，出现呛咳、发绀等症状。

3. 处理

(1)立即防止气体继续进入，并尽可能抽出气体。

(2)吸氧，将患者转为左侧卧位。

(3)注入大量生理盐水促进血液循环。

(4)地塞米松 5～10mg 静脉注射，强心利尿治疗。

(5)如有条件可转入高压氧仓复苏。

4. 预防

(1)避免头低臀高位。

(2)小心扩张宫颈管，避免损伤和(或)部分穿入肌壁。

(3)宫颈扩张后，应封闭阴道或用湿纱布堵住宫颈，防止宫颈暴露在空气之中。在放置宫腔镜前最后一支扩宫棒要一直放在宫颈管内。

(4)应用液体膨宫时，宫腔镜在插入宫颈管前必须排尽镜管和连接膨宫液容器间导管中的所有空气气泡，务必防止任何空气逸入子宫腔内。

八、输卵管破裂

此并发症极为罕见，多见于输卵管绝育术后或原有输卵管阻塞的患者。因宫腔内灌注压力过高，膨宫介质流速过快而导致单侧或双侧原已闭塞的输卵管破裂，特别是原有输卵管积水者更易发生。其临床后果与输卵管破裂部位直接相关。若破裂口恰恰损伤了该处小血管，发生难以自凝的出血，常需手术止血处理。因此，术前高度怀疑输卵管阻塞或有输卵管绝育术史，宫腔镜手术应在腹腔镜监视下进行。

第十节　宫腔镜子宫内膜切除术

子宫内膜切除术(endomtrial resection，ER 或 endometrial ablation，EA)，又称经宫颈子宫内膜切除术(transcervical resection of the endmitrum，TCRE)。是经宫腔镜通过使用环状电极、球状电极、激光或其他方法切除子宫内膜的基底层及部分子宫肌层，破坏子宫内膜正常生长的解剖学基础，以达到人工绝经或减少月经，治疗异常子宫出血之目的。

自 20 世纪 80 年代起，TCRE 问世，替代了保守治疗无效的难治性子宫出血的子宫切除术。1981 年，美国 Glodrath 首先用激光子宫内膜去除术(hysteroscopic endometrial ablation by laser，HEAL)。1987 年，美国 DeCherney 用前列腺电切镜为患血液病致难以控制子宫出血的妇女止血成功，开创了宫腔镜电切术治疗子宫内膜疾病的先河。1988 年，日本用滚球电极电凝子宫内膜，治疗子宫出血，取得满意效果，命名为 EA。1989 年，英国为 16 例有内科并发症的患者用环形电极切除子宫内膜治疗月经过多，并将此命名为 TCRE。

一、概述

(一)正常子宫内膜的组织学特点

子宫内膜与身体其他组织的不同之处在于其结构和功能有规律性的变化。子宫体部的内膜分两层,下面为基底层,上面为功能层。在月经周期的分泌期,功能层又可分为表面的致密层和其下方的海绵层两层,海绵与基底层相连。月经时子宫内膜的功能层脱落,新生的内膜组织由基底层再生。正常月经后子宫内膜的厚度约 1mm,以后逐渐增厚,到分泌期可达 8～10mm。

(二)子宫内膜切除术的原理

子宫内膜切除术的原理为摧毁子宫内膜以控制顽固性子宫出血,早在 20 世纪 40 年代美国医生 Asherman 曾报道过度刮宫后会继发闭经或月经减少,并将其命名为 Asherman 综合征。如果能对经血过多的患者造成 Asherman 综合征样的效果,仅仅去除导致出血的子宫内膜,而不破坏盆腔正常的解剖结构,实为一种理想的治疗方法。特别是对那些期望保留子宫又想解除异常出血之痛苦的患者,无疑是一道福音。宫腔镜的发展和应用使这一愿望成为事实。在宫腔镜的直视下,子宫内膜被导入宫腔内的各种形式的能源作适度而彻底的破坏,在切除内膜基底层和部分子宫肌层后,子宫内膜及所含受体基本消失或仅存少许,对卵巢分泌的雌孕激素缺少反应,无正常子宫内膜增生、分泌的周期性变化,出现人工闭经或月经减少,从而达到治疗子宫异常出血的目的。

(三)子宫内膜切除术适应证及禁忌证

1. 适应证

(1)患有顽固的非器质性月经过多,经一般的药物治疗仍无改善者。月经过多一般是指每次月经血量超过 80ml;月经前后血红蛋白相差 1～2g 以上;患者出现头晕、乏力、心慌、气短等不适症状。在排除了恶性疾患后可行子宫内膜切除术。

(2)宫 8～9 周妊娠大小,宫腔 10～12cm 大小。

(3)年龄超过 40 岁,或不再要求生育者。

(4)黏膜下肌瘤 4～5cm。

(5)年轻合并有严重智力障碍,生活不能自理者,如先天愚型等,经监护人同意后可行子宫内膜切除术。

(6)高危患者不能耐受全子宫切除术,如严重心肺疾病等。

(7)患有血液系统疾病或需终身服用抗凝剂而致月经过多者。

(8)绝经后服用激素类药物而致子宫内膜增厚,阴道出血者。

(9)初次子宫内膜切除术后效果不理想者,可行再次手术。

2. 禁忌证

(1)急性生殖系统感染。

(2)心肾等重要脏器衰竭,不能胜任手术。

(3)宫颈结构异常松弛而影响膨宫效果。

(4)子宫体屈度过大,致宫腔镜不能到达宫底而限制了手术范围,影响手术疗效者。

(5)子宫恶性肿瘤,如子宫内膜癌等。必须强调对子宫内膜腺癌的高危人群,应格外仔细评估子宫内膜的重要性。对反复出血的患者尤应注意,不能仅仅因为前次子宫内膜无紊乱即主观断定没有问题。术前应仔细评估内膜,证实有新生物形成者不宜施此术。

(6)对该术旨在解除症状,而非根治措施无良好心理承受能力者。

(四)器械

宫腔镜手术的先驱者们在开始作宫腔镜电切术时,都是用泌尿外科的前列腺电切镜或膀胱电切镜,直到 1992 年专门用于妇科的宫腔电切镜才问世。

1. 宫腔电切镜　电切镜全长 30～35cm,工作长度 18～19.5cm,其外径有 21～27mm(7～9mm)等不同规格。

(1)光学视管:为全景式,外径 3mm 或 4mm,景深 30～35mm。物镜端有前视角 0°～30°等不同规格,视野 70°～120°。

(2)操作手架:是一个带有弹性的手控机械装置,可控制电极操作,手架上有插入光学视管和作用电极的孔道,还有转换开关连接高频电源发生器。

(3)镜鞘:是两个同心圆形鞘,以插入操作架等部件。外鞘与内鞘之间可旋转,外鞘直径 8～9mm,前端附有筛状小孔供液体流出,末端有出水口。内鞘前缘喙部镶有斜状陶瓷绝缘装置,末端有入水接口。

(4)闭孔器:是镜鞘的内芯,头部呈椭圆形,可闭塞电切镜喙部的窗孔,并适合宫腔外口形状,便于插入宫颈管。

(5)作用电极

1)单极电极:功率 60～100W,有环形、针状、滚球、滚棒、滚桶及汽化等不同形状和性能的作用电极。进行子宫内膜切除术的主要器械为单极型的金属环状电极,简称电切环。环状电极为一与切除器成钝角的金属丝套圈。操作时可将其插入内膜深层,根据手术要求调整其深度。纯切割输出功率为 80～210W。适宜的电极功率设置,应以最小的输出功率即可达到预期的治疗目的为准,故推荐功率为 80～100W。

2)双极电极:有球形、绞花形、弹簧形等电极,其切割功率、组织破坏程度与单极相似。

2. 与宫腔电切镜相匹配的其他设备　有冷光源、高频电流发生器、灌流系统和成像系统,后者可将宫腔内的图像放大并实时显示在监视器上,便于术者观察施术。

(五)灌流系统

1. 灌流液　兼有膨宫、降温、冲洗血液的三重功效。其基本要求如下:①非电解质溶液:使在切割或电凝止血时所产生的电流集中于电极接触的组织部分;②等渗溶液,因灌流液压力远高于静脉压,灌流液可通过开放的静脉进入体循环,等渗液不至发生溶血;③具有利尿作用。因用量较大,进入体内应能迅速排除体外,以免加重循环负担;④无色清澈透明,能见度好;

⑤对血浆、细胞内液和细胞外液影响小；⑥术时器械容易清洗。

常用的灌流液有：①5%葡萄糖　若进入量较大时，可使血糖升高。故在技术尚不熟练时，不宜作为常规应用的灌流液，更不能用于糖尿病或老年患者；②5%甘露醇　如溶液大量进入血循环，经肾脏排泄，可对肾小管有一定损害。进入循环的甘露醇有利尿和脱水作用，术后可能引起低血压。

2. 灌流方法

(1)入水：入水管一端与电切镜内鞘接口相连，另一端连接下述设备之一。使用自动膨宫泵，一般设定入水压力 80～100mmHg，流速 200ml/分钟，有计量入、出水的装置，可精确计算灌流液差值；也可使用下口瓶或输液吊瓶，液面落差 100cm；或使用塑料袋装灌流液，用加压套加压膨胀灌流宫腔。

(2)出水：出水管一端与电切镜的外鞘接口相连，另一端连接负压吸引泵，负压 60～70mmHg，或任出水管自然垂落。

(六)术前准备

1. 详细询问病史及咨询　使患者充分了解有周期性的月经过多对 TCRE 术反应最好，TCRE 能有效地减少月经量，但不能治愈子宫内膜异位症或子宫腺肌症，以及该病引起的痛经或腰骶痛。成功的 TCRE 术可致无月经和不育，对年轻妇女应仔细讲解，使其充分了解本术附带的不育后果。术后有周期性出血者均有妊娠的可能，应采取适当的避孕措施。还应告知患者近期并发症、远期并发症及复发的可能性，必要时需切除子宫。应用文字解释以保证患者充分了解本术的含义，得到患者正式的允诺，以避免日后不必要的医患纠纷。

2. 全面体格检查及辅助检查　进行全面的体格检查，发现全身性的疾患，必要时请有关科室会诊，协助诊治。盆腔检查、宫腔镜检查了解子宫和盆腔情况；诊断性刮宫进行子宫内膜活检，排除恶性病变。盆腔 B 超应重点了解子宫内膜厚度（术前子宫内膜应<3mm）；子宫腔深度（宫颈管与宫腔深度应<12mm）。常规实验室检查应包括凝血功能、电解质、肝功能等，便于与术中可疑灌流液回吸收过多时的各项参数进行比较。此外，还有澳大利亚抗原、宫颈液基细胞学检查、阴道分泌物镜检等。必要时作血液生化、心电图、胸透及针对可疑内科病的检查。

3. 子宫内膜预处理　为提高手术的成功率，患者在术前可先接受药物或机械性预处理，以造成内膜适度萎缩而便于手术操作。

(1)药物预处理：术前 2～8 周用子宫内膜抑制剂，使子宫内膜萎缩薄化，内膜血管减少，减少切割组织厚度，加大宫腔体积，减少术中出血，便于良好视野，也减少进入血循环的灌流液量。手术可在月经周期的任何时期进行。常用药物有：

1)孕酮类：用高剂量孕酮使子宫内膜发生萎缩性改变，但可有不规则出血，可有体重增加、乳房疼痛等副反应。常用的药物有甲羟孕酮（Medroxyprogesterone）30～50mg 口服，每日 1 次；狄波-普维拉（Depomedroxyprogesterone，DMPA）150mg，肌内注射，每月 1 次。

2)达那唑（Danazol）：是最常用的子宫内膜抑制剂，每日口服 400～800mg。可引起肝谷丙转氨酶升高，潮热多汗，体重增加，头痛及男性化等作用。

3)内美通(Nemestran):2.5mg,口服,每周2次,价格昂贵,不良反应基本与达那唑相同,但较轻,肝酶升高少见。

4)黄体生成激素释放激素激动剂(Lutienizing releasing hormone agonists,LHRHa)、促性腺激素释放激素激动剂(Gonadotrophin releasing hormone agonists,GnRHa):达菲林3.75mg,肌内注射每月1次。此类药物使子宫内膜萎缩的作用显著,比达那唑不良反应小,但价格昂贵。

(2)机械预处理:如负压吸宫可薄化内膜厚度,使手术不受月经周期的限制,不影响手术时机的选择,对不愿接受药物治疗或急性大出血的患者仍可施术。

此外,也可不作内膜准备,而直接行子宫内膜切除术,即所谓"一期法"完成TCRE。具体方法是:凡符合TCRE适应证的患者术前无需服药,仅于术时先行宫腔镜检查初步排除恶性病变后作全面诊刮术,刮出内膜留送组织病理检查;随即施行内膜切除或内膜去除术。经临床观察此法同样有效。缺点是诊刮后造成宫腔内壁充血,手术视野欠清晰,给手术带来一定困难,故需有经验的医师完成。

4. 宫颈准备　术前24小时内经宫颈管放置宫颈扩张棒、海藻棒(Ostrzenski,1994)或塑料导管等扩张颈管,或于术前4小时左右阴道放置或口服米索前列醇400μg,可减少术时的宫颈裂伤及子宫穿孔。

5. 手术时期的选择

(1)月经后:子宫内膜处于增殖期,内膜较薄,为手术的最佳时期。

(2)已经作子宫内膜预处理者,非经期均可手术。

(3)如有不可控制的子宫出血,可急诊施术。

6. 手术前一日的准备

(1)镜器消毒。

(2)手术前晚患者放置宫颈扩张棒或海藻棒,或放置米索前列醇400μg,使术时宫颈软化和宫口扩张。

7. 手术日的准备　早晨禁食,不排尿,以便术中B超监护。

8. 手术者的准备　预先对手术中所使用的主要部件及其功能进行检查,发现故障在术前及时检修,电切电极应有备份。

(七)麻醉

一般选用硬膜外麻醉或静脉复合麻醉,取决于患者的愿望、有无合并症、医生的选择及手术时间的长短,同时行腹腔镜者应选择全身麻醉。

二、手术步骤

1. 患者取膀胱截石位,以0.5%碘伏液常规消毒外阴阴道,术者带消毒手套取出宫颈扩张棒及填塞的纱布,再次消毒阴道。

2. 放导尿管,在B超引导下用灌流液适度充盈膀胱,至显露子宫底为止,B超全面扫查宫腔。

3. 消毒阴道及宫颈管，宫颈钳夹持宫颈前唇，在B超介导下以探针探测宫腔的方向和深度，以 Hegar 扩张器扩张宫颈至 10～12 号，最后一只扩张棒暂时不要取出。

4. 安装好宫腔电切镜，插上连接高频电流发生器的电缆线和连接冷光源的导光束，调试电源，设定功率，打开光源，进行白平衡，打开入水管阀门，排空注水管及镜鞘间的气体。

5. 取出最后一只扩张棒，在B超介导下缓慢置入电切镜，调节出水阀门，使灌流液充分冲洗宫腔，至宫腔内图像清晰显示，再次检视宫内病变。如子宫内膜较厚，可即时进行机械性预处理，然后在B超监护下开始手术。

(1)子宫内膜切除术(endomitrium resection)：是指经宫腔镜放置环状电极，切除子宫内膜及部分肌层，以达到防止其再生、出血之目的。用混合单级电流，功率 80～100W。首先用环形单极横向切割宫底部的子宫内膜，深度包括功能层、基底层及其下方 2～3mm 的浅肌层，其次切割子宫角部，最后根据术者的习惯顺时针或逆时针方向顺序自上而下切割子宫体部内膜及浅肌层。电极移动的速度每秒 1～3cm，以无组织牵拉感为宜。切下的内膜肌条可随时取出。取出肌条的方法有以下几种：

1)退出电切环时将内膜肌条带出。

2)将内膜肌条夹在电切环和内鞘之间，退出内鞘带出。此法可减少外鞘进出宫颈和子宫的次数。

3)镜体和外鞘一起退出时，将内膜肌条带出。

4)卵圆钳夹出。

5)钝刮匙刮出。

6)吸引管吸出：取出操作架，将入水管连接在出水的阀门上，灌流液会将内膜肌条的碎片自内鞘冲出。

少见的情况下，内膜肌条碎片未取出，留在子宫腔内，术后会自行排出。所有切除的条状组织都必须测量以确知所取组织至少 3mm 厚。所有标本除输卵管口周围的之外，均为 3～5mm 厚。切下的组织一般呈条状，两头略薄，中央较厚，状如小舟。经产大小的宫腔切下的条状组织 8～16 条。该技术利用电极与内膜的几何关系可预定切除深度，提供准确的病理标本。组织片的厚度与电切环放置的深度成正比，其长度则取决于电切环及镜鞘移动的距离。整个手术需时 15～30 分钟。子宫内膜全部切除者达宫颈内口下方 1cm，希望保留少量月经者可行部分切除，即切割下界终止在宫颈内口上方 0.5～1cm。宫底及宫角部既难切，又容易穿孔，也可用滚球电极电凝宫底和宫角部内膜，然后换切割环作其余部分。混合电极兼在切割的同时具有一定的凝固效应，故术中出血极少，如有波动性的动脉出血，可换滚球电极止血。切除的内膜肌条称重后送病理学检查。

环状电极切除子宫内膜的优点是：可调整切除组织的厚度，一般需切除子宫内膜的全部功能层和基底层，还应包括 2～3mm 的肌层组织；切除的组织可送病理检查。缺点是：应用环状电圾切除双侧宫角，深度有的难以掌握。此处于宫肌层薄弱，尤其是经验不足者，操作时容易发生子宫穿孔。子宫内膜切除后，大量膨宫液可经宫壁肌层内开放的小血管进入血液循环，导致水中毒。

(2)子宫内膜去除术(endomitrum ablation)：是指通过物理或化学等手段破坏子宫内膜至

基底层，以达到防止其再生、脱落、出血之目的。破坏子宫内膜的方法很多，如激光、冷冻、微波、化学制剂、电凝、电灼及子宫热球仪等。在此重点介绍经宫腔镜电凝、电灼法子宫内膜去除术，又被称为滚珠式电极电焙术。应强调的是，用滚球电极烧灼内膜或用激光对内膜进行汽化消融均应称为“子宫内膜去除术”。

散射电流功率 60～80W。轻压滚球或滚筒电极，使其与组织接触，然后脚踩电凝踏板通电。因电极破坏的组织量相对较大，故于电极移动之前需在同一点停留短暂时间，所需时间是等待电极周围的组织变白，约<1 秒。一旦电极周围组织变白，即可缓慢向宫颈移动电极，移动时电极前面可见组织破坏区，以此监视电极滚动速度。系统电凝子宫各壁内膜，从何侧开始均可。在宫底和输卵管开口处电极难以滚动，电凝时将电极置于一点，通电，然后退出，如此重复数次，直至宫底和邻近的宫角全部电凝为止。电凝下界终于子宫颈内口。

在电凝过程中如有内膜碎片黏附在电极头表面，应取出电极将其除去，以免阻碍电凝效果。子宫内膜经全面、系统地电凝后，由原来粉红或橙红色转变为棕黄或苍白色，表面还可见到焦痂，此时可停止操作。结束前可在子宫前后壁各取一块组织(用环状电极电切)做病理检查，以观察基底层是否已被电凝。

滚球电凝法子宫内膜去除术优点是手术时间短，极少开放暴露子宫小血管，膨宫液侵入血管的机会少，因此相对比较安全。缺点是无法获得内膜标本进行活组织检查。另外，对电灼子宫内膜的厚度难以准确评估。

目前临床多将环状电极及球形电极联合使用，对环状电极不易到达或较难操作的区域，如双侧子宫角，可用球形电极电凝，其他部位以环形电极电切可获得满意疗效。

(3)激光切除子宫内膜(endometrial laser ablation)：即激光对子宫内膜的汽化消融作用。激光治疗分为光直接接触(light touch)与非直接接触(nontouch)两种。直接接触法是将激光纤维在直视下直接紧贴子宫内膜表面。其输出功率为 40～50W，为持续性波，穿透组织较深，内膜呈汽化反应。治疗后，宫腔内呈粗糙的一条条沟状，与周围未经治疗的区域形成对比。非直接接触法是将激光纤维置于距内膜面 1～5mm 处，功率为 50～50W，穿透组织较直接法浅，内膜呈凝固反应。术时导光纤维要靠近内膜，先用红色指示斑对准手术部位，然后发射激光，一次治疗范围大于直接接触法。

手术时先从一侧宫角开始横向移动宫腔镜及纤维导管至另侧宫角，再由上至下达内口，来回顺序接触宫体前壁及后壁。操作时，将光导纤维以 0.25cm/s 的速度移动，与组织的接触时间不能超过 0.5 秒。在宫腔镜直视下，激光所及区域由于肌层碳化而从淡红→白色转变为棕→黑色，呈粗糙的管沟及孔眼状。凡见组织表面呈现凝固沟痕，或白色无血管状，表示凝固适当。如遇血管口开放，将激光纤索置于该部位，用直接接触法凝固。整个手术需时 20～40 分钟，一般不变超过 1.5 小时。双侧宫角与宫底可采用非接触式技术，宫腔其他部分可通过接触性操作达到光凝固效应。

激光手术具有一定的局限性：

1)激光去除子宫内膜疗效虽然肯定，但因激光发生器设备昂贵，目前尚不能在国内广大医院普及推广。

2)因激光治疗完全破坏了内膜形态，无法再对其进行组织病理学检查，容易忽略对个别子宫内膜癌的诊断。

3)由于存在反散射光,术者及其他相关人员需用防护眼镜保护眼睛,或在宫腔镜目镜上装偏导器,使光改变方向或用电视摄像系统监导手术过程。

4)激光导光纤维虽方向性强,但每次照射范围小,手术耗时较长,故有其局限性。

(4)高频微波子宫内膜去除术(MEA):是一种近年发展起来的用于去除子宫内膜的新技术。术中所用 8mm 微波发射探棒可发射 9.2Hz 的高频微波,从而产生大量热能并破坏子宫内膜全层,子宫内膜发生凝固坏死后脱落后,宫腔创面形成纤维瘢痕,从而使患者因子宫内膜被破坏而出现子宫性闭经或月经量明显减少,以达到治疗子宫异常出血的目的。MEA 术中组织破坏深度为 5~6 mm,计算机程序控制的温度传感器-自动报警-自动断电系统可将组织局部温度控制在 70~80℃。

MEA 术子宫穿孔率低(0.6%~2.5%),长期随访后患者满意率和术后闭经率均较高,术后子宫切除率低,疗效与经宫腔镜子宫内膜切除术(TCRE)相似。MEA 技术易于掌握,手术时间短,仅需 3~4 分钟,患者可在门诊宫颈局部麻醉下接受手术,节省医疗费用,有效提高医疗资源的利用率。此外,MEA 还可用于治疗不规则的异常子宫出血,且与其他 EA 相比其疗效更具优势。首都医科大学附属北京妇产医院段华的一项研究则显示,MEA 治疗后有效率(月经量明显减少)为 97%,闭经率为 61%,患者满意率为 99%,且该技术可同时治疗≤3cm 子宫肌瘤。MEA 与第一代 EA 相比同样有效,但更安全快捷,罕见设备使用导致的不良事件。

选择 MEA 手术治疗前必须经过宫腔镜检查和全面诊断性刮宫获取子宫内膜进行组织学检查,以排除子宫内膜癌前病变和子宫内膜癌。对于既往有剖宫产术或子宫肌瘤剔除术病史者,术前应进行腹部或阴道超声检查和宫腔镜检查,了解子宫内膜厚度或肌壁瘢痕、缺损,以保证手术的安全性。

除子宫恶性肿瘤外的各种原因导致的异常子宫出血患者,只要无生育要求,均适于接受 MEA 手术。MEA 的手术禁忌证则包括:①妊娠或有生育要求者;②患子宫内膜癌或癌前病变者;③因生理或病理原因导致子宫肌壁损伤,致使子宫壁厚度<10mm 者;④既往接受子宫内膜去除术者;⑤有急、慢性泌尿生殖系统炎症者;⑥放置宫内节育器者;⑦子宫肌瘤过大致使探头进入受阻者;⑧子宫腔深度>14cm 或<6mm 者。

6. 关闭出水管阀门,钳闭宫颈外口,在宫腔充分膨胀的情况下 B 超扫描及宫腔镜检查和整修。

7. 测量术后宫腔深度,0.5%碘伏液擦拭阴道及宫颈,导空膀胱,术毕。

8. 记录灌流液的入量和出量。

三、术中监护

(一)常规监护

监护患者的症状和体征,心率、血压和体温,心肾功能不全者要监护心电图和心功能,灌流液出入量差值达 1000ml 者应查血清钾、钠、氯离子。灌流液吸收可使血液稀释,同时灌流液也有渗透性利尿作用,手术损伤也使钠离子向细胞内转移,所以术中血钠有不同程度的下降。

低钠血症的程度与电切时间、灌流液量和切除组织重量有关。如果患者出现恶心、呕吐、头晕和烦躁等，血钠较术前降低15mmol/L以上时，应提高警惕。

(二)B超监护

术中膀胱与宫腔镜中的电切镜或灌流液形成两项对比，便于观察子宫大小、各壁厚度、宫腔方向，为病变定位。子宫内膜切除后，其基底肌肉组织受热脱水，形成强回声，可提示切割深度及范围，防止漏切。术中灌流液进入子宫壁间，形成云雾状不均或中强回声，可提示子宫腺肌病的存在。

(三)腹腔镜监护

术中用腹腔镜观察子宫浆膜面的变化，如子宫局部透光增强或浆膜起水疱，应警惕预防子宫穿孔。一旦子宫穿孔，可在腹腔镜下电凝止血及缝合。

四、术后处理

1. 如术中未给抗生素，术后第1天静滴抗生素预防感染。

2. 观察体温、血压、脉搏、心率，麻醉恢复期及搬动后的反应，如术时所用的灌流液温度过低，术后患者会出现体温下降及寒战，应采取保温措施。

3. 出血　可给予缩宫素和(或)止血三联：5%葡萄糖＋维生素C 3g＋止血敏3g＋止血芳酸0.3g静滴或血凝酶粉针1～2U入壶。有急性活动性出血者，必要时再次宫腔镜下电凝止血。

4. 饮食　因术后麻醉反应，常引起恶心、呕吐等，需禁食6小时。

5. 注意电解质及酸碱平衡，应及时发现TURP综合征。

6. 术后经过

(1)子宫痉挛痛：为子宫受电热刺激所致，排除尿潴留后，可用镇痛药或抗前列腺制剂止痛。

(2)一过性发热：于术后24小时内体温骤然升高，最高可达40℃，一般体检及白细胞测定均无异常，对症处理，消炎痛100～200mg塞肛或赖氨匹林0.5肌注，体温多于24小时内恢复正常。多见于严重贫血患者，且越贫血，热度越高。对其发生原因尚无一致的看法，多数认为因大量灌流液进入人体内引起的过敏反应，但泌尿外科做前列腺电切术，对此合并症的解释为一过性菌血症。

(3)术后阴道少量出血：2周内为血性、浆液性排液，以后为单纯浆液性排液，共4～6周。如有阴道排液异常，出血多或持续时间长者，可给予缩宫剂、止血剂及消炎的中西药物治疗。术后3个月月经恢复，无出血者为无月经。

7. 并发症的防治

(1)子宫穿孔：多发生在最易穿孔的部位，如子宫角、子宫底、子宫峡部等，严重者伴有邻近脏器损伤，可并非体液超负荷，消化道、泌尿道和大血管的损伤，引起腹膜炎、瘘管或大出血。其发生显然与术者的经验有关，多数穿孔发生在初始阶段。穿孔明显时可看到腹膜和肠管，有时诊断仍十分困难。当灌流液突然大量吸收或渐进性膨胀时，均应警惕此症。子宫穿孔的严重性取决于穿孔的器械，如穿孔来源于电切环，因可伤及子宫的邻近器官，应立即开腹探查。如穿孔来自滚球电极电凝时，电热损伤可波及膀胱、肠管等邻近器官，术后数日出现血尿、腹泻、发热、疼痛等症状，故对术后24小时的疼痛应进行全面检查。

(2)TURP综合征：是由于大量灌流液吸收入血液循环，导致血容量过多及低钠血症所引起的一系列症状，严重者可致死亡。灌流液迅速而大量地进入血液循环的途径，主要为创面上开放的静脉，其次为输卵管。血容量过多的后果是急性左心衰和肺水肿，如得不到及时处理，则可进一步发展为呼吸困难、代谢性酸中毒，使心力衰竭进一步恶化，引起休克或严重的室性心律失常而致死。水中毒及低钠血症时细胞外液电解质成分被稀释，因细胞外液的主要电解质成分是钠离子，因此钠离子浓度降低，出现低钠血症。水中毒对脑神经组织的危害最大，血清钠降至125mmol/L以下时，水分开始进入脑细胞内，使细胞内的含水量增加，患者可出现恶心、呕吐、嗜睡、头痛、腱反射减弱或消失。昏迷时可出现巴宾斯基征阳性，有时会偏瘫。严重时脑细胞肿胀，颅内压升高，可引起各种神经精神症状，如凝视、失语、精神错乱、定向能力失常、嗜睡、躁动、谵语、肌肉抽搐甚至昏迷。严重脑水肿可发生枕骨大孔脑疝或小脑幕裂孔疝，出现呼吸、心跳骤停，以致死亡。

A. TURP综合征的治疗

1)利尿：速尿20mg静推，减轻心脏负荷，将过多的水分排出体外。

2)治疗低钠血症：紧急情况下，除使用速尿外，可不必等待血钠报告，即可用高渗盐水静推，以免延误抢救时间。轻度低钠血症的血清钠13～130mmol/L，每公斤体重缺钠0.5g，静滴5%葡萄糖盐水2000～3000ml即可。如心脏功能正常，在1小时左右可先滴入1000ml，以后减慢滴速，并测定血钠浓度，调节静脉滴注速度。中度低钠血症的血清钠130～120mmol/L，每公斤体重缺钠0.5～0.75g。重度低钠血症的血清钠在120mmol/L以下，缺钠为每公斤0.75～1.25g。对中度及重度一般宜用高渗盐水，而不用生理盐水，因高渗盐水可提高细胞渗透压，使细胞内水分向细胞外转移，减轻细胞肿胀，恢复血液正常的渗透压。一般常用3%或5%的氯化钠溶液。其补给量按以下公式计算：

所需补钠量＝(血钠正常值－测得血钠值)×52%* ×公斤体重

*指人的体液总量占体重的52%。

举例：如患者体重为60kg，测得血清钠为125mmol/L。应补钠量为：

所需补钠量＝(142mmol/L－125mmol/L)×52%×60＝530.4mmol/L

因每1ml 5%氯化钠溶液含钠离子0.85mmol。

所需5%氯化钠＝530.4/0.85＝624mmol。

在补给高渗氯化钠时需注意：开始时可先给总量的1/3或1/2，再根据神志、血压、心律、心率、肺部体征及血清钠、钾、氯的变化再决定余量的补充。在低钠血症时，切忌大量补液，然后再补钠。因大量补液后会使血钠更降低，更多的水分从细胞外进入细胞内，使细胞肿胀，症状更加严重。滴注高渗盐水易刺激局部静脉内膜，引起静脉血栓形成，因此输液的局部用热毛巾湿敷，有助于预防血栓性静脉炎。

3)处理急性左心衰：用洋地黄制剂。

4)肺水肿的处理:一般给鼻管吸氧,应用除泡剂,禁用吗啡。

5)脑水肿的处理:Bird 主张用高浓度的尿素,尿素是一种渗透性利尿剂,注射后可使血管内的渗透压高于组织液的渗透压,水分可从水肿的脑组织进入血管内,脑水肿即可减轻,也可同时使用皮质类固醇,以稳定细胞膜,减少毛细血管通透性,减轻脑水肿作用。

6)纠正电解质及酸碱平衡紊乱:使用大量利尿剂时钾离子从尿中排出,造成低血钾,可发生心律失常。如发生重度低钠血症,则常有氢离子的代谢紊乱,出现酸中毒。故术中需注意监护并及时发现、及时纠正。

B. TURP 综合征的预防

1)密切监护高危病例,如宫腔同时切除肌瘤,未作子宫内膜预处理者及发生子宫穿孔时,更应提高警惕。

2)灌流液的差值达 1000～2000ml 时可能有轻度低钠血症发生,应尽快结束手术。＞2000ml 时可有严重的低钠血症及酸中毒。

3)一旦发现酸碱平衡紊乱,应立即停止手术。手术时间应控制在 1 小时之内。

4)尽量采取低压灌流。

5)在中心静脉压监测下延长手术时间。

6)一旦发现 TURP 综合征,应立即停止手术。

(3)出血:术时肌层不要切得太深,即不超过黏膜下 3～4mm,如按此操作,则极少发生出血的并发症。不出血的原因是:子宫内膜下血管口径很小,不可能引起出血,而子宫动脉较大的分支深在切割面之下;切割时,混合电切电流封闭了小血管;灌流液使宫内压升高,形成了血管出血的对抗力量。如子宫肌层有出血点,很容易电凝止血,若在手术结束时有渗血,尤其同时切除肌瘤者,可插入 30ml 的 Foley 球囊导尿管 6～8 小时,一般能够充分止血。

(4)空气栓塞:近年来已有数例宫腔镜空气栓塞的报道。目前认为空气栓塞时的气体可来源于入水管和组织汽化所产生的气泡。入水管内存在的气体在宫内压力下,经子宫创面断裂的静脉血管进入体循环,一定体积的空气在膨宫前未排出管道,手术早期气体可能进入体循环。当宫腔内压力超过静脉压时可出现无症状、有症状或致命的空气栓塞。空气进入心脏的典型征象有呼气末 CO_2 压力突然下降、心动过缓、血氧饱和度下降,心前区听诊闻及大水疱音等。当更多气体进入时,血流阻力增加,导致低氧、发绀、心输出量减少、低血压、呼吸急促,迅速发展为心肺衰竭、心跳骤停而死亡。患者的症状则因发现早晚而各异。怀疑空气栓塞应立即停止手术,停止任何可导致空气进入体内的操作,倒转头低臀高位,放置中心静脉压导管,如有心肺衰竭,立即进行心肺复苏,左侧卧,心外可将气泡打碎,迫使空气进入肺循环,恢复心室功能,有时中心静脉导管可放至空气池内尽可能将空气抽出。注入大量生理盐水,促进血液循环和送高压氧仓治疗。在预防空气栓塞方面应注意排空入水管内的气体,空气栓塞的危险随宫内压力的增加而增加。故术时应选择有效的最小膨宫压力。避免头低臀高位,小心扩张宫颈管,避免损伤和(或)部分穿入肌壁。宫颈扩张后,不能将宫颈和阴道暴露在空气之中。

(5)感染:子宫或盆腔感染的症状有发热、疼痛、阴道排液、持续子宫疼痛、子宫柔软等,使用抗生素后症状缓解,诊断即可确立。术前预防性应用抗生素将有助于减少感染的发生。

(6)宫腔粘连:子宫底部和两侧壁均为折叠部,术后容易形成粘连,导致宫腔狭窄或缩短。

子宫前后壁于宫缩时互相贴附，久之也可发生粘连。此类宫腔粘连多无症状，疼痛为促使患者就诊的主要症状，有的是在为其他指征作宫腔镜检查时发现，故其发生率不明。宫腔下段粘连闭锁，其上段尚存对卵巢激素的有反应的有活性的子宫内膜时，月经血积存，可致宫腔积血。术后定期探扩宫腔和(或)宫腔镜检查，可防止或及时发现宫腔粘连。

(7)宫腔积血：宫颈峡部狭窄可引起宫腔积血，因此 Hamou 建议行部分子宫内膜去除术，保留宫腔下极 1cm 的内膜。事实上，甚至切除子宫颈上段者，宫腔狭窄及继发宫腔积血亦极少见。相反，宫腔积血均见于子宫底部，只要在内膜切除后纤维化的宫腔内存在有活性的内膜，全部或部分切除发生的几率相等。TCRE 术后用激素替代治疗(HRT)亦可引起宫腔积血，其症状为周期性或持续性腹痛及断续阴道出血。Romer 指出，所有 TCRE 术后均应有定期的临床和超声随访。B 超易于诊断，在 B 超介入下切除粘连和残存的子宫内膜以预防复发。

(8)腹痛：经常为周期性，但宫腔内无积血，甚至无月经。仅发生于少数患者，病因不明。腹腔镜检查可能发现子宫内膜异位灶，小的异位灶埋藏于子宫肌层内。此症与 Asherman 描写的宫腔粘连伴腹痛相似。以下是解释 TCRE 术后腹痛的集中理论：子宫粘连；宫底残留内膜增殖导致宫腔积血；子宫内膜基底层被瘢痕覆盖，导致医源性腺肌病和进行性痛经；术时宫内压将有活性的子宫内膜细胞挤入肌层，引起腺肌病；子宫角部内膜未完全破坏。

(9)子宫内膜去除-输卵管绝育术后综合征(post-ablation-tubal sterilrzation syndrome, PSS)：有绝育史的妇女宫腔镜子宫内膜去除术后，残留有功能的子宫内膜在远端输卵管阻塞时，导致经血逆流和输卵管积血，引起严重的下腹痛，可伴有阴道点滴出血，宫腔镜检查都有明显的内膜瘢痕，腹腔镜均显示一侧或双侧输卵管近端肿胀或积血。术时尽可能切净子宫角和子宫底部的内膜，无把握时可行电灼，以预防此症的发生。治疗可首选腹腔镜输卵管切除术，其次为阴式或腹式子宫及双侧输卵管切除术。

(10)子宫腺肌病：中国农民切除术对子宫肌层的损伤，可能是导致此症的原因。

(11)妊娠：理论上讲，TCRE 术后妊娠的几率很小，因为术后宫腔狭窄，瘢痕形成，子宫角可能阻塞。另外，受术者的年龄段妊娠机会减少。但此术并不等于绝对不育，宫内孕、宫外孕均有可能发生。

(12)治疗失败和症状复发：多数患者一次术后月经改善的满意率为 80%～90%，初次治疗失败护症状复发均可做第二次手术，子宫切除可留待最必要时再实施。

(13)子宫恶性病变：被埋藏的子宫内膜岛日后癌变及宫腔粘连或宫颈狭窄匿藏内膜癌等，至今仍为纯理论问题，而最主要的是去除子宫内膜减少了子宫内膜癌发生的危险性，手术结束时内膜原位如留有少许内膜组织，患子宫内膜癌的机会很小。发生子宫肉瘤、宫颈癌及卵巢癌的几率不变。

第十一节　宫腔镜子宫内膜切除术手术探究

一、宫腔镜手术可能遇到以下的问题

宫腔镜手术中及近期可能发生的问题：

（1）宫腔膨胀不良：常见的原因有宫颈功能不全、子宫穿孔和膨宫压力低下。对宫颈机能不全者，可缝合或用宫颈钳围绕宫颈夹持；可疑子宫穿孔应立即停止手术，检查腹部体征，B超观察子宫周围及腹腔有无游离液体；膨宫压力低者加大膨宫压力，若无膨宫泵，可用三通加压，增加盛灌流液容器的高度，增加灌流液容量等方法解决；有时膨宫不良是子宫收缩所致，可静脉滴注阿托品。值得注意的是，有些子宫对以上处理无反应，多见于宫腔过小、子宫肌瘤及子宫腺肌症者。入水、出水接口阀门不够通畅，内外鞘间有血块堵塞，入水管打折或盛灌流液的容器进气不畅等亦可导致膨宫不良。

（2）宫腔内碎屑/血液清除过慢：出水吸引压不足，内外鞘间、外鞘筛孔或入水接口阀门被组织碎屑/血液堵塞，出水不利，灌流液在宫腔内循环缓慢，致宫腔内碎屑/血液不能被及时清除，影响视线及手术进程。增加吸引压，清洗镜鞘即可解决。

（3）切割不充分：被切割的组织未离断，组织块似大息肉漂浮于宫腔内，最常见的原因为切割环尚未退回鞘内即停止通电。若非此原因，则应检查是否电切环断裂或变形，变形的电切环在切割终止时不能回到鞘内，可用手指将环轻轻向内推，使其能退回鞘内为止。此外，切割电流强度过低亦可导致切割不充分，可增加电流功率。

（4）子宫内膜和宫腔观察不清：除上述宫腔膨宫不良及宫腔内碎屑/血液清除过慢等因素外，切割下来的碎片、子宫前壁的气泡和突向宫腔的肌瘤等均妨碍视线。在未学会将组织碎片推向及聚集于子宫底之前，组织碎屑的干扰十分麻烦，可于再次切割前将组织碎片排出，或改为下移镜体切除全长组织条，病立即取出的方法。增加吸引压或调整体位有助于子宫前壁的气泡排出。宫内肌瘤妨碍视线只有全部或部分切除肌瘤才能解决。

（5）灌流液吸收过快：原因有膨宫压力过高和子宫穿孔。发现后应立即停止手术，检查有无子宫穿孔，除外后手术可继续进行；宫颈撕裂及不全子宫穿孔亦可增加灌流液的回吸收，如无子宫穿孔，应尽快结束手术。此外，还应注意灌流液有无泄漏，在膨宫压力过高时灌流液并未全部灌注于宫腔内。

（6）术中出血：膨宫压力低，切割时电凝、电流强度不足，切割过深及子宫肌瘤等均可妨碍手术操作的出血。可增加膨宫压力，增加混合电流中电凝的强度，电凝出血的血管。子宫肌肉的血管层位于黏膜下 5～6mm 处，有较多的血管穿行其间，切割深达血管层时，可致多量出血，所以切割深度应掌握在血管层之上；如为肌层出血，可围绕假包膜电凝血管。

（7）术后出血：常见的原因有切割过深、感染和组织碎屑残留宫腔。可于宫腔内放置气囊导尿管压迫止血，给予抗生素，排空宫腔残留物，同时用宫缩剂、止血剂等。放置气囊导尿管4～6 小时取出，有因放置时间过长导致子宫肌壁坏死者。

二、有关远期预后

全世界的经验提示 TCRE 的手术者中，70%～90%对治疗结果满意，其中 40%～60%术后无月经，30%～50%术后月经量减少，10%～15%为正常月经量，失败率 5%～12%。术后 5 年生命表分析提示 TCRE 使 80%的手术者避免了进一步的手术，91%避免了子宫切除术。

三、一期子宫内膜切除术

TCRE 一般需经 3 个步骤：①行宫腔镜检查及取子宫内膜活检；②行子宫内膜预处理，抑制子宫内膜增生；③切除子宫内膜。1992 年，VanDamme 尝试对一些病例术前不用激素类药物进行子宫内膜预处理，并将①、③步骤同期进行，使 TCRE 术的程序简化，患者减少痛苦，即一期子宫内膜切除术。一期手术选择的条件为：①40 岁以下；②虽然出血时间延长，但月经周期规律；③半年内曾诊刮，有子宫内膜活检病理结果；④子宫正常大小或稍大。术时先做宫腔镜检查，若有可疑，取材送检，停止手术，否则扩张宫颈，继续手术。子宫内膜厚者先刮宫，以减少其厚度，并将刮出的内膜送检。实践证明，一期手术可行、安全、有效，与分三步进行者无差异。进行一期手术必须把好术前病例选择和术中镜下诊断两关，不断提高和完善宫腔镜下判断子宫内膜疾病的能力，此为完成一期手术的关键。

四、诊断与治疗子宫腺肌症

McCausland 于 1991 年提出用宫腔镜切除子宫肌壁 2cm 长，3～5mm 深的肌条，送检作组织病理学检查，可能诊断子宫腺肌病，但不适合有生育要求者，其准确性尚需与子宫切除标本的常规组织病理学检查相对照。次年他又报道子宫腺肌病的深度与月经过多严重程度相关，轻者可行宫腔镜子宫肌内膜切除治疗，重症者需子宫切除。Wood 等用宫腔镜手术保守治疗子宫腺肌病，包括子宫内膜切除，电凝去除子宫内膜和子宫肌内膜切除，术后症状缓解，减少了 30％的子宫切除术。子宫内膜侵入深度＜2.5mm（浅表腺肌病），TCRE 术后效果好；子宫内膜侵入深度＞2.5mm（深部腺肌病），术后常有问题，甚至再次 TCRE 术后还需子宫切除。

五、TCRE 术激素治疗及凝血机制障碍所致的子宫出血

激素替代治疗（HRT）引起的子宫出血以及药物治疗无效的凝血机制障碍出血病例，TCRE 治疗均能奏效。

六、TCRE 与腹式或阴式子宫切除术的比较

TCRE 术较子宫切除术的时间短，并发症极少，需要镇痛药少，术后康复和恢复工作快。TCRE 术的手术费用较子宫切除术的费用低。宫腔镜手术的施术者需要特殊的培训和手术经验，非生理性的灌流液及各种带有危险性的能源均可引起并发症，腹式或阴式子宫切除术则无此顾虑。

七、TCRE 与子宫内膜切除的其他方法比较

近年来，一些非宫腔镜治疗月经过多的新微创方法问世，这些方法包括射频热能去除子宫内膜、微波、双极电切、热球法、冷冻子宫内膜去除、光电动力治疗、宫腔内铯放射治疗、激光能量产生间质高热治疗、连续热生理盐水灌注和 ELITT。已经作小量研究提示，这些方法与传统的 TCRE/EA 间的结果是相同的，大量研究将有助于回答非宫腔镜去除子宫内膜设备在妇科的恰当应用。

第十二节　电滚球子宫内膜去除术

应用滚球或滚筒电极经宫腔镜对子宫内膜进行电凝或电灼手术，又被称为滚珠式电极电烙术。应强调的是，用滚球电极烧灼内膜或用激光对内膜进行汽化消融均应称为“子宫内膜去除术”。通过选择纯切割、混合切割及凝固电流，滚球电极可以凝固、汽化子宫内膜，破坏子宫内膜基底层。功率90～100W为宜。手术操作也应按一定顺序，电极移动速度以10～15mm/s为宜，否则增加穿孔的危险性。优点：血管被凝固封闭，使膨宫介质吸收减少，且术中出血减少。缺点：子宫内膜组织完全破坏，无法获取组织行病理检查。电极产生气泡或使创面焦化而影响视野。目前，有学者正在研究一种一次性使用的电流弥散电极鞘(ERA鞘)。在标准的宫腔电切镜上安装ERA鞘，可以使用含电解质的等渗溶液作为膨宫介质，降低了低钠血症的危险，免除了低张性膨宫溶液的昂贵费用。但对电切过程会产生一定的影响，其安全性和有效性需要大样本研究证实。

一、手术器械

球形电极(roller ball)可分为滚球和滚筒两种。滚球根据其直径有大小之分；滚筒根据其表面形态亦有所区别。操作时球端电极与内膜表面接触，通过电灼热凝固效应破坏子宫内膜。输出功率为50～130W。

二、工作原理

球形或滚筒形电极应用的电流是一种间歇性脉冲波，在输出过程中发生能量的衰减，在相同电压下组织产热量较非衰减电流少，同时凝固时滚球电极与组织接触面大于切割电极，通过接触面的电流密度小于切割电流，因而不产生切割效应，造成较深的组织热损伤。在一定限度内，随电极功率增加，电热效应加剧组织高温，在形成碳化层的同时，组织电阻增加，又限制热能向深层组织的传导。经临床实验观察发现，当凝固功率大于30～55W时，可完全破坏内膜基底层及其下方3mm的肌层组织，但随功率的增加，组织热损伤深度并不增加，反而减小。凝固电极对组织热损伤的程度，与作用时间成正比，接触时间越长，热损伤的范围越大。因而应注意严格掌握滚球电极在子宫内膜表面的滚动速度。

三、操作方法

宫颈扩张及膨宫方法均与内膜切除术相同，仅是使用的电极头端不同。将直径2.5～3mm的球形电极或滚筒形电极经子宫电切镜放入宫腔内，在宫腔镜直视下或电视监视下进行操作。将电极直接放在子宫内膜表面，先从输卵管口附近开始电凝，然后移至宫底，依次在宫底、前壁、后壁及侧壁缓慢滑行，移动速度为15mm/s，在滚球接触内膜后停留时间不应超过1秒。首次电凝后，应重复2次，以充分达到电凝深度。在电凝过程中如有内膜碎片黏附在电极头表面，应取出电极将其除去，以免阻碍电凝效果。子宫内膜经全面、系统地电凝后，由原来粉红或橙红色转变为棕黄或苍白色，表面还可见到焦痂，此时可停止操作。结束前可在子宫前后壁各取一块组织(用环状电极电切)做病理检查,以观察基底层是否已被电凝。

四、效果评价

滚球电凝法子宫内膜去除术优点是手术时间短,极少开放暴露子宫小血管,膨宫液侵入血管的机会少,因此相对比较安全。缺点是无法获得内膜标本进行活组织检查。另外,对电灼子宫内膜的厚度难以准确评估。目前临床多将环状电极及球形电极联合使用,对环状电极不易到达或较难操作的区域,如双侧子宫角,可用球形电极电凝,其他部位以环形电极电切可获得满意疗效。

第十三节 汽化电极子宫内膜去除术

1995 年,泌尿外科开发应用一种新的电极——汽化电极(vaporitio),该电极综合了环状电极和滚球电极的优势。同年 Brooks 首先报道应用泌尿外科电切镜汽化电极切除黏膜下子宫肌瘤。1997 年,Glasser 报道了应用汽化电极汽化电切子宫内膜的初步尝试,此后大量文章对汽化电极的临床应用予以肯定。

一、手术器械

汽化电妇科手术应用器械基本与子宫电切镜手术相同,汽化电切镜主机仍为子宫电切镜的配套装置,区别仅仅在于手术配件及输出功率的不同。

1. 手术配件 根据手术需要,汽化电极可有不同的形状,虽然汽化电极顶端形状各不相同,但都有 3~5 个微小的凹槽,以便于高效、充分地汽化所接触的组织。

2. 输出功率 与电切电极相比,汽化电极所需功率明显高于前者,一般为 200~300W。因此要求高频电输出设备——高频发生器(即所谓"电箱")具有较高的输出功率和技术性能。输出功率应达到 350~400W。

二、工作原理

汽化电极的作用原理是电能凝聚效应,由于电极为凹凸不平的沟槽形,在高频电流通过时,槽缘的凸棱便成为高密度的高频电流分布带,这些沟槽有效凝聚电能使与之接触的组织快速升至汽化沸点(>100℃),不仅使 1~3mm 的组织汽化,同时下面还产生 1~3mm 的凝固层,产生了将组织汽化去除的热损伤效应同时增加了血管封闭效应,使术中不易出血,灌流液吸收少。由于组织损伤程度与电极、电流、功率、电极移动速度、组织的阻抗特性有关,在同一功率下,电极移动速度相同时,组织破坏程度大致相同,故汽化去除的深度较环状电极切除深度容易掌握,安全性大。与宫腔镜的单极环状电极相比,汽化电极使用功率为 200~300W 的单纯切割电流,单极环状电极为 80~110W 的混合电流。由于环状电极是将子宫内膜及部分肌层呈条块状切除,术中需不断清除被切下的组织碎块,废时废力,故汽化去除术较环状电极去除术的手术时间明显缩短。总之,与宫腔镜环状电极切除术相比,汽化电切除手术难度小,不易出血,灌流液吸收少,并发症少,更加安全、快速,效果可靠。

三、术前准备

1. 于术前12～24小时宫颈插入海藻棒，扩张宫颈。
2. 术前1～2小时可应用广谱抗生素预防感染。
3. 膨宫液可选择5%葡萄糖液、1.5%甘氨酸或3%山梨醇。
4. 扩张宫颈至9～11mm。

四、麻醉

麻醉可选择非气管插管全身麻醉或硬膜外麻醉。

五、体位

取膀胱截石位，臀部下方放置漏斗形容器，以利于收集术中流出的灌流液。

六、手术方法

（一）子宫内膜去除术

首先用环形电极，功率110W，从宫底到宫颈内口切除一块深约0.5cm的子宫后壁组织留送病理检查；然后改换汽化电极，功率调至250W左右。应用前列腺汽化电切镜棒状沟槽形汽化电极，以顺行切除法汽化电切子宫内膜，先将电极置于宫底部，自子宫后壁开始依次为后、左、前、右壁，电极移动速度为1cm/s。因宫角壁薄，使用功率应相应减低，将功率降至220W汽化切除即可达到安全有效的目的。然后检查出血点，以70W功率进行电凝，再次检查有无存留内膜及出血点，检查结果满意时，手术结束。注意：汽化以前不要电凝子宫内膜，因为失活的表面组织产生阻抗，妨碍汽化的深度。由于功率＜200W时，组织汽化温度不够，电极头黏附组织较多，热损伤程度小，术中需不断清洁电极头，影响手术时间及效果，而＞260W时组织热损伤程度过大，不安全。因此，建议在施行子宫内膜汽化电切术时，参考子宫内膜厚度及肌层厚度，在200～260W范围内选择适宜功率更加安全、有效。

（二）黏膜下子宫肌瘤切除术

首先用环状电极从肌瘤顶部切取0.5cm的楔形组织，留送病理检查。然后改用汽化电极。汽化肌瘤的目的是缩小体积，以便能够用抓钳取出或电切环切除。可用3mm滚筒电极在肌瘤上可形成较宽的汽化通道，而2.5mm滚球电极可较精确地将肌瘤分割成块。亦可用Accu环（一种粗的环形电极，配有5个微小凹沟的滚桶），从基底部切除宽蒂黏膜下肌瘤，切至与子宫内膜或宫腔的轮廓平，切下来的肌瘤用卵圆钳夹出宫腔。偶尔还可用宽面电极像解剖刀一样，不用电流，即可将肌瘤自基底部钝性剥除。用肌瘤抓钳或卵圆钳将肌瘤碎块夹出。埋入壁间的肌瘤在切割或汽化时会继续向腔内突出，要尝试着尽可能多地切除，但是即使未完全切除，成功率仍较高。偶有肌瘤残留持续月经过多，则需二次手术切除。

七、效果评价

有笔者对汽化电极、环形电极与滚球电极的输出功率、手术时间、术中并发症及治疗效果等进行了比较，试图通过对比而发现汽化点外科手术的优越性。

汽化电极与环形电极和滚球电极有如下区别：

1. 输出功率　汽化电极的输出功率明显高于环形电极和滚球电极。高功率的汽化电流可增强对血管的封闭作用，减少术时出血；但是，因汽化电极的电流主要集中在电极表面直接与组织接触脊的边缘，集中的能量在接触处产生高电流密度区域，如此高的电流如果长时间地加压于一点上，有可能引起子宫穿孔，因此术中应特别注意。

2. 手术时间　因汽化电极可将所切的组织如子宫内膜或肌瘤等汽化分割成块，手术时无肌瘤等碎屑漂浮于宫腔，不必因组织屑堆积而妨碍视线，或因为取出组织碎屑而停止汽化耗费时间，故手术时间较环形电极明显缩短。汽化电切仅在需更换电极头或换抓钳取出肌瘤残余物时才取出电切镜。

3. 手术并发症　因手术时间明显缩短，术中膨宫所需的灌流液也相应减少，过度水化综合征的发生率明显降低。手术出血也明显低于电切术。由于应用汽化电极进行妇科手术的大宗病例报道较少，远期疗效尚需追综观察。

总之，通过手术比较，用汽化电极施行汽化电切子宫内膜的手术难度小，手术速度快，时间明显缩短，术中灌流液吸收少、出血少，比宫腔镜环状电切子宫内膜的手术时间明显缩短，安全性大，效果同样可靠。由于汽化电切术创伤小，痛苦轻，恢复快，不需输血，为妇科医师提供了快速、简便、病率少、恢复快的黏膜下肌瘤和子宫内膜切除方法。但汽化电切术中不能得到病理标本故术前必须明确病理诊断以除外子宫内膜的恶性病变。因经费原因，妇科可与泌尿外科共用一套昂贵精密的仪器设备，这样既有利于电外科技术的开展，也可节省大量的资金，提高其经济效益和社会效益。

第十四节　宫腔镜子宫纵隔切除术

纵隔子宫的形成是由于胚胎发育过程中两侧副中肾管汇合后，其中隔未消失或未完全消失所致。纵隔子宫易导致不孕、流产、早产和胎位异常；若胎盘粘连在隔上，可出现产后胎盘滞留。过去传统的手术矫治法多为侵入性外科手术治疗，如 Jones 或 Tompkins 的经腹子宫成形术，Jones 经腹子宫成形术为楔形切除宫底及纵隔部分，并进行左右的纵行缝合，使子宫肌壁重建，这项技术成功率在 80%以上，曾一度成为子宫纵隔治疗成功与否的“金标准”。此法更适用于纵隔较宽者。Tompkins 术式为正中剖开子宫体，修剪纵隔组织然后缝合，更适用于纵隔较薄的患者。这种术式较 Jones 术式出血少，并可保留较正常的宫腔形态，亦不缩小子宫体积。但以上这些方法均需开腹和切开子宫，因此患者住院时间较长，术后恢复慢，而且必须避孕 3～6 个月，使子宫创面恢复，对那些术后妊娠并能妊娠至足月的患者往往需要剖宫产分娩以避免子宫破裂的风险。尽管术后妊娠率达 82%，但仍有一些患者由于盆腔粘连，尤其是卵巢和输卵管的粘连，仍然不能妊娠，需再次剖腹探查和切开子宫，术后可能发生粘连，继续不孕。因子宫切开，术后需再次避孕3～6个月，甚至更长时间。

宫腔镜子宫纵隔切除术(transcervical resection of septa，TCRS)使切除子宫纵隔的手术产生了质的飞跃。近年来对纵隔子宫的矫治，已较多采用在腹腔镜或B超监护下经宫腔镜进行切割。此法既可避免剖腹及剖腹后可能发生的输卵管粘连等并发症，又无需切开子宫，在子宫壁上不留瘢痕，妊娠后尚可经阴道分娩，大大提高了该类患者的术后妊娠率和自然分娩率。但应注意，在选择手术对象时必须充分排除其他病因导致的不孕症，否则治疗将不会达到预期效果。

一、适应证

大多数子宫纵隔妇女能正常生育，仅20%～25%妊娠失败，常在妊娠第一季末或第二季初先有出血继而胚胎死亡。子宫纵隔与不育的关系尚存在争议，普查发现此型子宫异常并不引起不孕，但往往容易导致流产、早产、胚胎停育及早产等不良孕产史。当宫腔畸形比较明显，子宫畸形不能因妊娠而有所改善，甚至导致晚期流产或早产者，应考虑手术治疗。纵隔子宫及双角子宫的宫底凹陷越深则流产率越高，故患有这两种畸形的患者，如在婚后已发生两次流产或者不孕，应考虑手术矫治。而年龄较大的妇女，只要有一次晚期流产，排除胎儿外形及染色体异常者，以及排除子宫畸形以外的不育原因后，亦应提早考虑手术矫治。需辅助生育的原发不孕症或难以治疗的不孕症亦应考虑为子宫纵隔切除的适应证。

二、禁忌证

生殖道感染的急性期。

三、器械及灌流系统

同“TCRE术”。

四、术前准备

1. 术前评估　除了常规术前检查及必要的心理准备外，尚需进行子宫输卵管碘油造影(HSG)。HSG是诊断子宫纵隔最准确的和有效的方法，特别是宫腔分离者。但是，在进行HSG之前，应该进行妊娠失败其他因素的评估，包括夫妇双方的染色体检查，黄体中期血清孕激素水平，黄体晚期子宫内膜活检评价成熟度，检测血TSH评价亚临床甲状腺功能低下，查部分凝血酶原时间(PTT)、抗心磷脂抗体(ACA)和抗核抗体(ANA)，检测自体和异体免疫情况，人组织相容性抗原(HLA)的检测仅选择性用于多次早期流产史而无其他原因的患者，做子宫内膜活检排除慢性子宫内膜炎。由于苗勒管与副中肾管在胚胎时期的密切关系，发生子宫畸形时，应排除肾脏畸形。泌尿系急性不常与子宫纵隔同时存在，曾报道子宫畸形有双肾盏、肾下垂和其他类似畸形，因此应对这些患者作静脉肾盂造影评估。

2. 手术时间选择　必须在月经干净近期进行，以免子宫腔被覆较厚内膜，视野不清，操作困难。

3. 手术前晚插一个宫颈扩张棒，完全纵隔宫颈棒插入任何一个腔内，以达到软化宫颈的目的。或手术前晚阴道置米索前列醇 400μg，达到软化宫颈，扩张宫口的目的。

五、麻醉

腹腔镜监护者需用全身麻醉，B超监护者用硬膜外麻醉。

六、手术步骤

1～5 同"TCRE 术"。

术式选择：

(1)宫腔镜下剪刀机械切除术：用外鞘 7～8mm 的手术镜，灌流液可含电解质，不过仍需连续灌流装置检测出水液量，以预防液体超负荷的发生。宫腔镜剪刀可分为软剪、硬剪、半硬剪。软剪不易操作，半硬剪最为常用，可对组织直接分离，即在有一个良好的全景视野下，可对需分离处进行选择性的分离并随意退回。这种半硬剪刀在宫腔镜手术时不需太多力量和技巧，但必须保持锐利和坚固。钩式剪刀在切除纵隔时最为实用，特别对于基底宽大的纵隔，需对残留纵隔组织进行小的、浅表的切割而避免深部肌层的穿孔。

硬剪刀可用于分离纤维性和宽大的纵隔，使用这种剪刀时，需良好的全景式视野。由于这种剪刀尖端锐利，朝向子宫壁用力时易造成子宫穿孔，因而使用时要特别小心。应用宫腔镜剪刀分离子宫纵隔的技术，包括准确地在纵隔的中线、纤维化无血管区剪切。子宫肌层血管由子宫前后壁进入纵隔组织，初学者施术应避开子宫前后壁，以避免不必要的出血。切割应从一侧开始，逐渐向对侧剪切，每次剪切下小块纵隔组织，一旦看到子宫输卵管开口，切割应变浅，并应仔细观察来自子宫肌层的小血管，避免穿透子宫肌层。纵隔切除后，在器械退出之前，应在宫腔镜下观察宫底部，降低宫内压力来观察有无明显出血。如有明显动脉出血，应进行选择性的电凝止血。

(2)宫腔电切镜切除子宫纵隔：用外鞘 8～9mm 的连续灌流宫腔电切镜，刀形或环形电极切割纵隔。切割时电刀向前移动，即逆行切割，而不像切除子宫内膜、内膜息肉或黏膜下肌瘤时，电刀朝术者方向移动的顺行切割。还应注意穿透深度及电极的方向，左右对等进行切割。注意观察宫腔的对称性，避免一侧切除过深，导致子宫腔变形。切至纵隔基底部时，必须十分注意勿切割过深伤及子宫底，极易子宫穿孔。用宫腔镜电切子宫纵隔，由于电凝效果，出血减少，连续灌流系统冲洗宫腔，视野清晰，操作简单。不利之处为单极电凝可凝固邻近正常内膜组织。

术毕将物镜退至子宫出口，观察子宫腔的对称性，放置 IUD，2 个月后取出。

(3)激光光纤宫腔成形术：子宫纵隔可通过 Nd：YAG 激光、氩气或 KTP-532 激光进行分离。激光不能传导，故灌流液可使用含电解质的液体，如生理盐水、5%葡萄糖生理盐水和乳酸林格液等，可获得清晰的视野。激光分离子宫纵隔应自纵隔的基底部中线开始，从一侧开始向另一侧移动，注意要连续移动光导纤维，以免发生子宫穿孔。激光手术尤其适用于子宫纵隔宽而厚者。

6～8 同"TCRE 术"。

七、术中监护

由于子宫纵隔与子宫底部并无界限，子宫两角较深，子宫底的浆膜面可能有凹陷等因素，TCRS术容易发生宫底部穿孔。因此，术中最好腹腔镜和(或)B超监护。

1. 腹腔镜监护　患者在全麻下取膀胱截石位，在脐轮下做1～2cm切口，注入二氧化碳气体建立人工气腹，经此孔置入腹腔镜穿刺器，插入内镜监视宫腔镜手术的全过程，检查腹腔和内生殖器全貌，如发现盆腔或输卵管、卵巢病变，再于下腹部两侧穿刺，放入腔镜器械进行手术处理。与单纯宫腔镜子宫纵隔切除术比较，在腹腔镜监测下进行宫内操作，可直视下观察子宫外形并与其他子宫畸形如双角子宫、鞍状子宫等进行鉴别；可提高手术安全性、防止子宫穿孔；避免切除不彻底；而且对于腹腔内有病变的患者也可同时进行手术，避免二次手术给患者带来痛苦。宫腹腔镜联合子宫纵隔电切术，具有直视、安全、创伤小、出血少、手术安全性高并能同时处理腹腔内病变等优点，且术后短时间内能妊娠，可明显改善生殖结局。

2. B超监护　于手术开始前先测量纵隔的长度、纵隔末端与基底宽度及宫底厚度。在B超监护下，先放好电切环位置，设计好切割方向，B超确认无误后通电切除纵隔组织。B超经常作横切扫描，观察切除基底组织的强回声光带十分居中。纵隔完全切除后，两个宫腔打通，形成一个宫腔，保留宫底厚度在0.7～1.1cm。此法简单易行、效果满意、没有创伤、费用较低。纵隔畸形中不全纵隔的诊断，单用B超或宫腔镜检查诊断率均不高。联合检查时，置宫腔镜于宫颈内口，向宫腔内注入膨宫液，使子宫充分扩张，然后从B超图像上可观察宫底部有无纵隔及其长短宽度等。非典型的不全纵隔，在镜下仅可见两侧宫角探，B超图像上见不到明确的纵隔而显示为宫底部宫壁增厚且内突。此时借助膨宫液的对比，在B超图像上准确测量子宫底与前、后壁厚度之差及子宫底与宫角深度之差，可以判断有无不全纵隔畸形。同时，还可观察子宫底外形有无凹陷，以除外鞍状子宫及双角子宫，从而准确提出子宫不全纵隔的诊断。手术时B超监测电极或剪刀的位置，引导术者操作，可避免切除过深或过浅。当切除肌壁组织过深发生子宫穿孔时，B超可见膨宫液从穿孔处流入腹腔。

八、术后处理

因为患者皆为不孕而手术，故应加强使用预防性抗生素，预防宫腔或输卵管感染。术前半小时应用抗生素，术后应用抗生素3～4天。

九、宫腔镜子宫纵隔切除术手术探究

1. 各种手术的优缺点

(1)剪刀分离子宫纵隔手术有以下优点：①操作简单，速度快，适用于各种子宫纵隔；②剪刀很容易放置到子宫纵隔的凹陷处；③由于不使用电源，灌流液可选用含电解质的液体，发生体液超负荷的危险性减少。缺点为纵隔的肌肉组织并未切除掉，术后可能发生粘连，又形成后天的纵隔。

(2)宫腔电切镜切除子宫纵隔的优点为：①手术用混合电流，兼有电切和电凝的作用，故出血很少；②如术者技术娴熟，可将纵隔组织自子宫前后壁完全切除，包括宽大的纵隔，术后不易发生子宫前后壁的粘连。缺点为操作难度大,不易掌握。

(3)宫腔镜激光分离子宫纵隔的优点为:①由于激光的凝固作用,避免出血;②激光切割操作容易,比宫腔电切镜易于掌握;③能量不传导,可使用含电解质的液体。缺点为:①价格昂贵;②由光导纤维散射回的激光可损伤术者的视网膜,故需戴特殊的防护镜;③散射的激光可影响纵隔周围正常的子宫内膜,导致邻近内膜的损伤处上皮化缓慢;④手术时间较长。

2. 纵隔切除中应注意的问题 切除纵隔的操作过程中要特别注意作用电极的方向,把握作用电极在纵隔组织中切割的对称性,要紧靠纵隔的中线操作,尽量不偏向子宫前或后壁,以避免损伤肌壁内血管。电切时,仅需将纵隔切开,不必将宫腔内前后壁的残留纵隔组织完整切除,因为子宫纵隔肌纤维组织与子宫肌纤维组织相同,可以通过肌纤维组织的回缩,较好地恢复宫腔形态。当切割至纵隔基底部时,注意切割勿深,以免伤及子宫肌层引起出血多或穿孔。手术时电刀会对周围组织造成一定程度的破坏,致此处组织萎缩、坏死、脱落,因此切割适可而止。合适的切割深度通常以宫腔镜置于宫腔中央或接近宫底时可以同时观察到两侧输卵管开口,结合腹腔镜监视下的透光试验共同判断切割程度。透光试验的方法是调暗腹腔镜光源,将宫腔镜前端紧贴纵隔切割创面处子宫肌壁,如在腹腔内看到自宫腔内透出均匀一致的光亮,说明纵隔组织已基本切除。如果仅切割部位局部透光度明显增强,提示该处肌壁已经很薄,应高度警惕穿孔的危险。超声确定纵隔残留 0.5～1cm 的生殖预后与完全或近完全切除者无异。

3. 完全性子宫纵隔的切除 对完全性子宫纵隔,尤其是纵隔贯穿整个宫颈者,只需切除宫体部分的纵隔,宫颈纵隔不予切除,自宫颈内口上方开始切除纵隔。这样可以很好地保留宫颈的功能,便于日后正常妊娠,以及避免流产、早产。日后如需做人工流产,器械自一侧宫口进入操作即可。但应告知患者,妊娠足月时提前到医院,择期剖宫产分娩。对于完全性纵隔子宫,尤其是纵隔到达宫颈外口者,电刀自一侧宫口进入宫腔后,不易定位,此时可自另侧宫口探入刮匙或扩宫器,抵住纵隔,轻轻晃动,以作指示,待切出小窗后即可撤出刮匙或扩宫器继续手术。Romer(1997)报道用球囊放入第二个宫腔作为指示,亦取得了良好的效果。

4. 术后放置 IUD 及雌激素应用问题 术后十分放置 IUD 及使用大剂量天然雌激素皆有争议。术后放置宫内节育器可以避免宫腔粘连。宫内节育器于术后 3 个月经周期后取出。必要时在宫腔镜下取出,术中如发现宫腔有粘连则予以分离。术后可进行 2～3 次输卵管通液术并指导患者受孕。但也有一些学者认为术后无放置 IUD 的必要。雌激素可加速切除纵隔后裸露区的上皮化,故术后服用大剂量的雌激素,如倍美丽(Premarin)1.25～2.5mg,每日 2 次,共 30～40 天为 1 周期,每周期最后 10 天加服孕激素如安宫黄体酮(醋酸甲孕酮 Provera)10mg/d,共做 2 个人工周期。

5. TCRS 术后生育问题 段氏(1998)资料,术后妊娠率 77.27%,64.4%足月分娩。Fedehle(1993)等的经验 TCRS 术后 4 周即可妊娠,且并不需要作选择性剖宫产,但有子宫破裂的风险。Creainin(1992)和 Chen(1994)报道 1 例 TCRS 术时宫底穿孔患者,术后双胎妊娠,剖宫产时剪宫底部有 7cm 的缺损。

6. TCRS 术效果评价 与传统经腹子宫纵隔矫治术相比,宫腔镜下子宫纵隔切除术有诸多优点。例如,避免了剖腹手术的并发症,如盆腹腔粘连等;而且子宫肌壁没有瘢痕,宫腔上皮化过程仅需 4～5 周,最大限度地减少了妊娠子宫破裂的危险性。因手术时间短,术后恢复快,患者术后平均住院24～48小时，治疗费用明显低于开腹手术。

由于纵隔内膜成熟不良可能是纵隔子宫原发性不孕的发病机制，单纯切除纵隔后不仅去除了一个不适宜种植的部位，而且可能通过促进子宫基底部相连组织血管再生改善内膜功能，从而改变不孕结局。据临床资料统计，约87％的手术患者术后作HSG或宫腔镜检查证实宫腔形态正常。治疗后妊娠成功率可达66％～73％。总之，宫腔镜子宫纵隔切除术是对子宫纵隔畸形矫正的首选方法。

7. 子宫腔切开术（transcervical uterine incision，TCUI），可治疗导致宫腔狭窄和不孕的子宫畸形。Katz等（1996）报道8例不育妇女，HSG和宫腔镜诊断为T形子宫，曾有过10次流产和1次宫外孕，宫腔镜切开子宫侧壁，直至正常宫腔形成，8例均无手术并发症，术后宫腔均正常。术后3例患者4次足月妊娠，1例宫外孕，无流产。笔者指出TCUI术可改善T形子宫的生育能力。

第十五节　宫腔镜宫腔粘连切除术

一、概述

90％以上的宫腔粘连（intrauterine adhesion，IUA），由刮宫引起，创伤经常发生在产后或流产后1～4周因过量出血需刮宫者。在此时期，任何创伤都可引起子宫内膜基底层的脱落，导致子宫壁互相粘连，形成永久性粘连、子宫腔变形和对称性消失。罕见情况下，腹部子宫成形或肌瘤剔除术缝合错位，术后可引起宫腔粘连。IUA可能引起痛经，干扰正常生育和月经模式，其治疗方法为手术分离或切除粘连。在宫腔镜问世前，分离子宫内粘连的方法多为：①用宫颈扩张器、探针或刮匙等分离宫腔粘连。此术对术者的要求较高，需有一定的经验和技巧。因为盲视操作，往往不能获得满意的临床效果，术后妊娠率也不尽人意；②经腹部行子宫切开，在直视下分离粘连。此术对患者的损伤较大，增加了子宫上的瘢痕，而且效果不佳，现在多已摒弃。

1948年，美国医生Asherman在详尽报述了宫腔粘连即Asherman综合征后，预言"在文献中经常提到的宫腔镜很有可能会用来治疗该病。如果能在直视下引导器械分离松解粘连带，将成为理想的治疗手段"。如今，宫腔镜已广泛应用于临床，Asherman医生的预言也已变为现实。宫腔镜子宫粘连切除术（transcervical resection of adhesions，TCRA），是在直视下有针对性地分离或切除宫腔粘连，使患者术后恢复正常的月经周期，改善与提高妊娠及分娩结果，不仅提高了对宫腔粘连诊断的准确率，也使其治疗更安全、可靠、准确、有效。目前TCRA已经成为治疗宫腔粘连的标准方法。

宫腔粘连的形式和坚韧度各异，有的限局，有的广泛，有的薄而软，有的肥厚而致密，粘连带含有大量的纤维肌肉或结缔组织成分。宫腔封闭的范围和类型与损伤范围密切相关，可局部或全部封闭宫腔。坚韧度常取决于粘连形成时间的长短，陈旧的粘连已结缔组织化，故肥厚且致密。

生殖预后与粘连类型和宫腔闭锁的范围关系密切，因此，区分粘连是由子宫内膜组成、纤维肌肉或结缔组织组成及宫腔闭锁的程度十分重要。HSG可估计宫腔闭锁的范围，但不能决定粘连的类型；宫腔镜的视线轴是从子宫内口到子宫底，不能像HSG那样从不同的轴线勾画出子宫腔的轮廓，所以宫腔镜检查可估计粘连的类型，但难以估计宫腔闭锁的程度，因此，两种检查方法常联合应用。Valle和Sciarra(1998)依据HSG和宫腔镜联合检查的结果，将子宫粘连分为3度：轻度，膜性粘连，由基底层子宫内膜组成，宫腔局部或全部闭锁；中度，纤维肌肉粘连，较厚，仍被覆子宫内膜，分离时会出血，宫腔局部或全部闭锁；重度，仅由结缔组织组成，无子宫内膜组织，分离时很可能不出血，宫腔局部或全部闭锁。Donnez和Niselle(1994)根据粘连范围及粘连组织类型分类如下：

Ⅰ级：中央型

A型：薄膜状粘连。

B型：肌纤维或结缔组织粘连。

Ⅱ级：边缘粘连

A型：壁架样粘连。

B型：一侧宫角闭锁。

Ⅲ级：HSG示宫腔缺如

A型：宫颈粘连，内口闭锁-假性粘连综合征。

B型：广泛性宫腔闭锁-宫腔粘连综合征。

二、适应证

1. 因宫腔粘连引起的月经异常，如月经过少或无月经。

2. 因宫颈管或子宫内口粘连所致的周期性腹痛或痛经。

3. 因粘连所致的生育问题，如不育、习惯性流产、早产，胎盘种植异常如植入性胎盘或胎盘粘连等。

三、禁忌证

生殖道感染的急性期。

四、器械及灌流系统

同“TCRE术”。

五、术前准备

同“TCRS术”。首先应明确诊断，搞清粘连的位置、性质及程度。如宫颈管粘连已合并宫腔积血，应尽快处理，以防积血进一步增多；如B超提示子宫内膜菲薄，无周期性变化，可采用人工周期治疗，促进子宫内膜增生，以利于术中鉴别正常子宫内膜与粘连带。如插入宫颈扩张棒困难，可插细导尿管或海绵藻棒。

六、麻醉

同"TCRS术"。根据子宫粘连的程度及手术操作的难易度决定是否选择麻醉。如估计手术时间不长,操作简单,可不麻醉或选择短效恢复快的静脉麻醉;如宫腔粘连严重,估计手术耗时费力,可采用连续硬膜外麻醉或全身麻醉。需腹腔镜监护者需行全身麻醉。

七、手术步骤

对膜性粘连可用诊断性宫腔镜顶端锐缘或鞘套进行推、顶、撕剥,用力适度地分离子宫内粘连,不一定需要扩张宫颈,只适用于新鲜粘连或陈旧的宫颈内口粘连,此操作简单,容易,快速。对波及宫底和宫腔两侧壁的陈旧、复杂粘连,则需要在宫腔镜下用微型剪、电切环或激光光纤切除之。

1～5同"TCRE术"。

TCRA术式:

(1)宫腔镜剪刀分离法:操作方法与TCRS相似,用可弯曲的半硬剪或硬剪,自宫腔中央分离粘连,使宫腔扩大。当宫腔全部闭锁时,应自宫颈内口处进行分离,直至打开一个新的宫腔,游离出宫角部。若存在广泛粘连,需警惕子宫穿孔。手术结束时,经宫颈注入稀释亚甲蓝液,检测输卵管通畅度。较厚的连续粘连组织不易分离。也不易剪除,可用锐利活检钳逐步打开宫腔,使宫腔对称,这一技术对于子宫角处粘连,特别是输卵管开口处粘连尤为有用。

剪刀分离粘连时使用含电解质的灌流液,由于粘连靠近子宫肌层,广泛的裸露区利于膨宫液回流,液体超负荷机会增加。术时膨宫液压力不超过平均动脉压,以避免液体超负荷。

宫腔镜剪刀切除法的优点有:①机械分离粘连,可提供良好的标志,特别对于接近肌层的粘连,切割至肌层时可观察到出血,提醒术者停止手术,避免子宫穿孔;②广泛粘连时,正常健康子宫内膜较少,保留正常子宫内膜很重要,剪刀切除法没有电能或激光切除所致的瘢痕形成和破坏正常子宫内膜。缺点为有时使用半硬剪时操作困难,特别是当切割后壁粘连时;剪刀咬合不好时,切割粘连不够锋利。

(2)宫腔电切镜切除法:用前倾式环形电极直接分离或切除粘连,术时难以确定粘连从何处开始,粘连与子宫肌层之间的分界标志可能消失,切割较深时,部分子宫内膜在分离粘连时被刮除,故需注意电能引起的瘢痕和对邻近正常子宫内膜的损伤。宫腔的粘连带一般无血管,而切达子宫肌层时会出现小血管出血,可电凝止血,同时提醒术者停止为。术毕将物镜退至子宫内口处,观察子宫腔对称性,有腹腔镜监护者,宫腔注入稀释亚甲蓝液,作输卵管通畅试验。针状电极作TCUI,适用于宫腔粘连致宫壁瘢痕化,使宫腔狭小,无月经者,用针状电极沿子宫长轴划开4～5条,使宫腔扩大,在术后激素治疗下,恢复月经周期。

(3)激光光纤切除法:应用激光操作简单,但比剪刀法和电切法的手术时间长,且费用昂贵。

6～8同"TCRE术"。

八、术中监护

宫腔粘连常使子宫腔变形、狭窄，宫腔闭锁者尤甚，故手术操作难度大，容易发生子宫穿孔。因此术中最好应用腹腔镜或B超进行监护，以保证手术的安全性。

1. B超监护　于手术开始前先全方位扫描，了解宫腔粘连的水平及子宫纵轴的方向、屈度和大小。在B超监护下，先放好电切环位置，设计好切割范围，当B超确认无误后再通电切除粘连组织，术中B超经常作横切扫描，观察切除的强回声带是否居中，粘连带完全切除后，应形成一个四壁等厚、左右对称的宫腔。

当宫颈粘连导致宫腔积血时，宫腔镜检查仅能判断有无宫腔粘连，但见不到粘连水平以上子宫腔内的情况。此时应用B超，不但可以同时观察到因粘连造成的宫内积血的部位、范围及单房或多房，同时可引导宫腔镜进行手术操作，排出宫腔内积血，弥补宫腔镜只能观察宫内变化、不能判断手术进展情况的不足。Salat-Baroux(1995)报道在B超监护下为11例复杂和(或)复发的宫腔粘连进行TCRA术，除可保持子宫各壁等厚外，对宫角粘连的处理也较好，因为超声医师可提醒宫腔镜医师何时停止手术，以避免过多灌流液进入腹腔和子宫穿孔。用此技术，8例宫腔正常，输卵管通畅，10例恢复正常月经。

2. 腹腔镜监护　如果用子宫电切镜进行手术切除，由于粘连组织与子宫肌肉间的界限已经消失，术时难以区分粘连与正常肌层的界限，以致切除粘连带时将相连的肌层切割过深，电热辐散作用还可能损伤邻近器官，故手术时进行腹腔镜监护十分重要。监护时先在腹腔镜下常规探查盆腔，切割接近子宫角部时，注意局部浆膜面的变化。如起小泡，说明即将穿孔，应立即停止操作。亦可将腹腔镜贴在子宫一侧角的浆膜上，取下光源，如可看到宫腔内的光亮，说明宫底已很薄，告诫术者应终止手术。手术结束后，经宫腔注入稀释的亚甲蓝液，腹腔镜观察输卵管伞端有无亚甲蓝排出，以判断手术切除的彻底性。宫腔镜手术时腹腔镜监护可以协助医生预防子宫穿孔，但对已知有宫内病变的病例，超声控制下宫腔镜检查，可避免不必用的腹腔镜。

九、术后处理

(一)预防宫腔再次粘连

IUA的多数患者子宫内膜硬化破坏，因此术后需要辅助治疗，加速创面上皮化，术后继续机械分离宫壁，以预防再次形成粘连。20世纪60年代曾有人尝试将人子宫内膜、输卵管内膜或胎膜等组织植入宫腔，以刺激损伤内膜的修复，但疗效不肯定。70年代以来，于分离子宫内粘连后宫腔内放置宫内节育器(IUD)或Foley导管一段时间，已证实有预防再粘连的作用。

1. IUD　将IUD放置在宫腔内，不但可作为屏障防止子宫前后壁相贴，还可刺激子宫产生前列环素量增加，使月经血量增多。放器时机应选择在宫腔粘连分离术结束后即刻；IUD的类型可选择不锈钢单环、V形环、T形环或节育环等，视宫腔形状而定。对伴有宫颈管内口粘连者，宜选择纵臂较长的T形或V形IUD。放器时间一般应为2～3个月，时间过短可能发生宫腔再次粘连，过长如又形成粘连，可能因IUD嵌入子宫内膜和粘连带内导致取出困难。

2. Foley 导管　更多用于术中出血较多的病例，主要起局部压迫止血作用。将 Foley 导管放入宫腔后，在气囊内注入 3～3.5ml 的灭菌生理盐水，压迫手术创面的出血点，同时阻隔子宫前后壁的粘连。但导管在宫腔内留置的时间不能过长，一般多为 1 周左右。故取出导管后还应注意预防宫腔再次粘连。

(二)预防性应用抗生素

防止术后感染。特别是宫内放置节育器的患者，因异物刺激妨碍创面上皮细胞的修复，更易合并细菌感染，影响切口愈合。故术后应常规使用 1 周的广谱抗生素预防感染。

(三)应用雌激素、孕激素

进行人工周期治疗。此法可促进子宫内膜增生，预防粘连的再形成。治疗时间的长短取决于粘连的程度和类型。粘连越广泛，病程越长，周期治疗的时间也应越长。可在宫腔内放置 IUD 的同时，应用雌、孕激素治疗 2～3 个月，防止再次粘连。宫腔粘连广泛且形成时间长者，使用激素时间长。人工周期治疗撤退性出血停止后，做 HSG 判断手术效果，以决定以后的治疗和妊娠。薄的、局灶性粘连不必作 HSG，但需宫腔镜检查判断宫腔的对称性。

第十六节　宫腔镜宫内异物取出术

广义的讲，凡是正常宫腔组织以外的物质，如肿瘤、炎性渗出物、妊娠残留产物、IUD 等均为宫内异物。而狭义的宫内异物则仅指与人体组织相异材料的物体进入或遗留在子宫腔内者，如海藻棒断段、丝线结头、残余 IUD 碎片等。本节重点介绍后者的取出。宫腔镜检查可发现宫内异物，精确定位，并试行取出，或行宫腔镜子宫异物取出术(transcervical resection of uterine foreign body，TCRF)。

一、术前准备

1. 子宫内膜的准备　子宫内膜的厚薄直接影响手术的成功率。如残存异物被埋在较厚的内膜中，除了影响手术视野及手术操作外，还易造成术中出血多、术后子宫出血淋漓不净。故手术时间应尽量选择在增生早期(月经干净 2～7 天)，或应用药物促进子宫内膜变薄。如丹那唑、GnRH-a 类等药物。

2. 扩张宫颈管　由于有时异物体积较大，扩张宫颈管后有利于手术操作。可于术前 12～24 小时颈管放置海藻棒逐渐扩张宫颈，亦可于术前 30 分钟阴道后穹隆或直肠内放置卡孕栓或米索前列醇促进宫颈组织软化，以利于扩张。

二、手术操作

1. 宫内节育器　有尾丝或容易取出的 IUD，一般不需在宫腔镜下取出，但在尾丝拉断，盲目取出困难疑 IUD 嵌顿；仅部分取出 IUD 而部分 IUD 断片宫内残留；可逆性输卵管节育器深嵌于子宫角或残留时；或绝经期妇女，绝经时间长，生殖器萎缩严重，取出 IUD 的困难程度大，也易感染。以上情况均需借助宫腔镜取出或B超介入下宫腔镜取出。宫腔镜治疗配有鳄鱼嘴钳、异物抓取钳等。首先应判明残存IUD与子宫肌壁间的关系。是否已嵌入子宫肌层，切忌强拉硬拽损伤局部组织。可在宫腔镜直视下用异物钳抓住IUD残端，随同宫腔镜一同缓慢退出，亦可先用宫腔镜定位后，以小头卵圆钳或长弯止血钳进入宫腔取出。残存物取出后应常规宫腔镜复查以防遗漏。如力度不够，或有嵌顿，则需换手术宫腔镜，用开放式半环形电环套入不锈钢丝之间钩出。如嵌顿入宫壁内，则用电切环切开嵌顿环周围的肌壁后钩出，或在B超定位下挟出。嵌顿深者同时作腹腔镜检查，以确定IUD是否已经穿出子宫浆膜层。可逆性输卵管节育器的弹簧及尾丝常深嵌于输卵管开口及子宫角内，一旦尾丝拉断，取出极为困难，需用21Fr手术宫腔镜，配关闭型电极，深入宫角取出。有时在月经期中，因子宫的收缩IUD自动排出，而患者并未注意到，以为仍有，因此医生无法取出IUD，超声波也难以确认此事，这时只要作宫腔镜就可发现并无IUD。

2. 断裂的宫颈扩张棒或海藻断棒　比较少见，是在宫腔镜手术或人工流产前放置宫颈扩张棒或海藻棒，以软化宫颈，在取出时，宫颈扩张棒或海藻杆有时会断裂在宫颈内，进而掉入宫腔内。可在宫腔镜直视下用异物钳抓取，亦可用小头卵圆钳进入宫腔夹取，亦可用电切环带出。由于海藻棒膨胀断裂后较糟脆，夹取后应常规复查以防残留。如断裂的宫颈扩张棒或海藻杆过于糟软，可用吸引头吸出。

3. 残留胎骨　做大月份人工流产时，有时会发生胎骨残留，常造成出血或继发不孕，有时可占据宫腔的大部分，HSG无所发现，只有宫腔镜可以查出。流产后胎骨残留是罕见的并发症，以往的处理方法是盲目刮宫和子宫切除。

4. 胚物残留　过期流产、不全流产、粘连胎盘、植入胎盘等胚物残留在宫腔内可引起宫腔粘连、闭经或不规则出血，如粘连严重，D&C可能探不到或刮不净残留的胚物。宫腔镜既可诊断，又可在B超介导下用电切环将胚物刮出或切除，取出的组织送病理学检查。宫腔镜处理胚物残留操作容易，手术时间短，定位准确，可确切将胚物取出，明显优于常规D&C。

5. 宫颈妊娠　适用于胚胎已死，出血不多，无感染迹象者。胡氏(1998)报道2例宫颈妊娠，手术宫腔镜电切治疗成功。因宫颈管不能存留灌流液并使之膨胀，故不能像处理宫腔出血那样便于止血，大量活动出血应视为该术的禁忌证。

6. 丝线线结　多见于剖宫产手术后丝线残留。可在宫腔镜直视下剪断线结，然后用异物钳夹取线头。如估计缝线较浅，或局部组织有水肿坏死线结容易滑脱，可在宫腔镜定位后，以长弯止血钳进入宫腔夹取。因现在剖宫产术时多用可吸收线缝合子宫切口，所以丝线线结残留的情况少见。

7. 其他异物　如输卵管支架、宫腔吸管塑料夹等，可根据具体情况酌情处理。

三、术中监护及术后处理

对估计有一定难度的手术，如节育器断裂嵌顿，应在B超或腹腔镜监护下进行，以防子宫穿孔损伤周围脏器。腹腔镜超声检查(laparoscopic ultrasonography，LUS)的分辨率高于B超，操作方法是在完成建立气腹，置入腹腔镜，盆腔注入生理盐水200～300ml后，在腹腔镜直视下将腹腔镜超声探头经脐部或下腹侧方的套管插入腹腔游离扫查子宫，腹腔镜和超声图像经混合器同时在监视器上显示，有助于精确了解子宫的形态、大小，辨认病变及切割范围，对TCRF患者可准确定位微小病灶，发现或排除侵入子宫壁和嵌入宫壁的异物。

如手术顺利，术后一般无需特殊处理。如一次未能完全取出，可于下次月经干净后再取。亦可根据具体情况酌情处理。可服用抗生素预防感染并适当休息。对绝经后断残宫内节育器取出困难者，可应用激素1～2个月后再进行试取。

第十七节　宫腔镜子宫组织活检术

宫腔镜不但可以进行手术治疗，亦可作为活检工具了解子宫内膜和肌层的病生理情况，协助临床医生进行诊断及治疗。特别是对子宫腺肌症的检查，大大提高了该病的术前诊断率。

一、适应证及禁忌证

(一)适应证

1. 了解子宫内膜局部病变　如欲了解宫腔内状况，单纯诊断性刮宫亦可取到子宫内膜进行病理检查。但已如前述，单纯诊刮有其局限性和盲目性，特别是对子宫内膜癌前病变的诊断及定位远不及宫腔镜准确详细。当宫腔镜检查高度怀疑局部内膜有恶变倾向时，可定位取材进行组织病理学检查。

2. 了解子宫肌层病生理情况　诊断子宫腺肌症，过去运用传统的方法只能待子宫切除后才能做出判断。如今，人们正尝试应用宫腔电切镜对子宫肌肉进行活检，了解有无子宫内膜腺体侵及肌层。

(二)禁忌证

如临床已高度怀疑为恶性肿瘤时，宫腔镜检查应特别慎重。

二、手术方法

宫腔镜子宫组织活检术需要的手术器械包括：宫腔检查镜及活检钳或子宫电切镜及环状电极。单纯子宫内膜活检无需麻醉。如欲切取子宫肌肉组织，因手术时间很短，一般患者可以忍受，亦可适当应用止痛剂或局部麻醉。取材方法包括：

1. 子宫内膜活检　可在宫腔镜直视下用活检钳抓取内膜组织，注意取材范围及深度。

2. 子宫肌肉活检

(1)在B超提示子宫肌壁较厚、似有内膜腺体侵入的区域，应用5mm环状电极深切局部子宫肌层，体积长2.5～3cm，宽0.5cm，厚0.5～0.8cm，可取2～3块进行病理检查。

(2)如在进行子宫内膜切除术时，B超监测可表现出特征性的影像，由于膨宫液体的对比，子宫内壁在高频电热作用下形成特有的强回声光带。当灌流液和组织受热汽化的气体渗入子宫肌壁时，形成云雾状强回声的超声影像，则提示有子宫腺肌病的可能。

三、术后处理

子宫内膜或肌层活检，因组织创伤小，一般无需特殊处理。偶有子宫淋漓出血持续超过1周者，可酌情应用抗生素或止血药。

第十八节 宫腔镜宫颈病变切除术

一、宫颈解剖

子宫颈是指子宫峡部和子宫颈内口以下部分子宫。在子宫的前方、子宫颈的上界几乎是相当于腹膜开始反折到膀胱之处。子宫颈被阴道的附着处分为阴道上和阴道两部分。阴道上的那部分宫颈的后面被腹膜所覆盖，而前面和左、右侧面与膀胱和阔韧带的结缔组织相接触。子宫颈的阴道部分伸入阴道，它的下端是子宫颈外口。

子宫颈主要由结缔组织组成，偶有平滑肌纤维，宫颈的胶原性组织与宫体的肌肉组织一般界限明显，但亦可以是逐渐转变的，延伸至10mm左右。由于宫颈平滑肌较少，收缩功能较差，一旦发生出血，多难以依靠促进子宫收缩来压迫血管止血。

在宫颈管内外有许多血管分支，子宫动静脉在宫旁两侧相当于宫颈内口水平2cm处横跨输尿管而达子宫侧缘，又于阴道上宫颈部分为上、下两支：上支较粗，沿子宫上缘纡曲上行，称子宫体支；下支较细，分布于宫颈及阴道上部，称宫颈-阴道支。由于宫颈处血运丰富，一旦伤及血管，出血量大且难以止血。

二、适应证及禁忌证

（一）适应证

1. 宫颈小肌瘤。
2. 宫颈妊娠。
3. 宫颈子宫内膜异位症。
4. 宫颈囊肿。
5. 宫颈异物取出，残留IUD或胎骨的宫颈管嵌顿等。
6. 宫颈活体组织检查等。

（二）禁忌证

1. 宫颈癌和其他宫颈恶性肿瘤。
2. 宫颈急性炎症，如淋病等。

三、手术方法

凡可进行宫腔内手术的各种手术器械均适用于宫颈手术，如子宫电切镜及手术配件，激光导光纤维，汽化电极等。其他手术器械有止血钳、卵圆钳、异物钳、微型剪、气囊尿管等。根据手术时间可选择麻醉方式。如全身麻醉、硬膜外麻醉、静脉麻醉及局部浸润麻醉等。因宫颈血运丰富，术前应适当应用血管收缩剂，如1∶1000去甲肾上腺素液或缩宫素宫旁注射，促进子宫及血管壁平滑肌收缩。因宫颈管肿物已多将颈管膨胀扩大，一般无需扩张颈管。但有时异物位于颈管上段，还需扩张颈管以利于宫腔镜观察及操作。

宫颈肌瘤应尽量采取肌瘤剥除法，以防伤及宫颈管处血管；宫颈子宫内膜异位囊肿可用激光、汽化电极或针状电极进行烧灼；宫颈妊娠组织切除适用于妊娠<8周的病例。由于绒毛组织浸润肌壁，搔刮易造成大量出血，故应尽量减少手术创伤，用汽化电极或环状电极切除胚胎组织后，滚筒或接球电极电凝创面。如出血不止，可用纱布填塞或气囊尿管局部压迫止血。亦可单纯烧灼胚胎组织或局部注射化疗药物杀死胚胎，使妊娠物变性缩小而自然排出，排出时出血量会明显减少。宫颈异物多见于残留IUD或胎骨残留等，可在宫腔镜直视下用异物抓取钳取出；亦可在宫腔镜定位后，用止血钳或小头卵圆钳取出异物。

四、手术注意事项

1. 尽量减少出血　由于子宫动静脉在颈管水平进入子宫肌壁并进一步分支，此处血运非常丰富；而且宫颈管壁平滑肌纤维较少，收缩功能较差，故一旦发生出血，不但出血量大，且多止血困难，是宫颈手术最常见、最棘手的问题。故手术时应尽量浅切，避免伤及血管，切除异物以电切电凝为宜。

2. 防止损伤周围脏器　宫颈管前与膀胱毗邻，后与直肠相连，两侧有输尿管伴行。电切电凝宫颈管时，电热辐射可能会伤及邻近器官，故应掌握手术时的电流强度及操作时间，切忌为了止血而无限度地电凝电灼。

3. 避免子宫穿孔　正常颈管峡部组织较薄，病变后局部会更加薄弱，手术时容易发生穿孔。故操作时应格外小心，掌握子宫屈度，切禁手术器械的硬性进入。

五、手术并发症

1. 出血　已如前述，手术中一旦大出血电凝止血无效，可考虑给予纱布或气囊尿管局部压迫止血；如效果仍不满意则考虑子宫切除术。

2. 宫颈损伤　多见于宫颈钳过度牵拉宫颈而造成的宫颈撕裂及颈管异物取出时的粗暴牵拉。

3. 穿孔　因宫颈峡部较薄，子宫在此处有生理性倾屈，手术时如未判明子宫的生理倾屈，手术器械易经该处穿出，造成穿孔。

4. 周围脏器损伤　是较严重的手术并发症，多出现于以下两种情况：

(1)子宫颈管穿孔后的继续操作，损伤周围脏器。

(2)电切电凝时的电热辐射对周围脏器的损伤，此类损伤当时不易被发现，多在术后数天患者方出现膀胱或直肠等脏器损伤的症状。

第十九节 宫腔镜在计划生育中的作用

一、宫腔镜与不孕症

不孕症(infertility)系指有正常性生活,未避孕1年未曾妊娠者。不孕症包括原发性不孕和继发性不孕,未避孕而从未妊娠者称为原发不孕;曾有过妊娠而后未避孕连续1年不孕者称继发性不孕。不孕症发病率因国家、民族和地区不同而存在差别。我国不孕症发病率为7%~10%。反复流产和异位妊娠而未获得活婴,目前也属于不孕不育范围。

不孕原因可能在女方、男方或男女双方。其中女方因素占40%,男方因素占30%~40%,男女双方因素占10%~20%。女方不孕的因素,以排卵障碍和输卵管因素居多。此外,还有子宫因素和宫颈因素,如子宫畸形、子宫黏膜下肌瘤、子宫内膜炎、子宫内膜结核、子宫内膜息肉、宫腔粘连;宫颈黏液分泌异常、宫颈炎症及宫颈黏液免疫环境异常,影响精子通过等,均可造成不孕。武汉大学人民医院尹太郎等总结了疑似为宫腔内因素导致不孕不育的1405例病例,发现35.4%为宫腔粘连,28.2%为子宫内膜息肉和黏膜下肌瘤,17.2%为输卵管近端阻塞,2.2%为异物残留,8.6%子宫畸形,仅8.5%为正常宫腔,由此可见,对疑似子宫因素致不孕不育的患者,应将宫腔镜检查作为常规诊疗手段。

女性不孕的特殊检查包括:卵巢功能检查;输卵管通畅试验,子宫输卵管造影可明确阻塞部位和子宫有无畸形,有无子宫黏膜下肌瘤,以及子宫内膜或输卵管结核病变;性交后精子穿透力试验;宫颈黏液,精液结合试验。腹腔镜检查:适于上述检查均正常者,可直接观察子宫外形,输卵管,卵巢有无病变或粘连;并可在直视下确定输卵管是否通畅,电凝破坏子宫内膜异位结节;约有20%患者通过腹腔镜可以发现术前未能诊断的疾病。宫腔镜检查:了解子宫腔内情况,能发现宫腔粘连、黏膜下肌瘤、内膜息肉、子宫畸形等,对找出不孕症的原因有一定实用价值,并可在直视下对病变进行手术操作。

二、宫腔镜在不孕症诊断中的作用

对于不孕症宫腔原因的评价过去是根据子宫输卵管造影、宫腔探针及B超诊断,由于均非直观性检查,具有一定的局限性,有时会出现较大的误差。因此,经上述检查结果可疑或确诊有子宫腔内异常的患者,还应进一步作宫腔镜检查确诊或核实,必要时还可在直视下作病灶活组织检查。因宫腔镜能直接观察子宫腔内状况,对了解不孕症或反复流产的子宫内因素具有一目了然的优点,可作为判断宫内异常的最佳选择。

宫腔镜检查不孕症患者最常见的子宫腔内异常如下。

(一)子宫肌瘤

子宫肌瘤并不一定都引起不孕,肌瘤的大小、位置不同对妊娠的影响也不同,即使有较大的肌瘤也有正常妊娠、分娩者;相反,也有很小的肌瘤而导致不孕、流产者。据统计,以不孕为主诉者,子宫肌瘤或子宫肌腺症占1.7%~11.9%。

子宫肌瘤可从以下几个方面引起不孕：

1. 肌瘤位于宫颈管或宫角时，导致宫腔、输卵管或宫颈变形造成阻塞影响受孕。

2. 肌瘤妨碍子宫肌肉的收缩性，影响精子运行。

3. 肌瘤刺激影响孕卵着床。

4. 肌瘤影响子宫内膜基质层的血供。"静脉回流障碍说"认为子宫内膜血循环障碍可导致内膜组织成熟障碍、内膜增生、糜烂。因子宫内膜的损害而影响孕卵着床发育。

子宫肌瘤与不孕的因果关系业已明确，但决定是否采取手术治疗却不容易。对肌瘤是不孕症惟一原因的患者，其传统的治疗方法是经腹或经阴道行子宫肌瘤挖除或摘除术。一般来讲，肌瘤和子宫的体积越小，挖除术后受孕的概率越大。文献报道不孕症患者行子宫肌瘤剔除术术后的妊娠率为15%～68%，其中术后1年内妊娠率为64%，1～2年为32%，2年以后妊娠极少。因此，术后2年仍未孕者应按难治性不孕症对待。肌瘤患者多合并其他不孕因素也是造成妊娠率低的原因。一般认为，不孕期越长，术后妊娠率越低。

(二)子宫内膜异常

临床观察发现，在宫腔镜检查的不孕症患者中，子宫内膜异常者原发性不孕明显多于继发性不孕，子宫内膜异常包括：子宫内膜息肉(约占不孕症患者的14.5%)；子宫内膜增殖症(约10.0%)；子宫内膜癌及肉瘤(0.6%)；子宫结核(1.6%)等。

子宫内膜形态结构的异常直接影响孕卵的着床与发育，持别是子宫内膜的厚度及状态与妊娠有密切的相关性。通过简单的测量即能看出由于激素水平不足所致子宫内膜发育不全而引起的着床障碍。经阴道B超检查发现，适宜孕卵着床的内膜像应为密度均一型。

近年来有报告在宫腔镜直视下发现子宫内膜增殖症而致的不孕症，其子宫内膜增殖的类型与妊娠有重要关系。

(三)子宫畸形

先天性子宫畸形一般多引起自然流产。在不孕症及习惯性流产的患者进行宫腔镜检查时发现，双角子宫、单角子宫、子宫纵隔等畸形约占5.5%。自然流产最常与单角子宫、双角子宫和纵隔子宫有关，约有20%的习惯性流产是由这种发育缺损所引起。其中纵隔子宫的习惯性流产率最高。可能与纵隔上的血管缺乏，致早期胎儿营养发育不良有关。

(四)子宫颈管和宫腔粘连

子宫颈管或宫腔粘连多见于继发性不孕症患者，约占受检者的10.5%。此类患者多有子宫手术操作成宫腔感染病史，镜检可见宫颈或宫腔部分或全部粘连，经宫腔镜下粘连分解后，部分患者可获妊娠。

(五)输卵管口粘连、闭锁

宫腔镜检查除能发现宫颈、宫腔的异常外，还可检查输卵管子宫开口及间质部状况。据统计，在不孕症患者中输卵管开口及间质部异常约占2.7%，其中包括该处的小息肉、肌瘤、粘连带形成及闭锁等。

三、宫腔镜在不孕症治疗中的作用

目前治疗不孕症的宫腔镜手术有：通过电切割或激光技术分离宫腔粘连、切除子宫纵隔、摘除内膜息肉或黏膜下肌瘤；在宫腔镜直视或引导下取除宫内异物；输卵管口插管通液或输卵管间质部插管疏通术治疗某些输卵管性不孕。另外，经宫腔镜输卵管插管做人工授精或配子混合后输入，治疗某些原因不明性不孕症也已获成功。

（一）宫腔粘连分离术

具体见“宫腔镜手术”。

（二）子宫畸形矫治术

子宫畸形的发生率为 1∶(1000～1500)。有文献报道在自然人群中子宫纵隔的发生率为 1‰～2‰，但在不孕妇女和反复流产妇女中发生率分别为 4%和 10%～15%；不全或完全性子宫纵隔可引起早期或中期妊娠的反复流产，而宫腔镜手术可望获得治愈。在选择手术治疗前首先应排除其他致病因素，因子宫纵隔往往并非不孕的主要原因。治疗前应明确纵隔的宽度和长度，为保证手术安全宜在腹腔镜或 B 超监护下进行。在宫腔镜直视下用剪刀或电切割刀切开纵隔，其位置应恰与双侧输卵管口齐平为准，若切除深度合适，并不引起多量出血。经比较，以剪刀、电切割刀或激光三种器械切除子宫纵隔的疗效基本相仿；而与传统经腹子宫纵隔矫治术相比，宫腔镜手术则避免了剖腹可能引起的并发症，而且没有开腹所造成的腹壁与子宫的瘢痕。如手术适应证选择恰当，术后成功的足月妊娠可高达 80%～90%。

（三）黏膜下肌瘤切除术

具体见“宫腔镜手术”。

（四）宫腔内异物取出术

具体见“宫腔镜手术”。

（五）宫腔镜下输卵管插管治疗输卵管不孕

输卵管性不孕是导致女性不孕的常见原因，据文献报道占女性不孕因素的 1/3。传统的处理是经宫腔内注药的输卵管通液术、子宫输卵管碘油造影等。这些方法均缺乏直观性，具有一定局限。传统的输卵管通液术使输卵管获得的压力很小，难以起到扩张、疏通作用，且无法确定一侧或双侧输卵管不通；子宫输卵管造影有时会引起输卵管痉挛造成暂时性阻塞而误认为输卵管不通；手术治疗多采用剖腹输卵管子宫角植入或吻合术，此种治疗方法，治疗周期长，加重患者心理负担，且妊振率较低。近年来，宫腔镜下输卵管疏通治疗术已证实是一项相对简易、安全、经济且较为有效的治疗输卵管性不孕的方法。

应用宫腔镜对经子宫输卵管造影证实为输卵管间质、峡部及输卵管壶腹部近端阻塞的不孕患者进行输卵管插管疏通术，可以在直视下操作，既能明确诊断，又起到了使机械性疗法与药物疗法融为一体的治疗作用，对输卵管近端阻塞或部分管腔粘连的治疗效果较好。插管术于月经干净后3～7天内进行（术前禁性生活），术前半小时肌注阿托品0.5mg，在宫腔镜直视下显示宫腔和输卵管开口，将导管插入输卵管间质0.5～0.8mm，注入地塞米松5mg，庆大霉素8万U，利多卡因2.5ml及生理盐水混合液每侧10～20ml，最大推注压力为40～80kPa，阻力变小后注入少量亚甲蓝，亚甲蓝无外溢，注药顺利、无阻力，为通畅，反之为不通。或阻力大，亚甲蓝无外涌者为通而不畅。对于输卵管不通者，可用带导丝的不同直径的Teflou导管插入并疏通输卵管。术后均B超检查有无附件积液及盆腔有否积液情况，初步判断并与治疗前HSG片进行比较。对于插管术后输卵管仍未通畅或通而不畅者，给予抗炎药物配合妇科治疗仪理疗，于下次月经干净后3～5天内再进行一次宫腔镜下输卵管插管术，治疗后均做B超检查输卵管及盆腔是否有积液情况，比较疗效。对6个月内未孕者行输卵管造影以明确输卵管通畅情况。

输卵管插管疏通术如能在腹腔镜监护下操作效果更佳。因为在宫腹腔镜联合术中行输卵管通液术时往往发现，经宫颈置入Foley导管后，向宫腔内注入生理盐水亚甲蓝液20～30ml甚至更多，术者体会并无阻力，但输卵管伞端无蓝色液体流出，而子宫体可见条索状蓝染。分析原因，为输卵管堵塞，液体经子宫壁血管吸收，致使子宫蓝染，在诸如子宫纵隔切除等手术操作后，子宫壁有创伤的情况下更容易发生类似情况。因此推测，我们平时广泛应用的输卵管通液术，其结果并不十分可靠。

第二十节　输卵管镜检查

输卵管镜（falloposcopy）是借助宫腔镜支架用于输卵管腔内检查的显微内镜，是一种经阴道宫颈途径检查输卵管内部（从宫腔开口至伞部）状况的一种器械。传统检测输卵管功能的方法有子宫输卵管碘油造影（HSG）、超声下子宫输卵管造影术（SHG）、腹腔镜下输卵管通液染色等。但上述检查不能检查整个输卵管，或仅能检查输卵管外面形态而不能评价输卵管拾卵、运卵的功能。输卵管镜较其他传统检测输卵管功能的方法有明显优点，可对输卵管内膜病变及程度进行直接评价，可了解管腔全长的各种病理改变，明确堵塞原因，提高对输卵病变诊断的准确性，并决定治疗方案，同时可使输卵管内栓或碎片移动，松解细小的输卵管内粘连。过去传统观念认为，输卵管通畅就是正常，但有了输卵管镜发现，不少患者输卵管通畅但内膜不正常，从而输卵管功能不正常。输卵管镜检查对输卵管性不孕的诊断，治疗方式的选择以及预后有着重要的意义。

一、适应证

1. 最常用于因输卵管性不孕患者的输卵管探查及治疗，包括输卵管近端或远端可疑病变。

2. 不明原因不孕的探查。

3. 对输卵管异位妊娠的诊断及治疗。

4. 体外受精-胚胎移植(IVF-ET)，可利用输卵管镜进入输卵管进行配子或胚胎移植，帮助试管胚胎移植导管的定位。

5. 对子宫输卵管造影有禁忌证患者也可直接行输卵管镜检查和手术。

二、禁忌证

1. 盆腔活动性感染期。

2. 子宫活动性出血。

3. 对局麻药物过敏体质者或不能耐受局部或全身麻醉者。

4. 严重的宫腔粘连或较大的黏膜下肌瘤患者。

5. 存在未经矫治的不孕原因者。

三、器械及操作步骤

自 1990 年 Kerin 等首次成功应用，现有同轴型和线型外展导管系统两种类型，其器械和方法各有异同和利弊。

1. 同轴型(coaxial method)　类似传统的心血管导管。系统主件包括输卵管镜和软性宫腔镜，输卵管镜前导端有防损伤作用以减少穿孔损伤。具体操作步骤：

(1)应用软性宫腔镜显示宫腔内输卵管开口(UTO)。

(2)引导线经输卵管开口插入输卵管直至遇上阻力或已插入 15cm。

(3)包绕着引导线的导管沿着引导线插入输卵管，其插入深度与引导线相同。

(4)撤出引导线。

(5)经导管插入输卵管镜。

(6)后撤输卵管镜并逆行观察输卵管管腔图像。

2. 线性外展导管型(linear everting cathctersystem)　日前被认为是同轴型的改进型。此检查系统含内外两根导管体，在远端头部与一柔曲的可扩张膜相连，内外两根导管体之间隙内液压增大时可使膜膨胀成汽球；在膜内加压情况下不断往前推进内导管，牵拉相连膜使其外翻展开，使膜从输卵管开口处像铺地毯式慢慢在整个输卵管腔铺开；输卵管开口可通过在内导管内导入输卵管镜显示，这样就可不应用宫腔镜。输卵管镜随着膜的推进而相应推进达整个输卵管腔，同样可逆行观察管内情况。此系统的优点是能减少输卵管的损伤且能在门诊进行，有时可不行麻醉、不行宫颈扩张，患者耐受较好。

四、术前准备和术后注意事项

1. 术前准备　手术一般在卵泡中期(月经干净 3～7 天)进行，因此时子宫内膜较薄，有利于输卵管开口的识别；术前给予预防性抗生素处理(3～5 天)；术中一般不需麻醉，可适当给予镇静剂。

2. 术后 2 周禁盆浴及性生活，可酌情给予抗生素预防感染。输卵管镜检查后 1 周内有少量阴道出血如无其他不适属正常现象，如出血量较多超过月经量或有其他不适可给予止血剂。

五、并发症

输卵管镜最常见并发症为输卵管穿孔，输卵管部分或全部穿孔发生率在3%～10%，无需特殊处理且无远期后遗症；输卵管镜检失败率为16%；偶见钳夹或固定输卵管时有轻度出血，血多自止或经电凝止血。

六、输卵管镜下输卵管管腔生理结构及病理变化

1. 输卵管管腔解剖生理特点　UTO在子宫松弛时呈圆形或卵圆形，直径1～1.5mm，月经周期6～10天时易见，黄体期由于内膜增厚，UTO较难显示，有时UTO旁有内膜息肉使插管困难；输卵管间质部长1.5～2.5cm、直径0.8～1.4mm，稍弯曲，呈楔形，通常可见4～6个扁平黏膜皱襞，输卵管镜下呈浅红色；输卵管峡部长2～3cm、直径1～2mm，可见4～6个含有较多血管的纵状皱襞，此部呈40°～60°弯曲，输卵管镜下其与壶腹部黏膜分界明显；壶腹部直径显著增大，其近端1.5～4mm、远端8～10mm，其长度在5～10cm，越往远端可见越多的高度在4mm左右的初级皱襞，当观察到壶腹部更远端时可见含血管的次级皱襞，输卵管镜下呈浅红色至深红色改变。从伞部至卵巢之间有黏液相连，此可能与伞部拾卵有关。

2. 输卵管的病理变化及其分类

(1)病理变化：输卵管镜可直接观察到输卵管内病变情况，最常见为厚薄不一的腔内非阻塞性粘连，其次为不同程度的狭窄、梗阻、息肉、黏液栓等病变；有时在输卵管远侧可观察积水输卵管的炎症、黏膜萎缩和初级皱襞缺失等情况；病变最常见部位为峡部，其次为间质部、腹壶部、伞部。

(2)分类：1992年，Kerin制定了一个分类和评分表以对输卵管镜的检查结果进行标准化，该表分别对左右输卵管的4个部分按以下6个参数进行评分：输卵管畅通程度、输卵管内皮异常变化、输卵管腔异常血管类型、输卵管腔粘连形成程度、管腔膨胀及异常内容物情况：1为正常，2为轻到中度病变，3为严重病变；每侧输卵管总评分<20分说明该侧输卵管正常，20～30分为轻到中度腔内病变，>30分为重度病变。该表还可指导输卵管整形术的方案：如输卵管为正常<20分，则无需任何处理；如管内含有碎屑、栓子或轻微粘连，则可行简单的液压疏通术(aquadissection)；如发现有严重粘连、息肉或阻塞，可采用气球扩张术治疗或引导线切割。该评分标准对指导治疗及预后有临床意义。一般认为重度病变者输卵管成形术自然受孕低，宜采用IVF/ET治疗。

输卵管镜是一种独特的内镜技术，可以直接观察到输卵管的内部结构，给生殖领域和输卵管疾病的研究带来了新的方法。与传统的技术相比，它的准确性更高，损伤性更小。在诊断、指导治疗和研究输卵管病变方面，尤其在治疗输卵管性不孕症中，具有重要作用。但输卵管镜由于目前技术所限，仍有许多缺陷，如无法全景式观察，无法通过扭曲的输卵管，容易得到苍白图像等，使该技术仍未广泛应用，但随着技术的发展，相信输卵管镜的操作技能与作用必将完善和扩大。

第二十一节 宫腔镜下注药治疗输卵管妊娠

一、概述

受精卵在子宫体腔以外着床称为异位妊娠(ectopic pregnancy),习称宫外孕(extrauterine pregnancy)。异位妊娠依受精卵在体腔外种植部位不同而分为:输卵管妊娠、卵巢妊娠、腹腔妊娠、阔韧带妊娠、宫颈妊娠。异位妊娠是妇产科常见的急腹症,发病率1%,是孕产妇的主要死亡原因之一。其中输卵管妊娠(tubal pregnancy)最常见,占异位妊娠的95%左右。输卵管妊娠中又以壶腹部妊娠最多见,约占78%,其次为峡部、伞部,间质部妊娠少见。

异位妊娠的治疗包括期待疗法、药物疗法和手术治疗。对于有生育要求的年轻患者,需要保留患侧输卵管,其治疗方法概括起来有下列几种。

(一)非手术治疗

1. 化学药物治疗　主要适用于早期输卵管妊娠,要求保留生育能力的年轻患者。符合下列条件可采用此法:①无药物治疗的禁忌证;②输卵管妊娠未发生破裂或流产;③输卵管妊娠包块直径≤4cm;④血β-HCG<2000U/L;⑤无明显内出血。常用药物为甲氨蝶呤(MTX),治疗机制是抑制滋养细胞增生,破坏绒毛,使胚胎坏死、脱落、吸收。一般采用全身用药,亦可局部用药。全身用药治疗方案:甲氨蝶呤0.4mg/(kg·d),肌注,5天为1疗程,若采用单次剂量肌注常用1mg/kg或50mg/m^2计算。

2. 中药治疗　祖国医学认为本病属血瘀少腹,不通则痛的实证。以活血化瘀、消症为治则,但应严格掌握指征。

(二)剖腹输卵管切开清除胚胎术或胚胎挤出术

部分病例行输卵管切除术。

(三)腹腔镜手术治疗

输卵管妊娠的腹腔镜手术包括输卵管切开、清除胚胎后缝合、输卵管妊娠挤出术。

(四)局部注药法

为一种非手术保守性治疗方法。其优点是:疗效高、疗程短、剂量减少及不良反应少。有可能使输卵管妊娠从以手术为主进行治疗的妇科外科疾病,成为以药物注射为主进行治疗的妇科内科疾病,并能最大限度保留生育能力。这种局部注射药物法较手术治疗创伤小,患者恢复快,而且可保存输卵管。这种方法比MTX全身用药疗程短、反应小,有其独特的优点,但其先决条件是早期诊断,在输卵管尚未破裂前作出诊断进行治疗。

局部注药法包括:①超声波引导下输卵管内注射药物法,注射在超声波引导下经阴道穿刺注射药物;②腹腔镜直视下输卵管内注射药物法;③宫腔镜下注药治疗。

二、操作方法

患者取膀胱截石位，常规消毒外阴、阴道和宫颈，酌情扩张宫颈。用5%葡萄糖液或生理盐水（含庆大霉素8万U）作为膨宫介质，膨宫液入量控制在200ml以下；膨宫压力不得超过25kPa(187.5mmHg)。依常规方法插入宫腔镜镜体，先观察宫腔全貌，有少量宫内出血者，可适当增加膨宫压力，使膨宫液快速流出，达到冲洗并使视野清晰的目的，找到患侧输卵管开口。经宫腔镜操作孔插入带管芯的硬膜外麻醉导管或直径1.4mm的医用塑料导管，顺患侧宫角推进，对准输卵管开口插入1～1.5cm，拔出管芯，经导管缓慢注入预先配制定量的药物。停留3分钟，将导管与镜体一同拔出。注药治疗后每天严密观察腹部症状，体征和生命体征的变化。隔日检查血或尿β-HCG，观察其动态变化，直至β-HCG降到非孕水平。如1周内β-HCG下降水平未达50%以上，同法行第二次治疗。

三、注意事项

注药后部分患者会感觉疼痛一过性加重，多在30～60分钟内缓解。但如果疼痛持续性加重，或B超显示腹腔内液体进行性增加，患者血色素进行件下降，应考虑有输卵管妊娠破裂的可能。因管腔内注药，有可能增加局部张力，导致原已脆弱不堪的输卵管壁破裂。故经宫腔镜注射杀胚药，应严格掌握药液量，不应超过3ml。少量MTX对全身各系统的影响较轻，对骨髓造血系统的抑制作用也很轻微。尽管如此，仍应注意血象变化，及时发现，早期处理。

四、疗效判定

据统计，宫腔镜下输卵管插管的成功率为94%左右。因插管注入的杀胚药液可直接到达病变部位，进入绒毛间隙与滋养细胞接触，使滋养细胞迅速变性坏死，致胚胎死亡。故注药后血、尿β-HCG迅速下降，10～12天内降至正常范围，其他症状也随之消失而治愈。治愈率为88%左右。

注药后判定治疗效果的标准如下：

1. 有效　临床病情稳定；HCG 4～7天开始下降并＞15%，但例外情况值得注意，如MTX治疗开始时前3天血HCG有升高的反应，可能是MTX自身的衍生物细胞内谷氨酸聚合反应增加了HCG代谢，以及滋养层细胞坏死HCG释放到母血循环中所致。用药后血β-HCG下降的速度与停经天数关系不大，与术前血β-HCG浓度成正比关系；超声检查无输卵管内孕体增大。

2. 无效　下腹疼痛经处理不易缓解；HCG持续增高超过2周；输卵管内孕体进行性增大超过1cm；子宫直肠陷凹积液容量增加超过50%。

3. 治愈　β-HCG降至正常值，每周测定1次，共测定3次均为正常；输卵管包块消失或缩小1/2，输卵管包块消失缓慢，与药物作用引起局部组织发生水肿、坏死、机化等有关；月经恢复。

五、禁忌证

下列情况不宜进行药物注射：

1. 有明显宫外孕症状，已非早期病例。
2. 刮宫术后 HCG 下降。
3. B 超示孕囊>3.5cm，显示胎心搏动。
4. β-HCG>10 000mU/ml，提示绒毛生长活跃。
5. 有凝血功能障碍。
6. 严重心、肝、肾疾患。
7. 不再要求生育或拒绝药物治疗者。

总之，宫腔镜下输卵管插管注入杀胚药治疗输卵管妊娠，与腹腔镜下输卵管局部注射比较，具有手术本身无损伤、无开腹手术时麻醉的危险性、腹壁无创口等优点。因操作简单，局部用药量少、对全身损害小，不失为对异位妊娠的一种治疗方法，值得临床推广。对无子女的妇女，还可保留输卵管功能。但是，由于宫腔镜下输卵管注药有可能导致原已脆弱不堪的输卵管破裂，因此应严格掌握治疗指征，尽量减少术后并发症。

宫腔镜下输卵管插管注药治疗输卵管妊娠成功的关键是：严格掌握手术适应证，技术娴熟的宫腔镜下输卵管插管操作及术后病情的严密观察。

第二十二节 宫腔镜检测宫内节育器

一、宫腔镜检测 IUD 正常标准

1. 金属单环上缘与宫底相切，侧缘与两侧壁相切，下界应距宫颈内口>2cm，环呈圆形。
2. "V"形和活性"Y"形 IUD 在宫腔内双横臂平展，两侧角部近输卵管口，纵臂末端在宫颈内口上。
3. "T"形 IUD 其横臂恰贴于子宫底部或稍向下弯呈浅弧形，两端达输卵管口，或横臂顶端达宫角部侧壁，纵臂末端在宫颈内口上方或近内口。

二、宫腔镜检查与 X 线、B 超三种方法比较

利用传统的 X 线透视节育环，可以表明 IUD 的存在与否，但不能反映 IUD 与子宫的关系，更不能显示其在宫腔内的正确位置及与子宫的相容性；B 型超声波可以揭示 IUD 在子宫腔内或腔外(合嵌顿肌层)及子宫占位性病变，但仍不能正确反映 IUD 在宫腔内的位置及具体形态，也不能阐明子宫内膜形态学改变。两者在观察判断 IUD 与子宫的相互关系方面有一定的局限性，而宫腔镜则可解决这一难题。宫腔镜观察 IUD 的优点：

1. 可以正确判断 IUD 在子宫腔内或腔外。
2. 在腔内能准确定位以明确 IUD 与子宫的相容性，判断 IUD 是否过大或过小。
3. 可准确判断 IUD 在腔内的形态，如有无变形、扭曲、例转、偏斜及移位等；嵌顿者(图 4-31)

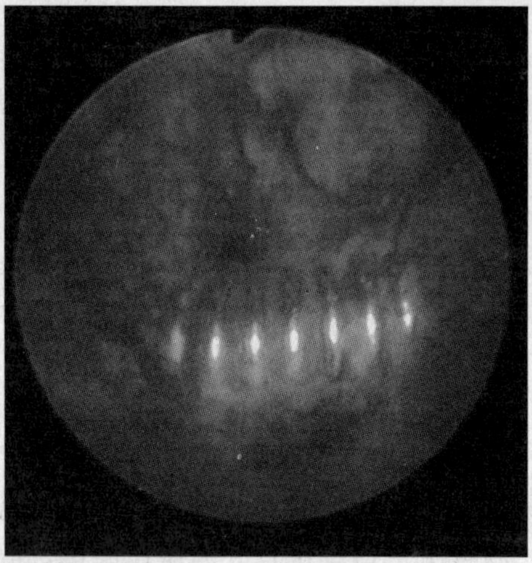

图 4-31 节育器嵌顿

可估计嵌入深度;断裂者可查找断段或断片。

4. 直接观察子宫内膜形态学改变及腔内有无占位性病变,并观察 IUD 与宫内病灶之间的位置关系,为治疗提供可靠的依据。

三、宫腔镜诊治 IUD 伴子宫出血

在宫腔镜检测 IUD 伴子宫出血的资料中显示,IUD 的移位及形态异常是子宫出血的主要原因,也是造成 IUD 嵌顿的重要原因。宫内节育器下移、成角、嵌顿、变形及断裂均易引起子宫收缩,使子宫内膜损伤。在宫腔镜下可见 IUD 表面因长期的有机物与钙盐沉积使不锈钢的光泽被遮,呈灰白色。长期放置 IUD 者可见其埋入内膜之中或嵌入子宫侧面或底部之肌层中,压迫子宫内膜造成局部的压痕、出血、溃疡及各种节育器的异常形态,如断裂、扭曲、碎段或异位等。

四、宫腔镜下取出宫内断残环

对常规方法取环失败者,应寻找取环失败的原因,并明确留存在子宫内节育环的形态和位置。以往人们用盆腔 X 线透视观察节育环的位置,但此法只能提示节育环在盆腔内的存在,不能判断节育环是否在子宫腔内,更不能提示节育环在子宫腔内的形态包括断裂、扭转或碎段残留。B 型超声虽能显示节育环在子宫腔内的位置,但不能明确节育环的形态。只有宫腔镜可直接判断 IUD 在宫腔内的状况,做到一目了然。

(一)宫腔镜检查 IUD

对常规方法取环失败者进行宫腔镜检查,可发现 IUD 在宫腔内有以下几种形式存在:

1. 宫内节育器形态位置均正常　估计此类患者取器失败原因可能与手术时机(如非增生早期或绝经期后)、宫颈扩张程度及术者操作技术有关。

2. 节育器扭曲变形　IUD 在宫腔可呈"8"字形、横"8"字形或开放型节育器的各种类型的折叠。

3. 节育器断裂　断裂的残端可呈"U"形,两端指向左、右宫角,亦可呈"Ω"形,两端位于宫颈内口两侧;如环丝松弛呈直线,可斜卧子宫腔内,或有一端嵌入一侧宫角。

4. 节育器碎段残留　如取环时,节育器大部分已被取出,宫腔镜检查可发现宫腔内的残留碎段,横卧或斜卧于宫腔内。也可能有一端已插入肌壁内。

(二)宫腔镜下取出断残节育器

在宫内节育器的取环术中,由于环部分嵌顿或取环时动作粗暴,用力不当易使环断裂或部分残环滞留宫腔内,环断裂或残留是取环术中较为严重的并发症。对断裂、扭曲、碎段或异位

节育环，如果盲目地用取环钩试取，不但不能成功，反面会造成子宫损伤、出血或穿孔。长期以来，宫腔内手术都是医师凭临床经验操作，虽有 B 超或 X 线监测指导，但都是间接影像而非直视形态。宫腔镜的运用则使手术可在直视下进行，将检查取出宫内断、残环的步骤变得简捷、确切、快速、安全、有效。

1. 取环时间　月经干净 3～7 天。绝经妇女不受时间限制，但对绝经时间较长、子宫宫颈萎缩的患者，可在短期内应用较大剂量的尼尔雌醇酸性激素等药物，促进子宫从宫颈内膜增生，宫口变松，使之易于扩张；或阴道放置/口服米索前列醇 400μg，使宫口松弛。

2. 扩张宫口至 7～7.5 号。

3. 膨宫介质可采用 5%葡萄糖液或生理盐水膨宫。膨宫压力 16～21kPa。

4. 取环方法　经宫腔镜确诊为节育环异常后，应根据具体情况选择具体的操作方法，切忌简单粗暴盲目操作。可采用：

(1)宫腔镜定位后取器：若 IUD 位置正常或轻度嵌顿，可在镜检定位后取出镜体，用取环钩、Kelly 钳或小头卵圆钳等将其取出。

(2)宫腔镜直视下取器：多适用于常规取器失败者，特别是环断裂、嵌顿、碎片残留等：在镜下找到游离端，将异物钳经宫腔镜操作孔放入宫腔，在直视下夹住节育环的游离端轻轻用力，慢慢地向外牵拉并与宫腔镜一齐退出宫颈。

(3)在 B 超监护下经宫腔镜取器：系目前取出困难 IUD 的主要措施，可精确定位、评估嵌入肌层的部位及深度，动态观察和监护镜下取器后还有无残留。如残留环嵌入肌层较深，但确系在子宫肌壁内，亦可定位后取出镜体，换用反弯止血钳或小头卵圆钳进入宫腔，在 B 超监视下将残留环夹出。

(4)如节育器一端已穿出子宫肌壁进入腹腔，可在腹腔镜直视下经宫腔镜试取。必要时需经腹腔镜或剖腹术取出异位的 IUD。

总之，宫腔镜既是检查确诊宫内节育器异常、判断宫内环残留断裂的好工具，又是常规取环失败后的补救措施，可解决许多用传统方法无法解决的疑难病例，值得临床推广普及。

第二十三节　宫腔镜子宫肌瘤切除术

一、概述

子宫肌瘤，又称子宫平滑肌瘤，是妇科最常见的良性肿瘤，也是子宫切除术最常见的指征。据统计 35 岁以上的妇女中 20%～25%患有此症，约占妇科良性肿瘤的 51.8%。子宫肌瘤多见于 30～50 岁的妇女，但亦可见于年轻女性。尽管子宫肌瘤的恶变率很低，0.4%～0.8%，但因肌瘤造成的出血、压迫症状、流产及不育等临床不适，常是患者要求治疗的原因。子宫肌瘤按肌瘤与子宫壁的关系可分为肌壁间肌瘤、浆膜下肌瘤及黏膜下肌瘤，其中黏膜下肌瘤占 10%～15%。黏膜下肌瘤的特点是常合并慢性子宫内膜炎，恶性变的危险性(平滑肌肉瘤)较大和有出血倾向。由于黏膜下肌瘤内诊时摸不到，有时直到严重的出血导致贫血才被发现。检查子宫肌瘤的方法有 HSG、MRI、超声，尤其是阴道探头和宫腔镜直视宫腔的方法。盲视的诊刮可能探不到黏膜下肌瘤，声像学检查方法定位欠准确，故宫腔镜检查是诊断此症的首选方法。

对子宫肌瘤的治疗分为保守性药物治疗及手术切除两种方法。手术切除是目前治疗子宫肌瘤最常用的方法。包括子宫肌瘤剔除术（经腹或经阴道剔除）、子宫次全切除术及全子宫切除术（经腹、经阴道或腹腔镜辅助阴道切除）等数种术式。随着医疗仪器的不断更新以及人们对手术范围观念的改变，已从过去子宫肌瘤以经腹全子宫切除术为主的术式，逐渐向不开腹、小创伤、低费用的术式发展。阴式子宫切除术、腹腔镜辅助阴式子宫切除术、宫腔镜或腹腔镜下子宫肌瘤切除术被认为是21世纪子宫肌瘤手术治疗的发展方向。

宫腔镜子宫肌瘤切除术（transcervical resection of myoma，TCRM；hysteroscopic myomectomy）可切除黏膜下肌瘤（resection of submucosal myomas，RSM）和内突壁间肌瘤。1978年，美国Neuwirth首先报道腹腔镜监视下，用泌尿科电切镜切除子宫黏膜下肌瘤。1988年，日本林保良在B超监视下用妇科持续灌流式切割镜施术，为切除黏膜下肌瘤建立了一种全新的手术方法。与子宫切除术及经腹剔除肌瘤相比，内镜下切除子宫肌瘤具有许多优点，如创伤小，不开腹，恢复快，出院早，并发症少，无远期后遗症，可保留生育功能等诸多优越性。特别是那些不愿切除子宫的妇女有良好的心理效应。

（一）宫腔镜下子宫肌瘤切除术的优点

1. 手术创伤小　因宫腔镜下子宫肌瘤切除术是经阴道切除瘤体，不开腹、无切口、腹壁无瘢痕，免去了不少开腹手术的弊端，如腹腔粘连、腹壁瘢痕等，减轻了受术者的痛苦。

2. 不改变解剖结构　仅切除肌瘤，保留子宫具有非常重要的意义。近期研究发现，子宫除具有孕育胚胎和周期性月经的功能外，还参与着免疫和内分泌的调节。子宫动脉担负着卵巢血液供应的50%～70%。离断子宫动脉，意味着卵巢的血供将减少一半，卵巢的功能及寿命将受到很大影响。卵巢的内分泌功能对女性至关重要，除维持女性功能外，它在预防冠心病和骨质疏松症等方面也起着非常重要的作用。研究发现，绝经前行子宫切除术，尽管保留了一侧或双侧卵巢，但术后1个月卵巢功能即有衰退的倾向（患者更年期指数和体重指数升高，促性腺激素和雄激素升高，而雌激素降低）；术后2年卵巢衰竭发生率为34%，4年内增至54%，社会年限越长，卵巢功能早衰的发生率越高。再者，现代研究已知，子宫内膜不仅是雌激素的靶器官，而且是功能复杂的内分泌器官，其分泌许多生物活性物质（如激素、酶、功能蛋白和免疫因子等），参与子宫功能状态、生殖平衡及全身的生理调节。另外，宫腔镜下子宫肌瘤切除术不改变局部解剖形态，有益于维持正常的性生活。

3. 术后恢复快　因创伤小，患者术后当天即可下地行走，大大缩短了住院周期和治疗费用。

（二）宫腔镜下子宫黏膜下肌瘤分型

当子宫肌瘤表面覆盖有子宫内膜时即称为黏膜下子宫肌瘤。荷兰Haarlem国际宫腔镜培训中心将黏膜下子宫肌瘤分为3种类型，已广泛采用。

0型：带蒂黏膜下肌瘤，未向肌层扩展。瘤体与宫壁有瘤蒂相连，瘤蒂可长可短，过长导致肌瘤分娩，甚至脱出阴道口外。

Ⅰ型：无蒂，向肌层扩展＜50%。

Ⅱ型：无蒂，向肌层扩展＞50%。

（三）宫腔镜下子宫肌瘤切除术的适应证

任何患有有症状黏膜下子宫肌瘤、内突壁间肌瘤和宫颈肌瘤的患者均应首先考虑宫腔镜手术，一般肌瘤的大小限于5cm直径以下，若技术娴熟，适应证可适当扩展。深埋于肌层内的黏膜下肌瘤和内突壁间肌瘤有时需作两次以上手术始能完成。未引起宫腔变形的壁间肌瘤和浆膜下肌瘤不宜宫腔镜手术。

1. 有蒂或无蒂的黏膜下肌瘤，单个或多个，瘤体直径应＜5cm，子宫小于妊娠9周（根据术者经验酌情掌握）。

2. 内突壁间肌瘤，肌瘤表面覆盖的肌层≤0.5cm。

3. 年轻未婚或强烈要求保留子宫的患者。

4. 已婚又渴望生育者，估计子宫肌瘤可能是不育症的原因之一。

5. 因全身性或局部性疾病不宜进行经腹切除子宫者。

（四）宫腔镜下子宫肌瘤切除术的禁忌证

1. 宫颈瘢痕，不能充分扩张者。

2. 生殖道感染的急性期。

3. 心、肝、肾功能衰竭的急性期。

（五）器械及灌流系统

同“TCRE术”。

（六）术前准备

宫腔镜手术前需要全面的术前检查，以确定黏膜下肌瘤和（或）内突壁间肌瘤的存在、数目、大小、位置、有无变性，评估宫腔镜手术的可能性。对肌瘤评估的常用方法有：

1. D&C　用探针检查或刮匙探查，发现宫腔内凹凸不平，提示黏膜下肌瘤的可能性，其优点是可同时取子宫内膜作组织检查，但假阴性率高。

2. HSG　可见宫腔内有充盈缺损，但小型肌瘤常被遗漏，大息肉或气泡可能被混淆，其优点是可以了解输卵管的通畅度，还可能诊断腺肌瘤，即影像显示肌瘤内有多处通道与子宫腔相连接。

3. B超　可发现＞2cm的黏膜下肌瘤，但易与子宫内膜息肉或增厚的子宫内膜相混淆，也不易为肌瘤定位。

4. 宫腔镜检查　可直接观察黏膜下肌瘤的形状、位置、色泽、单发或多发及其表面覆盖的内膜情况、血管走行等。内突型壁间肌瘤可显示宫腔变形、不规则或双侧子宫角及输卵管开口位置不对称等。但单项宫腔镜检查不能了解肌瘤在宫壁内埋藏的深度、大小及当肌瘤伸延至输卵管开口时，肌瘤累及输卵管开口的位置等。

5. 宫腔镜和B超联合检查　宫腔镜的直接镜检加上有膨宫液和镜体参照的B超声像图，可以识别黏膜下肌瘤、息肉或其他宫内病变，并给手术医师以肌瘤的三维的印象。在诊断壁间肌瘤方面，联合检查将宫腔镜所见宫内形态改变结合B超提示壁间肌瘤的位置、大小及内突程度，可对内突型壁间肌瘤进行精确定位。若子宫腺肌病的异位腺体开口于子宫腔，膨宫液和进入宫腔的气体可进入宫壁，在B超声像图上显示病变部位呈不均质的云雾状强回声，故可诊断子宫腺肌病。

常规实验室检查包括凝血功能、电解质、肝功能、血型等，以便术时可能引起试验结果以前，建立可信的基数。

手术必须在月经周期的前半期进行，可减少术中出血。肌瘤未脱出子宫颈管者，手术前晚宫颈插扩宫棒或海绵藻或放置米索前列醇。

由于子宫肌瘤是依赖性激素的良性肿瘤，与雌激素的分泌水平直接相关。因此，通过应用具有雌激素分泌抑制或拮抗作用的制剂可促使子宫肌瘤缩小，同时达到减轻症状的目的。但是与手术治疗不同，此类药物仅能缩小瘤体，肌瘤并不能消除。如果雌激素活性恢复，则肌瘤再次增大，症状也复发。目前能用于治疗子宫肌瘤的激素制剂有两种，即通过抑制脑垂体促性腺激素分泌来抑制卵巢雌激素分泌的GnRH-a制剂和能抑制卵巢甾类激素，同时具有类似雄激素作用而使雌激素分泌降低的达那唑或内美通等制剂。服达那唑每日600～800mg，3周以上或注射GnRH-a 2～3个月，可薄化子宫内膜，并缩小肌瘤及子宫的体积，减少血流供应，子宫体积的缩小速度快于肌瘤的缩小速度，故十分有利于肌瘤向子宫腔内突出和手术的进行。Donnez等报道在子宫容量减少及黏膜下肌瘤缩小方面，GnRH-a的作用较其他激素更为明显。余详见“TCRE术”。

（七）麻醉

同“TCRE术”。

二、黏膜下子宫肌瘤切除术术式的选择

黏膜下子宫肌瘤系肌瘤向宫腔内突出。传统治疗方法一般根据肌瘤向腔内突出的情况而定：若为带蒂肌瘤可经宫颈钳夹取出；若为广蒂肌瘤则保留子宫的可能性大大减小，临床一般多采取经腹或经阴道切除子宫。

宫腔镜使对黏膜下子宫肌瘤的治疗产生了质的飞跃，几乎所有的黏膜下肌瘤均可经宫腔镜切除，大大降低了此类患者的子宫切除率。根据肌瘤生长特点，手术方式可分为：

（一）旋拧法

适用于0型带蒂黏膜下肌瘤。瘤体完全凸向宫腔，甚至已从宫颈娩出，瘤蒂较长、较细。方法是：首先宫腔镜检查判断瘤蒂位置及粗细，决定能否采用此法；然后卵圆钳夹住瘤体根部，顺时针旋转数周，直至瘤体完全离断；再用宫腔镜检查残端有无出血，并酌情处理。此法操作简单，手术创伤小，术中及术后出血少。

(二)根切法

适应证与前者基本相同，但瘤蒂较粗不宜旋转离断者及Ⅰ型。方法是：在宫腔镜下用环状电极电切、电凝瘤蒂根部，直至瘤体完全离断。因瘤蒂较粗，残端创面大容易出血，可用球形或滚筒形电极电凝止血。

(三)环切加旋拧法

此法适用于广蒂或宽基的肌瘤，具体做法是：

1. 在宫腔镜下先用环形电极沿瘤体半环形切出一个沟槽，以利于钳夹。
2. 取出宫腔镜，用卵圆钳夹住瘤体顺时针旋转数周至瘤体离断。
3. 宫腔镜复查创面并电凝止血。

因瘤体部分位于宫腔壁内，操作相对复杂，创面较大容易出血，故需有一定经验的医生才能施行。

(四)平切加剥除法

此法适用于无蒂肌瘤，方法是：

1. 在宫腔镜下将凸向宫腔部分的瘤体切除，至肌瘤切面与正常宫壁平行为止。
2. 用特制的直角剥钩沿瘤体的假包膜剥除分离，直至将残余的瘤体完全剥出。

此术的关键是要解剖层次清楚，找到肌瘤与正常组织的分界方能顺利进行。因剥离需要掌握技巧及力度，操作有一定的难度，故需有相当经验的医生才能施行。

三、手术步骤

1～5 同“TCRE 术”。

6. 有蒂黏膜下肌瘤　即 0 型黏膜下肌瘤，体积小者可用环形电极、气化电极或电凝电极等切断瘤蒂，然后将瘤体夹出。体积大者(一般指直径 3cm 以上者)应先用环形电极分次片状切割瘤体，使肌瘤体积缩小，然后再切断瘤蒂夹出，并需 B 超和(或)腹腔镜监护。开始切割前首先用环形电极和凝结电流电凝肌瘤表面的大血管和瘤蒂的血管，可减少术中出血。术中使用单极混合电流，可避免术中出血，但混合电流切割时可引起组织碎屑与电流环黏着，因此有人愿意用单纯切割电流。切割时电切环放置于肿瘤后方，启动切割电极，同时电切环退回，直至切割的组织碎屑完全自肌瘤上切下，此法最适合于位于子宫腔中央的黏膜下肌瘤。切割时，一般最后不要把切割后完全退回至鞘内，而是将电切环留在鞘外一点。这样，肌瘤和子宫壁的关系可以看得很清楚，避免不留心切入子宫壁或伤及子宫内口。切除肌瘤基底必须十分小心，以免损伤周围内膜，若有出血，可电凝基底，或用缩宫剂。术中切下的肌瘤碎片可随时取出，或先推至宫底处，待积攒至一定量一起取出。取出肌瘤碎片有以下几种方法：①退出电切环时将碎片带出；②将碎片夹在电切环和内鞘之间，退出内鞘带出，此法可减少外鞘进出宫颈和子宫的次数；③镜体与内外鞘一起退出时，将肌瘤碎屑带出；④卵圆钳夹出；⑤肌瘤钳挟出；⑥钝刮匙刮出；⑦吸引管吸出；⑧取出操作架，将入水管连接在外鞘出水的阀门上，灌流液会将组织碎片子内鞘冲出。罕见的情况下，肌瘤无法取出，而留在子宫内，会逐渐发生退行性变，或在术后第一次月经来潮时排出。

7. 无蒂黏膜下肌瘤　即Ⅰ型、Ⅱ型黏膜下肌瘤，此型肌瘤在肌壁间有较宽的基底，切除无蒂黏膜下肌瘤需B超和(或)腹腔镜监护下施行。切除腔内部分肌瘤技术同有蒂黏膜下肌瘤，切除肌壁内部分时必须识别肌瘤包膜的界面，术者在切割镜下能够看到瘤体内白色的纤维组织和内膜组织中的腺体隐窝，根据瘤体内较硬的纤维平滑肌组织与其周围柔软的子宫肌壁组织的不同，特别注意不能使切割环挖向子宫肌壁内，切割的深度与子宫肌壁水平即可。手术过程中子宫肌壁的不断收缩将剩余在肌壁内的瘤体挤入宫腔，因而大部分的瘤体可被切除，残留在肌层内的肌瘤组织日后会坏死而消融，或因宫缩而排入宫腔，后者需行第二次切除。以上技术只适用于埋藏于肌层<50%者，若>50%需边切边用缩宫素，将肌瘤挤入宫腔，便于切除，并需多次手术。

8. 内突壁间肌瘤　内突壁间肌瘤酷似无蒂的黏膜下肌瘤，只是其腔内表面被覆有薄层的肌壁组织。手术常需分期进行，第一步为开窗，先用针状电极划开被覆肌瘤表面的肌壁组织，形成窗口。若肌瘤向宫腔内突出，即进行第二步，切割肌瘤，技术同无蒂黏膜下肌瘤；若肌瘤保持原位不动，则停止手术，因肌瘤的血供来自包膜，在切开包膜的过程中，其间血管已凝结封闭，一般术后并不出血。术后选用GnRH-a、内美通或达那唑，2～3个月后再行第二次手术切除，国外报道有行4次手术将肌瘤切净者。即使有少量残存肌瘤组织，使用GnRH-a、内美通或达那唑后有些可自然消融。肌瘤完全切除后子宫收缩，瘤腔闭合，残留的肌瘤包膜呈灰白色絮状在宫腔内漂浮，以后会自然消融，不必强制切除。

9～11 同“TCRE术之6～8”。

四、术中监护

同“TCRE术”。术中应用B超进行监视，对手术可有导向作用。特别是出现以下情况时，更需B超引导操作。

1. 肌瘤阻挡，内镜常不能置入宫底。

2. 自下缘开始切削较大的肌瘤时，可能在肌瘤中掏成洞穴，误认为是宫腔。

3. 术者操作时仅能通过内镜了解宫腔内的情况，对残存肌瘤的多少及宫壁的厚度均不得而知。

术中充盈的膀胱和宫腔内的膨宫液可形成两项对比。使用腹部B超进行监视，可清楚显示宫腔方向、宫腔占位性病变及子宫壁厚度。切除组织时，基底组织受电热影响造成脱水、皱缩、凝固，B超屏幕上出现强回声，以提示切除范围及深度，防止漏切和子宫穿孔。

近期有用直肠探头监护的报道。术中是否需要腹腔镜的监护，应根据具体情况而定。对于较大的黏膜下肌瘤，尤其造成子宫腔扭曲变形，术者对手术的安全性没有把握时，在腹腔镜监护下实施手术则更为安全。腹腔镜监护能及时发现完全和不完全子宫穿孔，并可立即肌内侧处理。

五、术后处理

1. 术后预防性雌激素的应用　对有生育要求的妇女术后应用雌激素(如倍美力2.5mg，每日1次)，可刺激子宫内膜的生长，加速上皮化过程，预防粘连发生，尤其对宫内有较大裸露创面及术前应用GnRH-a造成体内低雌激素状态者。术后6～8周宫腔镜复查。TCRM术后子宫内膜粘连的发生率不明，可能发生率很低，因此，应用预防性雌激素的优点尚不能肯定。

2. 一过性发热　见“TCRE术”。

3. 腹痛　术后可因子宫痉挛性收缩，出现持续性下腹痛，可对症处理，应注意与子宫穿孔相鉴别。

4. 阴道排液　宫腔创面较大，瘤床较大、较深或同时切除子宫内膜者，在瘤床尚未愈合或宫腔创面尚未上皮化之前，术后2个月内阴道可有持续性排液，开始为少许血液，于1周内逐渐变为淡红色血水，继而为黄色水样，最后为无色水样排液。如在术后2个月内有月经量出血，应对症处理，并应注意有无残留在肌壁内的肌瘤脱出。

5. 并发症的防治

(1)子宫穿孔：系电切环或激光切割器切除肌壁过深所致。严重者可继发损伤肠管、膀胱、血管或其他脏器。因此术中最好有B超或腹腔镜监视操作，在手术视野不清时绝对不要通电操作。肌瘤较大充满宫腔时，手术的可视空间小，电切环的回旋余地小，切割时易引起肌瘤对侧的肌壁穿孔。切除0型黏膜下肌瘤时，因肌瘤生长使其邻近的宫壁伸展变薄，故最易引起穿孔的部位在肌瘤的边缘。若发现子宫穿应要立即停止手术，并严密观察有无其他并发症，并酌情处理。如肌瘤尚未切净，应等待切口愈合后行第二次手术。

(2)TURP综合征：切除Ⅰ型Ⅱ型黏膜下肌瘤及内突壁间肌瘤时切入肌瘤较深，开放的血管较多，故易发生TURP综合征。肌瘤较大者，可分次切除，以免手术时间过长。余同TCRE术。

(3)出血：Ⅰ型Ⅱ型黏膜下肌瘤及内突壁间肌瘤的瘤床较深者，如有出血，常止血困难，缩宫素无效时，可放置球囊导尿管压迫止血，气囊内注入10～30ml液体，留至6～24小时取出。严重的出血可能需切除子宫。

(4)宫腔粘连：切除多发性黏膜下肌瘤时有可能引起宫腔粘连，预防的方法为手术结束后宫腔内放IUD，2个月后取出。

(5)感染和空气栓塞：见“TCRE术”。

六、手术探究

(一)术中复杂情况及处理

1. 术中出血多，视野不清　若宫腔被肌瘤充塞，致手术腔隙非常小时，不宜用缩宫素，可调节灌流液的入水压高于动脉压，并加大流速。仍不能克服时，出水管连接负压吸引器造成负压，加速灌流液循环，同时加快手术速度，大部分肌瘤切除后，子宫收缩，出血自然会减少。

2. 无蒂黏膜下肌瘤完全切除后，瘤床闭合，残留的肌瘤包膜呈灰白色絮状在宫腔内漂浮，以后会自然消融，不必强制切除。

3. 肌瘤的二次手术问题　有时因患者术中异常或切割技术等原因，第一次手术未能彻底切净．需行第二次切除。手术时机应选在3～4个月后，术前应用GnRH-a、内美通或达那唑等2～3个月，待瘤体突向宫腔行二次手术，多可将肌瘤切净。

4. TCRM术后妊娠子宫破裂　Yaron(1994)报道1例黏膜下肌瘤切除时子宫底穿孔，立即腹腔镜下缝合，后来孕33周时突然下腹痛，剖腹探查见子宫破裂伴部分胎盘突出于腹腔。

5. 宫腔肌瘤的切除　宫颈肌瘤均有包膜，肌瘤从宫颈管脱出者，可用环形电极切断瘤蒂完整取出或切开包膜完整拧出。埋入宫颈组织的肌瘤，只要能扪清其轮廓，用环形电极从包埋组织最薄处进刀，切抵肌瘤后，适当延长切口，就可自包膜内将肌瘤完整剥出。肌瘤取出后瘤窝一般不出血，如瘤窝较大或宫颈外星不整，可用可吸收线缝合。

6. 与经腹全子宫切除术比较　以往对子宫肌瘤引起异常子宫出血且药物治疗无效患者，多数需行全子宫切除术以达到根治目的，仅对要求保留生育能力的妇女行肌瘤剔除术以保留子宫。据美国有关资料统计，开腹手术的死亡率为1‰～2‰，主要因心脏骤停、肺栓塞和(或)呼吸骤停。据文献统计，全子宫切除术的并发症有：肠管损伤(1%～2%)、输尿管损伤(0.1%～1%)、出血(0.2%～2%)、感染(10%～20%)、麻痹性肠梗阻(1%～5%)。此外，还有穹隆肉芽、神经损伤、血栓性静脉炎、肺栓塞和膀胱阴道瘘或直肠阴道瘘等。宫腔镜下子宫黏膜下肌瘤切除术的并发症则明显低于经腹手术，术后发热率等均明显低于前者，但容易发生子宫穿孔甚至肠管损伤。

7. 腺肌瘤的切除　一些情况下，临床或B超诊断的内突壁间肌瘤或无蒂黏膜下肌瘤实际为腺肌瘤。腺肌瘤有3种类型，第一种类型的团块结构全部为腺肌瘤组织，该团块无明显的包膜，切面可见簇状子宫内膜、陈旧血液及丰富的血管，切除过程中腺肌瘤随子宫收缩而变形，切除术适可而止，切忌追求将腺肌瘤切净，在腺肌瘤变形时将子宫切穿。第二种类型为腺肌瘤合并平滑肌瘤。第三种为平滑肌瘤为主，在其近宫腔的一端有子宫内膜侵入，形成部分腺肌瘤。后两类型一般包膜比较明显，切除方法与内突壁间肌瘤和(或)无蒂黏膜下肌瘤相同。

8. 子宫肌瘤剔除术后复发问题　无论是经腹还是在宫腔镜下进行子宫肌瘤剔除，术后均存在一个高复发率的问题。文献报道复发时间多次术后2～3年，复发率为15%～31%，复发时间发生在术后>3年者约为80%，>5年者43%，平均复发时间为术后5年。另外，单发肌瘤复发率约为27%，多发肌瘤高达59%。

(二)手术效果评价

宫腔镜切除黏膜下子宫肌瘤后，其评价标准为：

(1)治愈：经宫腔镜全部切除黏膜下子宫肌瘤的瘤体，术后宫腔镜复查及B超证实腔内已无黏膜下子宫肌瘤。患者术后月经恢复正常。

(2)有效：经宫腔镜切除凸向宫腔的肌瘤瘤体，仍有少量残余瘤体深埋于子宫肌壁间，但术后宫腔镜及B超检查腔内无肿物凸出。患者术后月经血量明显减少，临床症状缓解。

(3)无效：经宫腔镜虽然切除了部分黏膜下子宫肌瘤，但患者月经血量与术前比较无明显改善，宫腔镜及B超复查宫腔内，仍有肿物凸出，需行第二次TCRM或经腹、经阴道全子宫切除术。

已经出版的文献均肯定了TCRM术的疗效，无论单纯切除肌瘤，还是同时去除子宫内膜，90%以上的过量出血得到控制。TCRM只要病例选择恰当，成功率几乎100%，临床满意率每年轻微下降，这是由于肌瘤病理学演变所导致的结果。据统计，宫腔镜下子宫肌瘤切除术后，因肌瘤复发再次施行手术率为6.6%，而经腹手术切除肌瘤再次手术率为6.8%，表明该术式优于经腹切除术。远期随访中，单纯切除黏膜下肌瘤者22.3%出现异常子宫出血，16.1%需进一步手术。相反，切除黏膜下肌瘤同时去除子宫内膜者，22.5%出现异常子宫出血，但仅8.1%需进一步手术。而切除多发黏膜下肌瘤和内突壁间肌瘤者，复发率为25%。对复发病例，如患者无生育要求，最确切的治疗方法，应为子宫切除。继发性不育症患者经该手术能有效地改善生育能力，因子宫肌瘤而致不孕症者术后受孕率可达78%。但对原发性不育症者肌瘤切除术后改善其生育力的效果较差。鉴于一些患者术后肌瘤复发，因此建议，以妊娠为目的的患者，应在术后6～8周内试行妊娠。

第二十四节　宫腔镜子宫内膜息肉切除术

子宫内膜息肉(endometrial polyps，EP)，是由子宫内膜腺体及间质组成的肿块，有蒂向宫腔内突出。EP可发生于青春期后任何年龄，尤以35岁以上妇女多发。EP患者可无症状，于体检时偶然发现，或因不规则子宫出血、月经量多、不孕等就诊时发现。随着B超技术的发展及子宫镜检查的普及，EP的检出率增加，也越来越引起临床和病理医生的关注。目前EP病因尚不明确，可能与炎症、内分泌紊乱，特别是雌激素(E)水平过高有关。

子宫内膜息肉摘除可通过多种器械实施，包括抓钳、刮匙和专门的息肉切除钳等。但是同样的器械，如果盲目地宫腔内操作不能获得满意的结果。传统的方法是采用手控的机械去除法，如息肉为多发，甚至弥散于整个宫腔者，则予以全面刮宫；对于单个较大，蒂位于子宫下段者，可经宫腔镜定位，用长弯血管钳或卵圆钳夹出；而带蒂的内膜息肉，在宫腔内漂浮不定，有时很难盲目钳夹取出。宫腔镜子宫内膜息肉切除术(transcervical resection of polyp，TCRP)是在直视下进行操作，可"有的放矢"地钳抓和从根蒂部切除息肉。对无蒂息肉，常使用环形电极切除，并且不损伤周围正常的组织。无论使用何种方法，必须确保完整切除根蒂，以免日后复发。

子宫内膜息肉可位于宫颈管或子宫腔的任何部位，息肉组织基本上由内膜腺体上皮及间质组织组成，形态具有多样性，取决于产生息肉的部位，体内甾体激素及息肉组织对它的反应。息肉常为单发，亦可多发，甚至充满宫腔，大小不一，多数有蒂与子宫壁相连，但亦有基底宽而无蒂者。息肉表面光滑，富有光泽，色泽鲜红，呈圆锥形、卵圆形或指状突出物，息肉顶端表面可出现坏死、出血和浅表溃疡。

一、子宫内膜息肉的类型

1. 源于成熟的子宫内膜(功能性息肉)　来自内膜对卵巢激素的反应，并随卵巢周期变化。其结构一般体积较小，月经期可部分或全部脱落。典型的息肉基底较宽，柔软，色泽和血管与周围的内膜相似，可能被误认为限局性增生的子宫内膜。接触性宫腔镜可显示息肉的中心血管轴和组织内聚的特点，因此对有疑问的病例，接触性宫腔镜有较大的价值。

2. 源于未成熟的子宫内膜(非功能性息肉)　对孕酮不敏感,但对雌激素仍有反应,雌激素支持其生长,可以长得很大,随着蒂的延长,在两侧宫壁的压迫下变成扁平形状,液可以变成三角形。此息肉呈黄红色,远端有时有淤斑而呈紫红色。

3. 腺肌瘤型息肉　为罕见类型,其特征是息肉组织内有平滑肌成分,覆盖肌组织表面的内膜往往呈萎缩状。

4. 绝经后息肉　又称萎缩型息肉,绝经后增生性或功能性息肉退化,与周围的内膜呈相似的变化,组织上的特征是腺上皮萎缩,腺管扩张,间质纤维化。宫腔镜可见表面淡红色不透明的息肉,血管扩张不明显,但有时也可见到散在半透明的小囊胞及呈树枝状的扩张血管。

二、手术适应证与禁忌证

手术适应证为有症状的子宫内膜息肉患者,除外息肉恶性变。禁忌证同“TCRE 术”。

三、器械和灌流系统

同“TCRE 术”。

四、术前准备及麻醉

1. 明确病灶的性质　由于宫腔息肉样病变仅仅是一种形态学描述,不能代表其组织病理学特征,故在进行病灶切除之前应尽量明确其病理性质,排除恶性,避免误治或过治。可通过宫腔镜检查、诊断性刮宫、超声波等检查手段明确诊断。

2. 药物准备　功能性子宫内膜息肉、子宫内膜增殖症等经过 2～3 个月的药物治疗,病灶可明显缩小,内膜变薄,有利于手术操作并可减少术中出血。亦可不用药而直接施术。

麻醉同“TCRE 术”。

五、手术步骤

1～5 同“TCRE 术”。

摘除息肉的方法:

(1)宫腔镜夹持法:若息肉较少,蒂位于子宫上段,尤其位于输卵管口者,可在宫腔镜直视下以微型活检钳夹持取出。

(2)宫腔镜截取法:对蒂宽而近子宫底的大息肉,可在宫腔镜直视下用套圈截取摘除,术后再置入宫腔镜检查,直到完全摘除息肉。

(3)宫腔镜切除法:息肉蒂部明显者可用 Nd:YAG 激光去除。对蒂宽或不易找到蒂的息肉,以及曾用其他方法治疗过,但症状仍持续存在或息肉复发者,宜行宫腔镜电切术。术前先用负压吸引器吸取内膜及息肉,被覆在息肉表面的内膜被吸去,只剩下息肉的间质组织,体积及横径明显缩小,便于切割。

六、术中监护及术后处理

同“TCRE 术”。因 TCRP 术的切割范围较局限,手术时间短,发生 TURP、宫腔粘连及宫腔积血的危险性小。

七、手术探究

1. 息肉恶性变问题　EP 的恶变率很低，即使在有症状的异常子宫出血中恶变率也不高。EP 恶变为内膜腺癌的几率为 2%～3%。EP 恶变的可能危险因素有：45 岁以上的绝经期妇女，肥胖妇女（如多囊卵巢综合征）、乳腺癌患者服 TX 后、长期不排卵者及伴异常子宫出血者。子宫内膜恶变的发病高峰在 60 岁左右。研究发现，只有 5%子宫内膜癌患者年龄在 40 岁以下。Fernandez-Parra 回顾性分析了 653 例经宫腔镜检查诊断为 EP 的患者，EP 在绝经后子宫出血妇女中的恶变率为 3.9%。一般子宫内膜恶变都伴有异常出血。恶性 EP 在超声及宫腔镜下尚未发现特征性的改变，目前病理学检查是区分 EP 良恶性的惟一方法。故强调宫腔镜切除的组织应全部送病理组织学检查的重要性。

2. TCRP 的评价　TCRP 术是惟一能够看清息肉蒂，自其根部切除的方法，并能对宫内占位性病变进行鉴别诊断。TCRP 术后妊娠与活胎率明显高于不孕而宫腔镜检查提示宫腔正常者，认为不孕症 TCRP 术可增进生育力。

（代聪伟　杜彦芳　邢　盈　马卫景　孙亚楠）

第五章

妇产科疾病介入超声诊断与治疗

随着超声技术的飞速发展，超声在妇科疾病的诊断与治疗中发挥着越来越重要的作用。超声引导下的囊状滤泡抽吸、囊性肿物的抽吸治疗及盆腔脓肿的抽吸引流等已是临床成熟并得到广泛应用的技术。盆腔囊性肿物超声引导穿刺除治疗作用外，抽出的囊内液体离心沉渣细胞学检查有助于明确诊断。对较大的卵巢单纯囊肿不全扭转者，超声引导穿刺治疗可缓解或解除症状，免除手术治疗，这对于年轻妇女保存生育能力有重要意义。对较大的良性囊性肿物合并妊娠，肿物阻塞产道者，超声引导下肿物穿刺治疗安全、易行，不妨碍继续妊娠，是很好的微创治疗方法。对于影像学和临床诊断为良性的囊性肿物，穿刺抽吸物的细胞学检查若发现肿瘤细胞，即可建议手术治疗，为临床提供充分的治疗方案选择依据。超声引导下的盆腔肿物穿刺活检能明确肿物的良恶性，如有的盆腔结核，影像检查及临床症状类似于盆腔恶性肿瘤，穿刺活检可明确肿物性质，对炎性肿块可免除不必要的手术创伤，使患者得到适当的治疗。对恶性肿物能明确组织类型及肿瘤细胞的分化程度，取出的组织除作常规组织病理检查外，还可用于组织化学和免疫组织化学等特殊检查，对临床诊断、确定治疗方案及科研均有重要价值。

第一节　盆腔囊性肿物穿刺抽吸治疗

一、适应证

1. 卵巢单纯性囊肿。
2. 卵巢冠囊肿。
3. 较大的黄素囊肿。
4. 部分子宫内膜异位囊肿。
5. 经抗炎治疗后仍未消失的输卵管积水。
6. 妇科手术后的盆腔包裹性积液经非手术治疗仍不消失者。
7. 液化完全的盆腔脓肿。
8. 较大，有压迫症状的残余卵巢综合征。

二、禁忌证

1. 疑为卵巢恶性肿物有手术指征者。

2. 黏液性囊腺瘤。

三、术前准备

(一)仪器

实时超声诊断仪　经腹壁穿刺用频率 3.5～4.5MHz 扇扫探头，阴道用 5～7.5MHz 腔内探头。探头表面用纸巾擦拭干净后涂少许耦合剂。

(二)器械

1. 10%甲醛熏蒸消毒的薄塑料袋(可用市售的保鲜袋)或安全套。

2. 消毒的耦合剂。

3. 穿刺引导架、PTC 针及延长管子宫内膜异位囊肿中囊内液体稠厚者，以及盆腔脓肿用 16G 或 17G 针为宜。卵巢单纯囊肿、包裹性积液等囊内液体透声好者常用 18～20G 细针。现市售延长管内径多为 2mm，抽吸较稠厚液体时阻力大，费力、费时。可用临床常用一次性输液管的头端部分改制，长短可视需要而定。这种改制的延长管内径宽，管体柔软，经多次消毒仍不会变硬，较实用。

4. 局部麻醉药品，常用 1%普鲁卡因溶液或 2%利多卡因溶液。

5. 皮肤及黏膜消毒液。现常用碘伏。

6. 常用消毒器械及放抽出物的容器。经腹穿刺：包内常用的器械应包括消钳 2 把，弯盘 1 个，不锈钢碗 1 个，小治疗巾 2 块。纱布敷料若干块，纱球若干个。经阴道穿刺：包内应备有长嘴妇科钳 3 把，不锈钢碗 1 个，纱布敷料和纱球各若干块，大洞巾 1 块，小治疗巾 1 块。

7. 生理盐水和无水乙醇。

(三)患者准备

穿刺前查血小板、出、凝血时间、心电图。患者家属或患者本人在治疗协议书上签字。经腹壁穿刺当肿物较大时完全排空膀胱，肿物＜5cm 可适当充盈膀胱，以对肿物起到部分固定作用。经阴道穿刺术前完全排空膀胱。

(四)穿刺路径选择

常规超声检查，确定肿块位置及其与周围组织的关系，如肿块离腹壁近，取经腹壁途径穿刺。若肿块靠盆腔后下或紧贴后穹隆，则取经阴道途径穿刺。总之，穿刺路径以最短为佳。在经腹壁和经阴道路径均可行时，取经腹壁路径为佳。经腹壁路径较经阴道路径有以下几个优点：

1. 该路径消毒、操作均较经阴道路径方便。

2. 患者取平卧位或侧卧位，较之截石位舒适，尤其对巧克力囊肿囊内容物稠厚，治疗所需时间长者，舒适的体位有助于治疗的顺利进行。

3. 对患有真菌性或滴虫性阴道炎治疗不彻底的患者，经腹壁穿刺可避免经阴道穿刺造成腹腔感染的潜在危险。当遇有盆腔较大的包裹性积液，并有部分位于子宫直肠窝时，可让患者取侧卧位，背后垫一枕头，使液体积聚盆腔一侧，有利于经腹壁穿刺将液体抽吸干净。

四、操作方法

（一）经腹壁穿刺

患者平卧位或侧卧位。常规皮肤消毒，铺无菌巾。在皮肤穿刺点进行局部麻醉。探头表面涂少许耦合剂后罩以消毒的塑料薄膜或安全套，再于塑料薄膜表面涂适量消毒耦合剂。于欲穿刺部位重复扫查，将引导线对准拟定穿刺的肿物，调整进针入路。将穿刺针插入引导架的针槽内，适当用力快速将穿刺针刺入肿物内。通过显示器监视穿刺针沿着穿刺引导线过皮肤、腹壁各层，突破肿物囊壁，直入囊肿中心，并尽可能将穿刺针置于肿物中央，对较大的囊肿也可不用引导架徒手穿刺。徒手穿刺时，先于体表穿刺部位做出标记，扫查肿物，确定肿物距穿刺点最近处，并调整探头角度，确定囊液最深部位．将穿刺针紧贴探头侧壁刺入囊肿内，并在超声监视下确定穿刺针在肿物内的位置。取出穿刺针芯，将延长管接在穿刺针尾端，并在延长管尾端接注射器，然进行抽液。一般用 30～50ml 针筒抽吸囊液。如果液体稠厚，如子宫内膜异位囊肿或脓肿，先尽可能抽出内容物，然后注入与抽出液体量相等或稍少于抽出液体量的生理盐水稀释后再抽吸，可反复稀释、冲洗。尽可能将囊内容物抽吸干净。应注意，每次冲洗时。注入的生理盐水量不能多于抽出的液体量，以防囊内容物沿针眼外渗。囊内容物抽吸干净后，注入 95％乙醇或无水乙醇凝固囊肿壁。囊肿较大，注入的乙醇量可为抽出物的 1/3，如囊肿较小，注入的乙醇量可为抽出物的 1/3～1/2。若乙醇凝固后抽出的乙醇量多于注入量的 10％或内含大量的沉积物，应进行再次凝固。一般凝固 2 次即可。极少数囊肿需凝固 3 次以上。若囊肿为多房性，且各房不相连通，可在一个房腔内液抽吸干净后将穿刺针退至腹壁（不出皮肤）再穿刺另一个囊空。抽出的囊内液应送细胞学检查。如为脓液，送细菌培养加药物敏感试验。对子宫内异位囊肿囊内容物含血凝块多或液体稠厚，抽吸非常困难者，可将洛欣用生理盐水稀释至每毫升 500U，代替单纯生理盐水冲洗。他们的研究表明，将抽出的黏稠的巧克力囊肿液加不同浓度的洛欣生理盐水，1 小时后在显微镜下观察，每毫升 500U 的洛欣即可将抽出液内的血凝块被完全溶解，囊肿液变得稀薄。临床实验也表明注入洛欣溶液后，囊肿局部液体立即变得稀薄，明显减低了抽吸准度，并可使囊壁上黏附的血凝块被溶解并冲洗干净，使治疗更彻底。用手术切除的巧克力囊肿壁洛欣溶解实验表明，洛欣仅溶解囊肿内壁的凝血块，对囊壁无溶解作用。也可于囊内注入糜蛋白酶，第 2 天再抽吸，也能适当减轻抽吸难度。如为脓肿，将脓液尽可能抽洗干净后，向囊腔内注入用生理盐水稀释的抗生素，反复冲洗，最后可在脓腔内留置少量抗生素稀释液。

（二）经阴道穿刺

患者取膀胱截石位，常规消毒外阴、阴道。将穿刺针置于引导架内，注意调整穿刺针斜面，使之与探头平面一致，并不超出探头平面，以免探头置入阴道内时刮伤阴道黏膜。将阴道探头置于后穹隆或前穹隆内，调整进针入路，用快速手法将穿刺针经引导架或徒手穿刺直入囊肿中心，其余步骤同经腹穿刺。治疗结束拔针时，如有出血，可用干纱球置于穹隆部穿刺点压迫片刻止血。

五、注意事项

(一)慎重选择适应证

绝经后妇女的卵巢囊肿，直径<5cm、囊内液体透声好者大部分会自行吸收。因此，治疗前应超声随访观察2～6个月，如不消失再决定是切除还是进行囊肿穿刺抽吸治疗。决策取决于囊肿的大小、有无症状、患者的年龄和可能患卵巢癌的概率及一般状况。对于绝经后的妇女，有高危手术危险者，囊性肿物的超声引导下抽。

(二)黏液性囊腺瘤等非单纯囊肿误穿后的处理

对术前未能准确诊断而穿刺的黏液性囊腺瘤，注意在囊内液体未抽吸干净前不要拔针并保持针尖位置不动，囊内液体抽洗干净后立即用生理盐水反复冲洗，冲洗完毕将生理盐水全部抽出后用无水乙醇多次彻底凝固。对囊内液体呈胶冻状的黏液性囊腺瘤，穿刺后液体抽吸不出者，不要拔针，将针芯插入针内，请助手固定穿刺针，选另一口径稍粗的穿刺针于原穿刺针隔开一定距离再穿刺，将内容物稍抽出后用生理盐水反复稀释、冲洗即可将黏液逐渐抽出，囊内容物被抽吸干净后用乙醇多次彻底凝固，直至抽出的乙醇完全清亮透明，无乳白色沉淀物时为止。对囊内液为单纯稠厚脂质的畸胎瘤也可以同法处理。临床经验表明，对误穿的黏液性囊腺瘤，只要操作中处理得当，可完全避免腹腔或针道种植的危险。

(三)仔细确定进针入路

穿刺前仔细调整进针入路，选择腹壁或前后穹隆肿物的最近距离。在经阴道穹隆部穿刺时，穿刺针要足够长，通常需25～30cm长。经腹穿刺一般15～20cm长针即可。一截短的延长管(内径0.5cm)有助于抽出液体时操作方便，并防止气体进入囊腔内致使囊壁凝固不完全。

(四)穿刺探头适当加压

进针前用探头对腹壁或阴道穹隆适当施加压力，使肿块紧贴腹壁或穹隆，进针路径上要避开肠管及大血管。

(五)其他

1. 若囊内液体透声良好，表明内容物稀可选用口径较小的穿刺针，能减少疼痛。

2. 第1次注入乙醇时应缓慢、少量，使患者有适当的适应时间，以减少疼痛。第2次凝固时注入的乙醇量以不超出抽出量的60%为宜，以防乙醇外渗。

3. 经阴道穿刺前，应详细询问病史，如患者患有真菌或滴虫性阴道炎，应嘱患者治愈后再接受超声引导下囊肿穿刺抽吸治疗。

4. 经阴道穿刺后，应嘱患者注意穿刺局部卫生。

（六）并发症

1. 疼痛　多发生在穿刺时、注入乙醇开始凝固时及治疗结束拔针时，多能忍受。个别患者疼痛剧烈致短时间虚脱，休息后可缓解。为解决治疗中疼痛问题，我们进行了相关研究。于囊内液抽吸或冲洗干净、注入乙醇凝固前，用2ml利多卡因用生理盐水稀释至10ml，注入囊腔内，停留2分钟后全部抽出，然后进行乙醇凝固，可防止疼痛的发生。临床病例研究显示，由于注入利多卡因后患者无疼痛发生，对乙醇凝固有更好的耐受性，能保证乙醇在囊内有充分的作用时间，而得到更好的凝固效果。

2. 感染　偶有患者治疗后合并盆腔感染，经抗感染治疗可痊愈。如形成盆腔脓肿并液化好，可按超声引导盆腔脓肿抽吸方法治疗。

3. 出血　少数患者经阴道穿刺后出血。术前应注意检查患者的血小板，询问有无不正常出血史。对穿刺后局部出血量少者局部棉球压迫即可，出血量大者肌注止血药后均能止血。

4. 其他　在卵巢囊肿抽吸治疗中最应密切注意的问题是，恶性肿瘤细胞沿针道溢出至腹腔内。因而，术前超声的正确诊断尤为重要。二维灰阶超声观察囊肿的形态，结合彩色多普勒观察肿物的血流状态对确定肿物的良恶性很有帮助。如疑有恶性的可能，则为绝对的禁忌证。据报道，肿物为单房，囊壁薄，囊内液体透声好，囊壁无多普勒血流信号者，良性肿瘤的概率为90%～95%。因此，理论上讲，即使用严格的临床和超声标准做，仍有可能进行恶性肿瘤抽吸。但我们经超声引导下穿刺卵巢囊性肿物210例，经抽出液离心沉渣查找瘤细胞无1例阳性，随访2～24个月无1例出现恶性肿瘤迹象。笔者认为，掌握严格的超声诊断标准，结合临床肿瘤标志物检测，在治疗前动态观察3个月，排除恶性肿瘤的可能后再行囊肿穿刺抽吸治疗是非常安全的。

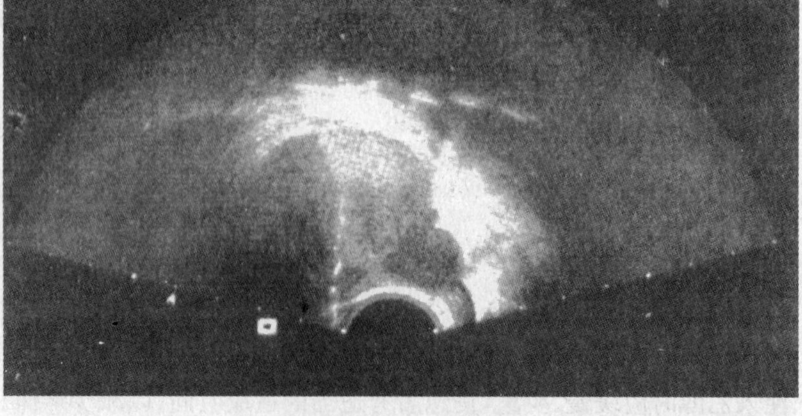

图 5-1　囊肿穿刺抽吸

现有报道卵巢囊性肿物抽吸治疗后的复发率从11%～67%。绝经后卵巢囊肿的复发率有增高倾向。在各种囊性肿物中，治疗后复发率最高的是巧克力囊肿。治疗57例，复发率为10.5%。复发者多为囊壁厚、囊壁或囊内有中等回声块状物、囊肿形态不规则、乙醇凝固过程中有明显疼痛及凝固(图5-1)。

第二节 盆腔肿物诊断性穿刺及其治疗

一、适应证

1. 性质不明的盆腔肿物未确定来源和性质者 治疗前需确诊者。

2. 疑为卵巢恶性肿瘤 但因临床分期较高，暂无手术适应证，需行先期化疗，化疗前需确定肿瘤的病理类型者。

3. 疑为晚期盆腔囊性恶性肿瘤 已失去手术机会，但腹水抽出液细胞学检查未查见癌细胞，不能明确诊断者，可行超声引导下网膜穿刺活检。对已有明确手术指征的妇科肿块，一般无需作诊断性穿刺。

4. 其他 外阴不明性质肿物。

二、术前准备

(一)仪器

同“本章第一节 盆腔囊性肿物穿刺抽吸治疗”。

(二)器械用品

1. 甲醛熏蒸消毒的薄塑料袋或安全套。

2. 消毒的耦合剂、载玻片及滤纸片。

3. 穿刺引导架、穿刺枪、穿刺针及引导针，穿刺枪现多采用自动弹射式活检枪。穿刺针目前较常用的有两类：

(1)无负压的组织切割针：如Trucut活检针，型号有14G、16G及18G。这种针芯前端有一凹槽，当针芯刺入组织内时即将组织条状切割。有研究表明，用16G针与18G针活检时两者间取材的满意率及并发症无统计学差异，18G针与14G针间比较，取材的满意率无统计学差异，但14G针的并发症如出血量则显著高于18G针。故目前临床较常用的为18G针，其外径1.2mm，与自动弹射式活检枪配合使用，所取出的组织可在长22mm和15mm间调节，组织宽1mm，能较好满足病理组织学检查的需要。

(2)负压抽吸活检针：如Sonopsy-CI针。型号有16G、18G、21G、22G和23G。这类针的尾端接有一状似注射器的针栓，提拉针栓时即在针腔内形成负压，同时在针体前端形成空腔，当将具有负压和空腔的针刺入至要取的组织内时，即可将组织切割取出。由于目前用与自动弹射式活检枪配合使用的无负压组织切割活检针进行活检取材满意率高，副作用小，操作方便，用 18G 以上的针活检时多用无负压组织切割针，故需用负压抽吸活检针时多选用 21G、22G 细针，为保证进针的准确性和防止沿针道的污染，通常需用 18G 引导针穿刺腹壁。细胞学检查常用 20～23G 细针配以长 7cm 的 18G 引导针。

三、操作方法

（一）经腹壁盆腔肿物穿刺

患者平卧位或侧卧位，使欲穿刺部位暴露良好。超声扫查，确定穿刺点，原则上应选择皮肤距病灶最近途径为穿刺部位。常规皮肤消毒，铺无菌巾。换用消毒的穿刺探头重复扫查，确定进针路径。超声引导穿刺组织学活检时将组织切割活检针装入自动活检枪，拉紧弹簧，依据病灶大小确定射程。在超声仪显示屏上显示出引导线并侧动探头，使引导线与欲活检病灶在一条线上。确定进针深度。皮肤穿刺点局部麻醉。用手术尖刀片在皮肤进针点处戳 2mm 左右小口，将穿刺针尖经穿刺引导器置入戳口内。嘱患者屏气，在超声监视下快速将活检针刺入病灶内预定部位的前缘，扣动扳机后迅速提出穿刺针，完成穿刺活检。

用 21G、22G 负压抽吸活检针时，进针点皮肤不用戳口，将引导针经穿刺引导器刺入腹壁至腹膜前停住，将活检针经引导针刺入病灶前缘，提拉针栓后快速将针刺入预定取材部位，旋转穿刺针以离断所取的组织并迅速拔出穿刺针，将所取得组织置于滤纸片上，10％甲醛固定。如组织含液体量大，不能成形或取出的标本过小时，标本经脱水、包埋处理后难以得到满意的组织切片。这种情况下可将穿刺针内的抽吸物推出置于载玻片上推片，10％甲醛固定，送细胞学检查。超声引导细针穿刺细胞学检查时，消毒及穿刺点选择同组织学活检。将引导针经穿刺引导器刺入腹壁至腹膜前停住，将活检针经引导针刺入病灶内预定部位，拔出针芯，于穿刺针尾端接 5ml 或 10ml 针筒抽吸，拔出针后将抽吸物推至载玻片上，10％甲醛固定，送细胞学检查。

（二）经腹壁网膜穿刺活检

对盆腔囊性肿物或囊性为主肿物仅有少量实性部分不易取材满意者，若腹腔内有增厚的网膜时，可行经腹壁网膜穿刺活检。患者平卧位，超声扫查，确定进针路径。常规消毒、铺巾、局部麻醉。按经腹壁肿物穿刺步骤嘱患者屏住呼吸，快速进针完成穿刺过程。进针路径应选在网膜最厚处。测量腹壁至网膜后缘距离。若距离较近，可用 5～7MHz 高频探头引导穿刺。多数情况下用 2.5～4MHz 变频探头引导即可。用探头在腹壁上适当加压并倾斜探头，使之与腹壁形成一定的角度，使穿刺针斜向进入靶目标内，以预防穿刺过深伤及腹腔脏器，同时可取得尽可能多的组织，以得到明确的病理诊断结果。

（三）经阴道穿刺肿物活检

当肿物位于子宫直肠窝或盆底子宫与膀胱之间，位置很低，经腹壁穿刺无法达到预定目标时，应取经阴道途径穿刺。患者取膀胱截石位，常规消毒外阴、阴道。将穿刺引导架固定于阴道探头上，然后将探头置于穹隆部，于超声显示屏上调出穿刺引导线，调整探头角度使引导线通过欲穿刺病灶，并用彩色血流显像证实穿刺路径上没有较大的血管。由助手将穿刺针装入穿刺枪，调好射程，操作者手持穿刺枪，将穿刺针经引导架快速刺入肿物内预定位置，扣动扳机并迅速提出穿刺针，完成穿刺取材过程。其他针型的穿刺与取材步骤与上述方法相同。

（四）外阴部肿物穿刺活检

患者取膀胱截石位，并尽可能将两腿向外分开，充分暴露外阴部。用5～10MHz高频探头扫查肿物，选取合适的进针路径。常规皮肤消毒、铺洞巾、局部麻醉。调整穿刺枪射程，注意射程不要超过穿刺针所经肿物的最大径。穿刺可经两种方式进行：①经穿刺引导架；②不经引导架徒手穿刺。用尖刀片在皮肤上戳2mm小口，将穿刺针置于小口内。对直径大于穿刺枪射程的肿物，可将穿刺针快速刺入肿物前缘，扣动扳机。对直径小于穿刺枪射程的肿物，将穿刺针置于皮肤的小倾斜探头，使之与腹壁形成一定角度，使穿刺针斜向进入组织内，用高频探头引导。穿刺针置于皮肤内即可扣动扳机。条状强回声为穿刺针道口内即可扣动扳机进行取材，这样取出的组织含有部分肿瘤前缘正常组织，可预防取材过深伤及肿物后方正常组织及血管。对扁圆形或条形肿物，可调整探头角度，使之倾斜于皮肤，尽可能取肿物之最大径进行穿刺取材。对进行细胞学检查者，操作方法相同。

四、注意事项

1. 穿刺时嘱患者不要做大幅度的腹式呼吸。

2. 当针尖进入腹壁或病灶内显示不清时，应适当调整探头角度使针尖显示清晰并在预定位置后再行内容物抽吸或组织取材。应预防进针过深伤及肿物后方组织。

3. 进针路径应选在肿物与皮肤最贴近处，如肿物与腹壁间有距离，可用探头逐渐加压，向两侧方推挤肿物前方肠管，使肿物与腹壁相贴近。如经阴道穿刺肿物与穹隆间有少许距离或肿物有一定的活动度时，可由助手于腹壁上用手向下方轻推肿物至贴近穹隆处，以利于准确穿刺。

4. 取材处应选在肿物血流较丰富处，以防取出的组织完全坏死，不能得到满意的病理诊断。但应注意避开可见到的大血管，以预防穿刺后出血。取材后应立即肉眼观察取出的组织是否成形或坏死，当取出的组织较湿润，成形，连续性好，常代表取材满意。盆腔病理性组织往往呈灰白色或淡灰色，如果取出的组织灰白、较干燥、易散开或断裂，常表示组织是坏死组织。当认为取材不满意时应调整进针入路后再穿刺。对网膜组织较湿润，成形、连续性好。病理诊断为卵巢癌进行取材时，应先低回声且血流较丰富处。

五、并发症

1. 出血　用21G或18G针穿刺并发症很少，偶有穿刺部位出血，局部压近或肌注止血药后多能止血。少部分晚期卵巢癌结节，结节无被膜或被膜很薄、结节发生坏死，组织松脆且血管丰富，较易出血，而且出血后不易止血，必要时需要输血。

2. 肿瘤沿针道或腹腔种植　有报道经腹壁及经服务道肿瘤穿刺活检可引起沿针道种植，发生率为0.6%～1%。我们经腹壁或经阴道穿刺活检的病例经病理检查证实有晚期卵巢癌、淋巴瘤、结核、子宫内膜异位症、子宫内膜腺癌腹腔转移,术后随访到的结果显示未见有肿瘤沿穿刺针道转移或播散。有1例疑为晚期卵巢癌患者欲行手术前先期化疗,经腹壁盆腔肿物穿刺活检后出血,用止血药立即腹腔注射化疗药。3周后手术切除的标本显示,穿刺针眼处愈合好,表面光滑,无肿瘤组织生长。提示,即使晚期肿瘤组织松脆,穿刺后穿刺针眼出血只要处理得当,穿刺活检仍是安全的。

第三节　子宫肌瘤的微创治疗

现超声引导下子宫肌瘤微创治疗方法有肿瘤局部热凝固治疗和瘤体内无水乙醇注射凝固治疗。局部热凝固治疗所用的方法有微波、射频和高强度聚焦超声。这几种治疗方法的共同特点是造成子宫肌瘤的凝固坏死,使肌瘤不再生长并逐渐被吸收并缩小,达到在不切除子宫、尽少影响卵巢功能基础上治愈子宫肌瘤的目的。

一、微波凝固治疗

经皮植入式微波局部凝固治疗肝癌、肾癌及骨肿瘤已在临床得到广泛应用,并取得满意的临床疗效。现临床微波凝固治疗子宫肌瘤主要用于子宫颈肌瘤和脱入至阴道内的黏膜下子宫肌瘤。消毒外阴、阴道后,将微波电极沿肌瘤蒂部环形凝固,使肌瘤脱落,该方法切口基本不出血,愈合快。经皮微波凝固治疗子宫肌瘤现处于实验研究阶段。笔者用手术切除的新鲜离体子宫肌瘤进行的微波凝固实验研究表明,将针式微波电极直接植入至子宫肌瘤内,采用不同的功率和时间组合。可造成3～6cm的肌瘤组织完全凝固坏死。笔者将手术切除的人新鲜子宫肌瘤标本植入兔盆腔内并固定,然后在超声引导下经皮肌瘤穿刺于瘤内植入微波电极,同时于肌瘤周边植入热敏电极监测肌瘤周边热场温度,以防在微波作用过程中损伤周围肠管。在超声监视下释放微波将肌瘤凝固,治疗后观察1周,开腹,取出微波治疗的肌瘤,观察肌瘤坏死程度、周围肠管及组织状况。结果表明,肌瘤坏死,肌瘤周围肠管无损伤。表明经皮局部微波凝固治疗子宫肌瘤是安全的为临床子宫肌瘤经腹微创治疗奠定了实验研究基础。该方法的优点是热效率高、治疗所需时间仅为数分钟、经皮穿刺,创伤小。在临床上的应用尚需进一步系统的研究。

总之,目前在超声引导子宫肌瘤的微创治疗方法中,多处于试验研究或临床研究阶段,尚未得到广泛的临床应用。但这些方法,对患者肌体及功能损伤小,在治疗子宫肌瘤时不损伤卵巢,尽少损伤肌瘤周围的正常子宫组织,符合微创治疗原则,在积累了充分的临床应用经验和疗效总结后,将具有广阔的临床发展前景。

二、射频消融治疗

利用射频的高震荡电流作用于组织,使电能被组织吸收,局部温度升高,造成治疗区组织的凝固坏死。目前临床治疗的适应证为直径<5cm的子宫肌瘤。对黏膜下肌瘤需先将子宫颈扩张,然后经子宫颈将射频凝固刀插入至子宫腔,如肌瘤蒂较细,可用凝固刀沿肌瘤蒂环形凝固,使肌瘤从蒂部脱落。对肌壁间肌瘤,先将凝固刀在超声引导下送入子宫腔内适当的位置,

再将凝固刀通过子宫内壁刺入肌瘤内将肌瘤凝固。射频消融治疗子宫肌瘤的优势是在超声实时监视、引导下，利用阴道、子宫颈等自然腔道将射频电极送入宫腔，直接穿刺至肌瘤瘤体内，不开腹，损伤小。据报道，3～5cm 的肌瘤治疗后 3 个月可缩小 60%左右。并发症主要为腹痛，少数患者可有阴道出血、类人工流产综合征、发热、子宫穿孔及宫颈粘连。

三、高强度聚焦超声治疗

高强度聚焦超声是近年发展并得到应用的无创治疗肿瘤技术。其作用机制是将超声波聚焦于预定的治疗区内，通过焦点区高能量超声产生的局部高热、空化效应和机械效应将肿瘤细胞破坏、杀死。其特点是治疗经腹壁进行，无需肿瘤内置入针具或电极，因而无创。但因聚焦区的治疗范围为 0.5～1.0cm，且治疗是在肿瘤病灶各个声学截面上由点到线，由线到面逐步实现的。因而治疗所需时间长，目前尚未在临床广泛推广使用。

四、超声引导肌瘤内注射无水乙醇

于超声引导下依据子宫肌瘤的位置，经皮或经阴道向肌瘤内置入带有针芯的穿刺针，拔出针芯后向肌瘤内直接注入无水乙醇，将肌瘤组织凝固，造成肌瘤组织的坏死。无水乙醇注入子宫肌瘤瘤体内后，除能直接凝固肿瘤细胞外还能凝固与栓塞肌瘤的供血血管，造成肌瘤的缺血缺氧，有助于促进肿瘤细胞的坏死。该方法的优点是无需特殊仪器设备，操作方便，无水乙醇来源方便、价廉，在超声引导下经腹或经阴道肌瘤直接穿刺，损伤小、可重复。缺点是乙醇在肌瘤内的弥散受肌瘤组织中平滑肌与间质比例、瘤内的压力、瘤内纤维分隔的多少等因素影响，通常弥散不均匀，且有乙醇随血管被带至瘤外等因素，使局部乙醇浓度下降，影响肌瘤组织的凝固效果。此外，肌瘤体积大时乙醇弥散不完全，影响治疗效果，肌瘤小时穿刺难度大，不易操作，因而，治疗肌瘤的直径多限于 2～5cm，依据肌瘤大小注入无水乙醇 2～10ml。

（蒋玉萍　赵志明　校彩娜）

第六章

妇科疾病放射介入治疗技术

介入放射学(interventional radiology)一词由 Margolis 在 1967 年提出,到 1976 年由 Wallace 首先系统解释并使用。主要由介入器材、方法学,介入治疗学和介入诊断学三部分组成,就其涉及的临床范围而言可分为:①肿瘤的介入诊疗学;②非肿瘤病变的介入诊疗学;③神经系统疾病的介入诊疗学;④心脏及大血管疾病的介入诊疗学。

平常我们所说的介入治疗就是指介入放射学三大部分之一的介入治疗学。妇产科介入治疗学是介入治疗学的一重要分支,它是指在医学影像设备的指导下,结合临床治疗学原理,通过导管等器材对妇产科疾病进行治疗的一系列诊疗技术。根据介入治疗实施的途径,分为血管性介入治疗和非血管性介入治疗,前者主要应用于妇科恶性肿瘤、产后出血、子宫肌瘤、子宫腺肌病、异位妊娠及妇科出血性疾病等的治疗,后者主要应用于输卵管梗阻、输卵管妊娠的治疗。

国外开展此项技术有近 50 年的历史,首先应用于外科疾病的治疗,20 世纪 60 年代将介入治疗应用于宫颈癌等妇科恶性肿瘤的治疗;到 70 年代末应用于产后出血及各种妇产科疾病出血的治疗。1988 年由 Roseh 等首次报道经宫颈选择性输卵管造影(selective salpingography,SSG)和输卵管再通术(selective transcervical fallopian tube catheterization)治疗输卵管梗阻的患者,取得较好的疗效;Ravina JH 于 1993 年开始研究子宫肌瘤的介入治疗,1994 年将子宫动脉栓塞术(uterinearterial emlization,UAE)应用于子宫肌瘤的术前辅助治疗,目的在于减少子宫肌瘤手术的术中出血,却意外地发现 UAE 治疗后子宫肌瘤体积明显缩小从而导致患者拒绝手术,引起术者的高度重视并逐渐将其用于不适宜手术的症状性子宫肌瘤患者,经过进一步研究。1995 年,他将这一技术直接用于子宫肌瘤的治疗中,将其作为除手术和药物治疗之外的一种新的治疗手段,到 1999 年,这种治疗法在法国、美国、英国及日本等都得以临床应用并展开一系列研究。

在国内,介入治疗开展得较晚,20 世纪 70 年代才有关于介入放射学的报道,主要应用于外科疾病如肝癌的治疗。妇产科疾病的介入治疗起步于 20 世纪 80 年代末 90 年代初,主要用于无法手术的中晚期妇科恶性肿瘤的术前治疗和术后复发病例的姑息治疗,病例数较少,手术操作主要由放射科医师完成。由于妇产科医师对此认识不足,无论在病例的收集、治疗方案的制定、疗效观察、术后随访等方面均存在着困难。90 年代初,由于妇产科医师的介入,使这一状况得到一定的改观。1988 年,邓建林将介入治疗应用于产后出血获得成功。1991 年,陈春林等系统地将介入治疗应用于中晚期宫颈癌的术前辅助治疗，取得较好的疗效，使部分无法手术的中晚期患者获得手术机会；部分宫颈癌患者经 1～2 次高浓度的动脉栓塞化疗后 3 周行宫颈癌根治术，术后标本病理切片未见癌细胞，达到临床治愈的标准；而后作者将其应用于中晚期卵巢癌、子宫内膜癌、侵蚀性葡萄胎、绒癌的治疗，同样取得较好疗效。1995 年，陈春林等成功地对晚期产后出血患者实施介入治疗；1998 年，牛惠敏等子宫肌瘤介入治疗获得成功；1999 年，刘萍等将介入治疗应用于宫颈妊娠的治疗中；1999 年，刘萍等将介入治疗应用于宫颈妊娠的治疗中；1999 年，刘萍等应用介入治疗子宫腺肌病获得满意的疗效；2000 年，陈春林等将介入治疗应用于宫颈癌合并早孕的术前治疗中获得成功，现在介入治疗已深入到妇产科疾病治疗的各个方面，但由于种种原因仍只在少数医院开展，尚未广泛普及。

第一节 概 述

妇产科疾病的血管性介入治疗是指应用导管等器材在血管内实施一系列的治疗措施如药物灌注、血管栓塞等，从而对妇产科疾病进行治疗的一种方法。将导管等器材置入血管内是该技术的关键。Seldingcr 于 1953 年所创立的经皮血管穿刺技术是现代血管性介入诊疗技术的基石，它是利用穿刺针、导丝和导管的置换来完成过去繁琐的血管内置管操作，使过去需由专业外科医师来完成的工作变得更简单和更安全，此后几乎所有的血管性诊疗技术的实施均源于此，并被称为 Seldinger 技术。将血管性介入技术应用于妇产科疾病的治疗是现代妇产科的新进展，有着极大的优势，但并不是所有的妇产科疾病均适合于介入治疗，有一定的适应证和禁忌证，对设备、技术的要求较高。下面分几方面进行讨论。

一、盆腔血管解剖学

女性生殖器官主要由双髂内动脉及卵巢动脉参与供血，而髂内动脉为终末支，这为妇产科介入治疗的实施提供了较为理想的血管解剖学基础。腹主动脉于平面分出左、右髂总动脉，极少数人分叉部可高达 2 平面。髂总动脉的长度左侧平均为 5.09cm，右侧平均为 4.52cm，两侧髂总动脉的夹角为 64.3°。在骶髂关节前方髂总动脉分为髂外、髂内动脉。髂外动脉沿腰大肌内缘下行至腹股沟，出腹股沟环则成为股动脉。髂内动脉则紧贴骶髂关节向下向内，成为盆腔内器官和臀部肌肉血供的主要来源。髂内动脉长 2～4cm，进入小骨盆后在坐骨大孔上缘处分为前、后 2 支。后支穿过坐骨大孔成为臀上动脉，它在离开盆腔之前发出髂腰动脉和骶外侧动脉，前支发出壁支和脏支，壁支包括闭孔动脉、阴部内动脉、臀下动脉，供血于股部、臀部和会阴部；脏支包括子宫动脉、膀胱上及下动脉、直肠下动脉、阴道动脉，供血盆腔脏器。

子宫动脉自髂内动脉分出后，沿盆腔壁向下，然后向前，在子宫颈平面附近分出子宫动脉上行支及下行支，上行支曲折向上，沿子宫体缘分出 8～10 支弓状动脉；在子宫体底部，子宫动脉卵巢支与卵巢动脉的末梢吻合共同供血于卵巢，其中前者占供血的 50%～70%。子宫动脉呈明显的单侧供血性，即在对侧子宫动脉通畅的情况下，一侧的子宫动脉只向同侧的子宫体供血，向对侧供血较少。但在子宫体的中部有大量的交通支，平时处于关闭状态，当一侧子宫动脉不能供血时，交通支开放，由对侧供血。

卵巢动脉起于腹主动脉之前侧壁。异位的卵巢动脉可起于左侧肾动脉，沿腰大肌下行，跨过输尿管及髂总动脉后至盆腔，横行于卵巢系膜内到卵巢，末梢与子宫动脉的卵巢支汇合，另有一些分支到输卵管。

经动脉导管注入造影剂后（导管头端置于腹主动脉末端）0.5 秒，盆腔动脉开始显影，1～2 秒子宫动脉显影，3～5 秒子宫动脉肌层血管网显影，为动脉期；7 秒以后静脉出现为静脉期。

二、治疗机制

1. 套针构成　穿刺时，为明确套针是否在动脉腔内，需拔出针芯观察喷血情况；短导丝 20～30cm，一端较柔软，另一端较硬，其作用是辅助扩张器进入血管内；扩张器是由质地坚硬的聚四氯乙烯制成，前端光滑而细小成锥状，末端类似针头尾部的接头，当导丝经穿刺针进入血管后，拔出穿刺针，沿导丝插入扩张器，进入血管穿刺口，目的是扩大导管进入血管的入路，使动脉壁的上穿刺口略大些，以利于导管头端通过较坚韧的动脉壁而不被损坏，同时减轻血管的损伤。

2. 导丝　Seldinger 技术插管，均需用导丝，其材料为一种特殊的不锈钢。常用导丝由芯轴和外套组成。为了避免损伤血管内膜，导丝前部相对较柔软，柔软段一般长 3～5cm，特殊用途者柔软段可长达 10～20cm。还有一种带活动芯的导丝，随要求不同而改变其柔软段的长度。导丝的直径以 0.889mm（0.035 英寸）和 0.965mm（0.038 英寸）两种较常用。选用导丝，其直径应与穿刺针和导管内径相匹配，其长度应长于导管 20～30cm，便于操作。

3. 导管　导管是选择性血管造影的主要器械，其品种繁多，制作材料不同，导管头端开孔（如端孔、侧孔、端侧孔）和形态不一（直形、C 形、盘曲形、猪尾形及 RH 导管等）。导管质量和选用是否得当，往往是血管造影成功与否的重要因素。所以，手术者必须了解各种导管的性能，选择最合适的导管。一根好的导管应具备以下特点：①适当的硬度；②具有相当的弹性和扭力；③可塑性（记忆性），能即刻恢复原来形状；④能耐高温或消毒液的腐蚀；⑤表面摩擦系数小。

目前最常用的为聚乙烯导管。妇产科无专用导管，根据个人爱好各有选择，常用的有 C 形单弯导管及 Cobra 导管、RH、RS、Smons 等。

第二节　动脉穿刺及插管技术

一、Seldinger 技术

在局麻下，将套管针刺入股动脉，拔出针芯可见针尾有动脉血喷出，再通过套针置入钢制导丝，再沿导引钢丝拔出套针后置入导管，在 X 线监视造影剂指引下，操纵导管插入所需动脉，进行造影诊断与治疗（图 6-1）。

二、置管的分类

1. 亚选择性　插管至腹主动脉为亚选择性，多用于造影。

2. 选择性　插管至髂内动脉为选择性(腹主动脉一级分支)。

3. 超选择性　插管至子宫动脉、卵巢动脉或病灶供血动脉(腹主动脉二级或更小分支)为超选择性。

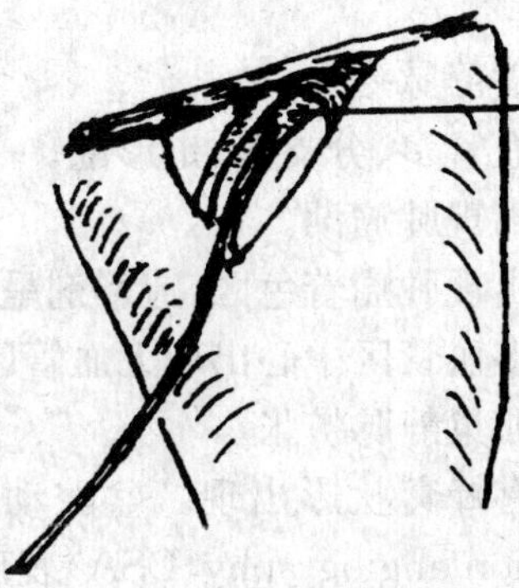

图 6-1　盆腔动脉造影

股动脉穿刺

第三节　盆腔动脉造影

一、应用

根据血管位置、形态、数目等,观察指标的异常显影,对肿瘤进行定位、测量和良恶性鉴别,对肿瘤破裂出血及动静脉瘘的诊断有特殊价值。

二、方法

插管到位后,连接高压注射器,进行自动快速摄片造影或数字减影血管造影(DSA)。

1. 腹主动脉末段造影　注入造影剂,15ml/s 共注入 40～50ml。

2. 髂内动脉造影　以 10ml/s 注入 20～30ml 造影剂。以每秒 1 张摄片或每秒 2 帧录像,共 5～8 秒。

三、正常盆腔动脉造影

正常盆腔动脉造影(PAG)分以下 3 期。

1. 动脉期　1～3 秒,动脉显影。

2. 微血管期　3～5 秒,毛细血管显影。

3. 静脉期　5～7 秒,盆腔静脉显影;7～8 秒后,造影剂应从盆腔内消失。

四、肿瘤异常显像

1. 动脉期　出现血管移位、变形、扭曲、扩张及大量异常新生血管团(肿瘤染色)。

2. 静脉期　出现造影剂潴留及动静脉瘘等异常显像。5 秒之内出现静脉显影,若除外外伤、手术，则为肿瘤转移。

五、恶性滋养叶细胞肿瘤盆腔造影的典型表现

1. 子宫动脉扩张>2.5mm。

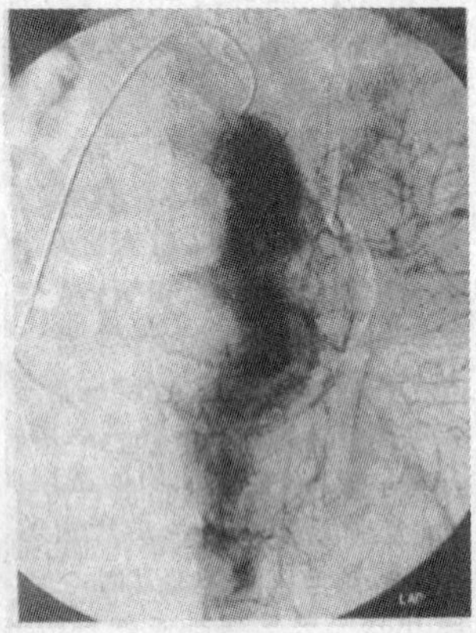

图 6-2 子宫动脉供血

2. 动静脉瘘。

3. 血管多、分支多、走形乱。

4. 出现肿瘤湖。

5. 出现肿瘤着色区，造影剂呈头发团样潴留。

6. 多血管区中心出现无血管区。

7. 卵巢静脉扩张。

8. 有蜂窝状影出现。盆腔动脉数字减影血管造影(digital subtraction angiography，DSA)表现。

9. DSA 影像学表现为 子宫动脉主干呈不同程度的增粗，分支增多，末梢分支紊乱扭曲，肿瘤区见造影剂浓染，界限不清。肿瘤血供以子宫动脉为主，肿瘤侵犯周围组织时，可见阴道内动脉增粗，参与肿瘤区血供(图 6-2)。

第四节 盆腔动脉栓塞

盆腔动脉栓塞(TAE)是通过动脉导管，有选择地注入不同的栓塞物质，阻塞特定的血管，以达到治疗目的。

一、TAE 应用

1. 控制肿瘤破裂出血，阻塞肿瘤血运，使肿瘤坏死及栓塞化疗(将化疗药与明胶海绵或碘化油混合，灌注后使药物和栓塞剂共同停留在肿瘤内缓慢释放，使肿瘤局部高浓度抗癌药物保持较长时间)。

2. 晚期产后出血、失血性休克，经积极保守治疗无效，在抗休克的同时，行急诊经皮双髂内动脉栓塞术。

二、TAE 优点

1. TAE 操作简单，损伤小，使那些不能承受手术的衰弱患者获得治疗机会。

2. 若肿瘤内出血，手术止血困难时，TAE 可准确判断肿瘤供血与出血动脉，直接栓塞出血的盆腔动脉，较手术结扎髂内动脉止血更快，更可靠。

三、常用栓塞剂

自体血凝块、明胶海绵、碘化油、不锈钢圈等。

四、TAE常见不良反应

1. 发热　1～2天可自退，体温超过38℃或持续时间长，应考虑感染给予抗生素。

2. 疼痛　栓塞后组织缺血，引起疼痛。3～6天后渐消。给镇静止痛剂。

3. 肺栓塞　盆腔动静脉瘘较大，进行栓塞时可能造成栓塞物质游走致肺栓塞。

4. 下肢麻痹、瘫痪　由于栓塞物过于细小，广泛栓塞微血管，阻断盆腔神经的营养血管，造成TAE后下肢麻痹。

避免肺栓塞及血管广泛栓塞措施有以下几种：尽量行超选择性插管栓塞；有盆腔手术及放疗史者不行TAE；栓塞髂内动脉时，明胶海绵不应小于1mm×1mm×10mm，以免将盆腔神经的营养血管广泛栓塞，造成TAE后下肢麻痹。

第五节　子宫动脉栓塞术治疗子宫肌瘤

子宫动脉栓塞术（UAE）可应用于子宫肌瘤合并继发贫血的患者，采用Seldinger技术行股动脉插管，超选择插入双侧子宫动脉后，经导管注入栓塞颗粒阻断子宫肌瘤血供。能明显改善子宫肌瘤合并继发贫血患者的临床症状，无需输血来纠正贫血，缩小子宫和子宫肌瘤的体积。

一、适应证

患者均无妇科急慢性炎症，无血管造影检查的禁忌证，包括心、肝、肾等重要脏器功能障碍，凝血机制异常及严重的动脉硬化。

二、术前准备

包括心肝肾功能检查，血尿常规及凝血机制等检查，妇科检查除外妊娠及盆腔其他疾病，在治疗前3个月内行分段诊断性刮宫并子宫内膜活检以除外子宫内膜病变。术前由专人彩色B超测量子宫，子宫肌瘤的大小及血流阻力指数。患者均选择在月经干净3～27天行UAE，术前2小时禁饮食，术前半小时肌注地西泮10mg，排空大小便，必要时留置导尿。

三、操作步骤

采用Seldinger方法，经皮右侧股动脉穿刺，将4Fr或5Fr导管由右髂外动脉经腹主动脉分叉插入左髂内动脉超选择入左子宫动脉行盆腔动脉数字减影血管造影（digital subtraction angiography，DSA），显示左子宫动脉、部分肌瘤血管及肌瘤染色情况（对于子宫动脉卵巢支，阴道支，膀胱支血供丰富者，还需选用3Fr微导管超声选择插入肌瘤供血动脉中），确认后使用聚乙烯醇（polyvinyl alcohol，PVA）作栓塞剂，经导管注入子宫动脉，栓塞剂用量以能完全阻断肌瘤血供为度，栓塞后重复血管造影证实。打袢完成右侧子宫动脉插管，其余方法同前；拔除导管加压包扎穿刺部位且平卧24小时，术后常规抗感染治疗3天，同时予以口服止痛片对症治疗，必要时留置导尿24小时。观察腹痛，阴道出血，足背动脉搏动，注意穿刺部位有无渗血及血肿形成。

四、治疗原理

子宫肌瘤局部的血供非常丰富，主要来自双侧子宫动脉，两条动脉分支在肌瘤部位相互交织形成杂乱的血管网，子宫动脉的粗细与肌瘤的大小有关，肌瘤愈大，动脉愈粗，血供越丰富。将栓塞剂注入两侧子宫动脉中，阻断子宫肌瘤的血供，使之发生缺血改变而逐渐萎缩，甚至完全消失，从而达到治疗目的。另外，因麻醉要求及预防术中出血，术前常需要积极输血来纠正贫血方能接受手术。

第六节　动脉灌注化疗

一、介入操作

在局部麻醉下以 Seldinger 技术穿刺单侧股动脉置 5F 导管，选择双侧髂内动脉造影后，为缩小巨大的原发病灶，则选择子宫动脉。如果既考虑原发病灶，又兼顾盆腔内的浸润病灶和淋巴结，则以髂内动脉灌注为佳。因为盆腔内的侧支循环和宫颈癌肿局部的血供均极丰富，两侧动脉可等量注入。肿瘤血供来源于双侧子宫动脉者，超选择插管后经导管行子宫动脉栓塞。栓塞材料采用明胶海绵小条或颗粒，栓塞满意后，以生理盐水反复冲管，复查造影。导管拔出后局部加压 15 分钟。术后给予支持、护肝、抗感染、水化、利尿及对症处理。

二、化疗药物

宫颈癌大都是局部进展型癌肿，它对化疗药物如顺铂、阿霉素、5-氟尿嘧啶的反应理想。顺铂(DDP)30～80mg、环磷酰胺(CTX)0.6～1.0g、5-氟尿嘧啶(5-FU)750～1500mg、丝裂霉素(MMC)10～20mg 等，选用 3～4 种联用。据肿瘤血供情况两侧酌情灌注，药物剂量根据患者情况调整。

三、疗效评价

经 1 次动脉化疗后 2～3 周进行临床和辅助检查，判定疗效；如有效但局部肿瘤仍较大或宫旁浸润仍较重者则行第 2 次动脉化疗。每次化疗间隔 4 周。治疗后 5～7 天做妇科检查观察原发病灶及附件、盆壁的变化，对治疗效果进行初步评价，7～20 天后根据局部病灶及患者的身体情况进行综合评价后选择手术、放疗、全身化疗或随访观察。治疗后疗效评价参照世界卫生组织(WHO)制定标准，按灌注栓塞治疗后，开始下一治疗前最后一次检查(分别在 1～3 周)进行评价：肿瘤消失为完全缓解(CR)；肿瘤体积缩减 50%以上为部分缓解(PR)；肿瘤体积缩减 50%以下为无变化(NC)；肿瘤体积增加或出现新转移灶为进展(PD)。CR 包括病理完全缓解(pCR)和临床完全缓解(cCR)。

四、介入后手术

介入治疗消退和缓解恶性肿瘤的作用是短暂的，必须把握时机，手术可切除大部分残留的癌细胞，去除加速增殖的癌细胞，包括再增殖的选择性的交叉耐药细胞，可降低局部复发率，提高随后放疗的效果。大量的临床病例包括随机对照病例的研究表明，介入后手术和（或）放疗可降低宫颈癌的局部复发率和远处转移率，提高 5 年生存率。

介入治疗对宫颈浸润癌各期有确切的近期疗效，对宫颈癌动脉灌注栓塞治疗，灌注栓塞的血管选择、栓塞材料的应用、栓塞程度的控制应该结合患者肿瘤的分期、盆腔浸润情况、全身情况及其他治疗措施进行综合考虑才能达到理想的治疗效果，控制并发症的发生。

（李　敏　王成书）

第七章

妇科疾病的介入治疗

第一节　恶性肿瘤

随着人类寿命的延长及自然界致癌因素的不断增加，妇科恶性肿瘤的发病率呈逐年上升的趋势，成为严重威胁妇女生命健康的主要杀手。而近年肿瘤治疗学的发展，包括放疗、手术技术的提高，化疗药物的规范使用及新的抗癌药物的发现，有力地改善了妇科癌的治疗局面。但对于中、晚期妇科恶性肿瘤，因肿瘤细胞对周围器官的浸润导致无法手术或手术困难，常规的静脉化疗由于癌组织局部药物浓度低而不能有效杀灭癌细胞，故传统的治疗手段有时难以取得令人满意的效果。针对这一问题，国外学者最早在20世纪60年代起就将血管性介入治疗应用于中晚期妇科恶性肿瘤并取得一定疗效。其后通过近40余年深入的基础及临床研究，肯定了其对于妇科癌的治疗效果。并已将血管性介入治疗深入应用于妇科恶性肿瘤的各个病种，成为传统治疗手段的有效补充。下面就此方面问题根据我们所获资料及国内外文献分几点进行讨论。

一、适应证

血管性介入治疗可应用于各种分期的各类妇科恶性肿瘤。根据其目的可分为以下几种适应证：

(1)术前新辅助化疗：主要用于外阴癌、阴道癌、宫颈癌、卵巢癌、子宫内膜癌。

(2)手术或放疗后复发的非手术性治疗：主要用于外阴癌、阴道癌、宫颈癌、卵巢癌、输卵管癌、子宫内膜癌。

(3)根治性治疗：主要用于恶性滋养细胞肿瘤。

(4)妇科恶性肿瘤所致出血及放疗后出血的治疗。

(5)妇科恶性肿瘤所致动静脉瘘。

二、术式

1. 一次性介入治疗

(1)髂内动脉灌注化疗或栓塞术(internal lliac artery infusional chemotherapy embolization)。

(2)子宫动脉灌注化疗或栓塞术(uterial artery infusion chemotherapy/embolization)。

(3)卵巢动脉灌注化疗或栓塞术(ovarian artery infusion chemotherapy/embolization)。

无论何种介入治疗术式,均需首先取单侧股动脉穿刺,在腹股沟韧带中点下 0.5cm 股动脉搏动最强点穿刺,以 Seldinger 技术完成股动脉穿刺。选择 4～6F 的血管鞘组,并选择与之相匹配的导管、导丝进行相应的血管置管,然后进行灌注化疗或栓塞。单纯的一次性动脉灌注化疗现在已很少应用,一般是采用动脉灌注化疗栓塞术,将 2/3 量的抗癌药物先行灌注,然后将剩余 1/3 量加在栓塞剂中进行栓塞。这样可以使癌组织首先获得一较高的冲击浓度,其后栓塞剂中药物的缓慢释放又可对癌细胞起持续杀伤作用;同时栓塞肿瘤的供血动脉可使对血供敏感的癌细胞缺血缺氧,从而导致其坏死。两者相辅相成,达到良好的抗癌效果。介入法行动脉灌注化疗优于静脉化疗其中一方面是其较大地增加了肿瘤局部组织内的抗癌药物,同时减少了进入外周血的药物,从而提高了抗癌药物的疗效并减少药物不良反应。为进一步增加灌注时肿瘤部位的药物浓度。通过升压疗法及动脉阻断疗法,升压疗法是通过动脉导管向靶器官血管内滴注血管紧张素-Ⅱ(angiotensin-Ⅱ),使正常血管收缩,而肿瘤血管因缺乏成熟平滑肌故对其不敏感,处于相对扩张状态,因此进入肿瘤内的血流增加,进入的抗癌药物亦相应增加;动脉阻断法则是在靶血管内置入双腔球囊导管,灌注药物前先用球囊将动脉暂时堵塞,经导管注入的药物无血流将其带走,在肿瘤部位停留的时间延长,浓度增加、作用增强。

2. 经皮血管内导管药盒系统植入术(percutaneos intravascular portcatheter system implantalion,PIPSI)　PIPSI 是将介入导管插入到靶器官的供血动脉,并将药泵埋于皮下,进行持续性或重复间断化疗的介入治疗方法,有利于抗癌药物和癌细胞充分接触发挥作用。但由于妇科癌瘤供血为双侧性,因此进行持续化疗应行双侧插管,花费大且操作较困难、并发症多。根据其不同的入路又分为:①经皮髂内动脉导管药盒系统植入术;②经皮左锁骨下动脉导管药盒植入术。

三、化疗方法选择

1. 途径与药物浓度的选择　单纯动脉灌注化疗与静脉化疗相比可使局部组织抗癌药物浓度提高 2.8 倍,但仅能持续 30 分钟;而动脉栓塞化疗比单纯化疗局部组织(子宫)平均药物浓度-时间曲线下降速度明显慢于单纯灌注化疗,说明动脉栓塞化疗可使局部组织内药物保持长时间的高浓度。它克服了单纯灌注化疗药物在肿瘤组织内保留时间短、清除快、药物与肿瘤细胞不能充分接触的缺点,提高了疗效。我们在临床上从宫颈癌的术前化疗病例中亦发现此点,单纯灌注化疗癌灶缩小只能持续 2～3 周,而栓塞化疗可持续 4 周以上,因此对于单纯灌注化疗患者第 2 次治疗应在首次治疗后 3 周内,而栓塞化疗患者可选择在 4～5 周。但从基础研究中发现栓塞化疗的药物峰值稍低于灌注化疗,故在临床实际应用时,多在超选择插管后先将部分抗癌药物作灌注冲击化疗,再将余下药物以明胶海绵颗粒吸附后栓塞血管,这样既可保证癌组织内首次较高的药物冲击浓度,又可保持长时的高浓度。

2. 单次化疗与持续化疗的选择　所谓持续化疗是指将介入导管插到靶器官的供血动脉,然后将药泵埋于皮下进行长时间/间断持续化疗,这有利于抗癌药物与癌细胞充分接触发挥作用。但由于妇科癌瘤供血不同于其他恶性肿瘤如肝癌，其供血为双侧性或多重性，因此在对妇科癌瘤进行持续化疗时至少应行双侧插管，这样在经济上及具体操作上均有一定困难，而且并发症较多。

因此，在妇科癌瘤中栓塞化疗优于单纯灌注化疗，单纯灌注化疗优于静脉化疗，在某种程度上单纯灌注化疗优于持续化疗。

3. 血管的选择　发生于子宫的恶性肿瘤如宫颈癌、宫体癌、侵蚀性葡萄胎、绒癌主要血供来源于双侧子宫动脉，卵巢动脉亦参与少量供血，当病情较晚期，癌灶侵犯宫旁组织时，髂内动脉前干的其他分支亦参与供血，因此对于中晚期病例应选择双髂内动脉前干插管进行相应的治疗，此时若过于超选进入子宫动脉则难以消灭周边呈树根状的浸润灶，反而不利于治疗；但对于早期病例，癌灶较为局限，进行双子宫动脉灌注化疗栓塞，将达到理想的效果。对于卵巢癌患者，因同侧子宫动脉卵巢支和卵巢动脉双重供血，应同时栓塞。阴道癌及外阴癌以选择双髂内动脉前干为好。由于子宫、阴道、外阴由双侧髂内动脉的分支供血，因此选择盆腔介入治疗时应同时行双髂内动脉或子宫动脉插管，仅行一侧插管治疗因交通支的存在往往达不到理想的效果。而动脉灌注化疗是一种明显有别于传统静脉化疗的局部化疗，其最大的优势在于药物对组织的首过效应，但长期以来动脉灌注化疗的用药依赖于静脉化疗所获药代动力学资料，而有些药物并不适用于动脉化疗，如 CTX，其成药为运输型，无活性，必须在肝脏中经 CTX 酶代谢转化为有活性的 CTX 才能起到抗肿瘤作用。又如氟尿嘧啶在动脉化疗中组织的利用度仅为 20%。因此为使动脉灌注化疗达到最好效果，必须依据动脉化疗自身的临床药代动力学资料来指导动脉用药。陈春林等根据实验所获资料并综合国外文献，在选择动脉化疗所用抗癌药物时应遵守以下原则：

(1)抗癌药物必须对该肿瘤具有确切的疗效。

(2)该药物对癌细胞的杀伤是以原型起作用的。

(3)该药物的抗癌效果是浓度依赖型。

(4)抗癌作用快而强，能迅速杀死癌细胞。抗癌药物根据其对细胞周期作用时相的不同分为：细胞周期特异性药物(CCSA)和细胞周期非特异性药物(CCNSA)。前者为时间依赖型(即效果主要与用药时间的长短相关)，适合长时间的静脉用药或肌注或口服，其作用特点是慢而弱；后者为浓度依赖型(即效果主要与组织内药物浓度的高低有关)，适合短时间高浓度的推注用药，其作用特点是快而强。根据以上原则，我们选择 Carboplatm、EADM、ADM、NH_2 等作为动脉化疗的基本用药。必须强调的是，并不是所有的适合静脉应用的抗癌药均适合于动脉用药。

四、影像学特征

1. 宫颈癌　早期宫颈癌病例仅见宫颈部位局部造影剂浓染，范围较为局限，子宫动脉增粗明显；中晚期宫颈癌在临床上表现为宫颈部位局灶性肿物增生，向外生长呈菜花状，向内生长呈桶状。可形成较大的菜花状及宫颈管内空洞性病灶，在 DSA 影像学上，双侧子宫动脉明显增粗、扭曲，肿瘤内新生血管极度弯曲成不同角度，毛细血管网丰富，部分形成造影剂浓染，部分充盈缺损，并出现造影剂延迟及潴留现象，可较清楚地显示肿瘤的大小及浸润范围。肿瘤血供以子宫动脉为主，若肿瘤侵犯周围组织时，可见相应部位出现造影剂染色并表现为毛刺现象，此时髂内动脉其他分支如阴部内动脉、膀胱上动脉等亦参与供血。

2. 卵巢癌　从形态上有实性和囊实性两种，在DSA影像学上有所区别。其血供呈双重供血，一为患侧卵巢动脉；一为患侧子宫动脉卵巢支。从目前所获资料来看，卵巢癌的血供以患侧卵巢动脉为主，子宫动脉为辅，这与我们在动物实验所获有关子宫体和卵巢的临床药代动力学资料相符。在DSA影像学上，实性肿瘤可见供血侧子宫动脉及卵巢动脉增粗，癌体内血管丰富，并见明显新生血管网，排列紊乱，造影剂浓染，部分呈充盈缺损现象，造影剂染色范围与肿瘤实体相符。囊实性肿瘤DSA影像学表现为供血动脉增粗不如实体癌明显，可见多条血管环绕瘤体，瘤体内实性部分见明显肿瘤血管网，排列紊乱、不规则，造影剂浓染、边缘呈毛刺状，出现造影剂延迟现象，DSA影像显示范围与瘤体不相符。如肿瘤侵犯直肠则可见肠系膜下动脉参与供血。

3. 子宫内膜癌　子宫内膜癌生长较为缓慢，供血以双侧子宫动脉为主，卵巢动脉亦参与少量供血。早期病例DSA影像学上无明显特征，晚期病例因肿瘤侵犯肌层可在DSA影像上明显显示。主要表现为子宫动脉增粗、扭曲，造影剂浓染，周边毛糙等。

4. 侵蚀性葡萄胎及绒癌　在病理上表现为葡萄胎组织或滋养细胞侵犯子宫肌层，形成单个或多个病灶，病灶中心为坏死物质，充满血液，称之为“血池”。故在DSA影像学上表现为整个子宫轮廓清楚，部分区域造影剂浓染，部分区域呈充盈缺损。

五、并发症

妇科恶性肿瘤的介入治疗虽然具有创伤小、疗效高、不良反应少的优点，但必须指出，这项技术并非毫无危险，除插管及造影剂所致常见并发症外，尚有因使用栓塞剂而引起的并发症，有些并发症甚至是严重的、致残的。其主要表现为以下几个方面：

1. 组织缺血缺氧坏死　如果明胶海绵粉作双侧髂内动脉前后支广泛栓塞，可能发生膀胱壁、皮肤、臀肌坏死。

2. 神经损伤　是更严重的并发症。髂内动脉后支完全闭塞，可危及脊髓、坐骨神经根和股神经营养血管的完整性；前支完全闭塞可引起坐骨神经的缺血性损害。所以双侧髂内动脉前干全部栓塞有产生下肢麻痹、瘫痪以及Brown-Sequard综合征等危险。因此前毛细血管小动脉丛的血流通畅必须得到保证。半持久性材料如明胶海绵颗粒或永久性材料均可保证前毛细血管小动脉平面侧支循环的通畅。某些可消灭血管床的极细的材料如明胶海绵粉及液性材料如乙醇等，对肾肿瘤的术前栓塞极为有效，但对髂内动脉栓塞却是不适宜或禁忌的。

对于中晚期妇科恶性肿瘤来讲，根据我们的经验，栓塞剂以新鲜明胶海绵颗粒（直径1～3mm）为好，理由如下：①颗粒大小可随机控制，可有效地保证前毛细血管小动脉平面侧支循环的通畅；②可将髂内动脉前干完全栓塞（不一定需超选择至子宫动脉）而不致出现严重并发症；③极易吸附抗癌药物行栓塞化疗；④属中效栓塞剂，2～3周后血管可复通，有利于后续治疗；⑤取材方便、价廉、制作简单。而外科常用的钢圈由于仅能栓塞血管主干，不能有效地封闭血管腔，且髂内动脉有6条较大的交通支，血液极易经此途径进入子宫体。

六、疗效评价

可从临床、病理学、细胞凋亡和细胞增殖等方面进行评价。

1. 临床疗效　陈春林等对 69 例中晚期妇科癌患者进行术前介入治疗，其中 20 例Ⅱb 期、9 例Ⅲa 期、2 例Ⅲb 期患者经 1～2 次介入治疗后可顺利手术切除，15 例Ⅱb 期宫体癌、18 例卵巢癌介入治疗后盆腔肿块明显缩小，3 周后行肿瘤根治术，1 例侵蚀性葡萄胎（Ⅲb 期）并腹腔大出血患者经介入治疗痊愈。成文彩等报道 3 例绒毛膜癌、2 例恶性葡萄胎经介入治疗后均完全缓解。

2. 病理学评价　陈春林等报道宫颈癌 35 例经介入治疗后病例分级明显好转，表现为介入治疗前低分化为主者介入后呈高分化为主，同时切片可见大量坏死组织和淋巴细胞浸润；Ⅱb 期 3 例介入治疗术 3 周后手术标本中未发现癌细胞，达到组织学治愈（HCR）。子宫内膜癌 15 例介入治疗后行手术治疗，部分患者病理切片中见肿瘤组织大面积坏死。刘履光报道对 5 例晚期宫颈癌以 CDDP 行髂内动脉灌注化疗后几乎所有癌细胞的细胞核和细胞器均有严重退变。

3. 细胞凋亡和细胞增殖评价　动物实验表明，动脉灌注化疗或栓塞后肿瘤细胞凋亡指数明显上升。吕卫国等报道对宫颈癌以介入疗法行新辅助化疗后宫颈癌组织中增殖细胞核抗原（PCNA）表达明显减弱，反映肿瘤增殖能力的嗜银核仁组成区颗粒计数明显下降，均表明介入治疗后宫颈肿瘤细胞增殖活性明显下降，恶性潜能下降。

第二节　产后出血

将血管性介入治疗应用于妇产科良性疾病的治疗，是介入治疗学上的一件大事，也是妇产科学上的一个里程碑，为部分妇产科疾病的治疗提供了一个全新的治疗方法和治疗理念，同时也开阔了血管性介入治疗在妇产科领域中的范围，对于需要保留生育功能、保留生殖器官的患者提供了全新的手术性保守治疗方法。目前主要应用于产后出血、子宫肌瘤、子宫腺肌病及异位妊娠等疾病的治疗。

下面分别论述：胎儿娩出后 24 小时内阴道流血量超过 500ml 以上，称为产后出血；分娩 24 小时后，产褥期内发生的子宫大量出血称为晚期产后出血。产后出血为产妇重要死亡原因之一，在我国仍居首位。产妇一旦发生产后出血，预后严重，休克重且持续时间长者，即使获救仍有可能发生严重的继发性垂体前叶功能减退后遗症。大部分的产后出血经保守治疗可治愈，但少数难治性产后出血患者，为挽救生命需行子宫切除术，切除子宫不但意味着生殖功能的永久丧失，而且会导致严重的并发症。自从 1979 年介入治疗成功地应用于产后出血的治疗后，这种情况得到彻底改善，以往部分需切除子宫才能挽救生命的产后出血患者，通过此技术而获益，这是现代产科学上的一场革命。但由于该技术所需设备及技术较为复杂，并不是所有医院均能开展此项业务，即使具备条件的医院，由于妇产科医师对此缺乏足够的认识，使部分产后出血患者未得到恰当的治疗，或部分患者由于该技术的使用不当而产生严重的后果。下面详细阐述产后出血介入治疗的有关问题。

一、适应证

1. 因各种原因所致的产后出血经系统的非手术治疗无效均可考虑实施该手术，包括宫缩乏力性产后出血、胎盘植入性产后出血、严重的软产道损伤、凝血功能障碍所致产后出血。

2. 产后出血已达1000ml，经积极的非手术治疗仍有出血倾向者。

3. 晚期产后出血1次出血达500ml，经积极的非手术治疗仍有出血倾向者。

二、禁忌证

1. 合并有其他脏器出血的DIC患者。

2. 生命体征极度不稳定，不宜搬动的患者。

三、治疗机制

IIAE或UAE有选择性地栓塞出血动脉，栓塞剂不但可闭塞出血动脉，而且导致出血器官——子宫内的动脉压明显降低，血流减慢，有利于血栓形成；同时由于子宫血供减少，子宫平滑肌纤维缺血缺氧而导致收缩加强，从另一方面控制了出血。

四、影像学特征

不同类型的产后出血DSA影像不尽相同，但总的来讲表现为出血征象。

1. 宫缩乏力性产后出血　DSA造影可见宫腔内弥漫性或局灶性造影剂外溢，双侧子宫动脉上行支增粗、扭曲，未见明显血管破裂征。

2. 胎盘植入性产后出血　DSA影像表现为双侧子宫动脉明显增粗外移，子宫内相当于胎盘植入处见局灶性造影剂浓染、外溢。

3. 剖宫产术后切口裂开出血　多见于子宫下段横切口剖宫产，常为切口两侧血管损伤当时未予处理所致。DSA造影表现为一侧子宫动脉上行支或下支出血，在子宫下段切口处，可见明显的造影剂外溢，造影剂在静脉期仍有滞留。

(1)剖宫产术后切口裂开出血：多见于子宫下段的横切口剖宫产，常为切口两侧血管损伤或切口过低继发感染，切口愈合不良所致。DSA造影表现为一侧子宫动脉上行支或下支出血，在子宫下段切口处，可见明显的造影剂外溢，造影剂在静脉期仍有滞留。

(2)其他原因引起出血：DSA造影发现宫腔内弥漫性造影剂外溢，无明显的血管破裂。

总的来说，典型的出血，在动脉期就可见造影剂的外溢与聚集。在连续造影上可见外溢更趋明显。在造影末期当血管内造影剂完全被血流冲走后，造影剂渗出更清晰。更为多见的出血是持续少量的血液外溢。应用数字减影技术能更清楚地发现小血管出血及出血部位，但肠道伪影往往干扰DSA图像的质量。造影剂外溢的X线征象取决于不同的出血速度及渗出血液在组织间隙的聚集情况。非常活跃的连续不断的出血，则见造影剂聚集的范围广而易见；少量的造影剂外渗，常表现为不规则的局限性聚集。如果出血部位周围有凝块，那么，随着继续出血可能在邻近的血凝块之间冲出一条管道。外渗的造影剂流至其内，则生产酷似静脉的管状阴影。此种管状影消失慢，不似静脉血管显影后很快消失征象。盆腔外伤后的血液外渗，血液停留在盆腔较低的腔隙之间，如直肠后间隙、子宫直肠间隙、子宫膀胱间隙和膀胱前间隙，停留时间较长。

值得特别注意的是，由于妊娠子宫的增大，子宫动脉的走行亦发生变化，由原来的自髂内动脉发出后先沿盆壁下行后向内行走，而改变为先沿盆壁下行后向外行走再转而向上。此点在产后出血的DSA造影图像中应特别注意。

五、手术方式

采用Seldinger技术完成插管，休克患者经血管鞘快速推注400～800ml全血或代血浆，补充血容量纠正休克。产后出血的介入治疗有两种术式可供选择，一为经皮双髂内动脉栓塞术(internal lliac artery embolization，IIAE)，一为双子宫动脉栓塞术(uterial artery embolization，UAE)，两者均属经导管动脉栓塞术(transcatheter arterial embolization，TAE)的范畴。因目前我国选择介入治疗的产后出血患者多为病情危重，因此，首选IIAE，对于部分情况较好的产后出血患者可选用UAE以减少并发症的发生。由于子宫供血呈明显的单侧性，即在正常情况下一侧子宫动脉供应同侧子宫体，且平时宫体中部的丰富交通支大部分关闭，只有在对侧子宫动脉无法供血情况下交通支才开放，供应对侧子宫体，因此仅栓塞一侧子宫动脉或髂内动脉前干易导致失败。

六、栓塞剂选择

产后出血的介入治疗在栓塞剂的选择上应注意两个问题：①产后出血的患者尽快止血是首要问题，在术式上首选IIAE决定了术中栓塞剂的选择以中效为主；②在栓塞剂的选择上要注意盆腔供血的特点。髂内动脉在分出子宫动脉供血子宫的同时亦有膀胱上、下动脉，直肠下动脉等分别为膀胱、直肠供血，因此在选择栓塞剂时要同时兼顾以上问题。新鲜的明胶海绵颗粒是可吸收的中效栓塞剂，在栓塞后2～3周后即可被血管吸收，血液复通；且它只能栓塞至末梢动脉，不栓塞毛细血管前动脉及毛细血管床，保证了毛细血管小动脉平面侧支循环的通畅。使子宫、膀胱、直肠等盆腔脏器可获得少量血供，不致出现盆腔器官坏死。某些可消灭毛细血管床的极细材料如明胶海绵粉末及液性材料如无水乙醇等，对肾肿瘤的术前栓塞极为有效，但对产后出血的止血栓塞却是不适宜或是禁忌的，否则会引起盆腔脏器的缺血坏死。新鲜明胶海绵颗粒以造影剂和抗生素溶成糊状经导管栓塞髂内动脉，造影剂可明确观察到血管栓塞的部位，以防误栓或反流。对于一般情况较好的产后出血患者，手术方式亦可选择UAE，由于超选择进入子宫动脉，在栓塞剂的选择上范围相应较为宽松。既可选择中效栓塞剂——新鲜明胶海绵颗粒，又可选择部分永久栓塞剂如PVA、白及粉、真丝线段等。

七、并发症预防

产后出血，由于出血量多，身体虚弱，机体抵抗力低下，极易导致病原菌的入侵，因此术中在动脉插管到位后推注广谱高效抗生素预防产后感染等并发症是必需的，在栓塞剂中亦应加用一定量的抗生素，以便在较长时间内有高浓度的强效抗生素作用于局部组织。晚期产后出血患者一般都合并感染，且感染因素的存在是导致晚期产后出血患者反复出血的重要原因。

介入治疗时由于栓塞了子宫的主要供血动脉,一方面切断了子宫的血供阻止了出血有利于治疗,但另一方面由于局部血液循环的障碍使细菌得以进一步繁殖使复发的因素存在,如何解决这一问题是介入治疗能否成功的关键。根据陈春林等对 5 例晚期产后出血介入治疗的经验,在栓塞前灌注 2/3 量的广谱抗生素,然后将余下的 1/3 量抗生素加入栓塞剂中进行栓塞可取得较好的疗效。

八、注意事项

(1)因产后出血为危急重症,在抢救时必须争分夺秒,产后出血患者行 TAE 治疗所需时间短,与传统的子宫切除术相比在时间上具有极大的优越性。但必须注意的是,手术者必须具有丰富的插管经验和娴熟的技能,必须能在股动脉搏动极弱情况下准确无误地行股动脉穿刺术。必要时需解剖出股动脉完成插管是抢救的先决条件。同时术中必须严密监测患者生命体征,备好手术器械以防不测。

(2)必须组建一支具有快速反应能力的抢救队伍,从 DSA 室技术人员到手术医师、护士等必须有一套完整的操作规范,各司其职、有条不紊地开展抢救工作,才能在最短的时间内完成手术,将术中危险降到最低限度。

(3)介入治疗并发症较少,只要仔细操作大部分可以避免。与子宫次全切除、全子宫切除术或髂内动脉结扎术相比,具有手术时间短、疗效确切、损伤小、恢复快、不良反应少、可保留子宫等优点。只要妇产科医护人员及 DSA 室技术人员熟练配合,均可顺利完成。所以我们认为对经保守治疗无效的产后出血患者,在有条件的医院应首先行介入治疗以保存患者子宫,此点对产后出血患者以后的生活质量具有重要意义。

总之,血管性介入技术治疗产后出血,因具有创伤小,止血迅速、彻底、可重复、不良反应小、恢复快、可保留子宫等优点而易被患者所接受,无疑是目前治疗难治性产后出血最好的治疗方法。但不可否认,由于该技术用于治疗产后出血的历史不长,在产科领域中尚未被广泛接受和应用,还有许多问题需要我们去探索和研究,如介入治疗产后出血确切的适应证和禁忌证、当产后出血量达到多少毫升时就应该采取介入治疗、栓塞剂的选择与新型栓塞剂的筛选、栓塞技术的改进、子宫内膜修复的时间和对卵巢功能的影响等。我们认为,当产后出血量达到 1000ml、晚期产后出血一次出血达 500ml 经非手术治疗无效且有继续出血趋势,使用宫缩剂效果不好,排除胎盘残留时应考虑介入治疗止血。

第三节 子宫肌瘤

子宫肌瘤是女性生殖器中最常见的一种良性肿瘤,以盆腔包块、月经过多和继发性贫血为主要症状。多见于 30～50 岁的妇女,20 岁以下少见。因很多患者无症状或肌瘤很小,临床不易发现,故其发病率较难统计,据大量尸体解剖检查发现,35 岁以上的妇女有 20%～25%子宫内有肌瘤存在。

子宫肌瘤的传统治疗方法是以手术为主,辅以药物治疗。子宫切除术不易被未生育或较年轻的妇女所接受,而肌瘤剔除术复发率高达 20%～21%;药物治疗子宫肌瘤的疗效不理想且副作用多。故对有症状性子宫肌瘤，经保守治疗失败又需保留生育能力或较年轻的患者的处理，是妇科医生面临的难题。近年来，国内外学者采用血管介入治疗技术．治疗子宫肌瘤引起的月经：过多、贫血和缩小瘤体，疗效显著，为子宫肌瘤患者的治疗提供了一个有效的手段。

经导管动脉栓塞术（transcatheter arterial embolization，TAE）是血管性介入治疗技术的一种，是指在医学影像设备的引导下，通过导管等器材，经皮穿刺把导管插入髂内动脉前干或子宫动脉，进行药物灌注及栓塞，达到治疗子宫肌瘤的一系列技术。根据栓塞血管的不同，主要有 3 种术式：子宫动脉栓塞术（uterine arterial embolization，UAE）、髂内动脉栓塞术（internal iliac artery embolizatlon，IIAE）及卵巢动脉栓塞术（ovarinearterial embolization，OAE），较常用的是 UAE。

1993 年，法国医学家 Ravina 首先开始研究 UAE 对子宫肌瘤的治疗作用，在 1994 年 UAE 第 1 次作为子宫肌瘤手术治疗的辅助手段被引入子宫肌瘤的治疗中，以达到肌瘤去血管化、减少术中出血的目的，却意外地发现 UAE 治疗后子宫肌瘤明显缩小，引起各国医学家的广泛兴趣。1995 年 UAE 首次被认为是可以替代子宫切除的子宫肌瘤治疗方法，它可减少子宫肌瘤引起的月经过多、缓解贫血症状，缩小子宫及肌瘤体积，达到代替外科手术的目的。1997 年及 1998 年 Ravina 组有较大宗病例报道，对有症状性子宫肌瘤患者及肌瘤切除术后复发者，进行子宫动脉栓塞治疗获得成功。其后相继有法国、美国、加拿大、日本等国的放射科及妇产科医生的文献报道，进一步证实了这一治疗的可行性和实用性。

一、影像学特征

子宫肌瘤主要由双侧子宫动脉供血，部分患者卵巢动脉也参与供血，在肌瘤处形成两组大小不同的血管网，分别称之为外层血管网和内层血管网。外层血管网又称大血管网，位于子宫肌瘤的表面，即子宫肌瘤的假包膜层内，它是由子宫动脉的分支血管构成，肌瘤越大、血流越丰富，则血管越粗大，在 DSA 影像上表现为纵横交错的血管网络，血管之间有交通支存在；内层血管网又称小血管网，位于肌瘤的内部，是从外血管网上新生的细小动脉，向肌瘤的深部生长，为肌瘤提供血液，在 DSA 影像上表现为细小的、弥漫的血管网。在 DSA 动态造影中，在动脉期，首先是外层血管网的显影，然后在实质期是内层血管网的显影，勾画出子宫肌瘤的轮廓，越大的子宫肌瘤越容易观察到此种现象。

1. 类型　根据双侧子宫动脉向子宫肌瘤供血的程度，我们将子宫肌瘤的血供分为 3 种类型。

（1）Ⅰ型（一侧子宫动脉供血为主型）：子宫肌瘤由双侧子宫动脉供血，但一侧子宫动脉的供血量超过子宫肌瘤瘤体的 1/2，另一侧子宫动脉供血量少于 1/2。

（2）Ⅱ型（双子宫动脉供血为主型）：子宫肌瘤由双侧子宫动脉供血，而且双侧子宫动脉的供血量均超过子宫肌瘤瘤体的 1/2。

（3）Ⅲ型（单纯一侧子宫动脉供血型）：子宫肌瘤的血供全部源自一侧子宫动脉，另一侧子宫动脉不参与供血。

2. 血供特点　关铮对 156 例子宫肌瘤的血供进行分析发现：

（1）Ⅰ型：83 例，占 53.2%。在 DSA 影像学上表现为：供血侧子宫动脉明显增粗，供血范围达到或超过肌瘤染色的1/2,甚至2/3。可勾画出子宫肌瘤的大体轮廓,当该侧子宫动脉被栓塞后,另一侧子宫动脉供血范围未达到肌瘤染色的1/2,甚至更少,子宫动脉增粗不明显。该型多见于肌瘤位于子宫体中间偏一侧的病例。

(2)Ⅱ型:54例,占34.6%。在DSA影像学上表现表现为:双侧子宫动脉明显增粗,供血范围均达到或超过肌瘤染色的1/2,甚至2/3。均可勾画出子宫肌瘤的大体轮廓。该型主要见于肌瘤位于宫体的中部或宫底部的病例。

(3)Ⅲ型:19例,占12.2%。在DSA影像学上表现表现为:子宫肌瘤的血供全部源自一侧子宫动脉,该侧子宫动脉明显增粗,勾画出肌瘤的完整轮廓,在该侧被栓塞后,另一侧子宫动脉造影仅显示正常的子宫肌层。该型常见于肌瘤位于子宫体一侧的病例。

在Ⅰ和Ⅱ型中子宫肌瘤的血供均来源于双子宫动脉,只是双侧子宫动脉供血的程度不同,占病例总数的87.8%;Ⅲ型与前2种明显不同,肌瘤的血供只来源于一侧子宫动脉,而另一侧子宫动脉不参加供血,占病例总数的12.2%。王杰等统计50例子宫肌瘤患者的血供,Ⅰ型、Ⅱ型、Ⅲ型的比例分别为84%(42例,左右各21例)、10%(5例)和6%(3例,1例右侧2例左侧),其中一侧优势型为绝大多数;双侧子宫动脉间存在明显吻合者5例、发现子宫副动脉者2例;50例患者可见子宫动脉的卵巢支显影及卵巢实质染色,而通过卵巢血管吻合逆行显影同侧卵巢动脉者为5例,占10%。蒋国民等统计36例子宫肌瘤的DSA影像学资料发现子宫肌瘤供血丰富,双侧供血者32例,占88.9%,其中一侧优势型22例占68.8%(Ⅰ型);左右供血均衡型10例,占31.2%(Ⅱ型);单侧供血者4例,占11.1%(Ⅲ型)。

二、治疗机制

栓塞子宫动脉可阻断肌瘤的供血血管,国外有学者认为达到肌瘤去血管化,使肌瘤缺血缺氧,导致子宫体及肌瘤平滑肌细胞变性坏死。由于肌瘤细胞分裂程度相对活跃,对缺血缺氧的耐受力较差。因此首先出现变性坏死,而且变性坏死的程度明显强于子宫体正常平滑肌细胞。此点可从栓塞后肌瘤体积缩小率明显高于宫体缩小率的临床表现及介入治疗后子宫肌瘤的病理切片上明显见到大片肌瘤细胞变性坏死、细胞崩解而宫体肌层仅浅肌层部分坏死所证实。因此我们认为UAE治疗子宫肌瘤的机制是因栓塞肌瘤的供血动脉,引起肌瘤的缺血缺氧坏死吸收,导致肌瘤细胞总数的明显减少,致瘤体萎缩,从而能缓解或消除其伴有的一系列临床症状。此点与药物仅能抑制肌瘤细胞的体积而不能减少细胞数目常易导致停药后复发有明显的区别。

三、适应证

1. 育龄期女性,绝经期之前。
2. 子宫肌瘤诊断明确且因之引起的经血过多及占位压迫性症状明显。
3. 非手术治疗(包括药物治疗及肌瘤剔除术)无效或复发者,有子宫切除适应证。
4. 拒绝手术,要求保留子宫及生育能力
5. 有特殊宗教信仰不能输血及手术者。
6. 经患者本人同意并愿意选择栓塞治疗者。

7. 无症状性子宫肌瘤，肌瘤直径≥4cm，但患者心理负担重要求治疗者。

8. 体弱或合并严重内科疾病如糖尿病等不能耐受手术者。

四、禁忌证

1. 穿刺部位感染。

2. 急性炎症期或体温在37.5℃以上者。

3. 盆腔炎或阴道炎未治愈者。

4. 心、肝、肾等重要器官严重功能障碍。

5. 妊娠或可疑妊娠者。

6. 多种造影剂过敏史。

7. 严重凝血机制异常。

8. 带蒂浆膜下子宫肌瘤、阔韧带肌瘤及游离的子宫肌瘤。

9. 子宫肌瘤生长迅速及怀疑平滑肌肉瘤者。

五、栓塞方法

1. 栓塞步骤　持续硬膜外麻醉后患者平卧DSA床上，采用患者自控镇痛(PCA)。常规消毒，取一侧腹股沟下方0.5cm股动脉搏动最明显处，采用Seldinger方法经皮穿刺股动脉。留置5～6F血管鞘，用4～5F导管经同侧髂外动脉、腹主动脉插入对侧髂内动脉，用优维显行血管造影确定子宫动脉开口的位置及观察肌瘤染色。使用3F导管超选择进入对侧子宫动脉，到位后经导管注Forton(复达因)1g预防感染，然后监视下缓慢注入明胶海绵微粒栓塞子宫动脉，再次血管造影。证明该侧子宫动脉血流阻断。把5F导管退到腹主动脉，插入同侧髂内动脉，同法处理及栓塞同侧子宫动脉。确定双侧子宫动脉血流完全阻断，拔管。局部加压包扎，穿刺侧下肢制动6小时，患者平卧位24小时。

2. 栓塞血管的选择　子宫肌瘤行动脉栓塞治疗可选择栓塞子宫动脉或髂内动脉前干。子宫动脉栓塞技术要求高，手术时间长，但不良反应轻、治疗效果好；髂内动脉前干栓塞操作简便，手术时间缩短，但治疗效果不及子宫动脉栓塞。因栓塞了髂内动脉的其他分支如臀上、下动脉、闭孔动脉等，导致出现术后臀部、腰骶部疼痛及下肢乏力、麻木等神经症状，严重者髂内动脉后支完全闭塞，可危及脊髓、坐骨神经根和股神经营养血管的完整性。前支完全闭塞可引起坐骨神经的缺血性损害，所以双侧髂内动脉全部栓塞有产生下肢麻痹、瘫痪，以及Brown-Sequard综合征等危险。

3. 栓塞剂的选择　经导管动脉栓塞术治疗子宫肌瘤根据采用的术式不同选用的栓塞剂范围亦有所不同。行UAE时选择的范围较宽如中效栓塞剂新鲜明胶海绵颗粒，永久性栓塞剂聚乙烯醇(polyvinyl alcohol foam，PVA)微粒、真丝线段和白及微粒等。行IIAE时以中效栓塞剂新鲜明胶海绵颗粒为好。某些可消灭血管床的极细的材料如明胶海绵粉及液性材料如乙醇等，对肾肿瘤的术前栓塞极为有效。但对髂内动脉栓塞却是不适宜或禁忌的。

根据国外文献报道，子宫肌瘤栓塞治疗中常用的栓塞剂为500～700μm的PVA颗粒，认为明胶海绵及螺圈栓塞子宫动脉对子宫肌瘤的治疗无效。但PVA具有易栓塞导管的缺点，且价格昂贵不易在国内普及。根据我们的资料，子宫肌瘤行动脉栓塞术时选用新鲜明胶海绵颗粒作为栓塞剂仍可达到理想的效果，而且栓塞后 2～4 周被溶解、吸收，动脉可以再复通。为以后的治疗留有余地：实际上应用新鲜明胶海绵颗粒作为栓塞剂能否达到疗效，关键在于颗粒的大小，在应用时将细小的颗粒与造影剂及抗生素尽量搅拌成糊状，以利于栓塞到更小的动脉血管。而螺圈的确只能栓塞子宫动脉主干，无法有效的阻断肌瘤的血供，不适用于子宫肌瘤的介入治疗。

六、术中注意事项

栓塞剂微粒越小，肌瘤的去血管化越大；子宫肌瘤大多呈双侧子宫动脉血供，要求双侧栓塞，栓塞时不必行肿瘤供血动脉超选择栓塞。

七、并发症

1. 疼痛　同大多数实质性器官的栓塞一样，疼痛是最常见的不良反应。常在栓塞后 1 小时甚至栓塞中即出现，持续 6～12 小时，长者可持续数天到数月，疼痛原因可能与栓塞后组织缺血水肿造成被膜紧张有关。栓塞术后患者的疼痛程度不同，有研究发现，疼痛的程度与肌瘤的大小及数目，手术时间长短及栓塞剂的多少似乎无关，而可能与栓塞剂的颗粒大小有关：因为栓塞剂的颗粒越小，栓塞的范围越大。

2. 发热　部分患者术后出现发热，多在 37.5℃，用 1 疗程抗生素后好转。

3. 恶心呕吐　EA. Bbradley 组有一半（4/8）患者出现恶心呕吐：Robert L 组有 1 例出现严重呕吐并且一过性呕血，估计是吗啡诱引的剧烈呕吐导致贲门口撕裂（Mellory-Weiss syndrome）而引起的。

有报道平均在栓塞术 13 天后，栓塞综合征可全部消失，约 90％患者在术后 10 天内可恢复正常活动，最长者在术后 60 天左右症状也可完全消失。陈春林等 42 例子宫肌瘤动脉栓塞的患者有 30.9％出现栓塞后综合征，47.6％出现发热，42.9％出现恶心呕吐。

4. 黏膜下或带蒂肌瘤腹痛及子宫出血　栓塞死后无血管的黏膜下或带蒂肌瘤可脱落并经阴道排出或堵塞于宫颈口处，EA. Bradley 组 1 例，JH. Ravina 组 2 例，陈春林组 3 例，后来均经手术治疗取出。

5. 闭经　EA. Bradley 报道 1 例，Ravina 也曾提到在其研究组中约 5％的发生率。接受栓塞的患者年龄多 40～50 岁，处于更年期或接近自然绝经期。目前还很难确定闭经与子宫动脉栓塞有无直接关系，在解剖上如果不存在异常的动静脉畸形时栓塞物质不可能到达卵巢血管床。有 3 种解释：

（1）双侧子宫动脉栓塞后，卵巢动脉为维持子宫营养通过吻合支转供一部分血液给予子宫而导致卵巢的低灌注缺血状态。

（2）卵巢的血供由卵巢动脉和子宫动脉卵巢支同时供血，其中后者提供 50％～70％的供血，栓塞子宫动脉导致卵巢供血减少。

（3）还有研究证实，保留卵巢的子宫切除患者绝经年龄提前，提示子宫动脉阻塞与卵巢功能之间有一定关系。EA. Bradley 组中多于术前检测血液激素水平并在术后常规给予卵泡期激素治疗，如 LHRH 及 GnRH 等。

6. 感染　Scotl Goodwin 报道 12 例患者有 1 例在术后 3 周时出现高热、腹痛、子宫内膜炎及子宫积脓，不得不行手术切除。Goodwin 本人也认为这不是常见的并发症。陈春林组 42 例除 2 例黏膜下子宫肌瘤出现感染脱出子宫颈外，其余病例无感染现象，认为主要与两点有关：①手术时机的选择；②术中先灌注 2/3 量的广谱抗生素，再将余下的 1/3 量抗生素溶于栓塞剂中进行栓塞达到持续释放的目的。

7. 其他　阴道排液，间断性阴道排出血色物或黄白色组织样物，无脓液，被认为是坏死变性的肌瘤组织，在术后 2 个月左右多可消失。Bradley 报道急性尿潴留 1 例，在术后立即出现并行 24 小时尿治疗后好转。

八、疗效评价

评价动脉栓塞治疗结果的成功与否，主要在于肌瘤体积的缩小、异常子宫出血及占位压迫症状的改变。

1. 病理学变化　子宫肌瘤在大体上观瘤体切面观呈漩涡状或编织状结构。镜下观子宫肌瘤由平滑肌和纤维组织构成，平滑肌以肌束状向不同方向排列，交织成特殊的漩涡状。肌细胞及核的大小和形态十分一致。肌细胞呈梭形，内含丰富的嗜伊红纤丝性肌浆。肌细胞核为短粗杆状，两端钝圆，核内染色质细小分散，并有小的核仁。3 例黏膜下子宫肌瘤的患者分别在 UAE 术后 15 天、33 天和 90 天时黏膜下子宫肌瘤脱出宫颈予以摘除。肉眼观肌瘤周边组织变软、灰白色，瘤体切面呈黄白色软糊状，螺旋状结构消失，连续病理切片发现 UAE 治疗后第 15 天高低倍镜下见子宫肌瘤内的平滑肌细胞呈凝固性坏死，细胞间界限消失，细胞浆呈均匀的伊红染色，细胞核部分崩解部分消失，间有正常平滑肌细胞散在其间；UAE 治疗后第 33 天及第 90 天高低倍镜下均见子宫肌瘤内的平滑肌细胞绝大部分呈凝固性坏死。

2. 肌瘤大小及占位压迫症状的变化　栓塞疗法在肌瘤体积缩小上取得了明显效果。临床上通常以 B 超或 MR 作为监测肌瘤大小变化的客观指标，一般 3 个月后，可见到肌瘤体积明显缩小，可缩小 20%～84%，Goodwin 报道其组中 3 例术后 2 个月复查超声时其检测不到肌瘤。但也有肌瘤不见缩小或轻微增大者。随肌瘤缩小，相应尿频、尿急、尿潴留及便秘等压迫症状都明显改善。

陈春林等在研究中发现，动脉栓塞后子宫肌瘤的缩小有 3 种形式：

(1)76.2%(32/42)的患者术后 1 个月子宫及肌瘤体积增大，然后呈进行性缩小。

(2)14.3%(6/42)的患者于术后即呈进行性缩小。

(3)9.5%的患者于术后 2～3 个月内子宫及肌瘤体积均无变化，术后 3 个月后呈进行性缩小。肌瘤体积缩小 43.84%～97.82%，子宫体积缩小 10.16%～65.47%；彩色超声显示子宫肌层及病灶内血流信号明显减少(UAE 治疗 6～18 个月)。

3. 经量过多的变化　子宫肌瘤栓塞后一方面自身血运受阻，内部发生缺血坏死，瘤体及宫体缩小，宫腔面积相应缩小；另一方面子宫内膜亦出现部分坏死。从而经血过多的症状也随之改变，多血管肌瘤治疗效果尤其明显。Ravina L 组中 14 例经血多的患者在栓塞后第 1 个周期经血明显减少，没有患者症状加重。陈春林组 42 例中有 38 例经血多的患者 UAE 治疗后月经量减少 26.3%～75.2%，经期缩短、周期无明显改变。

4. 对子宫卵巢及生育的影响　接受栓塞治疗的患者都有保留生育功能及子宫的强烈愿望。经导管动脉栓塞在明显减轻其症状后短期随访(3～20 个月)证明其对子宫生理功能及受孕似乎没有影响。栓塞后随肌瘤减小及临床症状的减轻，3 个月甚至更短时间可恢复正常月经周期。症状性子宫肌瘤对患者的受孕有一定影响，因为肌瘤导致的宫腔内膜的扭曲变形减少了精卵结合受孕的机会，而栓塞后肌瘤的缩小使这种机会大大增加。EA. Bradley 组 1 例在栓塞后 2 周恢复正常月经周期并于此周期内受孕；Stancato-Pasik A 组于栓塞后数月内有 11 例月经恢复正常，其中 2 例希望怀孕的妇女都已经有了足月的健康婴儿。有报道栓塞可能导致卵巢功能早衰，但在术前及术后及时补充卵泡期激素可减少其发生。这方面还需要长期临床观察，但从目前报道看似乎对受孕及正常分娩没有影响。

九、介入治疗的优点

子宫动脉的栓塞治疗最初应用于子宫肌瘤经血过多的姑息性治疗，到目前成为与手术、药物治疗相并列的新的治疗手段。其优点主要表现在：

(1)最大的优点在于能完好地保留子宫功能，如正常月经，妊娠及分娩，并且不影响受孕，避免了手术的创伤打击及手术后的一系列并发症，在症状改善上的效果可以同手术相媲美。

(2)因创伤小，恢复快，住院时间短使患者易于接受。

(3)一般不用输血。

(4)优点是：即使栓塞失败及药物等手段进行治疗，仍可应用手术及药物等手段进行治疗。

总之，子宫动脉栓塞治疗虽然在症状性子宫肌瘤的治疗上表现出极大的潜力和独特的优势，但在适应证的选择，栓塞剂的确定，以及栓塞治疗的远期疗效及症状再发生率等方面都有待于进一步的长期观察；目前对近期临床不良反应和并发症有较明确的观察和处理，但对远期不良反应及并发症尚有待进一步的观察，尤其是子宫动脉栓塞后对卵巢有无影响及影响的程度，另外栓塞治疗作为透视监视下的治疗手段，治疗期间的 X 线照射对生育期妇女卵巢及卵细胞的影响也值得注意；子宫动脉栓塞术对无症状性子宫肌瘤的应用价值等一系列问题仍需要我们去探讨。但毫无疑问的是子宫动脉栓塞术应用于子宫肌瘤的治疗已取得极大的突破和成功：首先对消除子宫肌瘤造成的月经多、继发性贫血临床效果肯定，部分病例经过 5 年的追踪观察，无肌瘤缩小后有再次增大的现象；其次使不开腹治疗子宫肌瘤成为现实，达到真正的微创治疗。子宫动脉栓塞术可望代替传统的子宫肌瘤手术治疗方法，其具有创伤小、不良反应轻、恢复快、治疗留有余地及易被患者接受的优点。

第四节　子宫内膜异位

子宫内膜异位(adenomyosis)是由于子宫内膜基底层侵入子宫肌层引起的一种良性病变，临床表现为痛经、月经过多、子宫增大和不孕。发病年龄一般在 30～50 岁，也有报道 36～45 岁患者占 55%。由于子宫内膜异位的确诊需根据病理诊断，所以文献报道的发病率实际上是指在子宫切除标本中所占的比例，即医院的构成比。各国所报不尽相同，根据报道我国为

13.4%，近年来有上升的趋势。一直以来该病的治疗较为困难，传统以手术治疗为主药物治疗为辅。但药物治疗效果欠佳，易复发且不良反应大；手术切除子宫不易被患者，特别是要求生育的患者所接受。将经导管动脉栓塞术应用于该病的治疗是目前最新的治疗方法，疗效满意，有望成为代替子宫切除治疗子宫内膜异位的理想方法。

一、影像学特征

一侧或双侧子宫动脉增粗，扭曲状，无明显血管网形成；子宫体明显增大，呈均匀性增大或局灶性增大；造影剂染色不均匀或局灶性不规则浓染区。染色深浅不一，形态不规则，无明显包膜，边界不清，周边呈毛刺状，内有散在性的微小充盈缺损小区，为出血小囊腔。

二、并发症

同"子宫肌瘤的介入治疗"。

三、疗效评价

子宫内膜异位介入治疗的疗效评估主要从临床症状的改善、子宫体积及病灶形态的变化来进行。在临床症状方面，痛经和月经量多是两个最主要的症状。月经量的评估可与患者手术前相对照；痛经的评估较为困难，受到许多因素的影响，找到一个客观准确的指标是评估疗效的关键，采取国际通用的慢性疼痛评估量表可有效地解决这一问题，避免主、客观因素的影响；子宫体积及病灶形态的变化可用彩色多普勒或普通B超进行观察。

四、治疗机制

子宫内膜异位患者的异位内膜全部位于子宫肌层，通过子宫动脉获得血供，这为UAE治疗提供了血管解剖学基础。异位于子宫肌层的内膜源自子宫内膜基底层，处于增生期。对缺血缺氧敏感，这为UAE治疗提供了病理学基础。子宫内膜异位的病因之一是由于诸如分娩、人流等创伤导致肌壁间出现微小通道，基底层内膜沿此通道进入子宫肌层。UAE治疗后由于子宫动脉栓塞导致异位内膜和肌层部分坏死使子宫体积缩小通道关闭，正常子宫内膜基底层不能再由此进入肌层；另一方面异位的内膜有合成雌激素的功能，进而使局部雌激素水平升高，进一步促进异位内膜的生长，前面提到UAE治疗后异位内膜坏死，使局部雌激素减少，UAE治疗后消除了子宫内膜异位的发病原因。UAE治疗后子宫肌层缺血、缺氧使侵入肌层的内膜坏死，增生的肌细胞和结缔组织也相应发生坏死、溶解、吸收，使肌层病灶缩小甚至消失，痛经症状得到缓解或消失；子宫体积及宫腔面积缩小有效地减少了月经量。正常内膜组织在血管复通或侧支循环建立后可由基底层逐渐移行生长恢复正常功能，而异位内膜坏死后由于缺乏基底层的支持，这种坏死是不可逆的，所以当栓塞的血管复通或侧支循环建立缺血、缺氧状态改善后，已坏死的病灶不能重新生长，这就保证了治疗后疗效的稳定性。

五、适应证

1. 有典型的临床症状和体征，MRI等临床诊断明确的患者。

2. 各年龄段的妇女，排除恶性肿瘤，对手术顾虑多或有生育要求的不愿切除子宫的患者。
3. 有一次以上盆腔手术史，或盆腔粘连，估计再次手术困难者。
4. 患有严重的心肺疾病、甲亢、糖尿病、精神病、血液病等不适宜开腹手术的疾病。
5. 药物治疗无效或不良反应大，无法继续药物治疗者。
6. 合并子宫肌瘤者等。

六、相对禁忌证

1. 穿刺部位有感染。
2. 急性炎症期或体温在 37.5℃以上。
3. 盆腔炎或阴道炎未治愈者。
4. 心、肝、肾等重要器官严重功能障碍。
5. 妊娠或可疑妊娠者。
6. 多种造影剂过敏史。
7. 严重凝血机制异常。

七、治疗方法

1. 栓塞步骤　同子宫肌瘤的介入治疗。

2. 术式的选择　子宫内膜异位的介入治疗有两种术式可供选择：一为经皮双髂内动脉栓塞术(IIAE)；一为双子宫动脉栓塞术两者均属导管动脉栓塞术(TAE)的范畴。从临床疗效上讲 UAE 要优于 IIAE，但无论技术难度及所需费用也高于 IIAE；由于 IIAE 栓塞了髂内动脉的所有分支，导致一系列的并发症。尤其由于栓塞了闭孔神经的供血动脉——闭孔动脉而出现的下肢乏力、麻木、疼痛、水肿等恢复较慢，需 2～4 周甚至更长时间。UAE 是超选择栓塞子宫动脉，避免了 IIAE 所致并发症而且临床疗效更好。必须指出的是当子宫动脉变异、细小、痉挛等情况出现时，UAE 往往失败。此时可将导管插到髂内动脉前干，避开髂内动脉后干，减少并发症的发生。当无法避开髂内动脉后干时，可先用钢圈或较大块的明胶海绵颗粒栓塞后干，然后再栓塞前干。尽量避免用较细的栓塞剂将前后干同时栓塞。

3. 栓塞剂的选择　选择恰当的栓塞剂对保证疗效至关重要。妇产科疾病的介入治疗国内较常用的栓塞剂有几种：①中效栓塞剂：新鲜明胶海绵颗粒，在术后 2～3 周血管即可复通；②长效栓塞剂如 PVA(聚乙烯醇)、白及粉等，实施 UAE 术式多选择中长效栓塞剂，而 IIAE 由于栓塞的范围较广，最好选择中效栓塞剂而不能选择长效栓塞剂。为防止子宫坏死等严重的并发症的发生，前毛细血管小动脉丛的血流通畅性必须得到保证，某些能破坏毛细血管床的极细材料如明胶海绵粉及液体材料如乙醇等，对子宫动脉的栓塞是危险的。在常用的栓塞剂中，国外学者多主张应用 PVA(聚乙烯醇)，而根据我们在妇科恶性肿瘤、子宫肌瘤所取得的经验，妇产科疾病的 UAE 治疗与脑血管疾病的介入治疗不同，不需要对血管进行永久性栓塞，且永久性栓塞反而不利于妇产科疾病的后续治疗。因此廉价的中效可吸收新鲜明胶海绵颗粒更适合于子宫内膜异位的治疗，它具有安全、廉价、取材方便、可吸收的优点。但明胶海绵颗粒的大小至关重要。颗粒越小去血管化越强，效果越好。当然其他如 PVA、白及粉等亦在可选范围之内。

如患者有生育要求，宜选择中效栓塞剂。

八、疗效评价

1. 临床症状

(1)月经量减少 50%～70%，血块明显减少或消失。

(2)轻至重度贫血均能在术后 3～6 个月纠正，贫血症状完全消失。

(3)痛经症状明显改善，约 30%的患者术后第 1 个月经周期疼痛完全消失，约 60%的患者术后第 2～3 个周期痛经完全消失，10%的患者痛经症状呈渐进性的缓解，6～12 个月后痛经明显减轻或消失。对痛经的评估采用国际通用的慢性疼痛评估量表，由患者在术前及术后自行评估，量表包括疼痛强度、影响活动程度、能力丧失评分，由以上 3 项的评分来作出慢性疼痛的分级。

0 级：疼痛强度＝0，临床能力丧失＝0。

1 级：疼痛强度＜50，活动能力丧失＜3。

2 级：疼痛强度≥50，活动能力丧失＜3。

3 级：活动能力丧失为 3，不论疼痛强度。

4 级：活动能力丧失为 5 或 6，不论疼痛强度。

(4)月经周期、经期无明显改变或恢复正常，术后 1 年月经规则，部分患者由于患病产生性交痛影响性生活，术后 3 个月内均能恢复正常性生活。

2. 内分泌测定　术前及术后连续 6 个月行卵巢内分泌测定和排卵测定，据初步研究，各种激素水平保持原来的正常水平或恢复正常，特别是 PRI＋一般术前测定大多数患者有不同程度的升高，术后 13 个月内下降至正常范围，排卵功能测定根据患者的具体情况予 B 超监测排卵、试纸测排卵或宫颈黏液检查，有关这方面的研究正在进行当中。

3. 子宫及病灶的改变　B 超或彩超定期测量子宫体积及病灶的变化。术后 6 个月子宫体积缩小 50%～80%，B 超显示子宫内膜异位的典型图像消失。这种变化一般在术后 1～2 个月即可观察到，子宫体积呈进行性缩小，部分病例在术后 1 年仍呈缩小趋势。

子宫内膜异位的治疗除子宫切除外目前尚无理想方法，该方法不但使患者丧失生育功能、导致内分泌失调，而且在心理上给患者造成巨大压力。虽然介入治疗已成功地应用于妇科恶性肿瘤、产后出血、子宫肌瘤的治疗，但将其应用于子宫内膜异位的治疗目前在国内外尚未见报道，我们将该技术应用于子宫内膜异位的治疗中，发现可有效地消除或明显缓解痛经症状，减少月经量，对轻、中度患者均有效。困扰子宫内膜异位患者的症状主要有痛经和月经过多，尤其是周而复始的进行性无法控制的痛经是患者需要解决的首要问题。根据我们的资料统计，介入治疗后痛经完全消失者占 89.7%，缓解率占 100%；月经过多处于第 2 位，主要表现为经期的延长和月经量的增多，介入治疗后月经量平均减少 52.9%；所有患者均可见到子宫体积的明显缩小及宫体内异位病灶的缩小或消失，表现在彩色超声显示典型子宫内膜异位病灶内出现星点状彩色血流信号减少或消失，CDE 显示基底层血管纹理紊乱和管径增粗图像消失。介入治疗子宫内膜异位不但解决了药物所致严重不良反应的问题，而且不需开刀，满足了患者保留子宫的心理要求，可有效地保证患者的生活质量，为子宫内膜异位的微创治疗开辟了一个新方法。

总之，介入治疗子宫内膜异位是一个全新的方法，在应用中有许多问题尚待解决。例如，目前子宫内膜异位的介入治疗最长追踪观察的时间仅为术后2年，对于中、远期疗效仍在观察之中；由于患者不须切除子宫，缺乏术后病理，对内膜异位的栓塞治疗后病理变化仍不十分明确；因子宫内膜异位导致不孕的患者介入治疗术后能否生育的问题；栓塞剂的选择问题及栓塞的机制仍不十分明确，有待进一步研究。尽管如此，根据目前的研究资料表明血管性介入治疗方法在子宫内膜异位的治疗上取得重大的突破，具有微创、疗效高、并发症少、可重复的优点，应用前景广阔。

第五节　异位妊娠

异位妊娠(ectopic pregnancy)，是指受精卵种植在子宫体腔以外部位的妊娠，又称宫外孕(extrauterine pregnancy)。但两者含义有所差别。异位妊娠包括输卵管妊娠(tubalpregnancy)、卵巢妊娠(ovarianpregnancy)、腹腔妊娠(abdominal pregnancy)及宫颈妊娠(cervical pregnancy)等。其中以输卵管妊娠最常见。近年来异位妊娠的发生率有明显上升的趋势，国外(以美国为例)异位妊娠与正常妊娠之比，由1970年的1∶222上升至1980年的1∶71；国内由1∶162上升至1∶(5～93)。随着高敏感度放免测定β-HCG、高分辨B超和腹腔镜的开展，异位妊娠早期诊断率显著提高，保守治疗应用越来越广泛。Fanaka T. 于1992年首次报道选用药物MTX治疗输卵管妊娠获得成功，使非手术治疗异位妊娠成为现实。1998年，笪坚等首次报道血管性介入治疗输卵管妊娠，取得较好的效果。1999年，李强等也提出非血管性介入治疗输卵管妊娠。药物治疗、内镜手术已被接受，尤其是血管造影栓塞技术的发展，使异位妊娠非手术治疗成功率明显提高。下面主要讨论输卵管妊娠及宫颈妊娠的介入治疗。

一、输卵管妊娠

输卵管妊娠的介入治疗是近年来开展的一种新的非手术治疗方法，安全、有效、副作用小、可保留输卵管是其优势。但必须明确的是并不是所有的输卵管妊娠都适用于介入治疗，若应用不当也会导致不良后果。

1. 影像学特征　子宫动脉增粗，在宫底处可见子宫动脉卵巢支和输卵管支，子宫动脉血管明显增粗纡曲，可见由输卵管支发出的小动脉分支供血孕囊。输卵管区域可见明显呈类圆形异常绒毛血管染色，其间染色不均匀，典型病例在类圆形外周可见小血管包绕。

2. 治疗机制　通过动脉药物灌注术对靶器官的主要供应血管给药，使靶器官的药物分布量不受血流分布的影响，使局部药物分布最大。输卵管组织的血液供应，主要来自同侧子宫动脉的子宫体支的宫角分出的输卵管支。因此，超选择性插管至同侧子宫动脉灌注药物，能使药物迅速到达输卵管支，产生首获效应，达到提高疗效的效果，迅速杀死胚胎。

3. 适应证

(1)输卵管妊娠未破裂，生命体征稳定、血流动力学稳定。

(2)经B超检查附件混合性包块少于或等于5cm，未见胚芽搏动，Dougla窝积液少于3cm。

(3)血β-HCG少于5000U/L。肝肾功能正常，血常规正常。

4. 禁忌证

(1)输卵管妊娠已破裂，有大量腹腔内出血。

(2)心肝肾等重要器官有严重功能障碍。

(3)严重凝血机制异常。

5. 治疗方法

(1)栓塞步骤：对临床确诊输卵管妊娠的患者，采用Seldinger技术。使用5F Cobra导管，超选择性行患侧子宫动脉插管，经造影证实后，从导管灌注MTX 100mg后，用明胶海绵颗粒栓塞子宫动脉，拔除导管后。伸腿平卧24小时，穿刺点局部加压包扎6小时。

(2)手术时间选择：理论上发生在输卵管任一部位的异位妊娠均可通过介入途径得到治疗，而在胚囊发育的不同孕周进行介入治疗，有不同的选择。一般而言，越早期得到诊断越适宜做介入治疗。孕周不超过8周，局部药物灌注疗法是较好的时机；孕周大于8周，应适宜行子宫动脉介入治疗。其原因是：从子宫动脉栓塞术上可知子宫动脉的血供是供应同侧组织的，而对侧组织的血供由对侧的子宫动脉提供，而来自于子宫动脉的输卵管支承担了输卵管85%以上的供血量，因此，发生于输卵管部位的异位胚胎主要接受同侧子宫动脉的滋养，这是经子宫动脉途径灌注治疗的基础。另外，栓塞或预防性栓塞出血的动脉，手术操作的安全性随之提高。

(3)介入药物选择：最常用的灌注药物是甲氨蝶呤(MTX)和5-氟尿嘧啶，其次是顺铂、前列腺素、氯化钾、高渗糖、天花粉等。MTX是一种叶酸拮抗剂，抑制二氢叶酸还原酶，而氟尿嘧啶是抗代谢类药物，抑制腺苷酸合成酶，二者均对滋养细胞具有高敏感性。

(4)栓塞剂的选择：临床应用的栓塞剂有短效、中效、长效三大类。在输卵管妊娠的介入治疗中，一般选用中效栓塞剂。

目前最常用的是明胶海绵，一般在术后10～14天可以完全吸收，这既可达到治疗的目的，又可以不影响输卵管的血液供应。

6. 注意事项

(1)注意患者的血压、腹痛及阴道流血情况。

(2)动态观察血β-HCG、血常规的情况。

(3)追踪复查B超，了解盆腔包块的情况。

7. 并发症

(1)术时盆腔疼痛：与血管介入治疗有关，主要是组织缺血引起。术前采用硬膜外麻醉自控镇痛可减轻。

(2)栓塞后综合征：表现为中度发热，占37%～70%；血中白细胞中度增高；弥漫性腹痛，一般不用特殊处理，可自行缓解。

(3)卵巢功能减退：偶有报道子宫动脉栓塞术后出现闭经。主要是MTX用量大，影响卵巢内卵泡发育所致，应严格控制MTX的用量。

(4)化疗药物不良反应：使用 MTX 后，可出现恶心、口腔黏膜炎、胃炎、咽喉痛，也可有谷丙转氨酶升高及骨髓抑制等不良反应，经对症处理，停药后不良反应消失。

8. 疗效评价

(1)治愈：临床症状消失，血 β-HCG 降至正常，盆腔包块缩小或消失。

(2)无效：血 β-HCG 不下降或上升，盆腔包块增大，腹痛症状加重，腹腔内出血增多，需开腹手术。

(3)治疗后监测：超声检查与血 β-HCG 值的测定是目前最敏感的监测手段。宫旁包块、输卵管环、盆腔积液是最常见的声像图。经阴道超声和彩色多普勒结合检查，可进一步提高早期确诊率。受精卵着床后，由合体滋养细胞分泌的人绒毛膜促性腺激素（HCG），是一种由两条多肽链组成的糖蛋白激素，两条肽链分别定名为∝、β 亚基，其中 β 亚基上 C 终端的 30 个氨基酸具有特异性，因此临床上通过酶联或放射免疫方法测定孕妇的尿液或血清中的 β-HCG 具有高特异性和高敏感性，在受精后的第 8～10 天即可测到。在输卵管妊娠患者中，早期由于滋养细胞发育不良，血中所测得的 β-HCG 水平较宫内妊娠正常孕周者明显偏低。血循环中 HCG 主要经肾滤过，由尿排出。目前多数医院采用放射免疫法测定 β-HCG 值，放射免疫法所测得尿 β-HCG 值＞250U/L 时，即具有临床意义，动态 β-HCG 值的变化可直接反映治疗效果。

总之，输卵管妊娠的介入治疗，能保留输卵管，保存了生育功能，对于需要再次妊娠的妇女多了一个选择，应用于临床有一个很好的发展前景，目前国内外报道的例数并不多。以上介绍的两种介入治疗方法是目前较多采用的方法，尚无足够的资料比较两者疗效的优劣。必须认识到的是输卵管妊娠的血管性介入治疗虽然能保留输卵管，手术费用较为昂贵，而且术中放射线对卵巢功能的近、中、远期影响不清，输卵管妊娠介入治疗后坏死的组织能否被输卵管完全吸收从而保持输卵管的通畅，介入治疗对术后患者再次妊娠对下一代有否影响尚待进一步探讨。

二、宫颈妊娠

宫颈妊娠是指受精卵着床和发育在宫颈管内者是一种非常少见的异位妊娠，其发病率不到异位妊娠的 1%。因宫颈含弹性纤维及平滑肌组织少，收缩力差，妊娠后常发生难以控制的大出血。过去宫颈妊娠多采用子宫切除术，近 10 多年来，由于 B 超的使用及血、尿 β-HCG 的定量测定使宫颈妊娠的诊断率提高，而血管性介入治疗技术的应用使宫颈妊娠的非手术治疗取得了质的突破。

1. 影像学特征

(1)未流产宫颈妊娠的 DSA 表现：未流产的宫颈妊娠患者在行 DSA 造影检查时发现，在动脉期双侧子宫动脉明显增粗弯曲，在正常情况下显示不清或不明显的子宫动脉下行支可清楚地显示，而且明显地增粗：在毛细血管期可见妊娠囊。

(2)已流产或不全流产宫颈妊娠的 DSA：其 DSA 表现与(1)相似，主要区别在于阴道不等量的出血，因此在 DSA 影像学的表现为出血灶的存在。

(3)抗癌药物治疗后的 DSA 表现：宫颈妊娠在应用保守的药物治疗后，胚胎坏死，宫颈呈不同程度的缩小，血管封闭，血流减少。在个别的病例，坏死的胚胎组织血供仍然丰富，与(1)

的表现相似，但无妊娠囊存在。

2. 适应证

(1)经临床确诊尚未流产的宫颈妊娠。

(2)宫颈妊娠搔刮术后大出血的患者。

3. 禁忌证

(1)生命体征严重不稳定、无法搬动的患者。

(2)有凝血功能障碍的患者。

4. 术式选择　根据宫颈妊娠的血供情况，介入治疗手术方式的选择主要有3种：

(1)经皮双髂内动脉灌注化疗栓塞术。

(2)经皮双子宫动脉灌注化疗栓塞术。

(3)经皮双子宫动脉下行支灌注化疗栓塞术。

手术方式的选择应根据患者的具体情况而定，不能一概而论。在一般情况下，前两种术式较为常用，而后一种术式由于具有较高的失败率，应用较少。

在选择手术方式时应考虑以下问题：①患者当时的情况，如有无出血、出血的多少、生命体征是否稳定；②有无治疗史，如是否已行人工流产术、有无应用抗癌药物进行非手术治疗；③宫颈妊娠灶的血供情况，是否由子宫动脉单纯供血，髂内动脉的其他分支有无参加供血等。对于宫颈妊娠搔刮术后大出血的患者最主要的任务是止血。在实施手术时以抢救为第一位，此时应用经皮双髂内动脉灌注化疗栓塞术最为有效。在允许的情况下选择经皮双子宫动脉灌注化疗栓塞术可减少并发症的发生。对于宫颈妊娠病灶有髂内动脉其他分支供血的患者，单纯栓塞子宫动脉后尚有髂内动脉的其他分支向病灶供血，达不到理想的治疗效果，此时应选择经皮双髂内动脉栓塞术。

对于经临床确诊尚未流产的宫颈妊娠，先选择经皮双子宫动脉灌注化疗栓塞术，再行宫颈胚胎清除术是较好的选择。虽然子宫颈的血供主要来源于子宫动脉下行支，由于交通支的存在，子宫动脉上行支也向子宫颈供血，因此单纯栓塞子宫动脉下行支部分患者难以达到治疗效果，在临床上已经有失败的病例报道。

在宫颈妊娠的术式选择中，是选择单纯的栓塞治疗还是灌注化疗栓塞治疗是目前尚不能完全确定的问题。由于病例数较少，尚无法对此进行进一步的判断。但根据我们的临床经验，对尚未流产的宫颈妊娠以灌注化疗栓塞术为首选。主要原因在于对异位妊娠病灶的处理程度上，单纯的栓塞能否完全杀死异位妊娠灶还难以确定，在小剂量化疗的基础上对异位妊娠的杀伤是强有力的，而且是安全的。而对宫颈妊娠搔刮术后大出血或经药物治疗胚胎已经死亡的病例，单纯栓塞即可达到疗效。

5. 并发症　与输卵管妊娠介入治疗相同。

6. 疗效评价　目前，宫颈妊娠介入治疗的病例极少。但从陈春林等所报道的宫颈妊娠介入治疗成功病例及介入治疗应用于输卵管妊娠、产后出血等妇产科疾病的治疗效果来看，该疗法极有前途。在以往宫颈妊娠一旦确诊，绝大部分病例非手术治疗无效以切除子宫为最后结局。介入治疗的出现使这种情况得到彻底改善。但必须指出的是，宫颈妊娠介入治疗必须尽早实施，宫颈妊娠一旦确诊最好实施介入治疗，那种幻想非手术治疗无效后再采用介入治疗的想法是危险的，而且会导致严重后果。

总之，动脉栓塞技术，可有效控制大出血，从而为非手术治疗提供了必要条件，可避免行全子宫切除术，保留患者的生育功能。目前国内外报道的病例较少，而且为宫颈妊娠刮宫术后出血无法控制时才考虑应用介入治疗止血，若能在确诊宫颈妊娠后先行介入治疗再行刮宫术，则能避免不必要的出血。单独应用动脉药物灌注栓塞术治疗宫颈妊娠目前国内外未见报道，在此方面有待今后进一步的探讨。

第六节　输卵管阻塞

输卵管阻塞是不孕症的常见原因，占不孕患者的1/3左右，是不孕症的诊治难题。以往所采用的子宫输卵管造影（hysterosal-pingography，HSG）的诊断方法以及输卵管通液注药、腹腔镜手术、剖腹探查术等治疗方法均有一定的局限性和缺点。经宫颈选择性输卵管造影（selective salpingography，SSG）和输卵管再通术（selective transcervical fallopian tube catheterization）是在X线透视、B超、宫腔镜的监视下，通过同轴导管配合导丝技术经宫颈将导管、导丝送至子宫角，并借助导丝、导管的扩张作用和药液的冲胀作用，达到使阻塞的输卵管再通的目的。本节着重介绍在X线下进行的导管介入技术，该技术是将放射诊断与放射介入治疗合二为一的非手术性输卵管再通术，1988年由Rosch等首次报道。我国部分医院自20世纪90年代开始开展此项技术并有报道，效果满意。

一、治疗机制

输卵管阻塞的原因包括慢性输卵管炎、输卵管结核、输卵管子宫内膜异位症，其中慢性输卵管炎约占一半以上。组织学上可见各种不同程度的炎症表现，伴有或不伴有粘连，导致粘连扭曲，输卵管内炎症碎片、浓缩稠厚的黏液、细小的纤维丝均可引起输卵管阻塞。在行输卵管造影时，部分病例可以因造影时的冲洗作用而使阻塞的输卵管得以疏通。但因其横断面积很小，虽然施加于宫腔的流体静压可能相当大，但真正传导到输卵管间质部的净力仍相当微弱，即使这种阻塞比较脆弱，也几乎不能冲破。因而大部分病例单靠子宫输卵管造影时的冲洗作用不能使阻塞的输卵管疏通。若采用一根纤小的导丝，直接作用于阻塞点，则可能会成功。基于这一理论，Platia首先采用微细导丝成功地施行了输卵管阻塞放射介入治疗的再通术。Thurmond研究发现，输卵管疾病是不孕症的一个主要原因，在10%～20%的子宫输卵管造影中显示输卵管近端阻塞，其中伴有不定型组织形成的、较小的、分散的管状栓子的发生率可达77%。所以，施行导管放射介入治疗有一定的疗效。

二、适应证

1. 经妇科和影像学等辅助检查，排除生殖系统发育异常，证实为输卵管阻塞所致不孕的患者。

2. 因宫颈松弛而致常规子宫输卵管造影失败者。

三、禁忌证

1. 碘过敏者。

2. 生殖器官急性炎症。

3. 月经期或有子宫出血。

4. 发热(37.5℃以上)或严重的全身性疾病(如心衰、活动性肺结核等)。

5. 子宫角部严重闭塞者、结核性输卵管阻塞者及结扎输卵管吻合再通术后再阻塞者行导丝复通术易因管壁顺应性差而致穿孔,故不适用于此术。

6. 输卵管远段阻塞(壶腹远端、伞部)行导丝再通术宜采取慎重态度。因其成功率低,且易致输卵管穿孔并有穿破伞端损伤卵巢致出血的危险。

四、术前准备

1. 常规准备

(1)手术时间选择:月经干净后3~5天。

(2)宫腔通液或常规子宫输卵管造影初步了解有无输卵管阻塞。

(3)查血常规、凝血功能,行胸腹部X线摄片排除结核病灶。

(4)妇科检查排除急性生殖器官炎症,如阴道炎等。

(5)术前3天起口服抗生素。

(6)碘过敏试验,术前30分钟肌内注射阿托品0.5mg。

2. 器械准备　国外多采用由首例报道经宫颈选择性输卵管再通术的Rosch等和Cook公司共同研制生产的真空同轴导管选择性输卵管造影和再通装置。国内多家医院则在此基础上结合临床设计开发了多种改良装置,运用于临床取得良好效果。在此笔者仅介绍同济医科大学附属协和医院放射科设计的改良简易同轴导管输卵管选择性造影及再通装置。

(1)真空同轴导管选择性输卵管造影和再通装置:该装置由3种直径分别为9F、5F、3.0F的同轴导管组成。9F不透X线导管长32cm,有一活瓣在导管的尾部。5.5F导管长50cm,由聚乙烯合成。3.0F导管长65cm,有两种类型:一种不透X线;一种是由尼龙制成、距其尖端1cm处有一透视下可见的金属环。另外,还包括3根长90cm的导丝。其中0.085cm(0.035英寸)尖端有1.5cm J形头的导丝用于宫腔插管;0.038cm(0.015英寸)软头导丝用于探查输卵管的近侧段;如需探查输卵管壶腹部,则需选用0.038cm(0.015英寸)头部有铂金帽的超软导丝。全部导管装置可被引入一真空吸杯子宫输卵管造影装置内:①真空吸杯子宫输卵管造影装置;②9F不透X线导管;③5.5F聚乙烯导管;④3.0F不透X线导管;⑤0.038cm(0.015英寸)软头导丝。

(2)改良简易同轴导管选择性输卵管造影及再通装置:该装置包括6支20cm长的8~9F外导管或扩张器,其尖端均已被剪去,剩余断端用细砂纸磨光滑、距断端3cm处分别弯成一偏离长轴25°、50°、70°角,各2支。每一种导管(2支)再在3cm处以与前一弯曲垂直的方向弯一偏离长轴约15°的角,其中这两支导管的后一弯曲角方向完全相反,以适合子宫前倾或后屈和左、右插管的需要。另外,还包括2支长约40cm的4.0F直的细导管,3根导丝,直径为

0.046cm(0.018英寸)、0.064cm(0.025英寸)直导丝各一根,0.081cm(0.032英寸)J形导丝一根,长度超过60cm。

五、操作方法

1. 真空同轴导管选择性输卵管造影及再通装置法

(1)患者取膀胱截石位,常规妇科检查了解子宫位置,消毒、铺巾。用窥器暴露宫颈,用宫颈钳夹持宫颈,将Sovak真空吸杯子宫输卵管造影器送至宫颈,将其中央套管插入宫颈外口,然后将杯内负压抽至10mmHg,使其密封于宫颈。经造影器向宫腔内注入造影剂行常规子宫输卵管造影。造影时拍片和(或)录像记录。结合透视观察输卵管阻塞的部位、程度、子宫体颈部和子宫角相交的角度和体表定位大致标志。

(2)在X线透视下依次向子宫腔内送入9F、5.5F导管,9F导管尖端置于宫腔的下1/3处,以便固定同轴导管系统:将5.5F导管在J形导丝引导下送至子宫角部,换上0.035英寸软头直导丝,在其引导下将5.5F导管送至输卵管口部;撤出导丝,将2~5ml造影剂直接注入输卵管口部,开始时用小压力推注。如输卵管不显影可逐渐加压推注;如见有造影剂进入静脉、淋巴管、反流入宫腔或患者诉有疼痛时,停止推注造影剂。然后以同样技术进行对侧输卵管造影。

(3)输卵管开口部造影显示阻塞部位后,可经5.5F导管注入2%利多卡因2~3ml以减少疼痛和防止输卵管痉挛;然后将3.0F导管和0.015英寸超软导丝一起送至输卵管开口处,随之将0.015英寸超软导丝送向输卵管末端,在此过程中可调整导丝方向,并不断将3.0F导管沿导丝向输卵管远端送人。同法处理对侧输卵管阻塞。

(4)输卵管扩通后再造影观察其形态、通畅度和造影剂在盆腔的弥散情况。然后经导管向输卵管推注药液(庆大霉素8万U、地塞米松5mg,透明质酸酶1500U,生理盐水20ml)。术毕,撤出器械及导管,患者平卧,观察1~2小时。

2. 改良简易同轴导管选择性输卵管造影及再通装置法

(1)患者取截石位,常规妇科检查了解子宫位置,消毒、铺巾。用窥器暴露宫颈,用宫颈钳夹持宫颈。经宫颈送入双腔气囊导管(Foley管)行常规子宫输卵管造影。

(2)选择性输卵管口插管

1)外导管导向法:术者左手固定8~9F的外导管尾部。保证外导管尖端在子宫颈内口上1~2cm处,尖端指向欲再通的输卵管侧,右手送入4.0F导管,因4.0F导管很软。能适应子宫的弯曲,多数能直抵子宫角输卵管内口。当然有时送入的4.0F导管只能抵达子宫底壁上,不能滑向子宫角,这时应回抽外导管,再推进4.0F导管,多能成功。

2)导丝-外导管引导法:在J形导丝引导外导管抵达子宫角部后,再顺外导管送入4.0F导管。

(3)当4.0F导管抵达子宫角且不能继续前行时,可经4.0F导管试验性注射2~3ml造影剂。开始时用小压力推注。如输卵管不显影可逐渐加压推注;如见有造影剂进入静脉、淋巴管、反流入宫腔或患者诉有疼痛时,停止推注造影剂。

(4)术者固定好同轴导管,助手经4.0F导管送入导丝,近段(间质部或峡部近段)阻塞用

0.064cm(0.025英寸)导丝再通,中远段阻塞用0.046cm(0.018英寸)导丝,因其柔软性容易顺应扭曲的输卵管进入远段。导丝通过阻塞段时常有阻力感,可通过轻柔的往返运动来克服阻力,逐渐推进。

(5)再通后再造影、输卵管通液注药方法同前。

六、术后处理

1. 青霉素8万U肌内注射,每日2次,共3天。

2. 术后3天行输卵管通液注药。

3. 术后第2、第3个月经周期,月经干净3~7天行输卵管通液注药。

4. 导管术后第2个月经周期开始择期同房,争取怀孕。

5. 术后6个月未怀孕,则应考虑为输卵管再阻塞或其他疾病所致不孕。

七、并发症

1. 疼痛　由操作手法引起,采用不同类型的导管所引起疼痛感不同。轻度盆腔疼痛与宫颈操作和注射造影剂后的子宫与输卵管扩张有关。一般认为用球囊导管导向法,球囊扩张后可使子宫内膜轻度分离,造成术后延迟性疼痛:用铁钩套管装置时可增加操作疼痛;用真空子宫吸杯通常不发生疼痛,比常规子宫输卵管造影的疼痛感轻。

2. 炎症　输卵管阻塞的放射介入治疗时炎症并发症较少见。Thurmond报道在366例中仅出现1例(0.3%)。表现为盆区疼痛和发热。感染的发生是原有病变的再活动。近端阻塞输卵管的再通,可能会使一个有潜在感染的输卵管段得到开放。因此,做放射介入治疗前应常规检查与治疗盆腔感染。

3. 化学造影剂　可能对子宫输卵管黏膜刺激引起炎症性黏膜水肿。另外,还应注意碘过敏反应。

4. 放射损伤　输卵管放射介入治疗时医生与患者均在X线辐射场内,接受一定剂量照射。袁志强报道,正常操作下,每位患者接受入射剂量平均在0.014mSV,均符合国际放射防护委员会规定的剂量。但放射介入治疗时一定要规范,有报道不规范的输卵管阻塞放射介入治疗时患者接受剂量为32.144mSV,明显超过正常操作的剂量。

5. 输卵管妊娠　Thurmond报道200例患者输卵管阻塞再通术后异位妊娠率接近10%。统计输卵管阻塞显微外科术后发生异位妊娠的危险性变化很大,波动在3%~20%。Thurmond报道再通成功后的31次妊娠中,5次为异位妊娠,均位于输卵管壶腹部,远离插管的部位,系因输卵管远端病变,而不是近端插管部位损伤的结果。

6. 输卵管穿孔　输卵管穿孔发生率在10%以下,主要与输卵管原有病变和操作损伤有关。Kumpe报道41根输卵管成形术中4根发生穿孔,但均未见不良后果。为了避免此种并发症,应选用白金软头导丝,操作应轻柔。

八、效果评价

1. 诊断　选择性输卵管造影术(SSG)明显优于以往的常规子宫输卵管造影(HSG)。常规子宫输卵管造影由于宫腔造影剂压力不足，各种原因引起的输卵管痉挛及组织碎屑、黏液栓等造成近段输卵管的假性阻塞使输卵管显示率低，病变的诊断率下降，文献报道假阳性率为6%～24%，假阴性率为8%～24%。而选择性输卵管造影直接将造影剂注入输卵管，增加了输卵管内的流体静压力，克服了HSG的缺点，提高了诊断的准确度并能清楚地显示输卵管阻塞的部位、程度、有无积水、溃疡、瘘管以及输卵管走向是否僵硬等以协助判断阻塞病因，同时避免了HSG所致的输卵管括约肌的痉挛和宫腔的扩张性疼痛。另外，HSG在个别患者可因宫口过松而失败，Cook公司的再通装置中的真空吸杯则可克服这一缺点成功造影。

2. 治疗　输卵管阻塞以往多采用几种治疗方法：①输卵管通液，它缺乏影像学监视，具有一定盲目性，有时可导致输卵管积液，增加了不孕的可能；②腹腔镜手术，它可以明确输卵管是否通畅并可解除如输卵管周围粘连所致输卵管阻塞，但手术技术复杂、费用高；③剖腹探查术，此法患者损伤大，且有手术后输卵管再粘连阻塞的可能。与以上3种方法相比较，选择性输卵管造影及再通术是在影像设备监控下进行的，定位明确；设备、操作简单，患者损伤小、花费少；直接注药至输卵管，提高了局部药液浓度。增强了抗炎效果。通过选择性造影、通液和再通术有助于鉴别输卵管阻塞的原因（输卵管痉挛、膜性粘连、黏液栓阻塞或纤维性粘连）并能使某些膜性粘连、黏液栓阻塞等所致输卵管阻塞获得复通，而免除进行创伤性手术。文献报道，选择性输卵管再通术有92%～98%的插管成功率，总的来看近段输卵管阻塞的再通率明显比远段阻塞的高，而在再通术后获正常妊娠的亦有较多例数报道。

选择性输卵管造影及再通术有助于今后进行输卵管腔内成形术和选择性输卵管内人工授精及非手术输卵管绝育。

总之，输卵管阻塞放射介入治疗的再通率随着设备与插管技术的改进而逐步提高，国内有文献报道患者术后再通率为91.07%，术后半年时间以上妊娠率为30.69%，均为正常宫内妊娠。而输卵管显微外科手术重建或子宫输卵管再植入术后患者的妊娠率为35.9%～50.6%。由此可见，输卵管阻塞的放射介入治疗与显微外科术后的妊娠率相仿。故可认为对于人多数患者，输卵管阻塞的放射介入治疗不亚于甚至优于腹腔镜及显微外科。但选择性输卵管造影和再通术对于远侧段的输卵管阻塞效果较差，术后再通率低，而且介入术后异位妊娠率偏高，Thurmond报道输卵管再通术后异位妊娠率接近10%。另外，术中所接受放射性因素对于卵巢功能、卵子发育是否有影响，放射介入治疗术后何时妊娠对胎儿影响较小等问题尚待进一步探讨。

（马卫景　孙亚楠　丁秀平）

第八章

妇科其他微创治疗方法

第一节 微波治疗

这种方法的原理是热效应与非热效应。热效应有烧灼宫颈病变组织的作用。当微波辐射15秒钟时，被照射部位局部温度开始上升，当温度达到60～80℃时，局部组织即已达到烧灼、破坏的程度。非热效应可使被辐射部位血液循环加速，代谢增强，组织再生能力提高，从而达到消炎与组织修复的作用。它工作的原理是采用HF-900C微波妇科治疗仪．治疗宫颈糜烂用探头触及糜烂面使糜烂组织变色凝固；宫颈息肉用探头触及其根部，使基底部完全凝固为止；宫颈潴留囊肿用探头直接刺入囊中，使囊液凝固或囊壁破裂；尖锐湿疣局麻后，探头达湿疣根部，然后用止血钳将凝固的湿疣取下，若基底部出血，可电凝止血．结果宫颈糜烂，宫颈息肉，宫颈潴留囊肿，尖锐湿疣用微波治疗均可治愈。

一、适应证

1. 慢性宫颈炎。
2. 宫颈潴留囊肿。
3. 轻、中度宫颈上皮内瘤变(CIN Ⅰ、Ⅱ级)。
4. 宫颈尖锐湿疣。

二、禁忌证

1. 急性外阴、阴道、宫颈或(和)盆腔炎。
2. 重度宫颈炎，未排除恶性变者。

三、术前准备

1. 常规行宫颈刮片检查找癌细胞，对临床及细胞学检查有可疑者，应行宫颈活检。
2. 患有急性生殖器官炎症者，应先行抗炎治疗。
3. 术前3天禁性生活。

四、手术时机的选择

月经期后 3～7 天内；安放宫内节育器 1 个月后；产后半年以上、且有月经复潮；流产后两个月以后；哺乳期不宜行此手术。

五、手术步骤和技术要点

1. 检查微波治疗仪各旋钮是否处于零位。
2. 接通电源。
3. 调整工作频率为 2450MHz，最大输出功率为 50W。
4. 患者取膀胱截石位。
5. 消毒　常规消毒外阴、阴道和宫颈。
6. 放入阴道窥器暴露宫颈。
7. 手持微波辐射器，放入阴道内接触宫颈，按动开关。
8. 将辐射器头置于宫颈前唇或后唇糜烂区做微波辐射，由内向外，由糜烂区向正常区边缘逐步移动，直至整个糜烂面受到辐射为止。以局部组织变为灰白色或微黄色为止。

六、术后处理

1. 常规给予抗生素及止血药 3 天。
2. 2 周内阴道有较多淡红色水样液排出，此为正常现象，无需处理。
3. 2 个月内禁性生活。
4. 2 个月复查，如创面未完全愈合，可行第二次表浅的烧灼。

七、常见并发症及处理

1. 出血　较常见。少量出血口服止血药，用阴道棉塞或纱条堵塞，24 小时后取出。出血较多者，可再次行微波治疗，使其血管凝固。

2. 术后盆腔感染　表现为下腹痛，分泌物带臭味，肛查子宫压痛，需局部或全身抗炎治疗。

第二节　宫颈激光烧灼术

一、适应证

同“宫颈微波术”。

二、禁忌证

同“宫颈微波术”。

三、术前准备

同“宫颈微波术”。

四、手术时机的选择

同“宫颈微波术”。

五、手术步骤和技术要点

1. 体位　截石位。

2. 消毒　常规消毒外阴、阴道和宫颈。

3. 烧灼宫颈　用 CO_2 激光，波长 10.6μm，输出功率 20～30W 连续可调，刀头距离病灶 2～5cm，光斑直径 0.3～0.5cm，对准病变组织作扫描式汽化，由下至上，由外至内重复扫描，边界超出病灶 2mm 左右，烧灼深度约 2～3mm。

4. 烧灼宫颈腺贮留囊肿　先用激光在囊肿中央打一小孔，用镊子挤出黏稠囊液，再汽化整个囊壁。

5. 手术创面处理　再次消毒宫颈。

六、术式的特点

1. 激光烧灼术是通过高能量光能，使组织立刻烧灼后汽化，手术时间短。

2. 能准确限定组织损坏区域，通过控制激光束作用时间，准确掌握组织穿透深度。

3. 与冷冻手术相比，术后阴道分泌物少。

七、术后处理

1. 常规给予抗生素及止血药 3 天。

2. 2 周内阴道有较多淡红色水样液排出，此为正常现象，无需处理。

3. 2 个月内禁性生活。

4. 2 个月复查，如创面未完全愈合，可行第二次表浅的烧灼。

八、常见并发症及处理

1. 出血　较常见。好发部位为宫颈后唇约 6 点钟处。少量出血可用大头棉签压迫止血或将激光束调散至>2mm，烧灼出血灶及周围，使其血管凝固；出血较多者，可用阴道棉塞或纱条堵塞，24 小时后取出。

2. 术后盆腔感染　表现为下腹痛，宫颈披覆绿黑色物，分泌物带臭味，肛查子宫压痛，需局部或全身抗炎治疗。

3. 术后宫颈口狭窄　用血管钳分开粘连处膜样物，必要时行宫颈扩张。

第三节 宫颈冷冻术

一、适应证及禁忌证

同“宫颈激光烧灼术”。

二、手术时机选择

同“宫颈激光烧灼术”。

三、术前准备

同“宫颈激光烧灼术”。

四、手术步骤和技术要点

1. 体位 截石位。

2. 消毒 常规消毒外阴、阴道、宫颈，并充分暴露宫颈。

3. 宫颈冷冻 根据宫颈病变范围及宫颈外口病变情况选择合适的冷冻探头，使冷冻覆盖面略超过病变范围 2mm。将冷冻探头紧压住病变部位，启动冷冻机，采用 3-3-3 法或 3-5-3 法，即当局部温度为－180℃时开始计算时间，冷冻持续 3 分钟，待其自然复温 3～5 分钟，再重复冷冻 3 分钟。

经自然复温，待探头与宫颈组织完全脱离后取出冷冻探头及窥器，严禁在探头未完全自然脱离宫颈前强行撕拉，以免导致组织损损及出血。

五、术式的特点

利用制冷剂（常用为液氮），使局部病变组织反复冻融、使之坏死或变性而脱落，再经组织修复而达到治疗目的。其特点：

1. 冷冻时组织中微循环受阻停止，术中、术后局部出血少。

2. 快速冷冻及冷冻后缓慢自然复温，对细胞具有更大的杀伤力。

3. 冷冻部位愈合后局部不留瘢痕，特别适宜要求生育妇女宫颈病变的治疗。

六、术后处理

同“宫颈激光烧灼术”。

第四节 宫颈电熨术

一、适应证及禁忌证

同“宫颈激光烧灼术”。

二、术前准备

同"宫颈激光烧灼术"。

三、手术步骤和技术要点

1. 体位　截石位。

2. 消毒　常规消毒外阴、阴道，放入窥器，充分暴露并消毒宫颈。

3. 宫颈电熨　将负极电极板包以无菌治疗巾置于患者臀下。打开电源开关，预热后试灼，调整电流及电热强度致所需档次。选择合适的电熨器头，接触宫颈病变部位，自后唇6点处开始向两侧弧形来回移动，依次均匀熨遍整个糜烂面，电熨范围超过糜烂面2mm，近外口处稍深，越靠周边越浅。注意颈管内电熨深度不可超过0.3cm，以保留颈管内腺体的正常功能，避免造成宫颈管粘连或狭窄。

4. 宫颈贮留囊肿处理　将宫颈腺囊肿刺破挤出囊液后，用电熨器头深入囊壁，到达基底，破坏整个囊壁。

四、术后处理

同"宫颈激光烧灼术"。

第五节　射频治疗

采用射频消融治疗宫颈糜烂采用射频消融治疗是在B超的动态观察和引导下，通过自凝刀将射频治疗源经过阴道、宫颈等自然腔道，准确定点地介入到人体的局部病变部位，自动精确的控制其治疗功率、时间和治疗范围，使病变局部组织产生生物高热效应，然后使糜烂面发生凝固、变性和坏死，或使宫颈的病变组织得以消融，最后被正常组织吸收或自动排出。治愈率几乎为100%，较其他物理疗法明显增高，比较完全。其治疗效果与治疗深度有关，射频消融治疗可通过延长局部停留时间而加深治疗深度，对重度糜烂者有利。同时，该射频治疗仪的自凝刀具有倾斜面，与病变接触面积大，缩短平均治疗时间，局部受热均匀，不焦化，作用部位形成一层乳白色组织变性，坏死，甚至当时即脱落。有出血点者可将刀具局部停留数秒即可止血，在整个治疗过程中无烟雾，不影响术野，无明显异味，经过试验患者一般无明显异常感觉，仅感轻微坠胀。通过临床复查，术后3天即可形成一层假膜，逐渐脱落即可痊愈。因此，射频消融治疗宫颈糜烂具有安全可靠、治愈率高、无痛苦、副作用小的特点，值得推广。

第六节　利蒲刀治疗宫颈疾患

利蒲(LEEP)刀，是近年研制的、微创诊治女性宫颈疾病的系统，兼有诊断和治疗双重功能。LEEP刀治疗宫颈疾病，是通过金属丝传导高频交流电(3.8MHz)，迅速加热，细胞内水分形成蒸汽波，快速切割组织，深度可达0.7cm。切割后的电凝热效用可以破坏病灶，使手术范围逐步扩大。

LEEP 刀治疗宫颈疾病具有如下优势：①手术彻底，一次性治愈率高达 98%，显著优越于其他治疗方案；②安全直视，操作简便，不易损伤正常组织细胞；③并发症少，治疗效果好，无明显副作用；④时间短，痛苦小，无需住院。

LEEP 刀的适应证很广，微创治疗宫颈疾病，包括宫颈糜烂、纳氏囊肿、炎性增生部分、小肌瘤、息肉、前庭大腺囊肿/脓肿等。此外，LEEP 刀刮除术治疗尖锐湿疣，具有疗法先进、经济、简便、安全、不易复发等优点。是目前先进的治疗宫颈疾病手段。

一、LEEP 刀适应证

1. 宫颈糜烂，尤其是各种方法治疗无效或复发的宫颈糜烂者。
2. 宫颈息肉。
3. 宫颈纳氏囊肿或宫颈囊肿者。
4. 宫颈良性赘生物者。
5. 宫颈尖锐湿疣者。
6. 宫颈上皮内瘤病变(CIN)。
7. 宫颈肌瘤者。
8. 宫颈、阴道、外阴、肛周部位的活检、子宫内膜异位病变。

二、禁忌证

1. 宫颈恶性肿瘤或体内其他脏器存在恶性肿瘤者。
2. 外阴、阴道、宫颈急性炎症者。
3. 生殖系统慢性炎症未经控制者。
4. 严重高血压者。
5. 心律失常、心功能不良、各种类型心脏病、新发生或未被控制的心力衰竭及携带心脏起搏器者。
6. 严重支气管哮喘者。
7. 肺感染或肺结核活动期者。
8. 急性传染病未治愈者。
9. 子宫结核未经有效治疗控制者。
10. 肝功能明显异常者。
11. 肾功能不全者。
12. 严重糖尿病者。
13. 严重贫血、血小板减少及其他出血性疾病者。
14. 水、电解质平衡紊乱者。
15. 瘢痕体质者。
16. 子宫不规则出血者。
17. 月经期者。

18. 3 天内有房事者。

19. 体温超过 37.5℃者。

手术时机的选择同宫颈微波术。

术前准备同宫颈微波术但 LEEP 术前应先行阴道镜检查，以稀释的乙酸溶液涂在宫颈上，然后再涂以碘酒溶液，使宫颈病变部位显示明显。

三、手术步骤

1. 体位　患者取膀胱截石位。

2. 消毒　用 0.5%碘伏常规消毒外阴、阴道、宫颈及宫颈管。

3. 调整治疗仪

(1)接通电源。

(2)将功能键设置为混切Ⅱ的位置。

(3)功率调至 3～5 档位。

(4)将负极板置于受术者腰骶部，与皮肤直接紧贴。

4. 切割病灶　根据病变的程度和范围选用不同的电极，开始切割。

5. 送病理检查　切下来的宫颈组织泡在 10%甲醛液中送病理检查。

6. 止血　切割满意后，将功率调至 8～10 档位之间。使用球形电极进行止血。

局部麻醉：在宫颈病变部位的宫颈实质和移行带的 4 个象限中，以麻醉药，如 2%利多卡因与 1/100 000 肾上腺素混合液进行宫颈表面麻醉。

环形电刀切除：该手术可采用多种大、小的环形电刀，单次即可将整个病变部位和移行带切除为标准。将环形电刀放置于待切除病变部位外侧 2～5mm 的宫颈 3 点或 12 点处，与宫颈表面垂直切入，深度为 5～7mm。电刀切入病变部位后，应与其表面平行达宫颈对侧。理想情况是切除深度达到宫颈口，形成一纽扣状的标本。若病变范围大，可行再次切除。为了排除宫颈管内是否残留病变，可行宫颈管诊刮或采用宫颈管细胞刷取样检测。

止血：采用球型止血电极和消炎止血药膏用于 LEEP 后的止血。该技术可以连续切除宫颈癌发病高危区(宫颈鳞柱上皮交界处)，有效预防宫颈癌，使用它手术安全、有效，不需住院，并发症少，并可保留完整、连续的标本进行病理检查，明显降低宫颈癌的误诊率和漏诊率。对宫颈糜烂、宫颈息肉、宫颈肥大、宫颈上皮内瘤样病变等癌前病变的患者有很好的疗效。

四、LEEP 的手术指征

文献提出 LEEP 的手术指征包括在细胞学和阴道镜下：①怀疑 CIN2，CIN3；②怀疑宫颈早期浸润性癌或原位癌；③持续 CIN1 或 CIN1 患者随访不方便；④怀疑宫颈 ASCUS 或有症状的宫颈外翻等 4 种情况。LEEP 治疗存在的问题是切除过多组织，为慎重起见，一般≥CIN2 的行锥切术；ASCUS 和 CIN1 的行活检术。而传统电刀手术指征仅包括上文所述的①、②条件。

五、LEEP的手术范围

关于LEEP手术范围，根据文献报道病变≥2.5cm应锥切，锥切的范围应超过正常组织1mm。根据二氧化碳激光治疗CIN的经验，发现深度影响治愈率，累及宫颈腺体的CIN平均深为1.24mm，最深为5.22mm。激光治疗深度自3mm增加到5mm，病变治愈率也由68%提高到87%。研究提出，LEEP锥切宫颈理想深度为7mm左右。又根据文献报道用一针式电极重复插入宫颈管深达1.5cm处，破坏颈管内病变，这种改良提高了治愈率，使病变持续率降为2.7%。本研究提出LEEP锥切宫颈管理想深度为15mm左右。结果提示，适用此范围的LEEP锥切术比传统电刀锥切术省时、省力、安全。对于LEEP行活检术，研究结果证实宫颈深度4mm、颈管深度4mm，既可达到诊断和治疗作用，又避免切除过多组织，比宫颈钳活检术优越。

六、LEEP手术标本组织病理特点

传统电刀组标本边缘百分之百有炭化现象，标本边缘无法确定是否切除干净，局灶性癌易丢失，因此对病理诊断有一定影响，对微小浸润癌的诊断造成困难。LEEP术可提供完整的无炭化的组织标本，以确定病灶是否完全切除，并可确诊阴道镜或传统电刀术较难诊断的微小浸润癌，只要清楚认识热效应在细胞上引起变化的特点，则不妨碍病理结果的判别。

第七节　宫颈冷刀锥切术治疗

如果上述治疗无效，或有宫颈肥大，或糜烂面深而广，且累及宫颈管者，可考虑行宫颈锥切术或全子宫切除术。但手术治疗目前已很少采用。

（郭玉会　王玉侠　李红艳）

第九章

妇科其他微创手术

第一节　处女膜闭锁切开术

一、处女膜的分类与形状

处女膜是覆盖在女性阴道口处的一层柔韧、薄弱的弹性组织，多数女性的处女膜厚度为1～2mm，在膜的外面、内面都是湿润的黏膜，在两层黏膜之间含有结缔组织、神经纤维及微小血管，此膜的中央处有一小孔称为处女膜孔。经妇产科学家们研究，处女膜的厚度、韧性与处女膜孔的大小在每个女性都不完全相同。一般来说，处女膜孔的直径为1～1.5cm，而其形态却有各种各样，较常见的处女膜孔的形态有椭圆形、圆形、双孔形或周边呈锯齿形，也有的人为多个小孔即量筛孔形。双孔形处女膜有的人是左右排列而有的人却是上下排列，这些形形色色的处女膜均为未婚型处女膜。未婚处女膜无论其形态如何，但一般其开口仅能伸入一个手指(示指或中指)。

处女膜对女性阴道有一定保护作用，可以阻止阴道口一些不洁分泌物进入阴道内，同时也能防止一些细菌的侵入，这些功能在未婚的少女更显得重要些。因为12～13岁以下的少女卵巢所分泌的雌激素较少，这时的阴道黏膜酸度较低，加之阴道黏膜皱襞较少，局部抵抗力相对也较弱。青春期以后，随着卵巢的发育阴道内的抵抗力也不断增强，处女膜的保护作用也就逐渐地显得不那么重要了。

二、处女膜闭锁

如果处女膜上没有小孔，阴道外口就被整片处女膜封住，每月的月经就不能排出体外，成年后无月经来潮，这就是“处女膜闭锁”。

处女膜闭锁并不少见，是女性生殖器官最简单的畸形。它的产生是由于胚胎发育期间，构成处女膜的泌尿生殖窦未能与阴道穿通所造成，而内生殖器(包括卵巢、输卵管、子宫和阴道)往往都是正常的。因此，患者在青春发育期后，每月仍有一次月经产生，子宫颈也能不断地产生黏液，但是这些月经血和黏液，不能通过处女膜孔排出体外，而是积聚在阴道里，月复一月，越积越多，其中的水分逐渐被吸收，浓缩成巧克力色的糊状物。

月经血起初只是在阴道腔里积聚，以后可以向上扩展，最终使子宫腔和两侧输卵管腔都积满月经血(图 9-1)。因此患者可出现逐月加剧的周期性腹痛，还可在下腹部清楚地摸到逐渐增大的包块。一旦输卵管黏膜被经血扩张破坏，就会造成永久性的不育症。严重的，经血可通过输卵管伞端倒流入腹腔而造成肠粘连和盆腔粘连。所以，及早发现处女膜闭锁，早期进行治疗是非常重要的。

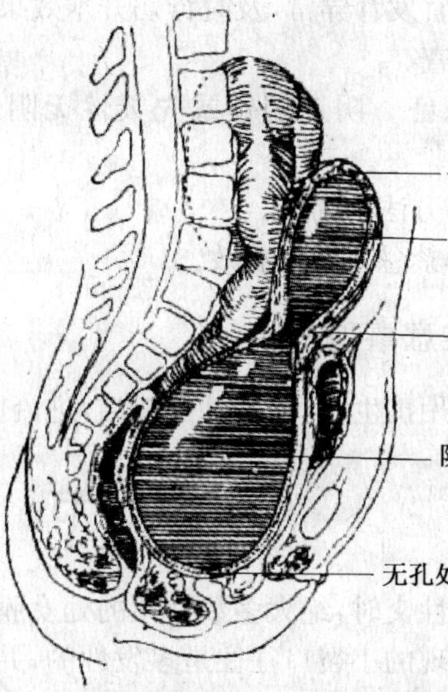

图 9-1 处女膜闭锁并发阴道和宫腔积血(矢状面)

三、临床表现

青春期女子月经不来潮，并有周期性下腹痛，下腹正中可触及包块，阴道积血过多时压迫尿道直肠。会阴检查可见膨胀而鼓起的处女膜，呈紫蓝色(图 9-2)。

四、发病机制

因生殖道上皮增生的下界即处女膜褶发育旺盛，使阴道口不能与外有前庭贯通而呈闭锁状态。于处女膜膨隆处穿刺，若抽出黏稠不凝的深褐色或陈旧性血液便可确诊。

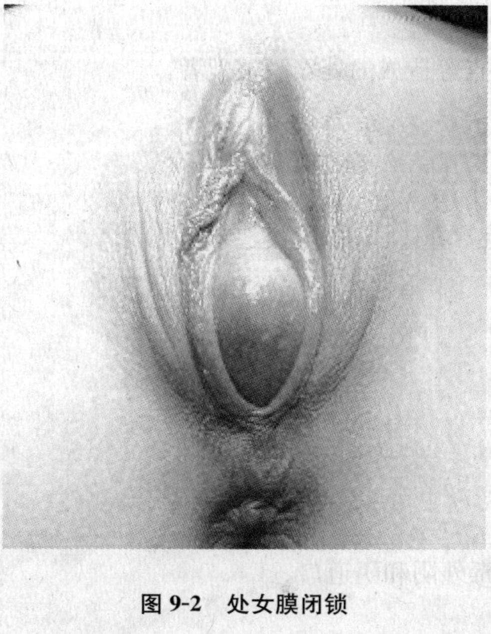

图 9-2 处女膜闭锁

五、治疗措施

处女膜闭锁一旦确诊，必须及早进行手术，即作处女膜切开术，以免治疗过晚造成宫腔积血，甚至输卵管积血。在局麻下将处女膜作“X”形切开，放出经血，剪除多余黏膜，使处女膜呈圆环状，慎勿损伤尿道口。潴留之经血要尽量排出并保持切口通畅，以免引起继发感染。术中不作双合诊，以免增加感染机会及使经血倒流或输卵管血肿破裂。如果输卵管黏膜未被经血扩张破坏，手术后又没有发生子宫和输卵管的感染发炎，将不会影响今后的怀孕和生育。

1. 适应证 青春期一经确诊患有处女膜闭锁，即应手术，以消除痛苦避免经血潴留日久，产生输卵管感染，粘连及破裂等并发症。幼女可待发育稍成熟再行手术。

2. 手术效果 处女膜闭锁是较常见的一种

女性生殖器官发育异常，及时行切开术效果良好。注意诊断应准确，术后1天去除引流条，术后1个月复查。

3. 禁忌证　阴道闭锁或先天性无阴道等先天畸形未排除时，不宜草率施行处女膜切开术。

4. 麻醉方法　局麻。

5. 麻醉禁忌　安全有效。

六、注意事项

术后应用抗生素，保持外阴清洁，进流质饮食3～5天，减少大便次数，以防止污染伤口。

第二节　处女膜修补术

在初次性交时，绝大多数女性的处女膜会破裂，因而会出现少量的出血和轻度疼痛，此时处女膜上出现的小裂口往往是多发性的，并从中央向四周延伸。由于阴茎插入阴道的方向是向着内下方用力的，所以处女膜裂口一般多在钟表盘的4～5与7～8点处较深。处女膜在初次性交后的裂口可在4～6天内愈合，这时可见处女膜孔较婚前大而略松，形状也不很规则，四周出现皱襞，但是处女膜仍然保持柔软的弹性，瘢痕并不明显。极少数女性的处女膜弹性极好，多次性交后仍不会破裂，仅仅表现为处女膜松弛。虽然如此，经多次性生活之后，其阴道口可以轻松地伸入两个手指。当已经过十月怀胎又经阴道自然分娩生产后，处女膜则进一步破损，有时仅留下几个残存的突起，这时称为处女膜痕。处女膜再造术就是通过整容外科手术的方法将被破坏的处女膜重新还原或再造一个新的处女膜。

一、手术适应证

1. 因性行为、剧烈运动、外伤、不正规的妇科检查等造成的处女膜破裂者。
2. 要求修复处女膜破裂者。

二、禁忌证

1. 外阴炎、阴道炎、宫颈炎盆腔炎等生殖道炎症严重，尤其急性炎症未被控制者。
2. 子宫出血者。
3. 月经期者。
4. 生殖道恶性肿瘤者。
5. 体内存在重度感染病灶或发烧者。
6. 重要脏器功能严重失调未被纠正前。

三、手术步骤

1. 体位　患者取膀胱截石位，用0.1%碘伏消毒外阴和阴道口。
2. 局麻　采用1%的利多卡因局部浸润麻醉。

3. 修补处女膜破损处

(1)单纯对合修补

1)修剪处女膜破损边缘：用眼科小剪刀将破裂处的处女膜边缘剪去 1mm，形成整齐的新创面。

2)用小圆针，4-0 无创伤缝合线间断对其缝合，使处女膜仅留通过一小指的孔。

(2)重叠加固缝合修补：处女膜较薄，且较松弛，可选用此法进行修补。

对多处处女膜破裂处相邻的两页，分别剪去 0.1mm 的表层组织，形成新创面，先将两页的内层用 4-0 无创伤线间断缝合，再将两页的外层用 4-0 无创伤线间断缝合。处女膜内侧缘用 4-0 无创伤线间断缝合对齐。

四、术后处理

1. 术后应保持会阴局部清洁、干燥。
2. 术毕口服抗生素预防感染。术后每天用无菌生理盐水清洗外阴部以预防感染。
3. 术后 4 周内避免激烈运动，尤其应避免跑跳等影响处女膜伤口愈合的动作。
4. 术后 1 个月勿骑车；减少刺激性饮食、防止便秘。
5. 术后谨遵医嘱定期回医院复诊。

对于那些性生活次数较多的处女膜破裂，则手术则要略复杂一些，有时需要在阴道口侧或两侧做小阴唇黏膜瓣将阴道口缩小，最好留置导尿 3～5 天。

第三节　阴道缩窄术

一、适应证

1. 阴道内腔松弛者。
2. 无禁忌证者。
3. 夫妻双方均要求行阴道缩窄术者。

二、禁忌证

1. 各种类型的外阴、阴道炎或溃疡者。
2. 急性盆腔炎或慢性盆腔炎急性发作者。
3. 生殖器有恶性病变者。
4. 合并严重的重要脏器疾病，不能承担麻醉与手术者。
5. 经前期、行经期、妊娠期及哺乳期不宜施术。

三、术前准备

1. 病史详细询问病史、手术史、麻药过敏史。
2. 体格检查。

3. 实验室检查

(1)验血常规尿常规肝功能乙肝五项及丙抗。

(2)阴道分泌物查滴虫、霉菌等特殊细菌。

4. 备血。

5. 交待病情,征得家属同意后方可手术。

6. 阴道准备术前3天可用1/10 000碘液阴道灌洗,或用0.5%碘伏液阴道擦洗。

7. 备皮　术前剔去阴毛。

8. 灌肠。

9. 放置并保留尿管。

四、麻醉

1. 骶麻。

2. 双侧会阴神经阻滞麻醉配合利多卡因局部浸润麻醉。

3. 丙泊酚静脉全麻。

五、手术步骤

1. 体位　受术者取膀胱截石位。

2. 消毒、铺无菌巾。

3. 将两侧小阴唇缝在外阴两侧皮肤上,以利于充分暴露阴道内腔。

4. 切开阴道后壁。将鼠齿钳分别夹持两侧小阴唇内下(约在前庭大腺开口下方),将两钳向中线并拢,以两指伸入阴道,感到松紧适度为宜。进行阴道后壁黏膜划界。

5. 横行切开阴道与会阴处。将鼠齿钳向两侧拉开,以剪刀剪开会阴皮肤与阴道后壁黏膜交界线。

6. 分离阴道后壁黏膜。用两把鼠齿钳分别钳住横切口的上下缘,作为牵引。在会阴体与阴道壁之间用剪刀稍加分离,随即用弯剪刀分离阴道后壁与直肠,剪刀应紧贴阴道壁,以免损伤直肠。

7. 缝合直肠前筋膜。用1-0无创伤线间断缝合直肠前筋膜。

8. 缝合肛提肌。游离两侧肛提肌,以鼠齿钳钳夹两侧肛提肌,用7号丝线间断缝合两侧肛提肌和筋膜,在第一缝线结扎前,先测试阴道腔,可容两指为宜。

9. 缝合阴道黏膜切口。用1-0无创伤缝合线,自阴道黏膜切口顶端开始间断缝合阴道壁。用1-0无创伤缝合线间断缝合阴道出口处黏膜。用丝线间断缝合会阴部的皮肤,或用肠线行皮内连续缝合皮肤。手术修补后,阴道口和会阴恢复正常状态,阴道口应能通过两指。

第四节 经阴道盆腔脓肿切开引流术

一、适应证

适用于已婚妇女直肠触诊包块不显著而后穹隆突出明显者。

二、术前准备

同“经直肠盆腔脓肿切开引流术”。

三、麻醉

局麻。

四、手术步骤

1. 体位 截石位。

2. 消毒、留置导尿 充分冲洗阴道，用1∶1000新洁尔灭消毒会阴，放置导尿管。以阴道扩张器扩开阴道，用1∶1000新洁尔灭消毒阴道；然后用子宫颈钳向上提起宫颈后唇，进行穿刺。

3. 穿刺 在后穹隆用长针头试验穿刺(图9-3)。抽得脓液后保留针头，将有槽探针沿穿刺针插入脓腔。

4. 切开 拔出针头，用尖刃刀沿探针槽切开脓腔(图9-4)。用血管钳或手指探入切口内扩大伤口，分开纤维隔，放出脓液(图9-5)。

5. 放置引流 按脓腔大小，放入1～2条香烟引流(图9-6)，自阴道引出。

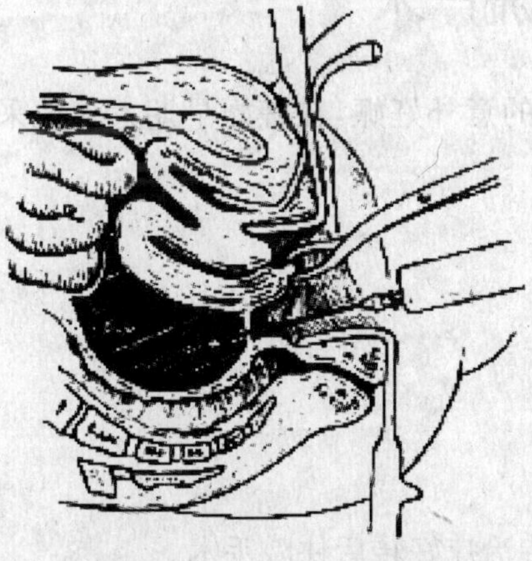

图9-3 显露后穹隆，试验穿刺

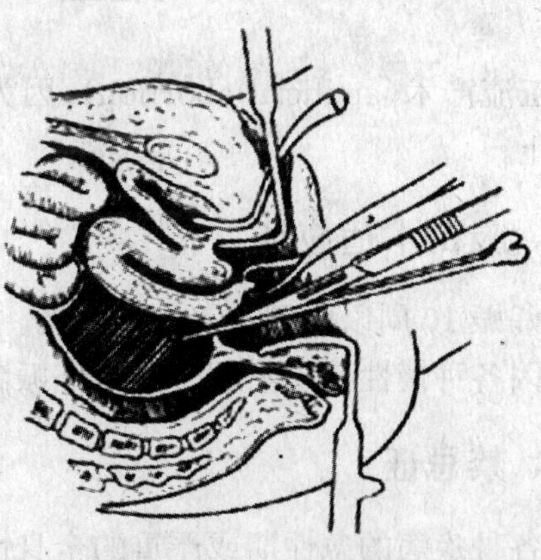

图9-4 切开脓腔

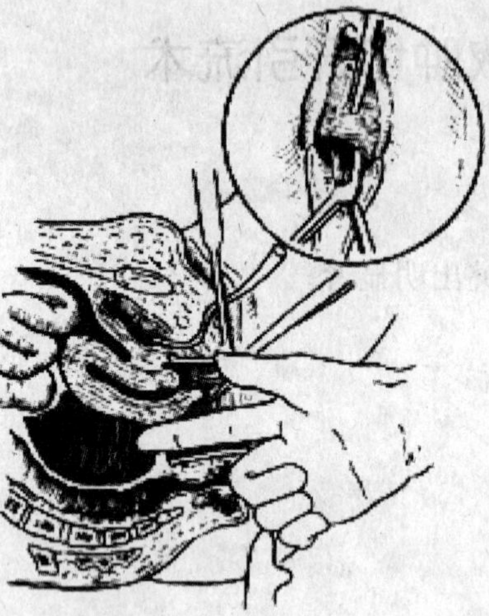

图 9-5　扩大引流，分开纤维隔，放出脓液

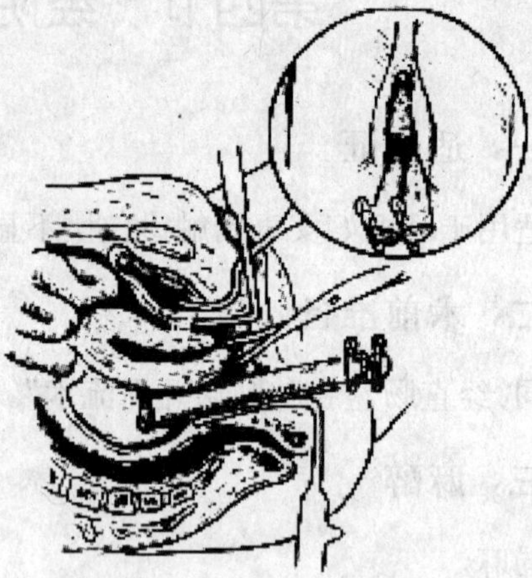

图 9-6　放入香烟引流

五、术中注意事项

1. 产后、孕期、经期妇女，应避免经此途径引流。
2. 术前排空膀胱、通便。
3. 其余参考“经直肠切开引流术”。

六、术后处理

同“经直肠盆腔脓肿切开引流术”。

第五节　人工流产术

人工流产术(artificial abortion)，因为避孕失败的意外妊娠，在妊娠早期人为地采取措施将其终止。

一、吸刮术适应证

1. 妊娠 10 周以内要求终止妊娠者。
2. 因各种慢性疾患不适合继续妊娠者。

二、禁忌证

1. 各种疾病的急性期或严重的全身性疾患，需待治疗好转后住院手术。
2. 生殖器官急性炎症，重度宫颈糜烂或阴道有明显的脓性分泌物。
3. 妊娠剧吐尚未纠正酸中毒者。
4. 术前相隔 4 小时两次体温在 37.5℃以上。

5. 3天之内有性交史者。

三、术前准备

1. 询问病史　核对末次月经日期，以核实孕周。

2. 体格检查　测量体温、脉搏、血压及进行妇科检查。

3. 化验检查　尿妊娠试验、阴道分泌物滴虫、霉菌、清洁度化验。必要时做血尿常规、性病筛查、肝肾功能检查。

4. B超检查　确定胎囊大小、位置，及时发现异位妊娠和子宫畸形。

5. 患者自行排空膀胱。

四、麻醉

一般不需要麻醉，必要时可用棉签蘸1%地卡因放置颈管内3～5分钟，或宫颈3点、9点处用1%普鲁卡因3～5ml注射。

五、手术操作

1. 位置　患者取膀胱截石位，常规外阴、阴道消毒，铺无菌孔巾及腿套，术者做双合诊检查，复核子宫大小、位置及双附件情况。用阴道窥器暴露宫颈，2.5%碘酒和75%酒精消毒宫颈。

2. 探测宫腔　术者先以宫颈钳钳夹前唇后用左手向外牵拉，右手用子宫探针探测子宫深度并用指尖在探针上做标记(图9-7)。一般孕6～8周，宫腔深度为8～10cm；孕9～10周，宫腔深度为10～12cm。

3. 扩张宫颈　以执笔式持宫颈扩张器顺子宫位置方向扩张宫颈(图9-8)，一般自4号半开始按序号扩张至大于所选用的吸管号半号或一号。

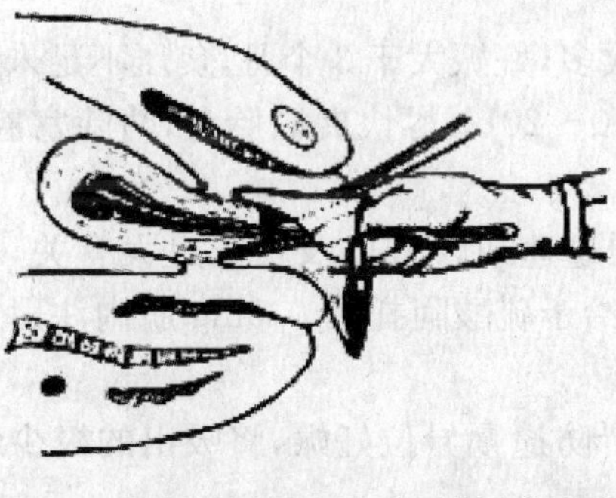

图9-7　用探针测量宫腔并用指尖做标记

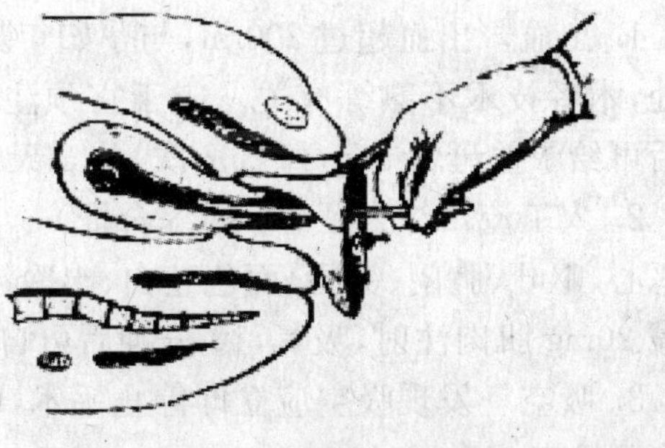

图9-8　扩张子宫颈管

4. 吸管吸引　连接好吸管，进入负压吸引试验无误，按孕周选择吸管粗细及负压大小，小于7周用5～6号吸管，负压为53.2kPa(400mmHg)；7～9周用6～7号吸管，负压为53.2～66.5kPa(400～500mmHg)；9～10周7～8号吸管，负压为66.5～73.1kPa(500～550mmHg)，负压不应超过79.8kPa(600mmHg)。吸管送入宫底部再退出1cm(图9-9)，将吸

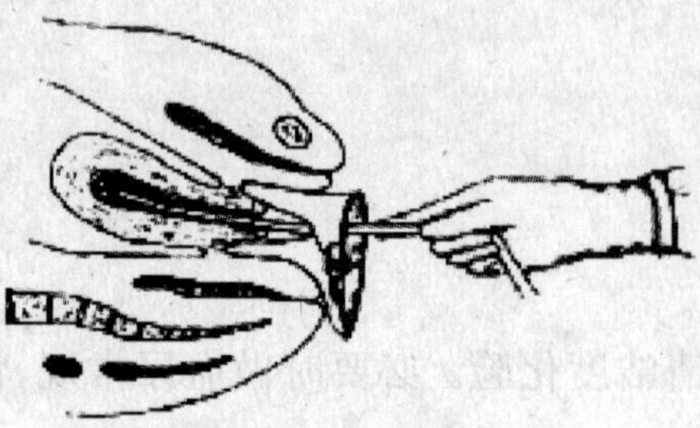

图 9-9　将吸管送入宫腔

管侧孔朝向宫腔前或后壁，寻找胚胎，胎盘附着部位有触海绵样感觉，继而感到有组织被吸进管内，一般按顺时针或逆时针方向上下移动吸引宫腔 1～2 周，即可将妊娠物吸引干净。

吸净的标志为：

(1)吸管头紧贴宫腔壁有紧涩感。

(2)宫腔缩小 1.5～2.0cm。

(3)宫颈口有血性泡沫出现。

5. 清理宫腔　如果怀疑仍有绒毛、蜕膜未吸净者，可用小刮匙搔刮宫腔，将小刮匙轻轻送入宫底部，自左侧宫角开始逆时针方向环刮 1～2 周即可。

6. 检查吸出物　注意有无绒毛及胚胎，绒毛是否完整，绒毛与蜕膜比例一般为 1∶(3～4)，如未见绒毛或刮出物太少应 B 超复核，再次排除异位妊娠并将全部吸出物送病理检查以明确诊断。

六、注意事项

1. 确定吸引器是负压无误，每次吸引时间不超过 90 秒，如绒毛已吸出，残留蜕膜可换用小号吸管减半的负压吸引。

2. 吸管经过宫颈管时术者左手折叠橡皮管以防带负压进出宫腔引起迷走神经兴奋而发生人流综合征及宫颈内膜损伤发生粘连。

3. 每进入宫腔的器械，不可触碰阴道壁，以防止宫腔感染。

4. 术后在观察室卧床歇息半小时，无异常时方可离去，1 个月后门诊复查。

5. 术后 2 周或血未净时禁止盆浴，1 个月内禁止性交。

七、并发症及处理

1. 出血　出血超过 200ml，与孕妇年龄较大，产次多，妊娠大于 3 个月，负压不足未吸到着床处，术者技术不熟练有关。应于宫颈注射催产素 10～20U，尽快夹取胎盘，清除宫腔组织。术后可给予益母膏 30g，每日 2 次，共 3 天。

2. 人工流产综合征(阿-斯综合征)　与扩张宫颈过速或跳号以及负压过大有关，孕妇常有恶心、呕吐、胸闷、头昏、面色苍白、出冷汗等症状。给予硫酸阿托品 0.5mg 肌内注射或山莨菪碱 20mg 肌肉注射，吸氧，10 分钟后可自行恢复。

3. 吸空　发现吸空应立即停止手术，B 超复查，严防遗嘱异位妊娠，将吸出的极少组织物送病理检查。

4. 漏吸　易发生在极早期的妊娠，过度前屈或后屈的早孕子宫及畸形子宫未明确诊断者，应在 B 超下定位实施手术。

5. 不全流产　部分绒毛或蜕膜组织未吸出，术后伴出血持续 1 周以上，血量超过月经，B 超复查宫腔内仍有光团反射应行清宫术，术后加用抗生素。

6. 子宫损伤　包括子宫穿孔(图 9-10)和宫颈裂伤和术前未能查清子宫大小、位置或哺乳期子宫，用力不当直接有关。如为探针穿孔又无明显症状者，观察随访 1～2 周，穿孔自愈后再施行手术。如为扩张器或吸管穿孔，需住院观察，必要时剖腹探查。如为宫颈裂伤，根据裂伤大小及深浅，用纱布压迫止血或 1 号铬制肠线间断缝合宫颈全层。

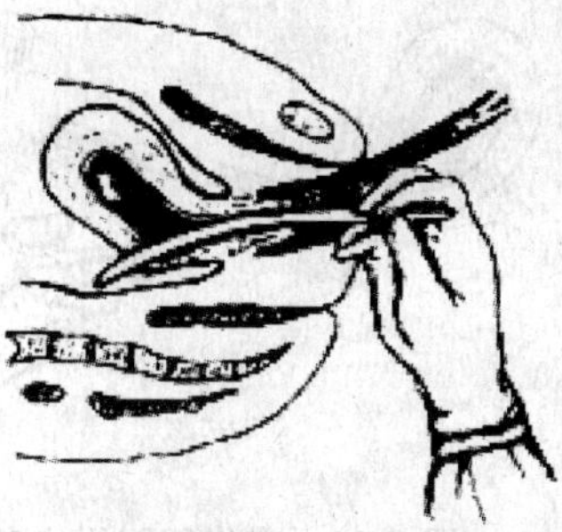

图 9-10　子宫前屈扩张器穿破子宫后壁

7. 吸刮过度　破坏了子宫内膜基底层，形成月经过少或闭经，可用人工周期疗法。

8. 感染　如术后体温超过 38℃，有急性炎症应住院治疗。

9. 宫腔和颈管粘连　吸引时间过长，吸管转动过速、过频，负压过高，用力过大造成的，可出现不同程度的周期性下腹疼痛，用 5～6 号扩张器分离粘连，排出宫腔内的月经血，为防止再次粘连，放置金属节育环，恢复正常月经 3 个周期后将环取出。

第六节　钳刮术

一、适应证

1. 妊娠 11～14 周要求终止妊娠者。
2. 妊娠在 14 周以内因各种疾患不宜继续妊娠者。

二、禁忌证

同"吸刮术"。

三、术前准备

1～5 同"吸刮术"。

6. 宫颈准备　为减少宫颈损伤常需要在术前做好扩张宫颈的准备，常用的方法有：

(1)舒乐安定丁卡因栓放置 15～30 分钟后，宫颈内口可扩张至 10mm 以上。

(2)术前 12～16 小时用 16～18 号橡皮导尿管 1～2 根插入宫颈，沿宫壁放入宫腔的 1/3。

(3)术前 4 小时将硅橡胶宫颈塞入置宫颈内口。

通常孕 11 周宫颈需扩张至 9～11 号，孕 12～14 周扩张至 11～12 号，可通过中号卵圆钳及 8 号吸管。

四、手术操作

1. 消毒同"吸刮术"。

2. 破膜　用有齿卵圆钳，按子宫屈度进入宫腔，夹破羊膜后(图 9-11)，卵圆钳退至宫颈管内口张开钳叶，使羊水流净。

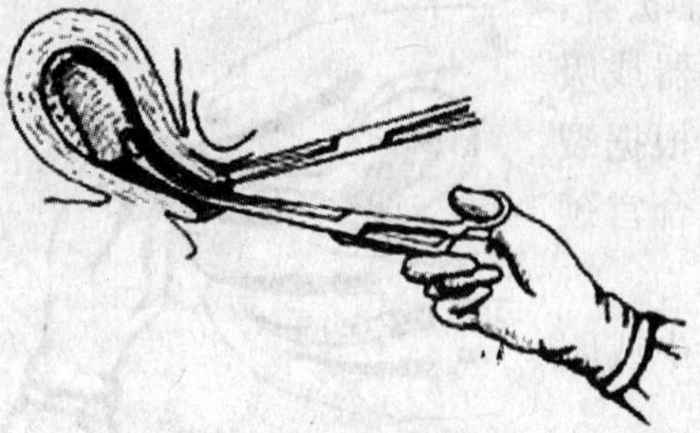

图 9-11　有齿卵圆钳夹破胎膜

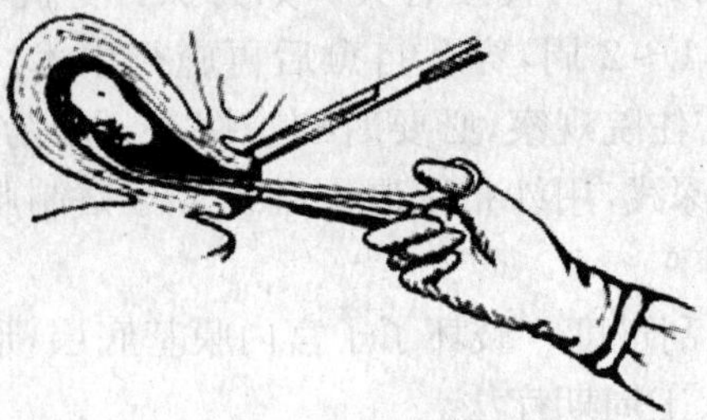

图 9-12　将卵圆钳伸入宫腔底部夹取胎儿和胎盘组织

3. 钳夹胎盘与胎儿　卵圆钳沿子宫后壁进入宫腔，达宫底后略退出少许(图 9-12)，在后壁或侧壁寻找胎盘，钳夹到软而厚的组织便向外轻轻牵拉并左右转动，使胎盘逐渐松动、剥离，完整或大块地钳出。大部分或完整的胎盘被钳出后再分别钳取胎儿各位，先钳出胎儿躯体、四肢，最后夹取胎头。

4. 清理宫腔　胎盘及胎儿大部分钳出后，核对胎儿胎盘是否完整，并观察宫腔有无活动性出血及宫缩情况。如出血多，宫颈注射催产素 10U，用 6～7 号吸管 40.0～53.0kPa(300～400mmHg)负压吸引宫腔 1～2 圈，最后用刮匙自宫底左侧开始逆时针搔刮宫壁 2 圈当感到宫壁粗糙，子宫紧缩，即已干净。

五、注意事项

1. 术前用卵圆钳或 7 号吸管代替探针来探测宫腔深度，以免细小的探针造成子宫穿孔。
2. 钳夹胎盘困难时，不能强行牵拉，以免损伤子宫肌壁，应张开钳叶另行夹取。
3. 夹到胎儿骨骼后，为避免损伤宫颈动作轻柔，钳出时胎体应以纵轴通过宫颈。
4. 术后处理同“吸刮术”。

六、并发症及处理

1～3 同“吸刮术”。

4. 羊水栓塞　破膜后羊水从开放的宫壁血窦挤入血循环可发生羊水栓塞，所以一定要先放净羊水再行钳刮术。

钳刮术因并发症多，对子宫宫颈损伤大，应予以废弃，目前已由药物流产或延续妊娠至 4 个月后行中期引产术代替。

第七节　药物流产

自 20 世纪 90 年代以来，催经止孕药物发展日趋完善，其优点是方法简便，不需宫内操作，无创伤性。临床使用米非司酮与前列腺素配伍进行药流，80%以上在留观察当天胚囊排出，70%左右蜕膜在 2 周内排清，1%延续至 50～70 天以上。

一、适应证

1. 年龄18～40岁，近3个月有经周期正常。
2. 未用甾体激素药物。

二、禁忌证

1. 肾上腺疾病、糖尿病、内分泌疾病、心脏病、哮喘、青光眼、高血压、肝功能异常。
2. 带环妊娠、宫外孕、子宫肌瘤、乳腺癌、卵巢癌。

三、用药前准备

1. B超确诊宫内孕及妊娠大小。
2. 必要时血尿常规、肝功能检查。

四、方法和剂量

1. 妊娠小于49天　米非司酮第1天早50mg晚25mg，第2天早晚各25mg，第3天早25mg，1小时后服米索前列醇600μg，3小时后未见胎囊排出，按时间每小时增加200μg，至胎囊排出，当天总量可达1200μg。

2. 妊娠10～16周　米非司酮500mg，每日2次，共2天，第3天阴道后穹隆放置卡孕栓，每2小时放置1mg，至妊娠物排出，最高剂量5mg。或放置米索前列腺醇600μg，每3小时1次，最高剂量1800μg。

用药后严密观察，如失败及时手术终止妊娠。

第八节　宫内节育器放置术

宫内节育器(IUD)是我国计划生育节育措施的主要方法。因其简单、经济、安全、可复性好，已被中国广大妇女接受。节育器的种类不断创新。目的是寻求避孕效果更好、不良反应更低的安全可靠的新方法。

已有数十种不同类型和开头的宫内节育器在世界范围内使用，新型的宫内节育器正不断地被研制开发，尽管形状各异，大致可分两大类。

1. 惰性宫内节育器　由惰性原料，如金属、塑料、硅胶、尼龙等制成，带器妊娠率和脱环率高，已于1993年停止生产。

2. 活性宫内节育器　目前国内外广泛使用的第二代节育器内含有活性物质，如金属、激素、药物及磁性物质等，国内的商品有带铜IUD和含孕酮IUD两种。

一、适应证

凡育龄妇女要求放置IUD而无禁忌证者均可放置。

二、禁忌证

1. 严重全身性疾患。

2. 急、慢性生殖道炎症。

3. 生殖器官肿瘤。

4. 子宫畸形。

5. 宫颈过松、重度陈旧性宫颈裂伤或子宫脱垂。

6. 月经过多、过频或不规则出血。

三、放置时间

常规放置时间为月经干净后3～7天。上海宫内节育器协作组推广6种时期上环是安全可行的。即：

1. 产时。

2. 剖腹产时。

3. 产后30～70天。

4. 中期妊娠引产后。

5. 人工流产后。

6. 月经第3～5天。

四、手术操作

以铜T形节育器为例：

1. 排空膀胱后取膀胱截石位，常规消毒外阴冲洗阴道。

2. 铺无菌孔巾，排好器械。

3. 阴道PV检查确认子宫大小、方向和双附件有无炎症及包块。

4. 放入窥阴器暴露宫颈，碘状涂擦宫颈、穹隆。

5. 宫颈钳夹宫颈前唇向外牵拉，如子宫过度屈曲则尽量向外牵拉使宫体呈水平位，用子宫探针测宫腔深度后，顺号扩张宫颈，一般扩张至5～6号。

6. 将尾丝与实心棒均放在放置管内，实心棒放在"T"丝臂下端，尾丝在实心棒旁，折叠T横臂使其两端插入放置管内，折叠后放置时间不超过5分钟以防变形，将调节器放在宫腔深度处，且调节器长轴方向与T横臂方向一致。

7. 经宫颈沿宫腔方向送入装有T的放置管，保持调节器平面放与子宫前后壁间送入深度以与宫底相接触为止，此时可见调节器的位置约在子宫颈外口约1cm处。固定实心杆，将放置器后撤1.2cm，此时横臂向二侧伸展恢复水平位，再将放置等上移至T横臂下端并将T送至宫底，此时调节器正好在子宫外口处，抽出实心杆，再从宫腔内慢慢撤出放置管，剪去外置的尾丝保留约1.5cm。

五、副作用、并发症及防治

1. 疼痛　子宫排异性收缩常引起疼痛，特别是在选择的节育器过大或未放入宫底时，疼痛强烈明显，应取出或更换一枚较小型号 IUD。

2. 出血　放器后有少量不规则出血是 IUD 与子宫壁接触引起子宫收缩，内膜局部破损所致，无需处理。若出血量多或月经量过多，出血时间长，应警惕伴发感染的存在。必要时将 IUD 取出，同时给予抗炎治疗。

3. 感染　术后 2～3 天感下腹隐痛逐渐加剧，且体温升高，阴道内有血性排液，明确诊断后，应取出 IUD 并予以抗感染治疗。感染多由于操作不当或放置后未注意卫生引起，所以操作过程中要严格遵守无菌原则。一旦合并感染，积极给予抗炎治疗。

4. 子宫壁损伤　IUD 造成子宫壁的损伤可为完全性穿透或部分嵌顿于子宫壁内，多出现在下列几种情况：

(1)未查清子宫位置与屈度。

(2)操作粗暴：好发于哺乳期的子宫，IUD 从宫底尤其二角部穿出。一经诊断 IUD 异位应及时取出，根据异位位置经腹或经阴道取出。

5. 节育器嵌顿　IUD 过大、断裂致 IUD 部分或全部嵌入肌壁，一旦发现应及时取出。

6. 脱环和带器妊娠　多和术者的技术熟练程度、选用 IUD 的大小及制作的材料有关。受试者宫口过松、体力劳动过强、过大及放置 IUD 后月经过多也易造成 IUD 脱落。IUD 未放置到宫底或 IUD 过小，位于子宫腔的下方或一侧，IUD 异位及子宫畸形，哺乳期放置均可导致带器妊娠。若多次脱落或带器妊娠应劝其改用其他避孕方法。

第九节　输卵管结扎术

卵巢通过输卵管与子宫相连，卵子通过输卵管由卵巢向子宫腔内传送。

输卵管结扎术是为了让女性绝育而进行的，其结果是阻止了卵子向子宫腔的移动。此手术只为决定不再有生育需求的女性所做，不适用于暂时性避孕。

手术时，患者将进入全麻状态。术者会在患者腹部做一细小切开，将内镜置入腹内进行手术。两边的输卵管会被切开结扎，然后将腹部伤口缝合。术后数小时患者便可出院。

输卵管结扎术可在分娩后立即进行。

大多数患者恢复情况良好。术后几天内不适宜进行太过剧烈的运动。若伤口有疼痛，只需口服一些止痛药便可。术后几天患者便可上班工作，1 周后便可同房。

第十节　阴道前、后壁膨出(脱垂)修复术

一、阴道前、后壁膨出（脱垂）的原因

1. 分娩损伤　分娩过程损伤盆底肌肉、盆腔内筋膜、子宫颈或阴道旁韧带。
2. 长期腹压增加　重体力劳动、肥胖或慢性支气管炎。
3. 组织萎缩、松弛　绝经后盆底组织萎缩和松弛。

二、症状

尿失禁、尿潴留、大便失禁或顽固性便秘。

三、阴道前壁膨出修复术

(一)适应证

1. 单纯阴道膨出，有症状者。
2. 子宫脱垂合并阴道前壁膨出者。

(二)麻醉方法

1. 骶管内麻醉。
2. 持续硬脊膜外腔阻滞麻醉。

(三)术前准备

1. 术前连续 3 天阴道冲洗。
2. 术前 3～5 天口服肠道抗生素。
3. 术前晚和术日晨清洁灌肠各 1 次。
4. 术前 1 天外阴备皮。

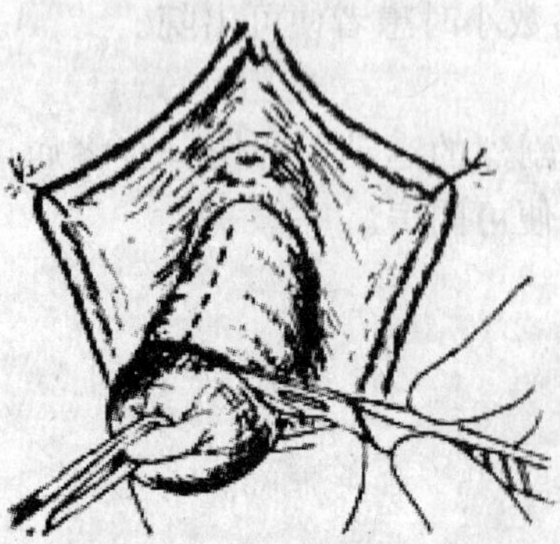

图 9-13　弧形横切阴道前壁

(四)手术步骤

1. 体位及消毒　截石位。常规消毒外阴、阴道。

2. 切口　于阴道膀胱沟下 1cm 行横弧形切口，两侧达穹隆部(术时可先用金属导尿管探测膀胱底部，以确定切口位置)。再于切口中点，向上纵行切开，达尿道口下 1cm，形成“⊥”形切口(图 9-13)。

3. 分离阴道前壁　沿“⊥”形切口切开阴道黏膜，深达膀胱筋膜。自宫颈向上和自中间向两侧将阴道前壁从膀胱筋膜分离。

4. 充分暴露膀胱　在阴道膀胱间隙间进行分离，直至膀胱侧面充分暴露。

四、手术要点及常见失误

1. 膀胱损伤　弧形横切口时取点应在膀胱附着点稍下处，分离阴道壁时，应在阴道膀胱间隙间进行，切口过高或超过间隙的分离均会损伤膀胱。

2. 出血　分离阴道黏膜时，应在阴道-膀胱筋膜间隙间进行。解剖层次不清时易出血。

五、术后处理

1. 停留尿管5～7天。
2. 保持外阴清洁。
3. 术后90天内避免重体力劳动。

六、阴道后壁膨出修复术

(一)适应证

1. 会阴陈旧性裂伤、阴道口松弛、直肠膨出者。
2. 子宫脱垂伴阴道后壁膨出者。

(二)麻醉方法

同“阴道前壁膨出修复术”。

(三)术前准备

同“阴道前壁膨出修复术”。

(四)手术步骤

1. 体位及消毒　与阴道前壁膨出修复术同。

2. 切口　于会阴后联合皮肤处作一横向切口，以阴道口宽为度。再于切口中点向阴道后壁作纵切口，形成“⊥”形切口。

3. 分离阴道后壁　沿切口紧贴阴道壁进行分离，下起会阴体，上达阴道上1/3，双侧达直肠柱。

4. 缝合直肠柱和阴道中、上段黏膜　自上而下将左右两侧已剥离的直肠旁组织和直肠柱间断缝合在一起，边缝合边将直肠壁向上推。并同时间断缝合中上段阴道壁，以免缝合阴道上段时困难。每次缝合后，均需检查阴道宽度能容两指以上。

5. 缝合提肛肌　暴露右两侧的提肛肌。将左右侧提肛肌间断缝合在一起。缝合时，检查阴道宽度，剪除多余的阴道黏膜。

6. 重建阴道后壁和会阴　用可吸收缝线皮内连续缝合阴道、会阴。缝合时注意会阴不能朝向阴道腔内，否则会造成阴道狭窄。

(五)术后处理

同“阴道前壁修复术”。

第十一节　阴道成形术

一、羊膜阴道成形术

(一)适应证

1. 先天性无阴道。
2. 子宫或阴道恶性肿瘤,阴道大部分或全部切除术。

(二)麻醉方法

1. 局部浸润麻醉。
2. 持续硬脊膜外腔阻滞麻醉。

(三)术前准备

1. 全面检查泌尿系统。
2. 肠道准备　术前3天进少渣饮食,口服肠道抗生素。
3. 外阴、阴道准备　术前3天冲洗外阴,术前1天备皮。
4. 羊膜的制备　取新鲜正常分娩的羊膜,用生理盐水将血洗净后,去掉绒毛膜,将羊膜放入抗生素液(100ml生理盐水含青霉素20万U,新霉素1g),浸泡约2小时后即可使用。
5. 假体的制备　假体必须对组织无刺激性,表面光滑,大小适中,保证插入时对周围组织结构不产生过度压力,同时能通过引流,一般直径4～5cm,长约12cm。

(四)手术时机

1. 对有正常子宫者,应在月经初潮前手术,以防止经血积聚。
2. 对无子宫者,则视成熟程度、社会背景及性要求决定手术时间。
3. 手术切除阴道者,应在术中同时行阴道成形术。

(五)手术步骤和操作要点

1. 体位和消毒　截石位。常规消毒外阴、阴道。
2. 切口　对先天性无阴道者,在尿道口与肛门之间相当于阴道口处作一横切口,长4～5cm。
3. 分离膀胱直肠间隙　左手示指伸入肛门内作引导,水平方向锐性分离膀胱与直肠间隙,分离约4cm深后,用两手示指向左右纵深钝性分离,直至深达腹膜,长度至少在10cm以上，宽可容2横指。

4. 羊膜移植与固定　取制备好的羊膜一块(长20～28cm)，将其包裹在套有阴茎套的阴道窥器上，两侧多余的羊膜可交叉重叠，轻轻放入成形的间隙中，堵塞碘仿纱后，取出窥器。放置导尿管。外阴部以棉垫和丁字带固定，避免人工阴道内纱条脱出。

(六)术后处理

1. 外阴清洁，每日1～2次。

2. 控制大便　食少渣饮食5天，连用阿片酊3天，第5天服缓泻药。

3. 停留导尿管1周。

4. 正常情况下，于术后7～10天，从人工阴道间隙，先后抽出纱条和阴茎套，换以阴道假体，每日灌洗阴道1次，坚持6～12个月。

(七)手术并发症的预防和处理

1. 出血　手术中注意正确分离膀胱、阴道间隙层次，可减少出血，对分离后创面要彻底止血。

2. 直肠、尿道及膀胱的损伤　要注意邻近器官的解剖关系，操作时解剖层次要分明，避免用暴力。有损伤要及时修补。

3. 感染　术后要加强抗感染，保持外阴的清洁及干爽。

二、盆腔腹膜阴道成形术

(一)适应证

子宫或阴道恶性肿瘤，阴道大部分或全部切除者。

(二)麻醉方法

同“羊膜阴道形成术”。

(三)术前准备

同“羊膜阴道形成术”。

(四)手术步骤

1. 体位及消毒　仰卧人字位。常规消毒外阴、阴道和腹部。

2. 游离盆腹膜瓣　经腹行子宫、阴道部分或全部切除术后，在直肠两侧游离盆腹膜瓣，其大小取决于切除阴道的长度，一般约10cm×4cm。其下段仍和盆底腹膜相连。

3. 盆腹膜管形成　将两侧游离的盆腹膜瓣对合缝成管状，光滑面相向。并在管的末端缝线作牵拉。

4. 盆腹膜阴道形成　管状盆腹膜通过阴道穴道拉到阴道残端，并与阴道残端切缘行间断缝合。

5. 堵塞纱条与固定　经外阴于人工阴道内放置小窥器，堵塞碘仿纱后将其取出。停留尿管。外阴盖以纱块并用丁字带固定，以免人工阴道口纱布脱出。

（五）术后处理

同“羊膜阴道形成术”。

（六）手术并发症预防及处理

同“羊膜阴道形成术”。

三、乙状结肠人工阴道成形术

（一）适应证

同“羊膜阴道形成术”。

（二）麻醉方法

持续硬脊膜外腔阻滞麻醉或气管内麻醉。

（三）术前准备

1. 同“腹部手术常规”。
2. 术前3天肠道准备。
3. 术前1天晚清洁灌肠，术日晨禁食并停留胃管胃肠减压。

（四）手术步骤

1. 体位及消毒　取膀胱截石位或仰卧人字形体位，分腹部和阴部两部分进行。常规行术野消毒。

2. 腹部手术

（1）游离乙状结肠：开腹后或妇科癌瘤根治术后，选择游离一段乙状结肠长约12cm，于肠系膜根部认清并保留乙状结肠动脉，按选择肠道部位，分别切断乙状结肠最下动脉属支和左结肠动脉降支属支，范围相当于：上起于骶岬水平上的乙状结肠上段，下达乙状结肠末段，分别切断近、远端肠段。

（2）处理肠段：按常规将乙状结肠断端行端端吻合术，并间断缝合肠系膜之缺损部。游离之乙状结肠段远端用丝线行连续全层缝合，近心端分别行黏膜层和浆肌层缝合，以封闭肠腔。

3. 腹-阴部手术

（1）人工阴道形成：将游离之乙状结肠段的远心端，从盆腔经阴道腔拉至阴道口切缘或切除后的阴道残端，拆除肠段闭锁线，将肠断端缘与阴道口切缘或阴道残端对齐后行间断缝合形成人工阴道。

(2)固定游离的乙状结肠:将盆腹膜间断缝合在游离的乙状结肠周围,使移植的肠管 1/3 段在腹膜内,2/3 段在腹膜外。并将游离的乙状结肠段之肠系膜固定于盆腹膜,以防肠嵌顿。

4. 冲洗人工阴道,并堵塞油纱,停留导尿管。

(五)手术要点

1. 游离乙状结肠长度的选择　应按阴道缺损的长度而定,但通常应预留长一点,以免张力过大影响吻合,如为全阴道切除,则移植肠段的长度应为盆腔深度加 1/2 系膜长度。

2. 保证游离乙状结肠段的血供　乙状结肠动脉来自肠系膜下动脉,分 1～6 支呈扇形分布,近肠壁处各支之间有吻合弓相连,辨认动脉的支属及行走,处理好动脉属支血管,确保移植乙状结肠的血供,是本术式成功的关键。因此,术中仔细辨认乙状结肠动脉血管,必要时先行阻断试验,观察肠壁上的动脉有无停搏,如无则可断扎。

3. 移植肠段下植方法的选择　游离后的乙状结肠近心端或远端下置阴道口均可,此应以游离的乙状结肠段下置阴道腔后,较松弛的一端行肠壁-阴道壁吻合。以保证血运良好,利于手术成功。

第十二节　阴式全宫切除术

一、适应证

以下情况无盆腔粘连者:子宫脱垂者;功能性子宫出血;子宫良性肿瘤;子宫内膜增殖症。

二、麻醉方法

1. 持续硬脊膜外腔阻滞麻醉。
2. 气管内插管全身麻醉。

三、术前准备

同"阴道前、后壁修复术"。

四、手术步骤(图 9-14)

(一)位体与消毒

截石位。常规消毒外阴、阴道、下腹下部和大腿的上 1/3。固定小阴唇皮肤。

(二)暴露术野

缝线固定小阴唇于外阴皮肤上。用宫颈钳钳夹子宫颈作牵拉用,切开宫颈前壁黏膜。

1. 宫颈前唇黏膜切口　将金属导尿管插入膀胱内,辨认膀胱后壁在子宫颈前唇的附着点,在此附着点下 0.5cm 横弧形切开宫颈黏膜。切口位置可影响以后手术的进行。如切口太靠近宫颈，则难以找到阴道间隙。如切口过高，容易伤到膀胱底部。剪开膀胱宫颈结缔组织，分离膀胱宫颈间隙。

2. 分离膀胱　提起阴道切口缘，用金属导尿管将膀胱壁挑起，看清膀胱下界，剪开膀胱后壁附着于宫颈前壁的疏松组织。找到膀胱与宫颈的间隙，自宫颈中线分离膀胱宫颈间隙。用阴道拉钩向上拉开膀胱，可见两侧膀胱宫颈韧带，贴近宫颈将其剪断分离。继续向上游离达膀胱反折腹膜。分离到腹膜时可感到组织疏松，手指触摸有薄膜滑动感。剪断膀胱宫颈韧带，剪开膀胱子宫反折腹膜。

3. 剪开膀胱子宫反折腹膜　将膀胱向上方拉开，暴露反折腹膜皱襞，将其剪开并向两侧延长。在腹膜切缘中点缝一针丝线作牵拉标记。缝线作标记，切开宫颈后壁黏膜。

4. 宫颈后唇黏膜切口　沿宫颈前唇切口两侧向后延长宫颈黏膜切口，环行切开整个宫颈黏膜。紧贴宫颈后壁向上分离宫颈、阴道黏膜，直至子宫直肠反折腹膜。分离宫颈、阴道后壁黏膜，钝性分离阴道后壁。

5. 切开子宫直肠窝腹膜　剪开子宫直肠窝反折腹膜，并向两侧延伸。于腹膜切除中点处缝线一针，作牵拉标志。剪开子宫直肠窝反折腹膜，缝线作牵拉标志。

6. 暴露子宫主韧带和子宫骶韧带　于宫颈旁两侧和后方暴露主韧带及宫骶韧带。

7. 处理子宫骶韧带　将宫颈向一侧上方牵拉，暴露对侧宫骶韧带，靠近宫颈钳夹、切断、缝扎，保留缝线备用。处理主韧带，处理宫旁。

8. 处理子宫主韧带和子宫血管　将宫颈向对侧下方牵拉暴露一侧宫颈主韧带。紧贴宫颈自下而上，分次钳夹、切断、缝扎主韧带和子宫血管，并保留缝线。深达子宫峡部水平。

9. 处理圆韧带　将子宫向下牵拉，暴露圆韧带。距子宫 1～2cm 钳夹、切断圆韧带，缝扎后保留缝线。

10. 处理子宫附件　将子宫体向下牵拉，暴露一侧阔韧带、输卵管和卵巢固有韧带。分次钳夹、切断、缝扎。同法处理另侧后可取出子宫。检查卵巢，包埋缝合两侧各残端组织。

11. 检查卵巢　摘除子宫后，检查各结扎残端及双侧卵巢大小、质地。

12. 包埋缝合两侧残端组织　将两侧的阴道黏膜与同侧盆腔腹膜缘缝合，使各残端包埋在内。

13. 缝合盆腹膜及阴道黏膜　从一侧开始穿过阴道前壁黏膜、盆腹膜前后缘及阴道后壁作连续或间断缝合，关闭盆腔及阴道。阴道内置消毒纱条。

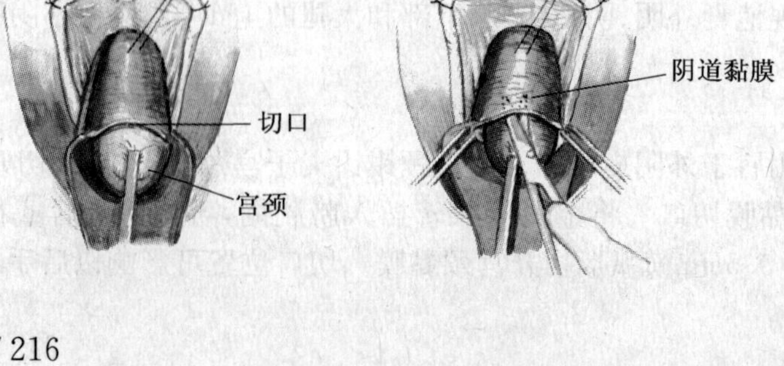

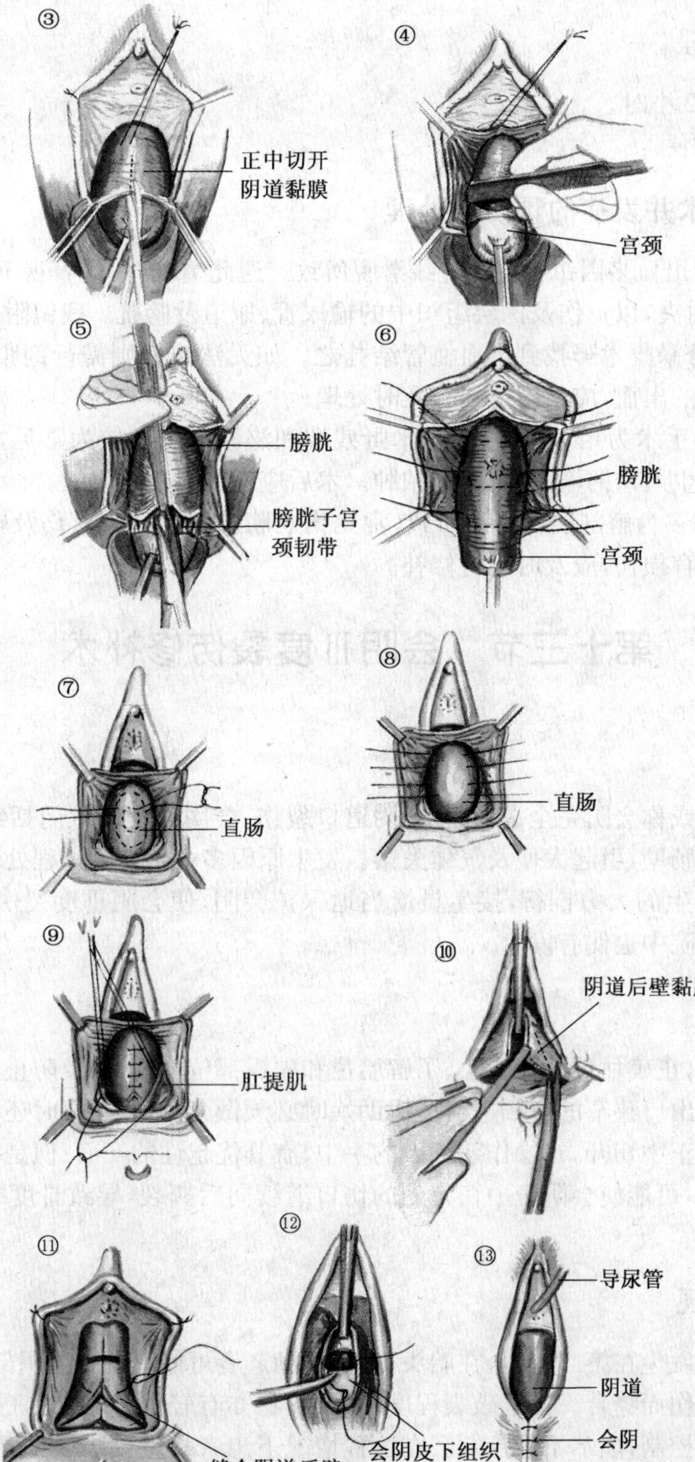

图 9-14　经阴道子宫切除加阴道前后壁修补术

五、术后处理

1. 停留尿管72小时。
2. 注意保持软便。

六、常见手术并发症的预防和处理

1. 出血　术中出血多因钳夹或结扎线滑脱所致。遇此情况时，应直视下找出出血血管将其结扎，不要盲目钳夹，以免伤及深层组织中的输尿管、尿道及膀胱。残留附件血管的出血，止血极为困难，应充分暴露术野找到出血血管结扎之。如无法止血则需行剖腹止血。术后出血有腹膜内或腹膜后的出血，应行阴道检查及时处理。

2. 感染　此类手术为相对无菌手术，术野残端和泌尿道感染较为常见，感染者常伴有尿潴留。也有个别发生严重的输卵管、卵巢脓肿。术后应常规应用抗生素。

3. 损伤　损伤多为解剖层次不清所致，常见伤及膀胱、直肠，少有伤及输尿管、尿道及小肠等。一旦发生器官损伤，应及时进行修补。

第十三节　会阴Ⅲ度裂伤修补术

一、概述

会阴Ⅲ度裂伤或称会阴完全裂伤，包括阴道口裂伤、会阴裂伤及肛门括约肌的裂伤，严重者破裂可伸展到直肠壁，引起大便及气体失禁。发生原因多由于分娩过程处理不当，偶有外伤致成。由于新法接生的大力推行，接生员恰当地保护会阴，使会阴Ⅲ度裂伤的发生率大大降低。在城市的大医院中也偶有发生。

二、病因学

在观察产程中，正确估计胎儿大小、了解胎位和先露部位情况，以及防止急产，都是很重要的。对枕后位而有出口狭窄的产妇进行产钳助娩时必须做大侧切，必要时还可做双侧切开，注意保护会阴。会阴正中切开，在操作熟练人的手中，有其优越性的一面；但是操作技术不熟练、会阴又保护不好时，可能使会阴正中切开处的伤口继续向后撕裂，导致Ⅲ度裂伤，这一点是值得引起注意的。

三、临床表现

会阴Ⅲ度裂伤发生在第二产程，在胎头着冠时，助产者可能察觉到会阴部有撕裂感。分娩后即时发现Ⅲ度裂伤而缝合。由于破裂程度不同，症状亦有轻重，如括约肌只有部分撕裂，则只当大便稀时不能控制，虚恭不能控制。在这种情况下患者尽量设法使自己大便干燥。控制大便主要依靠肛门括约肌，在腹压增高时不致使大便突然溢出，但自主控制大便反应不仅依靠括约肌，还要依靠提肛肌。严重者即使干燥大便也不能自控，外阴经常被大便污染。

检查时可见会阴部消失，阴道和直肠的末端相通。肛门后面皮肤呈放射状皱纹，括约肌断端退缩处在肛门两侧形成小凹陷。肛查时嘱患者向内缩，可试验其括约肌的管制功能。如直肠也有撕裂，直肠黏膜呈红色，向外翻出。

四、诊断

1. 分娩时撕裂　会阴Ⅲ度裂伤发生在第二产程，在胎头着冠时，助产者可能察觉到会阴部有撕裂感。分娩后即时发现Ⅲ度裂伤而缝合，伤口愈合一般良好。

2. 陈旧性裂伤　在检查时一指伸入肛门，嘱患者以憋住大便的方式用力向内缩，这时肛指不感到有括约肌的收缩感，并由于撕裂肌肉断端回缩，在肛门侧方可见到小凹陷，在撕裂处可找到环形的肌肉断端。

五、治疗措施

(一)分娩时撕裂修补术

分娩时会阴撕裂修补术，也可以说是新鲜会阴Ⅲ度裂伤的修补方法。修补时间：应在胎盘娩出后，在患者的一般情况允许下立即进行；否则，修补也可推迟 12～24 小时。

1. 术时要点　新鲜的伤口无瘢痕组织，容易愈合，但有时撕裂的肌肉零乱，必须认清层次。游离直肠壁不必过多。括约肌力量强，可用丝线或Ⅱ号铬肠线缝合。因术前无肠道准备，伤口容易感染。修补直肠前壁时，第一层不得穿过直肠黏膜，如线穿过黏膜，在直肠腔内打结，最主要的是第一针的缝合，如看不清，可将一指放在直肠内做指示。缝合括约肌可用Ⅱ号铬制肠线或用中号丝线，先将括约肌提起，试其有无力量。将提肛肌缝合完毕，再缝合括约肌，由内向外缝合，便于操作。缝合阴道壁以前，用生理盐水冲洗伤口，在伤口周围可注射抗生素，以减少感染的机会。

2. 术后处理　分娩时撕裂修补术基本与陈旧性撕裂修补术的术后处理相同：①如患者系由外院转来，在外面的操作情况不明，应首先肌内注射破伤风抗毒素(TAT)1500U；②术后卧床，无渣饮食，保留导尿管(接消毒瓶)5 天，以避免伤口污染；③每日口服链霉素 1.0g，连服 5 天消毒肠道；④口服复方樟脑酊 2ml，每日 3 次，共 3 天，以防止术后 3 天内排大便；⑤如第 5 天仍不大便，可口服液状石蜡 30ml 或用油剂灌肠，灌肠必须由术者自行操作，避免动作粗暴，将肛管穿破伤口；⑥术后第 5～7 天伤口拆线。

(二)陈旧性裂伤修补术

分娩时撕裂修补术后伤口愈合不佳，或者产后会阴撕裂未被发现，即成为陈旧性(Ⅲ度)裂伤。修补时间须待产后 6 个月后。

1. 手术方法　常用的手术修补方法有 2 种：分层法和黏膜瓣法。分层法多应用于新鲜Ⅲ度裂伤。

(1)分层法：手术步骤如下　外阴有阴道消毒：用肥皂水、纱布擦洗外阴及阴道，用清水冲洗干净，再用新洁尔灭 1∶1000 冲洗外阴及阴道。直肠内置纱布卷以避免肠道分泌物溢出。

切开阴道壁前，可再用75%酒精消毒。

暴露手术野：铺消毒单，将小阴唇向两侧分开缝在大阴唇和消毒单上。

1)切口：以组织钳夹持破裂的直肠阴道壁的末端，在阴道黏膜和直肠黏膜交界处做切口，旁达肛门两侧的凹陷的侧方，即肛门括约肌缩入断端的皱褶侧方(图 9-15A)。修剪去剩余的瘢痕组织。

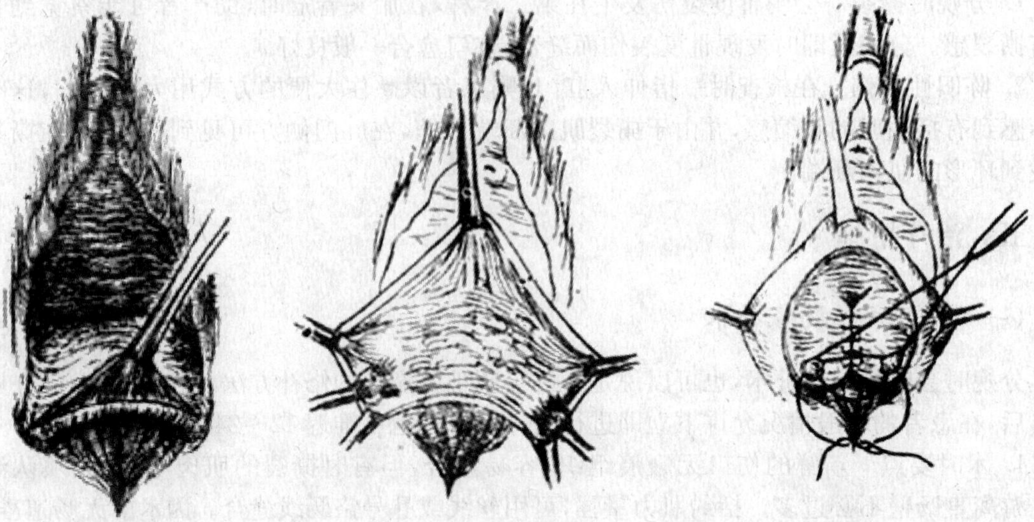

A. 切口　　B. 寻找肛门括约肌　　C. 缝合肛门括约肌

图 9-15　会阴Ⅲ度裂伤修补术——分层法

2)分离阴道壁和直肠壁：用组织钳牵拉阴道壁，以弯钝头剪刀伸入阴道直肠的分界面，钝头朝前方，边向上顶边分开钝头，在中线分开阴道壁和直肠壁。以纱布遮盖手指，向上并向两侧剥离，尽量游离直肠。游离面广，则在缝合直肠壁时张力可以减少，避免缝线处裂开而影响愈合。

3)修补直肠前壁：第一层用铬制 00 号肠线间断缝合，不穿过黏膜。第一针最重要，应缝在伤口顶端以上，第二针在顶端处，间断缝合，二针之间相隔约 1/2cm。第二层用连续伦勃缝法，开始在第一层第一针的上方，增强并埋藏第一层。最好能再缝第三层，包括一些肌纤维和结缔组织，将第二层翻进去，并将直肠推向后方。

4)寻找肛门括约肌断端(图 9-15B)：缩入的肛门括约肌断端可在肛门皮肤皱褶的凹陷部找到。首先，以弯血管钳伸入皮下组织分开空隙；再以组织钳伸入此空隙，争取一次大把夹出括约肌的断端，避免数次拉扯，以致成残留很少肌纤维的损害。将两侧断端找到后向中线牵引，一指伸入肛门，体会肛指有无被缩紧的感觉。括约肌用 2～3 针中号丝线缝合(图 9-15C)。缝合括约肌可在步骤“1)切口”以后进行，因为缝合括约肌后外口变小，影响内部提肛肌的缝合。

5)对称缝合提肛肌。

以后依照阴道后壁修补术，注意建立会阴体。

(2)黏膜瓣法:此法不需缝合直肠壁,感染机会较少,有其优点。如直肠缺损较宽,瘢痕多,用分层法缝合张力大,影响伤口愈合,适用于直肠壁裂口较短的病例。如裂口长,为了遮盖裂口,翻下来的黏膜瓣亦需较长,则恐其远端的血液循环不够。步骤如下:

1)消毒外阴。

2)暴露手术野。

3)阴道切口及剥离阴道壁黏膜瓣(图 9-16A、B)在阴道后壁做倒置 V 字切口,形状如“半圆形”,切口两侧下端在肛门皮肤皱褶凹陷的外方。以左手示指伸入阴道,大指在阴道内,用组织钳向外牵引阴道黏膜,以纱布遮盖手指向下剥离阴道壁,直至裂口的末端以上,避免黏膜瓣过薄或穿孔。此步操作必须小心谨慎,如黏膜中部穿孔则前功尽弃,只能再改用分层法。

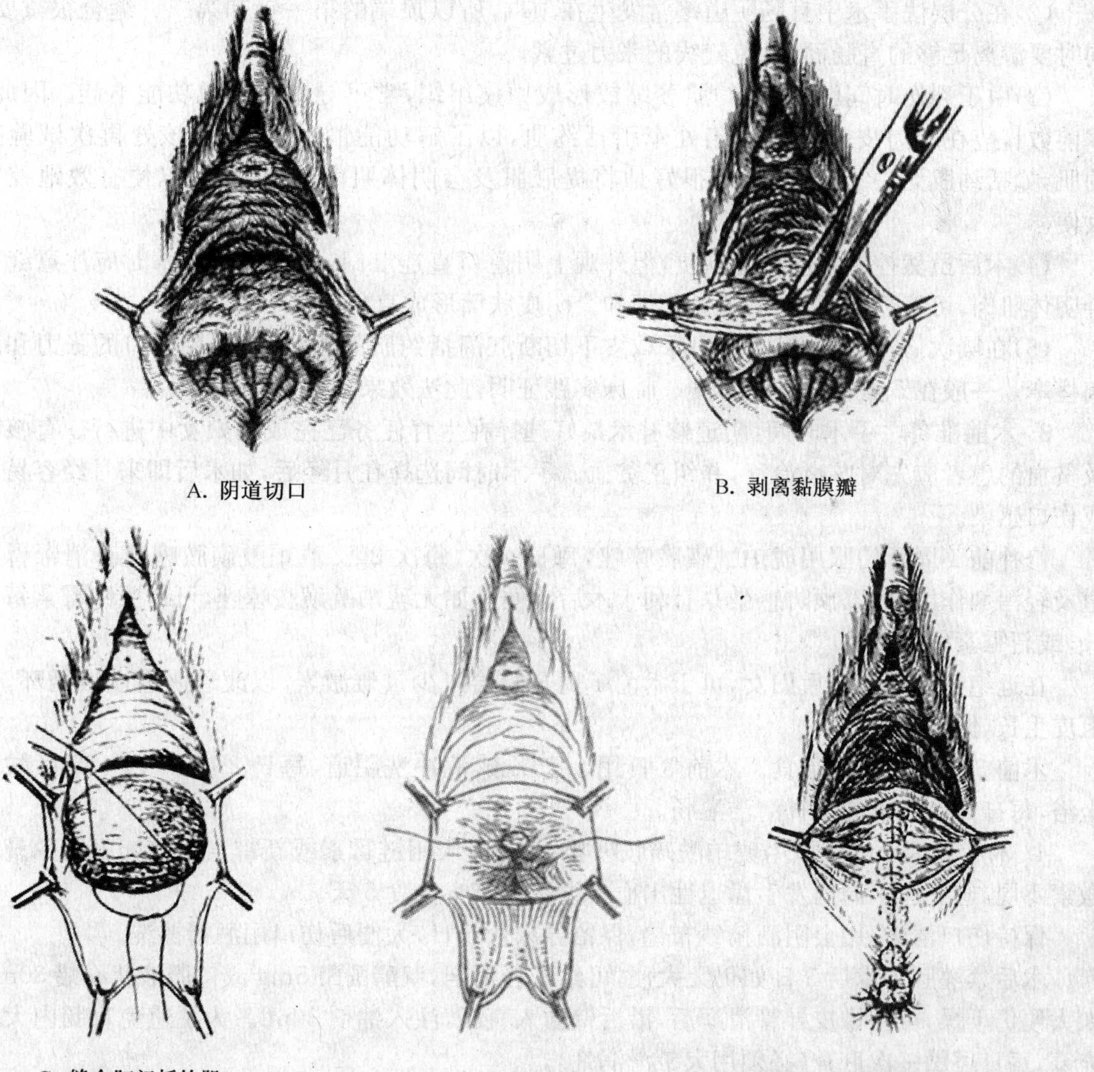

A. 阴道切口　B. 剥离黏膜瓣

C. 缝合肛门括约肌　D. 对合提肛肌　E. 手术结束,剩余黏膜瓣在肛门前突出

图 9-16　会阴Ⅲ度裂伤修补术——黏膜瓣法

寻找并缝合肛门括约肌，缝合提肛肌等。以下步骤同分层法(图 9-16C、D)。

手术完了后，过剩的黏膜可伸在外面在新肛门的前方如痔疮样(图 9-16E))。此时不宜将黏膜剪短，但可将粗糙面对合，术后黏膜可以回缩。偶有术后患者感到突出物不适，可在局部麻醉下切除。

2. 注意事项　为了避免手术失败，必须注意下列事项：

(1)感染引起伤口裂开，手术野即在肛门周围，手术者常需一指伸入直肠做指示，因此术前肠道准备，术前直肠内塞入纱布，肛指伸出后换手套，随即用酒精纱布由前向后涂擦肛门周围。缝合阴道壁前，伤口用消毒生理盐水冲洗一遍。如有出血或感染的可能性较大的患者，在缝合阴道壁时，可置橡皮条引流，保留 48 小时后抽出。

(2)在分层法手术中直肠阴道瘘常发生在顶端，所以顶端的第一针和第二针缝合很重要。同时要游离足够的直肠面，以免缝线的张力过紧。

(3)由于裂伤时间已久，括约肌萎缩或形成瘢痕组织，常可导致括约肌功能不佳。因此，术前数日应在肛门皮肤皱褶凹陷处牵引括约肌，以了解功能情况；术时于该处再次试验括约肌，如括约肌无法缝合时，必须很好地将提肛肌及会阴体肌肉加以缝合，以便有效地控制大便。

(4)术后虽然控制大便功能恢复，但外观上阴道口直连肛门，无会阴体。术时应注意缝合会阴体肌肉，可缝合二层，使阴道黏膜面和会阴皮肤面形成直角。

(5)在屡次修补失败的病例，可采取皮下切断肛门括约肌的方法，以避免伤口的张力和肌肉痉挛。一般在 5 点钟处进行切开。临床实践证明，此法效果良好。

3. 术前准备　手术时间：阴道修补术最好选择在生育任务已完成的妇女中进行。有咳嗽及贫血的患者应先对咳嗽治疗，并纠正贫血。手术时间选择在月经后，如术后即来月经容易造成伤口感染。

修补前 1 周开始服用琥珀酰磺胺噻唑，每日 4 次，每次 2g。琥珀酰磺胺噻唑有消毒胃肠道及轻泻剂作用，可以预防感染并有利于术后大便。如无琥珀酰磺胺噻唑，可口服链霉素每日 1g，或新霉素每日 1g。

在近绝经期或绝经后妇女，可于术前 1 周开始给以少量雌激素，以改善阴道血液循环，使上皮生长，促进愈合。

术前 3 日给无渣半流食。术前 3 日用 0.25‰碘液冲洗阴道，每日 2 次。0.4‰高锰酸钾坐浴，每日 2 次。术前 1 日清洁灌肠。

4. 术后处理　继续服用琥珀酰磺胺噻唑 1 周，或服用链霉素或新霉素。继续服用少量雌激素 1 周，避免在 1 周内发生撤退性出血。继续无渣半流食 5 天。

保持伤口清洁，用会阴酒精纱布垫，保留导尿管 5 日，大便后伤口用酒精擦洗。

术后禁灌肠。术后 5 日如仍无大便，可给予轻泻剂，双醋酚酊 5mg 或口服液状石蜡 30ml。如大便仍干燥，可用橡皮导管滑润后，沿后壁插入直肠，注入油剂 30ml。为了避免直肠内大便充塞，每日可做一次肛查(必须用大量滑润剂)。

如阴道分泌物多，有臭味，表示阴道伤口有感染，可用热 0.4‰高锰酸钾冲洗阴道。一般术后 7 天即可行高锰酸钾热坐浴，以利伤口愈合。

5. 复发后的修补　复发的原因多因组织支持不够，或因雌激素缺乏，蛋白质营养不够，贫血、慢性咳嗽而影响了愈合。术后加强会阴锻炼很重要。锻炼的方法主要是缩紧直肠，憋住大便，或在小便时突然缩紧以中断小便。如必须再次手术，一般须在3～6个月后，以待炎症和感染的消失。也可应用肾上腺皮质激素及抗生素进行治疗，以便提早手术时间。

六、预防

针对致病因素，作好预防工作，多可明显降低患病率。预防工作如下：

1. 做好计划生育。多胎多产不可避免地引起骨盆底肌肉的松弛和撕裂。

2. 产后即刻修补会阴撕裂，避免伤口感染，影响愈合。

3. 第一胎会阴紧，先露部长久停留在会阴部，为了避免黏膜下肌肉撕裂或压迫坏死，应进行会阴切开术。

4. 产褥期体育疗法，一般在分娩后第二天即可开始活动，使小骨盆的血液循环好转，改善局部肌肉张力，加强全身健康，并注意避免重体力劳动或持续性咳嗽。

第十四节　经腹子宫肌瘤剔除术

子宫肌瘤剔除术（myomectomy）包括有经腹子宫肌瘤剔除术经阴道子宫肌瘤剔除术及腹腔镜下子宫肌瘤剔除术、宫腔镜下子宫肌瘤剔除术等多种。

一、适应证

1. 单个或多个子宫肌瘤，影响生育。

2. 子宫肌瘤引起月经失调、痛经。

3. 宫颈肌瘤需保留生育功能。

二、麻醉方法

1. 持续硬脊膜外腔阻滞麻醉。

2. 气管内插管全身麻醉。

三、术前准备

术前行宫颈涂片、诊断性刮宫，以排除子宫颈和宫体恶性肿瘤。

四、手术步骤和技术要点

1. 切口　下腹正中切口或耻骨联合上横切口。

2. 探查　了解子宫肌瘤所在的部位、大小、数目，以决定子宫切口。

3. 阻断子宫血供　行宫体部肌瘤切除前，在子宫峡部的左右侧阔韧带无血管区各做一小口，贯穿置胶管止血带，束扎子宫动、静脉，暂时阻断其供血。如手术时间较长，每10～15分钟放松止血带1分钟。术时亦可向子宫肌层注缩宫剂，以减少术时出血。

4. 壁间肌瘤剔除　在肌瘤表面血管较少的部位，视肌瘤大小行纵行、梭形或弧形切口，深至肌瘤包膜，沿包膜表面钝性分离，至基底部血管较多时，可钳夹后切出肿瘤，缝扎残端。用可吸收线行“8”字或连续缝合肌层 1～2 层。缝合时注意避免出现死腔。浆肌层用 0 号可吸收线间断或连续褥式缝合。对多发肌瘤，应尽可能从一个切口切除多个肌瘤。靠近宫角部的肌瘤，切口应尽量远离宫角部，以免术后瘢痕影响输卵管通畅。

5. 浆膜下肌瘤切除　此类肌瘤常带蒂，可贴近子宫壁夹住瘤蒂，切除肌瘤。瘤蒂较宽时，可在基底部做一梭形切口，切除肌瘤及子宫瘤蒂部的浅肌层。

6. 黏膜下肌瘤切除　若肌瘤明显突入宫腔，需进入宫腔内切除肿瘤，缝合肌层时，应避开黏膜层，以免内膜植入肌层，人为造成子宫内膜异位。对带蒂的黏膜下肌瘤，可经阴道进行切除。

7. 宫颈肌瘤剔除　应了解肌瘤与膀胱、直肠及输尿管的关系。对宫颈前壁肌瘤，先打开膀胱反折腹膜，锐性分离膀胱至肌瘤下缘及侧缘，切开宫颈前壁组织至肿瘤表面，沿肿瘤包膜钝性分离至基底部，钳夹、切除肌瘤，残端缝扎。宫颈肌层用可吸收线行“8”字或连续褥式缝合 1～2 层，并缝合膀胱腹膜反折。

若为宫颈后壁肌瘤，应先打开宫颈-直肠间隙反折腹膜，推开直肠，再剔除肌瘤。对宫颈巨大肌瘤，可先打开阔韧带后叶，找到输尿管，必要时切开输尿管隧道，游离输尿管，再作肌瘤剔除（图 9-17）。

8. 关腹　分层缝合腹壁各层。

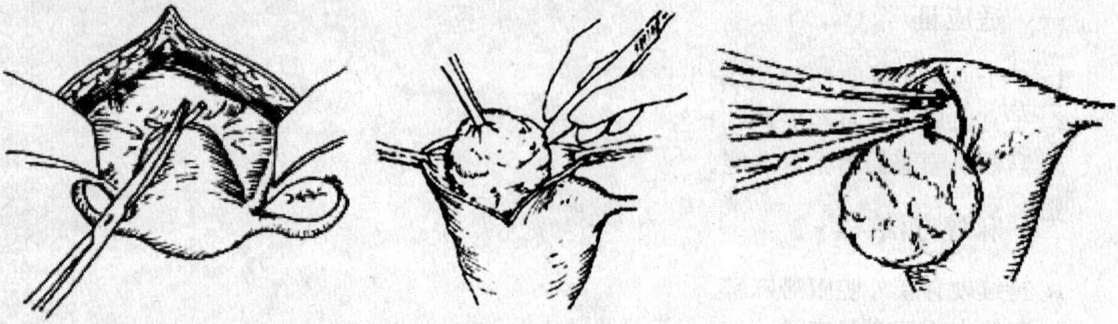

A. 在宫颈峡部束扎子宫血管　　B. 分离肌瘤　　C. 处理肌瘤基底部

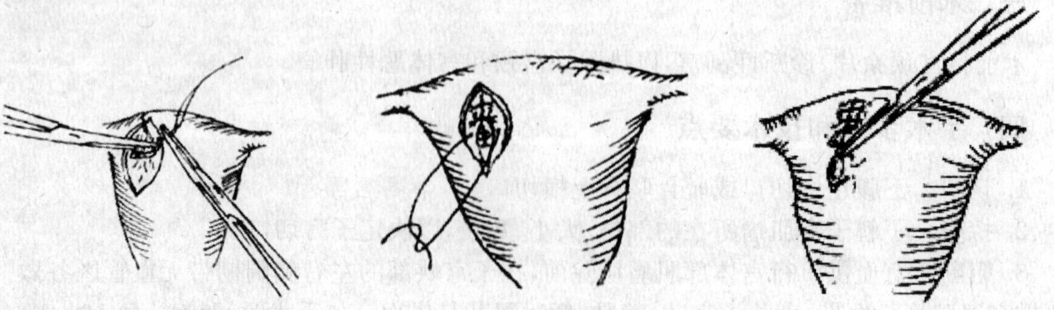

D. 基底残端缝扎　　E. 缝合肌层　　F. 缝合浆基层

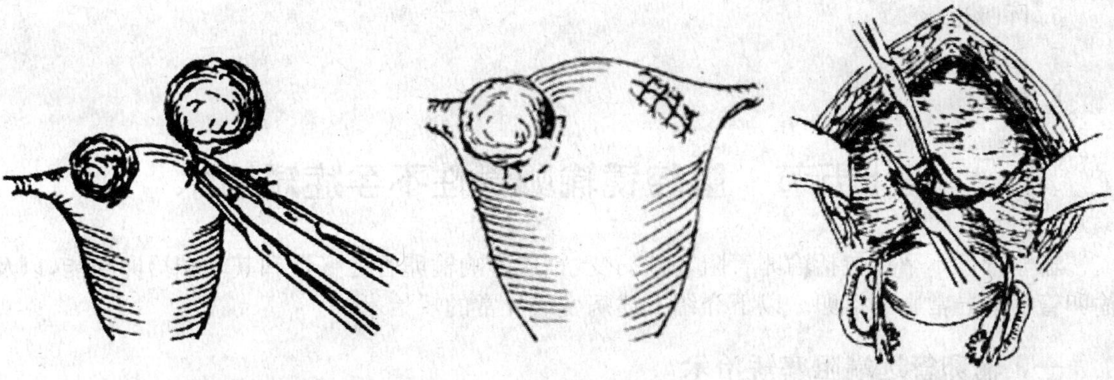

G. 带蒂浆膜下肌瘤　　H. 瘤蒂部切口　　I. 打开膀胱反折腹膜

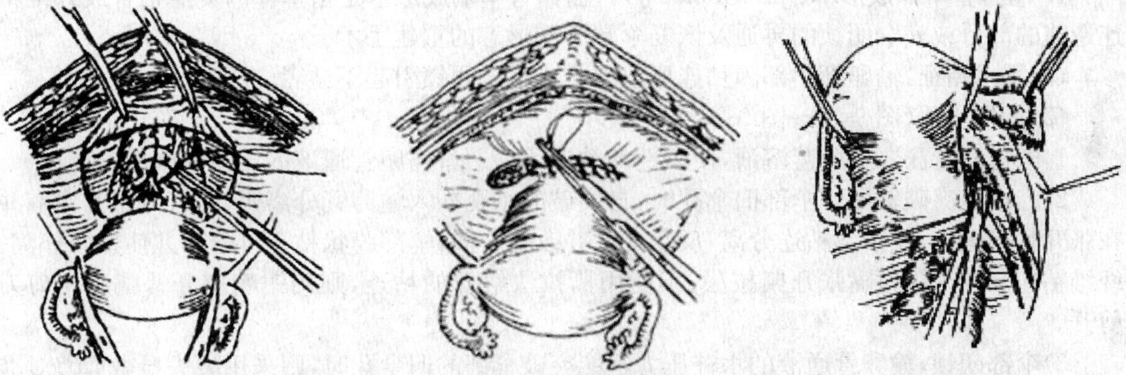

J. 缝合宫颈肌层　　K. 缝合膀胱反折腹膜　　L. 游离输尿管

图 9-17　子宫肌瘤剔除术

五、常见失误分析

1. 出血　分离时层次不清，未沿肿瘤包膜分离，可致出血。有时虽然层次适宜，但肌瘤与血管或肌层粘连致密，此时勿强行钝性分离，应该用止血钳钳夹后再切断结扎。

2. 邻近脏器损伤　宫颈肌瘤较大，可致膀胱、直肠、输尿管位置变异，术中可能损伤相应的器官。当输尿管位置不清时，应打开盆腹膜游离输尿管，使其远离肿瘤，在直视下进行肌瘤剔除。

六、手术并发症

1. 术后阴道出血。
2. 盆腔感染。
3. 输尿管损伤。
4. 腹部切口愈合不良。
5. 下肢深静脉血栓形成。

6. 呼吸道感染。

7. 泌尿系感染。

8. 肠梗阻。

第十五节　腹腔镜输卵管性不孕症矫治术

输卵管性不孕症包括输卵管阻塞性病变，粘连影响输卵管通畅性和其伞端拾卵功能，以及输卵管解剖异常影响拾卵。以下介绍上述病变或异常的矫治术。

一、输卵管远端阻塞矫治术

1. 输卵管伞部成形术(fimbrioplasty)　输卵管伞端成形术是指伞部因炎症粘合或纤维粘连造成的部分或完全闭锁的再通及恢复伞端解剖形态的重建手术。

(1)手术指征：输卵管伞部因粘连所致部分或完全闭锁引起不孕者。

(2)操作步骤(图 9-18～图 9-20)

1)经宫颈管注入亚甲蓝溶液，使伞部的粘连闭锁通过输卵管通液的压力膨胀而分离。

2)当水柱突破输卵管伞部旧伞孔时，自突破的小孔插入输卵管分离钳，在管内张开钳嘴并在张开状态退出，使伞部粘连分离，反复几次并改变方向，伞部膜状粘连可分开并使黏膜外翻。纤维粘连者则采用钳嘴张开撕拉法；不能用撕拉法解开的粘连，则用钳嘴撑开暴露后用剪刀剪开。

3)伞部闭锁，输卵管通液的水柱压力不能突破伞部的旧伞孔时，则采用尖头显微剪刀对准旧伞孔刺入，待水柱喷射出来后继续上述操作。

4)采用冲洗液对准伞部脉冲式冲洗，出血处内凝止血。

(3)难点及注意点：①抓持输卵管操作时要用无损伤抓钳以避免有齿抓钳抓持引起输卵管浆膜面损伤和术后粘连；②伞部粘连分离术一般不会有出血，若有出血，应用冲洗液冲洗找到出血点，内凝止血。

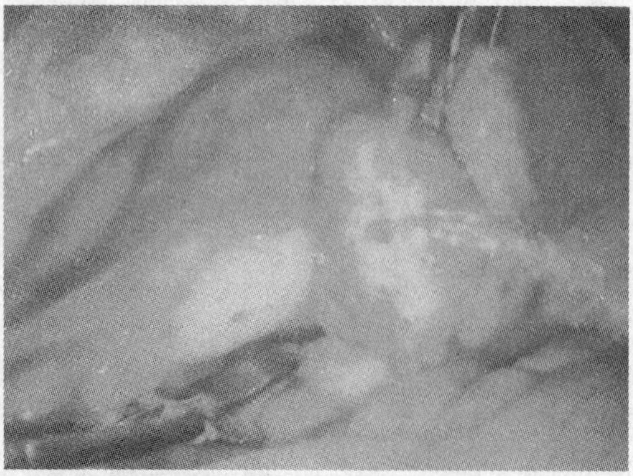

图 9-18　伞部成形术(第一步：输卵管酚红通液水压分离伞部粘连，水柱突破喷射出来，使小孔清晰可见)

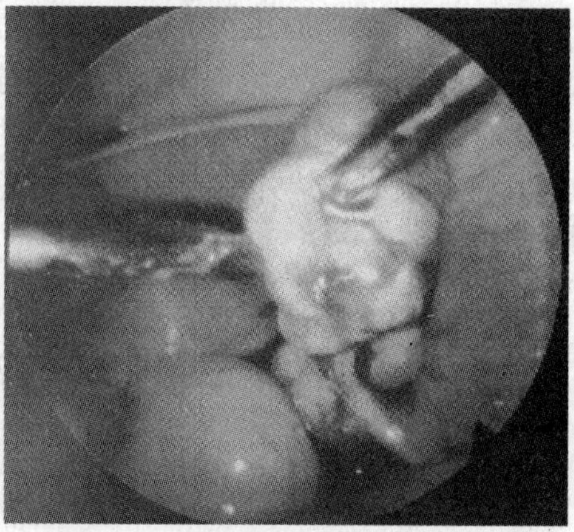

图 9-19　输卵管亚甲蓝通液突破旧伞孔

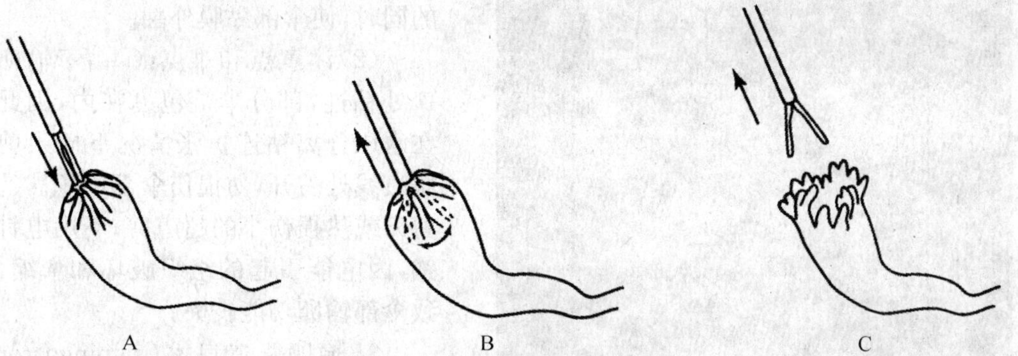

图 9-20　输卵管伞部闭锁成形术

A. 用 3mm 的 Alligator 钳进入狭窄的伞孔；B. 在输卵管内张开钳嘴；C. 钳嘴张开状态轻轻回抽

2. 伞端前端输卵管口狭窄或闭锁切开术(incision of prefimbrial phimosis)

(1)操作步骤(图 9-21)

1)输卵管通液发现伞端前输卵管腹腔开口因粘连或炎症瘢痕引起的狭窄和闭锁(输卵管通液时狭窄和闭锁处前方膨隆)。

2)加压输卵管通液使水柱突破狭窄或闭锁的输卵管腹腔切口，水压对狭窄的输卵管开口有分离粘连扩张作用。

3)剪或超声剪插入狭窄的输卵管腹腔开口，于输卵管腹侧(系膜侧对面)剪开开口处粘连和瘢痕线(图 9-22)。

4)冲洗器脉冲式冲洗输卵管切缘检查出血点，用内凝或微双极电凝止血。

5)也可如图 9-21A 先用内凝器内凝输卵管切开处的浆膜面，再用剪刀剪开开口狭窄处。

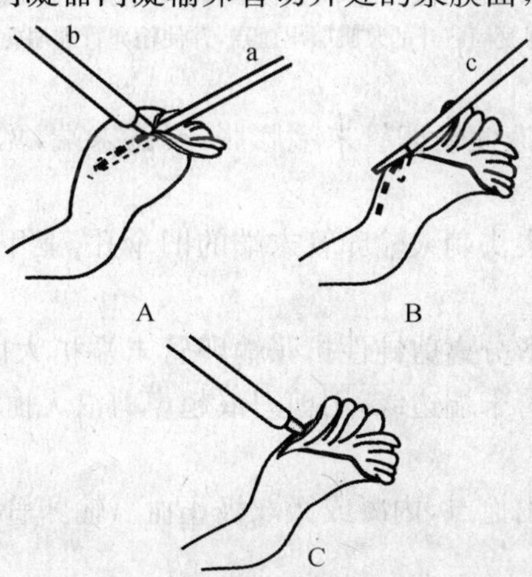

图 9-21　输卵管伞部前闭锁切开术

a. 拨棒；b. 点状内凝器；c. 剪刀　A. 在输卵管系膜对侧用内凝器在输卵管表面作内凝带；B. 沿内凝带剪开输卵管开口狭窄部位；C. 点状内凝器凝固输卵管切开之浆肌层止血，并可使伞部黏膜外翻

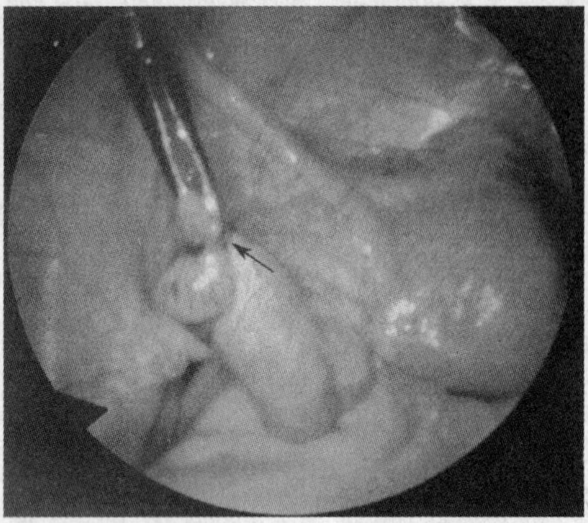

图 9-22　伞端前输卵管开口狭窄，箭头示剪刀切开处

6)点状内凝器内凝切缘浆肌层止血的同时，使伞部黏膜外翻。

(2)注意点和难点：①由于输卵管开口处粘连，部分伞端包裹在内，因此必须在水压分离粘连扩张情况下插入剪刀于瘢痕线处剪开，勿损伤伞部组织。②宜用剪刀或热损伤小的超声剪；不用电针或电钩，因电能引起的组织破坏和挛缩，将导致伞部输卵功能丧失。

3. 输卵管造口术(salpingostomy of salpingoneostomy)　是指输卵管伞部因炎症粘连须状结构破坏后瘢痕化引起末端完全阻塞的造口术。

(1)手术指征：输卵管末端完全阻塞的不孕症患者。

(2)操作步骤(图 9-23)

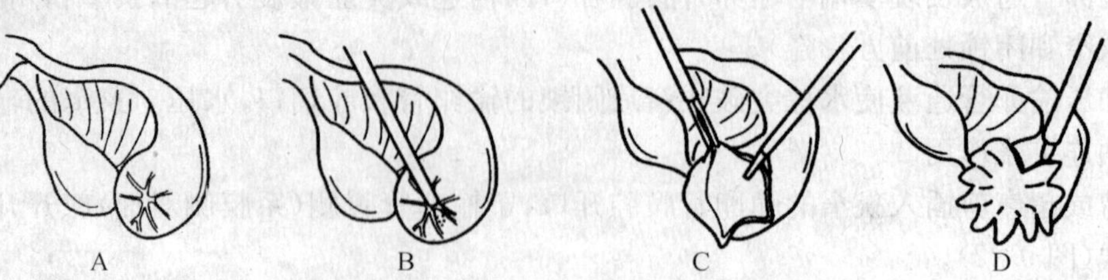

图 9-23　输卵管末端造口术

A. 输卵管盲端旧伞孔车轮状无血管瘢痕线；B. 沿瘢痕线剪开输卵管盲端；C. 暴露输卵管末端黏膜面；D. 用内凝器凝固剪开的浆肌层出血点，并使输卵管末端的黏膜面外翻

1)经宫颈注入亚甲蓝溶液使输卵管末端膨胀，暴露末端，见末端沿旧伞孔放射分布的瘢痕线。

2)采用尖头显微直剪的尖头刺人输卵管末端的旧伞孔，亚甲蓝液流出表明尖剪达输卵管管腔。

3)然后在旧伞孔插入弯形分离剪钝性扩张输卵管末端扩大旧伞孔并暴露瘢痕线；另用两把抓钳钳夹已被打开的输卵管末端边缘，用剪刀或超声剪沿无血管瘢痕线剪开输卵管末端，并使黏膜面外翻。

4)灌洗液冲洗切缘检查出血点，内凝或微双极止血。输卵管管壁肌层切缘的出血内凝之，并使内侧黏膜面自然外翻。

(3)难点及注意点

1)应沿输卵管盲端瘢痕线剪开造口，勿损伤伞部须状组织，厚壁型输卵管积水用超声剪行造口术快捷、无出血，且切缘整齐无挛缩。

2)输卵管伞端闭锁或末端阻塞常存在不同程度的周围粘连,必须首先予以分离再行造口术,输卵管与卵巢之间的粘连也需要分离,直至恢复输卵管、卵巢之间正常的解剖关系。

二、输卵管吻合术

该术式适用于输卵管绝育术的复通,可在腹腔镜下完成。

1. 手术步骤(图 9-24)。

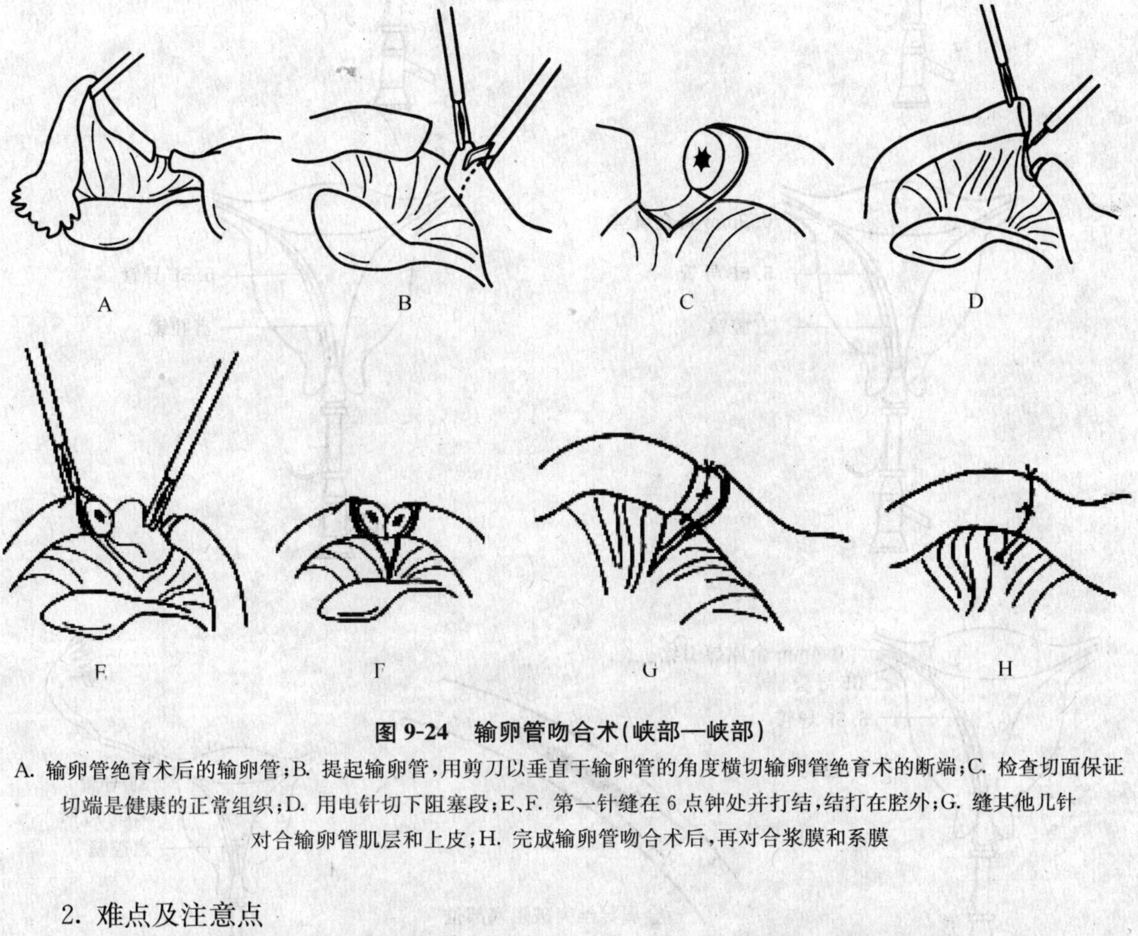

图 9-24 输卵管吻合术(峡部—峡部)

A. 输卵管绝育术后的输卵管;B. 提起输卵管,用剪刀以垂直于输卵管的角度横切输卵管绝育术的断端;C. 检查切面保证切端是健康的正常组织;D. 用电针切下阻塞段;E、F. 第一针缝在 6 点钟处并打结,结打在腔外;G. 缝其他几针对合输卵管肌层和上皮;H. 完成输卵管吻合术后,再对合浆膜和系膜

2. 难点及注意点

(1)切除输卵管闭塞段必须用剪刀机械能,勿用热能源;否则影响吻合断端的愈合。

(2)输卵管闭塞段切断后,其下方连有系膜可用电针裁下,避免损伤输卵管系膜的血管。

(3)缝合术采用带 7-0 细线的 3/8 细弯针,用特别的持针器夹持。分两层(肌层和浆膜层)4 针间断缝合输卵管;第一针对合输卵管系膜侧断端,第二针是其对侧,第三针和第四针缝合断端两侧;第一针的组织对齐是输卵管精确吻合的关键。

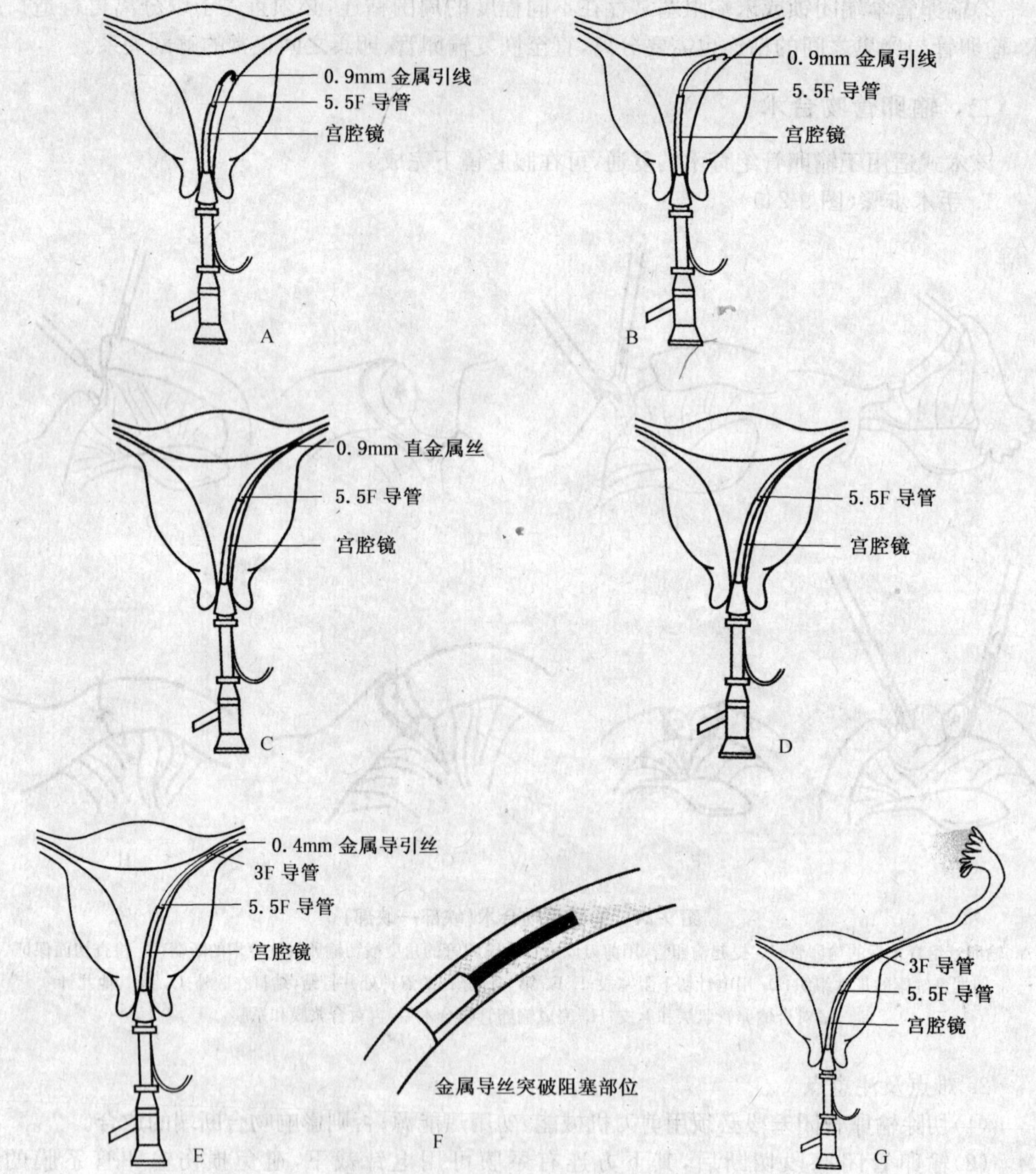

图 9-25　经宫腔镜输卵管插管通液术

A. 自宫腔镜操作孔送入 5.5F 导管，导管内有 0.9mm 的软金属导引丝；B. 5.5F 导管和金属导引丝向输卵管口推进；C. 将金属导引丝改为直金属导丝，使 5.5F 导管顺金属导丝稳固地插入输卵管口内；D. 抽去金属导丝，经导管注入染料作输卵管通液；E. 插管通液失败时，在 5.5F 导管内插入 3F 导管，并在 3F 导管内插入 0.4mm 的金属导丝；F. 将 3F 导管和其内的金属导丝一并经 5.5F 导管通过输卵管间质部向前推进遇阻力即达阻塞部位，用金属导丝试探向前推进突破阻塞部位；G. 抽去金属导丝，经 3F 导管推注染液以证实插管疏通成功

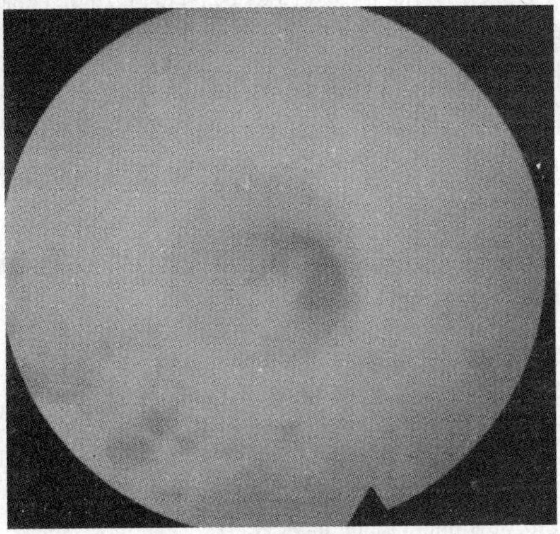

图 9-26 用达那唑准备的宫腔情况（无漂浮的子宫内膜）

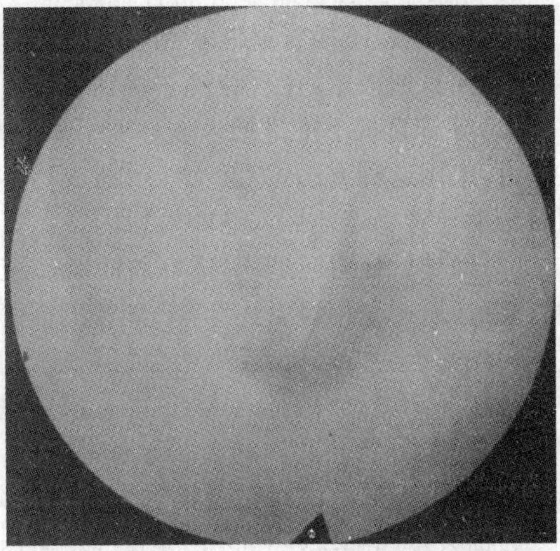

图 9-27 宫腔镜下插管

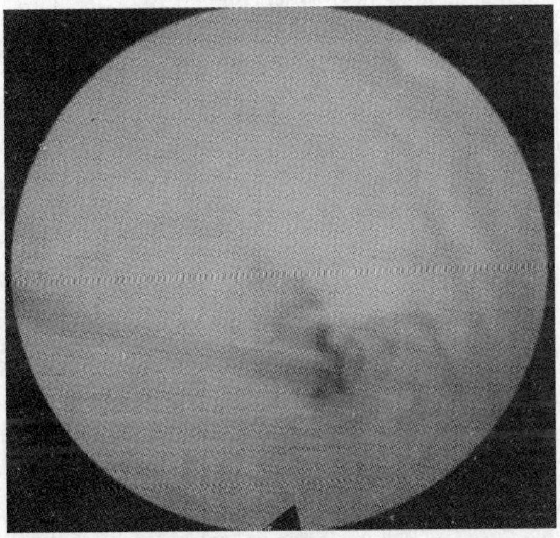

图 9-28 宫腔镜下输卵管插管注入亚甲蓝溶液

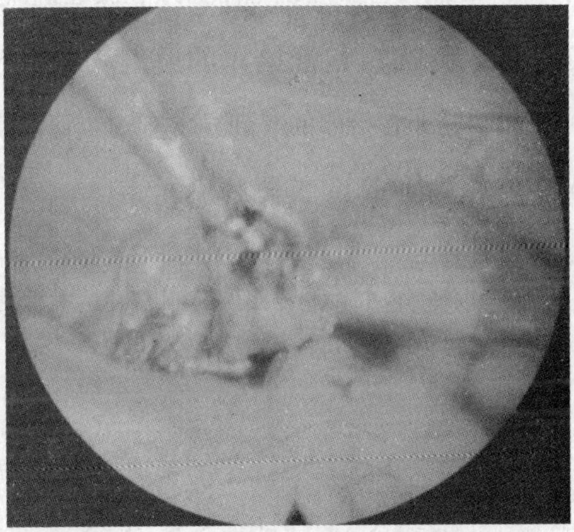

图 9-29 腹腔镜下检查宫腔镜下输卵管通液情况（见亚甲蓝自伞端流出）

三、输卵管近端阻塞矫治术

可采用腹腔镜监护下的宫腔镜输卵管插管疏通术；有插管通液术（图 9-25）和经导管插管疏通术（图 9-26～图 9-29）两种。

1. 适应证　因近端输卵管阻塞所致的不孕症。

2. 方法　宫腔镜输卵管插管疏通术的操作：在腹腔镜监护下，宫腔镜操作见宫腔镜篇。以下介绍宫腔镜下插管通液术和经导管插管疏通术的操作方法的步骤。

(1)插管通液术：在宫腔镜下找到宫腔内输卵管开口后，自宫腔镜操作孔插入 5.5F(1F=1/3mm)导管直视下推进插入输卵管开口，然后自导管推注亚甲蓝溶液。输卵管内炎性栓子阻塞者，采用这种方法，一般均能疏通成功。也可采用配有金属导丝的导管，金属导引线的作用是帮助导管稳定地插入输卵管口内。

(2)经导管插管疏通术：需在腹腔镜监视下操作。在上述输卵管通液术失败，染液不能通过阻塞段时，可采用经上述 5.5F 导管的插管疏通术。方法如下：

1)先按上述方法将 5.5F 导管插入输卵管开口。

2)在 5.5F 导管内插入配有 0.4mm 金属导丝的 3F 导管，金属导丝超出 3F 导管 5mm。

3)将 3F 导管和其内的金属导丝一并经 5.5F 导管通过输卵管间质部向前推进直达阻塞部位(遇阻力)，然后试探向前推进金属导丝突破阻塞部位。

4)抽去金属导丝，经 5.5F 导管推注美蓝溶液以了解插管疏通是否成功。

3. 注意点和难点

(1)为避免过多飘落内膜影响插管视野，可在经前 2～3 天服用达那唑 0.2g，每日 3 次，服至手术日，以抑制子宫内膜生长。

(2)金属导丝插管疏通术必须在腹腔镜监视下，以避免金属丝穿破输卵管。

四、影响输卵管拾卵的解剖异常矫治术

影响输卵管拾卵的解剖异常有输卵管系膜囊肿。

(一)输卵管系膜囊肿剥出术

(1)输卵管系膜囊肿剥出术(图 9-30)。

(2)水压分离输卵管系膜囊肿(图 9-31～图 9-34)。

(3)扭转的输卵管囊肿剥出术。

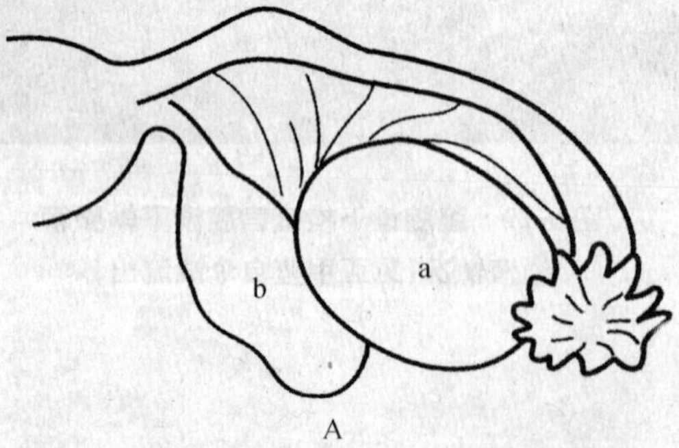

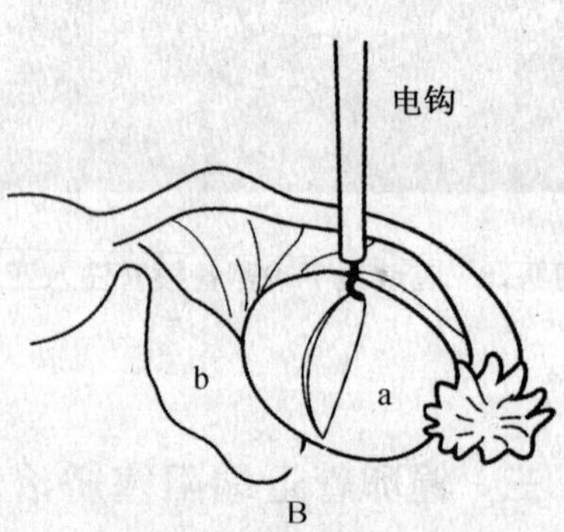

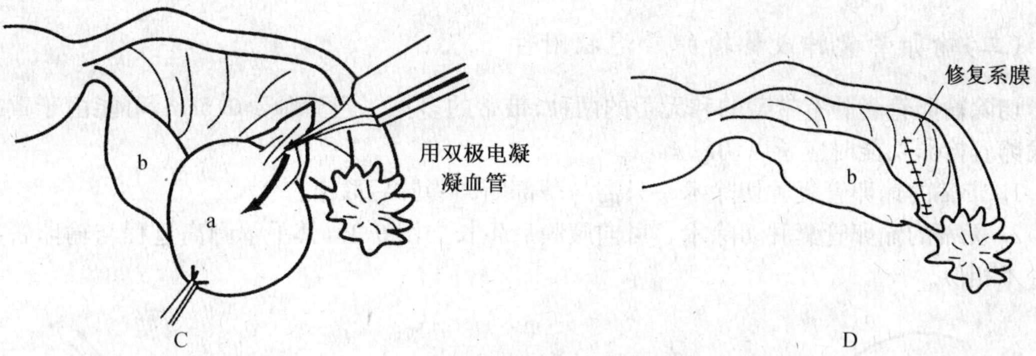

图 9-30　输卵管系膜囊肿切除术解剖

A. 输卵管系膜囊肿；B. 囊肿中央作垂直于输卵管的小切口；C. 采用剪刀刀叶作钝性分离，将囊肿从输卵管系膜夹层内剥离出来，双极电凝基底部血管后断离囊肿；D. 连续缝合输卵管系膜切口

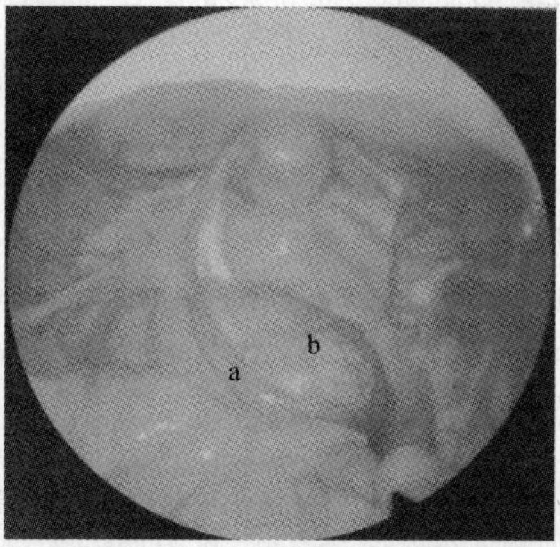

图 9-31　输卵管系膜囊肿水压分离切除术(一)

a. 输卵管；b. 输卵管系膜囊肿

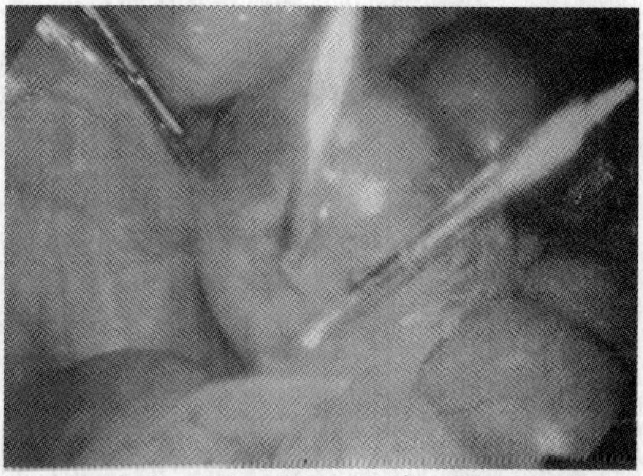

图 9-32　输卵管系膜囊肿水压分离切除术(二)

剪开囊肿包膜，冲洗器插入囊肿包膜与囊肿的间隙注水，水压分离囊肿

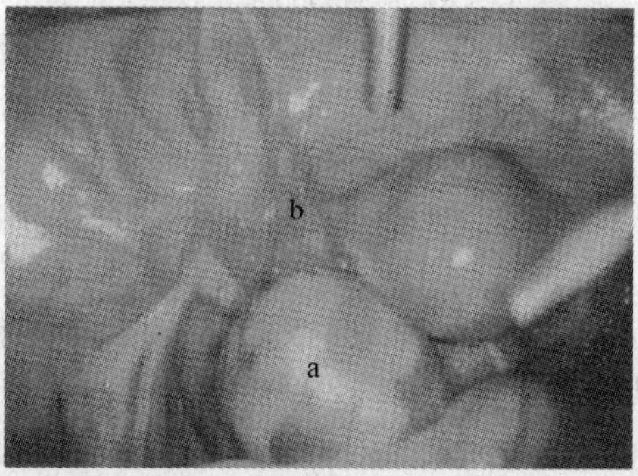

图 9-33　输卵管系膜囊肿水压分离切除术(三)

囊肿已剥离，暴露囊肿基底部血管

a. 囊肿；b. 卵巢

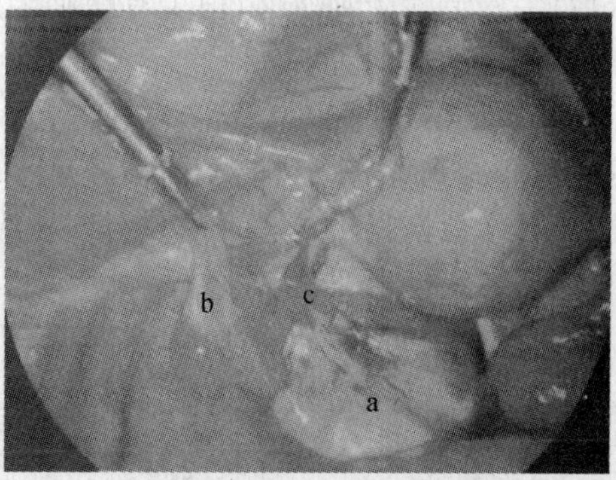

图 9-34　输卵管系膜囊肿水压分离切除术(四)

双极电凝或超声剪凝固基底部血管后切下囊肿

a. 囊肿；b. 卵巢；c. 囊肿基底部血管

（二）输卵管囊肿或称输卵管泡状附件

切除输卵管囊肿有带蒂的和无蒂的两种，带蒂的多见。当囊肿≥0.5cm，可能由于重力影响输卵管拾卵功能时应予以切除。

1. 带蒂的输卵管囊肿切除术　只需与蒂部断离囊肿后取出。

2. 无蒂的输卵管囊肿切除术　可向腹膜后生长如图 9-35，其手术剥离过程与输卵管系膜囊肿术相似。

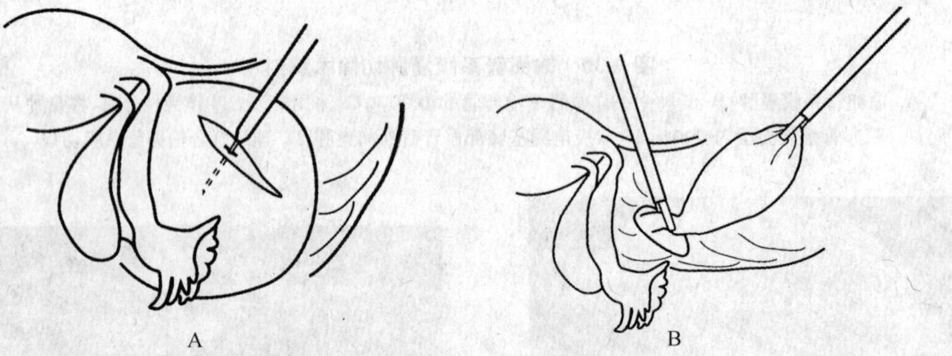

图 9-35　向腹膜后生长的卵巢旁囊肿

A. 远离输卵管伞端切开覆盖于囊肿的腹膜，穿刺吸出囊液；B. 剥除囊肿壁，基底部血管用双极电凝或超声刀断离

第十六节　腹腔镜骶前神经切除术

骶前神经切除（presacral neurectomy）和骶骨韧带切断手术手术是治疗盆腔痛和痛觉的一种手术治疗方法。1937 年 Cotte 报告了他用骶骨前神经切除手术治疗痛经经验后，妇科医师开始对此手术感兴趣。Block 总结了 1936—1963 年期间妇科医师施行的 9937 例骶前神经切除手术，认为成功率、有效率达 75%～80%。70 年代由于非甾体类治疗痛经的药物应用于临床后，手术治疗受到冷落，很少有医师为患者进行创伤性的经腹骶前神经切除术。然而药物治疗的有限性及腹腔镜在 20 世纪 70 年代后被广泛的使用，重新唤起妇科医师们对骶前神经切除和骶骨韧带切断术的兴趣，在腹腔镜下进行这种手术的实践使医师及患者对保守治疗无效的盆腔痛充满信心。目前骶前神经手术已不再经腹进行，完全由腹腔镜手术替代，由于微损伤性、患者术后恢复快，容易被患者接受，腹腔镜手术再次受到妇科医师的重视，重新应用到临床上。

临床研究证实，腹腔镜骶前神经切除治疗重度子宫内膜异位症同经腹手术式的效果相同。Biggerstaff 用这种方法治疗 27 例痛经患者，术后随访 5～35 个月，22 例痛经治愈，2 例患者痛经明显减轻。对Ⅲ～Ⅳ期的子宫内膜异位症患者如果在切除盆腔内子宫内膜异位病灶同时进行骶前神经切除，有效率可达 88%，单纯切除异位灶，患者症状得不到减轻。骶前神经切除术对保守治疗无效的患者仍不失为一个有效的治疗方法。

一、解剖

骶前神经是指上腹下神经丛(superior hypogastric plexus),是23个交感旁系的一个,是腹主动脉交感神经丛(腹主动脉丛)的延续部分。腹主动脉丛沿腹主动脉下降,并接受腰交感神经节来的腰内脏神经,形成单一的骶前神经,位于后腹膜左右髂总动脉之间、第五腰椎前(图9-36),沿骶骨岬前方下行,在第一骶椎水平、直肠壶腹后面它又分成左右两支,与来自骶2、3、4的副交感节前纤维共同组成左右下腹下神经丛(inferior hypogastric plexus),进入骨盆两侧,又称盆丛(pelvic plexus)。此神经丛发出分支支配子宫、阴道、膀胱、输尿管和直肠。体神经纤维随这些交感神经将来自其靶器官的内脏和腹膜表面的疼痛传到脊髓索。

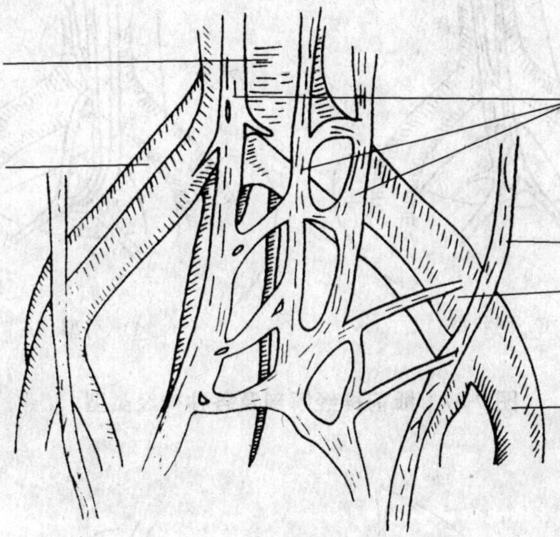

图 9-36　骶前神经解剖关系

来自宫颈、子宫体、输卵管的疼痛神经含有交感神经的传入纤维到胸椎下及腰椎水平。特别是来自子宫的交感神经穿过子宫骶韧带,沿子宫主韧带连接到骨盆神经丛,直肠、膀胱、子宫阴道支均会入次丛。这些传入纤维组成下腹下神经丛。最终左右下腹下神经汇合成骶前神经丛。在第5腰椎前,骶前神经往往形成不同类型的支干(图9-37),只有20%的人,此干是一个单独的支干。骶前神经后方是直肠间隙,右方是髂总动、静脉和输尿管,肠系膜下动脉、乙状结肠,左侧输尿管位于其左侧。骶中动、静脉就在骶前神经旁(图9-38),手术时要特别小心仔细。

二、手术适应证

对保守治疗无效的原发或继发性痛经。与盆腔粘连分离、子宫内膜异位症腹腔镜治疗和保守治疗同时进行。

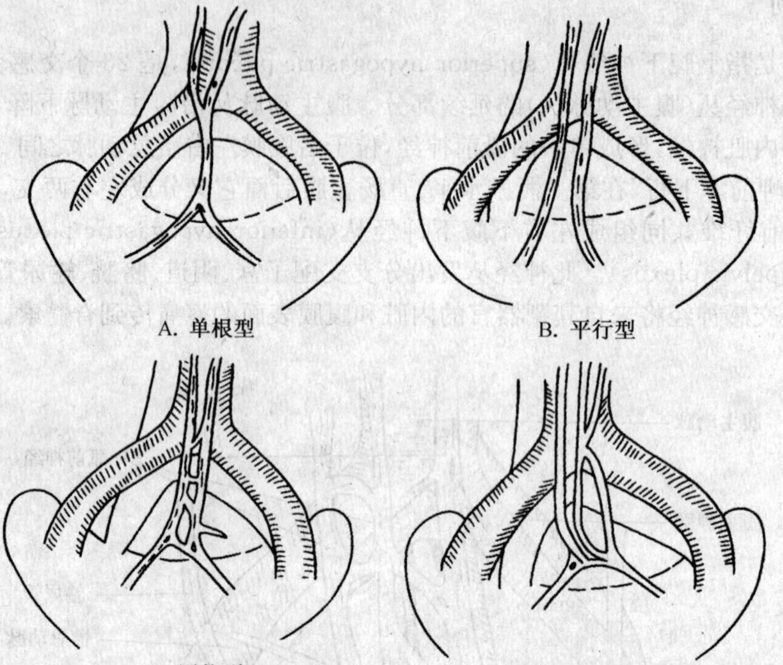

图 9-37 骶前神经解剖及各种神经类型

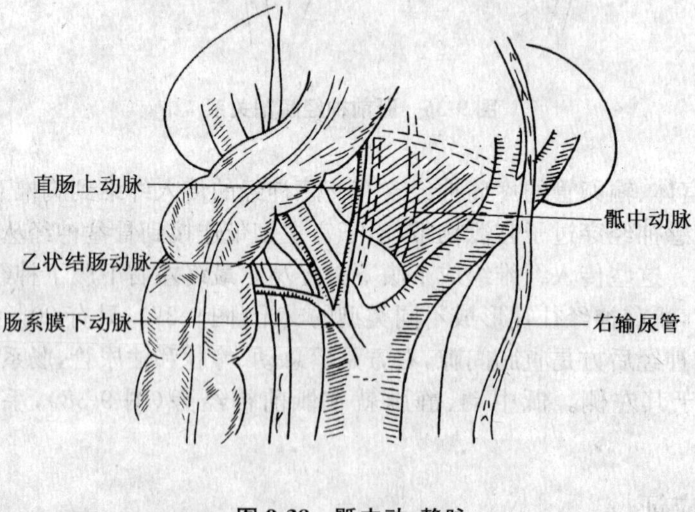

图 9-38 骶中动、静脉

三、禁忌证

1. 肥胖，因为后腹膜脂肪增加，分离骶骨直肠间隙有困难。

2. 粘连严重是手术部位暴露困难者。

3. 与卵巢丛有关的卵巢、输卵管疼痛。

4. 恶性肿瘤引起的疼痛。

四、手术方法

1. 膀胱结石位，头低臀高 25°～35°，略向左倾斜。腹壁进行四点穿刺。在左右下腹及耻骨上方正中部位进行 5mm 套管针穿刺。

2. 将小肠推向上腹部，乙状结肠向左侧牵开，暴露骶骨岬。

3. 将骶骨岬前的腹膜用抓钳轻轻提起，用生理盐水在此处注射形成水垫(图 9-39)。

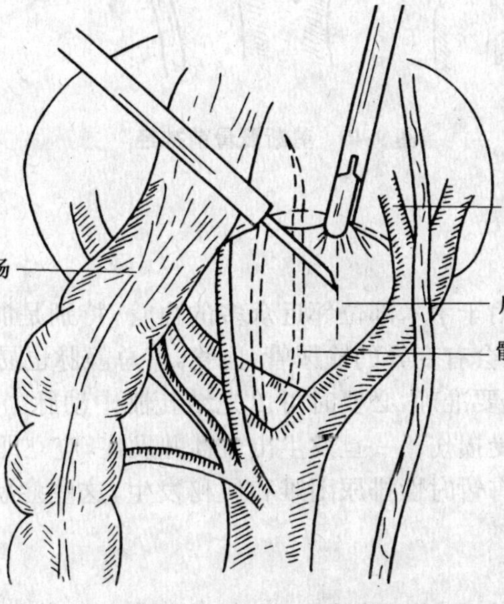

图 9-39　骶岬前后腹膜注水分离

4. 在左侧肠系膜下动脉和右侧髂总动脉之间，右侧输尿管横跨髂总血管旁开 1cm 处纵行剪开后腹膜约 3cm。

5. 钝性分离骶骨岬前间隙暴露神经和骶中动静脉。任何小血管出血都应该用双极电凝止血。

6. 通过下腹正中耻骨上穿刺口放入钝性无损伤抓钳，提起骶前神经，双极电凝后，用剪刀剪断，提起神经的一端，剪断 0.5cm(图 9-40)，送病理进行冷冻切片检查证实(这点非常重要)。神经断端用双极电凝烧灼。

7. 切开之腹膜待其自然愈合。乙状结肠将覆盖此部位，可保护创面暴露于任何其他腹腔器官。

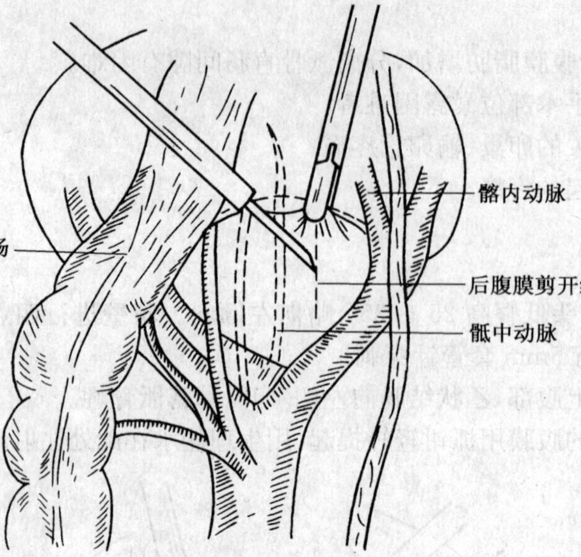

图 9-40　剪断骶骨前神经

五、并发症

多数并发症是大出血。由于手术部位邻近众多的血管，特别是骶前神经和后腹膜骶骨岬间隙之间有骶中动脉，偶尔也会有变异的输尿管、血管，髂总静脉也易受损。手术时必须仔细，禁止使用单极电凝，使用激光要准确，必要时可以先结扎骶中动脉。输尿管的损伤报道极少，右侧输尿管明显较左侧容易受损伤。一旦发生出血性并发症，应立即中转经腹。

有少数报道手术后患者有暂时性排尿困难和便秘发生，这些症状是否因手术所致目前还不清楚。

第十七节　腹腔镜子宫骶骨韧带切断术

Doyle 在 1955 年报告用骶骨韧带切断术治疗痛经患者。因为子宫的大多数神经穿过这个韧带，手术简单易行，术后疗效同骶前神经切除术，目前妇科医师在腹腔镜下进行此手术治疗痛经患者。对原发性痛经患者，用此方法治疗后，70%的患者有效。治疗继发性痛经 49%有效，这个内膜异位症引起的痛经，手术后 71%的患者症状可以得到减轻。

一、手术适应证

1. 原发性痛经。
2. 子宫痛伴有轻度盆腔病理情况者。
3. 子宫骶骨韧带子宫内膜异位症。

手术对那些子宫以外如盆腔腹膜病变、远端输卵管、卵巢病变引起的疼痛无效。

二、手术方法

1. 患者膀胱结石位，置举宫器。在腹壁进行常规三点穿刺。常规探查盆腹腔。

2. 将子宫向腹前壁举起，使子宫骶骨韧带有一定的张力。

3. 在子宫骶骨韧带连接子宫体处，双极电凝或电凝后剪断。后穹隆近子宫处筋膜表面可以做横行切开与两子宫骶骨韧带切开处连接，以切断神经连接纤维(图 9-41)。

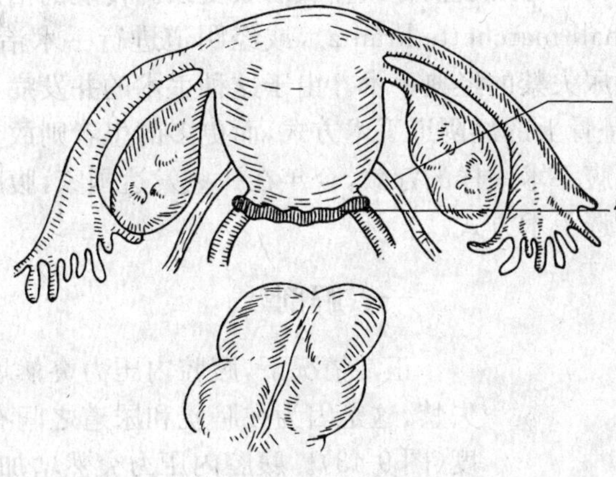

图 9-41　子宫骶骨韧带切断

三、手术注意点和并发症

直肠和输尿管邻近子宫骶骨韧带，输尿管损伤是常见并发症。手术时应该确认输尿管走行，以免伤及输尿管。出血也是该手术的并发症，当切断子宫骶骨韧带时，应该仔细止血。有的患者子宫骶骨韧带较短，不容易辨认，输尿管距离韧带非常近，可以在子宫骶骨韧带外侧腹膜进行减张切开(图 9-42)后再行子宫骶骨韧带切断。此外，在行此手术后患者症状没有减轻，重复手术无效，患者可能存在神经分布解剖上的异常。

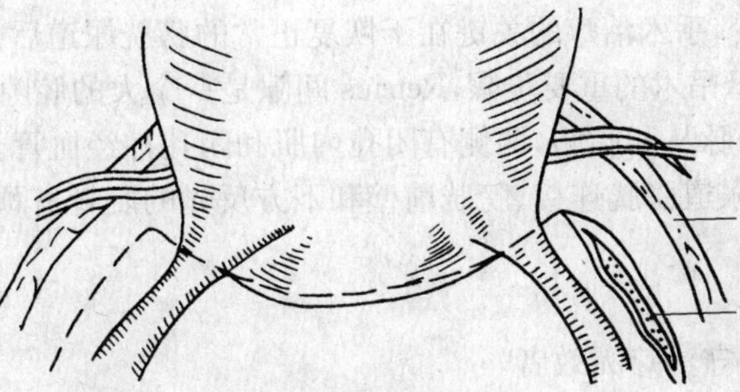

图 9-42　骶骨韧带旁减张切开

第十八节　腹腔镜膀胱悬吊术

膀胱悬吊术(bladder suspension,burch procedure)是指将膀胱颈尿道筋膜与耻骨梳韧带(Cooper’s ligments)缝合以改变膀胱尿道角关系的手术,用于治疗张力性尿失禁。

张力性尿失禁(urinary stress incontinence,USI)是指患者由于腹腔压力突然增加导致尿液不自主地外溢,是困扰众多女性的疾病。据报道有20%的40～60岁的女性、35%大于60岁的女性患此病。它的发病大多由于分娩创伤导致盆底筋膜受损。传统的治疗方法是经耻骨上进行耻骨后膀胱悬吊术(marshall-marchette-krantz),或经阴道进行手术治疗,耻骨后耻骨韧带悬吊术被认为是治疗张力性尿失禁的经典手术。由于这种手术的并发症和腹部的切开瘢痕,患者往往愿意选择疗效不经耻骨上的经阴道手术方式,而更多的患者则放弃治疗。由于腹腔镜手术后既无腹部瘢痕又有经腹手术一样的疗效,今年在一些发达国家,腹腔镜下膀胱颈悬吊术成为治疗张力性尿失禁的首选手术方式。

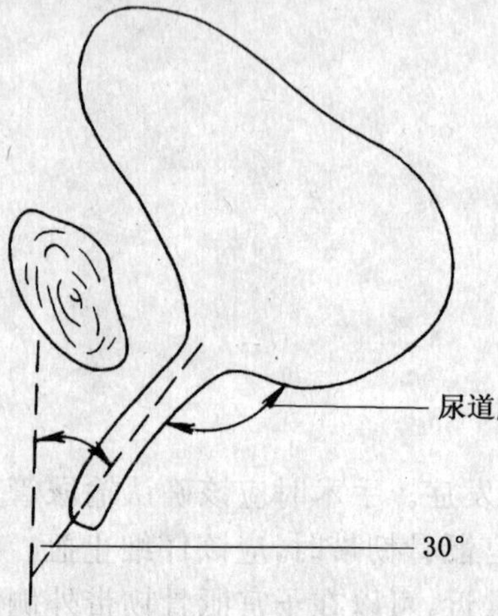

图 9-43　正常膀胱尿道之间的角度

一、解剖

正常情况下,腹腔内压力突然增加不会导致尿失禁,这是因为在膀胱和尿道之间有一个正常的角度(图9-43)。腹腔内压力突然增加时,这种压力同时作用于膀胱和尿道上段,两处的压力互相抵消,尿液不会外溢。中上段尿道由盆腔内尿道下筋膜(耻骨宫颈筋膜)和阴道前壁组成的膈支持,阴道由后方附在肛提肌、向前附在肛提肌肌腱上的盆腔内筋膜悬吊在盆腔侧壁上而维持膀胱尿道的正常角度。尿道下筋膜的结缔组织被损伤,失去其支持力,膀胱尿道后角度丧失,尿道壁本身紧张度也丧失,而致尿道内压力下降,当腹腔压力突然增加时,压力只影响膀胱而不能到达尿道上段,膀胱内压力远远大于尿道内压力,即发生尿液外溢。所以说,膀胱尿道后角的丧失是张力性尿失禁的主要原因(图9-44)。

针对膀胱尿道后角改变,手术治疗的关键在于恢复正常的膀胱尿道后角度。暴露耻骨后间隙(Retzius间隙)是膀胱颈悬吊术的重要步骤,Retzius间隙是一个大的腔隙,前面是耻骨联合和坐骨,中间有丰富的膀胱静脉丛和脂肪,两侧有闭孔内肌和闭孔神经血管。手术时必须分离这个间隙,暴露前方的尿道、尿道膀胱连接、膀胱前壁和下方反光的耻骨宫颈筋膜(图9-45)。

二、手术适应证

重度张力性尿失禁,保守治疗无效者。

手术前要排除可能引起张力性尿失禁的其他因素,如呼吸道疾病。患者需要进行泌尿系统的检查,排除泌尿道感染,进行尿动力学评估,如进行指压试验(Bonney)、棒尖试验、膀胱内

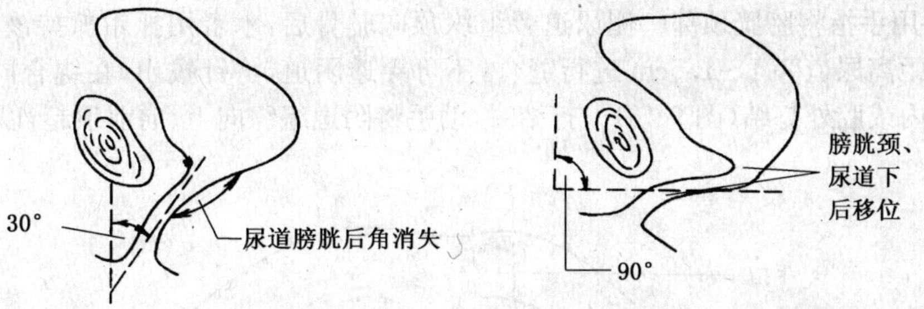

图 9-44 膀胱尿道之间的角度改变

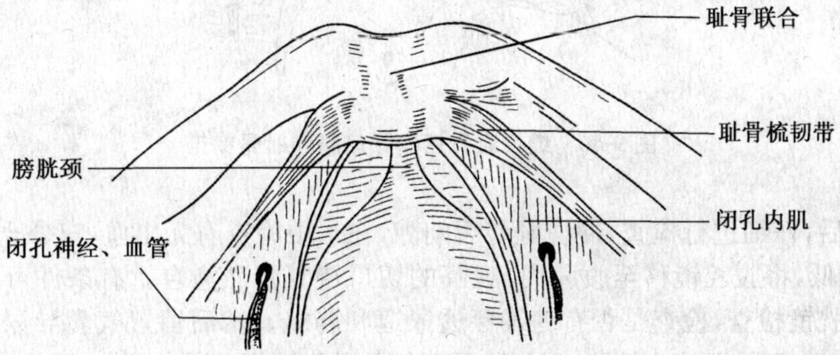

图 9-45 耻骨后间隙

压测量等。

三、手术方法

1. 膀胱截石位。消毒后置气囊导尿管。

2. 在腹壁行常规三点穿刺。放入腹腔镜，常规检查盆腹腔。

3. 下腹正中耻骨上进行第四穿刺，但不穿透腹膜，套管鞘刚好位于腹膜前，放入穿刺针，将生理盐水注入腹膜前将腹膜分离。

4. 腹腔镜下见前壁腹膜向腹腔内突出，用单极电凝切开前腹壁腹膜一小口，镜体通过此切口进入直达耻骨后间隙。

5. 用镜体向下继续分离，暴露耻骨后间隙，见到有气囊导尿管的膀胱前壁，小心分离衬于耻骨表面疏松的结缔组织，即可看见 Cooper 韧带。

6. 继续向两侧分离，暴露两侧的闭孔血管。

7. 下腹部的两个套管鞘放入套管穿刺针后重新调整至耻骨后间隙，以便在此间隙内进行操作。

8. 助手用示、中指在阴道内将膀胱颈部尿道内两旁组织向耻骨方向顶起，再次辨认膀胱颈和耻骨宫颈筋膜的解剖位置。

9. 助手用手指将膀胱颈部一侧尿道旁组织顶向耻骨后，术者用抓钳抓持该处组织，用可吸收缝合线距离尿道旁 1～1.5cm 进行缝合，不可穿透阴道，将针拔出，在缝合同侧的耻骨韧带后进行腔内或腔外打结(图 9-46)。打结时，助手将阴道组织向上、向前顶起，以减少张力。

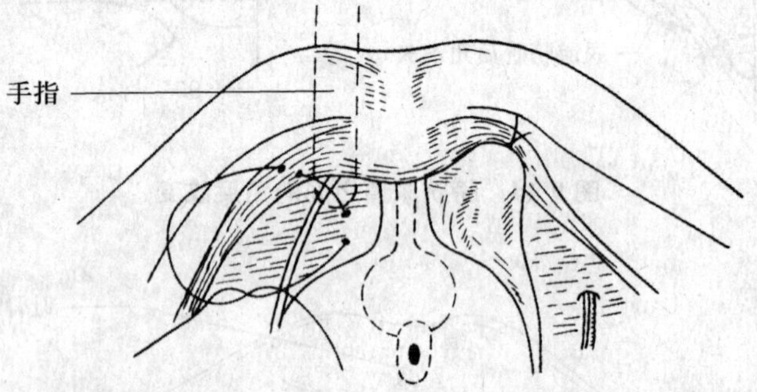

图 9-46　缝合耻骨后宫颈筋膜和耻骨韧带

完成缝合后，仔细进行检查，冲洗耻骨后间隙，在水中检查有无出血，充分止血。将此间隙的 CO_2 压力降低，将腹腔镜移至腹腔内，腹膜的切口待其自然愈合。有条件可以在手术结束时进行纤维膀胱镜检查，检查是否有缝线穿透尿道和膀胱。术后留置气囊导尿管 2～3 天，口服抗生素 1 周，6～8 周内禁止性交，2 个月内避免做增加腹压的动作。

第十九节　腹腔镜子宫悬吊术

子宫悬吊术(uterine suspension)是指通过缩短圆韧带将后倾后屈的子宫纠正成为正常的前倾前屈位的手术。一般活动的后位子宫，临床上多无症状，不需要进行手术。当后位子宫引起严重的临床症状时才考虑手术治疗。

一、手术适应证

1. 子宫Ⅲ度后位所致明显腹部坠痛、腰骶部酸痛、性交痛，膝胸卧位式能改善者。
2. 无任何原因的不孕症，子宫明显后位者。
3. 进行子宫内膜异位症、分离粘连治疗手术的同时，可选择性地进行子宫悬吊手术。

二、手术方法

膀胱截石位。腹壁进行三点穿刺，操作孔用 5mm 套管穿刺针。

方法一：圆韧带腹壁悬吊

用抓钳钳夹圆韧带中点，将腹压降至 8～10mmHg(1.068～1.333kPa)或更低，将圆韧带拉出穿刺口，用 7 号丝线缝合在腹直肌筋膜上。必要时可以将穿刺口扩大以便于缝合(图 9-47)。

也可以用常规手术用血管钳经操作孔进入腹腔，钳夹圆韧带将其提至穿刺孔进行缝合。

方法二：圆韧带缩短

同经腹手术，用非吸收缝线在腹腔镜下缝合圆韧带，使之缩短。

使用 Fallope 环，如同结扎输卵管样，在圆韧带上进行结扎数次，直至达到圆韧带缩短的目的（图 9-48）。

手术后 4～6 周内患者应该避免增加腹肌张力的活动。

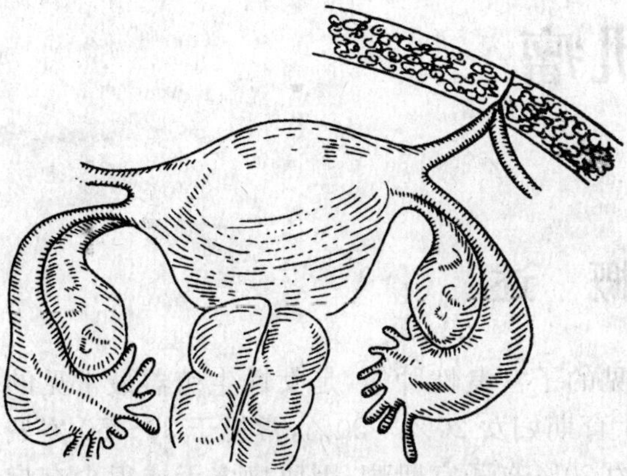

图 9-47 圆韧带腹壁悬吊

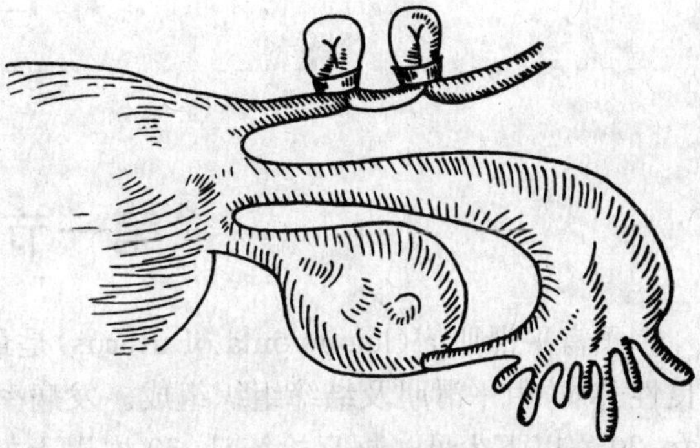

图 9-48 缩短圆韧带

（蒋玉萍 王建玲 李荣霞）

第十章

子宫肌瘤

第一节　概　述

子宫平滑肌瘤(leiomyoma of uterus)是最常见的子宫良性肿瘤，是女性生殖器最常见的良性肿瘤，由平滑肌及结缔组织组成。发病率占生育期妇女20%～30%，常见于30～50岁妇女，20岁以下少见。据尸检统计，30岁以上妇女约20%有子宫肌瘤；因肌瘤多无或很少有症状，临床报道发病率远低于肌瘤真实发病率。占妇科良性肿瘤的51.8%。尽管子宫肌瘤的恶变率很低，约0.5%，但因肌瘤造成的出血、压迫症状、流产及不孕等临床不适常是患者要求治疗的原因。

因肌瘤好发于生育年龄，青春期前少见，绝经后萎缩或消退，提示其发生可能与女性性激素相关。生物化学检测证实肌瘤中雌二醇的雌酮转化明显低于正常肌组织；肌瘤中雌激素受体(ER)浓度明显高于周边肌组织，故认为肌瘤组织局部对雌激素的高敏感性是肌瘤发生重要因素之一。此外研究证实，孕激素有促进肌瘤有丝分裂活动、刺激肌瘤生长的作用。细胞遗传学研究显示25%～50%子宫肌瘤存在细胞遗传学的异常，包括12号和17号染色体长臂片段相互换位、12号染色体长臂重排、7号染色体长臂部分缺失等。分子生物学研究结果提示子宫肌瘤是由单克隆平滑肌细胞增殖而成，多发性子宫肌瘤是由不同克隆细胞形成。

一、分类

1. 按肌瘤生长部位分为宫体肌瘤(90%)和宫颈肌瘤(10%)。

2. 按肌瘤与子宫肌壁的关系分为3类

(1)肌壁间肌瘤(intramuralmyoma)：占60%～70%，肌瘤位于子宫肌壁间，周围均被肌层包围。

(2)浆膜下肌瘤(subserousmyoma)：约占20%，肌瘤向子宫浆膜面生长，并突出于子宫表面，肌瘤表面仅由子宫浆膜覆盖。若瘤体继续向浆膜面生长，仅有一蒂与子宫相连，称为带蒂浆膜下肌瘤，营养由蒂部血管供应。若血供不足肌瘤可变性坏死。若蒂扭转断裂，肌瘤脱落形成游离性肌瘤。若肌瘤位于宫体侧壁向宫旁生长突出于阔韧带两叶之间称阔韧带肌瘤。

(3)黏膜下肌瘤(submucousmyoma)：占10%～15%。肌瘤向宫腔方向生长，突出于宫腔，仅为黏膜层覆盖。黏膜下肌瘤易形成蒂，在宫腔内生长犹如异物，常引起子宫收缩，肌瘤可被挤出宫颈外口而突入阴道。

子宫肌瘤常为多个，各种类型的肌瘤可发生在在同一子宫，称多发性子宫肌瘤。

二、病因与发病机制

（一）激素调节异常

子宫肌瘤来源于子宫肌层的平滑肌或子宫肌层内血管壁的平滑肌组织。很多临床现象表明，子宫肌瘤与卵巢性激素有一定关系。肿瘤一般发生在生育年龄妇女，特别是在妊娠期或应用性激素后可长大；而在青春期前及绝经期后多不会发生子宫肌瘤。绝经后因雌激素水平下降，子宫肌瘤可随宫体的萎缩而退缩，说明肌瘤生长与雌激素水平呈正相关，具有性激素依赖性。

近期研究显示，虽然子宫肌瘤患者血清雌二醇（estrogen，E_2）含量与正常妇女无差异，但却发现局部肌瘤组织内E_2含量高于正常子宫肌层组织，其雌二醇受体及孕酮受体的含量均高于子宫肌层组织，因而造成肌瘤局部的“高雌激素受体环境”。靶组织内保留雌激素的多少，主要取决于细胞内能与雌激素结合的特异蛋白含量，即雌激素受体蛋白含量。由于子宫肌瘤组织内富含雌激素与孕激素受体，这样就形成较多的雌激素受体结合物，增强了雌激素的生物学效应，促使子宫肌瘤的增长。而孕激素在子宫肌瘤生长中的作用也越来越引起人们的重视，有人认为，雌激素介导孕激素受体表达是导致肌瘤生长的机制之一。

关于它的发生机制，目前认为肌瘤原始细胞是胚胎期具有多分化功能的未分化间叶细胞，这种细胞具有生物学媒体，依赖雌激素增殖，靠孕酮分化、肥大。其内分泌调节机制与正常子宫成熟平滑肌细胞不同的是对激素的依赖性强。进入性成熟期，残存于肌层的未分化间叶细胞和未成熟的平滑肌细胞，在雌、孕激素周期作用下出现自我延续，细胞增殖、分化及肥大的过程在长时间内反复进行，直至形成肌瘤。

（二）生长因子失调

近年研究发现，雌激素和孕激素的生物活性是通过旁分泌、自分泌的生长因子介导的。其中碱性成纤维细胞生长因子和转化生长因子是子宫平滑肌瘤病理发生过程中的两个重要的细胞因子。碱性成纤维细胞生长因子是血管生长因子，促进子宫平滑肌瘤细胞和子宫肌层细胞的增生，其行为方式与子宫异常出血及子宫肌瘤的生长有关。转化生长因子超家族包括5种同源二聚体，通过3种不同的受体发挥作用，可以促进细胞增殖和细胞外基质的生成，故转化生长因子在子宫平滑肌瘤的生物学行为中起重要作用。

接受GnRH-a治疗后，肌瘤和肌层中的碱性成纤维细胞生长因子及其受体表达均降低，转化生长因子及其受体也有相似变化。说明自分泌、旁分泌的细胞因子受性激素的调节。有学者发现子宫平滑肌瘤细胞相对于子宫肌层细胞释放较多的转化生长因子，而细胞内则保持低水平。这为体内创造了适于细胞分化、细胞外基质聚集和平滑肌瘤生长的环境。转化生长因子可影响体外培养子宫平滑肌瘤细胞和子宫肌层细胞的胶原合成，当细胞用转化生长因子与中和抗体作用后，两种细胞的胶原表达均显著降低。提示该细胞因子可能在介导性激素的促子宫肌瘤生长中起重要作用。

此外，表皮生长因子、胰岛素样生长因子、血管内皮生长因子等对肌瘤的生长亦有不同程度的影响。

（三）遗传物质改变

研究证明，约有40%的子宫肌瘤存在着细胞遗传方面的异常。较常见的染色体突变位于12q14～15及7q 22。从基因水平的研究发展来看，HMGIG基因与其相关一 HMGI(Y)是导致子宫肌瘤病理发生的原因。这些基因作为高度活性基因组（HMG）家族的一部分可以与DNA结合，从而调节其他基因的活性。

三、病理

（一）巨检

肌瘤为实质性球形包块，表面光滑，质地较子宫肌层硬，压迫周围肌壁纤维形成假包膜，肌瘤与假包膜间有一层疏松网状间隙故易剥出。肌瘤长大或多个相融合时呈不规则形状。肌瘤切面呈灰白色，可见漩涡状或编织状结构。肌瘤颜色和硬度与纤维组织多少有关。

（二）镜检

肌瘤主要由梭形平滑肌细胞和不等量纤维结缔组织构成。肌细胞大小均匀，排列成漩涡状，核为杆状。

根据肌瘤的生长方式可分为子宫体部肌瘤和宫颈肌瘤。前者又可根据其存在部位分为浆膜下、肌壁间和黏膜下肌瘤。

肌壁间肌瘤最常见，占肌瘤总数的60%左右。如果肌瘤较小，仍可保持子宫的形状，但如果肌瘤增大，常使子宫变形。子宫可被压迫、拉长，偏于一边或扭曲，肿瘤的解剖部位就不容易辨认。肌壁间肌瘤可向两个方向发展，向浆膜面形成浆膜下肌瘤，向宫腔形成黏膜下肌瘤。

黏膜下肌瘤是肌壁间肌瘤与内膜接触向宫腔突出而形成，约占20%。突出的程度不同，有时有部分肌瘤仍在肌壁间，有时则完全突出到宫腔，或有较长的瘤蒂使瘤体从宫腔突向宫颈口或阴道内甚至到阴道外，临床称之为“肌瘤分娩”，此时易发生感染、坏死及脱落。极少的黏膜下肌瘤并不来自肌层，而是内膜间质细胞化生成平滑肌而形成。肌瘤与周围的肌组织有明显的界限，虽然没有包膜，但由于周围肌层受压后形成假包膜，与肌瘤之间有一层疏松网隙区域，因此切开肌壁后，肿瘤常会跃出，容易被剔除。肿瘤切面呈灰白色漩涡状或纺织状结构，夹有纤维条索。一般肌瘤常常有一种或多种变性而产生不同的形态，如透明性变、红色变性、液化、钙化、出血甚至恶性变等。肿瘤质地坚硬，与子宫肌层的质地不同，依靠扪诊时手指的感觉常能分辨。突向宫腔的平滑肌瘤对内膜有机械性的压迫，常使覆盖其上的内膜变薄，腺体被压扁，腺上皮呈立方形或扁平状，排卵后也没有分泌反应。间质致密，有很多扩张的小静脉。在被压迫区周围的内膜常出现腺体的拥挤现象，由于肿瘤的阻塞使宫腔变形，常使内膜的脱落不正常。流血后可呈现内膜不规则脱落形态。子宫内膜局部萎缩可能是机械原因引起的，与卵巢激素的水平无关。例如,黏膜下的大肌瘤可以压迫或牵拉子宫内膜而使局部内膜萎缩,这类萎缩被称为压力性萎缩,其细胞改变同激素缺乏所致的萎缩不能区别,但是压力性萎缩总是局部的,而且周围腺体往往显示增生过长,所以在刮出物中发现萎缩和增生过长共存或者子宫内膜不规则时,须考虑到有子宫黏膜下肌瘤的可能,此时的异常出血可能是压力性坏死或者是机械性梗阻引起,后者使覆盖的小静脉充血扩张。

如果肿瘤在肌壁间或浆膜下,内膜不受影响,呈正常的形态。

此外,子宫肌瘤患者的卵巢功能也常出现一些改变。卵巢内有大量卵泡增殖,而排卵停止,使子宫内膜单一接受雌激素刺激,而无孕激素对抗。据资料统计,子宫肌瘤合并子宫内膜增殖症者占30%~40%。所以,当子宫有小的肌瘤且诊刮的内膜呈增生过长时,常被诊断为"功血"而忽略了子宫肌瘤的存在。

四、肌瘤变性

肌瘤变性是肌瘤失去了原有的典型结构。常见的变性有:

1. 玻璃样变(hyaline degeneration) 又称透明变性,最常见。肌瘤剖面漩涡状结构消失为均匀透明样物质取代。镜下见病变区肌细胞消失,为均匀透明无结构区。

2. 囊性变(cystic degeneration) 子宫肌瘤玻璃样变继续发展,肌细胞坏死液化即可发生囊性变,此时子宫肌瘤变软,很难与妊娠子宫或卵巢囊肿区别。肌瘤内出现大小不等的囊腔,其间有结缔组织相隔,数个囊腔也可融合成大囊腔,腔内含清亮无色液体,也可凝固成胶冻状。镜下见囊腔为玻璃样变的肌瘤组织构成,内壁无上皮覆盖。

3. 红色样变(red degeneration) 多见于妊娠期或产褥期,为肌瘤的一种特殊类型坏死,发生机制不清,可能与肌瘤内小血管退行性变引起血栓及溶血,血红蛋白渗入肌瘤内有关。患者可有剧烈腹痛伴恶心呕吐、发热,白细胞计数升高,检查发现肌瘤迅速增大、压痛。肌瘤剖面为暗红色,如半熟的牛肉,有腥臭味,质软,旋涡状结构消失。镜检见组织高度水肿,假包膜内大静脉及瘤体内小静脉血栓形成,广泛出血伴溶血,肌细胞减少,细胞核常溶解消失,并有较多脂肪小球沉积。

4. 肉瘤样变(sarcomatous change) 肌瘤恶变为肉瘤少见,仅为0.4%~0.8%,多见于年龄较大妇女。肌瘤在短期内迅速长大或伴有不规则出血者应考虑恶变。若绝经后妇女肌瘤增大更应警惕恶性变可能。肌瘤恶变后,组织变软而且脆,切面灰黄色,似生鱼肉状,与周围组织界限不清。镜下见平滑肌细胞增生,排列紊乱,漩涡状结构消失,细胞有异型性。

5. 钙化(degeneration with calcification) 多见于蒂部细小血供不足的浆膜下肌瘤以及绝经后妇女的肌瘤。常在脂肪变性后进一步分解成甘油三酯,再与钙盐结合,沉积在肌瘤内。X线摄片可清楚看到钙化阴影。镜下可见钙化区为层状沉积,呈圆形,有深蓝色微细颗粒。

五、临床表现

(一)症状

多无明显症状,仅在体检时偶然发现。症状与肌瘤部位、有无变性相关,而与肌瘤大小、数目关系不大。常见症状有：

(1)经量增多及经期延长：多见于大的肌壁间肌瘤及黏膜下肌瘤者，肌瘤使宫腔增大子宫内膜面积增加，并影响子宫收缩可有经量增多、经期延长等症状。此外肌瘤可能使肿瘤附近的静脉受挤压，导致子宫内膜静脉丛充血与扩张，从而引起月经过多。黏膜下肌瘤伴坏死感染时，可有不规则阴道流血或血样脓性排液。长期经量增多可导致继发贫血、乏力，心悸等症状。

(2)下腹包块：肌瘤初起时腹部摸不到肿块，当肌瘤逐渐增大使子宫超过了 3 个月妊娠大小较易从腹部触及。肿块居下腹正中部位，实性、可活动、无压痛、生长缓慢。巨大的黏膜下肌瘤脱出阴道外，患者可因外阴脱出肿物来就医。

(3)白带增多：肌壁间肌瘤使宫腔面积增大，内膜腺体分泌增多，并伴有盆腔充血致使白带增多；子宫黏膜下肌瘤一旦感染可有大量脓样白带，如有溃烂、坏死、出血时可有血性或脓血性有恶臭的阴道溢液。

(4)压迫症状：子宫前壁下段肌瘤可压迫膀胱引起尿频、尿急；子宫颈肌瘤可引起排尿困难、尿潴留；子宫后壁肌瘤(峡部或后壁)可引起下腹坠胀不适、便秘等症状。阔韧带肌瘤或宫颈巨型肌瘤间侧方发展嵌入盆腔内压迫输尿管使上泌尿路受阻，形成输尿管扩张甚至发生肾盂积水。

(5)其他：常见下腹坠胀、腰酸背痛，经期加重。患者可引起不孕或流产。肌瘤红色变性时有急性下腹痛，伴呕吐、发热及肿瘤局部压痛；浆膜下肌瘤蒂扭转可有急性腹痛；子宫黏膜下肌瘤由宫腔向外排出时也可引起腹痛。子宫肌瘤本身可产生症状，也可因造成解剖上的变化而影响其他器官，如压迫症状、沉重感、腹痛、腹部包块、泌尿道与肠道的功能紊乱等。

不孕：子宫肌瘤可改变宫腔形态，肿瘤本身亦可作为异物而妨碍孕卵着床、影响精子运行。子宫肌瘤生长在角部者可改变输卵管间质部或峡部的解剖关系，影响受精卵的运送。此外，还可造成流产、早产或难产。子宫肌瘤导致不孕的原因可能为：

(1)肌瘤位于宫颈管或宫角时，造成阻塞影响受孕。

(2)肌瘤刺激影响孕卵着床。

(3)肌瘤影响子宫内膜基质层的血供。

(二)体征

与肌瘤大小，位置，数目及有无变性相关。大肌瘤可在下腹部扪及实质性不规则肿块。妇科检查子宫增大，表面不规则单个或多个结节状突起。浆膜下肌瘤可扪及单个实质性球状肿块与子宫有蒂相连。黏膜下肌瘤位于宫腔内者子宫均匀增大；黏膜下肌瘤脱出子宫颈外口，检查即可看到子宫颈口处有肿物，粉红色，表面光滑，宫颈四周边缘清楚，如伴感染时可有坏死、出血及脓性分泌物。

无症状患者可无任何不适，往往因其他情况行妇科检查或偶尔自行腹部触摸时被发现。

子宫出血是子宫肌瘤最常见的症状，甚至有时是其惟一的症状。引起子宫出血的表现也不尽相同，可为月经过多、经期延长、周期缩短或是不规则出血。子宫肌瘤引起子宫出血的原因很多，可有以下几个因素。

(1)子宫肌瘤占位使宫腔变形，子宫内膜面积相应增加。向宫腔表面生长而源于壁间的肌瘤，覆盖其上的子宫内膜变薄，血管扩张，内膜剥脱时血管暴露，可有大量出血，因表面内膜供血不足，易导致溃疡、坏死，而加重出血，且可出现不规则阴道出血。

(2)子宫肌瘤妨碍了经期正常的子宫收缩。在正常月经期时，子宫产生有节律的收缩，而有效地闭合螺旋小动脉，这是制止经期出血的保护机制。子宫肌瘤妨碍了这一正常机制，不能有效地节制那些剥脱了子宫内膜而暴露在宫腔表面的小血管出血，致使经量明显增多。

(3)子宫肌瘤生长和压迫造成子宫血管的改变和盆腔的慢性充血。子宫肌瘤生长对周围产生的压迫，使周围子宫肌内的小静脉扩张淤血，并有小血栓形成，相应区域的子宫内膜亦严重充血。当子宫内膜剥脱时，其下扩张的小静脉中的栓子脱落，出现大量子宫出血。此外，患有肌瘤而增大的宫体对周围盆腔组织的压迫，使盆腔淤血，加重了子宫出血。

(4)并发子宫内膜增殖症及内膜息肉形成。许多观察表明，子宫肌瘤者常合并卵巢功能的改变。在其卵巢上有大量的卵泡增殖，但排卵停止，使子宫内膜单一接受雌激素刺激，而无孕激素对抗。一旦雌激素水平变化不足以支持增殖的子宫内膜时，即发生子宫内膜的剥脱。过度增殖的子宫内膜剥脱产生大量的子宫出血，可反复发生。内膜病理检查可为子宫内膜增殖症。有资料表明，子宫肌瘤合并子宫内膜增殖症者可达30%～40%。

(5)子宫黏膜下肌瘤无疑要增加内膜的面积，而更重要的是经期正常的子宫收缩对其根本不产生作用，致使其表面暴露的血管出血不止，加之宫腔内抗凝物质的作用，妨碍出血部位血液凝固，因此患者可呈现急性失血或出血淋漓。黏膜下肌瘤裸露于宫腔，极易导致感染、水肿、坏死，这样不仅会加重经期的出血，且可出现不规则出血、排液等，甚至长期淋漓不断。

总之，子宫肌瘤引起子宫出血的原因，往往不是单一的，而是几个因素共同作用的结果。子宫出血主要与肌瘤发生的位置有关，而与肌瘤大小和个数的关系并不十分重要。一个较大的浆膜下肌瘤可不发生子宫出血，而一个很小的黏膜下肌瘤却可引起令人难以置信的大出血。在各类子宫肌瘤中，黏膜下肌瘤最易引起出血，几乎达100%，而壁间肌瘤和浆膜下肌瘤则分别约为70%和35%左右。绝经后的患者可因其原有壁间肌瘤与子宫的萎缩不同步，而变得凸向宫腔，造成出血，但更应警惕宫体癌、宫颈癌的存在。

六、诊断及鉴别诊断

根据病史及体征诊断多无困难。个别患者诊断困难可采用B型超声检查、宫腔镜、腹腔镜、子宫输卵管造影等协助诊断。应与下列疾病鉴别：

1. 妊娠子宫　应注意肌瘤囊性变与妊娠子宫先兆流产鉴别。妊娠时有停经史，早孕反应，子宫随停经月份增大变软，借助尿或血HCG测定、B型超声可确诊。

2. 卵巢肿瘤　多无月经改变，呈囊性位于子宫一侧。注意实质性卵巢肿瘤与带蒂浆膜下肌瘤鉴别，肌瘤囊性变与卵巢囊肿鉴别。注意肿块与子宫的关系，可借助B型超声、腹腔镜或探宫腔长度及方向等检查协助诊断。

3. 子宫腺肌病　局限型子宫腺肌病类似子宫肌壁间肌瘤，质硬，亦可有经量增多等症状，也可使子宫增大，月经增多。但子宫腺肌病有继发性渐进性痛经史，子宫多呈均匀增大，很少超过3个月妊娠大小，有时经前与经后子宫大小可有变化。B型超声检查可有助于诊断。有时两者可以并存。

4. 子宫恶性肿瘤

(1)子宫肉瘤:好发于老年妇女,生长迅速,侵犯周围组织时出现腰腿痛等压迫症状。有时从宫口有息肉样赘生物脱出,触之易出血,肿瘤的活组织检查有助于鉴别。

(2)子宫内膜癌:以绝经后阴道流血为主要症状,好发于老年妇女,子宫呈均匀增大或正常,质软。应注意更年期妇女肌瘤可合并子宫内膜癌。诊刮有助于鉴别。

(3)宫颈癌:有不规则阴道流血及白带增多或不正常排液等症状,外生型较易鉴别,内生型宫颈癌则应与宫颈管黏膜下肌瘤鉴别。可借助于B型超声检查、宫颈细胞学刮片检查、宫颈活组织检查、宫颈管搔刮及分段诊刮等鉴别子宫恶性肿瘤。

(4)其他:卵巢巧克力囊肿、盆腔炎性包块、子宫畸形等可根据病史、体征及B型超声检查鉴别。

应注意以下问题:

(1)子宫肌瘤合并子宫内膜增殖症者或其他宫腔内疾病时,需以宫腔镜或刮宫等辅助方法协助诊断。

(2)当子宫肌瘤,特别是黏膜下肌瘤<1cm时,普通B超检查很难发现。因此对月经过多、周期不规则的患者,即使子宫不大,B超检查未见明显异常,也应进行宫腔镜检查以明确诊断。

【子宫肌瘤合并妊娠】

1. 检查方法

(1)时间:月经规律者应在月经干净3~7天内检查。此时子宫内膜较薄,宫腔容易膨胀,便于观察。月经紊乱者应在出血较少时检查。术前应常规服用抗生素3天,预防盆腔感染。

(2)方法:充分膨宫后,应注意仔细观察肌瘤的形状、色泽、大小、数目、部位、瘤蒂或基底部,肌瘤表面覆盖的上皮、血管分布,以及瘤体与周围正常内膜间移行区的情况。

(3)注意:若子宫内膜较厚或合并子宫内膜增殖症时,肥厚的内膜可能会妨碍对肌瘤的观察,造成误诊或漏诊。此时可用吸管或刮匙刮出子宫内膜,而后再进行观察,即可获得满意结果。

2. 宫腔镜影像

(1)形状:因子宫肌瘤多为球状物,宫腔镜影像则取决于瘤体向宫腔内凸出的程度。若肌瘤的体积仅有25%凸向宫腔,即Ⅳ型黏膜下子宫肌瘤,在宫腔镜下则表现为局部呈弧线形突出,增加膨宫压力亦不能展平;若瘤体的50%凸向宫腔,即Ⅲ型黏膜下子宫肌瘤,在宫腔镜下可见到一半球形的肿物若有几75%凸向宫腔,即Ⅱ型黏膜下子宫肌瘤,则为一近似球形的肿物;若全部凸向宫腔,即Ⅰ型黏膜下子宫肌瘤,宫腔镜则可见一球状物位于宫内;若瘤体完全脱离子宫壁,仅有瘤蒂与之相连,宫腔镜可见到粗细不等的瘤蒂,此时的黏膜下肌瘤已非球形,而呈形状不规则的长椭圆形或舌状。

(2)表面特征:肌瘤表面覆盖的内膜与周围正常内膜相似,光滑平整。但明显凸向宫腔的黏膜下肌瘤,其表面覆盖的内膜一般较非薄、透明,甚至可见黏膜下的血管分支和环形排列的平滑肌纤维。

(3)色泽:呈黄白或粉红色。这与表面覆盖内膜的薄厚及肌瘤内所含的纤维成分的多少有关。若内膜较厚或肌瘤内平滑肌成分较多，则瘤体多呈粉红色；若内膜较薄或肌瘤内纤维成分较多，则瘤体多呈黄白或白色。

(4)血管：黏膜下肌瘤表面的血管常清晰可见。血管分布多呈树枝状，走行尚规则。其管壁的粗细与肌瘤的大小有关。若瘤体较大，表面的血管则粗大怒张，宫腔镜下甚至见到血管内的血液流动。

(5)数量：黏膜下肌瘤可为单个，亦有多发者。

(6)部位：子宫肌瘤可位于子宫各处。好发部位无明显规律。检查时应特别注意双侧宫角和宫颈。

七、治疗

治疗应根据患者年龄，生育要求，症状及肌瘤的部位、大小、数目全面考虑。

1. 随访观察　肌瘤小，无症状，一般不需治疗，特别是近绝经期妇女。绝经后肌瘤多可萎缩或逐渐消失。每3～6个月随访一次，若肌瘤明显增大或出现症状可考虑进一步治疗。

2. 药物治疗　肌瘤＜2个月妊娠子宫大小，症状轻，近绝经年龄或全身情况不宜手术者，可给予药物对症治疗。

(1)雄激素：可对抗雌激素，使子宫内膜萎缩，作用于子宫平滑肌增强收缩减少出血，近绝经期可提前绝经。常用药物：丙酸睾酮25mg肌注，每日1次，经期25mg/d，共3次，每月总量不超过300mg。

(2)促性腺激素释放激素类似物(GnRHa)：大剂量连续或长期非脉冲式给药可产生抑制FSH和LH分泌作用，降低雌二醇到绝经水平，以缓解症状并抑制肌瘤生长使其萎缩。但停药后又逐渐增大到原来大小。用药6个月以上可产生绝经期综合征，骨质疏松等副作用，故长期用药受限。一般应用长效制剂，每月皮下注射1次。常用药物有亮丙瑞林(Leuprorilin)每次3.75mg，或戈舍瑞林(Goserelin)每次3.6mg。目前临床多用于：①术前辅助治疗3～6个月，待控制症状、纠正贫血、肌瘤缩小后手术，降低手术难度，减少术中出血，避免输血；②对近绝经期患者有提前过渡到自然绝经作用。

(3)其他药物：米非司酮亦可用于子宫肌瘤治疗，12.5mg/d口服，作为术前用药或提前绝经使用。但不宜长期使用，以防其拮抗糖皮质激素的副作用。

3. 手术治疗

适应证：子宫＞10周妊娠大小；月经过多继发贫血；有膀胱、直肠压迫症状或肌瘤生长较快；保守治疗失败；不孕或反复流产排除其他原因。手术途径可经腹，经阴道或宫腔镜及腹腔镜下手术。

术式有：

(1)肌瘤切除术(myomectomy)：适用于35岁以下希望保留生育功能的患者。多剖腹或腹腔镜下切除；黏膜下肌瘤部分可经阴道或宫腔镜摘除。

(2)子宫切除术：肌瘤大，个数多，症状明显，不要求保留生育功能，或疑有恶变者，可行全子宫切术。必要时可于术中行冷冻切片组织学检查。依具体情况决定是否保留双侧附件。术前应宫颈刮片细胞学检查排除宫颈恶性病变。

【子宫肌瘤合并妊娠】

肌瘤合并妊娠占肌瘤患者0.5%～1%，占妊娠0.3%～0.5%，肌瘤小又无症状者常被忽略，故实际发病率高于报道。

1. 肌瘤对妊娠及分娩的影响　与肌瘤大小及生长部位有关，黏膜下肌瘤可影响受精卵着床导致早期流产；肌壁间肌瘤过大因机械压迫，宫腔变形或内膜供血不足可引起流产。妊娠后期及分娩时胎位异常、胎盘低置或前置、产道梗阻等难产应做剖宫产。胎儿娩出后易因胎盘粘连、附着面大或排出困难及子宫收缩不良导致产后出血。

2. 妊娠期及产褥期易发生红色变性　表现为肌瘤迅速长大，剧烈腹痛，发热和白细胞计数升高，通常采用保守治疗能缓解。妊娠合并子宫肌瘤多能自然分娩，但要预防产后出血。若肌瘤阻碍胎儿下降应行剖宫产术，术中是否同时切除肌瘤，需根据肌瘤大小、部位和患者情况决定。

子宫肌瘤是女性生殖器中最常见的良性肿瘤，也是人体中最常见的良性肿瘤之一。在30～50岁妇女中，其患病率可达70%～80%。若子宫肌瘤不大且无任何临床症状，可不用治疗，定期监测，一般在绝经后肌瘤可萎缩。对有症状的子宫肌瘤，如出血或出现盆腔邻近器官的压迫症状时，传统的治疗方法以手术为主。但考虑到手术所致的创伤和相关的并发症，近年来，对子宫肌瘤的非手术治疗越发受到关注。

【微创技术】

特别是腔镜技术的介入，在子宫肌瘤的治疗上有了快速的发展，使相当一批原需切除子宫的肌瘤患者得以保全子宫。具有对组织创伤小、术中出血少、术后病率低、住院时间短、机体恢复快等诸多优点。

1. 适应证　由于部分子宫肌瘤并无临床表现，且恶变率仅为0.5%，故并非所有肌瘤均一定要求治疗。应根据肌瘤大小、部位、临床症状、患者年龄、生育需要及患者的全身情况等综合判断。子宫肌瘤需要进行治疗的适应证有：

(1)月经过多或阴道不规则出血。

(2)有明显压迫症状，如子宫肌瘤向前压迫膀胱导致尿频、尿排不尽感；向后压迫直肠引起里急后重感等。

(3)肌瘤生长迅速，有恶变可能。

(4)黏膜下肌瘤一旦确诊应尽快治疗，以减少不必要的出血。

(5)肌瘤合并有并发症，如蒂扭转、退行性变或发生感染等。

2. 治疗方法　目前对子宫肌瘤的治疗方法可分为手术治疗和非手术治疗两大类。

手术治疗包括肌瘤剔除或子宫切除，而手术方式可通过经腹、经阴道、经腹腔镜或经宫腔镜等途径进行。虽然手术切除仍是目前治疗子宫肌瘤最常用的方法，但随着医疗仪器的不断更新及人们对手术范围观念的改变，已从过去子宫肌瘤以经腹全子宫切除术为主的术式，逐渐向不开腹、小创伤、低费用的术式发展。阴式子宫切除术、腹腔镜下子宫切除术、宫腔镜或腹腔镜下子宫肌瘤剔除术等被认为是新世纪子宫肌瘤手术治疗的发展方向。

非手术治疗包括药物治疗及物理性疗法。物理治疗目前已开始在临床试用的方法有子宫肌瘤的射频治疗、微波治疗、高强度聚焦超声治疗等。此外，子宫动脉栓塞术治疗子宫肌瘤的临床报道也逐渐增多。随着对子宫肌瘤分子生物学和遗传学研究的不断深入，还将会引出一些新的治疗方法，如创新的回加疗法即 GnRH-a 加 Tibolone(livial)、生长因子治疗、干扰素治疗、基因治疗等，特别是对靶组织和器官的定位治疗，将为这一妇科最常见的肿瘤开辟新的治疗途径。

第二节　子宫肌瘤的非手术治疗

若肌瘤体积不大，且无任何临床症状，可不用治疗，定期监测，一般在绝经后肌瘤可萎缩。对有症状的子宫肌瘤，如出血或出现盆腔邻近器官的压迫症状时，传统的治疗方法以手术为主。但考虑到手术所致的创伤和相关的并发症，近年来，对子宫肌瘤的非手术治疗越来越受到关注。目前，子宫肌瘤的非手术治疗主要包括药物治疗、介入治疗、射频治疗等。

一、药物治疗

子宫肌瘤被认为是一种与性激素相关的良性妇科肿瘤，好发于性激素分泌活跃的性成熟期，尤其在妊娠期增长迅速，绝经后多发生萎缩。这说明子宫肌瘤的发生、发展与体内性激素水平有关，可能与雌激素关系更为密切。因而各种抗雌激素的药物有可能用来治疗子宫肌瘤。但应强调，药物虽可缓解症状，缩小肌瘤体积，但一般不能使肌瘤消除或根治，往往停药后，随体内性激素水平的恢复而有肌瘤复发或再长大的可能。药物治疗主要适应于以下情况：①子宫肌瘤患者虽有症状但由于其他原因暂不宜手术或不愿手术者；②有生育要求者；③肌瘤不大但出血严重，已接近绝经者；④手术前为减少出血，提高血色素水平；⑤术前使肌瘤体积缩小，以减少术中出血并缩短手术时间。

(一)促性腺激素释放激素激动剂(GnRH-a)

下丘脑分泌的促性腺激素释放激素 GnRH 对垂体有双相作用，受给药方式和疗效的长短控制。当下丘脑小量、脉冲式地分泌 GnRH 时，能促进垂体前叶细胞合成、储存及释放促性腺激素 FSH 和 LH。但当垂体受到大量的、持续的 GnRH 作用时，会出现降调反应，即垂体细胞上的受体被激素占满，不能再合成和释放 FSH 及 LH，表现为降调节，即 LH、FSH 水平下降，从而抑制卵巢功能。GnRH-a 之所以被称为 GnRH 的激动剂，是因为其分子结构的改变增加了与 GnRH 受体的亲和力，活性亦大大增加。这样，对垂体可引起降调反应。已有很多关于 GnRH-a 治疗子宫肌瘤成功的报道，能明显使肌瘤缩小、减少出血。若在术前应用能纠正因月经过多所致的贫血，也可减少术中出血。该药物的主要不良反应是会出现与雌激素低下有关的绝经样症状，如潮热、出汗等，长期应用会加速骨质丢失，从而增加骨质疏松症的危险。为克服以上不良反应，在应用 GnRH-a 治疗时采用反添加疗法，即补充少量的雌、孕激素，能明显减轻潮热症状并预防骨质丢失。Nakayama 等一项 GnRH-a 治疗子宫肌瘤的随机对照研究表明，经过 6 个月的治疗，应用雌三醇反添加治疗组妇女腰椎骨密度未发生明显变化，而未应用反添加治疗组妇女腰椎骨密度下降了 7.5%。治疗子宫肌瘤是通过连续给 GnRH-a 使雌激素抑制到绝经水平，造成假绝经状态或称药物性卵巢切除，以达到抑制肌瘤生长并使其缩小的目的。

1. 适应证

(1)大肌瘤伴有严重贫血:术前用药3～6个月,使肌瘤缩小后手术,能够使术中出血减少便于操作,同时可避免由于输血带来的并发症,肌瘤缩小可做剔除术,保留子宫,也便于阴式子宫切除和用腹腔镜或宫腔镜手术切除。

(2)子宫肌瘤合并不孕患者:用药后肌瘤缩小,为受孕改善了条件,获得自然受孕的机会。

(3)绝经前期患者用GnRH-a治疗可提前自然绝经,而免于手术治疗。

(4)有并发症暂不能接受手术者。

2. 给药方式及剂量　皮下注射:50～500μg,每日1次。鼻腔内喷洒:125～1200μg每日1次。肌注3～3.75mg,每月1次。

3. 疗效　经临床观察发现,治疗前血E_2、FSH、LH均在正常范围,用药35天后3种激素水平明显下降且治疗期间持续受到抑制。停药后(9±1.5)周激素水平恢复正常。药物治疗2个月时子宫体积缩小最快,宫体可缩小22%～86%,平均57%,与用药前相比有显著差异($P<0.01$)。停止治疗后,子宫体积会再增长,部分病例在停药半年后,子宫体积又恢复到治疗前大小。

4. 不良反应　由于GnRH-a可致患者血雌激素降至绝经期水平,易引起绝经期综合征、骨质疏松、脂代谢变化,患者可产生不同程度的临床症状,停药后可恢复。

(二)米非司酮

1. 作用机制　米非司酮(RU486)是一种合成类固醇,其结构类似炔诺酮,为孕激素受体拮抗剂,以更强的亲和力与孕酮争夺受体从而阻滞激素活性。临床上已较广泛地应用于抗早孕。20世纪90年代以来,也将其应用于子宫肌瘤的治疗。如每日用米非司酮550mg,共3个月,子宫肌瘤平均缩小41%～55%。其机制还不十分清楚,可能与降低子宫肌瘤中雌激素和孕激素受体有关。应用以上剂量的米非司酮很少发生不良反应。少数人有潮热、腹痛等,一般很轻,未见对肝、肾、代谢等有严重影响的报道。子宫肌瘤是具有雌激素受体与孕激素受体的甾体激素依赖性肿瘤,以往认为肌瘤的发病主要与雌激素有关,但越来越多的资料表明孕激素在肌瘤的发生、发展中亦具有重要的作用。根据目前资料发现孕激素受体的mRNA在子宫肌瘤组织内呈过度表达。而米非司酮是一种作用在受体水平的抗孕酮和抗糖皮质醇的类固醇,它主要作用于子宫内膜的孕酮受体,是孕酮的竞争性阻滞剂,通过与孕激素受体结合达到阻断孕酮作用的目的。最初该药主要用于终止早孕,近年来研究发现米非司酮用于治疗子宫肌瘤亦有相当的疗效。

米非司酮进入人体后,在细胞色素P450酶3A4的催化下,发生去甲基化和羟基化作用,并最终代谢成为单去甲基化、双去甲基化及羟基化物,以上3种主要代谢产物对人孕酮和糖皮质醇受体均有较大的亲和力。通过直接对抗孕酮活性或抑制PR基因的表达,降低子宫肌瘤组织中孕激素受体mRNA水平及孕激素受体蛋白含量;抑制子宫肌瘤组织中上皮生长因子基因的表达,降低肌瘤组织中上皮生长因子mRNA含量;减少或阻断子宫动脉血流,降低肌瘤的血液供应等机制促使子宫肌瘤萎缩或体积缩小。

2. 方法　一般以连续用药3个月为标准,用量可每天5～50mg,有学者建议以25mg/d为理想剂量。经临床观察，用药1个月时子宫肌瘤体积可缩小20%左右，连服3个月后，子宫肌瘤体积可缩小50%左右。与应用GnRH-a的疗效相比，肌瘤缩小程度相同，而不良反应作用如潮热、出汗等雌激素水平降低的表现并不明显，特别是骨中的矿物质无明显的减少，但绝大多数患者也出现闭经。

停药后复发率约为17.8%。因不良反应相对较少，在治疗子宫肌瘤方面米非司酮是一种安全有效的药物。

（三）三烯高诺酮

三烯高诺酮(Gestrinone，R2323)，商品名为内美通(Nemestran)或孕三烯酮。20世纪70年代，由法国Roussel-Uclaf公司首先研制生产。

1. 作用机制　是具有较强的抗孕激素活性和中度抗雌激素作用药物，为合成的19-去甲睾酮的衍生物。抑制垂体分泌FSH和LH，使内源雌激素水平下降。内美通治疗作为一种假绝经疗法治疗子宫内膜异位症，其同样的药理作用亦应用于子宫肌瘤的治疗。但本组药物长期使用后，部分患者也会出现雄激素活性过高的不良反应，如闭经、多毛、体重增加等。最初此药是作为每周1次的口服避孕药，20世纪70年代末则因治疗子宫内膜异位症取得良好疗效并且不良反应相对较小而颇受注目。

1981年，英国Coutinho EM率先报道1例内美通治疗子宫肌瘤的病例，并使该患者在停药后获得生育能力。在此后10年内，他针对300余例肌瘤患者给予不同剂量(2.5～5mg)和途径(口服或经阴道给药)的内美通，治疗时间则根据肌瘤体积的大小分为6个月、1年、2年。结果表明，内美通可使子宫肌瘤体积明显缩小，以服药最初6个月缩小较显著，而6个月后缩小速度减慢。给药剂量以2.5mg，每周3次口服比5mg每周2次更有效。给药途径口服用药比阴道给药更有效。在治疗最初几周可出现阴道点滴出血，一般不超过1周，所有患者在治疗过程中均出现闭经，肌瘤引起的症状在用药1个月后均消失。

2. 用药方法　2.5～5mg每周2或3次，口服；阴道给药5mg，每周2次。连续用药半年。

3. 不良反应　体重增加、痤疮、皮脂增多和潮热等。肝功能异常少见，对血脂血糖无明显影响，停药后不良反应一般于2个月内消退。

（四）达那唑

1. 作用机制　达那唑是一种人工合成的乙炔睾酮衍生物，为17a-乙炔睾酮，具有弱雄激素作用和较强的抗雌激素活性，可抑制下丘脑-垂体功能，使促性腺激素FSH与LH的水平降低，从而抑制卵巢性激素的产生。达那唑还通过直接抑制卵巢类固醇酶的产生，进一步抑制卵巢性激素的产生，使体内雌激素处于低水平。此外，还具有类似雄激素的作用。达那唑通常用来治疗子宫内膜异位症，对子宫内膜有较强的抗增殖作用。其明显的抗雌激素及抗孕酮作用也被用来治疗子宫肌瘤。de Leo等报道20例子宫肌瘤的生育年龄妇女，用达那唑每日400mg治疗4个月，超声监测子宫的体积变化并随诊临床症状。治疗4个月后，子宫的体积平均缩小了23.16%，全部患者均有临床症状的缓解。停药3个月及6个月随诊结果显示子宫的体积略有回升，但仍明显比治疗前小。该药的不良反应主要为潮热、出汗、体重增加、水肿、痤疮。长期应用应注意监测肝肾功能及心血管系统。

2. 方法 达那唑 400mg/d,口服 4 个月。

3. 疗效 服药 4 个月后子宫体积可缩小 23%,临床症状缓解。但停药 3~6 个月,子宫体积可回升。

(五)雄激素

1. 作用机制 雄激素有对抗雌激素的作用,临床上用于治疗子宫肌瘤由来已久。实践证明雄激素可以抑制有些肌瘤的发展,对减少肌瘤伴发的子宫出血效果更明显。此外,长期大剂量使用雄激素对心血管系统、糖代谢、肝肾功能等可能有不利影响,故不宜长时期使用。可直接作用于子宫平滑肌或血管平滑肌使之收缩,可使子宫内膜萎缩,控制子宫出血及延长月经周期。长期使用雄激素制剂,可以抑制垂体,通过垂体-卵巢轴,抑制卵巢的内分泌功能,使绝经提前,肌瘤缩小。此药适用于近绝经期合并子宫肌瘤的患者,用量不宜过大,否则亦导致男性化。

2. 方法 甲基睾丸素 5~10mg,每日 2 次,舌下含服,连续口服 20 天。或经前及经期注射丙酸睾酮 25mg,肌内注射每周 2 次,月经来潮时可每日 25mg 连用 3 天。每月剂量不超过 300mg,以免引起男性化。

(六)孕激素

1. 作用机制 孕激素制剂可通过抑制垂体分泌促性腺激素(LH,FSH),使内源性雌激素水平下降,进而抑制子宫肌瘤的生长。大剂量的孕激素有拮抗雌激素的作用,通过周期性和持续性的假孕疗法,使肌瘤变性、软化。持续应用外源性孕激素可降低肌瘤内雌、孕激素受体的水平,从而降低体内雌激素促进子宫肌瘤生长的生物学效应。近年来,局部应用孕激素类药物的治疗方法更受到关注。有报道用于避孕的左旋 18-甲基炔诺酮宫内释放环能有效地控制子宫肌瘤的生长,明显减少子宫出血。该避孕环放置子宫内,其治疗期可长达 5 年。Fong 等用左旋 18-甲基炔诺酮宫内释放环治疗了 1 例做过肾移植手术的子宫肌瘤患者,结果该患者月经过多、痛经等症状明显减轻,子宫肌瘤的体积亦明显缩小。局部应用孕激素类药物有效,而且不良反应如对体重、肝肾功能及心血管系统的影响远比全身用药小。

2. 常用药物 黄体酮、甲孕酮(安宫黄体酮)、己酸孕酮、甲地孕酮(妇宁片)、炔诺酮(妇康片)等。

(1)甲孕酮:周期治疗:4mg/d,月经周期第 6~25 天口服;持续疗法:第 1 周 4mg,每日 3 次口服;第 2 周 8mg,每日 2 次,口服;第 3 周以后 10mg,每日 2 次,口服,连服 3 个月至半年,亦可 10mg,每日 2 次,口服,连续 3 个月。

(2)妇康片:周期治疗 5~10mg/d,于月经周期第 6~25 天或第 16~25 天口服;持续疗法:第 1 周 5mg,每日 1 次口服;第 2 周 10mg,每日 1 次,口服,持续 3~6 个月。

3. 不良反应 可出现不规则阴道流血。此外,有报道长期使用可导致子宫肌瘤增大的可能。

（七）三苯氧胺

三苯氧胺为抗雌激素药，可改善月经血量，使肌瘤缩小。

1. 作用机制　三苯氧胺（Tamoxifen，TAM）是一种非甾体类的抗雌激素药物。是选择性雌激素受体调节物（SERMS），其结构与雌激素类似，竞争性地与雌激素受体结合。但其结合是有选择性的，在有些靶组织上表现为雌激素作用，而在另一些靶组织上却表现为抗雌激素作用。TAM 可与 E_2 竞争受体，干扰细胞的生物代谢，抑制肿瘤细胞生长，明显降低血浆中雌激素浓度，抑制胞浆中雌激素受体的补给和利用。实验研究表明，TAM 对培养中的乳癌细胞、子宫内膜癌细胞有不同程度抑制，其影响程度与药物浓度及接触时间有关。基于这一理论，临床上可用 TAM 来治疗与雌激素相关的疾病，如乳腺癌、子宫内膜癌、子宫内膜异位症，同样也可用于子宫肌瘤的治疗。

但 TAM 除有抗雌激素作用外，其本身还具有微弱雌激素样作用。这种双重效应与靶器官部位有关，对乳房 TAM 抗雌激素效应较明显；而弱雌激素样作用对子宫较为明显。此外，体内雌激素水平也是影响靶组织对 TAM 效应的重要因素。实验研究表明，在无 E_2 的培养基中，低浓度 TAM 有刺激细胞增殖作用。近年发现，在用 TAM 治疗雌激素依赖性疾病取得疗效的同时，TAM 也可诱发子宫内膜异位症，促进子宫内膜增生，甚至导致子宫内膜癌、子宫内膜息肉、促进子宫肌瘤生长、卵巢增大等。对 TAM 的双重效应已经引起人们的重视。

2. 方法　TAM 10～20mg/d，每日 2 次，连服 3～6 个月。

尽管从理论上讲 TAM 有拮抗雌激素作用而可用来治疗子宫肌瘤，实验也表明 TAM 可抑制细胞增殖使肌瘤缩小，但临床观察其对子宫肌瘤的治疗作用并不理想，虽然它对减少月经量有效，但对缩小肌瘤并不明显。因此，不宜作为治疗子宫肌瘤的一线药物。

除上述药物外，还有一些药物也应用于子宫肌瘤的治疗。当前用来治疗绝经后骨质疏松症新药雷洛昔芬（Reloxifen）不刺激绝经后子宫肌瘤增长。在绝经后性激素补充治疗中，有研究表明与其他雌激素比较，利维爱不会使绝经后子宫肌瘤长大。此外，棉酚及有些中药也用来治疗子宫肌瘤。这些药物还需要有更全面系统的临床研究。

二、介入治疗

子宫动脉栓塞术（UAE）成为子宫肌瘤的治疗方法最早报道于 1995 年，被认为是可以代替外科手术和药物治疗肌瘤的一种新方法。经导管子宫动脉栓塞（transcatheter uterine artery embolixation，TUAE）介入治疗能在短期内控制子宫肌瘤导致的月经量过多、过频、经期延长等临床症状，使子宫肌瘤体积缩小，缓解盆腔压迫和贫血症状，还能保留子宫和卵巢的正常生理功能，临床治疗效果良好。其优点是创伤性小，患者易耐受，可以保留子宫，住院时间短。但并不是所有患者都适用，目前该手术的禁忌证包括妊娠、未治疗的感染（特别是盆腔）、重症过敏、未明确诊断的附件囊肿、宫颈肌瘤、对于子宫腺瘤的应用尚有争议。子宫肌瘤迅速增大通常是子宫肉瘤的先兆，需手术探查进行病理学检查，因此为栓塞的禁忌证。栓塞后的并发症主要有盆腔疼痛、恶心、呕吐、痉挛性疼痛、发热、白细胞升高及不适感，其表现的程度不一，并与症状的缓解程度不相关。

(一)治疗原理

子宫主要由左右两条子宫动脉供血,子宫动脉发出的螺旋动脉供血支分布均匀,排列规整。子宫动脉呈明显的单侧供血,即一侧的子宫动脉在正常情况下仅向同侧宫体供血,但在宫体的中部有大量的交通支,平时较少开放。当一侧子宫动脉被栓塞时交通支随即开放,由对侧子宫动脉供血,因此必须同时栓塞双侧子宫动脉,否则效果欠佳。

通过造影显示,患有肌瘤的子宫动脉明显增粗,肌瘤局部的血供非常丰富,两条动脉分支在肌瘤的假包膜内形成丰富的血管网,并有放射状分支进入肌瘤内部,相互交织形成两级不同大小的杂乱的血管网,团状或不规则形,染色均匀;子宫动脉的粗细与肌瘤大小有关,肌瘤越大,动脉越粗,血管网也越丰富;栓塞左右子宫动脉后,肌瘤部位的血管征象可完全消失。这一供血特点是其适于动脉栓塞治疗的解剖学基础。

栓塞时,病灶及肌瘤的血管特别丰富及物理学上的"虹吸"现象,使栓塞剂向病灶及肌瘤的位置集中,而且终末血管的解剖位置使这些部位的血流阻断比其他部位完全,长时间的缺血缺氧使血管受损不可逆而不能复通或极少复通。病灶坏死、溶解、吸收,整个子宫体积缩小,子宫动脉供应病灶的终末支管腔封闭或受压变窄,使总体血流灌注量减少而不能恢复至原来的水平。

通过应用新鲜明胶海绵栓塞子宫动脉,进行术前、术后子宫动脉血流动力学变化的研究发现,子宫动脉平均流速(mean flow velocity,Vm)、阻力指数(resistance index,RI)及搏动指数(pulsatility index,PI)在 TUAE 前后均明显下降,在术后 7 天下降的幅度最大,总体血流可减少 2/3,术后 30～90 天逐渐回升,但仍比术前低,总体血流量约减少 1/3,大部分血液供应于正常子宫肌层。子宫动脉的血流量和动脉壁的弹性在 TUAE 后 7 天内明显下降,在术后 30 天又有明显的增加,以后增加的幅度很小,最终不能恢复到原来的水平。病灶的血供在术后消失,基本不能恢复,正常子宫肌层在 TUAE 后仍有一定量的血供,并随着时间的推移逐渐增多并接近正常,证明了有交通支的存在。因此,子宫动脉栓塞治疗后不会造成子宫坏死。

栓塞剂的选择十分重要,因为动脉导管不可能直接到达子宫肌瘤的血管网,因此需要一种微粒子随血流运送到肌瘤部位并形成永久性栓塞。这种微粒子的大小、质量十分重要。应选择不易被吸收的、组织反应小的材料。目前国内外使用较多的有 PVA(高分子聚乙烯醇微粒,直径 300～700μm,国内尚不能生产,价格较贵)、真丝线段(价廉易制,变形好,组织反应小)、钢圈等等。明胶海绵为中效栓塞剂,一般在术后 1～3 周内被组织吸收,子宫动脉主干在 TUAE 后30 天可大部分复通,故治疗效果还有待观察。

1995 年,法国学者 Ravina 等首次报道介入方法治疗子宫肌瘤,取得良好效果,经过不断改善,该技术已成为一种新兴的微创疗法逐渐被人们接受。其应用选择性子宫动脉插管栓塞术治疗 16 例症状性子宫肌瘤,并取得了 14 例成功的经验;平均随诊 20 个月,子宫肌瘤体积可缩小 20%～80%。1997 年,该研究组又报道了 88 例,6 个月后子宫肌瘤体积平均缩小 69%,89%的患者月经恢复正常。1998 年,Worthington-Kirsch 等作了有关"子宫肌瘤的子宫动脉栓塞:生命质量评估和临床应答"等方面的研究,认为子宫动脉栓塞是治疗症状性子宫肌瘤的有效方法,可以替代子宫肌瘤剔除、子宫切除或其他外科治疗方法。1999 年,Spies 等对 61 例子宫肌瘤患者进行了动脉栓塞治疗，认为有 89%的患者月经量减少，96%的患者盆腔压迫症状可以缓解。2003 年，Sena-Martins 等随诊 32 例行 UAE 的有症状肌瘤患者，栓塞前平均子宫体积是 $455cm^3$，主要的肌瘤直径平均为 150cm，栓塞后 12 周分别为 256cm、91cm，并且 71%的患者恢复正常月经周期，90%的患者经量减少，81%的患者经期较栓塞前缩短。UAE 术后的妊娠率为 4.6%～10.0%，其中小于 40 岁的患者妊娠率可以达到 33%。Pelage 等用此法治疗了 80 例有症状的子宫肌瘤患者，90%月经过多的症状消失，影像学研究结果表明栓塞后子宫体积明显缩小，缩小 43%～88%，盆腔压迫症状明显减轻，与手术治疗比较，住院天数大大缩短。

有关子宫动脉栓塞治疗后对卵巢功能及妊娠过程的影响方面的研究有了很大进展，已有子宫肌瘤患者在子宫动脉栓塞治疗后成功妊娠和正常分娩的报道，还有专家认为栓塞后肌瘤缩小，可增加患者的受孕率，治疗前后女性激素的测定无明显改变。但是否会引起卵巢功能早衰，还需要更长期的临床观察。

（二）适应证

1. 自愿接受动脉栓塞介入治疗的各年龄段、各种类型的症状性子宫肌瘤患者，包括多发性子宫肌瘤、黏膜下肌瘤和巨大的子宫肌瘤。

2. 肌瘤有症状，如出血多或盆腔压迫症状，但因种种原因不宜手术。

3. 药物治疗效果不好，或希望避免药物治疗的不良反应。

4. 因各种原因需要保留子宫或肌瘤剔除术后复发。

（三）禁忌证

1. 严重的心、肺、肝、肾功能异常，凝血功能障碍。

2. 各种感染的急性期.

3. 造影剂等过敏。

4. 合并有妊娠、附件包块、子宫脱垂者也不适于动脉栓塞治疗。

此外，对子宫内膜炎、带蒂浆膜下子宫肌瘤、造影显示子宫动脉吻合支丰富，解剖结构异常的患者在应用栓塞治疗时应持慎重态度。对有生育要求的患者应慎用。

（四）术前准备

1. 术前全面查体，有条件者应做女性激素测定。

2. 影像学检查　可选择 B 超或 MRI 检查，测量子宫大小与体积、肌瘤大小与数目等，以便与栓塞治疗后作比较。

3. 做普鲁卡因皮试及碘过敏试验。

4. 双侧腹股沟区备皮。

5. 术前 2 小时禁食水，排空大小便。

6. 术前可适量应用镇静止痛剂，以减轻患者术中的紧张和疼痛。

(五)操作方法

1. 麻醉　局麻或静脉麻醉。

2. 插管与造影　经皮行股动脉穿刺,置入 4F 或 5F Cobra 动脉导管,经骼外动脉、腹主动脉至对侧髂内动脉,通过造影或动脉内数字成像技术,确定子宫动脉开口,在同轴导丝引导下将导管插入子宫动脉。导管尖端以插至子宫动脉升支与水平段交界处为理想。再次造影以了解子宫肌瘤的大小、范围及供血情况。

利用一条导管从一侧股动脉入路分别插入两侧子宫动脉的技术成功率约为 92%。对一侧穿刺同时行双侧插管困难的病例亦可采用双侧穿刺分别行两侧插管。注意:上述操作总的曝光时间和次数应尽量控制在最小范围,以减少 X 线对卵巢的照射。

3. 栓塞方法　TUAE 所使用的栓塞剂一般为聚乙烯醇(polyvinyl alcohol,PVA)颗粒,少数医生除使用 PVA 外还加用了钢圈或明胶海绵。PVA 颗粒直径 150～700pm,使用量为 100～700mg,平均 350mg。PVA 用量与肌瘤大小及肌瘤血供丰富程度有关,栓塞微粒的用量因人而异,以能完全阻断子宫动脉血供为宜。将 PVA 微粒与造影剂混合后通过导管透视下缓慢注入,当子宫动脉血流停止或造影剂开始向骼内动脉前支反流时停止注射;再次造影以了解栓塞程度,必要时重复,直至栓塞满意。

栓塞过程中可加用少量利多卡因,能减轻患者的疼痛反应。

(六)术后处理

1. 患者留院观察至少 6 小时,多数住院 1～2 天后出院。

2. 适量输液排泄造影剂,并给予预防性抗感染治疗 3 天。

3. 大多数患者以口服非类固醇抗炎镇痛药为主,但栓塞后 12～18 小时通常需加用吗啡。出院时患者可带止痛药回家。

(七)并发症

1. 栓塞后综合征

(1)缺血性盆腔疼痛:双侧子宫动脉栓塞后,90%以上的患者会出现不同程度的缺血性盆腔疼痛,表现为下腹及腰骸部坠胀疼痛,类似于痛经,持续 4～6 小时后可逐渐减轻。肌瘤小者疼痛反应较轻,1 周左右消失;肌瘤较大者疼痛较重,可持续 20 天左右,口服或注射适量镇痛剂,或使用灭痛肛栓对症处理即可。

(2)发热:约有 26%的患者术后出现发热,体温在 37.5～38℃,主要是肌瘤缺血、部分坏死吸收所致,血象正常,无需作特殊处理,1 周后症状消失。

(3)下肢酸胀无力感:有 60%的患者术后出现下肢酸胀无力感,约持续 7～14 天后自然消失。

(4)恶心、呕吐:少数患者在栓塞治疗后 1～2 天内会出现恶心呕吐反应,可能与盆腔缺血性疼痛反射有关,对症处理即可。

(5)不规则阴道出血:约 20%的患者术后出现少量阴道流血,少则 3～5 天,最长可达 20

天，可能与栓塞治疗后子宫血供骤然减速，不足以维持子宫内膜生长有关，无需特殊处理。

2. 穿刺部位血肿　因为股动脉压力较允栓塞治疗完成后，局部要加压包扎 24 小时，压沙袋 6 小时，并嘱患者平卧 8～12 小时，可防血肿发生。

3. 腹膜后血肿与血管附壁血栓　有发生腹膜后血肿的个别病例报道。主要是在操作过程中导丝损伤动脉或穿破动脉夹层所致。因此放置动脉导管时一定要顺血流送进，切不可粗暴强行进入。

4. 子宫坏死　到目前为止，尚未有发生子宫坏死的临床报道。因子宫动脉主干行至子宫角处即分出输卵管支、卵巢支，与相应的营养输卵管、卵巢的动脉吻合，形成丰富的侧支循环，卵巢动脉与子宫动脉起源有异，前者来自腹主动脉和左肾动脉，因此栓塞双侧子宫动脉不会使子宫发生不可逆性缺血。

5. 闭经　文献报道有 8% 患者发生闭经，其原因可能是卵巢动脉同时被栓塞，导致卵巢早衰所致。子宫动脉栓塞术虽然对切除子宫有顾虑的患者提供了选择，然而易造成隐匿性卵巢衰竭。UAE 影响卵巢的功能可能有以下 3 个原因：①术中暴露于放射线下可能会影响卵巢功能；②栓塞物质会通过输卵管卵巢通路到卵巢导致卵巢的直接损伤；③一些患者卵巢血供依赖于子宫动脉，栓塞后卵巢的血液灌注也会减少。Spies 等评估了 63 例栓塞术后患者的卵巢功能，发现 FSH 水平与整体人群的基线无明显变化，但与不同年龄组相比在统计学上差异有显著性意义。7 例 45～50 岁患者在 6 个月后平均 FSH 水平比同年龄组的 FSH 水平明显增高。多数患者术后测量 FSH 水平提示卵巢功能没有变化，大于 45 岁的患者有 15% FSH 水平会增加至围绝经期水平。

此外，有少数 45 岁以上的肌瘤患者动脉栓塞治疗后闭经，因其本身已处于更年期，这种闭经是否与子宫动脉栓塞治疗有关，还需要更多的临床资料证实。

（八）效果评价

治疗存在的问题：①远期疗效、肌瘤复发率、肌瘤血管再通率等有待更长时间的观察评估；②改进栓塞技术，尽量栓塞肌瘤血管，减少对正常组织的栓塞，降低并发症发生；③不同类型肌瘤其血管构筑不同，探索血管构筑情况，寻找更为理想的新型栓塞剂，使之更能适合不同血管构筑肌瘤的栓塞治疗，既能完全封闭肌瘤血管床，又能减轻栓塞后疼痛症状；④UAE 治疗是否会引起卵巢功能早衰，是否对生育力和生育质量产生影响，仍有待更长时间的追踪观察。

1. 近期效果　栓塞双侧子宫动脉后，肌瘤部位的血管征象可完全消失，肌瘤因缺血坏死逐渐萎缩甚至消失，月经量明显减少，月经周期恢复正常，贫血、盆腔压迫症状很快得到改善。黏膜下肌瘤的临床效果尤其显著，双侧子宫动脉栓塞后 1～3 个月，几乎所有的黏膜下肌瘤均可自行脱落或娩出。肌瘤娩出前患者可出现程度不同的阵发性下腹坠痛、持续性阴道流血和排液，并有少量环死组织排出。如瘤蒂仍连于子宫壁，可直接切断或扭断，不需缝扎止血。

2. 远期效果

(1)侧支循环对肌瘤的影响：短期内就可建立侧支循环。临床研究发现对子宫动脉栓塞后 3 个月的患者再次行动脉造影检查，观察到卵巢动脉明显增粗，此时子宫的血供主要由卵巢动脉的分支供给，肌瘤内未见新生血管征。到目前为止，国内外尚未见肌瘤缩小后又再次长大的报道。更远期的效果尚需进一步观察。

(2)对子宫、卵巢功能的影响:因卵巢动脉与子宫动脉的来源不同,子宫动脉栓塞治疗不会影响卵巢的血供,而子宫的侧支循环又非常丰富,因此,对子宫和卵巢的正常生理功能无明显影响。但是否会引起卵巢功能早衰,及其对生育能力、质量的影响,还需要做更长期的临床观察。UAE术后的妊娠率为4.6%～10%,其中小于40岁的患者妊娠率可以达到33%,与开腹手术相近。UAE后的妊娠受肌瘤大小、位置、肌壁间肌瘤突向宫腔的程度及卵巢功能影响。McLucas等随诊了400例UAE患者,139例要求生育,其中有52例小于40岁;14例中共有17次妊娠,其中5次流产,10次正常分娩,2例在妊娠中。无论妊娠中还是分娩中都没有血流灌注问题,没有母儿并发症发生的报道,说明有生育要求并不是栓塞的禁忌证。

UAE作为一种新的子宫肌瘤治疗技术为临床医师及患者提供了新的治疗选择,但由于此项技术开展的时间较短,尚未形成规范的治疗方案和成熟的经验。目前认为主要的适应证是症状性子宫肌瘤,因此,在广泛应用此技术前,还需要进一步的大样本临床研究,正确予以评价。严格掌握UAE的适应证,合理选择使用栓塞剂是关键,术中严格的无菌观念,术后定期追踪检查格外重要,UAE治疗子宫肌瘤是一项全新、微创、有效的治疗方法,发展历史不长,在临床应用中需要遵循循证医学的原则,进行多中心、多学科的联合研究,以获得科学、严谨的资料指导临床,减少并发症,开辟子宫肌瘤治疗的新领域。

三、射频治疗(经阴道射频自凝刀)

射频治疗(radio-frequency,RF),又称射频热凝术是近几年兴起的一种新的热疗方法,最初用于外科肿瘤如肝癌等的治疗,现已有报道用此进行子宫肌瘤的消融治疗。射频自凝刀是通过变频振荡电流发生器发出的高频电,由治疗刀介入人体病变部位,使局部组织离子高速运动,产生生物高热效应,局部温度上升到80～100℃,使病变组织发生不可逆的凝固变性坏死,最后被机体吸收或排出,从而达到治疗的目的。

(一)适应证

直径<5cm的单发肌瘤或直径<3cm、个数少于3个的多发性肌瘤,如果治疗前应用药物使肌瘤体积缩小,可提高射频治疗的效果,相应扩大了射频疗法的指征。

(二)禁忌证

同“子宫浆膜下肌瘤”。

(三)治疗方法

术前常规行妇科B超、妇科检查、血常规检查,治疗前半小时使用镇静剂。患者适当充盈膀胱以便B超监视,会阴、阴道进行常规消毒。在超声引导下(纵切面)将自凝刀经阴道、子宫颈等自然腔道深入到肌瘤体内,瘤体大小在215～410cm,进刀位置选定在肌瘤的中间部位,刀尖距瘤体表面8mm左右处即停止进刀,然后再转动探头横切肌瘤,从下至上翻转探头或斜切,动态观察自凝刀是否偏离。如瘤体直径>410cm,应选择2～3个进刀点。进刀位置准确后再根据瘤体的大小、结构确定治疗所需时间、功率阻抗等数据，开始自凝刀治疗。使病灶局部温度上升到80℃左右，几分钟就能使肌瘤脱水凝固，当肌瘤被完全凝固后，则自动报警，关闭自凝刀开关，停留1～2分钟待自凝刀冷却后再从瘤体中抽出，完成治疗。

（四）注意事项

射频能产生热效应，为避免射频热效应损伤子宫周围脏器，治疗子宫肌瘤时，必须在B超介导下将射频准确导入子宫肌瘤中心；在治疗过程中，必须密切观察B超影像下肌瘤的变化及患者。

（五）器械

1. 电极　射频治疗早期运用的是老式单极电针，射频能量经一个细针（通常<18号）电极输入组织，射频从裸露的电极非绝缘部分发散，能量在传达接地板（放置于患者的背部或大腿）时，被转化为热能，在末端沿电极长轴产生1～3cm的电损毁，通过凝固性坏死导致细胞的死亡。最大功率为50W。一般采用传统电极产生的组织凝固直径限于1.6cm，试图通过利用增大能量的办法不能扩大凝固的直径，因为增加能量会导致电极周围组织的汽化和碳化。这个过程依次增加了局部组织的阻抗，降低了射频的集聚和热能的弥散，而使射频电极不能产生较大范围的凝固坏死。为克服这个局限内冷式电极应运而生。

内冷式电极又名冷循环电极、冷却电极针。即经电极内孔道持续注入0～5℃生理盐水，使针尖持续冷却以减少最靠近电极组织的热积聚，而远离电极的组织亦能足够致热而发生凝固性坏死，从而扩大组织破坏的范围。使用内冷式电极可使活体肌肉凝固坏死区的直径大于5cm，在人体肝组织的损毁直径限于(2.4±0.2)cm。坏死范围大于同等条件下使用微波或单束激光治疗，而且可以减少操作次数和时间。在这些模型中，一定电极尖端大小的条件下，治疗时间和电流与凝固范围成正比。

集数电极（多弹头）的发明，使得射频治疗能更好地运用于肿瘤的治疗，同时也增加了治疗时的安全性和有效性。多极电极针由2枚发展到10枚，最大功率可达100～150W，一次加热范围可达5.0cm×5.5cm×6.0cm。如再改变治疗针穿刺角度及深度，进行多次射频治疗，10cm直径的肿瘤经三点穿刺治疗可一次完全杀灭瘤体。

2. 电源　运用500kHz的单极电源不仅能提供必要的能量，导致凝固性坏死，而且其中的组织环路系统可测出电源的输出，组织的阻抗和电极尖端的温度。这些指标的监测对取得满意治疗效果是必须的。

（六）并发症

1. 如电极放置距正常组织器官过近，可引起相应组织的热损伤。

2. 术后发热　多为吸收热，一般体温不超过38℃。但应注意有无合并感染征象。

3. 术后疼痛　系肌瘤缺血及子宫收缩引起的下腹痉挛性疼痛，多于术后3天自行缓解，必要时可服止痛药。

(七)疗效评价

射频热凝术对小于 2cm 的病灶治疗彻底完全,当病灶为 2～3cm 或>3cm 以上时,治疗完全的病例约为 70%和 58%。瘤体一般在术后 3～6 个月病灶缩小,液化吸收,但也有热凝不全需二次手术的病例。

因射频治疗在肝肿瘤中被认为是成功的,故所有可见的转移瘤均可用来治疗。为预防局部复发,理想的治疗应超出肿瘤边界至少 0.5～1.0cm 正常组织。如果治疗的边缘不足,则周围就会出现肿瘤复发而需要再次治疗。因此有必要将电极多点插入以确保大多数大小为 3～4cm 的病灶能得到足够的治疗。在大多数直径 4cm 以上病灶的治疗是不彻底的。幸运的是,射频可以双极或多个排列的方式输入,利用这种策略可以减少治疗必需的时间:但是这种技术需要同时进行两点或多点穿刺。

手术操作简单、快速及无明显并发症,治疗费用低;可保留患者的生育功能;患者痛苦少,恢复快,几乎不影响生活和工作。但该手术需要受过专门训练的医生进行,并且应有一定的 B 超相关知识;对于多发的子宫肌瘤,目前暂不宜开展此类手术。

总之,射频消融是治疗一些实质性肿瘤的一种微创新技术。在门诊即可实施,并发症少,定位准确,便于随访。不失为治疗子宫肌瘤的又一种选择。临床效果的评价还需进行长期研究观察,目前正在进行中。

四、高强度聚焦超声治疗

高强度聚焦超声技术(high-intensity focusedultrasound,HIFU)是现代工程技术和医学相结合并发展的产物,它作为一种非侵入性治疗方法,可将体外发射的超声波穿过软组织而聚焦到体内的病变组织(靶点),由于聚焦部位的强大能量存积,使局部组织内的温度瞬间即可上升到 65℃以上,其结果会导致蛋白变性及组织细胞凝固性坏死,从而达到靶向破坏病变之目的,而周围组织以及超声波通过的组织则没有损伤。

Keshavarizi 等使用 2MHz、声强 2000W/cm^2 的 HIFU 治疗 17 只皮下接种 Eker 大鼠的子宫肌瘤细胞的无胸腺裸鼠,治疗 3 周后,16 只带瘤裸鼠的瘤体体积 100%缩小,另 1 只经 HIFU 再次治疗后瘤体体积也 100%缩小。经 HIFU 治疗 3 个月后,HIFU 治疗组没有观察到肿瘤转移。组织病理学鉴定结果显示,HIFU 治疗后肿瘤全部消失。而假照组和对照组的瘤体体积成倍增大。Tempany 等对 9 例子宫肌瘤患者进行了 HIFU 治疗,结果显示在 MRI 引导下的聚焦超声治疗可使子宫肌瘤发生变性和凝固性坏死,治疗是安全可靠的,没有严重的不良反应。HIFU 治疗技术是一种局部治疗技术,治疗肌瘤安全和可靠,有利于保留子宫的正常功能,对卵巢内分泌无明显影响,已受到临床医师的重视,目前国内有多家医院进行子宫肌瘤的 HIFU 治疗,但由于目前总病例数目较少,有待循证医学的支持。

(一)器械装置

一般的高强度聚焦超声治疗仪由定位系统、能量发射系统及控制系统组成,包括:①功率发生源;②B 超诊断及定位装置;③组合探头,由治疗探头和显像探头组合而成,能准确地定位目标区域的位置；④组合探头运动控制装置，由三维直角坐标及一个维持转动坐标构成，能调整能量焦域在组织中的深度及进入组织的方向；⑤治疗床及声涡合装置。

(二)治疗原理

高强度聚焦超声治疗主要通过几个方面进行。

1. 高热效应　通常情况下肿瘤细胞致死温度的临界点在42.5～43.0℃，而正常细胞则为45.0℃。对于肝脏组织而言，局部温度超过58℃即可致组织凝固性坏死。区别于低功率聚焦超声，HIFU治疗仪能将高强度的超声能量聚焦于治疗区域，能在0.5秒内迅速将目标区域组织温度骤升至70℃以上，从而使得治疗仪区域内细胞内的蛋白迅速出现凝固性坏死，产生治疗的作用。

2. 空化作用　通过气泡的强烈膨胀和萎缩运动，使肿瘤细胞产生机械性破坏。

3. 免疫效应　坏死的肿瘤组织，同时能起到刺激机体免疫系统的作用，在后期产生抗肿瘤效应。

(三)治疗特点

HIFU在靶区组织产生凝固性坏死灶或损伤灶，其显著的特点是在治疗区及其以外的区域产生一清楚的过渡带，其过渡区不超过50μm，仅含有5～7层的细胞，对靶区组织起直接杀伤作用，而对其周围组织无损伤或损伤较轻。通过对动物肝脏的研究发现，在治疗的焦域中心温度最高，可达53℃，此温度完全可使细胞蛋白质变性，靶区组织发生凝固性坏死。而距焦域外围2.5mm处温度正常。高强度聚焦超声治疗具有以下的特点：

(1)无创伤性：只对靶区内组织产生作用，其邻近组织及脏器不受影响。

(2)可监测性：治疗过程中，可通过治疗后组织坏死超声声影的改变，监测治疗效果。

(3)不良反应少：仅有少数患者产生皮肤损伤。

(4)安全性：严格精确地掌握发投照角度，调整好焦距、频率及时间等影响因素，组织损伤则可避免。

目前，对HIFU的研究尚处于探索阶段，初步结果显示将是一种极为有前途的治疗新手段。在妇产科领域，基础研究正在逐步开展中，临床方面的研究基本上是空白，由于妇产科病生理的特点，B超在妇产科领域的广泛应用，也就意味着HIFU在妇产科领域的应用前景广阔。由于它的无创性，给那些晚期肿瘤或是不能耐受手术的患者提供了除放射治疗、化学药物治疗、免疫治疗以外的一种安全而有效的治疗方法。

五、冷冻治疗

在MRI引导下，经皮穿刺，向肿瘤内插入冷冻探头，该探头附有冷冻的管状手术器械，可在约－130℃的低温下破坏肿瘤细胞，而对正常组织的去除率、破坏率低，创伤轻微，反应小，安全性高，术后恢复时间短，远期疗效尚有待观察。冷冻治疗适用于有症状的子宫肌瘤患者，不包括有生育要求者或恶性肿瘤患者。

六、瘤内注射治疗

1. 无水乙醇瘤内注射　超声引导下经皮无水乙醇注射治疗子宫肌瘤的机制是利用无水乙醇直接对组织蛋白的凝固作用，杀灭肌瘤和栓塞肌瘤供血血管。谢红宁等报道，利用PEIT治疗25例子宫肌瘤患者，10例无水乙醇注射后行手术切除，发现肌瘤中央坏死2～3cm，未手术组2个月后肌瘤体积显著缩小，6个月后无再增，彩超显示肌瘤内及周边血流明显减少，其临床症状有不同程度的改善，未见严重不良反应。对注射剂量、次数与灭瘤效果的关系及远期疗效等正在深入研究之中。

2. 抗肿瘤药物瘤内注射　超声引导下经皮抗肿瘤药物注射治疗子宫肌瘤，其作用是局部高压可闭塞肌瘤的血管，减少血供，抗肿瘤药物直接杀伤、抑制肌瘤细胞生长，从而缩小肌瘤瘤体。局部应用抗肿瘤药物不但能达到局部高浓度的杀伤作用，而且能最大限度地减少抗肿瘤药物的毒性反应。

第三节　子宫肌瘤剔除术

术前评估的目的主要是准确判断子宫肌瘤的大小、数量、部位及肌瘤与子宫腔的关系，从而决定患者是否适合作内窥镜下肌瘤剔除术并选择相应的手术方式，制定最佳手术方案。超声波检查，特别是阴道超声波检查，可以准确判断子宫肌瘤的部位、大小及数目，对患者手术方式的选择具有极大的帮助。超声波检查已能够满足对子宫肌瘤的诊断并为选择手术方式提供依据。磁共振也能清楚地显示子宫肌瘤的具体情况，但由于价格昂贵，因而没有必要常规使用这一方法。尽管影像学检查对子宫肌瘤的部位可作出定位，但仍存在局限性，这种情况常见于不能对阔韧带内肌瘤作出准确判断。对于黏膜下肌瘤，术前最好先行宫腔镜检查明确诊断并评估是否可行宫腔镜下子宫肌瘤切除术。子宫肌瘤剔除术是只切除肌瘤而保留子宫的手术。1840年，法国的Amussat医生创造了子宫肌瘤剔除术，至今已有百余年的历史。但遗憾的是，在相当长的时间里子宫肌瘤剔除术的价值和推行未受到应有的重视，它在治疗子宫肌瘤的传统方法中所占比率较低，多适用于年轻未婚或已婚未育渴望生育的患者。目前，由于人们越来越注意到子宫对维持女性内分泌及免疫功能的重要性，以及医疗器械的不断改进，子宫肌瘤剔除术在治疗本病所占的比率越来越高。

英国妇科手术大师Bonney V曾在《邦尼妇科手术学》中讲到，因为纯属良性的肿瘤而切除年轻妇女的子宫，是外科手术的彻底失败。单纯剔除肌瘤，保留子宫具有如下意义：①近期研究发现，子宫除具有孕育胚胎和周期性月经的功能外，还参与着免疫和内分泌的调节；②子宫动脉担负着卵巢血液供应的50%～70%。离断子宫动脉，意味着卵巢的血供将减少一半，卵巢的功能及寿命将受到很大影响。卵巢的内分泌功能对女性至关重要，除维持女性功能外，它在预防冠心病和骨质疏松症等方面也起着非常重要的作用；③局部解剖形态未变，有益于维持正常的性生活。

由此可见，与子宫切除术相比，子宫肌瘤剔除术具有创伤小，恢复快，不改变局部解剖生理结构，可保留生育功能等诸多优点，特别是对那些不愿切除子宫的患者具有良好的心理效应。

目前，切除子宫肌瘤可经宫腔镜、腹腔镜、阴道及开腹多种途径进行。因开腹剔除子宫肌瘤属传统术式，在此不作赘述。

一、经宫腔镜子宫黏膜下肌瘤剔除术

传统的治疗方法一般根据黏膜下肌瘤向子宫腔内突出的情况而定：若为带蒂肌瘤可经宫颈钳夹取出；若为广蒂肌瘤则保留子宫的可能性大大减小，临床一般多采取经腹或经阴道切除子宫。宫腔镜的应用使对黏膜下子宫肌瘤的治疗产生了质的飞跃，几乎所有的黏膜下肌瘤均可经宫腔镜切除，这大大降低了此类患者的子宫切除率。

1978 年，美国 Neuwirth 首先报道在腹腔镜监视下，用泌尿科电切镜切除子宫黏膜下肌瘤。1988 年，日本林保良在 B 超监视下用妇科持续灌流式切割镜施术，为切除黏膜下肌瘤建立了一种全新的手术方法。

（一）子宫黏膜下肌瘤分型

为了便于区分黏膜下子宫肌瘤向宫腔内凸出的程度，判别宫腔镜切除手术的难易度，现将黏膜下子宫肌瘤分型如下：

Ⅰ型：带蒂黏膜下子宫肌瘤。瘤体与宫壁有瘤蒂相连，瘤蒂可长可短，过长可致肌瘤分娩，甚至脱出阴道口外。

Ⅱ型：75％以上的瘤体凸向宫腔，仅有极少部分位于子宫肌壁内，在宫腔镜下近似球形。

Ⅲ型：50％以上的瘤体凸向宫腔，在宫腔镜下呈半球形。

Ⅳ型：25％以上的瘤体凸向宫腔，但绝大部分位于肌壁间，在宫腔镜下呈山丘样凸出。

子宫黏膜下肌瘤分为 3 种类型：

0 型：有蒂黏膜下肌瘤，未向肌层扩展。

Ⅰ型：无蒂，向肌层扩展＜50％。

Ⅱ型：无蒂，向肌层扩展＞50％。

对于宫腔镜手术中切除肌瘤的大小尚无定论，侵及肌层的深度则是手术的决定因素。在行宫腔镜黏膜下肌瘤剔除术前均应进行宫腔镜联合 B 超检查，尤其对Ⅰ、Ⅱ型黏膜下肌瘤，重点了解肌瘤边缘与浆膜面的距离，严格控制在≥5cm 方可考虑手术。对术前合并严重贫血的患者，要在纠正贫血，Hb 超过 80g/L 时方可考虑手术。考虑手术时间宜选在月经干净 3～5 天。术前可用米非司酮预处理。

宫腔镜术后的妊娠率为 8％～35％，与开腹肌瘤剔除术相近。但近来有学者报道宫腔镜切除＜2cm 肌瘤的术后妊娠率为 25％，直径＞5cm 的肌瘤患者术后妊娠率亦将明显增高。

（二）适应证

1. 黏膜下子宫肌瘤单个或多个。瘤体直径应＜5cm，子宫＜妊娠 9 周（根据术者经验可酌情掌握）。

2. 年轻未婚或强烈要求保留子宫的患者。

3. 已婚未育又渴望生育者，估计子宫肌瘤可能是不育症的病因之一。

4. 全身性或局部性疾病不宜进行经腹切除子宫者。

（三）优点

宫腔镜下子宫肌瘤切除术的优点概括如下：

1. 手术创伤小。因宫腔镜下子宫肌瘤切除术是经阴道切除瘤体，不开腹、无切口、腹壁无瘢痕，免去了不少开腹手术的弊端，如腹腔粘连、腹壁瘢痕等，减轻了受术者的痛苦。

2. 不改变解剖结构。

3. 术后恢复快。因创伤小，患者术后当天即可下地行走，大大缩短了住院周期和治疗费用。

（四）术前准备

因手术难度随肌瘤体积的增大而增加，术前若能适当缩小瘤体对减少术中出血、缩短手术时间及降低术中和术后并发症均有一定的益处。据报道，在肌瘤剔除术时，子宫体积越小，术后受孕概率越大。较大肌瘤的不孕妇女术前缩小瘤体和宫体，可使肌瘤剔除术更容易，并且提高术后受孕率。

由于子宫肌瘤是依赖性激素的良性肿瘤，与雌激素的分泌水平直接相关。因此，通过应用具有雌激素分泌抑制或拮抗作用的制剂可促使子宫肌瘤缩小，同时达到减轻症状的目的。但是与手术治疗不同，此类药物仅能缩小瘤体，肌瘤并不能消除。如果雌激素活性恢复，则肌瘤再次增大，症状也复发。目前能用于治疗子宫肌瘤的激素制剂有两种，即通过抑制脑垂体促性腺激素分泌来抑制卵巢雌激素分泌的 GnRH-a 制剂，和能抑制卵巢甾类激素同时具有类似雄激素作用而使雌激素分泌降低的达那唑或内美通等制剂。

GnRH-a 是促性腺激素释放激素激动剂，具有减量调节垂体分泌促性腺激素，持续抑制卵巢产生类固醇激素，导致雌激素水平下降至绝经后期或早卵泡期的水平。因子宫肌瘤生长依赖于雌激素，用药后雌激素水平持续下降，肌瘤生长失去支持，最终可导致瘤体缩小。但 GnRH-a 也同时产生一些绝经后不良反应，停药后肌瘤又会继续生长。因此，此类药物仅适于术前准备，而不宜于长期应用。给药方法：Goserelin 3.6mg，每月皮下注射 1 次，可 2 次或 3 次。术前使用 GnRH-a 也会因为使肌瘤缩至子宫肌层并且使肌瘤界限不清而增加手术的困难。

（五）手术步骤

手术成功的关键是病例选择适当和手术操作的精确与娴熟。

1. 麻醉后，患者取截石位，宫口扩张至 9～12 号。

2. 置入切割器，通过内镜观察宫腔内病变，根据肌瘤大小、位置，有无瘤蒂及宽度等决定手术方式。

3. 将电切环或激光切割器放在欲切除的肿瘤部位，接通电源进行切割。对瘤体较大的肌瘤，应先电凝肌瘤表面的大血管和瘤蒂的血管，以减少术中的出血。对无蒂或广蒂肌瘤，先将电切环置于肿瘤后方，启动切割电极，同时向外退出，如此反复顺序进行，使瘤组织呈条状切下，将凸向宫腔的部分切除，至肌瘤切面与正常宫壁平行为止。残余部分可用剔钩将其剔除；

亦可在术中应用缩宫剂，借助子宫肌层的收缩将瘤体挤向宫腔，然后将其切除。

4. 二次手术问题　有时因患者术中异常或切割技术等原因，第1次手术未能彻底切净，需行第2次切除。手术时机应选在3～4个月后，术前应用GnRH-a、内美通或达那唑等2～3个月，待瘤体突向宫腔行二次手术，多可将肌瘤切净。

（六）手术方式

根据肌瘤生长特点，手术方式可分为：

1. 旋拧法　适用于带蒂黏膜下肌瘤。瘤体完全凸向宫腔，甚至已从宫颈娩出，瘤蒂较长、较细。方法是：常规消毒后，卵圆钳夹住瘤体根部，顺时针旋转数周，直至瘤体完全离断。然后用宫腔镜检查残端有无出血，并酌情处理。此法操作简单，手术创伤小，术中及术后出血少。

2. 根切法　适应证与前者基本相同，但瘤蒂较粗不宜旋转离断者。方法是：在宫腔镜下用环状电极电切、电凝瘤蒂根部，直至瘤体完全离断。因瘤蒂较粗，残端创面大容易出血，可用球形或滚筒形电极电凝止血。

3. 环切加旋拧法　此法适用于广蒂（瘤体的75%凸向宫腔，25%埋于子宫肌壁内）肌瘤。具体做法是：

（1）在宫腔镜下先用环形电极沿瘤体半环形切出一个沟槽以利于钳夹。

（2）取出宫腔镜，用卵圆钳夹住瘤体顺时针旋转数周至瘤体离断。

（3）宫腔镜复查创面并电凝止血。因瘤体部分位子宫肌壁内，操作相对复杂，创面较大容易出血，故需有一定经验的医生才能施行。

4. 平切加剥除法　此法适用于无蒂（瘤体的50%位于子宫肌壁内）肌瘤。方法是：

（1）在宫腔镜下将凸向宫腔部分的瘤体切除，至肌瘤切面与正常宫壁平行为止。

（2）用特制的直角剔钩沿瘤体的假包膜剥除分离，直至将残余的瘤体完全剥出。

此术的关键是要解剖层次清楚，找到肌瘤与正常组织的分界方能顺利进行。因剥离需要掌握技巧及力度，操作有一定的难度，故需有相当经验的医生才能施行。

（七）术中监护

术前诊断中，子宫碘油造影和B超显像可协助诊断黏膜下肌瘤，但均可能误诊。例如在宫腔闭合的情况下，B超难以分辨肌瘤有无瘤蒂；宫腔线不明显时，B超难以判断肌瘤在前壁还是后壁，还可能漏诊小肌瘤。宫腔镜检视宫腔内病变较为可靠，但因视野较小，并受膨宫程度的影响，亦有其局限性。若术中应用B超进行监视，对手术可有导向作用。特别是出现以下情况时，更需B超引导操作。

1. 肌瘤阻挡，内镜常不能置入宫底。

2. 自下缘开始切削较大的肌瘤时，可能在肌瘤中掏成洞穴，误认为是宫腔。

3. 术者操作时仅能通过内镜了解宫腔内的情况，对残存肌瘤的多少及宫壁的厚度均不得而知。

术中充盈的膀胱和宫腔内的膨宫液可形成两项对比。使用腹部B超进行监视，可清楚显示宫腔方向、宫腔占位性病变及子宫壁厚度。切除组织时，基底组织受电热影响造成脱水、皱缩、凝固，B超屏幕上出现强回声，以提示切除范围及深度，防止漏切和子宫穿孔。

(八)并发症

1. 近期并发症

(1)出血：腹腔镜下肌瘤剔除术后出血主要发生在以下几种情况：①使用套扎法剔除肌瘤。由于套扎线松脱而出血，这种情况比较容易发生；②切口缝合不理想。瘤腔未缝合关闭而形成宫壁血肿。如果发生前者必须行2次腹腔镜或开腹手术缝合止血。后者因出血停止而不必再次开腹，加强抗感染是必要的治疗措施。宫腔镜肌瘤剔除术后出血主要见于切除肌壁间内突性肌瘤。一般情况下，使用缩宫素已可因宫缩加强而减少或停止出血。如果出血较多，可在术后宫腔内放置气囊尿管压迫止血，气囊内注入10～30ml液体，留置6～24小时后取出。严重的出血可能需切除子宫。

(2)子宫穿孔：系电切环或激光切割器切除肌壁过深所致。严重者可继发损伤肠管、膀胱、血管或其他脏器。因此术中最好有B超或腹腔镜监视操作，在手术视野不清时绝对不要通电操作。若发现子宫穿孔要立即停止手术，腹腔镜进行修补。并严密观察有无其他并发症，并酌情处理。如肌瘤尚未切净，应等待切口愈合后行第2次手术。如果出现肠穿孔的表现，应及时剖腹探查。如果穿孔在小肠，可行部分肠切除及吻合术。如果穿孔在结肠，则要行造瘘及二期吻合术。

(3)体液超负荷(TURP综合征)：是一种比较严重的并发症。系手术时间过长或膨宫压力过高，至灌流液进入体内过多引起电解质紊乱所致，最终导致患者血氧饱和度下降、肺水肿及脑水肿。临床表现为患者烦躁不安，视物不清，严重者会发生抽搐甚至昏迷。治疗方法主要有吸氧、呋塞米肌内注射，地塞米松静脉注射，静脉补充氯化钠液，迅速使血钠恢复到正常水平。因此，手术时间应控制在1小时之内，宫口的扩张应大于内镜的外鞘，术中灌流液的水压切勿过大，均可防止宫内压过高，减少灌流液的回吸收。

2. 远期并发症

(1)宫腔粘连及宫腔积血，预防方法为：①用小口径的切割器；②术后早做宫腔镜检查；③术终放宫内节育器。

(2)反复阴道出血。

(3)子宫内膜异位症，表现为盆腔疼痛加剧。

(4)个别病例报道有妊娠时子宫破裂。

(九)效果评价

夏恩兰教授将宫腔镜切除子宫黏膜下肌瘤的手术疗效分为以下四类。

第1类：带蒂黏膜下肌瘤完全切除者和壁间肌瘤切除内膜后肌瘤突入宫腔并被完全切除者。

第2类：无蒂黏膜下肌瘤切除＞50％者和壁间肌瘤切除内膜后突入宫腔，切除部分＞50％者。

第3类：无蒂黏膜下肌瘤切除＜50％者和壁间肌瘤切除内膜后突入宫腔，切除部分

<50%。

第4类:壁间肌瘤和浆膜下肌瘤无法切除,术中仅切除内膜者。

(十)讨论

1. 根据部分肌瘤切除术后患者的肌瘤残留物状况　有些学者不赞成对子宫行肌瘤部分切除术。但据临床观察,宽蒂黏膜下肌瘤及壁间肌瘤只要切除超过其体积的50%或单纯内膜切除后虽残留小的壁间肌瘤及浆膜下肌瘤亦可获得满意疗效,且所剩肌瘤经长期随访多数不再生长。这种现象考虑可能与电切手术中电热作用对残余肌瘤组织的破坏、抑制其生长有关,但还需进一步研究证实。

2. 位于子宫肌壁间肌瘤　切除必要性的指征相对少,故宫腔镜手术切除肌壁间子宫肌瘤一般适应于单个的孤立的有症状的肌瘤。

3. 切除部位痊愈约需1个月,大的肌瘤恢复期可延至2个月。而宫腔镜检查对促进痊愈必不可少,术后有24%病例1个月内发生粘连,为此及时检查、及时剥离对促进术后痊愈很有帮助。

4. 临床效果满意率每年有轻微下降,这是由于肌瘤病理学演变所导致的结果。据统计,宫腔镜下子宫肌瘤切除术后,因肌瘤复发再次施行手术者,占总数的6.6%。而回顾经腹外科手术切除肌瘤的文献报道,再次手术的比率为6.8%。表明该术式与经腹手术相比,术后复发率无显著差异。

5. 与经腹全子宫切除术比较　以往对子宫肌瘤引起异常子宫出血且药物治疗无效患者,多数需行全子宫切除术以达到根治目的,仅对要求保留生育能力的妇女行肌瘤剔除术以保留子宫。全子宫切除术的并发症有:肠管损伤、输尿管损伤、出血、感染、麻痹性肠梗阻,此外还有穹隆肉芽、神经损伤、血栓性静脉炎、肺栓塞和膀胱阴道瘘或直肠阴道瘘等。宫腔镜下子宫黏膜下肌瘤剔除术的并发症则明显低于经腹手术,术后发热率等均明显低于前者,但容易发生子宫穿孔甚至肠管损伤。

6. 子宫肌瘤剔除术后复发问题　无论是经腹还是在宫腔镜下进行子宫肌瘤剔除,术后均存在一个高复发率的问题。文献报道复发时间多在术后2～3年,复发率为15%～35%。复发时间发生在术后>3年者约占复发肌瘤的80%,>5年者43%,平均复发时间为术后5年。另外,单发肌瘤复发率约为27%,多发肌瘤高达59%。

目前还有一种方法是宫腔镜下汽化治疗子宫肌瘤,应用双极电极通过宫腔镜治疗黏膜下肌瘤。其优点是应用盐水作膨宫液,这样可以减少术中和术后的并发症。因为术中使用镇静药和宫颈旁阻断麻醉更易让患者耐受,适用于不能耐受全麻的患者。另一优点是避免了大量的肌瘤碎片妨碍操作的进行,但是长时间应用双极电极汽化肌瘤时很难辨认肌层界限,而且缺少完整的组织病理学标本。

二、经腹腔镜子宫肌瘤剔除术

(一)适应证

与开腹子宫肌瘤剔除术基本相同,即肌瘤大或肌瘤引起症状,但需保留生育功能或不希望失去子宫者。一般来讲，腹腔镜更适合切除浆膜下及肌壁间向浆膜面突出的子宫肌瘤。

子宫肌瘤需手术的相关症状包括：①子宫浆膜下肌瘤；②有中期妊娠流产史或肌瘤导致的不孕，不育患者，包栝习惯性流产者；③因肌瘤导致出血性贫血希望保留生育能力；④子宫肌瘤在短时间内迅速增大者；⑤在其他腹腔镜手术时发现的浆膜下肌瘤；⑥子宫肌瘤单个直径在8cm以内，多发性子宫肌瘤＞3cm的肌瘤不超过4个。

（二）禁忌证

腹腔镜子宫肌瘤切除术的技术受到术者经验、肌瘤数目、瘤体大小及生长部位等限制。①子宫肌瘤太大，单个超过8cm或子宫超过16周妊娠大小；②多发性子宫肌瘤数目太多或偏黏膜下不易切除者；③过于肥胖的患者。怀疑子宫腺肌病者。有专家提出若子宫含有4个以上直径＞3cm的肌瘤，或瘤体平均直径＞10cm时，行腹腔镜肌瘤切除术应慎重考虑。因深部壁间肌瘤剔除后在腹腔镜下的肌层缝合是一项高难度的技术，需要操作的熟练和灵巧。若手术耗时过长出血多，或创缘对合不良导致术后粘连，则不如采取其他更简捷微创的手段。也有笔者认为腹腔镜下切除较大的肌瘤亦是安全的，Sinha等曾对51例肌瘤直径为9～21cm的患者进行腹腔镜肌瘤切除，成功率98%。LM手术中应避免剔除过多的肌壁间肌瘤，肌瘤多于4个或者肌壁间肌瘤直径大于6cm手术时间将明显延长及出血增多，增加转为开腹手术的机会。术中在剔除肌瘤前局部注射小剂量垂体后叶素，术中出血明显减少，视野清楚，明显降低了腹腔镜下缝合难度，使手术时间明显缩短，手术顺利，术中未出现严重不良反应，术后患者身体恢复更快，取得满意效果。术前使用GnRH-a可以使肌瘤变软，导致术中对肌瘤的辨认及肌瘤层次的辨认有一定的困难。但年轻未生育且肌瘤较大的患者术前使用GnRH-a可明显缩小肌瘤和子宫体积，减少术中出血，缩短手术时间。Damiani等报道了一种无气腹腹腔镜下肌瘤切除术（GLM），对279例有症状的肌瘤成功进行了GLM，认为其安全性及可行性优于气腹腹腔镜手术。王萍等亦报道悬吊法LM手术时间，出血量优于气腹法腹腔镜。Seracchioli等对65例开腹手术与66例LM患者术后妊娠率，流产率、早产和剖宫产率进行比较，结果无显著性差异，分别为妊娠率53.6%～55.9%，流产率12.1%～20.0%，早产率5.0%～7.4%，剖宫产率65.0%～77.8%。一些学者报道LM术后肌瘤复发率高，多数复发在术后10～30个月发生，平均复发率27%，明显高于开腹手术组（4%～30%）。LM术后高复发率可能与术中不能触诊子宫、难以发现肌壁间小肌瘤间小肌瘤以及术前使用GnRH-a有关。

（三）手术器械

1. 腹腔镜及配套设备。
2. 特殊器械

（1）举宫器：用于固定牵引宫体，暴露肌瘤。

（2）有齿抓钳：用于固定和牵拉肌瘤。

（3）单、双极电极或超声刀：用于从子宫床内剥离肌瘤。

（4）持针器：用于缝合创缘。

（5）组织粉碎器：用于取出瘤体。

（四）术前准备

1. 尽量在术前了解子宫肌瘤的数目、大小、位置及有无变性。注意掌握适应证。

2. 若肌瘤直径＞4cm，术前可采用药物治疗以缩小瘤体，减轻盆腔充血。

3. 注意掌握腹腔镜中转开腹完成手术的尺度。

（五）麻醉及体位

1. 麻醉可采用全身麻醉或连续硬膜外麻醉。

2. 体位一般采取膀胱截石位或平卧两腿分离位，以利于放置举宫器。

（六）手术步骤

子宫肌瘤剔除术步骤一般包括3部分：①将肌瘤从宫体剥出；②修整、缝合子宫创面；③将肌瘤取出腹腔。

无论是在腹腔镜下，还是通过其他途径剔除子宫肌瘤，手术时均应注意：

1. 切口选择　在选择剔除子宫肌瘤的切口时，应遵循不损伤双侧输卵管入口，有利于恢复子宫正常解剖和功能的原则。一般多为子宫前壁或后壁纵切口，只有在较大肌瘤剔出时，才施行横的或梭形切口。切割能源可用单极电刀、电钩或电针，也可用激光和超声分离钩或超声剪切割。

2. 剜除技巧　子宫肌瘤剜除术的关键是找好肌瘤与正常肌层的界限。剜出肌瘤时宁可切深一些，层次便可以暴露出来。以大抓钳抓住瘤核向外牵拉旋转，同时用剥离棒或吸引器的出水端作水分离将瘤核剥出。

3. 创面处理　一般带蒂浆膜下子宫肌瘤电灼瘤蒂，根部即可达到止血目的。但当瘤体大部分位于肌壁间时，剔除瘤核后瘤腔较大容易出血，此时可先对肌瘤床凝固止血，然后缝合封闭瘤腔。

4. 缝合方法　腹腔镜下缝合封闭瘤腔是本术式中难度最高的技术，也是减少术后粘连最关键的步骤。可用连弯针的保护薇乔 polyglactin-0 缝线或 2-ovicryl 合成可吸收缝线（ethicon）间断或连续缝合结扎止血。缝线打结可采用腔外打结或腔内打结法，根据术者习惯而定。若腔内打结缝线不应过长，以免妨碍操作；而腔外打结则缝线应足够长，以免操作困难。封闭子宫肌瘤床缺损时应注意解剖层次一定要对合整齐，不留死腔。此外，还可在切口缝合表面涂抹生物蛋白胶预防粘连。

5. 取出肌瘤　如有组织粉碎器可直接将其分块取出；亦可采用阴道后穹隆切口或腹部扩大的小切口将其取出。

（七）并发症

1. 近期并发症　出血、周围脏器的损伤。

2. 远期并发症　粘连、子宫内膜异位症。

有些在腹腔镜下进行难度和风险较大的手术，如肌壁间子宫肌瘤剔出术，在腹腔镜下手术的困难在于创面的缝合。肌瘤剥出后子宫创面的缝合有腔内缝合腔内打结或腔内缝合腔外打结；但若腹腔镜下不能达到应达到缝合深度，或打结技术不能达到打紧要求时，采取腹腔镜手术的术后出血危险性和切口裂开可能性极大，不能贸然行之。

有学者认为LM术后妊娠发生子宫破裂的潜在危险将增加，术中缝合技术是造成子宫破裂的主要原因，包括：①没有缝合或者缝合不彻底，只缝合浅层，造成瘢痕处变薄或裂开；②剔除浆膜下肌瘤后没有缝合浅层的切口；③过度使用电凝，导致肌层深部坏死影响愈合。Dubuisson等随诊100例术后妊娠患者的结局，72例试产有58例阴道分娩(80.16%)，3例发生子宫破裂，其中只有1例在切口处破裂，破裂原因可能为子宫肌层薄弱以及愈合差。因此对于腹腔镜术后妊娠的患者要注意孕期及分娩期的监测。有学者建议对于术后有生育要求的患者应进行再次腹腔镜检查，子宫切口是否变薄以及愈合程度可以用亚甲蓝试验来判断，术后特别是孕期磁共振检查也有帮助。

三、经腹腔镜辅助子宫肌瘤剜除术

腹腔镜辅助下的肌瘤剔除(laparoscopically assisted myomectomy, LAM)最早报道于1994年，该手术保持了LM的优点。LAM适用于直径＞10～12cm或者多个、浸润深的肌瘤，且需要多层缝合的患者。其优点是缝合子宫较快，易清理切除的肌瘤，能够保持子宫的完整形态。腹腔镜辅助子宫肌瘤剜除术是腹腔镜与腹部小切口途径相结合的子宫肌瘤切除技术。对位于宫底和前壁的肌壁间子宫肌瘤推荐采用腹腔镜下剥出一半肌瘤后由腹部扩大切口剜出肌瘤，并在腹壁切口外缝合子宫切口，杜绝了术后因切口缝合不严密可能引起的并发症。适用于腹腔镜下子宫缺损深层缝合困难或内镜操作经验较少的医生。如果术者镜下操作不熟练，或缺乏肌瘤粉碎机，也可采用此术式。

(一)适应证

除需切除子宫肌瘤的适应证外，需进行此术式的标准是：

1. 肌瘤直径＞5cm。
2. 多个肌瘤需要多次碎块操作。
3. 深入肌壁的肌瘤。
4. 肌瘤剜出后需要多层缝合子宫缺损者。

(二)术前准备、麻醉及体位

与腹腔镜下子宫肌瘤切除术相同。

(三)手术器械

除腹腔镜等器械外，还需肌瘤锥等。

(四)手术步骤

1. 置入腹腔镜。

2. 在腹腔镜下切开子宫暴露肌瘤。

3. 将肌瘤锥从耻骨联合上的穿刺孔进入腹腔钻入肌瘤，将肌瘤向耻骨联合上穿刺点方向牵引。

4. 在腹壁上扩大耻骨联合上穿刺切口，使整个子宫肌瘤能牵出腹壁。

5. 在腹腔外行肌瘤剥出并缝合子宫创面，然后放回腹腔。若发现多个肌瘤，应尽可能从一个切口进入剥出多个肌瘤。若为后壁肌瘤，估计牵引困难，可在腹腔镜下完成肌瘤剥出术，然后将子宫牵引通过腹壁小切口外置，在腹腔外行子宫创面缝合。

6. 缝合腹壁小切口。

7. 再次置入腹腔镜，检查腹腔内状况并冲洗盆腹腔。

LAM 能够切除更大的肌瘤，出血量和开腹手术相近，故可以代替开腹手术。＜5cm 的浆膜下肌瘤可以很容易剔除，但是肌壁间和更大的肌瘤需要长时间手术分离肌瘤并缝合。LAM 通过小切口缝合，取出大的肌瘤，减少了手术时间且不需要太多的腹腔镜手术经验。与腹腔镜下子宫肌瘤切除术相比，LAM 的最大优点是对比较大的肌瘤切除创面更容易行多层缝合，且不延长手术时间。此外，术者还可通过手的触摸确保所有肌瘤完全摘除。由于不像剖腹手术那样需要排空肠管，所以术后肠功能恢复较快。

四、经阴道子宫肌瘤及宫颈肌瘤剔除术

经阴道子宫浆膜下及肌壁间肌瘤剔除术，不开腹，对腹腔干扰小，创伤少，患者术后疼痛轻，恢复快，住院时间及费用均明显短于同类经腹手术，符合微创技术的要求。而且手术适应证比腹腔镜下子宫肌瘤剔除术更广，可剔除多发肌瘤或瘤体直径达 10cm 的大肌瘤。但需强调，因阴道手术范围狭小，视野暴露困难，操作有一定的难度，对术者的技术要求较高。

（一）适应证

1. 已婚患者，要求保留子宫。阴道较松弛，有利于手术操作。

2. 子宫活动，子宫体积小于妊娠 14 周。

3. B 超及妇科检查提示为浆膜下（或）肌壁间子宫肌瘤。

4. 宫颈肌瘤经阴道可触及，但瘤体较大占满阴道者慎重。

（二）禁忌证

1. 子宫活动差，有盆腔粘连征象。

2. 子宫体积大于妊娠 14 周或 B 超提示最大肌瘤直径超过 10cm。

（三）术前准备

1. 术前应查清肿瘤的大小、位置及与周围脏器的关系。

2. 检查阴道分泌物并做相应的治疗，防止术后感染。

3. 以碘伏纱球等阴道擦洗 3～5 天，确保阴道清洁。

4. 若估计经阴道切除肿瘤可能会遇到困难，术前应做好开腹手术的准备。

(四)麻醉与体位

1. 麻醉　硬膜外麻醉或骶管麻醉。

2. 体位　膀胱截石位。

(五)手术步骤

1. 宫颈肌瘤

(1)局部注射 0.1～0.2mg 肾上腺素稀释液 10～20ml,可起到局部止血及分离肌瘤与正常组织的作用。注意勿将注射器置入肌瘤内。

(2)横弧形切开肌瘤表面宫颈组织,暴露瘤核。巾钳夹住瘤核顺时针旋转向外提拉取出。2-0 可吸收线缝合瘤腔。

2. 子宫前壁肌瘤

(1)将宫颈向下牵拉,于宫颈阴道交界处阴道前壁及宫颈两侧黏膜下注入肾上腺素稀释液 30～40ml,以减少术中出血。

(2)于宫颈前方膀胱横沟上 0.2cm 处横行切开阴道黏膜,深达宫颈筋膜,并向两侧延长切口至 3 点、9 点处。

(3)提起阴道前壁黏膜切缘,紧贴宫颈筋膜向上分离子宫膀胱间隙达子宫膀胱腹膜反折并剪开。

(4)从阴道前穹隆翻出子宫,暴露肌瘤,纵切开子宫肌壁至瘤体组织,钳夹取出瘤核。若肌瘤较大,不能完整经阴道剥除,则可一边剥离,一边将肌瘤楔形切开,分块经阴道取出。

(5)较大肌瘤剔除后宫体可全部翻出至阴道,仔细用手触摸检查宫体肌层内是否还有小肌瘤,一并剔除。

(6)大肌瘤适当修剪肌瘤包膜后以 1-0 号可吸收缝线自基底部进行缝合止血,闭合瘤腔。将子宫送回盆腔。

(7)2-0 号可吸收线全层连续缝合子宫前腹膜及阴道穹隆黏膜切口。

3. 子宫后壁肌瘤

(1)将宫颈向前上方牵引,显露宫颈后壁及阴道后穹隆。在阴道后壁与宫颈上皮接合处环形切开。

(2)切开后穹隆部的腹膜,用手指向两旁扩大切口,并伸入子宫直肠陷凹,检查韧带、附件及子宫有无粘连。

(3)用巾钳夹住子宫后壁肌瘤,经后穹隆切口向外牵出。

(4)若为浆膜下肌瘤可用长弯止血钳夹住瘤蒂根部,电灼离断肌瘤,根部可以丝线结扎或缝扎。

(5)若为壁间肌瘤可切开瘤体表面肌肉,钳夹取出瘤核,缝扎封闭瘤腔。

(6)缝合阴道后穹隆切口,封闭腹腔。

(六)技术难点

经阴道子宫肌瘤剔除术的关键是将子宫翻出。因此,术前检查需确定主要大肌瘤的位置,若肌瘤突出于前壁,侧从前穹隆翻出较易;反之,则应该从后穹隆翻。子宫体积大于妊娠 10 周或肌瘤直径＞6cm 时,常需一边将子宫外翻,一边逐渐切开肌瘤包膜,剥离肌瘤至能用单爪钳抓住向外牵拉为止。若肌瘤较大,可一边剥离一边将肌瘤切成小块取出,以缩小肌瘤体积直至全部挖出瘤核。

宫颈肌瘤的剔除要注意两点:

(1)因宫颈部位解剖复杂,前有膀胱,侧有输尿管和丰富的子宫血管,所以在剥离时尤应小心,应在“假包膜”上剥离,层次要清晰。若层次混乱,必“血肉模糊”,容易出血和损伤。

(2)尽量避免宫颈管的损坏,最好不进入颈管,不破坏颈管内膜;否则引起颈管狭窄则后患无穷。同理,在缝合时切勿缝闭颈管。

五、子宫肌瘤消融术

子宫肌瘤消融术(myolysis),又称子宫肌瘤电凝固术(laparoscopic coagulation of myoma),是一种既不切除子宫也不切除肌瘤的保守性手术。其原理是肌瘤遇高温组织蛋白凝固,血管封闭,使组织缺血肌瘤不再生长,或肌瘤由于缺血而产生无菌性坏死,瘤体缩小而达到治疗目的。20 世纪 80 年代,肌瘤消融术首次在欧洲进行,由于此术操作简单,需要器械少,亦不失为治疗子宫肌瘤的另一条途径。主要适用于有盆腔疼痛、压迫症状及子宫增大而不愿手术治疗的患者。最早是在腹腔镜下 Nd:YNG 激光,因其不能精确预见肌瘤大小及激光产生的热效应而受到限制。以后发展了二极管针代替 Nd:YAG 激光。最近开展的肌瘤间质热疗法(myoma interstitial thermo-therapy,M ITT)主要应用二极管激光和一种可以使激光发射至各个方向的特殊的光学散光器来治疗肌瘤。姚书忠认为腹腔镜下子宫肌瘤消融术是没有必要采用的手术方式,因为不能保证将肌瘤组织全部破坏。周翠玉报道利用无水乙醇对组织蛋白的脱水凝固作用导致肌瘤细胞的蛋白质变性以及对肌瘤小血管的凝固变性,内皮细胞破坏导致栓塞的理论通过彩色多普勒超声导引经皮瘤内注射无水乙醇从而有效地达到目的,杀瘤效果确切。

(一)适应证

1. 不准备生育的子宫肌瘤患者。
2. 子宫肌瘤直径 3～10cm,数目＜4 个。
3. ＞10cm 的肌瘤在用药后体积＜10cm 时可进行此术。

(二)手术器械

1. 腹腔镜是手术所需基本器械。
2. 双极电凝的针状电极或 Nd:YAG 激光器。
3. 固定肌瘤的 5mm 螺旋针。

4. 冲洗吸引管。

5. 举宫器及子宫抓钳。

（三）手术方法

1. 置入腹腔镜并在下腹进入2个5mm套管。

2. 在肌瘤浆膜下注入稀释的缩宫素（5U溶于50ml生理盐水）少量。

3. 双极针状电极刺入肌瘤内，功率70～120W，电凝3～10秒，在电凝区域形成一个3～5mm的干燥核心。每个电凝点间隔5～10mm，一般7cm的肌瘤30分钟之内可以结束手术。

4. 若用Nd:YAG激光，则使用600μm或1000μm的光导纤维，功率60～70W。将激光纤维自一个辅助穿刺口进入，尖端插入肌瘤前激发，然后缓慢撤出纤维，激光纤维凝固效果为5mm直径范围，故光纤可通过两侧辅助穿刺口以5mm为间隔反复穿刺。凝固一个直径5cm的肌瘤需要50～75次穿刺。在凝固的整个过程均应观察肌瘤，注意避免损伤直肠、膀胱和子宫血管。

（四）效果评价

1. 优点

（1）手术创伤小，并发症及术后病死率少，治疗效果明显。文献报道术后6个月平均肌瘤体积缩小88.5%，子宫体积缩小83.1%。

（2）术后粘连少。因双极针的连续电流使肌瘤凝固而浆膜层无明显影响，故双极电凝术后粘连少于激光消融术。

2. 缺点　子宫肌瘤术后肉瘤变率为0.04%～0.29%，由于肌瘤消融术可延误恶性肿瘤的诊断和治疗，所以在进行凝固肌瘤时应先行肌瘤穿刺活检，并向患者交待清楚。

肌瘤消融术主要适用于有盆腔疼痛、压迫症状及子宫增大而不愿手术治疗的患者。文献报道肌瘤消融术后妊娠患者在孕晚期易发生子宫破裂，因此不提倡对有生育要求的患者应用该方法治疗，且肌瘤直径＞10cm时手术不易成功。接受该方法治疗的患者都应接受术前评估，包括病史、体格和盆腔检查、超声、内膜活检、宫腔镜来了解子宫病理情况。当肌瘤消融术后妊娠时，要监测母儿的安全，在临产前或有子宫破裂征兆前及时行剖宫产。

总之，子宫肌瘤剔除术是保留子宫，减少创伤的一种选择。但保守性的外科手术技术有明显的局限性，因手术后虽能成功地解除肌瘤引起的症状，却不能制止潜在疾病的发生发展过程，以致新的肌瘤继续形成，症状复发，甚至需再次接受手术治疗。研究发现，经腹子宫肌瘤切除术后5年随访中，约51%的妇女经阴道超声证实复发子宫肌瘤，需接受第2次手术者占15%～26%。因此，外科手术虽在短期内有效，长期效果常不能令人满意。

第四节　子宫切除术

子宫切除术是最常采用的妇产科手术之一，仅次于剖腹产手术。美国每年有60万例子宫切除术。年龄≥60岁的妇女，平均每3人便有1人接受了子宫切除术。年龄在55岁的英国妇女，已有20%接受了子宫切除术。传统的经腹及经阴道子宫切除术已有150多年历史。从1989年Harry Reich介绍了第1例腹腔镜辅助下阴式子宫切除术以来，出现了许多改良腹腔镜子宫切除手术方法。但目前世界上腹腔镜下子宫切除术的开展还并不广泛。根据1999年美国子宫切除术统计资料显示，腹式全子宫切除术仍是最常选用的方法，占65%，腹腔镜辅助下阴式子宫切除术仅占28%。

事实上，无论采取何种方法切除子宫，对患者机体而言都是巨大的创伤。但限于目前的医学水平和医疗器械，对某些子宫疾病如子宫恶性肿瘤、多发性子宫肌瘤等，除子宫切除外尚无更好的治疗方法。因此，在不得不切除子宫来治疗疾病的前提下，通过何种方式切除子宫，减少手术对患者的创伤，则是目前妇科临床医生需进行探讨的问题。已如前述，传统的经腹子宫切除术腹壁伤口大，对盆腔脏器的搔扰多，手术恢复慢，患者术后疼痛及腹腔粘连的发生率高。所以，寻找创伤更小，恢复更快，更为患者所接受的手术方法，是我们目前面临的问题。阴式子宫切除、腹腔镜辅助阴式子宫切除、腹腔镜筋膜内子宫次全切除及腹壁小切口切除子宫等，越来越多的手术方法可供人们选择。相信随着循证医学的开展，终会有创伤更小、更具发展潜力的术式出现。

一、腹腔镜下子宫切除术

腹腔镜手术是医生运用集光学、计算机、超声、机械等技术的特殊腹腔镜器械进行的手术。手术的基本过程是：患者麻醉后，医生在患者的腹壁打3～4个直径0.5～1cm的小孔，其中的一个孔放入镜子。镜子通过微型摄像机连接到电视屏幕上，使得患者腹腔内的病灶一目了然地反映到电视屏幕上。而其他几个腹壁小孔则放入剪刀、钳子等手术器械，医生看着屏幕进行手术。手术过程基本与开腹手术一样，由于镜子具有放大8～10倍的作用，甚至可以做得比开腹手术还要精细，医生看着屏幕对病变的组织进行钳夹、切割、缝合等一系列操作。同时，手术中应用电刀、氩气刀、激光、微波等先进技术，使得手术更趋完善。最后，将切除的肿块放入塑料袋内切碎后取出，或者直接从阴道取出。腹腔镜已有103年历史，随着手术器械、设备的不断改善，手术操作技巧的不断提高与成熟，尤其是1989年美国的Harry Reich率先在腹腔镜下进行首例全子宫切除，这不仅是为子宫切除手术增加了一种新的术式，更重要的是它标志着妇科腹腔镜手术已进入一个新的时代。腹腔镜子宫切除术是指在腹腔镜下或在腹腔镜辅助下切除子宫的手术，它是经腹切除子宫的另一种微创手术方式。应强调，腹腔镜下子宫切除不能取代已具备条件可经阴道途径进行的子宫切除术。但对阴式子宫切除的一些相对禁忌证，如子宫内膜异位症、既往盆腔手术史、盆腔粘连、附件疾病、子宫活动性受限及子宫过大等，可通过腹腔镜协助完成手术。特别是对一些初学阴式子宫切除术的医生，腹腔镜辅助手术可大大减少手术并发症。

（一）适应证

1. 子宫肌瘤是最常见的手术指征。
2. 子宫内膜异位症及子宫腺肌瘤。
3. 具有子宫切除指征但不宜行阴式子宫切除的患者，如盆腔粘连、多次腹部手术史及附件疾病等。

4. 早期子宫内膜癌及宫颈癌等妇科恶性肿瘤。

5. 子宫脱垂等。

(二)禁忌证

1. 全身性疾病所致手术禁忌证,如心、肝、肾等重要脏器功能障碍。

2. 晚期妇科恶性肿瘤。

3. 子宫过大超过妊娠20周者,应慎重考虑。

(三)手术方式

目前,腹腔镜全子宫切除术已趋于成熟,国际上有很多腹腔镜切除子宫的分类方法,现尚未统一标准。但笔者认为,按照应用腹腔镜的目的及切除子宫的方式可分为:

1. 腹腔镜辅助的阴式子宫切除(laparoscopic assisted vaginal hysterectomy,LAVH) 是指阴式子宫切除术中经阴道完成困难的步骤在腹腔镜协助下经腹完成。

2. 腹腔镜筋膜内子宫切除术(laparoscopic intrafascial hysterectomy,LIH) 是指游离子宫体后,宫颈峡部以下的操作在子宫颈筋膜内进行的子宫切除术。因其基本做法是从筋膜内将宫颈管挖出,而不是沿阴道穹隆环切离断子宫,故又称“子宫颈挖出的子宫切除术”。

3. 腹腔镜次全子宫切除术(laparoscopic subtotal or supracervical hysterectomy,LSH) 是指在腹腔镜下切除子宫体保留宫颈的手术。子宫体可经阴道穹隆部取出也可碎块后从腹部取出。

4. 腹腔镜全子宫切除术(total laparoscopic hysterectomy,TLH) 是指切除子宫的手术步骤在腹腔镜下完成。子宫自盆腔游离后可经阴道取出,或经碎块后自腹部取出。阴道残端的修复既可在腹腔镜下进行,也可经阴道完成。

(四)术前准备

1. 患者准备

(1)术前1天,腹、会阴部备皮,灌肠,常规备血。

(2)如疑有盆腹腔粘连,应进行肠道准备。

(3)对子宫体超过妊娠2~3个月者,可于术前应用GnRH-a类药物以缩小宫体便于手术操作。

2. 特殊设备与器械准备

(1)腹腔镜及配套设备。

(2)组织粉碎器:用于经腹取出子宫体及粉碎肌瘤。

(3)宫颈旋切刀:用于筋膜内子宫次全切除术。由3部分组成:①导引棒,直径为5mm的圆棒,尖端为圆锥形,起导引作用;②校正管,为有厘米刻度的圆柱体,中央有一5mm的通道,用于使导引棒通过;③切割鞘,为一锯齿状边缘的外鞘,套于校正管上,用于切割组织。宫颈旋切刀的直径分别有15mm、18mm及20mm 3种,适用于不同直径的宫颈。

(4)圈套器:用于筋膜内子宫次全切除术。

(五)体位与麻醉

1. 体位　膀胱截石位,头低臀高15°～30°。

2. 麻醉　全身或连续硬膜外麻醉。

(六)手术步骤

1. 基本步骤　尽管腹腔镜切除子宫的术式不同,但前5个步骤基本相同。

(1)置导尿管及举宫器。

(2)插入腹腔镜检查腹腔内状况,并选择另两个置入手术操作器械的切口。

(3)闭合、切断子宫圆韧带。

(4)闭合、切断骨盆漏斗韧带或卵巢固有韧带。

(5)剪开子宫膀胱反折腹膜,下推膀胱。

此后各种术式方法各有其特点,现分别介绍。

2. 腹腔镜辅助的阴式子宫切除　LAVH步骤:腹腔镜辅助的子宫切除术是以腹腔镜手术开始,阴道手术结束,至少在腹腔镜下要处理附件后转为阴式手术。由于LAVH术式安全、实用、省时,扩大了阴式子宫切除的适应证,使很多以往需要剖腹的子宫切除患者避免了开腹,因此是目前被采用较多的腹腔镜子宫切除术式。手术方法应根据患者盆腔状况及术者经验,决定是否将处理子宫血管及主韧带等步骤在腹腔镜下进行。

(1)若患者盆腔粘连,可在腹腔镜下分离粘连带,使子宫活动后再行阴道手术操作。

(2)若术者在腹腔镜下容易辨认子宫血管,容易处理子宫骶骨韧带,可以在镜下进行。

(3)若在腹腔镜下切开前穹隆再转为阴道手术,膀胱处理就较容易。

(4)阴式手术步骤详见"阴式子宫切除术"。

(5)离段子宫缝合阴道壁切口后,应重新置入腹腔镜检查盆腔及各手术残端有无活动出血。

3. 腹腔镜全子宫切除术　TLH步骤:

(1)切除附件

方法一:提起一侧输卵管,暴露骨盆漏斗韧带,双极电凝钳电凝使血管组织闭合后剪断骨盆漏斗韧带。电凝和剪断时,注意邻近的输尿管。

方法二:卵巢动脉缝扎。使用带推杆的腹腔镜缝线,在阔韧带无血管区缝合,结扎骨盆漏斗韧带3次,或剪开阔韧带前叶后,在阔韧带后叶无血管区分离穿孔,通过此孔穿入结扎线进行骨盆漏斗韧带结扎。结扎子宫侧时,应该在切除侧附件对侧的操作孔进行结扎。

方法三:使用切割吻合器切除附件。

(2)分离膀胱反折腹膜:提起已经剪开的膀胱反折腹膜,进入膀胱宫颈间隙,注水分离或钳夹"花生米",将膀胱下推,层次正确,可以看见发白的宫颈筋膜,两侧的组织是膀胱柱,其内有来自宫颈的血管。电凝分离后很容易将膀胱推至宫颈外口。对子宫旁组织稍加分离即可暴露子宫峡部,见到子宫动脉。注意:此处若使用锐性分离容易导致出血,使用单极电凝容易损伤输尿管和血管。

(3)切断子宫动脉:分离暴露子宫动脉是极重要的一步,如果上述手术步骤清楚,能顺利地分离至子宫峡部,子宫动脉就容易暴露。此时注意辨认输尿管和子宫血管的关系。如果子宫血管暴露不清楚,分离时将子宫向对侧牵拉,使子宫峡部有一定的张力,继续在剪开的阔韧带之间加压冲水,最好在离子宫旁 1cm 的部位用分离钳轻轻地进行分离,找到子宫血管。注意:分离时不要紧贴子宫峡部,紧贴子宫不易用水分离,而且用分离钳分离时容易出血。明确子宫动脉的位置后,剪断子宫血管,方法有以下 4 种:

1)双极电凝法:双极电凝钳紧贴子宫峡部电凝子宫血管,使之闭合后剪断。

2)钛夹法:应用钛夹之前,必须将子宫动脉游离出来,最好游离 1～1.5cm 的长度,盆侧用两个钛夹,子宫侧用一个钛夹。在盆侧第二个钛夹和子宫侧钛夹之间剪断。残端电凝。

3)切割吻合器切割吻合:使用切割吻合器需要进行 12mm 套管穿刺针穿刺,或者改用 5mm 腹腔镜,从脐孔放入切割吻合器,沿子宫切割吻合子宫血管。切割吻合器也同样可以用于附件处理。

4)缝扎法:使用 2-0 腹腔镜用缝合针线或 3/8 弧度的普通缝合针穿 7-0 丝线在子宫峡部穿过子宫血管进行缝合,腔外打结结扎子宫血管。

(4)切断子宫骶骨韧带、主韧带:用双极电凝后剪断子宫骶骨韧带和大部分主韧带。

(5)切开前穹隆:手术助手用卵圆钳钳夹湿纱布,放入阴道前穹隆,向盆腔内顶入,用抓钳钳夹子宫向膈肌方向牵拉,使手术者在镜下容易辨认要切开的部位,用电凝切开前穹隆。切开前穹隆后,向阴道内多塞入湿纱布以防止 CO_2 溢出。

(6)切除子宫:持钳钳夹子宫颈向阴道相反方向提起,使宫颈于阴道壁之间有一定的张力,沿穹隆电凝剪除子宫。子宫全部游离后,取出阴道内纱布,经阴道取出子宫。

(7)缝合阴道壁:重新将湿纱布放入橡皮手套置入阴道内,向腹腔内充入 CO_2,维持腹腔内压力在 15mmHg。在腹腔镜下用持钳提起一侧阴道壁,用 2-0 可吸收缝线进行缝合。缝合时需将主韧带与阴道壁缝合在一起,以加强盆底支持。

4. 腹腔镜次全子宫切除术　LSH 步骤:子宫颈和阴道上部是支持盆底的主要部分。主韧带和宫骶韧带的 2/3 附着在阴道上部,这些韧带使子宫颈和阴道上部保持正常位置。骶前神经的子宫阴道丛就位于阔韧带下方,它由子宫颈和阴道上部周围的不同大小的神经结组成。全子宫切除将子宫颈和阴道上部切断,减少了盆底的支持力量,有发生阴道脱垂的可能。如果过多地切除阴道致阴道缩短,加之缺少宫颈的分泌及神经损伤有可能导致性功能不全。切除宫颈还导致骶神经丛主要神经结丢失,而影响膀胱、直肠的功能。

此外,子宫次全切除术手术时间及术后恢复等也明显优于全子宫切除术。而保留宫颈残端癌的风险,经临床资料统计也远远低于以前(2%～4%)的估计,仅为 0.3%。因此,LSH 也是临床上有实践意义的一种手术方式。

手术适应于需切除子宫但宫颈没有病变的患者。

(1)子宫血管:以上的手术步骤同 TLH。

(2)分离子宫血管,闭合切断之,但也有部分术者认为只需处理子宫血管的上行支即可。

(3)切除子宫体,将其暂时放在子宫直肠窝。于子宫血管上方子宫峡部水平,用单极电凝剪边电凝边切除子宫体，宫颈残端电凝止血。

(4)将膀胱腹膜反折覆盖子宫颈残端，缝合数针固定。这可防止宫颈脱垂，可以将圆韧带缝合固定在子宫颈上。

(5)取出子宫体

方法一：用组织粉碎器将子宫体粉碎成条状取出。

方法二：切开后穹隆取出标本。

方法三：在下腹壁作横向小切口，取出子宫。

5. 腹腔镜筋膜内子宫切除术　LIH 步骤：1991 年，德国基尔(Kiel)大学妇女医院 Seem 教授提出切除宫颈核心，包括颈管内膜，大部分肌层及宫颈外口上皮移行带的次全子宫切除术，由于该技术对颈管内层的大部分组织予以柱形切除，仅留下宫颈外周筋膜及少部分宫颈肌肉组织，故也称为标准鞘膜内 Seem 子宫切除术(classical intrafascial supracervical hysterectomy，CISH)。此术式较子宫次全切除术的优点在于：既保留了支持阴道上端的解剖结构，又切除了容易发生病变的宫颈管移行上皮组织。因此，该术式是一种颇具发展前景的子宫切除术式。

从置入腹腔镜到剪开子宫膀胱反折腹膜下推膀胱同全子宫切除术，但不直接处理子宫血管。以下步骤与全子宫切除不同：

(1)在腹腔镜监视下，将子宫导引棒(校正棒)经宫颈穿入宫腔穿透宫底。此举在手术伊始，即放入腹腔镜及手术器械后进行。目的是摆动子宫，并为随后切除宫颈内膜及部分子宫内膜作准备。

(2)根据宫颈大小选择不同直径(15～25mm)的筒状旋切器(又名子宫锯齿刀管)以校正棒为中心经阴道从宫颈处将宫颈外口移行带及宫颈管中心部削空。旋转切割子宫内膜的同时，应通过腹腔镜直接观察子宫，直到锯齿状边缘进入腹腔，以免误伤肠管。

(3)经腹腔镜放入圈套器将内套扎线圈套于子宫峡部。

(4)在经宫颈取出锯齿刀管及切割下成条状的子宫中心部位的组织后，立即将已放入的圈套器在子宫峡部收紧套圈，结扎 3 次，使子宫血管闭塞并关闭宫颈残端。

(5)在子宫峡部结扎线上方切除子宫体。

(6)取出宫体，方法同前。

(7)镜下缝合盆腔腹膜或不缝合。

(8)经阴道缝合封闭宫颈残留部分。

(七)并发症

1. 出血　多为器械直接损伤或血管结扎不牢所致。最常见于处理骨盆漏斗韧带、卵巢固有韧带、子宫血管及主韧带等处。预防的方法有：

(1)电凝止血，应在充分凝固并阻断之后再切断血管。

(2)缝扎血管，扎线要牢，注意残留线不要太短。

(3)筋膜内子宫次全切除术时，子宫套圈应在取出导引棒后继续收紧，套扎线残端要足够长。在切除宫体时，勿将套圈剪断。此外，宫颈残端应尽量封闭。如果切除宫颈内膜后残留外壳太薄，而缝合宫颈外口时止血不彻底，留有残腔，则易发生术后阴道残端出血，并易合并感染。

2. 脏器损伤　输尿管、肠管及膀胱等是手术中最易发生损伤的器官。膀胱损伤多发生于分离膀胱附近粘连，分离宫颈膀胱间隙或膀胱附近电凝止血过程中。膀胱损伤首先应争取腹腔镜下及时修补，如镜下修补困难应开腹手术。输尿管损伤多发生在电凝止血时的误伤或电热辐射损伤输尿管。肠管损伤多见于粘连分离或电凝损伤。

3. 感染　原有感染或损伤了脏器时易导致术后感染。预防首先应避免脏器损伤，原有感染应该给予抗生素治疗，待感染控制后再考虑手术。

LAVH 及 LAH 手术并发症发生率 9.4%～16.6%，中转开腹手术率为 3.2%～4.2%。

二、阴式子宫切除术

事实上，阴式子宫切除术已有 150 余年的历史。1843 年，Esselman 首次报道经阴道切除子宫治疗重度子宫脱垂。此后，经临床医生不断地改进完善，特别是近 20 年来，随着术者技巧的娴熟与完善，以及人们对微创观念的认识与提高，阴式子宫切除术已逐渐被广大临床医生采用。

（一）适应证

已婚已育无生育要求，子宫肌瘤为多发性。

（二）禁忌证

全身状况不良，如心、肺、肝、肾等重要脏器功能严重受损，生殖器官炎症等。

（三）术前准备

1. 术前 3 天清洁阴道。

2. 手术前晚及术前 4 小时清洁灌肠。

3. 术前备皮　范围包括耻骨联合、外阴部、大腿上 1/3 内侧面、臀部下面及肛门周围；估计手术困难有中转开腹手术可能者，应同时清理腹部皮肤。

（四）麻醉与体位

1. 麻醉　硬膜外麻醉或全身麻醉。

2. 体位　膀胱截石位。

（五）手术步骤

1. 钳夹宫颈向外牵拉，于宫颈两旁及前唇上方膀胱阴道间隙注射稀释脱氢肾上腺素 20～40ml，借以分离宫体与周围组织，并减少术中出血。

2. 将宫颈向前上方牵引，显露宫颈后壁与阴道后穹隆交界处，在距交界处中点 1.5～2.0cm 的阴道后穹隆黏膜处作一 0.5～1.0cm 的横向切口，然后以弯剪刀横行伸入右侧阴道直肠间隙，稍加分离后全层剪开阴道壁至 9 点处，再向左操作至 3 点处。剪开子宫直肠窝腹膜。

3. 弧形切开宫颈与膀胱交界处黏膜，两端与后壁切口相连。钝性、锐性分离膀胱与宫颈之间筋膜，上推膀胱。

4. 拉钩将膀胱向上牵引，显露膀胱子宫腹膜反折，切开并向两侧延长切口。

5. 弯止血钳夹住左侧宫骶韧带，切断缝扎。

6. 弯止血钳夹住左侧主韧带，切断，双重缝合结扎。

7. 弯止血钳夹住左侧子宫动、静脉，切断，双重缝合结扎。

8. 同法处理右侧宫骶韧带、主韧带及子宫动静脉。

9. 此时，若子宫肌瘤较多，宫体较大，难以将宫体牵出时，可将肌瘤从宫体剥出，以缩小体积。也可紧贴宫颈及宫腔环形切开子宫肌层，似剥香蕉样延长宫体的长度而借以缩小宫体的宽度。

10. 将宫体从前穹隆或后穹隆牵出，以长弯止血钳紧邻宫体左侧缘夹住阔韧带。包含输卵管、圆韧带和卵巢韧带。切断，双重缝合结扎。

11. 同法处理右侧相应组织，离断子宫。

12. 检查卵巢有无异常，检查各韧带及输卵管残端有无出血，线结有无松脱。

13. 缝合盆腔腹膜。将各韧带及输卵管残端等露于腹膜外。

14. 将两侧的圆韧带、输卵管、卵巢韧带、主韧带及子宫骶骨韧带相对连接，以加强盆底的托力。

15. 缝合阴道壁。缝针应穿过壁下各韧带残端，以防出现阴道壁下死腔。

（六）术中注意事项

1. 切开反折腹膜时，注意避免损伤膀胱。解剖关系不清楚时，以左手示、中指经后穹隆切口伸入盆腔，于子宫体前顶出腹膜反折处，切开。

2. 钳夹子宫峡部两侧组织时，宜紧贴子宫，防止损伤输尿管。钳夹各韧带、输卵管组织不宜太多，以免滑脱。

（七）术后处理

1. 术后 1～2 天宜进流食，3～4 天进半流质食物，第 5 日进普通饮食。

2. 留置导尿管 3～4 天。拔尿管前 1 天应白天 2 小时开放 1 次尿管，夜间长期开放。以防拔去尿管后不能自解小便。

3. 术后 24 小时取出填塞在阴道内的纱布。

4. 给予抗生素，持续 5～7 天。

（八）并发症

1. 膀胱损伤

(1)原因

1)宫颈前唇切口过高。一般在阴道前壁距宫颈外口 1cm 处(相当于膀胱沟),行宫颈前唇切口。如切口偏高,特别是膀胱膨出明显、膀胱附着宫颈部位很低的患者,则易切入膀胱壁。

2)膀胱宫颈间隙暴露欠佳。宫颈前唇切口过小,或未将切口两侧过紧的膀胱宫颈韧带切断,影响手术野的暴露,致不能按解剖层次自宫颈推离膀胱。应指出的是在宫颈膀胱间隙间,有一层较致密的筋膜组织,称为阴道上隔,必须辨清切开之,才能将膀胱完全推开,顺利地分开宽敞的膀胱子宫间隙。

3)充盈的膀胱使反折腹膜辨认不清。在切开膀胱腹膜反折前,未行导尿放空膀胱,致钳取腹膜时误夹膀胱壁而造成损伤。

4)膀胱游离困难:①近子宫峡部肌瘤将膀胱顶起;②部分患者宫颈过长,腹膜反折部位相应抬高,难以暴露前腹膜,此时应完成宫颈四周的环形切口,或先钳夹切断宫骶韧带和主韧带,使宫颈容易拉下,膀胱腹膜反折得以清楚暴露和切开,才可避免误伤膀胱;③炎症使部分膀胱紧贴宫颈前壁,无法推离,此时切勿强行分离,应先切开阴道后壁,推下直肠,进入子宫直肠窝,钳夹切断宫骶韧带和主韧带,自后穹隆翻出宫体,自下而上切断宫旁组织,然后在直视下打开膀胱腹膜反折,锐性分离推开膀胱,再处理双侧子宫动静脉,切除子宫。

(2)处理:膀胱损伤后不必立即修补,可避开膀胱肌层,找到正确的解剖层次,切开阴道上隔,上推膀胱,找到膀胱子宫腹膜反折,剪开后进入前盆腔,完成全子宫或附加双侧附件切除术后,再用金属导尿管探测膀胱后壁裂口,明确其大小和部位,裂口大者,需检查其与输尿管开口的关系。然后游离裂口四周的膀胱壁使修补后无张力,以 3-0 铬制肠线间断缝合裂孔,包括膀胱肌层及黏膜层,三角部勿遗漏小孔,再间断缝合膀胱肌层以加固。自导尿管注入亚甲蓝液 100ml 左右,观察数分钟无渗漏,再以 2-0 铬制肠线间断缝合膀胱筋膜层覆盖加固。关闭盆腔时在阴道与盆腹膜间放置橡皮片引流 2～3 天。术后留置导尿管 7～10 天,加强应用广谱抗生素以防感染。

2. 直肠损伤

(1)原因

1)盆腔炎症性粘连,使子宫直肠窝封闭或消失,或子宫内膜异位症使直肠紧密粘连于子宫峡部或子宫后壁,正常疏松的解剖平面消失,致使后切口误入直肠。

2)宫颈后壁切口部位深度不恰当,未充分游离推下直肠,在未显示子宫直肠窝膨出的腹膜前,盲目钳夹,切破直肠,造成肠腔内粪汁或黏液流出。

(2)预防:为防止直肠损伤,术前应充分了解病史,细致地进行妇科检查,对子宫直肠窝有粘连者,应放弃阴道手术而采用经腹途径或腹腔镜辅助子宫切除术。倘若术中发现困难,一时不能找到子宫直肠窝腹膜,应尽量沿宫颈后壁将直肠游离,必要时手术者示指插入肛门,在肛指引导下细致解剖,找到腹膜。当直肠广泛粘连子宫后壁,上述方法无效,则可先断宫骶韧带和主韧带,自前穹隆翻出宫底,然后自上而下钳夹、切断阔韧带组织,看清子宫后壁与直肠间的粘连,用解剖剪刀锐性分离,直至直肠粘连全部松解。最后切断缝扎双侧子宫动静脉,取下子宫。如为盆腔子宫内膜异位症,粘连广泛,技术上确有困难,可腹腔镜辅助手术。

(3)处理:直肠损伤后,应在肛指引导下,找到正确的解剖层次,将直肠与子宫颈后壁充分游离,使裂孔四周组织全部松解毫无张力。用 1-0 丝线间断缝合直肠黏膜和肌层,线结打在肠腔内，再用2-0铬制肠线分别间断缝合直肠肌层和直肠筋膜层。如直肠裂孔不大，子宫切除也无困难，可继续进行阴式子宫切除手术，术终盆腔腹膜外置皮片引流。如直肠损伤较大，修补较困难，愈合可能有问题，则仅作直肠修补术，停止继续进行阴式子宫切除术。术后应用广谱抗生素和静滴甲硝唑以控制厌氧菌感染，禁食2～3天，流质饮食直至正常排气和排便后。

3. 输尿管损伤

(1)原因：一般情况下，阴式子宫切除术损伤输尿管的机会较腹式子宫切除为少，这是由于钳夹子宫动脉时，将已自宫颈游离的膀胱向上外侧拉开，同时又向下牵引宫颈，这样使子宫动脉结扎处与输尿管间的距离由1.5～2cm增加至2.5～3cm。但下述情况可误伤输尿管：

1)膀胱未自宫颈两侧充分游离和上抬，在钳夹子宫动脉时易误伤输尿管。

2)严重的Ⅲ度子宫脱垂，引起输尿管解剖部位的变异。

3)输尿管与卵巢炎性包块或卵巢肿瘤有粘连，引起输尿管移位。此时应钝性或锐性剥离肿块与阔韧带间的粘连，使肿块远离盆壁，然后再钳夹该部阔韧带，否则可导致输尿管损伤。

4)子宫动脉结扎后滑脱出血，再次钳取断端，缝扎组织过多时可能损伤输尿管。

(2)预防：对突向阔韧带两叶间的肌瘤，必须先打开阔韧带前叶腹膜，将肌瘤整个托出，以免损伤被肌瘤推移的输尿管。此外，在作附件切除术时，钳夹骨盆漏斗韧带必须贴近卵巢，切勿邻近盆壁上钳，以避开输尿管。

(3)处理：术时如见裸露的输尿管近端膨大或蠕动障碍，或见切断组织的截端有输尿管样组织，或部分切断的管道有水液滴出，均应怀疑输尿管损伤。此时应立即停止手术，静推靛胭脂观察有无蓝色水液滴出，或行膀胱镜检查及逆行性插管，以明确输尿管有无断裂或结扎，以及损伤的部位，然后决定行输尿管对端吻合或移植至膀胱手术。如子宫尚未切下，一般可于阴道内继续完成子宫切除术，并关闭阴道顶端。阴道手术完成后，置入导尿管，再开腹作腹膜外输尿管吻合术以减少腹腔内感染。术后亦常规应用广谱抗生素。

三、经腹小切口子宫切除术

经腹切除子宫或肌瘤，传统的腹壁切口对正常大小的子宫，一般长约12cm；如宫体较大切口还要延长，一个如孕6个月大小的子宫，则切口至少16～18cm。当然，施行任何手术时，不根据实际情况通通采用大切口也无必要。毕竟切口过大创伤也大，而且增加了手术后患者因大切口瘢痕产生的心理压力。所谓"小切口"是指与传统手术切口相比腹壁切口大大缩短，一个孕10周大小的子宫切除切口约4cm长，而孕6个月的子宫切口仅6～8cm。

(一)手术步骤

1. 切口

(1)纵切口：下腹正中切口，最低点在下腹横纹上0.5～1cm，长度为5～6cm，个别子宫较大(超过妊娠24周大小)者，可视情况适当延长为7～8cm。

(2)横切口：以下腹正中线为中心向两侧等长切开2～3cm，切口在腹部横纹皱褶处，或阴毛毛际上缘。

2. 切除子宫

(1)将一侧圆韧带及漏斗韧带牵至切口下(保留附件者处理卵巢固有韧带),分别钳夹、切断、缝扎。将处理完的一侧转向后方,再牵出另一侧,同法处理。两侧圆韧带及漏斗韧带处理完毕后,助手将子宫体上推,使其离开盆腔。

(2)剪开膀胱反折腹膜,下推膀胱。

(3)剪开阔韧带腹膜前后叶,依次处理两侧子宫动、静脉血管。此时,子宫的两部分血液供应被切断,子宫变软。

(4)寻找一适当的径线将子宫提拉、挤压娩出切口外。

(5)处理子宫骶骨韧带和主韧带。

(6)沿子宫颈环切阴道壁取下子宫。

(7)可吸收缝线缝合阴道残断,关闭后腹膜。

(8)逐层关腹。皮肤切口用细丝线水平褥式间断皮下缝合,不做外缝合,术后5天出院。

(二)操作要点

1. 皮肤切口应在切开前划痕做好标记,以便对合整齐,同时避免随意扩大切口。

2. 腹直肌前鞘应较皮肤切口长2~3cm,下端达耻骨联合上缘,使整个腹部切口外小里大。

3. 手术操作应在一"S"形拉钩或腹腔拉钩暴露的直视下进行,处理哪个部位,暴露哪个部位。

4. 处理子宫动脉及其以上的操作均在腹腔内直视下进行,子宫的两部分血液供应(卵巢动脉、子宫动脉)全部切断后,再将子宫体牵出切口外,骶、主韧带在子宫体娩出切口外以后处理。

5. 处理漏斗韧带时,助手用拇、示两指将其缚成一束,便于钳夹,两断端保留稍长一点以求结扎牢靠。因为结扎后的子宫断端转向后方,万一滑脱出血不能被当即发现。

6. 处理子宫动脉时,助手应以示、中两指将子宫推向上方,使欲处理的一侧子宫动脉正好暴露在切口下,便于直视下钳夹。

7. 关闭后腹膜时,用艾利斯提起阴道残端,从最深处分别向两侧连续缝合。

(三)效果评价

1. 关于小切口子宫切除术的暴露问题　小切口手术并非想像的那样手术野暴露不清,实际上其操作均在直视下进行,处理哪个部位,暴露哪个部位。即使4cm切口暴露仍然很清楚。当然,和常规手术的大切口相比,操作起来不是那么随便,小切口手术不利于教学,除术者和第一助手外,别人看不见。但较腹腔镜手术操作方便,处理创面及各个韧带、血管也较细致。

2. 如何将大子宫从小切口取出　从小切口娩出一较大的宫体时,应取一个合适的径线,一般先将半游离的宫体挤出,或先挤出一个6~12cm大小肌瘤,可将血管钳刺入瘤体或宫体,协助提拉子宫,助手按压腹壁,缓缓进行。较大的肌瘤牵出有困难时,也可剖开宫壁,将瘤体大部分剜出,使子宫和肌瘤呈纵长形或不规则形,易于牵出。此时子宫的血供已被切断,不会有多的失血,但应尽量避免在腹腔内挖通宫腔以防内膜污染。

3. 小切口手术与其他术式的比较

(1)与阴式子宫切除术比较：阴式子宫切除术比腹腔镜手术的创伤更小，费用更低。但手术适应证要求比较严格，对一般妇科医生而言，宫体如超过妊娠12周则手术比较困难。而小切口手术主要选择的是子宫大于12周者，可弥补阴式手术及腹腔镜手术的某些不足。

(2)与腹腔镜子宫切除术比较：腹腔镜手术需要专门的技术培训和特殊的手术器械，对术者和器械要求较高。从节省医疗费用，特别是对基层医院无需特殊器械和技巧的角度出发，小切口不失为微创手术的最佳选择。

(3)与常规手术比较：小切口具有微创手术的优点。首先创伤小。除切口小外，腹腔内脏暴露少，整个手术过程几乎无肠管的挫伤与刺激，因而术后疼痛程度轻，肠功能恢复快。第二手术时间短。切口小，则关腹时间短。有效地利用了拉钩，可省略一些不必要的步骤如排垫肠管、安放固定拉钩等，节约时间。第三切口美观。切口皮肤不做外缝合，日后没有“蜈蚣腿”样的缝线瘢痕。第四缩短住院时间。小切口术后恢复快，伤口不需拆线，患者可提前2天出院。

4. 关于微创手术和微创化手术的定义　目前尚没有一个明确的标准什么是微创手术，什么是微创化手术。子宫切除术可以经阴道进行，可以开腹手术，也可在腹腔镜下操作。不管采用什么方式其腹腔内的创伤都是一样的，所不同的就是腹壁切口的大小。人们所说的微创手术一般是指腹腔镜手术，而实际上，经阴手术比腹腔镜的创伤还小，腹腔镜手术的四个切口加起来并不比小切口开腹手术的腹壁创伤小。因而小切口手术称为微创化手术一般也能被大家认可。

四、经腹、经阴及腹腔镜术式比较

(一)手术时间的比较

根据本文及其他研究者统计显示，腹腔镜子宫切除术手术时间比传统腹式或阴式子宫切除术时间明显延长。因为腹腔镜下操作技术比直视下手术要求高，相对较难。反复更换器材及清洁电凝钳等也需时间。另外，手术时间主要受以下因素影响：

1. 子宫体积　子宫体积大，暴露差，操作困难，所需时间延长。
2. 盆腔粘连　尤其是严重盆腔粘连，分解粘连，增加了手术时间。
3. 手术者经验　包括镜下操作经验，在手术中的应变能力及对盆腔解剖的熟悉，特别是对一些盆腔重要标记的认识，以帮助更准确更快地进行分解游离。
4. 手术器材及设备　先进的手术器材及设备，可加快手术进程。

(二)术中出血量的比较

TVH术式出血量明显少于腹腔镜下子宫切除术。使用20：20垂体后叶素注射于宫颈，明显减少了阴道黏膜的出血及缩小小子宫体积中的出血，加之手术时间较短，当垂体后叶素无效时，已开始缝合关闭阴道袖口。术中出血量同样也受到下列因素影响：

1. 子宫体积大，暴露差，操作困难，血管丰富，盆腔充血，出血多。
2. 严重盆腔粘连，分解粘连，创面大易出血。

3. 手术者经验丰富，对盆腔解剖的熟悉，分离及处理子宫血管的操作熟练，应变能力好，可减少出血。

4. 手术器材的反复使用，如双极电凝钳，接触不好，增加出血的机会。

（三）手术技术

经腹子宫切除术（TAH）经过 150 多年实践和应用已被广大妇科医生熟练掌握，操作步骤比较规范统一。由于手术野比较充分，技术难度相对较低，术中易处理较大的子宫和（或）盆腔肿块，可采用各种方法进行术中快速止血，对恶性肿瘤患者可方便地做腹腔内探查以明确肿瘤的期别，有利于确定进一步的手术方案。

阴式子宫切除术（TVH）的历史长达 180 多年，由于术野较小，技术要求较高，并需一些专用的阴道手术器械以及良好的阴道手术光源。手术中主要采用人们所熟知的 Heaney 技术，对子宫较大不能完整经阴道取出者，手术的关键是如何在阴道内行子宫分割术以缩小子宫体积，如子宫对半切开术、子宫楔形切除术、子宫肌瘤挖出术等，这些操作宜在双侧子宫血管结扎以后进行。一般来讲，阴道腔后方比较宽敞，子宫分割术经子宫后壁进行较为方便。

腹腔镜辅助阴式子宫切除术（LAVH）的手术步骤包括腹腔镜操作和阴道操作，根据医生的经验和习惯，上述两个部分的内容有较大的差异。有认为腹腔镜操作部分可包括盆腔和腹腔的探查，粘连的分解，子宫内膜异位症的处理，圆韧带、附件、子宫血管、主韧带及子宫骶骨韧带等的处理，余下的部分经阴道操作，方法与 TVH 相似。也有学者认为 LAVH 对处理子宫血管最为困难，镜下操作时间/阴道操作时间的比值越大，总的手术时间越长。因此，处理子宫血管以前的步骤可通过腹腔镜完成，而处理子宫血管及其以下步骤均宜经阴道完成为妥，不但安全也能明显缩短手术时间。

（四）术后恢复

TVH 和 LAVH 的术后住院时间明显短于 TAH，前两者的术后住院时间无差异。术后住院时间短有助于节约费用。

有作者在回顾性研究中发现，TVH，LAVH 和 TAH 术后休息至重新工作的平均时间分别为 29.6 天、28.1 天和 44.6 天，Nwosu 等在前瞻性的随机研究中证实 TVH 术后的平均完全恢复时间为 4.7 周，短于 LAVH 的 6.5 周和 TAH 的 8.3 周。另一组前瞻性的研究中，以术后的各种生活质量参数（每天活动量、机体功能、有无腹痛和精神活力）来评估恢复情况：在术后第 7 天，TVH 者的所有生活质量参数均优于 LAVH 者和 TAH 者。总体上讲，在术后第 14 天和 28 天，TVH 和 LAVH 者的生活质量参数相似，两者均优于 TAH 者。

（五）术后疼痛

在随机对比性研究中发现，TVH 手术当天肌注麻醉剂与 LAVH 者无差异。手术当天及术后第 1 天口服麻醉剂与 LAVH 者无差异。但在术后第 2 天 TVH 者口服止痛药明显少于 LAVH。

LAVH 与 TAH 比较，在术后 3 天中，LAVH 的术后疼痛均轻于 TAH 者。另一组随机研究中，LAVH 术后 24 小时后 23%的患者需用麻醉剂，而 TAH 者高达 77%的患者需用麻醉剂。

由此可见，TVH 的术后疼痛轻于 LAVH 或至少两者相似。LAVH 者术后早期剧烈疼痛较 TAH 轻，但几天以后两者逐渐接近相似，或者仍稍轻 TAH。

（六）并发症的比较

TAH 主要并发症为术中脏器损伤（消化道、膀胱、输尿管等），术中失血过多，术后感染（如盆腔蜂窝织炎、阴道残端血肿继发感染或脓肿、腹壁切口感染、附件感染、血栓性静脉炎、尿路感染等），术后出血，坏死性筋膜炎，腹壁切口或阴道残端子宫内膜异位症等。在美国，TAH 的病死率为 0.1%～0.3%，主要死因为心衰、肺栓塞、败血症、麻醉意外，较少见的死因有术后出血性休克、肠梗阻、蛛网膜下隙出血、血管造影时发生意外等。

TVH 的主要并发症为膀胱损伤、术中失血过多、术后阴道残端蜂窝织炎、阴道穹隆脱垂等。TVH 主要在阴道内操作，对患者机体的损伤和侵袭较小。一般来讲，TVH 的病死率低于 TAH。

LAVH 除了可能发生与 TAH 和 TVH 相同的潜在并发症外，还可发生腹腔镜使用大穿刺器和引入新的子宫切除操作系统所产生的两大类并发症。使用大直径（10～12mm）穿刺器最常见的并发症是腹壁血管损伤和穿刺器部位肠瘘。有报道大穿刺器通过下腹两侧腹壁时伤及腹壁下动脉。这样的操作出血较多，难以在镜下止血，往往需开腹止血。穿刺孔瘘与使用大口径穿刺器密切相关。LAVH 所特有的另一类并发症是由腹腔镜下子宫切除所必需的操作系统引起的，由于采用新的不熟悉的操作步骤或者应用新的器械和技术，可引起泌尿道或胃肠道的损伤。膀胱穿孔、输尿管损伤亦有报道。

总的讲，TAH 的并发症率要高于 TVH 或 LAVH。也有报道 LAVH 并发症率与 TAH 无显著差异。腹腔镜下子宫切除术并发症相对比传统 TVH 及开腹手术略高。主要并发症有泌尿道损伤、肠道损伤、血管损伤、腹部伤口、阴道残端出血或血肿；术后残端感染及尿路感染等。并发症的产生与术者对术式的经验及对盆腔解剖结构的熟悉有一定关系。

（七）住院费用

主要包括床位费、餐费、药费、辅助服务费、手术器械费、麻醉费等直接费用。

在美国，一般 TVH 的平均住院费用约为 5000 美元，LAVH 约为 8000 美元，TAH 为 7000～10 000 美元，LAVH 费用增高的原因多为手术时间略长和使用一次性器械，而 TAH 则因住院时间长而使费用增多。在多组的临床资料统计中显示，TVH 的费用在 3 种术式中最低。如能提高 LAVH 的技术熟练程度，采用统一诊疗规范、应用重复使用器械，LAVH 费用可接近甚至低于 TAH。

综上所述，微创技术以其创伤小、出血少、术后并发症低、恢复快、住院时间短等优点，在治疗子宫肌瘤中的作用越来越受到人们的瞩目。其具体方法的选择，应趋于个体化，根据患者年龄、症状、生育要求、肌瘤大小、部位、全身状况、经济能力、医院技术等设计最优方案，达到最佳治疗效果。但应强调的是术前诊断的重要性，因部分手术是无法获取标本进行病理检查的，故术前应排除恶性肿瘤。另外，因微创技术临床使用时间较短，与经腹手术相比，在手术效果、费用、风险等方面尚缺乏相应的对比资料，还需作进一步的临床研究。随着科学技术的不断发展，临床经验、资料的不断积累，经过总结提高，相信不久的将来微创技术在治疗子宫肌瘤中将占据主导地位。

第五节　子宫切除手术方式的选择及影响

一、切除方式的选择

在选择微创术式时应根据临床检查子宫大小、活动度、阴道穹隆宽松度、是否合并附件病变及是否有盆腔子宫内膜异位症等表现决定采用何种术式。有研究 523 例中 TVH 术式在前 4 年占 81%，而后 4 年仅占 35%。虽然 TVH 相对腹腔镜手术具有手术时间短、出血少、所需器材设备少、腹部无瘢痕等优点，但选择 TVH 时需具备下列条件：阴道穹隆宽松，后穹隆无粘连，耻骨弓角度>90°，子宫及附件游离无粘连感，无内膜异位症病史，对既往有盆腔手术史及附件包块者更需谨慎选择 TVH 术式。

腹腔镜子宫切除术的突出优点：①手术视野清楚，能全面观察盆腹腔脏器病变；②出血相对较少；③能安全进行粘连分解及附件切除；④对较大子宫切除时比 TVH 安全；⑤腹部伤口小，术后伤口疼痛轻，住院时间短，康复迅速。TLH 术式不需改换阴式手术体位，但需镜下缝合技术。

对比各种术式的微创手术子宫切除术，各有其利弊和相应的适应证。术中出血量多少、手术时间长短及是否有并发症与手术者的技术、仪器设备及患者条件，如子宫大小及是否有盆腔粘连等因素有密切关系。在决定手术方式时，慎重选择适应证，根据手术者对该术式的熟练程度，结合患者的条件选择术式，仔细准备必要的手术器材及设备，不断提高手术者技术及技巧，避免并发症的发生，是手术成功的关键。要普及和推广微创手术，重要的是培训年轻医生的腹腔镜手术技术及阴式手术技术，使所有有子宫切除手术指征的患者都有机会获得免开腹的机会。

阴式子宫切除、腹腔镜辅助阴切及经腹全子宫切除术是目前妇科常用的 3 种术式，哪种术式更具微创效果，更有利于患者，还应进行综合评判、全面分析。一般来讲，TVH 适用全身情况较差，不能耐受 CO_2 气腹或经腹手术者，亦适于特别肥胖者。因此 TVH 应作为首选术式。当然，作 TVH 必须具备两个先决条件：

1. 手术指征　总的来讲，有全子宫切除术指征并局限于子宫内的良性病变都是 TVH 的手术指征。子宫体积的增大不应成为放弃 TVH 的理由，≤700g 的子宫（约妊娠 16 周）90% 以上可行 TVH。同样，需作附件切除也不是 TVH 的禁忌证。但对早期子宫恶性肿瘤因 TVH 无法作手术分期，一般不作为首选术式。此外，阔韧带内子宫肌瘤、子宫颈或子宫下段肌瘤宜选择 TAH。

2. 手术者的技术水平　阴道操作技巧必须从总住院医师开始就进行严格的训练。熟练的子宫分割技术是完成大体积子宫 TVH 的关键。临床资料显示，一些具有良好阴式手术经验和传统的医院中 TVH 比例较高。对缺乏阴式手术经验和技术的医生，盲目地选择 TVH 只会增加并发症率。

原则上 LAVH 的指征应与 TAH 相同。LAVH 具有 TVH 的大多数优点，但费用较贵，并需专用的特殊设备和腹腔镜操作的专门训练。对 TVH 有相对禁忌证者，如盆腔粘连附件切除困难者可选择 LAVH。LAVH 可进行手术分期，所以也适用于早期子宫恶性肿瘤。但近来有报道术后原穿刺孔部位肿瘤复发，对 LAVH 在子宫恶性肿瘤中的应用价值提出了疑问，对此问题有待进一步研究。LAVH 对遇到不易克服的困难或难以快速止血时，应立即改行 TAH。勉强地进行操作或无谓地浪费时间，可能意味着严重并发症的发生。

TAH 是所有全子宫切除术的基础，妇科医生均须掌握。TAH 有良好手术视野，操作方便，易进行快速止血。当 TVH 或 LAVH 无法完成时，及时改行 TAH 是明智的选择。对缺乏 TVH 和 LAVH 经验和技术的医生来讲，选择 TAH 也许更为安全和合理。

二、子宫切除的影响

到目前为止，子宫切除是治疗妇科疾病最有效的手段之一。但由于子宫特殊的"社会—性—心理"地位，在子宫切除之后，人们关心病痛解除的同时，也关注着术后患者的精神、心理状况及性生活方面的改变，这一问题是目前国内外妇科身心学研究的焦点。那么，子宫切除对育龄妇女心理状况及性生活方面的有哪些影响？目前研究主要集中在以下几个方面。

(一)情感性精神障碍的发生和易患性

临床研究发现，半数以上的患者在子宫切除术后出现头痛、失眠、乏力、潮热、夜尿增多、张力性尿失禁和性欲减退等症状，认为这些表现是子宫切除术后心理、内分泌调节失衡引起的精神心理障碍的外在表现，并将这些症状统称为"子宫切除术后综合征"(post-hysterectomy syndrome)，此征多在术后 2 年发生，36.5%的患者需要专门的治疗。

有学者认为月经过多、痛经、经前期紧张等症状与情感性精神障碍的发生、神经质个性特征间有着密切的联系。那么，术后精神障碍的发生是子宫切除造成的，还是术前精神障碍的延续？前瞻性研究方法通过手术前后的同步调查解决了这一问题，很多研究都支持子宫切除术对躯体的和心理的健康有肯定的改善作用，早期回顾性研究之所以夸大子宫切除对心理状况的负面影响，主要是由于未分清楚所得结果是单纯的术后反应抑或还是不良情绪存在。有学者对千余名患者子宫切除手术前、手术后 3 个月、6 个月、12 个月、18 个月、24 个月连续随访发现，术前精神障碍的发病率为 38.7%，术后 18 个月降至 29%，术后抑郁、焦虑的症状显著下降，生活质量尤其是社会能力明显提高，情绪状态和社会—性—心理几方面的调查研究也表明，在术后 6 个月就已出现这种改善趋势，并维持至术后 2 年。在对患者病史、社会文化因素、心理状况和个性特征的多因素调查分析后发现，大部分患者认为手术使她们摆脱了长期以来影响身体健康的疾病的困扰，不再担心疼痛、出血、意外受孕等情况，用更多的时间和精力从事自己感兴趣的社会活动，因而对手术的态度积极，满意手术结果。

术前或既往患精神疾患及有家族史者，术后精神障碍的发病率高；个性特征分析发现，这些患者大都存在着脆弱、神经质、自我评价低的性格特征，过分强调子宫是女性身份和女性吸引力的标志，子宫切除和生育能力丧失造成她们对女性概念的解体，错误地认为术后将“中性化”或“男性化”，对术后的身体变化感到失落，不能正视恢复期的躯体症状，从而出现焦虑、恐怖、抑郁、强迫等精神障碍。另有研究发现，年长、多子女者较年轻、少子女者易患精神障碍，术前过分担心、术后并发症（伤口感染、泌尿系感染、残端出血）的出现与否和恢复时间的长短也直接影响着术后的心理状态，而患者的文化层次、社会地位、经济状况、手术的范围和途径对心理状况的影响不大。

（二）性生活质量的改变及其影响因素

术后性生活质量的改变，可能涉及手术范围、术前性生活具体情况、卵巢激素水平等因素。性生活时，宫颈起着高潮触发器的作用，阴茎插入和反复的接触，挤压宫颈引起子宫及韧带的摆动，刺激子宫收缩和周围腹膜产生快感。子宫和宫颈被切除后，这一刺激减少，可造成术后性生活质量的降低。同时，子宫平滑肌的收缩对女性的性高潮起支持作用，宫颈和阴道上端局部神经纤维在性生活时，可以起到提高感受性、增加唤起力、改善阴道润滑度的作用。全子宫切除时，破坏了子宫经阴道上端的神经支配，又因手术范围大，术后并发症多，因而全子宫切除较次全子宫切除的术后性功能减退高发。此外，如手术同时切除双侧卵巢，可使卵巢激素水平低落，患者出现多汗、潮热、情绪激动、阴道萎缩干涩等症状，在心理和生理上都直接影响术后的性生活恢复。

但在手术解除病痛的同时，随着情绪的好转、心理状况的改善和社会能力的提高，性生活质量也得以提高。有学者对子宫切除妇女术前、术后1～2年的性生活改变调查了解到，性生活频率从术前的70.5%分别提高到术后的77.6%和76.7%，性交疼痛从术前18.6%减少到4.3%和3.6%，性欲减退的发生从10.4%显著降至6.3%和6.2%。

（三）内分泌、代谢的改变

卵巢动脉经卵巢门进入卵巢，与来自子宫动脉的卵巢动脉的卵巢支经输卵管系膜进入卵巢互相汇合，分支广泛，营养卵泡及黄体，使其充分发育后产生激素，并将产生的激素送出，切除子宫后即切断了来自子宫方面的卵巢血供。文献报道子宫侧供给卵巢的血液占50%～70%，术中测定子宫切除后供应卵巢的血流减少50%。说明子宫切除可影响卵巢的血液供应，加速卵巢衰竭的进程。

子宫切除可改变卵巢的血供和改变排卵及其他激素的活性，使卵巢衔体化合物的产生立即减少，从而影响了卵巢周期的正常变化，尤其是早期卵泡发育的启动，术后近期易发生卵泡期延长和黄体功能不健。卵巢对促性腺激素反应的惰性，似绝经状态。有学者证明行子宫切除后，卵巢功能衰竭平均年龄为(45.4±4.0)岁，显著低于自然绝经组(49.5±4.04)岁，即绝经前切除子宫者其卵巢衰竭的年龄将比自然绝经者早4年；而术后年限越长，卵巢功能衰竭发生率越高，约34%的妇女在术后2年内出现卵巢衰竭和更年期症状，且重度更年期症状的发生率明显高于正常人群。

子宫切除后，子宫中的激素受体消失，扰乱了受体作用周期，不能维持平衡的激素受体关系，其变化的实质目前尚不了解。但经临床观察，子宫切除无论是否保留卵巢，均有远期不良影响，说明子宫内膜受体在生殖内分泌系统中起重要的调节作用。子宫切除后卵巢功能的受损常被认为是暂时的，然而这一效果的较长期临床作用似不清楚。子宫切除后 1 年，卵巢活检的细胞学研究表明：血清中雌二醇和孕酮的水平无变化，但原始卵泡和生长卵泡明显减少。子宫切除后优势卵泡与正常同龄妇女相比明显减少，提示子宫切除越早，卵巢衰竭发生率越高。临床观察，44 岁以下切除子宫者与卵巢衰竭年龄呈显著相关性，45 岁以上者无相关性。也有学者认为，手术时保留一侧或双侧卵巢不会引起体内性激素水平的变化，双侧卵巢切除较单侧更易出现子宫切除术后综合征。临床观察发现，全子宫切除患者同时切除一侧卵巢时，术后 6 个月血 LH、FSH、E_2 水平较手术前下降 35%，而保留双侧者无明显改变。

因此，为避免切除子宫时损伤卵巢血供，影响日后的卵巢功能，手术中应注意：①要高度注意不要损害卵巢动静脉的上行支；②必须保留正常卵巢或尽可能多的保留卵巢组织，同时保留同侧的正常输卵管；③如必须切除输卵管而保留同侧卵巢，则夹扎必须尽量靠近输卵管，避免伤及卵巢血管；④缝合盆腹膜的缝线不可过紧，注意不使卵巢血管扭曲；⑤如需剖开或切除部分卵巢，要沿游离缘作纵行梭行切口，这样对卵巢神经影响较小；⑥手术严格无菌操作，止血彻底，术后加强抗感染。

总之，子宫切除术作为一种治疗生殖系统病症的有效手段，对大部分患者来说在躯体疾病解除的同时，心理状况、性生活质量也得以改善，对那些合并有精神障碍史、个性脆弱、神经过敏、术前过分担忧、对手术后果有歪曲想法的患者来说，术后可能导致抑郁、焦虑、性功能减退等精神障碍的发生，因而对这些患者进行手术时，应针对手术后果及解剖生理的改变进行术前交谈和解释，术后协助患者进行躯体恢复的同时，关注患者心理状况及性生活的改变，及时发现影响患者心理健康的不良因素，采取相应的解决方法，对个别严重或初次治疗无效的病例，建议转精神科治疗。术中同时切除卵巢的患者，术后严密随访激素水平变化，观察卵巢功能衰退的出现，及时进行激素替代治疗，缓解精神和躯体症状，使患者度过一个健康、完美的手术恢复期。

（李 敏 崔 娜 马卫景）

第十一章

功能失调性子宫出血

第一节　概　述

功能失调性子宫出血(dysfunctional uterine bleeding,简称:功血),是由于下丘脑-垂体-卵巢轴功能失调,而全身及内外生殖器官无明显的器质性病变。按发病机制可分无排卵性和排卵性功血两大类,前者占 70%～80%;多见于青春期及绝经过渡期妇女。后者占 20%～30%,多见于育龄妇女。实际上,功能失调也有其病理的基础,其含义随着科研的不断深入正被逐渐阐明。功血是妇科门诊的常见病,据统计占妇科门诊患者的 10%～20%。

一、无排卵性功能失调性子宫出血

卵巢不排卵可导致孕激素缺乏,子宫内膜仅受雌激素的作用,可呈现不同程度的增生性改变。继后,可因雌激素量的不足,子宫内膜发生突破性出血;抑或因雌激素持续作用的撤退,子宫内膜发生出血自限机制异常,出现月经量增多或经期延长。常见于卵巢功能初现期和衰退期。

(一)病因和病理生理

正常月经的发生是下丘脑-垂体-卵巢轴生理调节控制下的周期性的子宫内膜剥脱性出血。正常月经的周期、持续时间、月经量呈现明显的规律性和自限性。当机体受到内部和外部各种因素诸如精神过度紧张、情绪变化、环境气候改变、营养不良、贫血、代谢紊乱、甲状腺、肾上腺功能异常等疾病影响时,均可通过中枢神经系统引起下丘脑-垂体-卵巢轴功能调节异常,从而导致月经失调。

无排卵性功血主要包括青春期功血和绝经过渡期功血,育龄期少见。各期无排卵性功血发病机制不同。青春期功血患者下丘脑-垂体-卵巢轴尚未成熟,未能建立稳定的周期性调控机制,尤其对雌激素的正反馈作用存在缺陷,FSH 呈持续低水平,月经中期无 LH 高峰形成,虽有大量卵泡生长,但不能形成成熟卵泡并且排卵。此外,青春期少女正处于生理与心理的急剧变化期,情绪多变,感情脆弱,发育不健全的下丘脑-垂体-卵巢轴更易受到内外环境的多因素影响。在绝经过渡期,卵巢功能逐渐衰退,卵泡逐渐耗尽,剩余卵泡又对垂体促性腺激素的反应性降低，雌激素分泌量波动不能形成排卵前高峰，故不排卵。生育期妇女既可因某种内外环境刺激，如劳累、应激、流产、手术和疾病等引起短暂的无排卵，也可因肥胖、多囊卵巢综合征、高催乳素血症等引起持续无排卵。各种原因引起的无排卵均可导致子宫内膜受单纯雌激素影响，达到或超过雌激素的内膜出血阈值，而无孕激素对抗，从而发生雌激素突破性出血(breakthrough bleeding)。雌激素突破性出血分为阈值雌激素水平和高雌激素水平突破性出血两种类型。突破性出血与雌激素浓度之间存在半定量关系。雌激素水平过低可无子宫出血；雌激素达到阈值水平可发生间断性少量出血，内膜修复慢，出血时间延长，临床上表现为出血淋漓不尽；雌激素超过阈值水平并维持较长时期，可引起一定时间的闭经，因无孕激素参与，内膜高度增厚但不牢固，易发生急性突破出血，血量汹涌，尤如“血崩”。无排卵性功血也可因雌激素撤退出血(withdrawal bleeding)引起，子宫内膜在单纯雌激素的刺激下持续增生，此时可因一批卵泡闭锁导致雌激素水平下降，内膜失去支持而剥脱出血。

无排卵性功血的子宫出血尚与子宫内膜出血的自限性机制缺陷有关：

1. 子宫内膜组织脆性增加　因子宫内膜受单纯雌激素影响，腺体持续增生而间质因缺乏孕激素作用而反应不足，导致子宫内膜组织脆弱，易自发溃破出血。

2. 子宫内膜脱落不全　正常月经前子宫内膜各部分剥脱同步、完全、快速，无排卵性功血子宫内膜由于雌激素的波动，脱落不规则和不完整，缺乏足够的功能层组织丢失而难以有效刺激内膜的再生和修复。

3. 血管结构与功能异常　不规则的组织破损和多处血管断裂，以及小动脉螺旋化缺乏，收缩乏力，造成流血时间延长、流血量增多。

4. 凝血与纤溶异常　多次子宫内膜组织的破损不断活化纤溶酶，导致局部纤维蛋白裂解增强，纤溶亢进，凝血功能异常。

5. 血管舒缩因子异常　增殖期子宫内膜 PGE_2 含量高于 $PGE_{2\alpha}$，而在无排卵性功血中，PGE_2 含量更高，血管易于扩张，出血增加。另外，前列环素具有促血管扩张和抑制血小板凝集作用，在无排卵性功血患者，子宫肌层合成前列环素明显增加。

(二)子宫内膜病理改变

无排卵性功血患者子宫内膜由于受雌激素持续影响而无孕激素拮抗，发生不同程度的增生性改变，少数亦可呈萎缩性改变。

1. 子宫内膜增生症(endometrial hyperplasia)　根据世界卫生组织制定的标准分型(Scully RE 等建议，1994)如下：

(1)单纯性增生(simple hyperplasia)：以前称腺囊型增生过长。组织学特点是内膜腺体和间质细胞增生程度超过正常周期的增殖晚期，常呈局部腺体密集、大小轮廓不规则、腺腔囊性扩大，犹如瑞士干酪样外观，故又称瑞士干酪样增生。腺上皮细胞为高柱状，呈假复层排列；间质细胞浆少，排列疏松；螺旋动脉发育差、直竖。表面毛细血管和小静脉增多，常呈充血扩张。

(2)复杂性增生(complex hyperplasia)：以前称腺瘤型增生过长。内膜常增生，呈息肉状。腺体增生拥挤，结构复杂。子宫内膜腺体高度增生，呈出芽状生长，形成子腺体或突向腺腔，腺本数目明显增多，腺体背靠背，致使间质明显减少。腺上皮呈复层或假复层排列，细胞核大深，位于中央，有核分裂相，胞浆界限明显但无不典型性改变。

(3)不典型性增生(atypical hyperplasia)：腺上皮出现异型性改变，表现为腺上皮细胞增，层次增多，排列紊乱，细胞核大深染有异型性。不论为单纯性或复杂性增生，只要腺上皮细出现不典型增生改变，都应归于不典型增生。此类改变巴不属于功血的范畴，属癌前期病变，10%～15%可转化为子宫内膜癌。

各型增生之间的关系：单纯性增生通常是单独存在，但有时也与复杂性增生或不典型增生同时存在，如果组织结构为单纯性增生，而细胞学上具有不典型改变，则为单纯性不典型增生。如果组织结构为复杂性增生，而细胞学上具有不典型改变，则为复杂不典型增生。内膜不典型增生分为轻、中、重三度。

内膜不典型增生与无不典型增生的单纯性与复杂性增生的区别有以下几点：

(1)形态学上的不同：组织结构与细胞异型性有一定关系，往往是结构越复杂，细胞有不典型细胞的可能性越大。在不典型区域，腺上皮细胞排列紊乱，极向消失，细胞多形性，有的见多核细胞，筛状结构和“迷宫”样结构尤为明显。

(2)组织计量学上的比较：不典型增生及无不典型增生的细胞体积，胞核的大小(包括面积、周长、短径和长径等)，以及细胞形态等形态学测量提示它们之间的区别主要在核的变化，不典型增生特别是重度不典型增生与分化好的腺癌无明显差异。

(3)细胞DNA合成间期与细胞倍增时间：不典型增生与腺癌相似，而无不典型增生与正常增殖相似。

(4)对孕酮的反应：细胞无不典型增生者比有不典型增生者反应明显增多。

2. 增殖期子宫内膜(proliferative phase endometrium)　子宫内膜的形态表现与正常月经周期中的增殖期内膜无区别，只是在月经周期后半期甚至月经期，仍表现为增殖期形态。

3. 萎缩性子宫内膜(atrophic endometrium)　子宫内膜萎缩菲薄，腺体少而小，腺管狭而直，腺上皮为单层立方形或低柱状细胞，间质少而致密，胶原纤维相对增多。

(三)临床表现

无排卵性功血失去正常周期性和出血自限性，临床上最主要的症状是子宫不规则出血。出血间隔长短不一，短者几日，长者数月，常误诊为闭；出血量多少不一，出血量少者只是点滴出血，多者大量出血，不能自止，导致贫血或休克。出血期间一般无腹痛或其他不适。

(四)诊断

功血的诊断需排除引起异常出血的器质性原因，如妊娠相关出血，生殖器官肿瘤、感染，内科血液系统及肝肾重要脏器疾病，甲状腺疾病，生殖系统发育畸形，外源性激素及异物引起的异常子宫出血等。主要依据病史、体格检查及辅助检查作出诊断。

1. 病史　详细了解异常子宫出血的表现(经期长短、经量多少、经血的性质)、发病时间、病程经过、目前出血情况、发病前有无停经史、以往治疗经过。应询问患者的年龄、月经史、婚育史、避孕措施、激素类药物使用史及全身与生殖系统有无相关疾病如肝病、血液病、高血压及代谢性疾病如甲状腺功能亢进或减退、肾上腺或垂体疾病等。

2. 体格检查 包括全身检查和妇科检查，以排除全身性及生殖系统器质性病变。

3. 辅助检查 在排除器质性病变后，主要了解卵巢是否有排卵功能和黄体是否健全。

(1)诊断性刮宫(dilation and curettage)：简称诊刮。其目的包括止血和明确子宫内膜病理诊断。对于生育期和绝经过渡期妇女、药物治疗无效或存在子宫内膜癌高危因素的异常子宫出血患者，应通过诊刮术排除恶性病变。对未婚患者，若激素治疗失败或疑有器质性病变，也应经患者或其家属知情同意后考虑诊刮。为确定排卵和黄体功能，应在经前期或月经来潮后6小时内刮宫；不规则流血或大量出血者可随时刮宫。刮宫要全面，特别注意两侧宫角部；注意宫腔大小、形态、宫壁是否光滑、刮出物性质和量。应将刮出物全部送病理学检查。

(2)超声检查：可了解子宫大小、形状，宫腔内有无赘生物，子宫内膜厚度等。

(3)宫腔镜检查：在宫腔镜直视下选择病变区进行活检，较盲取内膜的诊断价值高，尤其可排除早期宫腔病变如子宫内膜息肉、子宫黏膜下肌瘤、子宫内膜癌等。

(4)基础体温测定(BBT)：基础体温呈单相型，提示无排卵。

(5)激素测定：酌情检查FSH、LH、EH及PH。为确定有无排卵，可测定血清孕酮和尿孕二醇。疑高催乳激素血症者查PRL。

(6)妊娠试验：有性生活史者应行妊娠试验，以排除妊娠及妊娠相关疾病。

(7)宫颈细胞学检查：巴氏染色法或TBS(the Bethesda system)报告系统，用于排除宫颈癌及其癌前病变。

(8)宫颈黏液结晶检查：经前检查出现羊齿植物叶状结晶提示无排卵。

(9)阴道脱落细胞涂片检查：一般表现为中、低度雌激素影响。

(10)血红细胞计数及血细胞比容：了解患者贫血情况。

(11)血凝功能测试：血小板计数，出、凝血时间，凝血酶原时间，活化部分凝血酶原时间等。

(五)鉴别诊断

诊断功血，必须排除以下病理原因的子宫出血。

1. 异常妊娠或妊娠并发症 如流产、异位妊娠、葡萄胎、子宫复旧不良，胎盘残留、胎盘息肉或滋养细胞病变等。常可通过仔细询问病史及血或尿hCG测定，B型超声检查等协助鉴别。

2. 生殖器官肿瘤 如子宫内膜癌、宫颈癌、滋养细胞肿瘤、子宫肌瘤、卵巢肿瘤等。一般通过盆腔检查、B超、诊刮及相关特殊检查等可帮助鉴别。

3. 生殖器官感染 如急性阴道或急慢性子宫内膜炎、子宫肌炎等。妇科检查可有宫体压痛等。

4. 生殖道损伤 如阴道裂伤出血。

5. 性激素类药物使用不当及宫内节育器或异物引起的子宫不规则出血。

6. 全身性疾病 如血液病、肝肾衰竭、甲状腺功能亢进或减退等。可以通过查血常规、肝功能，以及根据甲状腺病变的临床表现和甲状腺激素的测定来做出鉴别诊断。

(六)治疗

1. 一般治疗　贫血者应补充铁剂、维生素C和蛋白质,严重贫血需输血。流血时间长者给予抗生素预防感染。出血期间应加强营养,避免过度劳累和剧烈运动,保证充分休息。

2. 药物治疗　功血的一线治疗是药物治疗。青春期及生育期无排卵性功血以止血、调整周期、促排卵为主;绝经过渡期功血以止血、调整周期、减少经量、防止子宫内膜病变为治疗原则。常采用性激素药物止血和调整月经周期。出血期可辅以促进凝血和抗纤溶药物,促进止血。

(1)止血:需根据出血量采用合适的制剂和使用方法。对少量出血患者,使用最低有效量性激素,减少药物不良反应。对大量出血患者,要求在性激素治疗6～8小时内见效,24～48小时内出血基本停止,若96小时以上仍不止血,应考虑有器质性病变存在的可能。

1)雌激素:应用大剂量雌激素可迅速促使子宫内膜生长,短期内修复创面而止血,适用于血红蛋白低于70g/L者,主要用于青春期出血。止血有效剂量与患者内源性雌激素水平有关,具体用量按出血量多少而决定。急性大量出血时宜使用大剂量雌激素止血法:可选用结合雌激素(conjugated estrogen)1.25～2.5mg口服,每6小时1次,止血后每3天递减1/3量直至维持量0.625～1.5mg/d,从血止日期算起第20天停药;不能耐受结合雌激素者也可改用苯甲酸雌二醇肌注,同时积极纠正贫血。血止后,待血红蛋白上升至70g/L以上,开始加用孕激素,使子宫内膜转化。雌、孕激素的同时撤退,有利于子宫内膜同步脱落。一般加用孕激素可用甲羟孕酮(Medroxyprogesterone)6～10mg,每日1次,共10天停药;或黄体酮20mg/d,丙酸睾酮25mg/d,连续3天。一般在停药后5～7天发生撤药性出血。大剂量雌激素止血对存在血液高凝状态或有血栓性疾病史的患者应禁用。

2)孕激素:孕激素止血的机制是使雌激素作用下持续增生的子宫内膜转化为分泌期,并有对抗雌激素作用,使内膜不再增厚。停药后子宫内膜脱落较完全,可起到药物性刮宫作用,从而达到止血效果。适用于血红蛋白＞70g/L的功血患者。合成孕激素分为两类,常用的为17-羟孕酮衍生物(甲羟孕酮、甲地孕酮)和19-去甲基睾酮衍生物(炔诺酮等)。围绝经期妇女急性出血者可选用对内膜作用效价高的炔诺酮(妇康片)5～7.5mg口服,每6小时1次,一般用药4次后出血量明显减少或停止,改为8小时1次,2～3天止血后每隔3日递减1/3量,直至维持量每日2.5～5.0mg,持续用到止血后20天停药,停药后3～7天发生撤药性出血。

此外,通过在宫腔内放置含孕酮或18-甲基炔诺酮的宫内节育器(levonorgestrel-releasing IUD),可使孕激素在局部直接作用于子宫内膜,有减少经量的作用。在放置12个月后,可使月经量减少96%。

3)雄激素:雄激素有拮抗雌激素、增强子宫平滑肌及子宫血管张力的作用,减轻盆腔充血而减少出血量,但无止血作用。适用于绝经过渡期功血。大出血时单独应用效果不佳。

4)联合用药:性激素联合用药的止血效果优于单一药物。

①青春期出血:在使用孕激素时,同时配伍小剂量雌激素,以克服单一孕激素治疗的不足,可减少孕激素用量,并防止突破性出血。具体采用孕激素占优势的口服避孕药1片,每6小时1次,血止后递减至维持量,每日1片,共20天停药。

②绝经过渡期功血：在孕激素止血基础上可配伍雌、雄激素，以往常用三合激素（黄体酮12.5mg，雌二醇1.25mg，睾酮25mg）2ml肌注，每12小时1次，血止后递减至每3天1次，共20天停药。

5）GnRH-a：也可用于止血。但如果长期应用GnRH-a治疗，性腺会被抑制，推荐应用反向添加治疗，即每日应用结合雌激素0.625mg或戊酸雌二醇1mg，以减轻副作用和骨质丢失。

6）其他：①抗前列腺素药物：出血期间服用前列腺素合成抑制剂如氟芬那（Flufenamic Acid）200mg，每日3次，可使子宫内膜剥脱时出血减少。②抗纤溶药物和促凝药物，如氨甲苯酸0.1g静脉注射；氨甲环酸每日1～2g，静脉注射或静脉滴注；氨基已酸4～6g静脉滴注。这些药物有减少出血量的辅助作用，但不能赖以止血。

（2）调整月经周期：使用性激素止血后必须调整月经周期。青春期和生育期无排卵性功血患者，需恢复正常的内分泌功能，以建立正常月经周期；对绝经过渡期患者起到控制出血、预防子宫内膜增生症的发生。一般1个疗程连续用药3个周期。若子宫病理为复杂性增生，应连续治疗6个周期以上。常用方法有：

1）雌、孕激素序贯法：即人工周期。通过模拟自然月经周期中卵巢的内分泌变化，将雌、孕激素序贯应用，使子宫内膜发生相应变化，引起周期性脱落。适用于青春期功血或生育期出血内源性雌激素较低者。乙烯雌酚0.25mg或戊酸雌二醇2mg或结合雌激素1.25mg，于出血第5天起，每晚1次，连服20天，至服药第11天，每日加用黄体酮注射液10mg肌注（或甲羟孕酮8～10mg口服），两药同时用完，停药后3～7天出血。于出血第5天重复用药。用药2～3个周期后，部分患者能自发排卵。若正常月经仍未建立，应重复上述序贯疗法。若患者体内有一定的雌激素水平，则雌激素可采用半量或1/4量。

2）口服避孕药：此法开始即用孕激素以限制雌激素的促内膜生长作用，使撤药性出血逐步减少，其中雌激素可预防治疗过程中孕激素的突破性出血。适用于生育期功血内源性雌激素水平较高，止血周期撤退性出血量较多者或绝经过渡期功血。可用口服避孕药自血止周期撤药性出血的第5天起，每晚1片，连服3周，1周为撤药性出血间隔。停药后出现撤退性出血，血量较少。对停药后仍未能建立正常月经周期者，可重复上述联合疗法。

3）孕激素后半周期疗法：适用于青春期或绝经过渡期功血。于月经周期后半期（撤药性出血的第16～25天）服用甲羟孕酮8～10mg/d或肌注黄体酮20mg/d，连用5天为1周期。

（3）促排卵：青春期功血患者经上述调整周期药物治疗几个疗程后，通过雌、孕激素对中枢的反馈调节作用，部分患者可恢复自发排卵。青春期一般不提倡使用促排卵药物。有生育要求的无排卵不孕患者，可针对病因促排卵。

1）氯米芬（Clomiphene Citrate）：为非甾体化合物，有微弱雌激素作用。它在下丘脑竞争性结合雌激素受体，产生抗雌激素作用。通过抑制内源性雌激素对下丘脑的负反馈，诱导促性腺激素释放激素的释放而诱发排卵。适用于体内已有一定水平雌激素的不排卵功血要求生育患者。在出血第3～5天起，每晚服50mg，连续5天。若排卵失败，可重复用药，剂量逐渐增至100～150mg/d。

一般不宜长期应用，有发生卵巢过度刺激综合征或多胎妊娠的可能。

2）绒促性素（human chorionic gonadotropin，HCG）：有类似LH作用，能诱发排卵，适用

于体内有一定卵泡，并有一定水平FSH及雌激素中等水平者。一般与其他促排卵药联用。B型超声监测卵泡发育接近成熟时，可肌内注射HCG5000～10 000IU以诱发排卵。

3)尿促性素(human menopausal gonadotropin，HMG)：每支含FSH及LH各75U，除此还有纯化的FSH与基因重组的纯FSH。在出血第3～5天起每日肌注HMG 1～2支，直至卵泡成熟，停用HMG，加用HCG5000～10 000IU，肌内注射，以提高排卵率，此法称HMG-HCG促排卵法，应警惕用HMG时易并发卵巢过度刺激综合征，故仅用于对氯米芬效果不佳、要求生育，尤其是不孕的功血患者和低促性素无排卵者。

3. 手术治疗

(1)刮宫术：适用于急性大出血或存在子宫内膜癌高危因素的功血患者。

(2)子宫内膜切除术(endometrial ablation)：利用宫腔镜下金属套环、激光、滚动球电凝或热疗等方法，使子宫内膜组织凝固或坏死。适用于经量多的绝经过渡期功血和经激素治疗无效且无生育要求的生育期功血或对施行子宫切除术有禁忌证者。术前1个月可口服达那唑600mg，每日1次，以减少所切除的组织量，增加手术安全性。治疗优点是创伤小，可减少月经量，部分患者可达到闭经效果；缺点是组织受热效应破坏影响病理诊断。

(3)子宫切除术：患者经药物治疗效果不佳，并了解了所有治疗功血的可行方法后，特别是年龄40岁以上，病理诊断子宫内膜复杂性增生甚至伴有不典型增生者，可由患者和家属知情选择接受子宫切除。

二、排卵性功能失调性子宫出血

排卵性功血(ovulatory menstrual dysfunction)较无排卵性功血少见，多发生于生育期妇女。患者有排卵，但黄体功能异常。常见有两种类型。

(一)黄体功能不足

月经周期中有卵泡发育及排卵，但黄体期孕激素分泌不足或黄体过早衰退，导致子宫内膜分泌反应不良。

1. 发病机制　足够水平的FSH和LH、LH/FSH比值及卵巢对LH良好的反应是黄体健全发育的必要前提。黄体功能不足(luteal phase defect，LPD)有多种因素。

(1)卵泡发育不良：卵泡颗粒细胞数目和功能分化缺陷，特别是颗粒细胞膜上LH受体缺陷，引起排卵后颗粒细胞黄素化不良及分泌孕酮量不足。神经内分泌调节功能紊乱可导致卵泡期FSH缺乏，卵泡发育缓慢，雌激素分泌减少，从而对下丘脑及垂体正反馈不足。

(2)LH排卵高峰分泌不足：卵泡成熟时LH排卵峰分泌量不足，促进黄体形成的功能减弱，是黄体功能不足的常见原因。循环中雄激素水平偏高和垂体催乳激素升高等因素都可抑制LH排卵峰。

(3)LH排卵峰后低脉冲缺陷：LH排卵峰后的垂体LH低脉冲分泌是维持卵泡膜黄体细胞功能的重要机制，若此分泌机制缺陷将导致黄体功能不足。

2. 病理　子宫内膜形态一般表现为分泌期腺体呈分泌不良，间质水肿不明显或腺体与间质发育不同步，或在内膜各个部位显示分泌反应不均，如在血管周围的内膜，孕激素水平稍高，分泌反应接近正常，远离血管的区域则分泌反应不良。内膜活检显示分泌反应较实际周期日至少落后 2 天。

3. 临床表现 一般表现为月经周期缩短，因此月经频发。有时月经周期虽在正常范围内，但卵泡期延长、黄体期缩短(<11 天)。在育龄妇女常表现为不易受孕或在孕早期流产。

4. 诊断 根据月经周期缩短、不孕或早孕时流产，妇科检查无引起流血的生殖器官器质性病变；基础体温双相型，但排卵后体温上升缓慢，上升幅度偏低，高温期小于 12 天；子宫内膜活检显示分泌反应至少落后 2 天，可作出诊断。

5. 治疗

(1)促进卵泡发育：针对其发生原因，调整性腺轴功能，促使卵泡发育和排卵，以利于正常黄体的形成。

促卵泡发育治疗：首选药物为氯米芬，适用于黄体功能不足卵泡期过长者。氯米芬可通过与内源性雌激素受体竞争性结合而促使垂体释放 FSH 和 LH，达到促进卵泡发育的目的。可于月经第 3～5 天开始每日口服氯米芬 50mg，共 5 天。应用 3～4 个周期，停药并观察其恢复情况。疗效不佳尤其不孕者考虑用 HMG-HCG 疗法，以加强卵泡发育和诱发排卵，促使正常黄体形成。

(2)促进月经中期 LH 峰形成：在监测到卵泡成熟时，使用绒促性素 5000～10 000IU 一次或分两次肌注，以加强月经中期 LH 排卵峰，达到促进黄体形成和提高其分泌孕酮的功能。

(3)黄体功能刺激疗法：于基础体温上升后开始，肌注 HCG1000～2000IU 每周 2 次，共 4 次，可使血浆孕酮明显上升。

(4)黄体功能补充疗法：一般选用天然黄体酮制剂。自排卵后或预期下次月经前 12～14 天开始每日肌注黄体酮 10mg，共 10～14 天，以补充黄体分泌孕酮的不足。

(5)黄体功能不足合并高催乳素血症的治疗：使用溴隐亭每日 2.5～5mg，可使催乳激素水平下降，并促进垂体分泌促性腺激素及增加卵巢雌、孕激素分泌，从而改善黄体功能。

(二)子宫内膜不规则脱落

在月经周期中，患者有排卵，黄体发育良好，但萎缩过程延长，导致子宫内膜不规则脱落(irregular shedding of endometrium)。

1. 发病机制 由于下丘脑-垂体-卵巢轴调节功能紊乱或溶黄体机制异常引起黄体萎缩不全，内膜持续受孕激素影响，以致不能如期完全脱落。

2. 病理 正常月经第 3～4 天时，分泌期子宫内膜已全部脱落，代之以再生的增殖期内膜。但在黄体萎缩不全时，于月经期第 5～6 天仍能见到呈分泌反应的子宫内膜。由于患者经期较长，使内膜失水，间质变致密，腺体皱缩，腺腔呈梅花状或星状，腺细胞透亮、核固缩，间质细胞大，间质中螺旋血管退化。此时刮宫，子宫内膜常表现为混合型子宫内膜，即残留的分泌期内膜与出血坏死组织及新增殖的内膜混合共存。有些区域内膜尚有出血，另一些区域已有新的增殖期内膜出现。

3. 临床表现 表现为月经周期正常，但经期延长，长达 9～10 天，且出血量多，甚至淋漓数日方止。

4. 诊断　临床表现为月经周期正常，经期延长，经量增多，基础体温呈双相型，但下降缓慢。在月经第 5～6 天行诊断性刮宫，病理检查仍能见到呈分泌反应的内膜，且与出血期及增殖期内膜并存。

5. 治疗

(1)孕激素：孕激素可通过下丘脑-垂体-卵巢轴的负反馈功能，使黄体及时萎缩，内膜按时完整脱落。方法：自排卵后第 1～2 天或下次月经前 10～14 天开始，每日口服甲羟孕酮 10mg，连服 10 天。有生育要求者可肌注黄体酮注射液或口服天然微粒化孕酮。无生育要求者也可口服单相口服避孕药，于月经周期第 5 天开始，每日 1 片，连续 22 天为 1 周期。

(2)绒促性素：用法同黄体功能不足，HCG 有促进黄体功能的作用。

第二节　子宫内膜去除术

药物治疗功血虽可部分缓解症状，但耗时、耗力、复发率高；切除子宫虽能达到根治的目的，但手术创伤大，破坏了局部解剖结构，对希望保留子宫的患者实为下策。随着对保留器官的重视和微创技术的发展，微创手术成为功血治疗的研究热点。第一代技术包括宫腔镜下经宫颈子宫内膜去除术(transcervical endometrial ablation，TCRE)、激光子宫内膜去除术(endometrial laser ablation，ELA)、滚球电极电凝子宫内膜去除术(roller-ball endometrial ablation，RB)，临床应用 20 余年，安全、有效，已成为腔内治疗的金标准。但因其有一定的并发症，且操作有一定难度、培训周期长，影响其普及推广。更简单、安全的第二代技术正蓬勃发展，其中 HTA、MEA、Therma Chioce、Cavaterm、Menotreat、Nova Sure 及 ELITT 等较其他方法更适于治疗功血。这些方法均可有效地改善无生育要求的功血患者的症状，简单、易学，不良反应及近期并发症少，远期预后有待评估。对合并严重内科疾患、不能耐受子宫切除手术及第一代技术的患者有明显优势。子宫内膜去除术微创手术被誉为微创外科手术成功的典范。

一、原理

子宫内膜去除术(endomtrial resection，ER，或 endometrial ablation，EA)，又称宫腔镜下子宫内膜去除术(hysteroscopic endometrial ablation，HEM)等，是经宫腔镜通过使用各种器械切除子宫内膜的基底层及部分子宫肌层，破坏子宫内膜正常生长的解剖学基础，以达到人工绝经或减少月经，治疗异常子宫出血之目的。

设法摧毁子宫内膜以控制顽固性子宫出血并非新的概念，早在 20 世纪 40 年代美国医生 Asherman 曾报道过度刮宫后会继发闭经或月经减少，并将其命名为 Asherman 综合征。如果能对经血过多的患者造成 Asherman 综合征样的效果，仅仅去除导致出血的子宫内膜，而不破坏盆腔正常的解剖结构，实为一种理想的治疗方法。特别是对那些期望保留子宫又想解除异常出血之痛苦的患者，无疑是一个福音。宫腔镜的发展和应用使这一愿望成为事实。在宫腔镜的直视下，子宫内膜被导入宫腔内的各种形式的能源作适度而彻底的破坏，在切除内膜基底层和部分子宫肌层后，子宫内膜及所含受体基本消失或仅存少许，对卵巢分泌的雌孕激素缺少反应，无正常子宫内膜增生、分泌的周期性变化，出现人工闭经或月经减少，从而达到治疗子宫异常出血的目的。1981 年，Goldrath 首先报告使用激光进行子宫内膜去除术。通过激光对子宫内膜及浅肌层的汽化消融作用，造成对子宫内膜不可逆的损毁，破坏了正常月经的解剖学基础，其治疗子宫异常出血的有效率达 80%～90%。1983 年，De Cherney 等首先开始使用泌尿科的切除镜合并电凝法作子宫内膜切除术，并获得满意的疗效。从此宫腔镜下子宫内膜切除术在妇科治疗领域确立了自己的位置，并逐渐显露出自己的优势。

二、适应证

1. 患有顽固的非器质性月经过多，经一般的药物治疗仍无改善者。月经过多一般是指每次月经血量超过 80ml；月经前后血红蛋白相差 1～2g 以上；患者出现头晕、乏力、心慌、气短等不适的症状。

2. 年龄超过 40 岁，或不再要求生育者。

3. 年轻合并有严重智力障碍，不能生活自理者，如先天愚型等。

4. 高危患者不能耐受全子宫切除术，如严重心肺疾病等。

5. 患有血液系统疾病或需终身服用抗凝剂而致月经过多者。

6. 绝经后服用激素类药物而致子宫内膜增厚，阴道出血者。

7. 初次子宫内膜切除术后效果不理想者，可行再次手术。

三、禁忌证

1. 绝对禁忌证

(1)急性生殖系统感染。

(2)心肾等重要脏器衰竭，不能胜任手术。

2. 相对禁忌证

(1)宫颈结构异常：如宫颈瘢痕、裂伤或松弛而影响膨宫效果。

(2)子宫体过度倾屈：致宫腔镜不能到达宫底而限制了手术范围，影响手术疗效者。

(3)子宫恶性肿瘤：如子宫内膜癌等。必须强调对子宫内膜腺癌的高危人群，应格外仔细评估子宫内膜的重要性。对反复出血的患者尤应注意，不能仅仅因为前次刮宫内膜无异常即主观断定没有问题。术前应仔细评估内膜，证实有新生物形成者不宜施此术。

四、术前准备

1. 常规检查

(1)术前应详细了解病史，进行全面的体格检查及盆腔检查。

(2)超声波检查：盆腔 B 超应重点了解子宫内膜厚度（术前子宫内膜应＜3mm）；子宫腔深度（宫颈管与宫腔深度应＜12cm）。

(3)宫腔镜检查与诊断性刮宫：虽非常规，但应在术前了解子宫内膜情况，除外恶性病变。

(4)血尿常规等实验室检查：重点除外血液系统疾病及凝血机制障碍等。

2. 子宫内膜的准备　为提高手术的成功率，患者在术前可先接受药物治疗，以造成内膜适度萎缩而便于手术操作。目前常用的药物有：

(1)达那唑:100～600mg/d,连服6～12周;或800mg/d,连服2～4周。

(2)内美通:2.5mg,每周2次,连服4周。

(3)促性腺激素释放激素类似物(gonadotropin-releasing hormone analogs,GnRH-a):此类药虽然效果很好,但因价格均比较昂贵,目前在国内尚未常规应用。临床常用的药物有:

1)长效 Leuprolide acetate:3.75mg,4周注射1针,连用2～3个月。

2)短效丙氨瑞林:150μg,每日1次,连续4周。

(4)孕激素和避孕药:此类药物虽然可使子宫内膜变薄,但却容易产生蜕膜样变化,这一方面会导致内膜血管形成增多,增加手术出血机会;另一方面引起间质水肿,易使内膜的切除深度不够,影响手术的成功率。临床常用的药物有:

1)炔雌醇:10mg/d,连服4周。

2)甲羟孕酮:30～50mg口服,每日1次,连服4周。

(5)米非司酮:20mg,每日1次,连服2～3个月。

此外,也有报道不作内膜准备,而直接行子宫内膜切除术,即所谓"一期法"完成子宫内膜切除。具体方法是:凡符合手术适应证的患者术前无需服药,仅于术时先行宫腔镜检查初步排除恶性病变后作全面诊刮术,刮出内膜留送组织病理检查;随即施行内膜切除术。经临床观察此法同样有效。缺点是诊刮后造成宫腔内壁充血,手术视野欠清晰,给手术带来一定困难,故需由有经验的医师完成。

3. 宫颈准备　可于术前24小时内经宫颈管放置海藻棒或塑料导管等扩张颈管,以减少术时的宫颈裂伤及子宫穿孔。

4. 心理准备　尽管子宫内膜切除术与其他治疗方法相比有无可替代的犹越性,但其疗效亦非100%。特别是对合并有子宫内膜异位症或子宫腺肌症的患者,子宫内膜切除术不能治愈因该病引起的痛经或腰骶痛,故术前应向患者交待清楚。此外,还要向患者详细解释有关不育、出血、近期并发症、远期预后、复发的可能性及必要时需切除子宫等问题。征得患者的正式同意,并有文字记录。

五、注意事项

1. 术中监测

(1)症状和体征:应注意患者的主诉症状,如是否出现胸闷不适、恶心呕吐、烦躁不安、嗜睡、青紫、苍白、颜面水肿等;密切监测心率和血压的变化,如大量失血可伴有心动过速和低血容量性休克。当灌流液吸收过多时,可出现收缩压偏高、心率减慢、脉压增宽及体温降低等体征。

(2)特殊检查:如手术时间较长应注意检查血生化指标,如血清钾、钠、氯及血气分析等,如血钠较术前降低15mmol/L,应提高警惕防止低钠血症。

(3)腹腔镜或B超监测:如有条件术中,可行腹腔镜或B超进行监测,及时发现子宫穿孔等问题。

2. 可能出现的问题

(1)膨宫不良:膨宫不良直接影响手术视野及手术效果,常见的原因有宫颈功能不全,子宫穿孔或膨宫压力不高。对宫颈功能不全,可缝合或用宫颈钳围绕宫颈夹持。可疑子宫穿孔时应立即停止手术。

(2)出血:如膨宫压力过低,切割时电凝电流强度不足,或切割过深伤及子宫肌层的小血管等,均可导致出血。此时可提高膨宫压力,增加电凝电流强度,电凝出血的血管即可止血。或在宫颈根部3点、9点处各注射25%的垂体后叶素20ml,促进子宫平滑肌收缩。

(3)灌流液吸收过快:如膨宫压力过高,子宫穿孔或手术创面过大均可导致灌流液吸收过快。此时应停止手术操作,对症处理。待身体恢复正常后行第2次手术。

3. 术后监护

(1)抗炎预防感染:可应用抗生素3~5天。

(2)纠正酸中毒及维持水、电解质平衡:因电切术膨宫液禁含电解质,如手术时间过长,膨宫液吸收过多,应注意水、电解质平衡紊乱的问题,必要时应补充电解质。

(3)注意体温变化:术后第1天可出现一过性发热,体温可骤然上升至37.6~39℃,一般认为是灌流液的致热源反应,亦应警惕感染的可能性。

(4)出血及排液:术后1周阴道排液为血,以后逐渐转为血水,黄水及无色水样排液,一般持续约2个月,待子宫创面完全上皮化,排液停止。术后第3个月出血为月经,有时仅为点滴状。

六、并发症

子宫内膜去除术并发症的发生率3%~5%,分为术中并发症及术后并发症。

1. 术中并发症

(1)子宫穿孔:发生率为1%~3%。多见于宫颈扩张及切除宫角处子宫内膜时。子宫极度倾屈易致扩宫时扩宫器穿出宫颈峡部。双侧宫角是子宫肌层最薄弱的部位,一般仅为宫底肌层厚度的1/2或1/3。对于经验不足者,切除此处内膜和肌层极易造成穿孔。

(2)宫颈裂伤:多发生在宫颈扩张至7~8mm以上时,未产妇、陈旧性颈管瘢痕和术前应用GnRH类似物患者,更易出现宫颈裂伤。

(3)出血:发生率约0.7%。多因宫颈裂、切割过深、宫缩不良或术中止血不彻底所致。

(4)过度水化综合征:其本质为低钠血症,发生率为1%~8%。当大量灌流液在短时间内吸收进入血液循环时,可导致血容量过多及低钠血症。如血钠水平较术前降低15mmol/L,可能会引起一系列全身症状,如血钠<120mmol/L甚至会出现肺水肿,严重者可致死亡。

(5)气栓:气体栓塞是一种罕见的严重并发症,致死率高,若有神经系统并发症往往难以恢复。因手术膨宫,使被切开的静脉暴露于空气中,当空气压力高于静脉压力时易发生气栓。

2. 术后并发症

(1)子宫肌炎和子宫积脓:一般很少见,但严重者可引起盆腔感染。

(2)宫腔粘连及宫腔积血:较少见,是引起术后晚期腹痛的常见原因之一。宫腔积血多见于术中损伤了宫颈管内膜,术后宫颈粘连,致使宫腔内血液引流不畅,造成宫腔积血。其表现为周期性腹痛。治疗:可在B超引导下扩探宫腔,排出积血即可治愈;如肌质粘连面广泛而致密,则需用手术宫腔镜切除粘连带,开放积血腔;为防止再次粘连,可放置宫内节育器,2个月后取出。治疗失败：表现为子宫出血没有减少，或短期内症状复发。有报道术后 3 年复发率 10%～11%。

(3)周期性子宫肌层出血：曾有报道患者在 TCRE 术后，仍有周期性子宫出血，但复查宫腔无子宫内膜残留。其发生机制可能涉及血管生成因子异常等，尚有待进一步研究。

(4)子宫内膜去除-输卵管绝育综合征(post ablation tubal sterilization syndrome)：因患者术前多有输卵管绝育术史，手术后患者出现下腹难以忍受的疼痛而得名。发生率为 6%～9%。表现为术后经血虽然减少，但出现明显的周期性腹痛，平时亦可有腹部的隐隐作痛，严重者甚至会影响患者的正常生活及工作。因此而切除子宫者，可发现在宫腔及输卵管残端有积血，个别有子宫腺肌症。

(5)妊娠：国外有些学者将妊娠列为手术失败，对此尚需讨论。但应明确子宫内膜切除术不等于绝育术。术后宫内孕、宫外孕的病例均有报道。故应向患者交待，子宫内膜切除虽可导致不育，但并非 100%。

七、预后

1. 术后宫腔形态　国外学者发现子宫内膜电切后 B 超显示宫腔显著缩小，从平均 3ml 缩小至 1ml。宫腔镜发现宫底部显著的粘连形成，宫腔狭窄，偶尔有宫腔闭塞。这种危险多是基于理论上而非实际情况。经临床观察发现，当宫颈管上部内膜切除后，宫颈管粘连很少发生，积血多局限在宫底部。由于子宫内膜全层遭到破坏，术后宫腔表面覆盖的上皮很薄，因组织纤维化色泽黄白，有时可见局部的宫腔粘连。

2. 内膜组织学观察　对激光去除子宫内膜术后进行组织形态学观察发现：

(1)前 3 个月内膜稀少，呈增生期改变，含有大量血、黏液、纤维蛋白、坏死及肉芽组织，并可见到退变的残余组织，显微镜下见成堆的中性粒细胞、组织细胞和巨核细胞包绕着坏死和退变组织。

(2)3 个月后取得内膜很少，此时内膜已有周期性改变，其厚度多＜1mm。有些区域可见立方上皮很接近其下方的肌层，表面的内膜腺体呈中期分泌期改变，有些腺体内含有退变的中性粒细胞，间质有大小一致的细胞及水肿明显的毛细血管扩张，另可见到多核巨细胞。

(3)8～10 个月的子宫内膜部分区域可增厚达 3mm，有正常的周期变化。但大部分区域的子宫内膜仍较薄。无肉芽组织，可见间质纤维化。

(4)1 年后已无退变内膜，有多核巨细胞，偶有淋巴细胞出现。

总之，激光治疗后 3 个月可再上皮化，5 个月以后出现少量正常子宫内膜，炎症反应完全消失，仅可见到少量巨核细胞和中性粒细胞浸润。腺体再生主要由于残留腺体的上皮化，多发生在内膜菲薄的部分，即子宫角部和峡部。成功的内膜去除术，腺体不能上皮化，故设想此种情况可能是来自输卵管口部和峡部内膜的入侵生长。

八、疗效评价

大量文章将子宫内膜切除术与子宫切除术在手术时间，手术并发症，住院时间及费用等方面进行了比较，结果是子宫内膜切除术较后者住院时间短，手术创伤小，术后恢复快，并发症也明显低于切除子宫的患者。70%～90%的患者对本术式的治疗效果表示满意。由此可见，子宫内膜切除术可使绝大部分非器质性子宫异常出血的患者，免受切除子宫之苦。

通过对子宫内膜切除术的患者进行术后追踪调查，总有效率为85%～95%。其中，25%～60%的患者闭经(amenorrhea)；30%～58%出现月经减少(hypomenorrhea)；6%～30%月经恢复正常(eumenorrhea)；4%～12%无变化；4%～30%再次行子宫内膜切除术后达到治疗目的；2%～13%行全子宫切除术。

在2%～13%又行全子宫切除术的患者中，进行性顽固性的盆腹部疼痛、复发性出血及子宫恶性肿瘤是手术常见的原因。经对术后标本的组织病理学检查发现，约50%的患者为子宫腺肌病。故对术前已可疑为子宫腺肌病的患者，应尽量避免行子宫内膜切除术。

由于子宫内膜切除术为临床接受并渐普及的历史不长(仅10余年)，各种手术方法应在趋于规范化后，进行严格、广泛、对照的临床比较性研究，即所谓循证医学，对其疗效、并发症及其处理、存在问题应进行长期随访和客观评估，以期做出各种手术的指征范围、预检预治原则并简化和改进器械设备和治疗方法。在临床试验过程中，应对受术对象做好解释以求理解和配合，包括：术后的不育或意外妊娠，甚至宫外孕发生等；近期并发症、远期并发症、远期预后、复发可能性以及最终切除子宫等问题；术后少数患者会持续存在或发展成周期性腹痛且加重，以及任何手术无法改善的神经内分泌症状、痛经等；绝经前后妇女仍应警惕子宫内膜癌在残存内膜生长的危险。

当然，从长远的眼光来看，治疗良性子宫异常出血最理想的方法应简单、安全、微创甚至是无创。随着分子生物学的深入发展及其对临床的不断介入和影响，也许在不远的将来研制出能持久性治疗子宫异常出血的无创性方法，届时激光、高频电发生器等设备将从手术室送入博物馆内成为医学史上的一段陈迹。

第三节　宫腔镜下子宫内膜去除术

一、单极子宫内膜电切术

子宫内膜切除术(transcervical endomitrium resection，TCRE)，是指经宫腔镜放置环状电极，切除子宫内膜及部分肌层，以达到防止子宫内膜再生、出血之目的。目前临床应用最广泛的技术。术前需处理子宫内膜，主要方法有：①时间选择，一般在月经周期的卵泡期；②子宫内膜过厚可先行刮宫术；③药物抑制子宫内膜，先用3～4周内美通、达那唑、狄波普维拉、甲羟孕酮、丙氨瑞林或戈舍瑞林等，使内膜萎缩、体积缩小，有利于操作。根据具体情况选择麻醉方法：骶麻、腰麻、持续硬膜外麻醉、全麻、局麻或静脉麻醉。选用的环状电极宽7～8mm，深度为4～5mm，环状电热丝直径为0.25～0.38mm；电发生器功率选择以最低有效功率为宜，一般80～120W，电凝止血50W。子宫内膜切除按一定顺序，目前多数学者主张应将宫腔内膜完全去除。切除深度为子宫内膜全层并包括1～2mm肌层。优点：设备简单，价格便宜，手术方法容易掌握，手术时间短，可获得组织标本，疗效95%～95.6%。缺点：术时严重并发症有子宫穿孔、低钠血症，晚期有腹痛及痛经、出血、感染等，但发生率极低。

(一)手术器械

子宫电切镜是宫腔镜手术必备的器械。进行子宫内膜切除术的主要器械为单极型的金属环状电极,简称电切环。环状电极为一与切除器成钝角的金属丝套圈。操作时可将其插入内膜深层,根据手术要求调整其深度。纯切割输出功率为80～210W。适宜的电极功率设置,应以最小的输出功率即可达到预期的治疗目的为准,故推荐功率为80～100W。电极为直径4mm、6mm、8mm的电切圈。

(二)工作原理

以电为能源的宫腔镜子宫内膜切除术,是利用高频电流通过子宫组织而产生预期的破坏效应。环状电极切除子宫内膜所用的切割电流,是一种连续性的正弦波,它具有较高的能量输出,可使细胞内物质瞬间高温汽化,细胞破裂产生切割效应。与此同时,细胞高温破裂驱散细胞内热量,限制了其下方的组织热损伤深度。在设定功率的宫腔镜手术中,切割电极对组织的热损伤深度不随功率的增加而加深。

经临床研究发现,正常子宫肌壁的厚度为:①子宫底平均厚度1.4cm;②子宫前壁平均厚度1.8cm;③子宫后壁平均厚度1.9cm;④子宫峡部平均厚度1.7cm,但最薄处仅0.7cm;⑤子宫角壁距输卵管入口0.5cm处平均厚度仅0.6cm。

由于子宫肌层各部位的厚度不一,进行电切割手术时切记电切环插入子宫内膜的深度要根据不同的部位而有所区别。

(三)操作步骤

因子宫电切镜外径较粗,首先应用Hegar扩宫器将宫颈扩张至9～11mm,然后将备有8mm×5mm金属环状电极插入镜体置入宫腔。

操作时按切除要求的深度,将电切环切入组织内缓慢移动。电极移动速度每秒1～3cm,以无组织牵拉感为适。深度在宫底及子宫前后侧壁3～5mm,两侧宫角因肌层较薄可减至2mm。其顺序可先宫角、宫底、再后壁、前壁和侧壁,或根据术者的习惯顺序切除。也可将8mm环状电极置于宫底中央部,并将其全部置于子宫内膜内(5mm深),首先由前壁开始切除,所有切除的条状组织都必须测量以确知所取组织至少3mm厚。取出内膜后,关闭吸引器,液体自宫口流出,后壁及两侧壁同法切除,两侧壁切除时由近卵管口5mm处开始。最初这四块组织称为"基本内膜标本"。剩余的内膜组织位于前、后壁呈长三角形,可同法切除。如此全部切除内膜至宫颈内口,仅剩基底层。

进行子宫内膜电切时,技术上最为困难的是完全切除宫角部内膜。这部分肌层壁最薄,易造成子宫穿孔,同时也很难接近。残留内膜可以再生引起出血,或由于远端的粘连形成,经血排出不畅而引起周期性疼痛。此处可考虑使用滚球电凝较电切更为有效且易接近。

所有标本除卵管口周围的之外,均为3～5mm厚。切下的组织一般呈条状,两头略薄,中央较厚,状如小舟。经产大小的宫腔切下的条状组织8～16条。该技术利用电极与内膜的几何关系可预定切除深度,提供准确的病理标本。组织片的厚度与电切环放置的深度成正比,其长度则取决于电切环及镜鞘移动的距离。整个手术需时15～30分钟。

根据切除子宫内膜的范围可将电切术分为全切和部分切除。所谓全切即全部宫腔的子宫内膜均被切除，下缘达宫颈管上半部。部分切除并不是切除部分厚度的内膜，而是上2/3宫腔内膜的全部切除。有人担心术后的宫颈粘连和宫腔积血而只进行部分内膜切除。然而宫颈粘连毕竟很少发生，而且宫腔粘连往往发生在宫底部位，而不是子宫峡部和宫颈部。除非患者要求术后保留月经来潮，否则没有理由不处理整个宫腔。全切术后的闭经率和少经率显著提高。

(四)膨宫

1. 膨宫液体　因TCRE属电外科手术，膨宫液中不应含有电解质成分以防导电，故不能使用生理盐水或平衡液。膨宫液可选择：

(1)5%葡萄糖溶液：因价格便宜，对血电解质和血浆渗透压的影响较小，而广泛用于临床。具有健全的葡萄糖耐受能力的患者，血糖可在术后2小时恢复正常。

(2)此外还可使用1.5%氨基乙酸(Glycine)，3%或5%山梨醇(Sorbitol)，5%甘露醇等。

注意：在电切术中不能使用的膨宫液有：①高渗性葡萄糖溶液，因其可引起渗透性血溶量扩张；②纯水也不能使用，因为可导致溶血；③右旋糖酐-70，因在宫腔电外科手术时分解而致视野模糊。

2. 膨宫监测　因手术切除子宫内膜后，子宫肌层内小血管开放，加之手术耗时较长，如膨宫液流入量大于流出量，则容易出现过度水化综合征，故术中进行膨宫监测非常重要。监测方法有：

(1)电动膨宫抽吸泵：膨宫压力设定为80～100mmHg，液流速度为260ml/min。

(2)简易监测法：可用下口瓶或输液吊瓶，液面落差100cm(80～100cmH_2O)。下口连接负压吸引泵，吸引负压80～100mmHg，或任出水管自然垂落。或将一个2L的瓶子挂在90cm高处，利用重力通过带喷头的管道将1.5%的甘氨酸或其他膨宫液引入宫腔。液体回收系统由一个2L的瓶子与壁式吸引器相连，压力调至150mmHg。

(五)效果评价

1. 优点

(1)可调整切除组织的厚度，一般需切除子宫内膜的全部功能层和基底层，还应包括2～3mm的肌层组织。

(2)切除的组织可送病理检查。

2. 缺点

(1)应用环状电极切除双侧宫角，深度有时难以掌握。因子宫角部的解剖学形态内陷，此处组织学结构肌层薄弱，尤其是经验不足者，操作时容易发生子宫穿孔。

(2)子宫内膜切除后，大量膨宫液可经宫壁肌层内开放的小血管进入血液循环，导致水中毒。

(3)子宫底位于子宫的顶部，需用环形电极横行切割，技术难度大。在宫角及宫底处切除子宫内膜往往不够彻底。因子宫内膜有惊人的再生能力，若此处内膜残存日后再生，则仍有宫内妊娠的可能。

二、激光子宫内膜去除术

激光去除子宫内膜(endometrial laser ablation),即以激光为能源对子宫内膜进行汽化消融的手术。腔内治疗多用 Nd：YAG 激光,目前对其基础研究及临床应用已较成熟。波长为 10μm,功率一般在 30～80W。导入宫腔后使组织凝固、汽化和碳化。报道的成功率在 52%～81%。其有效性和安全性取决于功率、作用距离、作用时间及次数。缺点:成本较高,术中术后并发症较多。关于子宫内膜预处理,国外学者多主张进行,而国内有些学者根据患者具体情况不行预处理手术顺利并且效果良好。

(一)手术器械

除宫腔镜外,还需应用激光发生器。

目前多采用 Nd：YAG 激光作为宫腔镜激光装置。激光导光纤索直径 0.6mm,可将其通过宫腔镜操作孔放入宫腔内。输出功率 55～80W,脉冲时间为 5 秒,激光穿透深度为 3～4mm,手术时以红色的氦氖激光作同光路指示斑。

(二)工作原理

激光对子宫内膜的破坏分为 5 个阶段:首先是通过激光的高温作用使子宫内膜细胞蛋白质变性;继而出现凝固性坏死;组织细胞液化;大量水分蒸发汽化;而后组织碳化呈棕黑色。实际上,内膜细胞的变性-凝固-液化-汽化-碳化过程,只是在瞬间完成。由激光引起的对整个内膜层的热损伤,足以形成对其基底层的破坏。由于子宫的肌层颇厚(10mm 以上),可成为腔内致热源与宫外肠管及膀胱等脏器的安全屏障;再则子宫壁内血管丰富,通过子宫壁的再次热扩散而减少,故对其表层的热损伤完全可以接受。

(三)手术方式

治疗分为激光直接接触(light touch)与非接触(nontouch)两种。

1. 直接接触法　是将激光纤维在直视下直接紧贴子宫内膜表面,其输出功率为 40～50W,为持续性波,穿透组织较深,内膜呈汽化反应。治疗后,宫腔内呈粗糙的一条条沟状,与周围未经治疗的区域形成对比。

2. 非直接接触法　是将激光纤维置于距内膜面 1～5mm 处,功率为 50～60W,穿透组织较直接法浅,内膜呈凝固反应。术时导光纤维要靠近内膜,先用红色指示对准手术部位,然后发射激光,一次治疗范围大于直接接触法。

(四)操作步骤

手术时先从一侧宫角开始横向移动宫腔镜及纤维导管至另一侧宫角,再由上至下达内口,来回顺序接触宫体前壁及后壁。操作时,将光导纤维以每秒 0.25cm 的速度移动,与组织的接触时间不能超过 0.5 秒。在宫腔镜直视下,激光所及区域由于肌层碳化而从淡红-白色转变为棕黑色，呈粗糙的管沟及孔眼状。凡见组织表面呈现凝固沟痕，或白色无血管状，表示凝固适当。如遇血管口开放，将激光纤索置于该部位，用直接接触法凝固。整个手术需时 20～40 分钟，一般不应超过 1.5 小时。

双侧宫角与宫底可采用非接触式技术，宫腔其他部分可通过接触性操作达到光凝固(photocoagulation)效应。

(五)膨宫

膨宫介质可选择 CO_2 气体或液体(葡萄糖液或右旋糖酐)膨宫，但 CO_2 气体膨宫更为理想。尽管操作时激光烧灼会产生烟雾，妨碍视野，但还是优于液体膨宫。因宫腔内循环流动的液体会随时冷却内膜表面的温度，增加了凝固所需的时间和功率。气体膨宫时输出功率 30W 即可，而液体膨宫则需 60W。

(六)效果评价

激光去除子宫内膜疗效虽然肯定，但仍有其一定的局限性：

(1)因激光发生器设备昂贵，每套设备价值约 10 万美元，目前尚不能在国内广大医院普及推广。

(2)因激光治疗完全破坏了内膜形态，无法再对其进行组织病理学检查，容易忽略对个别子宫内膜癌的诊断。

(3)由于存在反散射光，术者及其他相关人员需用防护眼镜保护眼睛，或在宫腔镜目镜上装偏导器，使光改变方向或用电视摄像系统监导手术过程。

(4)激光导光纤维虽方向性强，但每次照射范围小，手术耗时较长，故有其局限性。

三、电滚球子宫内膜去除术

应用滚球或滚筒电极经宫腔镜对子宫内膜进行电凝或电灼手术，又被称为滚珠式电极电烙术。应强调的是，用滚球电极烧灼内膜或用激光对内膜进行汽化消融均应称为“子宫内膜去除术”。通过选择纯切割、混合切割及凝固电流，滚球电极可以凝固、汽化子宫内膜，破坏子宫内膜基底层。功率 90～100W 为宜。手术操作也应按一定顺序，电极移动速度以 10～15mm/s 为宜，否则增加穿孔的危险性。优点：血管被凝固封闭，使膨宫介质吸收减少，且术中出血减少。缺点：子宫内膜组织完全破坏，无法获取组织行病理检查。电极产生气泡或使创面焦化而影响视野。目前，有学者正在研究一种一次性使用的电流弥散电极鞘(ERA 鞘)。在标准的宫腔电切镜上安装 ERA 鞘，可以使用含电解质的等渗溶液作为膨宫介质，降低了低钠血症的危险，免除了低张性膨宫溶液的昂贵费用。但对电切过程会产生一定的影响，其安全性和有效性需要大样本研究证实。

(一)手术器械

球形电极(roller ball)可分为滚球和滚筒两种。滚球根据其直径有大小之分；滚筒根据其表面形态亦有所区别。操作时球端电极与内膜表面接触，通过电灼热凝固效应破坏子宫内膜。

输出功率为 50～130W。

(二)工作原理

球形或滚筒形电极应用的电流是一种间歇性脉冲波，在输出过程中发生能量的衰减，在相同电压下组织产热量较非衰减电流少，同时凝固时滚球电极与组织接触面大于切割电极，通过接触面的电流密度小于切割电流，因而不产生切割效应，造成较深的组织热损伤。在一定限度内，随电极功率增加，电热效应加剧组织高温，在形成碳化层的同时，组织电阻增加，又限制热能向深层组织的传导。经临床实验观察发现，当凝固功率＞30～55W 时，可完全破坏内膜基底层及其下方 3mm 的肌层组织，但随功率的增加，组织热损伤深度并不增加，反而减小。凝固电极对组织热损伤的程度，与作用时间成正比，接触时间越长，热损伤的范围越大。因而应注意严格掌握滚球电极在子宫内膜表面的滚动速度。

(三)操作方法

宫颈扩张及膨宫方法均与内膜切除术相同，仅是使用的电极头端不同。

将直径 2.5～3mm 的球形电极或滚筒形电极经子宫电切镜放入宫腔内，在宫腔镜直视下或电视监视下进行操作。将电极直接放在子宫内膜表面，先从输卵管口附近开始电凝，然后移至宫底，依次在宫底、前壁、后壁及侧壁缓慢滑行，移动速度为 15mm/s，在滚球接触内膜后停留时间不应超过 1 秒。首次电凝后，应再重复 2 次，以充分达到电凝深度。在电凝过程中如有内膜碎片黏附在电极头表面，应取出电极将其除去，以免阻碍电凝效果。子宫内膜经全面、系统地电凝后，由原来粉红色或橙红色转变为棕黄色或苍白色，表面还可见到焦痂，此时可停止操作。

结束前可在子宫前后壁各取一块组织(用环状电极电切)作病理检查，以观察基底层是否已被电凝。

(四)效果评价

滚球电凝法子宫内膜去除术优点是手术时间短，极少开放暴露子宫小血管，膨宫液侵入血管的机会少，因此相对比较安全。

缺点是无法获得内膜标本进行活组织检查。另外，对电灼子宫内膜的厚度难以准确评估。目前临床多将环状电极及球形电极联合使用，对环状电极不易到达或较难操作的区域，如双侧子宫角，可用球形电极电凝，其他部位以环形电极电切可获得满意疗效。

四、汽化电极子宫内膜去除术

1995 年，泌尿外科开发应用一种新的电极-汽化电极(Vaporitio)，该电极综合了环状电极和滚球电极的优势。同年 Brooks 首先报道应用泌尿外科电切镜汽化电极切除黏膜下子宫肌瘤。1997 年，Glasser 报道了应用汽化电极汽化电切子宫内膜的初步尝试，此后大量文章对汽化电极的临床应用予以肯定。

(一)手术器械

汽化电妇科手术应用器械基本与子宫电切镜手术相同,汽化电切镜主机仍为子宫电切镜的配套装置,区别仅仅在于手术配件及输出功率的不同。

1. 手术配件　根据手术需要,汽化电极可有不同的形状,虽然汽化电极顶端形状各不相同,但都有 3～5 个微小的凹槽,以便于高效地、充分地汽化所接触的组织。

2. 输出功率　与电切电极相比,汽化电极所需功率明显高于前者,一般为 200～300W。因此要求高频电输出设备-高频发生器(即所谓“电箱”)具有较高的输出功率和技术性能。输出功率应达到 350～400W。

(二)工作原理

前列腺汽化电极的作用原理是电能凝聚效应,由于电极为凹凸不平的沟槽形,在高频电流通过时,槽缘的凸棱便成为高密度的高频电流分布带,这些沟槽有效凝聚电能使与之接触的组织快速升至汽化沸点(大于 100℃),不仅使 1～3mm 的组织汽化,同时下面还产生 1～3mm 的凝固层,产生了将组织汽化去除的热损伤效应同时增加了血管封闭效应,使术中不易出血,灌流液吸收少。由于组织损伤程度与电极、电流、功率、电极移动速度、组织的阻抗特性有关,在同一功率下,电极移动速度相同时,组织破坏程度大致相同,故汽化去除的深度较环状电极切除深度容易掌握,安全性大。

与宫腔镜的单极环状电极相比,汽化电极使用功率为 200～300W 的单纯切割电流,单极环状电极为 80～110W 的混合电流。由于环状电极是将子宫内膜及部分肌层呈条块状切除,术中需不断清除被切下的组织碎块,废时废力,故汽化去除术较环状电极去除术的手术时间明显缩短。总之,与宫腔镜环状电极切除术相比,汽化电切除手术难度小,不易出血,灌流液吸收少,并发症少,更加安全、快速,效果可靠。

(三)术前准备

1. 于术前 12～24 小时宫颈插入海藻棒,扩张宫颈。
2. 术前 1～2 小时可应用广谱抗生素预防感染。
3. 膨宫液可选择 5%葡萄糖液、1.5%甘氨酸或 3%山梨醇。
4. 扩张宫颈至 9～11mm。

(四)麻醉

麻醉可选择非气管插管全身麻醉或硬膜外麻醉。

(五)体位

取膀胱截石位,臀部下方放置漏斗形容器,以利于收集术中流出的灌流液。

(六)手术方法

1. 子宫内膜去除术　首先用环形电极，功率 110W，从宫底到宫颈内口切除一块深约 0.5cm 的子宫后壁组织留送病理检查；然后改换汽化电极，功率调至 250W 左右。应用前列腺汽化电切镜棒状沟槽形汽化电极，以顺行切除法汽化电切子宫内膜，先将电极置于宫底部，自子宫后壁开始依次为后、左、前、右壁，电极移动速度为 1cm/s。因宫角壁薄，使用功率应相应减低，将功率降至 220W 汽化切除即可达到安全有效的目的。然后检查出血点，以 70W 功率进行电凝，再次检查有无存留内膜及出血点，检查结果满意时，手术结束。注意：汽化以前不要电凝子宫内膜，因为失活的表面组织产生阻抗，妨碍汽化的深度。由于功率＜200W 时，组织汽化温度不够，电极头黏附组织较多，热损伤程度小，术中需不断清洁电极头，影响手术时间及效果，而＞260W 时组织热损伤程度过大，不安全。因此，建议在施行子宫内膜汽化电切术时，参考子宫内膜厚度及肌层厚度，在 200～260W 范围内选择适宜功率更加安全、有效。

2. 黏膜下子宫肌瘤切除术　首先用环状电极从肌瘤顶部切取 0.5cm 的楔形组织，留送病理检查。然后改用汽化电极。汽化肌瘤的目的是缩小体积，以便能够用抓钳取出或电切环切除。可用 3mm 滚筒电极在肌瘤上可形成较宽的汽化通道，而 2.5mm 滚球电极可较精确地将肌瘤分割成块。亦可用 Accu 环(一种粗的环形电极，配有 5 个微小凹沟的滚桶)，从基底部切除宽蒂黏膜下肌瘤，切至与子宫内膜或宫腔的轮廓平，切下来的肌瘤用卵圆钳夹出宫腔。偶尔还可用宽面电极像解剖刀一样，不用电流，即可将肌瘤自基底部钝性剥除。用肌瘤抓钳或卵圆钳将肌瘤碎块夹出。埋入壁间的肌瘤在切割或汽化时会继续向腔内突出，要尝试着尽可能多地切除，但是即使未完全切除，成功率仍较高。偶有肌瘤残留持续月经过多，则需二次手术切除。

(七)效果评价

有学者对汽化电极、环形电极与滚球电极的输出功率、手术时间、术中并发症及治疗效果等进行了比较，试图通过对比而发现汽化点外科手术的优越性。

汽化电极与环形电极和滚球电极有如下区别：

1. 输出功率　汽化电极的输出功率明显高于环形电极和滚球电极。高功率的汽化电流可增强对血管的封闭作用，减少术时出血；但是，因汽化电极的电流主要集中在电极表面直接与组织接触的脊的边缘，集中的能量在接触处产生高电流密度区域，如此高的电流如果长时间地加压于一点上，有可能引起子宫穿孔，因此术中应特别注意。

2. 手术时间　因汽化电极可将所切的组织如子宫内膜或肌瘤等汽化分割成块，手术时无肌瘤等碎屑漂浮于宫腔，不必因组织屑堆积而妨碍视线，或因为取出组织碎屑而停止汽化耗费时间，故手术时间较环形电极明显缩短。汽化电切仅在需更换电极头或换抓钳取出肌瘤残余物时才取出电切镜。

3. 手术并发症　因手术时间明显缩短，术中膨宫所需的灌流液也相应减少，过度水化综合征的发生率明显降低。手术出血也明显低于电切术。

由于应用汽化电极进行妇科手术的大宗病例报道较少，远期疗效尚需追综观察。

总之，通过手术比较，用汽化电极施行汽化电切子宫内膜的手术难度小，手术速度快，时间明显缩短，术中灌流液吸收少、出血少，比宫腔镜环状电切子宫内膜的手术时间明显缩短，安全性大，效果同样可靠。由于汽化电切术创伤小，痛苦轻，恢复快，不需输血，为妇科医师提供了快速、简便、病率少、恢复快的黏膜下肌瘤和子宫内膜切除方法。但汽化电切术中不能得到病理标本故术前必须明确病理诊断以除外子宫内膜的恶性病变。

因经费原因，妇科可与泌尿外科共用一套昂贵精密的仪器设备，这样既有利于电外科技术的开展，也可节省大量的资金，提高其经济效益和社会效益。

第四节 非宫腔镜下内膜去除术

一、热球疗法

热球子宫内膜去除术（thermal balloon endometrial ablation）是将特制的乳胶球放置于子宫腔内，通过加温以热效应破坏足够深度的子宫内膜，以此达到减少月经血量的目的。

热球子宫内膜去除术的手术器械及工作原理最初由 Neuwirth 医生构思设计，与美国 Uyne Care 公司合作研究，在经过 10 年的努力探索后终于研制成功。目前已由美国食品及药物管理局批准生产。由于其具有操作简便，疗效可靠，并发症少等优点，在功能性子宫出血的治疗方法中已崭露头角。

通过在宫腔内放置特制的一次性球囊，以热能作用于宫腔表面，使子宫内膜凝固、坏死，从而达到减少月经量、减轻痛经及人为闭经的目的。目前有 3 种设备：Therma Choice，Cavaterm 及 Menotreat。目前对 Therma Choice 系统研究较全面。该装置由乳胶球、导杆和控制器组成。导杆长 16cm，直径 3.5mm，故扩宫仅需 5mm。导杆前端带有乳胶球囊，球内导杆含有一个加热元件和一个电热调节器。控制器内置芯片，监测囊内压力和温度变化，并可控制操作时间。球囊内必需注入不含电解质的无菌溶液。作用温度 87℃，时间 8 分钟，初始压力 160～180mmHg，作用深度可达 5mm。适应证：无生育要求的功血患者，宫腔深度在 4～12mm、容量 2～30ml，经药物、刮宫治疗无效不愿做子宫切除术者，尤其适用于因各种高危因素如内科合并症（未控制的糖尿病、血液病、严重心血管或肺部疾病、肝肾功能不全等）而无法行宫腔镜或子宫切除者。禁忌证：对乳胶制品过敏者，近期曾接受使子宫壁肌层组织变薄、缺损的手术者，有急性或亚急性生殖道感染等。

Amso 等报道多中心 260 例队列研究的结果，1 次有效率 75％。随访 4～6 年，不需行子宫切除术的达 86％；闭经 47％，月经过少 30％，月经正常 13.6％，无效 8.5％。认为 Therma Choice 的治疗结果是令人鼓舞的。Ingrid 等对 Therma Choice（77 例）和 RB（62 例）进行了随机对照试验研究，探讨其安全性，发现 Therma Choice 组无术中并发症，有术后腹痛，予止痛剂后缓解，平均手术时间 18 分钟；RB 组无腹痛，但术中有子宫穿孔、宫颈裂伤、电解质紊乱等并发症，平均手术时间 35 分钟。术后随访 2 年，未发生并发症的比率两组相似。认为 Therma Choice 组较 RB 组安全、省时。Bongers 等随访了 130 例 Therma Choice 治疗 2 年的情况，满意度为 81％，失败率为 12％。发现影响治疗结果的因素有年轻、子宫后倾、子宫内膜厚度≥

4mm。Therma Choice 的主要不良反应及近期并发症有腹痛、阴道排液、轻微的子宫内膜炎、宫颈粘连、发热、膀胱炎等。研究者认为 Therma Choice 的不足有：球囊成本较高、对不同大小形状的子宫适应性较差、治疗过程中囊内压力欠稳定、热作用不均匀，术中、术后腹痛发生率较高。Cavaterm 避免了 Therma Choice 的不足。采用低变应原的硅材料，可以调整硅球的长度适应不同大小的子宫，以确保球囊与子宫内膜的全面接触，并保护宫颈、阴道免于热损伤。导管是绝缘的，也起保护宫颈、阴道的作用。加热元件由一个具有自我调节特性的特殊超导陶瓷薄片组成，可使系统在相对较低的温度下工作，避免了过热和压力升高的危险。系统内一个振动的压力泵将液体循环注入球内，以确保稳定的治疗温度。系统的额定温度 80℃，囊内液体的温度可始终保持在 75℃。压力监测系统一旦发现压力升高，机械阀将打开释放液体，以保持安全的工作压力。控制器由电池供能。作用时间 15 分钟，压力 200mmHg，作用深度可达 5mm。宫颈扩张需 8mm。Alaily 等报道了 77 例治疗结果，平均年龄 43 岁，随访 2 年。满意率 90%，闭经 46%，10%无效。术时无并发症，患者耐受良好。Hawe 等报道了 Cavaterm 与 Nd:YAG 激光双盲 RCT 结果，72 例患者随访 1 年，两者在减少月经量、患者满意率、改善生活质量、再手术率等方面结果相似。认为两者短期效果相同，Cavaterm 更简单、安全。Menotreat 与 Cavaterm 相似。它采用一个封闭的系统，在控制器里循环加热液体，保持了稳定的治疗温度。重新设计的细导管增强了对宫颈的保护作用。Ulmsten 等观察了 51 例患者 6 个月的治疗效果，月经减少达 84.3%，痛经改善，生活质量提高。无术中并发症，术后病率与同类手术相似。Vihko 等进行小样本 RCT 比较 Menotreat 与 Cavaterm，结果两者疗效和患者的接受程度相似。Cavaterm 及 Menotreat 临床应用时间较短，目前研究资料较少，有待于进一步研究、评估。

(一)手术器械

热球子宫内膜去除术的手术器械，主要由两部分组成：放入宫腔内的乳胶球和导杆及调节球内液体温度和压力的控制器。

1. 乳胶球　由特殊的硅树脂(specialsilicone)制成，具有良好的伸缩性及韧性，传热性好并可耐高温，即使刺一针孔也很少发生爆炸。它位于导杆的终端，注入液体后，可充分适应宫腔的形状而与子宫内膜紧密相贴，将球内液体的热能传导至子宫内膜，通过热效应来破坏组织细胞的活性。

2. 导杆　由特殊的陶瓷制成。杆长 16cm，直径 3.5～5mm，前端被乳胶球包裹，杆中除含有绝缘导线及温度数据处理电路外，还有一液体进、出球内的管道，末端有 1 个三通阀。三通阀的一端与控制器连接，可监视控制热球内的温度、压力及治疗时间；另一端与注射液体的针筒相连，可直接向球内注入液体。球内导杆部分有 1 个热元件和 1 个电热调节器，它们被具有微孔的热屏障包围，热元件通过屏障而将进入球内的液体加温，电热调节器可测量液体在屏障内的温度，并及时将所得数据显示在控制器的表盘上。

3. 控制器　控制器是热球仪另一主要部分。在控制器板面上设有电源开关、工作起动/停止开关，还有显示球内压力、温度、操作时间和治疗过程的电子屏幕。控制器具有以下功能：

(1)记录导杆内的即时压力：当压力低于 45mmHg，如球囊突然破裂，或高于 210mmHg，如注入液体过多时，热元件将即刻关闭，自动停止工作。

(2)控制球内液体温度：导杆内热控制器检测球内即时温度，并为球中央孔状屏障套里的电阻线圈提供12V直流电源。温度控制电路限定电热调节器处的最高工作(治疗)温度为87℃，如果温度超过92℃限值，热元件则将自动切断电源直到温度降到限值以下，以防球内液体超过沸点，压力和温度突然升高而发生意外。

(3)调控操作时间：在控制器的板面上有电子钟可显示治疗的时间，可事先调整设定工作时间。开始工作后，它以分钟或秒钟显示热球的治疗过程。

(二)工作原理

热球子宫内膜去除术的工作原理主要是根据其热效应机制。一般组织细胞的蛋白质部分在56℃，持续5分钟的环境中即可发生变性坏死，若将热球与子宫内膜充分相贴，提高球内温度达87℃，持续8分钟即可使子宫内膜变白发生凝固性坏死，其深度可达5mm厚。

热球仪控制器在整个治疗过程中可不断地监视和显示热球内的压力，调节液体的温度并控制治疗时间。

(三)适应证

热球子宫内膜去除术主要用于治疗月经血量过多。包括：

(1)内分泌失调、子宫内膜增殖症等经保守治疗无效。

(2)口服抗凝剂或血液系统疾病而致凝血功能障碍。

(3)患者无生育要求等。

(4)子宫内膜活检无恶性病变。

(5)宫腔深度在6～10cm(部分医院将其定为4～12cm)。

(四)禁忌证

(1)全身状况较差，如有严重的心肺肾等重要脏器的功能障碍，不能耐受手术打击者。

(2)内外生殖器官急性或亚急性感染性疾病。

(3)子宫或宫颈有癌前病变或恶性肿瘤。

(4)子宫腔内有占位性病变，如黏膜下子宫肌瘤、较大的子宫纵隔或子宫内膜息肉等。

(五)术前准备

1. 常规准备

(1)全身及妇科检查：筛选手术适应证，除外手术禁忌证。

(2)B超检查：除外宫腔内占位性病变。

(3)宫腔镜检查或诊断性刮宫：除外宫颈及宫腔内恶性病变。

(4)子宫内膜的准备：可应用药物致子宫内膜萎缩变薄，如GnRH-a类药物或内美通、达那唑等；亦可在全面刮宫后即行手术治疗。

2. 手术时机　由于子宫内膜特殊的周期性变化，手术应选在增生早期，月经干净2～5天内为宜。因此时子宫内膜较薄，热效应可达内膜基底层及部分子宫浅肌层。

3. 膨胀热球的液体　膨胀热球的液体应选择非电解质的无菌水状液。如1.5%甘氨酸液，5%葡萄糖液或其他非电解质静脉注射液，以防万一泄漏不致对机体产生不良影响。这些液体的沸点应在100℃左右，而治疗所需的温度则在87℃，因此避免了球内液体温度过高而沸腾蒸发，导致球内压力突然升高而发生球囊爆破的危险。

球内注入液体量可根据子宫腔的长度初步估算，一般宫深8cm，需5～10ml液体充盈。所用液体的实际容量则由球内的液体压力而定。当球囊被插入宫腔并经三通阀注入无菌液体后，压力传感器所测的球内压力应在9～11kPa（70～80mmHg），此时球囊将顺应宫腔的形状而膨胀。

（六）麻醉

由于膨胀子宫及局部灼热可致患者疼痛及不适，可酌情应用止疼镇静剂。麻醉可选择子宫颈旁神经阻滞，如1%利多卡因10～20ml宫颈旁注射；亦可采用短程的静脉麻醉，如氯胺酮或异丙酚等。

止疼镇静剂可选择冬眠半量（哌替啶50mg＋异丙嗪25mg）静脉或肌内注射等。

（七）操作步骤

1. 患者取膀胱截石位，常规消毒。
2. 扩张子宫颈管达5mm。
3. 可先行宫腔镜检查，了解宫腔内情况。
4. 常规进行诊断性刮宫，留取组织病理标本。
5. 可经导杆注入5ml液体以检查热球及导杆有无漏液，然后将其全部吸出至球囊紧贴导杆。
6. 经宫颈插入导杆至顶端触及宫底，并再次测量子宫深度。
7. 缓慢注入液体使宫腔内压力逐渐上升到所需工作压力。当压力达到并稳定在160～180mmHg时，提示球囊与子宫内壁已贴紧，可开始加热治疗。
8. 启动控制器使球内热元件将囊内液体温度升到87℃，并保持此治疗温度持续8分钟。控制器在整个治疗过程中不断地监视和显示导杆球内的压力，调节液体的温度并控制治疗时间。
9. 收缩球囊退出导杆。当治疗结束时控制器即发出信号音，待球内温度降至50～60℃以下时，抽吸出球内液体，将导杆从宫腔内取出。
10. 术前经宫腔镜检查者，术后可再行宫腔镜观察和比较。此时可发现原粉红色柔软的子宫内膜已变成白色僵硬的组织。

（八）术中注意事项

1. 子宫探查及插入导杆时注意不能刺穿子宫肌壁，一旦发生子宫穿孔，手术必须立即停止。

2. 热球导杆原则上只能一次性使用，重复使用或灭菌将影响其性能及安全性。

3. 术中球囊内注入无菌液体的压力不能超过 200mmHg，一般设定在 160～180mmHg。正常注液后 30 秒内即可达到设定压力，如果 30 秒内宫腔内压不能达到 158～180mmHg，或者发现压力迅速下降，应立即撤回导杆，检查球囊是否有漏孔，还是子宫发生穿孔。

4. 在整个疗程中不能随意增加液体，如果术中压力急速下降，说明球囊或子宫肌壁出现问题，应立即停止操作。

5. 宫腔特大(体积＞30ml 或深度超过 10cm)或特小(体积＜2ml 或深度＜4cm)者手术效果均不理想，故此类患者应考虑其他治疗手段。

(九)术后处理

1. 腹痛　术后 1～2 天内患者可有轻到中度的下腹隐痛或痉挛性疼痛，给予止痛剂等对症治疗多能控制。

2. 休息　术后卧床休息并观察 4～6 小时或住院 1 天即可出院。

3. 体温　一般不超过 38℃。

4. 阴道流血及排液　部分患者术后可有少量阴道出血，1 周左右转变成血清样液体(黄水)，10 天以后变成水状排出物，可持续 2～3 周。一般不需特殊处理。

(十)并发症

热球子宫内膜去除术的并发症一般较少，由于该术的治疗机制为子宫内膜的热损伤，如掌握好球内压力及温度，控制好手术时间，一般不会造成严重的手术并发症。

1. 宫颈粘连　若术中损伤子宫颈管黏膜，术后可导致宫颈粘连，宫腔积血积液，若合并感染可致宫腔积脓。故术中应注意球内压力切勿过高，以防过大的压力膨胀球囊使之与子宫颈管的内膜相接触。此外，手术结束导杆退出宫颈时，应待球囊内温度降至 50℃以下后再进行。一旦出现宫颈粘连，可用探针或宫颈扩张器扩张宫颈，使腔内积血或积液流出。

2. 宫腔粘连　从理论上讲，子宫内膜基底层和浅肌层遭到破坏后，有可能出现宫腔粘连。但由于临床观察病例较少，时间较短，准确的发生率尚未统计出来。

3. 感染　因患者术后阴道流血流液时间较长，容易出现逆行性感染。可为子宫肌炎、盆腔结缔组织炎、膀胱炎等。患者可表现为持续性下腹疼痛，阴道分泌物脓性有异味，体温升高，检查时局部有压痛等。可酌情给予抗生素治疗。

(十一)效果评价

治疗成功的定义为术后月经血量减少到正常量、少量、微量或闭经。据临床资料统计，热球子宫内膜去除术后总的成功率为 87%左右，其中术后闭经或微量月经者占 25%，少量月经 33%，正常量月经 28%左右。

由于热球子宫内膜去除术尚属临床初期，其术后的远期疗效观察，子宫内膜的演变、转归，宫腔粘连的实际发生率，残存内膜的意外妊娠或癌变等可能性及其处理，均有待于长期随访，积累资料和深入研究。

总之，热球子宫内膜去除术与宫腔镜下滚球电极子宫内膜去除术相比，具有手术仪器成本低、操作简单安全、技术容易掌握、术中并发症少、治疗效果与后者相似等优点，因此有望取代宫腔镜下滚球电极子宫内膜去除术。

二、微波子宫内膜去除术

微波子宫内膜去除术（microwave endometrial ablation，MEA），是将微波能源导入宫腔，通过微波辐射所致热效应，引起子宫内膜全层热凝固，以致变性、坏死，最后纤维化，使子宫内膜不能再生，从而达到止血、减少月经量及人为闭经的目的。

原理是将微波能引入宫腔，通过微波辐射所致热效应，引起子宫内膜热凝固以致变性、坏死，最后纤维化，使子宫内膜不再增生，从而达到止血、减少月经量以及人为闭经的目的。微波对子宫肌层和浆膜层无穿透性，因此避免了热损伤。目前，临床大多应用 1992 年英国研制成功的微波治疗仪。该装置由微波探针、发生器和温度监控系统组成。微波的输出频率为 9.2GHz、输出功率为 30W，总的子宫内膜作用深度为 5～6mm，治疗温度 70～80℃，系统利用微波头的热量反馈控制温度。微波头直径 8mm。需扩张宫颈 8mm。治疗时间取决于宫腔大小，一般需 3 分钟。治疗效果取决于子宫内膜厚度，术前需预处理子宫内膜，局麻下即可进行。1994 年开始临床试验。该装置的适应证有：无生育要求的功血患者，宫腔规则。禁忌证有：前次子宫内膜电切手术史，明显子宫畸形。对活动欠佳的子宫、极度后倾和前倾的子宫、前次剖宫产后的子宫、正在接受皮质激素治疗者应慎重处理。

近十年来，许多学者进行了大量的临床研究。Milligan 等随访了 173 例患者术后 3 个月的不良反应，主要为腹痛、阴道分泌物、阴道出血及阴道干燥。仅有 4%的严重疼痛需服单次止痛剂，其余不适均不需处理。95%的患者 3 周后可正常工作。Bain 等对 MEA 及 TCRE 进行的 RCT 结果显示，治疗 2 年后 MEA 的满意率高于 TCRE，月经状态两组相似，MEA 组闭经率高。Parkin 总结 5 年间 13 个医疗单位 MEA1433 例，发现并发症极少，其中子宫内膜炎 14 例，子宫穿孔 4 例，小肠灼伤 1 例，无急诊子宫切除及死亡病例。Olson 等报道 MEA 治疗后磁共振像显示子宫的肌层和维度无改变。以上结果说明，MEA 具有安全、疗效可靠、并发症少、术后恢复快等优点，其有效性及安全性尚需大样本临床试验研究。

（一）工作原理

微波属于高频电磁波，根据频率的不同，可将微波分为分米波、厘米波、毫米波 3 个波段，其频率范围分别为 0.3～3.0GHz，3.1～30.0GHz 和 31.0～300.0GHz。如其他电磁波一样，微波通过辐射作用于机体组织，其电能被机体吸收转变为热能，再通过热效应产生治疗作用。微波作用于组织产生的热效应与机体的含水量有关，含水量少的骨髓组织吸收产热少，含水量丰富的组织微波能量吸收多，热效应致热作用也明显。子宫属于富含水器官，热效应高。微波在组织内的透热深度，是指深部组织的温度达到表面组织温度 1/2 时的深度。透热深度除与组织的含水量有关外，还与微波的频率、使用功率有关。家用微波炉频率为 2.3～2.5GHz，功率为 400～800W，透热深度可达 10cm 以上。一般医用微波仪的频率为 2.45GHz，功率为 30W，透热深度 1cm。频率越高，功率越低，透热深度越有限。

国内在20世纪80年代就有关于微波治疗功血的临床报道，所用微波频率是2.45GHz分米波段微波，功率为30～100W，操作时间长，透热深度可以超过1cm。1992年英国巴斯大学物理系和皇家联合医院妇产科共同研究发现，功率30W，频率9.2GHz的微波可达到理想的子宫内膜去除要求，内膜去除厚度在0.6cm以内。事实上9.2GHz微波热效应破坏的组织深度约0.3cm，加上热传导0.2～0.3cm，真正热效应变性深度约0.5～0.6cm。为了将发射器的微波通过宫颈导入宫腔，需要使用波导技术。如果以充满空气的波导管传导9.2GHz频率的微波，导管直径需3cm左右。考虑到宫颈扩张的有限性，以陶瓷作为波导材料的探头，既有很好的波导性，其直径又不超过8mm，确保操作容易，满足了临床需求。

（二）适应证

与前几种子宫内膜去除术相同。

（三）禁忌证

1. 有生育要求者。
2. 前次子宫内膜切除史。
3. 黏膜下肌瘤直径＞5cm。
4. 妇科恶性肿瘤。

此外，子宫极度前倾或后倾、子宫位置固定、前次剖宫产后形成瘢痕子宫者，应慎重处理。

（四）麻醉

予以异丙酚静脉麻醉。

（五）手术步骤

1. 以扩宫器顺序扩张宫颈至9号。

2. 接上微波传导电缆和数据电缆，将微波探头自宫颈进入置于宫底，再次检查探头进入宫内深度与宫腔深度是否相符。

3. 启动MEA自动温控系统及脚踏开关；45秒内子宫内膜达到治疗温度（70～80℃），并显示在电脑屏幕上，轻轻将微波探头从一侧移向另一侧，确保宫底基底层均匀加热。然后将探头缓慢退出2～3mm，全部宫腔均匀加热，探头移动幅度及速度根据屏幕上温度曲线决定。当探头顶端退到宫颈内口时，颈管外口可见探头上的黄色刻度带。此时切断微波源，以免灼伤宫颈，退出探头，治疗结束。

4. 手术时间长短取决于宫腔大小，正常大小的子宫，治疗时间在3分钟以内。

（六）术后处理

1. 术后6～8小时，有不同程度的腹痛，根据患者情况选用适当的止痛剂即可。
2. 术后常规使用抗生素5天。
3. 术后阴道排液2～3周，注意会阴清洁。

(七)并发症

1. 宫颈管灼伤。
2. 宫腔积血。
3. 子宫内膜炎。

(八)效果评价

EMA 的疗效以完全闭经、月经量减少为评判标准。文献报道对大样本随访半年以上,34%～57%闭经,25%～26%月经减少,疗效满意率 77%～84%。MEA 已显示出治疗月经过多和痛经方面的疗效以及操作简单、并发症少的优点。由此可见,MEA 是一项新的,有效、安全、快捷的子宫内膜去除技术,有利于降低子宫切除率,使月经过多患者和妇科医师受益。

三、热水循环子宫内膜去除术

原理为将 90℃高温的生理盐水经宫腔镜循环灌入宫腔内,维持 10 分钟,以热能破坏子宫内膜,损伤深度为 4～5mm。其装置由控制器、计算机和一次性柔软探针组成。生理盐水输液架安置高度为子宫水平上约 115cm,该位置的盐水灌入宫腔的压力在 50～55mmHg。正常输卵管舒张压 70mmHg,加之热水刺激使宫角收缩,故热水不会流入腹腔。电脑检测如发现宫腔内压力过高或生理盐水流失 10ml 以上时,会自动停机。宫颈需扩张 8mm 左右。绝缘的导入装置保护阴道、宫颈免受热损伤。

适应证:无生育要求的功血患者,子宫大小正常或接近正常,经药物、刮宫治疗无效,不愿或因高危因素不适合作子宫切除术者。

禁忌证:有宫腔镜的禁忌证,子宫腔深度>10.5cm,急性生殖道感染等。

Weisberg 等治疗 20 例月经过多,无并发症,腹腔镜下未见液体自输卵管或宫颈流出,浆膜及宫颈内温度未升高,随访 1 年 55.6%闭经,总有效率达 94.4%。Goldrath 总结了 276 例患者多中心临床 RCT 的结果,随访 3 年,HTA 与 RB 相比,闭经率、月经减少及患者满意度相似,但 HTA 较少使用麻醉,手术时间短,避免了膨宫液的吸收,认为 HTA 优于 RB。研究者们认为,HTA 只需要术者具备基本的宫腔镜技术,整个过程在宫腔镜直视下进行,不需要膨宫,避免了低钠血症和水中毒的发生。热盐水能完全适合子宫的形态,充分接触子宫内膜,加热均匀,避免了热量积聚引起子宫穿孔的危险。就目前研究结果而言,HTA 是一种简单、有效、比其子宫内膜去除术更为安全的方法。但需更广泛、深入的临床研究,以评价其中、远期效应。

(一)设备

子宫热疗机(hydro therm ablator,HTA),又名热水仪。

(二)操作方法

1. 在宫腔镜直视下,经套管将室温生理盐水注入宫腔冲洗清晰后,将宫腔内压力稳定在

50mmHg，并确保体系液体无外漏。

2. 手术医师启动开关，将循环于宫腔内的生理盐水加温达到治疗温度（90℃），持续10分钟足以烫伤子宫内膜。

3. 热水仪自动冷却宫腔内温度1分钟后，取出导管。

（三）注意事项

术中严格控制水流压在50mmHg以下，避免液体从输卵管和宫颈管溢出。

（四）效果评价

子宫内膜破坏深度为2～4mm，从理论上讲，该方法热凝剥离子宫内膜组织似更充分、均匀。适合于月经过多或功能失调性子宫出血的患者，内膜下小肌瘤不影响治疗。Bustos-Lopez等在11例子宫切除术中，将宫腔内用70～80℃的循环热水加热15分钟，测得子宫浆膜面温度均在安全范围，平均为37℃，4例输卵管通畅者均未见液体外溢。随后检查切除的子宫，热坏死深为子宫内膜全层及1～2mm浅肌层。Rishart等对32例行子宫切除术前做了宫腔热疗术，对子宫各部位浆膜面的温度进行了观察，并使用氧化酶DNAH染色法研究内膜坏死的深度，结果发现90℃的生理盐水灌注宫腔10分钟子宫底部、体部、角部温度均未超过36℃；而子宫内膜坏死深度达2～4mm。Dores等学者报告了26例宫腔热疗术的治疗结果，所有患者术前2个月使用Goserenlin两次，第2次给药后的3～6周进行治疗，未发生手术并发症，但有25%的患者出现术后疼痛，使用镇静剂24小时内缓解。随访发现术后3个月闭经36%，月经减少40%，正常月经20%；术后6个月闭经41%，月经减少40%，月经正常18%；术后12个月分别是47%、41%和65%；术后18个月闭经或月经减少为87.5%。该组2例接受二次热疗术，1例因持续性出血行子宫切除术。

研究者认为子宫内膜热疗术有以下优点：①热盐水与子宫内膜充分接触，使内膜破坏更为彻底，治疗不受子宫的位置和宫腔形状的影响，可以避免激光、电切割和热球等漏烫的可能；②此术插管浅、进入宫腔的器械少，可以减少创伤性并发症。

四、冷冻子宫内膜去除术

冷冻疗法（cryotherapy）是应用制冷物质和冷冻仪使温度下降，达到组织细胞破坏的程度。组织细胞破坏的临界温度是－20℃左右。冷冻使局部组织细胞破坏的机制是细胞脱水，电解质破坏到有害程度，pH降低，细胞内外形成冰晶，类脂蛋白复合体变性，血流淤滞及温度休克等。且冷冻后的复温过程对组织细胞同样有破坏作用。

临床应用处于发展阶段。手术需超声监测冰球的大小，冷冻厚度达子宫肌层50%时终止手术。Dobak等用一种新型冷冻设备插入10例子宫切除术时患者的宫腔，使子宫内膜表面温度降至－90℃，测得子宫浆膜面温度均无变化，子宫内膜坏死深度9～12mm，无全肌壁坏死。

Heppard等报道多中心研究结果，222例保守治疗无效的异常子宫出血，患者均经醋酸亮丙瑞林预处理，宫腔≤10cm。以2：1随机分组，冷冻组150例在超声引导下冷冻治疗4分钟，48%全身麻醉；对照组作滚球子宫内膜去除术，92%全身麻醉。术后12个月冷冻组43%

无月经或点染，第一个冷冻周期的冷冻时间延长5～7分钟者达64%，成功率91%，滚球子宫内膜去除术成功率为76%～83%。资料显示冷冻子宫内膜去除术治疗子宫异常出血安全、有效，麻醉要求低。

五、三维双极射频子宫内膜去除术 (Nova Sure)

Nova Sure系统包括一次性的三维双极去除装置和射频发生器。术者测定宫腔的长度和宽度并输入装置，仪器可自动测定宫角间的距离以确保装置位于宫腔内。系统要求宫腔长度为4～10cm，宫角间距2.5～6cm。双极网装配在可扩张和调节的三角形支架上以适应宫腔形状。射频发生器的最大输出功率为180W，发生器在500kHz时运转。组织电阻达50Ω时系统自动切断电源。系统通过监测组织电阻以控制内膜去除的深度，一旦到达肌层，组织电阻迅速升到50Ω，发生器自动关闭。这是该系统独特的地方，即不根据时间和温度、而是根据组织的生理特性进行监测。射频发生器内的真空泵通过手柄产生负压，吸引子宫内膜贴近电极，并去除手术过程中产生的雾气。压力监测系统会自动监测子宫壁是否穿孔，若穿孔，CO_2 进入宫腔，控制器将监测到压力的变化而报警。治疗时间2分钟左右。宫颈需扩张8mm。不需预处理子宫内膜，子宫出血时仍可进行手术。

Gallinat等治疗107例功血患者，平均治疗时间94秒，无并发症，闭经率1年达58%。Laberge等比较了Nova Sure和Therma Choice术中、术后疼痛情况，两组差异显著，Nova Sure疼痛轻，而且治疗时间明显短于Therma Choice。Cooper J等进行265例RCT比较Nova Sure和宫腔镜下环状+滚球电极的安全性和疗效，两者术后1年的闭经率及月经改善情况相似，但Nova Sure的平均手术时间84秒，而电切为24.2分钟。术中、术后不良反应Nova Sure显著低于电切。Nova Sure 73%采用局麻，电切18%采用局麻。Abbott等报道了Cavaterm与Nova Sure双盲RCT结果，两者均无并发症发生，在减少月经量、患者满意率方面相同，闭经率Nova Sure显著高于Cavater，生活质量改善Nova Sure好于Cavaterm，平均治疗时间Nova Sure 90秒，Cavaterm 15分钟。失败率Nova Sure高于Cavaterm，他们发现设备故障对Nova Sure治疗效果影响很大，而对Cavaterm影响不大。这些资料表明，Nova Sure治疗功血有其时间极短、闭经率高、不良反应非常小的优势，目前尚无发生并发症的报道。因其应用时间短，有待进一步研究评估。

应用无线电对人体的热作用以治疗疾病的方法，称为射频疗法(radio frequency therapy)。凡高频、超高频和特高频(微波)电磁波都属于射频范畴。但实用上的射频疗法，多是应用短波与微波波段。故射频疗法是一种大功率的短波与微波治疗疾病的方法。

治疗仪器为射频仪，电流27.12MHz，热度62～65℃，手术时间平均20分钟。因研究尚处于初级阶段，临床资料报道很少。

六、子宫内膜激光热力疗法 (ELITT)

1995年，由Donnez引入妇科进行子宫内膜去除术。该系统使用二极管激光，采用新的光导纤维和多纤维束技术，通过3个平行分开的光纤鞘同时发送相同功率的激光，激光持续散射到宫腔各个方向，被子宫内膜中的血红蛋白吸收后转换为热能，使子宫内膜凝固。多纤维设计使得激光向周围组织发射时较为弥散、均匀。操作者可调整光纤鞘以适应宫腔形状。激光波长为830nm，输出功率为30W，治疗时间约7分钟。作用深度为子宫内膜及1～3.5mm的肌层。宫颈需扩张7mm。一旦子宫穿孔，两侧的光纤鞘不能展开。该装置只适于治疗7～8W大小、宫腔形态正常的子宫，宫腔长度必须在5～10cm内，宫腔过大疗效不好，过小则会发生宫颈损伤。

Donnez等治疗100例31～44岁的功血患者，随诊1年出现闭经者达71%，闭经和明显月经减少者超过90%，有效率明显高于宫腔镜下电外科手术或热球疗法。他们认为ELITT是目前治疗功血十分安全（单位面积使用的能量较常规激光低1000倍）且疗效最高的一种方法。Jones等治疗40例功血患者，随诊1年，结果相似，满意率达85%。临床应用时间较短，目前尚无RCT资料。

七、光动力子宫内膜去除术

光动力学治疗（photodynamic therapy，PDT）是将可见光和光敏感剂联合引起被选择细胞破坏的治疗方法。无毒性的药物进入机体，有选择地聚集在快速分裂的细胞中。当药物在患病组织与正常组织的浓度比达到最佳、最合适的光照射剂量，激活药物，在有氧参加的情况下引发毒性效应，起到治疗作用。

10年前发现小鼠子宫内膜层选择性吸收血卟啉酞，药物注入后72小时光照射引起全部内膜坏死。在兔成功进行了子宫内膜部分切除，双血卟啉酞选择性聚集在子宫内膜，尤其基质浓度最高，治疗中未发生子宫壁破坏。为了减少皮肤敏感性，在小鼠局部子宫内应用光敏剂（Photofrin），证实较经静脉和经腹吸收好，分布药物剂量低。进行子宫内膜部分切除的实验结果满意。

光敏感物质如左旋糖酸（5-aminolevulinic acid）在激光照射下温度升高，可望用于子宫内膜去除术。Van Vugt等将17只猴的宫腔注入左旋糖酸，4小时后将激光纤维放入宫腔弥漫照射60分钟，宫腔温度从36℃升到50℃，3～4天后切除子宫，发现光导纤维周围的子宫内膜出现了中重度破坏。最近美国学者已研制出光动力EA的设备并取得专利，现正在进行临床治疗观察。目前临床应用光动力学治疗功血的研究在各个中心正在开展，但尚未见临床报道。

（崔　娜　张艳赏　李　敏）

第十二章

子宫内膜癌

第一节 概 述

子宫内膜癌(carcinoma of the endometrium)是女性生殖道常见的恶性肿瘤之一，指原发于子宫内膜的一组上皮性恶性肿瘤，占女性生殖道恶性肿瘤的 20%～30%。近年来，发病率有明显上升的趋势，在美国居女性恶性肿瘤的第 4 位。其中约 60%以上发生在绝经后妇女，30%左右发生在绝经前。

现将子宫内膜癌的一般状况及诊断方面的最新进展做一简述。

一、高危因素

子宫内膜癌的病因及发病机制不详，但下列因素与该病发病密切相关，故列为高危因素。

(1)不孕未产，长期无排卵型功血，绝经期延迟等使子宫内膜长期处于激素的刺激状态。

(2)与雌激素水平增高相关的妇科疾病，如多囊卵巢综合征、卵巢粒层细胞瘤、子宫内膜增生等仅有雌激素的刺激，而无孕激素的转换机制。

(3)使用合成性雌激素史。

(4)垂体功能失调相关疾病(糖尿病、高血压)。

(5)家族癌瘤史、复发癌及重复癌倾向(乳癌、卵巢癌)病史等。

(6)乳癌术后长期服用他莫昔芬病史。

二、病理

1. 大体形态　按肿瘤的生长方式，病变主要表现为局限型和弥漫型。

(1)局限型：多位于子宫底部和宫角附近，后壁比前壁多见。肿瘤形成局部的斑块、息肉或结节，有时呈多发性。早期病变可因刮宫使病灶消失，切除的子宫标本应注意在宫角处取材，寻找病变。晚期病变常呈结节状，伴有肌层浸润。

(2)弥漫型：较多见。肿瘤累及大部分或全部子宫内膜，呈多发息肉状或绒毛状，充填宫腔。瘤组织糟脆，灰白色，缺少光泽，晚期常伴有出血、坏死或溃疡形成。肿瘤可浸润肌层或向下蔓延累及宫颈，甚至突出于宫颈口处。一旦癌灶阻塞颈管则可导致宫腔积脓。

2. 组织学分型 1988年，国际妇科病理协会及1994年Poulsen H. E. 全新完善的分类，将子宫内膜癌分为：腺癌、浆液性腺癌透明细胞腺癌、黏液性腺癌、鳞状细胞癌、混合性癌及未分化癌。其中，腺癌被称为“子宫内膜样”腺癌，而腺棘癌、腺鳞癌、分泌性癌、纤毛细胞癌被认为是普通腺癌的变异。另外，浆液性乳头状腺癌、透明细胞腺癌、黏液性腺癌，属于非子宫内膜样癌，但它们中的任意一种都可以与子宫内膜样腺癌并存。

(1)子宫内膜样腺癌：由定义而知该类肿瘤均显示一定程度的子宫内膜分化，大多数子宫内膜样腺癌为高分化，预后佳。内膜样腺癌三级分类：

Ⅰ级(高分化 G_1)：非鳞状或桑椹状实性生长区域≤5%。

Ⅱ级(高分化 G_2)：非鳞状或桑椹状实性生长区域6%～50%。

Ⅲ级(高分化 G_3)：非鳞状或桑椹状实性生长区域>50%。

(2)浆液性腺癌：发病率占内膜癌的1.1%～10%，是一种高度侵袭性的子宫内膜腺癌。恶性度较高，易广泛累及肌层及脉管，无明显肌层浸润时，也可能发生腹膜播散。

(3)透明细胞腺癌：发病率占1%～5.5%，属高度恶性肿瘤，易通过子宫的血管和淋巴管早期浸润转移，预后很差。

(4)黏液性腺癌：组织学特点与卵巢黏液性腺癌完全相同，一般为高分化。

(5)鳞状细胞癌：原发性鳞癌极少见。

(6)未分化癌。

(7)混合性癌。

根据子宫内膜癌的病理及临床特征，有学者提出内膜癌的二元论模式：Ⅰ型为雌激素相关型，占80%～90%，癌组织分化较好，常伴有子宫内膜混合型增生或不典型增生，进展缓慢，多发生于围绝经期妇女，预后较好，主要以子宫内膜样癌为主。Ⅱ型为非雌激素相关型，发展迅速，多发生于老年妇女，预后差，以乳头状浆液性腺癌为主。这两种不同子宫内膜癌的病理类型可能起源于不同的子宫内膜干细胞，分别具有不同的发生机制。此外，两者的分子基础也明显不同：Ⅰ型主要与PTEN突变、DNA错配、修复基因突变和微卫星不稳定性、K-ras突变有关；而Ⅱ型主要与p53突变有关。

三、基因研究

癌基因是指能导致细胞恶性转化的核酸片段。主要包括病毒癌基因和细胞癌基因。病毒癌基因是指肿瘤病毒中可使动物细胞发生恶性转化的基因，存在于生物正常细胞中的癌基因称为原癌基因(proto-oncogenes)或细胞癌基因(cellular oncogenes)。癌基因主要包括蛋白激酶类和信息传递蛋白类，广泛存在于生物界中，但基因序列高度保守，有些癌基因仅针对某些特定组织。在正常情况下，原癌基因处于静止或低表达状态，其编码蛋白质对维持细胞的生长、分化功能具有重要作用。细胞癌变的发生包括不同的癌基因激活和抑癌基因的失活或缺失。癌基因不同于抑癌基因，一般为显性基因，两个等位基因中有一个激活，就表现出其功能。因此，当其受到化学致癌物、辐射或病毒等因素作用下，通过基因易位、原癌基因扩增、点突变、基因插入等方式，癌基因被激活，表达异常，导致细胞癌变。

目前，文献报道与肿瘤密切相关的癌基因有100多个，包括erb家族、src家族、myc家族、

ras 家族、neu、met、raf、cot、fos 等。但有关子宫内膜癌基因报道较少，目前已知与子宫内膜癌相关的癌基因主要有：肽类生长因子受体家族中表皮生长因子受体及其相关成员、肽类生长因子受体家族中表皮生长因子受体、ras 家族、met、fms、核转录因子 c-myc 等。

癌症是一个多基因、多步骤的发展过程，单个肿瘤的发生一般涉及多个癌基因和抑癌基因的突变。子宫内膜癌的发生也是一个多因素、多阶段、多基因变异累积的复杂过程。目前确定的癌基因从未在同一肿瘤中 100%出现过，也无一个癌基因可独立解释的细胞癌变有密切相关机制。因此，继续寻找新的肿瘤易感性基因和与细胞癌变的基因，对其诊治具有重要的意义。随着大规模基因筛选的测序，人类基因框架草图的绘制和后基因组计划的到来，有关子宫内膜癌相关的基因克隆及鉴定报道会越来越多，将为阐明子宫内膜癌分子发生机制、早期诊断、病理监测、肿瘤生物学行为判断（恶性程度、放化疗敏感及耐药）、预后评估、个体化治疗方案及基因治疗等提供基础。

1. 基因诊断　目前认为，子宫内膜癌的基因改变主要涉及 PTEN 抑癌基因、DNA 错配修复基因及微卫星不稳定性（microsatellite instability，M1）、K-ras 基因、p53 基因、rerbB2 基因及多药耐药基因 MDR-1 和 MRP 基因。国内外对子宫内膜癌早期诊断的分子标志物的报道较多，普遍认为 PTEN 和 MI 可作为子宫内膜癌早期诊断的标志。近年来，有学者利用计算机图像分析系统分析肿瘤标志物，发现 p53 和增殖细胞核抗原的高表达可作为子宫内膜癌预后不良的重要指标，且该系统与已建立的子宫内膜的病理形态学分析有较好的相关性，因此分子标志物的计算机图像分析系统可望成为临床上评价子宫内膜癌预后的简单而有价值的诊断工具。

2. 基因治疗　近年来，随着分子生物学及免疫技术的发展，肿瘤的生物学治疗已成为除传统的手术、放疗、化疗之外重要的治疗方式，部分产品已应用于临床。但子宫内膜癌由于其易早期发现、手术切除率高以及 5 年存活率较高，因此有关子宫内膜癌基因治疗的研究较少，主要在实验方面取得了一定的进展。如 p53 可为临床治疗Ⅱ型子宫内膜癌提供新的靶点。

四、转移途径

1. 直接蔓延　包括子宫肌层浸润、向下累及宫颈、向输卵管扩散及向盆腔扩散。

(1)子宫肌层浸润：子宫内膜的基底层和异位于肌层内的内膜组织可与子宫腔的内膜同时发生或直接增生为癌。其发生率占子宫内膜癌的 21%～23%，预后同内膜癌，而真性的肌层浸润呈不规则插入周围组织，并伴有局部的组织反应，即纤维化及淋巴细胞浸润。

(2)宫颈受累：在子宫内膜癌中，宫颈受累者占 3%～24%。子宫内膜癌累及宫颈有两种方式：一是直接蔓延；二是瘤栓经淋巴管播散。

(3)经输卵管扩散：在临床Ⅰ期的病例，病变累及输卵管的发生率约占 5%。癌细胞可经输卵管进入腹腔，而引起腹水，但腹水中癌细胞的阳性检出率较低。

(4)盆腔扩散：癌细胞可经输卵管游走或直接穿透子宫肌层而进入盆腹腔。

2. 淋巴管扩散　为内膜癌的主要转移途径。当癌肿浸润至深肌层，或扩散到宫颈管，或癌组织分化不良时，易发生淋巴转移。其转移途径与癌灶生长部位有关。宫底部的癌灶沿阔韧带上部的淋巴管网，经骨盆漏斗韧带至卵巢，向上至腹主动脉旁淋巴结。子宫角部癌灶沿圆韧带至腹股沟淋巴结。子宫下段及宫颈管的癌灶与宫颈癌的淋巴转移途径相同，可至宫旁、髂内、髂外、髂总淋巴结。子宫后壁癌灶可沿宫骶韧带扩散到直肠淋巴结。内膜癌也可向子宫前方扩散到膀胱，通过逆行引流到阴道前壁。

3. 血行转移　较少见。转移至肺、肝、骨等处。

五、分期

目前，子宫内膜癌有两个分期标准，手术前采用 1971 年 FIGO 的临床分期，而手术后采用 1988 年 FIGO 的手术病理分期。子宫内膜癌临床处理主要依据疾病分期，因此准确判定临床分期对选择处理方式及手术范围均有指导意义。

1. 临床分期(FIGO，1971)　国际妇产科联盟(Federation International of Gynecology and Obstetrics，FIGO)规定，于 1989 年 10 月以前对子宫内膜癌按 1971 年之规定进行临床分期，对无法手术、单纯放疗者现仍用 1971 年临床分期(表 12-1)。

2. 手术病理分期　FIGO 于 1988 年 10 月推荐使用子宫内膜癌的手术　病理分期法(表 12-2)，于 1989 年后全面应用于临床。

临床观察发现，手术前的临床分期与术后病理分期常不一致。尤其是Ⅰ、Ⅱ期。误差达 25%～63%。其中手术后分期升高 25%～30%，分期下降 13%～37%。分期的误差常造成手术范围过大或过小，影响患者的生活质量和预后。

表 12-1　子宫内膜癌临床分期(FIGO，1971)

分期	特征	
Ⅰ期	癌瘤局限于子宫体	Ⅰa 子宫腔长度＜8cm
		Ⅰb 子宫腔长度＞8cm
Ⅱ期	癌瘤累及子宫颈	
Ⅲ期	癌瘤播散于子宫体外，盆腔内(阴道，宫旁组织可能受累，但未累及膀胱直肠)	
Ⅳ期	癌瘤累及膀胱或直肠，或有盆腔以外的播散	

表 12-2　子宫内膜癌病理分期

分期	特征
Ⅰ期	
Ⅰa($G_{1,2,3}$)	癌瘤局限于子宫内膜
Ⅰb($G_{1,2,3}$)	癌瘤浸润深度＜1/2 肌层
Ⅰc($G_{1,2,3}$)	癌瘤浸润深度＞1/2 肌层
Ⅱ期	
Ⅱa($G_{1,2,3}$)	宫颈内膜腺体受累
Ⅱb($G_{1,2,3}$)	宫颈间质受累

续表

分期	特　征
Ⅲ期	
Ⅲa($G_{1,2,3}$)	癌瘤累及浆膜和(或)腹腔细胞学阳性
Ⅲb($G_{1,2,3}$)	阴道转移
Ⅲc($G_{1,2,3}$)	盆腔淋马结和(或)腹主动脉淋巴结转移
Ⅳ期	
Ⅳa($G_{1,2,3}$)	癌瘤侵及膀胱或直肠黏膜
Ⅳb($G_{1,2,3}$)	远处转移,包括腹腔内和(或)腹股沟淋巴结转移

六、临床表现

1. 阴道流血　90%以上的内膜癌患者有阴道流血症状。可表现为:

(1)绝经后阴道流血:绝经后阴道流血为子宫内膜癌患者的主要症状,且绝经时间愈长而出现阴道流血者发生内膜癌的概率愈高。子宫内膜癌患者中 70%~75%为绝经后妇女。

(2)围绝经期妇女月经紊乱:约 20%的内膜癌患者为围绝经期妇女。

(3)生育期月经紊乱或经量增多:5%~10%子宫内膜癌者为生育期妇女。

2. 阴道不正常排液　可为浆液性或血性分泌物。

3. 下腹疼痛及其他症状　下腹疼痛可由宫腔积脓或积液引起,晚期则因癌肿扩散导致消瘦,下肢疼痛等。

近年来,许多学者在减少手术前后误差方面进行了较多的探讨。为提高术前诊断的准确性可注意以下几个方面:

1. 明确病理诊断　分段刮宫是目前在国内诊断子宫内膜癌最常用的方法。其适应证有:绝经后阴道流血;育龄期不规则阴道流血;绝经后子宫内膜厚度≥5mm;B 超发现子宫腔内异常回声团。

近来有报道应用 Novk 或 Kevorkian 宫腔刮勺、宫颈管和宫腔毛刷、宫腔细胞吸取器等,准确率达 90%~97%,且患者痛苦小,简便省时,值得推广。

但是,当刮宫组织较少,或未能取到病灶组织时,病理诊断、尤其是病理分级则较困难。文献报道术前术后误差为 15%~25%,手术后病理分级升级约 20%。

2. 宫腔镜检查　详见后述。

3. 判定宫颈管是否受侵　分段刮宫可初步判定子宫内膜癌是否累及宫颈,但假阳性率较高。有报道手术前后判定子宫颈受侵符合率仅为 38%。因此,可利用宫腔镜、阴道 B 超、MRI 或 CT 等进行初步诊断。

4. 预测子宫肌层受侵情况　阴道超声在判定子宫内膜有无异常、预测子宫内膜癌有无肌层浸润等方面均有较大参考价值。文献报道,阴道超声检查预测肌层受侵准确率为 85%,敏感性为 88%,预测无肌层受累准确率为 100%。因此,阴道超声是术前判断肌层受侵较准确的方法。

术中剖视标本和冷冻切片也可帮助判断肌层受侵情况。

七、鉴别诊断

子宫内膜增生及其癌变被过分诊断的情况时有报道。虽然都是经过专家诊断,有些还是病理复核中心的专家,原诊断癌者,经复核诊断,其中有一些病例并非癌,而是各种类型的增生性病变。不符合率少者 8.8%,多者 50%,多属于过分诊断。不同专家阅片。其诊断结果互不相同,重复性差。甚至同一个人在不同的时间阅片,其结果也可能有出入,不符合率为 10%~50%。易于混淆诊断者多在以下几点:①对于细胞异型性的诊断各作者所取标准不一致;②用以鉴别不典型增生与高分化腺癌的间质浸润不易确定;③内膜间质肌纤维母细胞或平滑肌的化生易误诊为癌的肌层浸润;④息肉样腺肌瘤也易误诊为间质浸润。

因此,有学者提出了子宫内膜上皮内瘤变(endometrial intraepithelial neoptsia,EIN)的概念。EIN 介于子宫内膜增生与子宫内膜癌之间,是指包括子宫内膜腺瘤型增生伴细胞不典型及子宫内膜原位癌在内的一组病变。EIN 以病灶间质量百分比(volume percent agestroma,VPS)作为评判的参考指标,其重复性评分在不同病理医师之间和病理医师自身的差异均较小。根据观察发现,具有癌前病变的组织学结构特征是间质减少、腺体集聚。当腺上皮细胞增生并取代该处的间质,使此处间质少于全部组织量一半以上时,即 VPS<55%。由于间质量百分比可以很好地描述腺体增生集聚的程度,因此 VPS<55%是诊断 EIN 的首要标准。

1994 年,WHO 国际妇科病理协会根据细胞学和结构特征将子宫内膜增生分为四类:单纯增生、复合增生、单纯不典型增生和复合不典型增生。有学者对子宫内膜增生的癌变率进行追踪随访,发现子宫内膜不典型增生的癌变率为 23%(平均随访期为 11 年),复合增生的癌变率为 3%~5%,单纯性增生的癌变率为 1%~2%(平均随访期为 15 年)。此外,年龄也是子宫内膜增生恶变的主要危险因素,在绝经过渡期或绝经后期,年龄>50 岁的患者,如果刮宫或内膜活检有不典型增生,其子宫内已有癌变的可能性约为 20%,以后发生癌变的概率也比年轻者高(30%~50%)。所以,对于这一组年龄患者,即使内膜增生与高分化腺癌未能鉴别,也以切除子宫为宜。但是,对于年轻未育妇女则完全不同,患者切盼生育,而诊断未能肯定即切除其子宫将是非常错误的。

第二节 子宫内膜癌宫腔镜检查与治疗

子宫内膜癌的筛查及早期诊断一直缺乏简单、准确又少具损伤的方法。除传统的和极为常用的妇科检查及分段诊刮以外,文献中有应用其他替代技术的零星报道,包括探测子宫内膜新生物及子宫内膜细胞学检查、子宫输卵管碘油造影(HSG)、阴道超声扫描(TVS)、超声子宫图(SHSG)即水超声(SIS)、磁共振(MRI)、宫腔镜检查和子宫内膜活检等。

盲目的诊刮常不准确,因刮宫时可能遗漏位于子宫角深部或黏膜下肌瘤后方的小癌灶。文献报道进行常规诊刮时,10%~35%的子宫内膜区域刮不到。而对老年妇女,宫颈萎缩时常需扩宫才能完成,增加了患者的损伤和痛苦。此外,还常有刮出内膜组织极少而无法进行病理检查的病例。诊断性盲刮对子宫内膜癌的病灶位置及范围也很难做出正确判断。现代的宫腔镜技术使妇科医生可以最直接、最近距离的观察整个子宫腔而无盲区，其小直径和多功能设计的宫腔镜可行子宫内膜定位活检，使宫腔镜检查成为现代诊断宫内病变的“金标准”。

一、镜下特征

由于技术和解剖学的原因，早期子宫内膜癌不呈现可供筛查的团块状结构，一般都是因为子宫异常出血而作宫腔镜检查。宫腔镜医生应具备有关正常子宫内膜和各种良性内膜增生宫腔镜图像的全面知识，检查时密切注意与周围正常内膜颜色、起伏和坚韧程度不同的内膜组织，有异型血管处高度怀疑新生物。在内膜腺癌的初期，呈现开始发育的图像，内膜不规则，呈多叶状，突出部分易碎，常为坏死组织，容易出血。新生血管不规则、螺旋状。有些病例新生物和正常内膜间的界限清楚可见。

当子宫内膜癌已形成团块时，宫腔镜所见非常明显，极少与其他病变混淆。

1. 形态　由于肿瘤生长迅速，其外观多呈表面欠光滑的息肉状、结节状、乳头状或不规则的赘生物。

2. 色泽　由于癌组织常伴有出血、坏死、感染，所以病灶多呈灰白、灰黄色或暗红色，且缺乏光泽。

3. 血管　病灶表面的血管怒张，走向不规则，可呈丁状、袢状、“之”字形等多种形态。

二、镜下分型

宫腔镜检查所见基本与组织病理学的大体形态一致，可分为局限型、弥漫型两大类。前者根据其形态特征又分成息肉型、结节型、乳头型及溃疡型等。

1. 弥漫型　癌灶多表现为杂乱、凹凸不平的突起，有时呈局限性息肉样改变，表面可见纡曲、怒张的血管，组织脆弱，容易发生接触性出血；但有时病灶隆起不明显，与周围内膜差异较小，常使官腔镜检查误诊。病灶表面可有溃疡形成，脓液和坏死组织往往较多。去除表面坏死组织后，随即显露灰黄红色的不规则、颗粒状凹凸的病灶。病灶的曲张和异形血管是子宫体癌的特征，需与慢性子宫内膜炎，特别是子宫积脓相鉴别。弥漫型宫体癌的组织类型以低分化者居多。

2. 局限型　多见。组织分化程度较高。病灶隆起突出于宫腔，边界比较清晰，周围内膜以萎缩性内膜多见，亦有表现为增生肥厚者。局限型宫体癌的基本形态特征是表面无规则、富有曲张、异形血管的子宫内赘生物。

(1)息肉型：形状与子宫内膜息肉比较相似，可为单个息肉状物，但以多个息肉赘生物簇聚在一起为多。表面可有浅溃疡，血管扩张和出血、坏死灶，后者呈暗红色物。但异形和曲张的血管不如结节型宫体癌明显。镜检时应注意与子宫内膜息肉、息肉样黏膜下肌瘤和胎盘息肉相鉴别。

(2)结节型：病灶多隆起于子宫腔内，基底部宽阔，表面凹凸不平或呈分叶状，色清白或黄白。可为一个，亦可有多个结节聚集而成。病灶表面血管纡曲、粗大、走行不规则为其特点，需与黏膜下肌瘤或大息肉相鉴别。

(3)乳头型:整个肿瘤呈结节或息肉样外观,但其表面局部结构却近似弥漫型宫体癌,由许多色较苍白的树枝状、细长乳头状突起或形如蜂窝的粗短乳头状突起组成。乳头内可见到扩张的血管。在病灶周围亦有粗大血管的迂回。肿瘤表面的坏死、溃疡亦比较多见。

3. 溃疡型　无论是局限型还是弥漫型的子宫内膜癌,当其表面出现化脓感染,组织坏死脱落时,形成溃疡。溃疡面常污秽、糟脆,易接触性出血。

4. 宫颈受累(Ⅱ期)型　在宫腔镜直视下可以清楚地观察到宫腔下段、解剖学内口、宫颈管的全貌。镜下可见侵犯宫颈的病灶均由宫腔内病灶直接蔓延至宫颈管。按照颈管内病灶的表现可分为三型:

扁平隆起型:病灶由宫腔内蔓延至颈管形成扁平隆起,表面粗糙颗粒状,苍白、无光泽。

息肉型:颈管内病灶单个或多个息肉样突起,表面粗糙灰白或灰黄,且缺乏光泽,有时可见曲张的血管影。

乳头型:较大结节状突起,可使颈管变形或癌组织充满宫颈管。表面灰黄凹凸不平,可坏死脱落形成溃疡,容易出血。

三、诊断要点

有以下所见时可能为内膜癌,一定要作活检送病理组织学检查。

(1)具有中心血管的半透明绒毛状突起群,很可能为高分化内膜腺癌。

(2)有异形血管,特别是形状不整的扩张血管。

(3)结节状隆起或息肉隆起,质地脆弱。

(4)有白点状或斑状的坏死组织。

四、讨论

1. 宫腔镜检查与临床分期　从理论上讲,当膨宫压力在 12～20kPa(90～150mmHg)时,无论气体膨宫或液体膨宫,都有可能导致宫腔内压升高,使膨宫介质经输卵管或宫颈流出。那么,宫腔内组织如子宫内膜碎片、血块、肿瘤细胞等是否会随膨宫介质经输卵管进入腹腔?进入腹腔后的肿瘤细胞是否会播散种植在盆腹腔,而使子宫内膜癌的临床分期提高?并因此而影响子宫内膜癌的治疗和预后?各国学者对此都进行了大量的观察研究。

在月经周期的不同时期、使用不同的膨宫介质及不同的膨宫压力,均可使腹腔内子宫内膜细胞的阳性检出率有所不同。NagelTC 和 LoverroG 等分别报道,应用液体膨宫可使 57%、68%的患者在腹腔内发现有正常的子宫内膜细胞。其中使用右旋糖酐 70 作为膨宫介质的阳性检出率更高(4/5)。膨宫压力超过 12～16kPa(90～120mmHg)时即可导致输卵管口开放,膨宫介质进入腹腔。这提示肿瘤细胞进入腹腔并非罕见。

经临床研究发现,在对子宫内膜癌进行宫腔镜检查后,收取腹腔冲洗液做癌细胞检查其阳性率为 9.7%,而未作宫腔镜检查的子宫内膜癌临床Ⅰ期患者其腹腔瘤细胞检查阳性率为 12.7%,手术Ⅰ期的腹腔细胞学阳性率为 7.3%,三者进行比较没有统计学差异。

Egarter 等对一 56 岁子宫内膜癌患者在开腹术中进行膨宫试验。他们首先用生理盐水(NS)冲洗腹腔,细胞学检查阴性。然后分别用 100mmHg、150mmHg 的膨宫压力进行膨宫,再次收集腹腔冲洗液做细胞学检查，结果阳性，使此患者从原子宫内膜癌分期 FIGO Ⅰa 升高到Ⅲa 期。但此试验是否具有说服力，有学者对此提出质疑。因为在开腹手术时，腹腔内压力会低于正常时的封闭状态，此时 80mmHg 的膨宫压力即可导致内膜组织进入腹腔，因而不能反映非开腹状态时膨宫介质进入腹腔的膨宫压力。故此试验的可信性不高。他们认为如果应用生理盐水膨宫，压力控制在 30～60mmHg；或应用 CO_2 膨宫，气流量控制在 15～25ml/min，宫腔内组织一般不会进入腹腔。

Neis 等对 154 例子宫内膜癌患者应用 CO_2 作为膨宫介质进行官腔镜检查，仅有 1 例在输卵管伞端发现子宫内膜癌细胞。提示使用 CO_2 膨宫，进行宫腔镜检查的腹水阳性检出率明显低于液体膨宫。

由于探查技术的困难，有关肿瘤细胞经宫腔镜检查导致腹腔内播散的发生率的系统性研究，迄今为止报道仍然很少，还有待于更充分地积累资料。

2. 宫腔镜检查与治疗效果及预后　子宫内膜癌的预后与临床分期、组织学类型及分级、子宫肌层浸润程度、淋巴结转移及性甾体激素受体的有无等因素有关。其中子宫肌层浸润深度和组织分化程度更为重要。一般来讲，年龄越老，组织学分级越低，分化程度越差，临床分期越高，预后越差。

子宫内膜癌腹腔冲洗液细胞学检查阳性最可能的原因是经输卵管移行所致。但也有报道双侧输卵管切除术后罹患内膜癌者腹腔细胞学检查也为阳性，故深肌层浸润后经浆膜蔓延或经淋巴管脱落的可能性也不能排除。另有理论认为是胚胎来源相同，而分化不同组织的多源性恶性细胞所致。

Romano 等报道 1 例宫腔镜检查为子宫内膜癌，术中腹水瘤细胞检查阳性，术后未行其他治疗，1 年后在阴道顶端发现癌复发。但资料显示，进行宫腔镜检查的子宫内膜癌患者腹腔冲洗液阳性率与未做检查者相比并无显著差异，宫腔镜诊断局灶性、多发性或巨大癌的 5 年生存率与未行宫腔镜检查者比较亦无显著区别，因此认为宫腔镜检查并不影响内膜癌的预后。但由于大样本、多中心的临床统计资料不多，加之探查技术的困难，系统性的研究报道较少，有关肿瘤细胞经宫腔镜检查导致腹腔内播散的发生率究竟有多高？肿瘤细胞播散后是否会影响治疗及预后？尚难做出准确的结论。但不能仅将腹腔洗液细胞学检查结果作为评价子宫内膜癌患者预后的指标，因其不是可以独立影响预后的因素。而组织学分化差、深肌层浸润、宫颈受累和淋巴结转移等对子宫内膜癌预后的影响更为重要。

3. 子宫内膜癌与宫腔镜检查　对此问题的争论至今仍无结论。

(1)不赞成宫腔镜检查，其理由是：

1)由于宫腔镜检查需要介质膨宫，当膨宫压力超过一定范围时，内膜癌细胞有随膨宫介质经输卵管进入腹腔而导致癌扩散的危险。

2)由于宫腔镜检只能发现病灶，而不能对所有的患者做最后诊断，还需组织病理学确诊。另外，宫腔镜仅能评估内膜表面局灶性或多发性癌组织的范围，而不能判断其侵犯子宫肌层的深度。

3)在对内膜癌宫颈受累的诊断时，因内膜癌侵犯宫颈有两种类型：肉眼可见的浸润型和隐匿型。后者在颈管表面一般不形成病灶，偶见小的溃疡形成，此型在诊断性刮宫或宫腔镜检查时均可漏诊。此外，宫腔镜检查确定癌灶有无累及宫颈是以解剖学内口为标志，而病理学上则以组织学内口为标志，所以此区域的病灶可能被误诊。

4)如内膜癌病灶较大，宫腔镜操作可能会导致大出血。

基于以上原因，对镜检持有异议者反对应用宫腔镜对子宫内膜癌进行检查。

(2)赞成宫腔镜检查，其理由是：

1)宫腔镜检查有助于早期诊断子宫内膜癌。因单纯诊断性刮宫属非直视下搔刮，在临床分期及指导治疗方面有其局限性，主要表现在累及宫颈黏膜的假阳性率高，其准确性不够理想。综合资料，分段诊刮将Ⅰ期癌误诊为Ⅱ期癌的假阳性率为12%～19%，少数报道达有39%～56%。相反，将Ⅱ期癌误诊为Ⅰ期癌的假阴性率达14%～57%。由此可见，诊断性刮宫可能会遗漏局部的或较小的病灶而导致子宫内膜癌的漏诊，或将宫腔内癌组织误诊为是宫颈组织送检而造成过诊。而宫腔镜检查能直视下观察宫颈管、宫腔、解剖学内口等解剖结构，确定子宫内膜癌宫颈受累(Ⅱ期)的准确性近似肉眼观察，很少遗漏宫腔及宫颈管的病变。对于一个经验丰富的宫腔镜学家来说，宫腔镜预报子宫内膜癌的敏感性及特异性几乎为100%。借助于宫腔镜能直视子宫腔内病灶的外观形态、位置及范围，可对病灶进行定位活检，对发现较小的内膜癌病灶更有意义。

2)宫腔镜检查有助于子宫内膜癌的分期和估计范围。宫腔镜检查能有次序地观察子宫腔各壁、宫角、输卵管开口和宫颈管结构，并能观察宫颈管有无浸润病灶。大量资料证明，子宫内膜癌累及宫颈，其生物学行为与宫颈癌相似。盆、腹腔淋巴结转移的机会也增多，5年生存率明显下降。如果宫颈基质被子宫内膜癌侵犯，约90%以上的肌层已有深层浸润。临床不论采取手术或放射治疗，均应按照子宫颈癌的原则进行。因此，准确地诊断子宫内膜癌宫颈受累(Ⅱ期)对临床估计预后、制定治疗方案均有重要的意义。借助宫腔镜对子宫内膜癌进行分期比分段刮宫更为准确可靠。

4. 宫腔镜检查与癌细胞迁移　一般来说，镜检导致癌细胞迁移与术者操作的技术水平、操作时间、膨宫介质的种类、注入速度及膨宫压力等因素有关。如果应用CO_2作为膨宫介质，流速控制在15～25ml/分钟，膨宫压力在55～60mmHg，术者操作技术熟练，经验丰富，检查时间不超过5分钟，一般不会引起癌细胞的腹腔内迁移。

五、治疗

子宫内膜癌的治疗应根据患者全身情况(年龄、有无内科合并症)，术前对癌变累及范围(临床分期)及恶性程度估计(病理类型及分级)，选择和制定治疗方案。早期患者原则上以手术治疗为主，按术后病理、手术分期及存在复发高危因素选用辅助治疗。晚期则采用放射、手术、化疗等综合治疗。

1. 手术治疗　由于子宫内膜癌癌变始于宫腔，进展比较缓慢，诊断时多为临床早期，即病变多局限于子宫，有手术治疗的可能。特别是1988年FIGO对子宫内膜癌实行手术-病理分期之后，手术治疗的重要性已受到妇科肿瘤学界进一步重视。

手术目的是明确癌变真实播散范围，切除可能转移病灶，获取术后选用辅助治疗的治疗资料和依据。由于子宫内膜癌临床分期和病理手术分期误差高达15%～25%，故手术分期具有重要意义。手术是治疗子宫内膜癌的最主要治疗方法，关于手术范围与模式迄今为止尚无统一的意见。

(1)全子宫切除(total hysterectomy)：主要适用于0期及Ⅰ期内膜癌。因子宫内膜癌生长较慢，早期多局限于子宫腔内，全子宫切除后效果好。这也是目前国际公认治疗早期子宫内膜癌的术式(包括双附件切除)。

(2)扩大的子宫全切除(extended hysterectomy)，即子宫次广泛切除：考虑到子宫内膜癌的复发，很多是在阴道残端，因此国内外许多人采用扩大的子宫全切除：即分离或不分离输尿管，向下推膀胱，打开子宫直肠腹膜，使阴道能被多切1～2cm，这样可以减少以后阴道的复发。至于其长期疗效如何，尚未见有对照的研究，所以这种术式效果尚待确定。

(3)广泛性全子宫切除术(redical hysterectomy)：Ⅱ期癌已侵及宫颈通常采用宫颈癌的手术方式，即广泛性全子宫切除术及后腹膜淋巴清扫术。由于手术的扩大，创伤及并发症也会增加，而实际疗效是否提高，尚未确定。目前国际上许多学者认为Ⅱ期子宫内膜癌施行单纯全子宫加双附件切除及盆腔与主动脉旁淋巴切除是适宜的手术模式，根据手术病理分期中的高危因素存在与否，决定术后是否加用放射治疗。高危者的单纯全子宫切除加放疗是否优于广泛性子宫全切，也有待于更多的前瞻性研究加以确定。

(4)广泛全子宫切除加盆腔淋巴清扫：被认为效果较佳，其理由是：

1)Ⅰ期子宫内膜癌患者盆腔淋巴结转移率为10.6%。而分化不良的肿瘤其转移率可高达26%，同时发现盆腔淋巴结阳性的患者，67%有主动脉旁淋巴结转移。因此，仅作单纯全子宫切除，不作盆腔淋巴结清扫不够彻底。

2)难以评估子宫肌层浸润的情况。虽然术前已知癌肿的分化程度与肌层浸润深度有关，而肌层浸润深度又与淋巴转移有密切关系。但是肌层浸润的深度及子宫颈管受累的程度只有在手术时才能被发现。

3)在癌肿组织学分级上，子宫切除后的标本与诊刮标本的误差高达20%～26%，子宫颈管假阳性率可达30%。故主张作根治术。

4)尽管分段诊刮病理能确诊，宫腔镜检查的优越性也正在被人们所重视，然而术前子宫颈受累的识别往往低估，大多是在子宫切除后作大体标本检查时才发现，而只作单纯全子宫切除，会错过根治性手术的机会。

但较多的学者则不主张将根治性手术作为常规手术。国内曹泽毅、张惜阴等学者认为，对Ⅰ期子宫内膜癌，适宜的手术方式为经筋膜外全子宫切除及双附件切除，手术范围应包括阴道上段1～2cm切除和选择性盆腔淋巴结及腹主动脉淋巴结切除术。开腹后应从子宫直肠陷凹内吸取盆腔腹液或用生理盐水200ml作盆腔冲洗，取液作细胞学检查，然后作仔细的探查。曹泽毅等认为对40岁以下内膜癌患者若病变属早期，仔细探查卵巢未见异常，可考虑保留一侧卵巢以维持女性生理功能，但由于临床分期和手术病理分期误差较大，很多预后或分期有关因素，难以在手术前预测，故手术中探查判定早期，应以冷冻切片为依据(包括对腹腔冲洗液细胞学检查，子宫肌层、子宫颈峡部及对侧卵巢的冷冻切片等)。而对于腺鳞癌、透明细胞癌、浆液性乳头状腺癌等特殊病理类型，或分化低的癌瘤，仍以双附件切除为宜。

(5)术式选择

1)临床Ⅰ期:术式为筋膜外子宫全切及双附件切除术(total abdominal extrafasciahysterectomy and bilateral salpingooophorectomy,TAH/BSO)、盆腔淋巴结及腹主动脉淋巴结切除或取样术(pelvic and paraarotic lymphadenectomy)。切除子宫及双附件后应立即剖视子宫,了解癌灶部位、累及宫腔范围、浸及肌层深度,并送冷冻切片检查。根据术中发现及冷冻切片检查结果确定是否进行淋巴结切除术。高分化腺癌,无肌层浸润Ⅰa期 G_1 可不作淋巴结清扫或取样。G_1、G_2 肌层浅表浸润,若脉管间隙无浸润亦可不再行淋巴结切除。对子宫内膜癌Ⅰ期患者TAH/BSO强调全宫颈切除及双侧附件切除;若疑有宫颈可疑受累,技术熟练医师可选用改良广泛子宫切除术。由于电视腹腔镜设备及医生操作技巧的提高和改进,自1997年后国外已有报道采用电视腹腔镜行手术分期及在腹腔镜协助下经阴道全子宫及双附件切除用于治疗子宫内膜癌Ⅰ期的患者。

北京协和医院在对110例子宫内膜癌患者做了回顾性分析,结果显示,3种手术方式的1～5年生存率比较,无显著性差异,平均5年生存率达91.4%。即对于Ⅰ期子宫内膜癌,手术方式的不同对生存率的影响是不确定的,扩大手术范围或行淋巴结清扫并没有显著增加生存率。可能的原因在于淋巴结清几乎达半数以上。淋巴结清扫的意义似乎更多的在于明确分期和了解预后而非改善Ⅰ期子宫内膜癌患者的预后。

2)临床Ⅱ期:术式为广泛性子宫切除及腹膜后淋巴结切除取样术。一般多采用Wertheim RH手术切除全部宫旁组织,游离输尿管,切除宫骶韧带及1/2主韧带,阴道穹隆切除2～3cm。

3)临床Ⅲ期以上:应以综合治疗为主,部分患者可首选手术治疗。手术的目的是确诊、缩瘤,为术后选择辅助治疗创造条件。术后残留病灶为镜下癌灶,可选用盆腔外照射;残留灶直径>1cm应加化学抗癌药物治疗。

关于广泛性手术在晚期子宫内膜癌治疗中的作用:所谓"广泛性"手术,是指子宫内膜癌的子宫广泛切除+腹膜后淋巴结切除(盆腔及主动脉旁淋巴切除)。近年来,对一些肿瘤治疗的手术范围不是趋于扩大,而是趋向缩小。对于淋巴清扫,肿瘤学者认为有损于机体免疫机制。在晚期子宫内膜癌的综合治疗中,应慎重考虑行广泛性手术。由于手术本身并发症高,再与放射治疗配合,并发症会更高。有的作者报道,广泛性子宫切除+淋巴清扫,其并发症可达69%以上,有的并发症甚至是致命的,或处理颇为困难。所以遇到晚期子宫内膜癌涉及手术治疗时,必须要考虑到此点,大的手术范围并无明显优势。

总之,手术治疗在子宫内膜癌诊治中占有重要地位。选用手术治疗时术前应进行全面评估,术前临床估计癌变局限于宫腔内者(1期)以手术治疗为主,完成手术分期及治疗后,50%～60%患者可不再需要术后辅助治疗。临床Ⅱ期患者则可根据具体情况首选手术或先放疗后手术。临床Ⅲ期有附件包块者首选肿瘤细胞减灭术及分期手术,再配合放射治疗及药物化疗。患者的全身状况,施术者手术技巧,医院设备亦应作为选择手术、术式等条件。

2. 放射治疗　子宫内膜癌的放射治疗开始于1908年。1947年,Heyman报道用预先填镭的小球堵塞宫腔,并在随后数十年成为子宫内膜癌的主要治疗方法。20世纪30年代,手术和放疗相配合,大大提高了子宫内膜癌的5年存活率。目前子宫内膜癌,尤其是早期内膜癌首先考虑手术,放疗多用于术前或术后辅助治疗,单纯放疗则主要用于晚期病例和手术禁忌证患者。但是,单纯放疗也能取得良好的效果,复发率不高,而且复发后易于治疗。

传统的内膜癌放疗曾沿用了子宫颈癌的放疗方法，但其疗效较差。后来人们发现这与其腔内治疗剂量分布的不合理性有关。为此，人们在腔内治疗方面进行了研究。随着高剂量率远距离腔内后装放疗源的微型化，特别是计算机技术在腔内治疗中的应用，一方面解决了剂量计算问题，另一方面实现了放射源运动的准确控制，从而得到了适合宫腔病变的合理的剂量分布，使内膜癌的疗效得到普遍提高，而其与手术结合的综合治疗更是成为当今治疗内膜癌的首选方法。

(1)腔内治疗：各医院剂量参考点的设置也不尽相同。常用 M 点(同宫颈癌治疗的 A 点)代表宫颈旁剂量；W 点代表子宫肌层剂量，是从宫腔中轴顶端向下 2cm，旁开 3cm(宫腔深度 10cm 以上者旁开 4cm)；S 点代表宫底剂量，是从宫腔顶端中央向上 1.5cm。

(2)体外照射：目前体外照射主要应用加速器和钴治疗机，照射方式主要为全盆腔照射及盆腔四野垂直照射，也可选择性地使用腹主动脉旁延伸野和全腹照射。随着适形照射的发展，给内膜癌体外放疗提供了新的途径，提高了肿瘤局部的剂量，并减少了周围正常组织的接受量。

(3)单纯放疗：近年来，研究证实了内膜癌单纯放疗效果良好。临床Ⅰ期 5 年生存率在 70%以上，Ⅱ期也多在 50%以上。单纯放疗对大部分有手术禁忌证的早期患者可起到根治性治疗作用。但是，目前仍有一些研究认为，单纯放疗的疗效低于手术结合放疗的疗效。因而，手术治疗必要时辅以放疗，仍然是目前治疗内膜癌常用的治疗方案，单纯放疗仅用于有手术禁忌证的患者和老年患者。

(4)术前放疗：一般认为，术前放疗可减小肿瘤体积，降低肿瘤活性，闭塞肿瘤血管，为手术的彻底性和安全性提供保证，并能减少手术操作引起的转移、扩散及阴道种植的发生率。术前腔内放疗还可以在减少肿瘤组织的基础上，清洁宫腔，减少术后感染机会。但是，随着新的手术病理分期的施行，Ⅰ、Ⅱ期患者术前放疗的比例明显减少，术前放疗多用于临床Ⅲ、Ⅳ期患者。放疗后 1～2 周手术。

(5)术后放疗：虽然至今仍没有明确证实术后放疗能增加存活率，但许多研究显示，能增加盆腔局部控制率。中国抗癌协会建议，术后腔内治疗用于阴道切缘有癌组织或切缘与癌组织相邻者，而术后体外放疗用于有淋巴结转移或可疑淋巴结转移及癌灶侵犯子宫肌层超过内1/3或不良病理类型等。术后腔内照射可于手术后 6 周内开始。

3. 孕激素治疗　孕激素治疗子宫内膜癌并非新概念。1959 年，Kistner 报道应用孕激素治疗子宫内膜癌。

(1)作用机制：孕激素治疗子宫内膜癌的历史已有 40 多年，至今机制不明。一般认孕激素对内膜细胞和内膜癌细胞的作用是多环节的。实验研究显示，孕激素可能从以下几个方面发挥作用：①对癌细胞有直接抑制作用，在外源性孕激素作用下，子宫内膜癌细胞分化趋向成熟，分泌活跃，细胞发生凋亡和萎缩；②减少雌激素引起的内膜细胞有丝分裂，促使内膜细胞分化至分泌状态；③消除雌激素对子宫内膜血管内皮生长因子 mRNA 表达的促进作用和对转移因子 mRNA 表达的抑制作用，同时抑制内膜癌细胞的血管生成多肽 mRNA 表达；④减少子宫内膜癌细胞表面的硫酸酯，从而减少细胞与粘连蛋白结合，降低肿瘤的侵犯和转移能力。

(2)适应证

1)治疗转移和复发子宫内膜癌：晚期及复发性子宫内膜癌的平均生存时间不足1年，孕激素治疗的缓解率为10%～20%，对高分化腺癌和无瘤生存间期长的子宫内膜癌疗效好。

2)子宫内膜癌的保守治疗：仅3%～10%的子宫内膜癌患者年龄小于40岁，且多为分化较好的腺癌及雌激素依赖性肿瘤。对迫切要求保存生育能力的年轻内膜癌患者可试行单用孕激素治疗。推荐仅用于组织学Ⅰ级及预后较好者，并应严格掌握指征。

4. 化疗

(1)适应证：化学药物治疗常用于下列情况：

1)晚期子宫内膜癌Ⅲ期或Ⅳ期患者术后有可评估病灶，或有可评价疗效的指标如CA125升高。

2)复发的子宫内膜癌，经或未经过放疗或孕激素治疗。

3)估计存活期在3个月以上。

4)生活质量评价达到一定标准，如ECOG评分达3分以上。

5)4周内未接受过化疗；具有正常肝、肾功能，胆红素及血液其他检查指标在正常范围。

(2)疗效评价：化疗过程中常用下列指标评价疗效：

1)完全缓解(CR)：可评估肿瘤完全消失。

2)部分缓解(PR)：肿瘤最大垂直径线至少减少50%，无新病灶出现。

3)稳定(SD)：肿瘤最大垂直径线减少不足50%，或增大不足25%。

4)进展(PD)：肿瘤最大垂直径线增加25%或更多，或出现新病灶。

(3)常用化疗方案

1)CAP(环磷酰胺、阿霉素、顺铂)。

2)EAP(足叶乙苷、阿霉素、顺铂)。

3)CAF+孕酮：(环磷酰胺、阿霉素、5-氟尿嘧啶+甲孕酮)。

泰素或泰素与铂类药联合化疗。

此外，当前肿瘤治疗亦强调生活质量。评价某种肿瘤治疗方法的优劣，已不是仅看存活率的高低，而是与疗后生活质量交融在一起分析。生活质量反映患者治疗后对个人和社会生活的满意程度。患者治疗后为并发症所折磨或为高昂的医疗费造成巨大的经济负担，往往使患者丧失生活乐趣，尽管治疗可使患者生存，也不能说治疗方法完美。即使没有这些问题，特别是晚期患者，由于担心疾病的未控或复发而造成的心理压力，也是影响治疗后生活质量的重要因素，所以心理治疗也是晚期肿瘤治疗的内容。

第三节　腹腔镜全子宫广泛切除术

子宫恶性肿瘤的治疗以手术为主，传统的治疗方法是腹式广泛全子宫切除和(或)盆腔淋巴清扫术。该手术对患者创伤大、出血多、术后恢复慢。20世纪90年代，随着腹腔镜技术的发展及患者对生存质量要求的提高，以腹腔镜为代表的微创手术在妇科恶性肿瘤领域的应用开始受到人们的瞩目。1992年，Nezhat等首先报道了对宫颈癌患者施行腹腔镜下广泛全子宫切除+盆腔腹主动脉旁淋巴结清扫术。此后，一些妇科肿瘤学家开始探索腹腔镜治疗子宫恶性肿瘤的可行性，并已获得初步的成效，相关的研究报道也在陆续发表。

一、适应证

1. 子宫内膜癌Ⅰ期及Ⅱ期。

2. 子宫颈癌Ⅰ期及ⅡA期。

二、手术步骤

1. 建立气腹，检查盆、腹腔　于脐孔下缘弧形切口1cm，气腹穿刺针进入腹腔后，充CO_2气体3～4L，待腹腔内压力升至13～15mmHg后，用10mm套管针穿刺腹腔进镜。镜下于右下腹相当于麦氏点部位作第2穿刺孔10mm，于左下腹相对应部位作5mm的第3穿刺孔，于耻骨联合上一横指距下腹正中线2～3cm处左右旁开处，分别作第4、第5穿刺孔5mm，分别放进操作钳。镜下用200ml生理盐水冲洗盆腹腔后立即吸出送细胞学检查。然后探查子宫的大小、色泽是否正常，双侧附件的情况，骶韧带有无缩短，盆腔有无充血、粘连，再探查肝、肾、肠管、大网膜、横膈等，如有可疑之处，镜下活检送冷冻切片检查。

2. 高位结扎切断右侧卵巢血管　第2助手将子宫摆向盆腔左前方，第1助手钳夹右侧卵巢门组织并向左上方牵拉，伸展骨盆漏斗韧带，近髂总动脉水平用超声刀之锐面剪开右侧阔韧带前、后叶，充分暴露右侧输尿管。此时，可清楚地看到此处的卵巢血管及髂总动脉。从输尿管及髂总动脉前方游离右侧卵巢血管，镜下用号丝线或Ⅰ号Dexon线间距1cm双重结扎，用超声刀平面在上述双重结扎线中间切断卵巢血管。

3. 离断右侧圆韧带　向后剪开阔韧带后叶至右侧骶韧带，向前剪开阔韧带前叶至右侧圆韧带，并靠近盆侧壁用超声刀平面切断右侧圆韧带。第2助手将子宫摆向盆腔右前方，第1助手钳夹左侧卵巢门组织并向右上方牵拉，用上述方法处理左侧卵巢血管及圆韧带。

4. 打开膀胱腹膜反折　第2助手将子宫摆放于盆腔正中并推向前方，暴露子宫颈膀胱腹膜反折，沿着左侧圆韧带断端边缘，剪开腹膜反折，直至右侧圆韧带断端。

5. 充分向下游离膀胱　用超声刀之锐面分离膀胱与阴道间的疏松组织，直达子宫颈外口水平下3～4cm，用超声刀切断双侧膀胱子宫颈韧带。

6. 游离直肠　助手把子宫推向前上方，充分暴露子宫后方及直肠，使盆腔后腹膜紧张。从左侧腹膜游离的下段输尿管上界水平，用超声刀将子宫直肠凹陷及反折腹膜剪开，直到对侧。钳起剪开的直肠腹膜反折，另一钳钳夹小纱布粒，推开直肠阴道间的蜂窝组织，使直肠与阴道后壁分离，直达宫颈外口下3～4cm。

7. 处理子宫骶骨韧带　用弯分离钳插入直肠侧窝，将子宫骶骨韧带与直肠带分开，助手可用弯分离钳将输尿管稍向外推开，用超声九之平面距子颈3cm处，切断骶骨韧带，也可用7号线或Ⅰ号Deson线镜下缝扎后剪断。

8. 处理子宫动静脉　子宫动脉由髂内动脉发出，沿盆腔侧壁向内下方行走，进入子宫阔韧带两层之间，跨过输尿管的前方，接近子宫颈处发出阴道支至阴道，其本干沿子宫侧缘纡曲上行至子宫底，分支营养子宫、输卵管和卵巢，并与卵巢动脉吻合。分离子宫旁组织，剪开近子宫颈的盆段输尿管的结缔组织，用弯分离钳沿着输尿管内上侧方向游离子宫动脉，镜下7-0线双重结扎后，用超声刀切断。残端可用单极电凝巩固止血，注意勿损伤膀胱及输尿管。子宫静脉是髂内静脉的脏支，其位置低于子宫动脉水平，到达子宫、阴道部位，形成子宫阴道静脉丛。与直肠丛、阴部丛、膀胱丛等互相连络，是一个比较容易出血的地方。其止血方法最好用缝扎。从子宫下段前方近子宫颈外口水平用Ⅰ号 Dexon 线镜下“8”字缝扎止血后切断。

9. 游离子宫颈段之输尿管　用弯分离钳轻轻钳夹子宫颈段输尿管前的系膜(注意夹住的组织要少，避免误伤输尿管营养血管而增加输尿管瘘的机会)，用超声刀的锐面剪开输尿管后方的粘连，至此，子宫颈的输尿管已完全游离。

10. 处理主韧带　膀胱侧窝的前、外侧为盆壁，后方为主韧带，内侧为膀胱。助手将子宫摆向右前方。用弯分离钳将输尿管拨向内侧，用超声刀平面贴近盆壁切断左侧主韧带，最好先用镜下缝扎主韧带后，再切断，这样止血效果更彻底。同法处理右侧主韧带。手术至此，子宫已完全与盆壁游离而仅与阴道相连，再用超声刀之锐面将子宫颈外口以下 2cm 之阴道组织切断。并在阴道前壁切开一小口，然后从阴道操作，取出子宫及切除阴道上段。

11. 取出子宫及切除阴道上段　取出阴道纱垫及举宫器，在阴道前壁镜下切口处钳夹阴道黏膜，排空腹腔内气体，锐性游离阴道约 4cm，环形切断之，连同子宫取出。残端用“0”Dexon 线连续锁扣式缝合，中央留 1.5cm 之小孔，放入 T 形引流胶管，外接负压引流瓶。

12. 镜下重建盆底　腹腔镜下冲洗盆腔，彻底止血后，将 T 形引流管分别置于盆腔的两侧，用可吸收线连续缝合后腹膜，重建盆底。

至此，腹腔镜广泛全子宫切除术已完全结束。亦可将处理子宫主韧带、游离膀胱等步骤从阴道完成。子宫切除后应将其剖开，肉眼初步判断病变部位及肌层浸润深度，如肌层浸润>1/2，则应行盆腔淋巴结清扫术。

第四节　腹腔镜盆腔淋巴结清扫术

对子宫内膜癌行淋巴结切除术有两个目的：①切除已转移的或可能转移的淋巴结；②进行手术分期，判断预后，指导治疗。使用手术分期，可使 10%～40%的临床Ⅰ、Ⅱ期患者分期提高，从而使生存率重新分布，比临床分期更能确切地反映病程进展与预后的关系。

通过腹膜后淋巴结切除或活检，可提供准确的淋巴结转移情况，这对制定合理的术后计划十分必要。但腹膜后淋巴结切除的治疗价值如何，它是否能提高患者的存活率及减少复发，多年来一直争论不休。有学者认为腹膜后淋巴结切除对任何期别、任何病理分级的子宫内膜癌均有益，也有学者认为早期子宫内膜癌很少有腹膜后淋巴结转移，可以不必一律切除。

一般认为，临床Ⅰ、Ⅱ期子宫内膜癌盆腔淋巴结转移率为 9%～35%，腹主动脉旁淋巴结转移率为 6%～14%。临床观察发现，盆腔淋巴结转移是影响预后的重要因素，盆腔淋巴结阳性者的复发率是阴性者的 5 倍，年存活率是阴性者的 1/2。但也有资料显示，施行盆腔淋巴结切除的与非盆腔淋巴结切除的；年存活率并无差异，在高危的患者中盆腔淋巴结切除与否结果也无差异，说明盆腔淋巴结切除术本身并不能改善患者预后。因此，应重新评价包括腹膜后淋巴结切除或活检的手术分期对早期子宫内膜癌的价值。鉴于临床Ⅰ期低危患者腹膜淋巴结转移率极低，淋巴结切除又不能提高存活率，似乎对早期患者的淋巴结切除没有必要。

一、术式分类

根据摘取淋巴结的手术范围、部位及淋巴结数量，淋巴结切除的术式有3种：

1. 盆腔和腹主动脉旁淋巴结活检术应强调，淋巴结活检术不能完全评价盆腔和腹主动脉旁淋巴结，易出现漏诊，导致假阴性的结果。据统计，在转移的淋巴结中，约37%的淋巴结直径<2mm。

2. 选择性淋巴结切除术　多数学者认为Ⅰa期G_1因盆腔淋巴结转移率<1%。腹主动脉淋巴结转移率=0，故可不作腹膜后淋巴结切除。凡有深肌层受累（Ic $G_{1,2}$期）均应作腹膜后淋巴结切除或取样。有以下情况应行盆腔及腹主动脉旁淋巴结切除术：特殊病理类型者，G_2腺癌，可疑淋巴结长大转移，癌灶累及宫腔>50%，或有宫腔下段及峡部受累，或血清CA125有显著升高。

3. 淋巴结清扫术　腹主动脉旁淋巴结切除范围：上界为十二指肠2、3段横跨腹主动脉及腔静脉处。下界为腹主动脉左右髂总动脉分支处，包括右侧组、前组、左侧组及骶前4组，0～18个淋巴结。淋巴结无明显长大时应作整块脂肪切除，若有长大亦应争取切除，若切除困难或取活检或作细针穿刺取样明确诊断：淋巴结清扫术可以完全评价淋巴结的状态，但手术有潜在危险，有可能引起某些严重并发症。

关于腹主动脉旁淋巴结切除的问题：美国妇科肿瘤协作组（GOG）根据子宫内膜癌的手术病理分期分析895例子宫内膜癌患者，发现腹主动脉旁淋巴结的转移率仅为5.4%。那么，是不是腹膜后淋巴结切除都应包括腹主动脉旁的淋巴结切除呢？常规地施行腹主动脉旁淋巴结切除，无疑增加手术难度、创伤及并发症，特别是易引起严重的大出血及器官损伤。因此，除非是有重要的价值，否则不必切除。目前国内外许多大的医疗中心并没有将此列为常规的治疗，因为98%的腹主动脉旁淋巴结转移是发生在盆腔淋巴结阳性者及有腹腔内转移或肿瘤侵犯超过肌层2/3者。在具有以上高危因素者应当考虑施行腹主动脉旁淋巴结切除。目前更多是采用盆腔淋巴结切除术，由于其操作相对容易，出血及并发症少，现已被许多医疗单位所接受。

二、手术优点

腹腔镜下盆腔淋巴结清扫术与剖腹技术基本相同，惟一不同在于盆腔腹膜切口。应用腹腔镜行淋巴结清扫术，至少可有以下优点：

（1）腹腔镜下的解剖结构清晰，可放大5～7倍。因此，与传统的外科手术相比，能够提高诊断的准确性。

（2）腹腔镜配合病理学检查对淋巴结情况的评估，可以指导临床治疗。

（3）腹腔镜下的淋巴结清扫手术，可减少术后盆、腹腔粘连，并避免了不适当的放疗而产生的放射并发症。

（4）先应用腹腔镜摘除阳性的淋巴结后，减少了肿瘤负荷，从而使放疗或化疗的效果提高，可以改善预后。

三、手术步骤

1. 延长后腹膜切口　将子宫推向左侧，延长右侧后腹膜切口使之与圆韧带断端相连，直达膀胱腹膜反折。至此，右侧盆腔前、后腹膜已全部打开，充分暴露了髂血管区域，为随后进行的盆腔淋巴结清扫做了充分准备。

2. 清除髂总淋巴结　髂总淋巴结居同侧动脉的前面及外侧。镜下用“小抓耙”暴露右侧髂总动脉，在髂总动脉分叉处上 2～3cm，镜下用弯分离钳横行分离血管前的组织，钳夹、切断后，最好用 4-0 丝线镜下结扎，同时结扎髂总动脉外侧的淋巴管组织，然后向下侧可以清除髂总淋巴群。输尿管跨过髂总动脉前而进入盆腔。因此，在游离及分离此处的淋巴结时，必须注意输尿管的走向，慎勿损伤之。

3. 清除髂外淋巴群　助手钳起髂外动脉的外侧，术者镜下用弯剪刀将髂外血管前的组织剥离，直达腹股沟韧带，此处可见到腹壁下血管，然后再剥离髂外静脉的淋巴组织，沿髂外静脉下界水平切断淋巴组织，至此，则全部切除髂外淋巴群。在髂外静脉的下方，股管内有一深层的淋巴结，称为股管内淋巴结(Gloguet 淋巴结)。镜下将该淋巴结周围的脂肪分离后，钳夹、剪断其淋巴管组织，镜下 4-0 丝线结扎，以免术后淋巴囊肿形成。在髂外静脉的下方有旋髂深静脉，须防止损伤，引起出血。

4. 清扫髂内淋巴群　将髂内动脉上方的淋巴组织向外下方向牵引，暴露髂内动脉，从上外侧分离及清扫髂内淋巴群。

5. 清除闭孔淋巴群　镜下用弯分离钳将髂外血管拨向外侧，暴露闭孔区。分离腰大肌与髂血管的粘连后，在其下部有一团淡黄色的脂肪组织，用弯分离钳或钳夹一纱布粒钝性分离后，即在脂肪组织中可见一白色的条索状物穿行其中，此即为闭孔神经。此时，可清楚地看到闭孔神经穿行于闭孔内脂肪及淋巴组织中。闭孔深部满布血管丛，特别是静脉丛，如被损伤难以止血。所以，此处操作应十分小心谨慎。除较大的血管损伤出血须缝合修补止血外，一般的静脉丛损伤出血采用纱布压迫止血。在髂内、外静脉交叉的下方，闭孔神经前有一团比较致密的组织，镜下应钳夹剪断后再结扎。然后，一把弯钳钳起被剪断的淋巴组织，另一把弯钳沿着闭孔神经的前方钝、锐性清扫闭孔淋巴群，直至膀胱右侧侧窝。

至此，右侧盆腔淋巴结的清扫已结束。将子宫摆向右侧，按上述方法和步骤，清扫左侧盆腔淋巴结。

四、手术并发症

腹腔镜下施行广泛全子宫切除术及盆腔淋巴清扫术，是镜下操作难度最大的手术。由于手术范围大，并发症相对较多，特别是镜下操作不熟练时更易出现意外。

1. 膀胱损伤　腹腔镜手术治疗子宫颈癌时，最容易损伤的部位是锐性分离膀胱子宫颈间隙。子宫颈癌手术时，尽量避免钝性分离膀胱子宫颈间隙，以防促使癌细胞转移，一般情况下采用锐性分离。腹腔镜手术亦应如此，可用电剪刀或超声刀贴近子宫颈前面及阴道前方将粘连的组织剪断，游离膀胱于子宫颈外口下 3～4cm。游离膀胱时，必须分清膀胱后壁的解剖，切断膀胱子宫颈或膀胱阴道的粘连组织时，应逐步进行，切忌“大刀阔斧”。特别遇有粘连较紧时，不得强行剥离，否则将撕破膀胱。

2. 输尿管损伤　可分为外伤性及坏死性两类。

(1)输尿管的外伤性损伤：其原因是在手术时直接损伤引起。包括剪断、误扎、电灼伤等。

在结扎髂总动脉前淋巴组织时，如不仔细辨认输尿管，极易将其误扎，甚至在用小耙暴露髂总动脉时，将一小段输尿管露出，而误认为淋巴结将其切除。在处理骨盆漏斗韧带及分离子宫颈段之输尿管时，也极易损伤。在分离输尿管时，极易出血，而镜下止血又十分困难，当镜下用超声刀、离子刀或电刀止血时，特别用单极电凝止血时，往往会误伤输尿管。一旦损伤，需视具体情况行修补、吻合或输尿管移植术。有专家主张，如损伤范围在输尿管周径的1/3以内，可用4-0铬制肠线修补。如超过周径1/3，宜行输尿管端端吻合术，并须同时切开膀胱放置输尿管导管作支架。术后保留尿管7～10天。

(2)坏死性损伤：即输尿管瘘。多在用弯分离钳误钳输尿管或输尿管系膜的营养血管时损伤，或用超声刀、双极电凝误灼输尿管所致。多在术后5～10天出现，是严重的并发症。虽然有的瘘孔可自行愈合，但大多数需要再次手术处理。因此，避免盲目钳夹，不要过度游离输尿管，以免损伤其营养血管。

根据输尿管瘘发生的时间不同，可分为早发型(术后10天以内)、中间型(11～20天)及晚发型(21天以上)，其发生率为≤16.6%。关于输尿管瘘的发生原因有营养障碍、炎症、输尿管壁损伤等学说。有专家认为，输尿管瘘与输尿管下段的处理即子宫膀胱韧带的分离操作密切相关，损伤输尿管外膜是发生输尿管瘘的主要原因。预防措施：①分离输尿管下段时切勿钳夹损伤输尿管外膜，要使子宫膀胱深层韧带的一部分附着在输尿管上，防止输尿管全部裸露游离；②对输尿管下段分离困难者，恐发生输尿管瘘时，可用膀胱壁的一部分将此段输尿管加以包裹缝合；③保存子宫动脉输尿管分支，以保护膀胱旁部的功能，对改善输尿管的营养供给有积极的意义。

3．排尿困难　部分患者虽在施行广泛全子宫切除手术时经过顺利，但术后一段时间也可能发生排尿困难。其原因是术后膀胱、输尿管下段失去支持，加上手术操作的影响，特别是在处理主韧带时切断了支配膀胱的神经等。预防：术中保存骨盆神经，不切断子宫膀胱深层韧带可缓解术后排尿困难。此外，防止尿路感染，加强膀胱功能训练，从术后第3日起改为白天每2～3小时放尿1次，1周后以自尿试验决定导尿管留置与否。尽早以呋喃西林溶液冲洗膀胱。丙酸睾酮肌注，必要时行尿道扩张术、针刺及感应电疗法等。

4．出血　腹腔镜下直接在盆腔大血管周围手术，极易损伤血管。特别是静脉壁薄韧性差，稍有不慎即导致损伤出血。一般情况下，血管最易损伤和出血的地方有：

(1)清扫髂内、外淋巴时，镜下应注意分清在髂内、外动脉分叉处常有一小静脉。在清除淋巴组织时，如盲目撕脱则极易损伤，导致出血。因此，最理想的办法是先暴露该血管，然后结扎或用超声刀切断。

(2)深静脉损伤：旋髂深静脉是髂外静脉末端的分支，位于腹股沟韧带的下方。在清除该部位的淋巴组织时，由于暴露相对困难，极易将该静脉剪断。误伤后，由于血管的回缩，止血比较困难。

(3)闭孔静脉丛损伤：闭孔静脉丛位于闭孔区的深部，闭孔神经的下方。在清除该部位的淋巴组织时，只要在闭孔神经的前方操作，一般不会引起出血。如超过此范围，必将损伤闭孔静脉丛，造成难以有效的止血。一般采用纱布压迫止血，选用可吸收的止血纱布更好。

(4)子宫、阴道静脉丛损伤：子宫静脉在跨过输尿管后，在阴道侧壁形成了子宫阴道静脉丛。位于子宫动脉的内侧，在分离输尿管上方的子宫动脉时，只要弯分离钳的钳尖指向下方，即被损伤，引起出血。由于术野模糊，止血极端困难，稍有不慎即会损伤输尿管。此时，助手用吸引管将血液吸净，迅速钳夹纱布局部压迫，减少出血，然后游离输尿管，镜下可用 4-0 丝线缝扎止血。

(5)髂内、外静脉交叉损伤：髂内、外静脉交叉的地方位于闭孔区内。由于该部位较深，操作极端困难，而且静脉壁很薄，在切除该处的淋巴组织时，会将静脉弓剪破或撕裂，引起大出血。因此，腹腔镜下对该区域淋巴组织清扫时，应格外小心。

(6)淋巴囊肿形成：通常是由于切除淋巴结时没有结扎淋巴管或结扎过松，特别是闭孔淋巴管及腹股沟深淋巴结周围的淋巴管未结扎而引起。一般于术后 1～2 周在两侧下腹部触及卵圆形、张力大而不活动的淋巴囊肿。若<5cm 而无感染者，不必处理。多在术后 2～3 个月自行吸收。如合并有感染者，必须切开引流。腹腔镜下盆腔淋巴结清扫后，两侧闭孔窝放引流管从阴道引出，可明显减少淋巴囊肿的形成。

五、效果评价

腹腔镜广泛全子宫切除＋盆腔腹主动脉旁淋巴结清扫术是一个尚有争议的手术。这类手术能否成为一种治疗早期子宫恶性肿瘤的手术方式，手术的实用性、有效性方面尚有许多问题待回答。

1. 切除淋巴结的数目　据临床报道，腹腔镜下平均切除盆腹腔淋巴结的数目为 21～31 个。曾有学者在行腹腔镜下淋巴结清扫术后，再行开腹切除残存的淋巴结，其残留数为 3～8 个。但无 1 例出现腹腔镜淋巴结切除为阴性而开腹手术为阳性的结果。其腹腔镜下首次淋巴结切除率为 75%～91%，手术分期的准确性为 100%。一般来说，开腹手术的盆腔淋巴结清扫数目多为 20 个左右，因此可以认为，腹腔镜手术切除的淋巴结数目已达到要求。

2. 切除的范围　据文献报道，腹腔镜手术切除阴道长度可达 2.15～3cm，宫旁组织宽度可达 1.5～3.3cm。术后病理证实各切缘均无瘤组织。若术者技术熟练，腹腔镜手术可达到经腹手术相同的范围。

3. 手术时间　单纯腹腔镜盆腹腔淋巴结清扫的时间为 65～176 分钟，若随后再行腹腔镜广泛全子宫切除，则总的手术时间为 253～420 分钟，手术时间与术者的熟练程度有关，存在一个学习曲线，操作熟练者可以在开腹手术相似的时间内完成。

4. 术中失血量　据统计，单纯腹腔镜淋巴清扫术中失血量为 50～350ml。而腹腔镜广泛全子宫切除术＋盆腹腔淋巴结清扫术的失血量为 300～619ml，与开腹手术相似。

5. 平均住院时间　单纯腹腔镜淋巴切除术后平均住院时间为 1～3 天，若同时行腹腔镜下广泛全子宫切除。则住院时间为 3～6 天，明显比开腹手术短。

6. 术中、术后并发症　开腹手术可能发生的术中并发症，均可在腹腔镜手术中出现，但发生率很低。相对来说。出血和脏器损伤在腹腔镜手术中更易发生。出血包括：穿刺部位腹壁血管出血、腹膜后大血管出血、手术部位血管出血。主要由于解剖不熟悉和穿刺过深及镜下操作等原因。出血轻微者，可用电凝、内夹夹闭或直接压迫止血，失败时则需中转开腹。脏器损伤包括输尿管、膀胱、肠管损伤，可行镜下修补，失败则需开腹。总结文献报道的 217 例腹腔镜下淋巴结清扫加或不加广泛全子宫切除术,术中并发出血者3例,分别为闭孔静脉、髂静脉损伤及腹膜后血肿;脏器损伤为2例,分别为小肠和输尿管损伤。术后并发症中,尿潴留、盆腔炎及切口感染各有1例报道。

7. 预后　子宫恶性肿瘤治疗方法及手术范围的确定源于对子宫恶性肿瘤临床各期淋巴结转移率、术后复发率及治疗后患者5年生存率的临床资料的长期总结。目前反映患者手术预后的资料刚开始积累,值得注意的是,近期关于腹腔镜手术治疗子宫恶性肿瘤术后并发腹壁肿瘤种植转移报道上升,另外有动物实验证实腹腔镜手术与开腹手术相比,前者更易致肿瘤播散。目前多数妇科肿瘤专家认为,腹腔镜手术治疗早期子宫恶性肿瘤的远期效果还需更多的资料及长期随访观察。

8. 手术的局限性　腹腔镜手术是技巧性很强的操作。美国有90%的腹腔镜医师在开展腹腔镜手术前均参加了培训,包括理论学习、基本技巧及腹腔镜分级手术训练等阶段,此后再经历相当数量的临床手术实践,才能独立开展简单的腹腔镜手术。子宫恶性肿瘤的根治术在经腹手术中即限于一些高年资的对盆腔后腹膜解剖熟悉的医师实施,而腹腔镜手术不能直接触诊后腹膜淋巴结,若有盆腔脏器粘连时,其使用受限。重要的是目前缺乏既能熟练操作腹腔镜,又是妇科肿瘤专家的人才,更局限了腹腔镜手术在子宫恶性肿瘤治疗中的应用。有专家提出,腹腔镜下广泛全子宫切除+盆腔淋巴结清扫术需在上级医师指导下完成100例后才能开展。对经验不足者而言,腹腔镜下此类手术是一个风险很大的手术。

综上所述,腹腔镜目前已是公认的一个非常有效的侵入性检查工具。其用于妇科恶性肿瘤手术治疗的指征仍在探索中,但总的趋势是腹腔镜手术指征不断扩大,以往认为是禁忌证的,现在逐渐列入相对禁忌证甚至已成为适应证。腹腔镜根治性子宫切除加盆腔腹主动脉旁淋巴清扫术已有10年的研究积累,但此类手术治疗子宫恶性肿瘤尚有争议,其有效性和实用性还需10～20年的资料积累和预后观察,加之多数妇科肿瘤医师对腹腔镜的应用还处于熟悉过渡时期,因此在这一过程中应谨慎进行这类手术。

第五节　阴式子宫广泛切除术

从阴道内行子宫广泛切除术是治疗早期子宫恶性肿瘤的理想方法。若与腹腔镜淋巴清扫术联合,可达到根治子宫早期恶性肿瘤的目的,而使患者免于遭受开腹之痛。与开腹手术相比,阴式手术创伤相对较小。术后腹部胀气少,痛苦小,患者恢复快,住院时间短。

一、适应证

(1)子宫早期恶性肿瘤,无明显腹腔转移。

(2)肥胖患者,经腹手术操作困难。

(3)患者合并心脏病、肾脏病、高血压和重度肺结核等严重内科疾病耐受力较差。膨部手术创伤面大,手术时间长,出血多。而阴道手术创伤面小,出血少,手术时间短。

(4)老年、体弱对手术耐受性差的患者。

二、麻醉

全身麻醉或连续硬膜外麻醉。

三、体位

膀胱截石位。

四、手术步骤

1. 切口　作 Schuchardt 会阴切口，即在会阴口作左和(或)右侧会阴口，使阴道口扩大。

2. 阴道袖口的形成　距离宫颈或宫颈癌组织 3cm 以上，环切阴道黏膜，分离至阴道前、后壁能包裹全部宫颈包括癌灶，然后将阴道前后壁闭合形成袖口。

3. 切断子宫骶骨韧带，剪开两侧膀胱侧窝，游离输尿管下段进入膀胱部，先扪及输尿管，也可放置输尿管导管便于扪及输尿管，然后游离。

4. 暴露子宫动脉、静脉，钳夹、切断和缝扎之。

5. 钝性分离直肠侧窝，分次钳夹宫骶韧带中层和深层，切断、缝扎之。

6. 沿输尿管膝部，向上钝性分离输尿管隧道 3～4cm。

7. 钳夹、切断、缝扎宫旁组织，切除宫旁组织的范围根据病灶的范围决定。

8. 剪开阴道前、后穹隆部腹膜。

9. 子宫的切除与阴式全子宫切除术相同。

10. 闭合前后穹隆部腹膜，缝合会阴切口。

总之，对于早期子宫内膜癌，腹腔镜手术及阴式手术的效果可与开腹手术相媲美，且有并发症低，恢复快的优点，大有取代开腹手术的趋势。腹腔镜手术切除淋巴也已达到开腹切除淋巴数目的要求。由于腹腔镜手术对术者的技术要求很高，因此在恶性肿瘤的应用目前仍处于探索阶段，但对妇科恶性肿瘤的外科处理将会产生巨大的影响。

（李　敏　田　丽　王　蓓）

第十三章

张力性尿失禁

国际尿控协会(International Continence Society, ICS)提出的张力性尿失禁(urinary stress incontinence, USI)定义为:腹压的突然增加导致尿液不自主流出,不是由逼尿肌收缩压或膀胱壁对尿液的张力压引起的。其特点是正常状态下无遗尿,而腹压突然增高时尿液自动流出。由此引发的一个社会和卫生问题。张力性尿失禁(也称真性压力性尿失禁,压力性尿失禁,解剖性压力性尿失禁)。发病率各家报告不一,新近的流行病学调查结果是张力性尿失禁在绝经后妇女的发生率为 17.1%(图 13-1)。

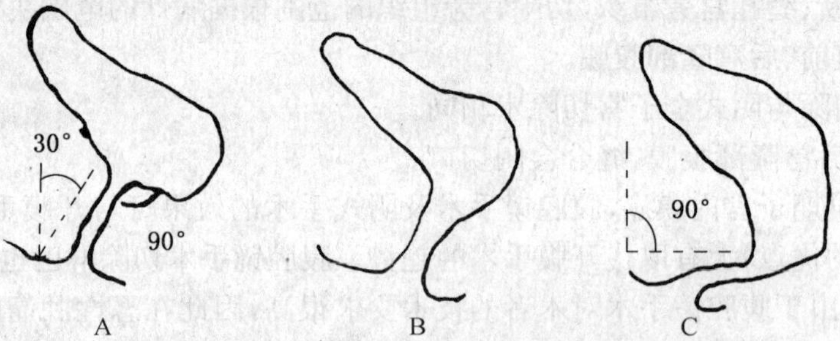

图 13-1　尿道膀胱后脚和尿道倾斜角

A. 膀胱尿道正常关系尿道倾斜角正常;B. 尿道膀胱后角消失;C. 尿道膀胱后角消失尿道倾斜角增大

一、病因

张力性尿失禁分为两型。90%以上为解剖型张力性尿失禁,为盆底组织松弛引起;约不到10%为尿道内括约肌障碍型张力性尿失禁,为先天性或原因不明。

妊娠与阴道分娩为张力性尿失禁的主要病因;尿道、阴道手术等均可破坏尿道膀胱正常解剖支持;先天性或绝经后膀胱尿道周围组织支持不足。致尿道膀胱颈部肌肉及筋膜萎缩而尿失禁;盆腔内有巨大肿物致腹压增加,膀胱尿道交接处位置降低而发生尿失禁。

二、发病机制

发病机制目前尚不清楚。占绝大多数的膀胱颈高运动型张力性尿失禁可能的机制如下:张力性尿失禁患者由于盆底松弛而致;近侧尿道移位于腹腔之外,在静止时尿道压力减低(仍高于膀胱内压）。但腹内压增加时，压力只能传向膀胱而不能传递给尿道，使尿道阻力不足以对抗膀胱的压力，遂引起尿液外溢。

正常尿道与膀胱底部的后角应为 90%～100%，上尿道轴与站立位垂直线，所成的尿道倾斜角约 30%。在张力性尿失禁患者，由于盆底组织松弛，膀胱底部向下向后移位，遂使尿道膀胱后角消失，尿道缩短。这种改变宛如排尿动作的初期阶段，一旦腹内压增加，即可以诱发不自主排尿。除尿道膀胱后角消失外，尿道轴也发生旋转，使其从正常的 30°增加至大于 90°（图 13-2）。这也从某一侧面解释了膀胱颈高运动性的张力性尿失禁的发生机制。

Petros 从正常尿道和膀胱颈关闭机制假说上阐述了张力性尿失禁的发生机制：尿道的关闭是由耻尾肌的前部分收缩形成所谓“吊床”所致；“吊床”的形成是以耻骨尿道韧带后的部分阴道为传递媒介。膀胱颈的关闭，称之为“扣结”。是以耻骨尿道后的部分阴道为媒介，由“提举支托结构”的共同收缩完成的。”提举支托结构”是指直肠的横向肌和肛门周围的纵向肌。阴道后穹隆肌电图的测定证实了这个假说。在无尿失禁的妇女“提举支托结构”收缩使阴道达到 X 点。耻骨肌收缩向前拉阴道形成“吊床”而关闭尿道腔隙。如出现阴道壁松弛，耻骨肌收缩超过固定的距离不能达到转换点Ⅺ则尿道不能关闭而产生尿失禁（图 13-3）。

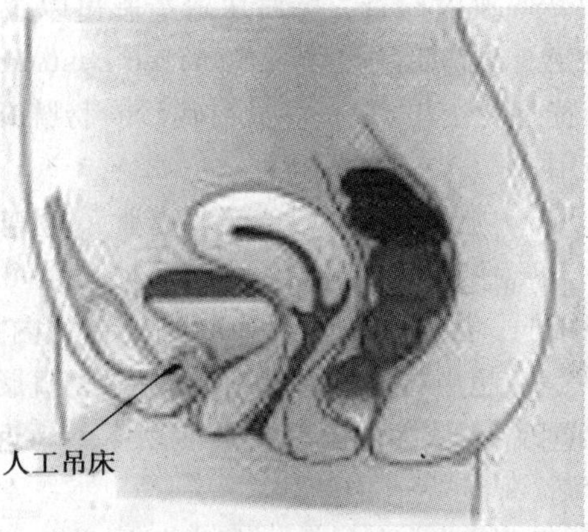

图 13-2 张力性尿失禁膀胱后角改变

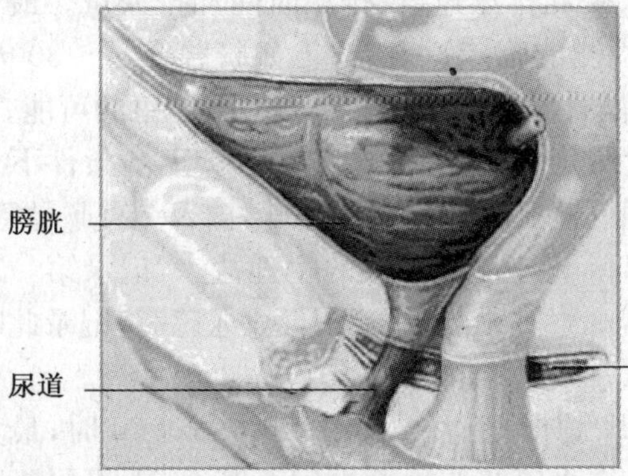

图 13-3 张力性尿失禁的“吊床”假说

三、临床表现

几乎所有的下尿路症状如尿频、尿不尽感及许多阴道症状都可见于张力性尿失禁。腹压增加下的不自主溢尿是最典型的症状，80%的张力性尿失禁患者有膀胱膨出。

四、诊断及鉴别诊断

无单一的张力性尿失禁的诊断性试验。张力性尿失禁除常规查体、妇科检查及相关的神经系统检查外，还需做如下相关检查，排除不稳定膀胱、充盈性尿失禁及感染等情况。

1. 压力试验（stress test） 将一定量的液体（一般为 300ml）注入膀胱后，嘱患者取站立位，用力咳嗽 8～10 次，观察阴部有无尿液漏出。如有尿液漏出，为阳性。

2. 纱布垫试验（pad test） 尿道压力试验阴性者可行纱布垫试验。患者带一事先称重的无菌尿布进行爬楼梯等活动，然后再称重而得知溢尿量。

3. 指压试验(bonney test)　检查者把中、示指放入阴道前壁的尿道两侧，指尖位于膀胱与尿道交界处，向前上抬高膀胱颈，再行诱发压力试验，如张力性尿失禁现象消失，则为阳性。该方法可以预计抬高膀胱颈手术的效果。

4. 棉签试验(Q-tip test)　患者仰卧位，将润滑的棉签置入尿道，使棉签头处于尿道膀胱交界处，分别测量患者在静息时及 Valsalva(紧闭声门的屏气)时棉签棒与地面之间形成的角度。在静息及做 Valsalva 动作时该角度差＜15°为好的结果，说明有良好的解剖学支持；如角度差＞30°，说明解剖学支持薄弱；15°～30°时，结果不能确定。

5. 放射检查　膀胱尿道造影可以了解尿道角度的变化、膀胱尿道位置的改变及膀胱颈的改变。动态膀胱显影录像(video cystoure thrography，VCD)，可以动态和连续地观察膀胱及膀胱颈的变化，是一种最精确诊断膀胱高运动性的方法。但仪器设备价格昂贵，临床未被广泛应用。

6. 内镜检查　尿道镜和膀胱镜检查有助于了解尿道长度、张力和除外膀胱黏膜的病变。

7. 尿道压的测定　尿道压力图常可证明张力性尿失禁患者在静息状态的尿道括约肌功能减弱。尿道压力图可以明确是否为内括约肌障碍型张力性尿失禁。

8. 超声检查　可以经阴道和经直肠进行检查。了解静息状态和 Valsalva 动作时膀胱的位置改变，从而了解膀胱颈活动度。新近有文献报道结合计算机技术可以辅助进行更精确的诊断。

9. 尿动力学检测　基本的尿动力学基本检测包括尿流量测定(uroflowmetry)和膀胱内压测定(cystometry)。

(1)尿流量测定(uroflowmetry)：是一种无创、易行和价廉的检查方法。患者在最大膀胱容量下在尿流量测定仪上排尿，了解最大排尿流速、平均排尿速度、排尿时间和排尿量。最大排尿速度＜15ml/s 和排尿量＜150ml 为异常。该检测的临床意义有：①如膀胱容量～300ml 或＞800ml，禁做张力性尿失禁手术；②排尿流速减低、排尿长，意味着术后有尿潴留的可能。

(2)膀胱内压测定(cystometry)：患者在尿流量测定后，先行残余尿测定。无菌条件下从尿道口插入一膀胱内插管至膀胱颈水平，用来测定膀胱内压力。同时从肛门插入一直肠导管，用来测定腹腔内压力。从膀胱内插管以 10～100ml/s 流速注入室温的生理盐水，记录第一次尿感的膀胱体积；同时嘱患者咳嗽和让患者听水声，观察有无漏尿情况；最大尿感时，记录此时的膀胱体积，并观察咳嗽和听水声时的漏尿情况。

膀胱内压测定的正常结果：残余尿＜50ml；第 1 次尿感在注入盐水 150～200ml 时；最大尿感容量为＞400ml；膀胱内收缩压随注水而上升，注水停止压力不再回至基线；无逼尿肌不稳定收缩。压力试验阳性而膀胱内压图无逼尿肌不稳定收缩，张力性尿失禁的诊断近乎 100％的特异性和敏感性。其诊断标准为：①尿液分析正常，尿培养阴性；②神经检查正常；③解剖学支持薄弱(棉签试验，X 线或尿道镜检查)；④证实在压力情况下有溢尿(压力试验或 Pad 试验)；⑤膀胱内压测量图或尿道膀胱内压正常(残余尿量正常，膀胱容量及感觉正常；没有非自主性逼尿肌收缩)。

在症状和体征最易混淆的是不稳定膀胱，可通过尿动力学检测来鉴别明确诊断。感觉急迫性尿失禁在症状上与不稳定膀胱非常接近，但这类患者可在足够的鼓励下防止溢尿。

尿失禁诊断分度：轻度，尿失禁发生在咳嗽和打喷嚏时，至少每周发作 2 次；中度，尿失禁发生在走路快等日常活动时；重度，尿失禁在站立位时即发生尿失禁。

五、非手术治疗

轻、中度张力性尿失禁患者可考虑非手术治疗，非手术治疗也可用于手术治疗前后的辅助治疗。

1. 盆底肌肉锻炼（pelvic floor muscleexercises，PFME） 盆底肌肉锻炼，又称为 Kegel 运动。Kegel 首先发现反复收缩耻骨尾骨肌可以增强盆底肌肉组织的张力，减轻或防止尿失禁。方法为做缩紧提肛肌的动作，每次收紧不少于 3 秒，然后放松。连续做 15～30 分钟，每日进行 2～3 次；或每天做 Kegel 运动 150～200 次，6 周为 1 个疗程。30%～40%的患者会有不同程度的改善，患者的生活质量有不同程度的提高。患者收缩提肛肌的情况可以通过在收缩时将两指尖放在阴道中来评价，指尖受到侧方压力说明肌肉收缩。可以将阴道压力计、阴道重物、球形导管放入阴道的方法提高触觉敏感性，增强盆底运动的效果。Kegel 运动的效果与运动的熟练程度有关。盆底运动可将长收缩与短收缩结合起来，锻炼慢收缩与快收缩的肌肉纤维。Elser 对 181 例 Kegel 运动 8 周后行尿动力学参数评价，发现对最大尿道关闭压、压力传导率、尿道旋转角度、第 1 尿感膀胱容量和最大膀胱容量均无影响，认为盆底肌肉锻炼临床有效，但机制不明。

2. 盆底电刺激 盆底电刺激通过增强盆底肌肉力量，提高尿道关闭压来改善控尿能力。每次 20 分钟，1 周 2 次，6 周为 1 疗程。有效率为 30%左右。

3. 膀胱训练 膀胱训练为指导患者记录每日的饮水和排尿情况，填写膀胱功能训练表，有意识地延长排尿间隔，最后达到 2.5～3 小时排尿 1 次，使患者学会通过抑制尿急，延迟排尿。此法要求患者无精神障碍。对有张力性尿失禁和逼尿肌不稳定的混合性尿失禁有一定疗效。

4. 药物治疗

(1)肾上腺素能激动剂：刺激尿道和膀胱颈部的平滑肌收缩，提高尿道出口阻力，改善控尿能力。

(2)雌激素替代：对雌激素低下妇女用雌激素替代治疗是很重要的，尤其是绝经后妇女。单用雌激素替代治疗可以缓解 10%～30%的绝经后张力性尿失禁症状，还可以减轻尿急等其他泌尿道症状。雌激素治疗可以联合。肾上腺素能激动剂增强治疗效果。阴道内给雌激素比口服给药见效快，但从保持疗效来说，两者是一样的。

5. 配带止尿器 止尿器是由硅橡胶材料制成，形状像帽子，直径 3.0cm，高 2.5cm，中间乳头直径 0.5cm 以下。

6. 尿道周围填充物注射 尿道周围填充物注射是通过轻度阻塞尿道、提高尿道阻力来达到控尿目的。故认为适合尿道内括约肌障碍型张力性尿失禁，而不适合膀胱高运动性张力性尿失禁。填充物有胶原、自体脂肪和特福隆等。目前胶原的临床应用较多。GAX 胶原是一种高度提纯的牛皮胶原与 0.0075%戊二醛交叉联结起来，生理上保存时间为 9～12 个月，与其他物质比较，无肉芽肿形成及移位的报道。该治疗需先行过敏试验，以 0.1ml 的胶原注射于前壁皮内,14 天后检查注射部位有无过敏反应。无过敏反应的患者在膀胱镜下紧贴膀胱颈部位 3 点和 9 点行黏膜下注入各 2.5ml,直至见到黏膜表面合拢。每侧的注射量最多为 7.5ml。尿道周围胶原注射的疗效治愈率为 48%~76%。其疗效也随时间推移而下降明显。Gorton 对 61 例尿道旁胶原注射后 5 年随诊,仅 26%的患者认为较治疗前有改善。尿道周围注射操作简便,但填充物价格较高。除有部分患者术后有尿道感染外,无其他并发症报道。

六、手术治疗

张力性尿失禁的手术方法很多,种类有 100 余种。归纳起来,可分为 3 类:①阴道前壁修补术;②耻骨后膀胱尿道悬吊术;③悬吊带术。后两者的手术目的是为了提高和支持膀胱尿道交界处,以加强腹压增强时压力向尿道外口。其作用是乳头产生的负压将尿道外口黏膜和远端尿道吸入并使之对合,同时对尿道远端组织起稳定及支托作用。文献报道主观治愈率为 20%,49%张力性尿失禁患者的症状有明显改善。止尿器也有置于尿道内的,效果优于外置止尿器,但易引发尿路感染。

(一)阴道前壁修补术

由 Kelly(1913)的阴道前壁缝合术(an-tenorcolporrhaphy)发展而来。通过增加膀胱尿道后壁的作用,缩小尿道内径,极少部分可使膀胱颈位置稍有提高,从而达到治疗目的。

该手术的解剖学和临床效果均较差,术后 1 年治愈率约为 30%,并随时间推移而下降。我院的资料为术后 3 个月的治愈率为 69%,术后 1 年降至 58%。Tamussino 报道在轻度张力性尿失禁的治愈率为 82%,而中、重度的治愈率为 49%,认为 Kelly 手术的适应证为轻度张力性尿失禁。这一提法得到许多学者的认同,并有认为适合尿道关闭压低的患者。全身情况不良、出血性疾病或严重贫血者,待疾病好转后手术。月经期、妊娠期、哺乳期及外阴和阴道炎症为手术禁忌证。

术前 3 天阴道冲洗和术前晚灌肠 1 次。手术在局部麻醉或静脉麻醉或硬膜外麻醉下均可进行。手术步骤为阴道前壁的膀胱沟下方做弧形切口,两侧达侧穹隆。分离阴道前壁与膀胱壁之间间隙,至尿道口下 1cm,正中纵行剪开阴道前壁,切口呈倒置的 T 形,向两侧分离阴道壁达尿道两侧深部,自尿道内口开始平行褥式缝合尿道两侧耻骨膀胱筋膜。Gordon 报道 Kelly 术后的平均复发时间为(25.15±14.1)个月。由于临床效果不理想,虽方法比较简单,目前国外应用逐渐减少。

(二)耻骨后膀胱尿道悬吊术

耻骨后膀胱尿道悬吊术的术式很多,有经腹和“缝针法”途径。经腹的耻骨后膀胱尿道悬吊术有 Marshall-Marchetti-Krantz(MMK)术式和 Burh 术式。“缝针法”有 Gittes 术式、Stamey 术式、Pereyra 术式、Raz 术式和 Muzsani 术式。所有术式遵循两个基本原则,仅在应用上有所差别:①缝合尿道旁阴道或阴道周围组织,以提高膀胱尿道交界处;②上述缝合一般连接在相对结实和持久的结构上,最常见用耻骨联合骨膜(MMK 手术)或髂耻韧带,即 Cooper 韧带(Burch 手术),Cooper 韧带应用最多。也可用其他组织,如封孔筋膜、耻骨筋膜的弓状缘、直肠筋膜附着处和耻骨支骨膜。手术治愈率为85%～90%。

1. 术式

(1)Marshall-Marchetti-Krantz(MMK)术式(1949):耻上横切口或下腹中线纵切口,充分暴露耻骨后间隙(Retzius间隙),在膀胱颈部水平,左右对称,用延迟吸收或不吸收缝线缝针,穿过尿道旁阴道壁的肌层及筋膜,缝至耻骨骨膜或耻骨联合软骨。每侧各缝1～3针。

(2)Burch改良了Marshall-Marchetti-Krantz的术式(1961):充分暴露耻骨后间隙,在尿道膀胱交界处和膀胱颈底部(膀胱三角)外侧的阴道前壁至同侧的Cooper韧带,用延迟吸收或不吸收缝线行"8"字缝合,所有的缝线均缝合好后,最后一起打结。打结的松紧以抬高尿道膀胱连接处且不能阻塞膀胱出口为度。一年治愈率约90%。Burch手术的并发症有:膀胱和输尿管损伤、术后逼尿肌不稳定、出血、泌尿道感染等。Dermirci调查了澳大利亚360例Burch手术的并发症情况:10例术中出血多(其中8例需要输血),3例发生血肿;膀胱损伤10例;1例发生输尿管打结;20例患者术后尿潴留超过10天(其中2名患者术后自插尿管26天和32天);8例发生切口处感染;3例发生深静脉血栓。

自Vancaillie和Schuessler于1991年首次报道Burch手术在腹腔镜下完成,腹腔镜下库柏悬吊术是用不同的手术途径来完成传统的开腹手术方法。像其他先进的腹腔镜手术方法一样,腹腔镜在技术方面的要求比开腹手术更高,腹腔镜下缝合是很困难的,必须克服用单目镜看不到视野深度和看不到周围事物的困难。持针不稳、器械活动和角度变化受到限制,都会妨碍缝线的操作,良好的腹腔镜手术操作技能是非常必要的。腹腔镜手术的优点包括不需要腹部切开,暴露耻骨后间隙的解剖更直观清晰,组织放大使剥离更加精细,术后并发症,如伤口感染、耻骨后血肿及逼尿肌不稳定,均可减少。术后治愈率在该术式开展早期报道较高(90%～100%)平均95%左右,优于开腹手术。随着该术式应用广泛,术后治愈率的报道有所下降,术后1年治愈率90%左右,与开腹治愈率基本相似。

2. 适应证与禁忌证　诊断明确的张力性尿失禁为腹腔镜下Cooper韧带悬吊术的适应证。有部分学者提出,张力性尿失禁手术失败或复发者也为腹腔镜下Cooper韧带悬吊术适应证。张力性尿失禁外的其他类型尿失禁为腹腔镜下Cooper韧带悬吊术禁忌证。同时必须考虑患者有无子宫脱垂、阴道前壁重度膨出和穹隆膨出,如有,最好采用悬吊术与前壁修补术相结合的方法。

3. 术前准备

(1)手术特殊器械:患者术中需呈头低膀胱截石位。患者的腿和脚用蹬架支持,使膝部屈曲,大腿外展而呈"蛙腿"状。除腹腔镜下手术操作所需无齿弯钳、持针器、单极弯剪、双极电凝和冲洗器外,腹腔镜下库柏韧带悬吊术需要Kittner海绵剥离棒。如通过腹膜外途径进入耻骨后间隙(retzius space),还需一次性气囊膨胀系统装置。

(2)常规准备:术前的手术知情同意书应阐明手术可能发生的情况。改做开腹手术的可能性、泌尿系损伤的发生几率和术后排尿功能障碍。术前晚灌肠1次。

4. 麻醉与手术体位　手术在全身麻醉下进行。也有报道在硬膜外麻醉下进行。术中患者呈头低20°膀胱截石位。

5. 手术步骤　按一般腹腔镜方式取脐部第1穿刺口,为10mm,辅助穿刺口分别取两侧髂前上棘内侧为第2、第3穿刺口，在耻骨联合上方5cm以上偏左行5mm第4切口辅助操作。插入腹腔镜，观察腹腔脏器并行相应处理。膀胱内用200～300ml亚甲蓝液充盈膀胱，以明确膀胱顶部上界。在膀胱顶部上方1cm处用单极内镜剪刀横行剪开前腹壁腹膜，并向两侧伸延到闭锁的脐韧带。排空膀胱，用单极内镜剪刀或剥离棒钝锐分离耻骨后间隙直到耻骨联合，如遇血管，可用双极电凝进行预防性电凝，紧贴耻骨后背侧，将耻骨后间隙逐步剥离，暴露耻骨后筋膜及两旁的Cooper韧带。再连续向下分离膀胱前部、膀胱颈和尿道上端及两旁的阴道壁。术者(位于患者左侧)左手置阴道内4cm(约膀胱颈水平)，示、中指在膀胱颈两侧，将穹隆向上抬(约2cm)，以进一步辨认膀胱颈及两旁的阴道筋膜组织，在术者的手指上顶阴道壁上方用内镜钝性剥离棒将膀胱向内上方分离，使膀胱颈旁的外侧阴道筋膜剥离至少2cm，分离中应避免损伤膀胱尿道周围丰富的血管丛。用爱惜康不吸收缝线缝合膀胱颈旁开1cm的阴道筋膜组织，缝合时以阴道内的手指指示缝针不至穿透阴道黏膜，缝入Cooper韧带，并打结。打结的松紧使上抬的阴道壁距Cooper韧带2～3cm，在第1针外1cm处同法缝合第2针。同法缝合对侧。术后阴道内手指可明确感到阴道前壁的上提，如效果不明显，再行第3针缝合。冲洗检查手术视野，如遇静脉丛出血采用双极电凝止血。膀胱镜检查无损伤及无双侧输尿管扭曲和喷尿异常；则手术完毕。腹腔镜下Cooper韧带悬吊术在技术上的改进有用“U”形针替代固定缝线，也可用“U”形钉将一块聚丙烯网固定在Cooper韧带和膀胱颈旁阴道组织。

腹膜外途径进入耻骨后间隙可采用钝性剥离或一次性处理的气囊膨胀系统来完成。钝性剥离到耻骨后间隙是在脐下数厘米做一横切口，向下进入皮下组织。横行切开腹直肌筋膜，将腹直肌下的腹膜前间隙向耻骨联合中线进行钝性剥离，置腹腔镜于腹膜前间尿道膀胱隙，注入二氧化碳气体后分离出耻骨后间隙。气囊膨胀系统是在脐下做一10mm的切口，将气囊—套管系统的远端涂上润滑剂，插入腹直肌下方，在白线稍外侧保持水平面，轻轻地剥离腹膜前间隙并向下直到联合后面。然后将气囊膨胀起来以机械性地分离耻骨后间隙。在停留1～2分钟后，将气囊排空取出。一旦进入耻骨后间隙，即采取与腹膜内入路同样手术技术操作。

6. 并发症　腹腔镜Cooper韧带悬吊术的并发症除了Cooper韧带悬吊术本身的并发症如感染、损伤、耻骨后血肿、耻骨炎、膀胱颈过度矫正而引起输尿管扭曲或尿道受压和逼尿肌不稳定外，还有腹腔镜套管部位的筋膜缺损可引起肠管嵌顿。但腹腔镜Cooper韧带悬吊术的最常见并发症为膀胱损伤。Cooper报道的113例腹腔镜Cooper韧带悬吊术中有10例膀胱损伤，发生率为8.85%。分析10例改开腹手术原因，均有前次腹部手术史，7例粘连较重。分离膀胱颈周围组织时发生膀胱损伤。其中5例改开腹进行修补，另5例在腹腔镜下进行修补。Saidi的2例膀胱损伤也在腹腔镜下完成修补术。Cooper等报道的这10例膀胱损伤均发生在该术式开展的前期阶段。所以腹腔镜Cooper韧带悬吊术的并发症与腹腔镜技术密切相关。所以该术式的开展须有良好的腔镜技术。另外，腹部手术史，这一并发症高危因素也是术者决定术式的重要因素。

Pelosia等介绍了一种阴道照明器(vaginal transillumination)，对腹腔镜下的操作起指示作用，可以清晰地分辨盆底和膀胱颈与周围组织界限，有利于分离和缝针，63例腹腔镜库柏韧带悬吊术无1例损伤，均无需拆除缝线或重缝。笔者认为使用阴道照明器有助于防止损伤。

7. 效果评价　腹腔镜下Cooper韧带悬吊术是用不同的手术路径完成传统的开腹手术，

治愈率接近或高于开腹 Cooper 韧带悬吊术。腹腔镜下 Cooper 韧带悬吊术不需要开腹，暴露视野清晰和组织放大作用使剥离更精细，因而术中出血减少及术后恢复快，是微创外科转换传统张力性尿失禁手术模式的新方法。

腹腔镜进耻骨后间隙的路径除腹膜内进入外，腹膜外路径采用钝性分离或一次性处理的气囊膨胀系统来完成，腹膜外路径的优点包括能使用区域麻醉和患者可采取仰卧位、在腹腔内明显粘连的情况下能不受阻碍地进入耻骨后间隙、套管部位形成疝的危险性低、手术时间缩短、手术后疼痛减轻。但一次性使用机械设备费用较高。治愈率与腹腔镜腹膜内路径相似。

(三)悬吊带术

von Giordano 于 1907 年首先开展了悬吊带术治疗张力性尿失禁，而后其手术技巧及悬带材料进行了多次修改。悬吊带术除治疗膀胱颈高运动性张力性尿失禁外，对神经切断及瘢痕所致的尿道关闭压低者也有效。悬吊带术可用自身筋膜(腹直肌、侧筋膜、圆韧带)或合成材料硅胶带。经下腹部切口在膀胱颈下做一隧道插入悬带，将两侧悬带缝到髂耻韧带上，形成很小的张力，膀胱尿道交界处支持尿道并部分压迫尿道。治愈率为 80%～90%。对多次行尿失禁手术失败的病例，提供了较高的治愈率。悬吊较松往往不能完全治愈尿失禁；较紧的悬吊可阻塞尿道出现术后逼尿肌不稳定和排尿困难。悬吊术的其他并发症有膀胱损伤、尿潴留、切口感染和悬吊带的侵蚀及瘘道的形成。

瑞典的 Olsson 于 1996 年首次报道了经阴道无张力尿道中段悬吊术(tension-free vaginal tape，TVT)，近几年来该术式蓬勃开展，迄今为止，已逾 20 万例。该术式的悬吊材料为有倒钩编织的聚丙烯网带。该网带无组织排异反应，因有其倒钩编织，网带可直接贴附和固定在组织上。TVT 术的优点有：①局麻加静脉麻醉，患者术中可以配合腹压增加动作，使悬吊带的位置恰到好处的无张力尿道支持，治疗效果为 84%治愈，10%改善，与 Burch 手术治疗效果相似；②只有 3 个小切口，手术约 30 分钟完成，为微创手术，年老患者、尤其体弱患者较其他手术安全；③悬吊带无组织排异，安全性好。但 TVT 术的缺点是悬吊带价格较高，每根 6000 元。如患者合并有其他如阴道前壁膨出等妇科疾患，可与 TVT 手术同时进行。

1. 适应证与禁忌证　诊断明确的张力性尿失禁及有张力性和急迫性的混合性尿失禁为 TVT 手术适应证；其他张力性尿失禁手术失败或复发者，可考虑行 TVT 手术。张力性尿失禁外的其他类型尿失禁为 TVT 手术禁忌证。

2. 术前准备

(1)手术器械：TVT 手术需有一套特制的器械。导引杆和推针器为可重复使用器械。TVT 网带及连带的两根粗圆针为一次性使用。

(2)常规准备：术前的手术知情同意书应阐明手术可能发生的情况：泌尿系损伤的发生几率和术后排尿功能障碍。术前晚阴道冲洗和灌肠 1 次。

3. 麻醉与手术体位　手术在局麻加静脉麻醉下即可完成。如有其他妇科手术同时操作，可在硬膜外麻醉下完成。术中患者呈膀胱截石位。

4. 手术步骤　采用加有肾上腺素的 0.25%的利多卡因进行局部麻醉。在耻骨上方，离腹中线左右各两指宽处做两个 0.5cm 的切口。在阴道前壁尿道下方 1cm 处行一纵切口，长 1～

2cm，排空膀胱后，导引杆将膀胱推向左侧，TVT 针经阴道前壁切口进入，推针器助力，将 TVT 针从腹壁右侧推出（先不要拔出）。膀胱内注入生理盐水 250ml，用 70°膀胱镜观察，如无损伤，可将针拔出。排空膀胱，导引杆将膀胱推向右侧，TVT 针从腹壁左侧切口推出。再膀胱内注液 250ml，用 70°膀胱镜观察，如无损伤，可将针拔出。将 TVT 的针与连接的悬吊带间剪断，膀胱充盈 300ml 生理盐水，嘱患者进行咳嗽配合调整悬吊带的松紧度，以咳嗽后尿道口有一滴或两滴尿液溢出为理想标准。用血管钳钳住悬吊带外的塑料套尾端，将两侧塑料套拉去，并剪去腹壁外多余的网带。用可吸收线缝合三处切口。

5. 并发症　悬吊带术术后最常见并发症为排空困难和尿潴留。而 TVT 术与悬吊术的原理相似，但因无腹压状态下尿道中段下方的吊带并未上提，因而未形成对尿道的压迫而无张力，排空问题少。Rackley 等对多中心的 TVT 术后的排空困难发生为 0～15％。本院 40 例行 TVT 术患者 90％(36/40)术后 12 小时内自解小便并测量残余尿＜100ml。平均插尿管天数 2.1 天。

TVT 手术并发症排列第 2 位为术中膀胱损伤，文献报道发生率为 3.5％，膀胱损伤多发生于手术医生操作初期阶段和既往有悬吊术手术和盆腔手术史。本院 40 例手术中，未有膀胱损伤发生。我们的体会是在穿刺前在耻骨联合上缘先定位穿刺出点，可引导穿刺针穿刺方向，穿刺过程中，使穿刺针尽可能的紧贴耻骨后，可以避免发生损伤。

TVT 其他手术并发症有切口部位感染、泌尿系感染，术中无菌操作和术中、后预防性抗生素的应用可以防止感染。耻骨后血肿、肠管损伤也有各案报道，预防的关键是规范操作。

6. 效果评价　01sson 对 TVT 患者术后 3 年的随访结果，90％的患者仍为治愈，6％的患者为改善，另 4％的患者失败。与 TVT 术式近期的治愈率相比，没有明显的降低而且并发症较少。本院 21 例 TVT 术后随诊，以患者主观感觉为评价标准，平均随访 3.85 个月，95.2％完全治愈，4.8％为明显改善，无一例无效；手术并发症少。86％的患者在术后 12 小时内自解小便，并残余尿＜100ml 而出院；另 14％的患者术后尿管插管 2～8 天。平均住院天数 2.86 天。认为 TVT 确为微创手术，增加了年老患者、尤其体弱患者的手术安全性。Nima 等对 TVT 患煮术后行尿动力学检查发现，TVT 可以提高膀胱向尿道的转换，而对最大尿道关闭的影响较小，这种改变与耻骨后尿道悬吊术的尿动力学改变相似。

在张力性尿失禁的手术失败增加了再次手术失败及术后并发症发生的可能性。所以，术者一定要屏弃先做简单易行的手术，待失败或复发时再行复杂手术的观点。应在首次手术时即选择可达最优效果的术式。

随着人口老龄化和医疗水平的提高，人们对生活质量的要求也相应提高。张力性尿失禁这一困绕中老年患者的疾病是一种可以医治好的疾病。

（李　敏　张艳赏　李季滨）

第十四章

子宫内膜异位症和子宫腺肌病

当具有生长功能的子宫内膜组织出现在子宫腔被覆黏膜以外的其他部位时，称为子宫内膜异位症(endometriosis)。虽然异位子宫内膜可生长在远离盆腔的部位，但绝大多数病灶出现在盆腔内生殖器及其邻近器官的腹膜上，故通常称为盆腔子宫内膜异位症。子宫内膜异位症和子宫腺肌病(adenomyosis)都是妇产科常见病。过去认为子宫内膜异位症和子宫腺肌病是同一疾病的不同表现形式，但现已清楚，二者除均存在异位子宫内膜这一共同特点外，在发病机制和组织发生学上是不相同的，临床表现亦有差异，实际是两种明显不同的疾病，临床上常可并存。

第一节　子宫内膜异位症

一、概述

具有生长功能的子宫内膜组织(腺体和间质)出现在子宫腔被覆内膜及宫体肌层以外的其他部位时，称为了宫内膜异位症。该病临床表现多种多样，组织学上虽然是良性的，但却有增生、浸润、转移及复发等恶性行为，是生育年龄妇女最常见的疾病之一。异位子宫内膜可以侵犯全身任何部位，但绝大多数位于盆腔内，其中宫骶韧带、子宫直肠陷凹及卵巢为最常见的被侵犯部位，其次为子宫浆膜、输卵管、乙状结肠、腹膜脏层、阴道直肠膜亦常见。异位内膜也可出现在身体的其他部位如脐、膀胱、肾、输尿管、肺、胸膜、乳腺、淋巴结等。子宫内膜异位症发病率近年明显增高，已成为妇科常见病。估计人群中15%的妇女患子宫内膜异位症。据北大一院统计，子宫内膜异位症在该院妇科病房住院患者中的发病率近年来已达15%～20%，约占同期腹部手术总数的25%。发病率上升的主要原因和腹腔镜手术的广泛应用、人们对子宫内膜异位症认识的提高有密切的关系。

(一)流行病学

该病的发病率近年来有明显增高趋势。一般见于生育年龄妇女，以25～45岁妇女多见，发病率为10%～15%。生育少、生育晚的女性发病明显多于多生育者，绝经后或切除双侧卵巢后异位内膜组织可逐渐萎缩吸收，妊娠或使用性激素抑制卵巢功能可暂时阻止此病的发展，故内异症是激素依赖性疾病。最近的流行病学研究提示，月经周期短(≤27天)和经期长(≥1

周)的妇女患病危险性较周期长而经期短的妇女高 2 倍。通常认为绝经妇女子宫内膜异位症罕见。但有报道绝经后妇女仍有 2%～4%因子宫内膜异位症而需要腹腔镜手术,其中大多数为采用激素替代治疗者。

(二)发病机制

子宫内膜异位症虽为良性病变,但具有类似恶性肿瘤的局部种植、浸润生长及远处转移能力。其发病机制尚未完全阐明,目前有下列学说。

1860 年,Von Rokitansky 首先描述了子宫内膜异位症,但该病的发病机制至今尚未完全阐明。目前关于异位子宫内膜的来源主要有以下 3 种学说。

1. 种植学说　1921 年,Sampson 首次提出了种植学说,也是目前公认最为重要的学说。这一理论认为异位的内膜来源于子宫内膜组织,这些组织转移到宫腔以外的部位,并种植和生长。

目前已提出许多传播途径,包括经血逆流、淋巴传播、血管播散和医源性种植等。

(1)经血逆流:Sampson 首先提出妇女在经期时子宫内膜腺上皮和间质细胞可随经血倒流,经输卵管进入腹腔,种植于卵巢和盆腔腹膜,并在该处继续生长和蔓延,形成盆腔内异症。经血逆流是形成子宫内膜异位症的主要原因现已被公认。很早以前就有人在输卵管腔内和腹水中发现过子宫内膜细胞;并知道经血中存在体外培养可成活的细胞。经期行腹腔镜手术证实,76%～90%患者伴有经血逆流。先天性阴道闭锁或宫颈狭窄等经血潴留患者常并发内异症;有子宫内膜异位症的妇女输卵管内口相对较松,较对照组更多发生经血逆流,均说明经血逆流容易导致内膜种植。给狒狒注射增殖期和黄体期子宫内膜偶尔会造成子宫内膜异位,但如注射经期子宫内膜则种植率极高。子宫内膜种植的分布也强有力地支持种植理论。种植和粘连最常见于盆腔子宫膀胱陷凹和子宫直肠陷凹,以及结肠旁沟。此外,后位子宫很少发生子宫膀胱陷凹的内膜异位,因为此种情况下,子宫膀胱陷凹消失。但经血逆流理论无法解释盆腔外的内异症。

(2)淋巴及静脉播散:子宫内膜细胞可以通过淋巴或静脉转移种植,远离盆腔部位的器官如肺、胸膜、四肢骨骼肌肉等处的子宫内膜异位症可能是这种播散种植的结果。不少学者认为子宫内膜可通过淋巴或静脉播散,远离盆腔部位的器官如肺、手或大腿的皮肤和肌肉发生的内异症可能就是通过淋巴或静脉播散的结果。1925 年,Halan 首次描述种植性子宫内膜异位症可经淋巴途径形成,并报道了 5 个病例。1949 年,Javert 最终在显微镜下得到淋巴管和淋巴结内有子宫内膜细胞的证据。1925 年,Sampson 报道血行转移也是可能的途径之一。1952 年,Javert 观察到盆腔静脉内有子宫内膜组织,但病例数较少,提示其是次要的途径。

(3)医源性种植:刮宫取胎术后发生腹壁切口内异症或分娩后会阴切口出现内异症,也可能是术时将子宫内膜带至切口直接种植所致。此途径在类人猿实验中已得到证实。但大多数子宫内膜异位症患者元子宫手术史,故此项也不是主要途径。

Sampson 最早提出,经血中所含子宫内膜细胞可随经血经输卵管流入腹腔(即经血逆流)种植于卵巢和邻近的盆腔腹膜,并在该处继续生长和蔓延,以致形成盆腔子宫内膜异位症。大量研究证明,月经血中确实有活的子宫内膜细胞,含有活子宫内膜细胞的月经血,也确实能通过输卵管流到盆腔,其中的内膜细胞也确实能存活下来。猕猴实验也证实使经血直接流入腹腔可形成典型盆腔子宫内膜异位症,故目前种植学说已被人们所公认。

不过，研究发现，70%～90%的妇女有经血逆流，但仅少数发生子宫内膜异位症，因而推测在经血逆流的基础上，可能还有其他众多的因素参与。

1)免疫因素(immune factors):许多学者认为，子宫内膜异位症可能是一种自身免疫性疾病。但免疫功能异常究竟是子宫内膜异位症的原因，还是子宫内膜异位症的结果仍有待确定。

2)细胞黏附异常:经血逆流进入腹腔的内膜细胞必须先和腹膜发生黏附，子宫内膜细胞之间也需要黏附、积聚成团，才可能成功地种植生长。近年来研究发现，子宫内膜腺上皮及基底膜均有多种细胞黏附分子(cell adhesion molecules，CAMs)表达。某些 CAMS 异常表达可能参与了异位子宫内膜的种植定位、黏附和生长过程。CAMs 在子宫内膜异位症发病过程中可能起不可忽视的作用，已引起国内外学者的重视。

3)腹腔液血管生成因子增多:经血逆流进入腹腔的内膜细胞和腹膜发生黏附后必须获得足够血液供应，即局部有新生血管形成后才能持续存活生长。早期红色子宫内膜异位症病灶即含有丰富的血管。近年来有证据表明，血管发生参与了子宫内膜异位症的发病过程。

4)异位子宫内膜细胞侵蚀能力增加:异位子宫内膜组织像肿瘤一样，可向周围浸润生长，说明细胞侵蚀能力增加。已发现细胞外基质金属蛋白酶(matrix metalloprotein-ases，MMPs)可以降解细胞外基质，促使异位子宫内膜细胞植入，还有 4 种 MMP 天然抑制剂(tissue inhibitors of metalloproeinases，TIMPs)，它们之间的平衡失调可能在子宫内膜异位症的发病中起重要作用。

2. 体腔上皮化生学说　由 10 世纪著名的病理学家 Robert Meyer 提出，认为异位内膜细胞来源于盆腔腹膜的体腔上皮化生。这一理论的基础是苗勒管、生发上皮和盆腔腹膜具有相同的来源，即均是由具有高度化生潜能的体腔上皮分化而来，在受到卵巢激素、经血及慢性炎症刺激后，被激活而转化成内膜组织。但无论是 Meyer 本人还是以后的学者都没能证明已分化的腹膜细胞可维持进一步分化的能力。另有许多现象对此理论提出质疑，特别是病灶分布缺乏与体腔上皮的一致性。体腔上皮覆盖腹腔和胸腔。虽然腹膜和胸膜都由体腔上皮发育而来，但子宫内膜异位常见于盆腔。此外，该病只发生于生育年龄妇女。如果该病确实由化生而来，发生率应随年龄增长而增加。为了解释年龄分布问题，有人提出雌激素诱导化生的理论。但这与无排卵妇女发生率较低不相符，这些妇女却常合并长期雌激素水平升高。卵巢生发上皮、盆腔腹膜都由胚胎期具有高度化生潜能的体腔上皮分化而来。Meyer 认为这些由体腔上皮分化而来的组织，当受到经血、慢性炎症或持续性激素刺激后，均可被激活而化生为子宫内膜样组织，导致子宫内膜异位症的发病，但迄今为止，该学说尚无充分的临床或实验依据。尽管缺乏科学证据，许多年以来体腔上皮化生的理论并未被推翻过，仍有人认为这是发生子宫内膜异位症的病因。

3. 诱导学说　经血逆流无疑是子宫内膜异位的重要原因，但并不是所有妇女或大多数妇女都发生子宫内膜异位症，提示可能内异症的形成还有其他原因。诱导形成内异症的理论认为，种植的内膜释放某种未知物质诱导未分化的间充质形成子宫内膜异位组织。兔模型动物实验证实了此理论。新鲜的和变性的子宫内膜沉淀物注入皮下均可形成子宫内膜囊肿。但在人类中未得到证实。该学说实际上是体腔上皮化生学说的延伸。现已证实子宫内膜异位症患者腹腔巨嗜细胞活性增强，伴有生长因子的产生，包括血小板生长因子、表皮样生长因子和转化生长因子。正是这些生长因子可在体外刺激子宫内膜间质细胞增生，并提高子宫内膜细胞的种植能力。这些资料提示包括激素和数种腹腔内具有分泌能力的细胞对维持子宫内膜异位生长并造成临床子宫内膜异位症是必需的。

子宫内膜发生异位后,能否形成内异症可能还与下列因素有关。

(1)遗传因素:流行病学调查还发现妇女直系亲属中有患此病者,其发病的可能性较对照组明显增加,提示此病与遗传有关,可能为一种多基因遗传。近年来,人们试图寻找出和子宫内膜异位症发病有关的基因,但至今尚无明确结论。有报道,子宫内膜异位症具有一定的家族倾向,可能存在遗传影响。内异症患者一级亲属的发病风险是无家族史者的7倍,可能是多基因和多因素遗传的影响。有证据表明生育年龄妇女的内异症与SLE、黑色素瘤及某些HLA抗原有关,与雌激素受体基因多态性也有关。在人类子宫内膜和卵巢子宫内膜异位囊肿中,发现存在各种编码的孕激素mRNA。某些患者的染色体出现非整倍体及某些染色体长短臂和杂合性的缺失。当前的研究集中在寻找和鉴定内异症形成的相关基因。

(2)免疫因素:经血逆流的普遍存在和子宫内膜异位的相对少见,使研究者考虑到某些女性的腹腔内环境可能与该病的发生有关。其中免疫系统作为可能的因素受到关注。Hill曾报道有些免疫性疾病伴有子宫内膜异位症,这些免疫缺陷均对子宫内膜成功种植起作用。由于患者免疫力低下,清除盆腔活性子宫内膜细胞能力减低,从而导致内异症的发生发展。内异症的发生也可能与免疫耐受有关,机体把异位子宫内膜当成自体组织而不进行清除。在人类,绝大多数研究集中在伴有子宫内膜异位的不孕患者的免疫功能。子宫内膜异位症常见巨噬细胞的活性增强,而细胞免疫减弱。有学者报道,将经血中碎片和经血放入腹腔,刺激出的反应表明,患子宫内膜异位症的妇女T细胞介导的细胞毒和自然杀伤细胞介导的细胞毒均有缺陷。巨噬细胞是细胞介导的细胞毒反应中的关键成分,且随月经周期有变化,在月经后的卵泡期较多。与对照组相比,患有不孕症的子宫内膜异位症患者似乎具有更多的巨噬细胞。存在于逆流经血内受刺激后可能引起分化。有证据表明,子宫内膜异位妇女腹腔巨噬细胞具有活性增强的特性,并可分泌儿种可溶性物质(如蛋白水解酶、细胞因子、前列腺素及/或生长因子)。白介素-8(IL-8)是一种潜在的血管生成因子、趋化因子及活化粒细胞的细胞因子;而单核细胞趋化蛋白-1(MCP-1)则是趋化因子和活化单核细胞和巨噬细胞的细胞因子。这些细胞因子来源于逆流子宫内膜和腹膜间皮细胞。患病妇女腹水中IL-8和MCP-1的浓度比未患病的对照组高,且水平与疾病严重程度相关。这些资料可以解释子宫内膜异位的形成机制。逆流的经血是首要条件,在雌激素和腹腔巨噬细胞分泌的生长因子共同作用下种植和生长。反过来,子宫内膜和腹膜间皮细胞分泌IL-8和MCP-1募集这些巨噬细胞。此外,细胞毒T细胞和NK细胞缺乏反应,导致内膜异位形成。

(3)炎症:有证据表明,内异症与亚临床腹膜炎症有关。表现在患者的腹腔液中白细胞特别是巨噬细胞、细胞分裂活动、生长因子和血管生成提升物质均增加。内异症和非内异症患者的局部炎症和前列腺素(PG)分泌及子宫内膜芳香化酶活性有很大差异。异位种植的子宫内膜有芳香化酶mRNA和细胞色素P450蛋白的表达,提示异位子宫内膜可产生雌激素,并通过雌激素受体起作用。在正常子宫内膜,2型17-羟基类固醇脱氢酶的表达正常,对孕激素反应。而在异位子宫内膜组织,2型17-羟基类固醇脱氢酶的表达下降,使17-雌二醇的灭活作用被削弱。另外,PGE_2也能刺激异位子宫内膜芳香化酶的异常表达,导致局部产生E_2,从而刺激PGE_2的产生,促进异位子宫内膜的生长。

虽然子宫内膜异位症发病机制的学说甚多,但尚无一种可以解释全部子宫内膜异位症的发病,不同部位子宫内膜异位症可能有不同的发病机制,子宫内膜异位症发病很可能是包括基因遗传在内许多因素共同作用的结果。

(三)病理生理

子宫内膜异位症的主要病理变化为异位种植的子宫内膜随卵巢激素的变化而发生周期性出血,病灶局部反复出血和缓慢吸收导致周围纤维组织增生、粘连,出现紫褐色斑点或小泡,最后发展为大小不等的实质性瘢痕结节或形成囊肿。绝大多数子宫内膜异位症发生于盆腔,称为盆腔子宫内膜异位症。根据发生的部位不同,又大致可分为卵巢子宫内膜异位症和腹膜子宫内膜异位症。

异位子宫内膜可出现在身体不同部位,但绝大多数位于盆腔内,其中盆腔腹膜子宫内膜异位症约占 75%;卵巢受累达半数以上,两侧卵巢同时波及者约 50%;7%～37%累及肠管;16%累及泌尿系。盆腔外子宫内膜异位症常见于剖宫产和侧切手术的瘢痕处,罕见于脐、肺、肌肉骨骼、胃、肝脏、眼和脑等处。

1. 巨检

(1)含色素性病灶:包括紫蓝色结节、血性囊泡、散在煤渣样灶、含铁血红素着色、点状出血斑、浆膜下出血等。卵巢病变早期在其表面及皮层中可见紫褐色斑点或小疱,随着病变进展,卵巢内的异位子宫内膜因反复出血而形成囊肿,以单个常见,称为子宫内膜异位囊肿(endometrial cyst)。因内含暗褐色黏糊状陈旧血,状似巧克力液体,故又称为巧克力囊肿(chocolate cysts)。囊肿常与周围组织粘连,多不能活动,手术时若分离卵巢与其周围组织的粘连,囊壁往往破裂。卵巢与周围组织紧密粘连是子宫内膜异位囊肿特征之一,借此可与其他出血性卵巢囊肿鉴别。

Nezhat 等对 216 个出血性囊肿(子宫内膜异位囊肿)进行了仔细的病理研究后,将卵巢子宫内膜异位囊肿分为两型。Ⅰ型子宫内膜异位囊肿(原发性子宫内膜异位囊肿)较少见,直径 1～2cm,含深褐色液体,囊壁均有子宫内膜组织,是真正的子宫内膜异位囊肿。该囊肿虽小,但与卵巢组织粘连紧密,手术剥除困难。Ⅱ型子宫内膜异位囊肿(继发性子宫内膜异位囊肿)临床最常见。它是卵巢功能性囊肿如黄体囊肿或滤泡囊肿与子宫内膜异位病灶共同形成的。根据内膜异位结节与囊肿的关系又分为ⅡA、ⅡB 和ⅡC 3 种亚型。其中ⅡA 型约占 1/4,直径 2～6cm,出血性囊肿和异位症结节靠近但不相连,外观很像子宫内膜异位囊肿,粘连较轻,镜下见囊内衬无子宫内膜,子宫内膜种植结节侵犯卵巢浅表皮层,未达到囊肿壁。ⅡB 型约占 1/4,直径 3～12cm,粘连较重,异位结节和出血性囊肿相连、粘连,镜下见囊内衬可有子宫内膜组织,子宫内膜种植结节侵犯卵巢浅表皮质,已达囊肿壁。ⅡC 型最多见,约占半数,直径 3～20cm,粘连致密,卵巢表面的异位结节已经穿透出血性囊肿囊壁并沿囊腔生长,囊肿壁组织学检查有子宫内膜组织,囊肿较大,粘连致密。子宫内膜种植结节穿透囊肿壁并沿囊壁播散生长,囊壁纤维组织增生与卵巢皮质粘连界限不清。

(2)无色素性病灶:包括透明小水疱、浆液性囊泡和表面隆起等。

(3)继发性病变:包括粘连与挛缩状瘢痕。阔韧带后叶和直肠子宫陷凹处可见膜状粘连形成的腹膜袋(peritoneal pockets),袋底有时可见紫蓝色结节。最近有学者报道这些腹膜袋内半数可找到异位病灶。直肠子宫陷凹有致密粘连，直肠和结肠与子宫内膜异位囊肿之间常有粘连。卵巢子宫内膜异位症：约80%患者病变累及一侧卵巢，50%患者双侧卵巢受累。卵巢的异位内膜病灶分为2种类型：①微小病变型　为位于卵巢浅表层的红色、蓝色或棕色等斑点或小囊，病灶只有数毫米大小，常导致卵巢与周围组织粘连，手术中刺破后有黏稠咖啡色液体流出；②典型病变型　又称囊肿型。异位内膜在卵巢皮质内生长、周期性出血，以致形成单个或多个囊肿，称为卵巢子宫内膜异位囊肿。典型情况下，陈旧性血液聚集在囊内形成咖啡色黏稠液体，似巧克力样，故俗称卵巢"巧克力囊肿"。但如出血新鲜，囊内液也可为暗红色，稀薄状。此外，由于其他卵巢囊性肿物发生内出血时也可表现为巧克力样，最终诊断需靠组织病理学证实。

卵巢子宫内膜异位症囊肿大小不一，一般直径多在5～6cm以下，但最大者直径可达25cm左右。表面呈灰蓝色。襄肿张力大、囊壁厚薄不均，易反复形成小的破裂，破裂后囊内容物刺激局部腹膜及卵巢呈炎性反应，导致卵巢破裂处与周围组织粘连，这种粘连多发生在子宫后方、阔韧带后叶及盆侧壁，致使卵巢固定在盆腔内，活动受限。如较大的囊肿由于外力或自发形成较大的破口，多量囊内容物流入盆腹腔，则可出现腹膜刺激症状，引起急腹症。

腹膜子宫内膜异位症：分布于盆腔腹膜和各脏器的表面，以子宫骶骨韧带、子宫直肠陷凹和子宫后壁下段浆膜最为常见。这些部位处于盆腔较低或最低处，与经血中的内膜碎片接触机会最多，故为内异症最好发部位。在病变早期，病灶局部有散在紫褐色出血点或颗粒状散在结节。随病变发展，子宫后壁与直肠前壁粘连，直肠子宫陷凹变浅，甚至完全消失。

严重者直肠子宫陷凹内的异位内膜向直肠阴道隔发展，在隔内形成包块，并向阴道后穹隆或直肠腔凸出，但极少穿透阴道或直肠黏膜层。输卵管内异症亦多累及其管壁浆膜层，直接累及黏膜较少。输卵管常与周围病变组织粘连，可因粘连和扭曲而影响其正常蠕动，严重者可致管腔不通，是内异症导致不孕的原因之一。腹膜子宫内膜异位症亦分为2型：①色素沉着型，即典型的蓝紫色或褐色腹膜异位结节，术中较易辨认；②无色素沉着型，为异位内膜的早期病变，较色素沉着型更常见，也更具生长活性，表现形式多种多样。依其外观又可分为红色病变和白色病变。前者多认为是疾病的最开始阶段，病灶多由内膜腺体或细胞构成，富于血管，病变活跃；而后者多为出血被吸收后形成的瘢痕组织。手术中为辨认病灶可进行热色试验（heat color test，HCT），即将可疑病变部位加热，其内的含铁血黄素则呈现出棕褐色。无色素沉着的内膜异位病灶发展成典型的病灶需6～24个月。

上述病理变化，在开腹手术和腹腔镜手术所见略有不同。由于腹腔镜对病灶的放大作用，腹膜及脏器表面的早期病灶或微小病灶较肉眼直视时能呈现出各种不同的病理形态。

2. 镜检　异位内膜组织在显微镜下可见到4种成分，即子宫内膜腺体、子宫内膜间质、纤维素和红细胞及含铁血黄素。传统上，病理学家要求腺体和间质都存在并伴有月经周期的证据（存在组织出血或富含含铁血黄素的巨噬细胞）才能确定诊断。现通常认为确诊需要有2种以上的成分。但典型的组织结构可因异位内膜反复出血被破坏而难以发现，故临床上常出现临床所见与病理报告不一致的现象。早期子宫内膜异位病灶，在病灶中可见到子宫内膜上皮、内膜腺体或腺样结构、内膜间质及出血。有时临床表现典型，但子宫内膜异位症的组织病理特征极少。镜检时能找到少量内膜间质细胞即可确诊。若临床表现和术中所见大体病理改变很典型，即使镜检仅能在卵巢的囊壁中发现红细胞、含铁血黄素或含铁血黄素的巨噬细胞等出血证据，也应视为子宫内膜异位症。异位子宫内膜可随月经周期变化而出现增生和分泌改变，但不一定与子宫内膜同步，以增生期改变多见，可能与异位子宫内膜的周围组织纤维化导致血供不足有关。异位子宫内膜可出现不典型增生，少数发生恶变，多为卵巢子宫内膜样癌或透明细胞癌。

子宫内膜异位症的显微镜下诊断要点如下：

(1)子宫腔及肌层以外发现子宫内膜腺体或间质或两者都存在，伴或不伴有富含含铁血黄素的巨噬细胞。

(2)见到内膜间质细胞有时较腺体更具确诊意义。

(3)卵巢表面的异位内膜组织见到腺体组织。

(4)卵巢子宫内膜异位囊肿除典型者外，由于囊壁受压严重，内层上皮结构常被破坏，因而最不易获得组织学证据。有时仅可在囊壁内层找到少许立方上皮，间质部分或全部被含铁血黄素巨噬细胞代替；甚至镜下看不到内膜上皮及间质，仅见到含铁血黄素细胞，此时仍应考虑为内膜异位囊肿。

(5)肉眼正常的盆腔腹膜，在镜下发现子宫内膜的腺体和间质称为镜下内异症。镜下内异症可能在内异症的组织发生和治疗后复发方面起重要作用。有报道，在正常腹膜活检中，10%～15%妇女有镜下内异症。

(6)异位内膜极少发生恶变，恶变率低于1%。

(四)临床表现

子宫内膜异位症的临床表现多种多样，病变部位不同，临床表现也不相同。因人而异，和病变侵犯部位、病灶浸润深度有很大关系，约20%患者无明显不适。此病多见于30～40岁生育年龄的妇女，初潮前无发病者，绝经后异位子宫内膜组织逐渐萎缩吸收，症状消失。

1. 症状　常见有痛经、慢性盆腔痛、性交痛、月经异常和不孕。25%患者无任何症状。

(1)痛经和慢性盆腔痛：子宫内膜异位症最典型的症状为继发性痛经，并随局部病变的进展而渐进性加重，但并非所有患者都有如此典型的症状。典型的痛经多常于月经开始前1～2天出现，月经第1天最剧烈，以后逐渐减轻并持续至整个月经期。疼痛部位多为下腹深部和腰前部，并可向会阴、肛门、大腿放射。部分患者伴有直肠刺激症状，表现为稀便和大便次数增加。疼痛程度与病灶大小不一定成正比。也有腹痛时间与月经不同步者，少数患者长期下腹痛，形成慢性盆腔痛，至经期加剧。约2/3患者有痛经，多为继发性，呈进行性加重。疼痛多位于下腹及腰骶部，可放射至肛门、会阴、阴道或大腿，通常月经来潮前1～2天即开始，可贯穿整个月经期。疼痛的程度和病灶大小不一定成正比，而与病灶的部位及浸润深度有关，如较大的子宫内膜异位囊肿可能疼痛较轻，而宫骶韧带上的结节病灶可导致剧烈痛经。偶有周期性腹痛出现稍晚而与月经不同步者。约1/3患者有月经期以外的盆腔疼痛。经期肛门坠痛或抽痛：约1/3患者有此症状。

(2)性交痛：约30%患者可出现性交痛。多见于直肠子宫陷凹有异位病灶或因病变导致子宫后倾固定的患者，性交时由于碰撞及子宫收缩和向上提升而引起疼痛，一般表现为深部性交痛，月经来潮前性交疼痛更明显。20%～30%患者有此症状。

(3)月经异常：15%～30%患者有经量增多、经期延长或经前点滴出血。月经异常可能与病灶破坏卵巢组织，影响卵巢功能有关。部分患者可能与同时合并有子宫腺肌病或子宫肌瘤有关。月经失调可能与卵巢不排卵、黄体功能不足，也可能与同时合并的子宫腺肌病或子宫肌瘤有关。

(4)不孕：内异症患者不孕率高达40%，而在不孕症患者中，约80%有异位症，其中20%患者有中度以上病变。引起不孕的原因复杂，主要与下列因素有关：①腹盆腔解剖结构异常　重度内异症病灶可以导致盆腔局部解剖结构异常，如卵巢、输卵管周围广泛粘连，导致输卵管梗阻或引起扭曲，使输卵管蠕动异常，影响拾卵和对受精卵的运输功能；②盆腹腔内微环境改变　内异症患者腹腔液中含有异常物质可导致不孕；③免疫功能异常　异位的内膜被体内免疫系统识别为“异物”，激活体内免疫系统，产生抗原抗体反应，激活补体系统，细胞因子增多。多种细胞因子和补体系统造成的损伤反应导致不孕；④卵巢功能异常　异位症患者的排卵障碍发病率为17%～27%，可能与腹腔液中PGS升高而影响卵泡发育和排卵有关；即使有排卵，患者卵泡和黄体细胞上的LH受体量减少，导致黄体分泌不足，黄体形成不良而影响受孕。此外，未破裂卵泡黄素化综合征(luteinized unruptured follicle syndrome，LUFS)在异位症患者中的发病率高达18%～79%，也是不孕的原因；⑤自然流产率增加　异位症患者妊娠，约40%发生自然流产，而正常妊娠者自然流产率只有15%。流产的发生与升高的PG刺激子宫收缩及干扰受精卵着床有关；⑥黄体期功能不足；⑦相对性高催乳素血症；⑧卵细胞质量差。

(5)急腹痛：卵巢子宫内膜异位囊肿经常会由于经期囊内出血、压力增加而多次出现小的破裂，由于破裂后立即被周围组织粘连而仅造成一过性的下腹部或盆腔深部疼痛。如较大卵巢子宫内膜异位囊肿出现大的破裂时，囊内液体流入盆腹腔可引起突发性剧烈腹痛，伴恶心、呕吐和肛门坠胀。破裂多发生在经期前后或经期，部分也可发生在排卵期，破裂前多有性生活或其他腹压增加的情况。其症状类似输卵管妊娠破裂。子宫内膜异位囊肿破裂可引起突发性剧烈腹痛，伴恶心、呕吐和肛门坠胀。疼痛多发生在月经期或其前后。

(6)其他症状：盆腔外组织有异位内膜种植和生长时，多在病变部位出现结节样肿块，并伴有周期性疼痛、出血或经期肿块明显增大，月经后又缩小。肠道内异症患者可出现腹痛、腹泻或便秘，甚至有周期性少量便血。严重的肠道内异症可因直肠或乙状结肠受压而出现肠梗阻症状。膀胱内异症可在经期出现尿痛和尿频，但多被严重的痛经症状掩盖而被忽略。异位内膜侵犯和压迫输尿管时，可出现一侧腰痛和血尿。身体其他任何部位有内膜异位种植和生长时，均可在病变部位出现周期性疼痛、出血或肿物增大。

2. 体征　较大的卵巢子宫内膜异位囊肿在腹部可扪及囊性包块，腹壁瘢痕子宫内膜异位病灶可在切口瘢痕内触及结节状肿块，囊肿破裂时出现腹膜刺激征。盆腔检查可发现子宫多后倾固定，直肠子宫陷凹、宫骶韧带或子宫后壁下段等部位们及触痛性结节，在子宫的一侧或双侧附件区们到与子宫或阔韧带粘连的囊性不活动包块，往往有轻压痛。若病变累及直肠阴道隔，可在阴道后穹隆扪及隆起的小结节或包块，甚至有时可直接看到局部隆起的蓝色斑点或结节。

怀疑为子宫内膜异位症时要做三合诊检查。典型者子宫多后倾固定，直肠子宫陷凹、子宫骶骨韧带、子宫后壁下段等部位扪及触痛性硬结，单侧或两侧附件处扪到与子宫相连活动差的囊性偏实性包块，常有轻压痛。有时可在阴道后穹隆部扪及结节或包块，甚至可看到隆起的紫蓝色结节，破裂后流出咖啡色液体。

（五）诊断

凡育龄妇女有继发性痛经，进行性加重和不孕史，盆腔检查扪及盆腔内有触痛性结节或子宫旁有不活动的囊性包块，应高度怀疑为子宫内膜异位症。确诊应首选腹腔镜检查，也可剖腹探查获得组织病理诊断。少数情况下，病理未发现异位子宫内膜的证据，但临床表现和术中所见符合内异症特征，也可诊断。

1. 病史　询问的重点是月经史、孕产史、家族史及手术史。特别注意疼痛或痛经的发生发展与月经和剖宫产、人流术、输卵管通液术等手术的关系。

2. 妇科检查　除双合诊检查外，应特别强调必须进行三合诊检查。盆腔子宫内膜异位症时子宫多为后位，活动度不良或固定；宫骶韧带和后穹隆有触痛性结节为特征性的体征；卵巢子宫内膜异位症者，在附件区可触及与子宫或阔韧带、盆壁相粘连囊性肿块，活动度差，往往有轻度触痛，囊肿一般<1cm。

3. 腹腔镜检查　是目前国际公认的内异症诊断的最佳方法。在腹腔镜下见到大体病理所述典型病灶，诊断可基本成立，术中所见亦是临床分期的重要依据。特别是轻、中度子宫内膜异位症、可疑内异症造成的不孕和慢性盆腔痛、妇科检查有盆腔触痛性结节，而B型超声检查又无阳性发现的患者，有条件的应将腹腔镜作为首选确诊方法。腹腔镜也是治疗子宫内膜异位症最常用的方法。

4. 其他辅助检查

(1)影像学检查：阴道和腹部B型超声检查是鉴别卵巢子宫内膜异位囊肿及直肠阴道隔内异症的重要手段。其诊断敏感性达97%，特异性达96%。B型超声检查可确定卵巢子宫内膜异位囊肿的位置、大小、形状和囊内容物，与周围脏器特别是与子宫的关系等。超声图像一般显示囊肿呈椭圆形、圆形，囊肿可为单房或多房，有较明显的界限，与周围组织粘连。囊肿壁较厚且粗糙不平，囊内有点状细小的絮状光点。囊肿大小随月经周期出现一定的变化。由于囊肿的回声图像无特异性，不能单纯根据B型超声图像确诊。盆腔CT及MRI对盆腔内异症的诊断价值与B型超声相当，但检查费用较高。

(2)CA125值测定：中、重度内异症患者血清CA125值可能会升高，但一般均为轻度升高，多低于100IU/ml。但CA125的特异性和敏感性均局限，且与多种疾病有交叉阳性反应，因此不能单独用做诊断或鉴别诊断。

(3)抗子宫内膜抗体：正常妇女血清中抗子宫内膜抗体多为阴性，内异症患者则60%以上呈阳性。有报道其敏感性为60%～90%，特异性90%～100%。患者血液中检测出该抗体，说明体内有异位内膜刺激及其体内免疫内环境改变。但本法目前在临床尚末普及。

已知子宫内膜异位症是一种自身免疫性疾病，患者体内有许多自身抗体存在，可以与血清或组织内的α(2)-Heremans Schmidt 糖蛋白[α(2)-HSP]、转铁蛋白、碳酸酐酶等结合。国内外早有报道测定患者血清“抗子宫内膜抗体”来诊断子宫内膜异位症，但该抗体至今还没有被提纯。“抗子宫内膜抗体”是一种还是多种，存在于子宫内膜的什么部位，是子宫内膜细胞特有的还是非特异性的，均有待于深入研究。

(4)芳香化酶检测：Kitawaki等报道，正常子宫内膜无芳香化酶，而子宫内膜异位症及子宫腺肌病患者的在位子宫内膜有明显的芳香化酶活性，用 RT-PCR 和免疫组化法测定在位子宫内膜芳香化酶细胞色素 P450 诊断子宫内膜异位症、子宫腺肌病[和(或)子宫肌瘤]的敏感性为 91%，特异性 100%。笔者认为检测子宫内膜芳香化酶细胞色素 P450 以排除这些和雌激素有关的疾病简单易行，便于门诊开展。

(5)腹腔镜检查：是诊断子宫内膜异位症的最佳方法，特别是对不明原因不育或腹痛者是首选诊断手段。镜下看到典型子宫内膜异位症病灶，即可确诊。可疑时取活体组织检查。此外，美国生殖医学协会制定的子宫内膜异位症分期(R-AFS，1985)也只有在腹腔镜手术或剖腹探查的直视下方可确定(表 14-1)。

表 14-1　子宫内膜异位症分期(R-AFS，1985)

病灶大小			<1cm	1～3cm	>3cm	得分
腹膜		浅表	1	2	4	
		深部	2	4	6	
卵巢	右	浅表	1	2	4	
		深部	4	16	20	
	左	浅表	1	2	4	
		深部	4	16	20	
粘连程度			<1/3	1/3～2/3	>2/3	得分
卵巢	右	膜状	1	2	4	
		致密	4	8	16	
	左	膜状	1	2	4	
		致密	4	8	16	
输卵管	右	膜状	1	2	4	
		致密	4*	8*	16	
	左	膜状	1	2	4	
		致密	4*	8*	16	
直肠子宫陷凹封闭		部分		4		
		完全		40		
评分总计						

注：* 输卵管完全堵塞计 16 分。Ⅰ期，微型 1～5 分；Ⅱ期，轻度 6～15 分；Ⅲ期，中度 16～40 分；Ⅳ期：重度≥41 分。

无色素子宫内膜异位病灶腹腔镜下不易辨认，Malik 等报道了一种新的诊断法——荧光诊断法，原理是子宫内膜异位病灶可选择性吸收光敏感物质 5-氨基多缩左旋糖酸(5-aminolevulinic acid，ALA)，在 Dlight 系统照射下会发出荧光。对 37 例患者给予 ALA(30mg/kg)，

10～14 小时后行腹腔镜诊断观察，先用普通腹腔镜，然后用 Dlight 荧光诊断系统（storz tuttlingen germany）并行多点活检，诊断子宫内膜异位感性、特异性普通腹腔镜分别为 69%及 70%；荧光诊断分别为 100%及 75%，荧光诊断明显提高了子宫内膜异位症的检出率。

内异症的分期方案甚多，现多采用 1985 年美国生育学会（AFS）提出的“修正子宫内膜异位症分期法”。此分期法需经腹腔镜检查或剖腹探查确诊，并要求详细观察和记录内膜异位病灶部位、数目、大小、深度和粘连程度，最后进行评分。此分期法对于评估疾病严重程度及选择治疗方案，比较和评价不同疗法的疗效等方面有一定的作用。

（六）鉴别诊断

子宫内膜异位症易与下列疾病相混淆，应予以鉴别。

1. 卵巢恶性肿瘤　早期无症状，有症状时多有持续性腹痛腹胀，病情发展快，一般情况差。妇科检查除触及包块外，多伴有腹水，子宫直肠窝触及结节多较粗大，无触痛。B 型超声图像显示肿瘤为囊实性或实性包块，彩色多普勒超声肿瘤内部血流丰富，且多为低阻血流（阻力指数＜0.45）。CA125 值多大于 100IU/ml。凡诊断不明确时，应及早剖腹探查。

2. 盆腔炎性包块　多有急性盆腔感染和反复感染发作史，平时亦有下腹部隐痛，疼痛无周期性，可伴发热和白细胞增高等。妇科检查子宫活动差，双侧附件有边界不清包块，抗生素治疗有效。

3. 子宫腺肌病　痛经症状与异位症相似，但通常更严重，疼痛位于下腹正中。妇科检查子宫多均匀性增大，呈球型，质硬，经期检查子宫触痛明显。该病常与内异症合并存在。

子宫内膜异位症的治疗以手术为主，辅以药物治疗。应根据患者年龄、病情轻重和有无生育要求等综合考虑。原则上症状轻微者采用期待疗法，轻度伴不孕的患者可先行药物治疗；病变较重者行保守性手术，无生育要求的重度患者可采用子宫切除术辅以药物治疗；症状和病变均严重、年龄较大、无生育要求者可行根治性手术。

（七）治疗

针对疾病的特征（疼痛、病灶及不孕）给予适当的治疗。可采用药物或（和）手术治疗（保守性或根治性）。迄今，除根治性手术外，尚无一种理想的根治方法。无论是药物治疗抑或保守性手术均有相当高的复发率。因此，应根据患者年龄、症状、体征、病变范围以及对生育要求选择个体化治疗。基本原则：症状轻者选用期待治疗；有生育要求的轻度患者明确诊断后先行药物治疗，病情较重者行保留生育功能手术；年轻无生育要求的重症患者可行保留卵巢功能手术，并辅以药物治疗；症状及病变严重的无生育要求患者可行根治性手术。

1. 期待治疗　指对患者定期随访，应用非甾体类抗炎药（萘普生或布洛芬等）治疗病变引起的腹痛或痛经。适用于轻度内异症且无严重症状的患者。期待治疗期间，病情可能会进一步发展，对年轻有生育要求者一般不用或特殊情况下慎用。

2. 药物治疗　包括对症治疗和激素抑制治疗。

（1）对症药物治疗：多采用非甾体类抗炎药缓解慢性盆腔疼痛及痛经。对症治疗不能阻止病情进展。

(2)激素抑制治疗：其主要原理是造成体内低雌激素环境，使患者形成假孕，或假绝经，或药物性卵巢切除状态，导致异位内膜萎缩、退化、坏死而达到治疗目的。

1)假孕治疗(pseudopregnancy therapy)

A. 避孕药：通过连续服用造成类似妊娠的长期人工闭经，引起异位子宫内膜组织蜕膜化和萎缩而发挥作用。目前所用的避孕药均为低剂量高效孕激素和炔雌醇的复合片，可诱发假孕，缓解痛经和减少经量。可连续应用或周期应用。连续应用的疗效比较肯定，一般用法是每日1片，连续用6～12个月。副作用较多，如恶心、血栓形成、痤疮、脱发、肌肉增多、乳房减小和声音变粗等，但相对较轻微。

B. 孕激素类药物：其作用机制为抑制垂体促性腺激素释放并直接作用于子宫内膜和异位内膜，最初引起子宫内膜组织的蜕膜化，继而导致内膜萎缩和闭经。临床上常用醋酸甲孕酮每日口服30mg或甲地孕酮每日口服40mg，或炔诺酮每日口服5mg，一般均连续应用6个月。疗效与达那唑和GnRH-a等接近，但费用较低，不良反应也小。药物不良反应主要为体内吸收不稳定而致阴道不规则流血，其他的副作用包括恶心、乳房发胀和液体潴留，体重增加、血清脂蛋白水平异常等。停药后月经能恢复正常。

2)假绝经治疗(pseudomenopause therapy)

A. 促性腺激素释放激素激动剂(GnRH-a)：为人工合成的10肽类化合物，作用与天然的GnRH相似，但对GnRH受体亲和力强，对肽酶分解的稳定性好，半衰期长，效价约是GnRH的100倍。作用机制主要是通过抑制垂体促性腺激素的分泌，导致卵巢分泌的性激素减少，造成体内低雌激素状态，出现暂时性绝经，起到药物暂时去势的作用而达到治疗目的。故此疗法又称“药物性垂体切除”(medical hypophysectomy)，或“药物性卵巢切除”(medical oophorectomy)。

目前我国常用的GnRH-a类药物有：①亮丙瑞林(抑那通，Leuprorehn)3.75mg，月经第1天皮下注射一针后，每隔28天注射一次，共3～6次；②戈舍瑞林(诺雷德，Goserehn)3.6mg，用法同前；③曲普瑞林(达菲林，Tryptorelin)3.75mg，肌内注射，用法同前。

一般用药后3～6周血清雌激素水平达到去势范围内并出现闭经，可使痛经缓解。主要副作用为血管运动综合征和骨质疏松，前者主要表现为潮热、阴道干涩、性欲降低、乳房胀痛，失眠、抑郁、易激惹和疲倦等绝经症状。停药后大部分症状可以在短期内消失，并恢复排卵，但骨质丢失需要1年甚至更长时间才能恢复。因此，应用GnRH-a 3个月应给予反向添加治疗(add-back therapy)，即倍美力0.625mg加甲羟孕酮2mg，每日1次。

B. 达那唑：合成的17α乙炔睾酮衍生物，口服吸收较好。能抑制FSH、LH峰，从而抑制卵巢甾体激素生成能力，直接与子宫内膜的雄激素和孕激素受体结合，抑制内膜细胞增殖，导致子宫内膜萎缩、短暂闭经。用法：200mg/次，每日2～3次，月经第1天服用，持续用药6个月。如痛经不缓解或未出现闭经，可每日服药4次。不良反应是卵巢功能抑制症状及雄性化作用，如多毛、痤疮、声音变粗(不可逆转)、皮脂增加、头痛、潮热、性欲减退、体重增加、肝功损害等。近年来研究表明，该药可引起高密度脂蛋白降低，长期应用可引起动脉粥样硬化性心脏病的危险。

3)其他治疗

A. 孕三烯酮：19-去甲睾酮甾体类药物，有雄激素、抗孕激素和抗雌激素作用。血浆中半衰期达 24 小时。2.5mg，每周服药 2 次，月经第 1 天起服，连续用药 6 个月。用药期间如出现突破性出血，可适当增加剂量，最大剂量可用到每周 10mg。副作用包括雄激素和抗雌激素作用等。大多数副作用轻微，且为一过性，但有些副作用如声音变化、多毛和阴蒂肥大很可能是不可逆转的。

B. 米非司酮：为孕激素受体调节剂，具有抗孕酮和抗糖皮质激素作用，能抑制排卵，干扰子宫内膜的完整性。每日口服 25～100mg，可以抑制内异症，但长期疗效有待证实。副作用包括烘热、疲倦、恶心和一过性肝酶升高。无雌激素样影响，也没有用 GnRH-a 治疗导致骨质丢失的危险。

3. 手术治疗（详见后节介绍“手术治疗”）。

4. 手术＋药物或药物＋手术＋药物联合治疗　单纯手术治疗和单纯药物治疗均有其局限性，如严重粘连时病灶难以彻底切除，保留生育功能的手术不能防止新病灶生长；单纯药物治疗对大的病灶无效，疗效的个体差异，停药后复发等。因此，采用手术后加用药物治疗，有利于维持手术的疗效。术前给药目的在于缩小病灶，降低手术难度和损伤程度。

5. 不孕的治疗　对希望妊娠者，术后不宜应用药物巩固治疗而应行促排卵等治疗，争取尽早妊娠。手术后 2 年内不能妊娠者，再妊娠机会甚微。已有报道，对内异症导致不孕的患者经保留生育功能手术后即采用辅助生育技术可明显提高妊娠率。

（八）预后

除根治性手术外，异位症复发率较高。其复发率与病情轻重、治疗方法、随访时间长短及统计方法有关：重症患者复发率高于轻症患者，病情越重复发越快，年复发率 5%～20%，5 年累计复发率为 40%。用 GnRH-a 治疗后，轻症患者复发率为 37%，重症患者为 74%。单纯药物治疗后复发率高于手术治疗，术后应用孕激素并不减少复发率，根治手术后雌激素替代治疗不会明显增加复发危险。

（九）预防

异位症病因不清，其组织学发生复杂，不能完全预防。根据可能的病因及流行病学结果，可从以下几方面进行预防。

1. 防止经血逆流　及时发现并治疗引起经血逆流的疾病，如先天性生殖道畸形、闭锁、狭窄和继发性宫颈粘连、阴道狭窄等。

2. 药物避孕　口服药物避孕者异位症发病风险降低，与避孕药抑制排卵、促使子宫内膜萎缩等有关。因此，对有高发家族史者、容易带器妊娠者可口服药物避孕。

3. 防止医源性异位内膜种植　月经期避免性交及妇科检查。尽量避免多次子宫腔手术操作，特别是在月经前期，手术操作要轻柔，如人工流产应避免造成宫颈损伤导致宫颈粘连。切开子宫的手术注意保护好腹壁切口，特别是中期妊娠剖宫取胎手术。

二、手术治疗

子宫内膜异位症是育龄妇女的常见病，且发病率逐年增高。随着腹腔镜微创技术在妇科临床的广泛、深入应用，腹腔镜检查已成为子宫内膜异位症诊断的金标准。在腹腔镜直视下可确定诊断，并利用其放大作用能识别微小病灶，对可疑病变处可进行热-色试验、亚甲蓝着色试验或活组织检查，使诊断率明显提高。同时腹腔镜下可进行病灶电凝、内凝、激光烧灼或病灶切除、粘连分离，卵巢内膜异位囊肿剥除，骶韧带切断等各种术式的治疗。缓解、消除疼痛、减少复发和术后粘连，可明显提高合并不孕症患者的妊娠率。与传统的开腹手术比较，具有创伤小、恢复快、术后粘连发生率低、并发症少、住院时间短、治疗效果好等优点，已成为子宫内膜异位症的首选术式。

手术治疗目的是：①明确诊断及进行临床分期；②清除异位内膜病灶及囊肿；③分离粘连及恢复正常解剖结构；④治疗不孕；⑤缓解和治疗疼痛等症状。

手术指征包括附件包块、盆腔疼痛及不孕。

（一）适应证与禁忌证

各期盆腔子宫内膜异位症均可以做手术。妇女有生育要求，而且其病变能解释患者的疼痛症状和不孕原因时应行保守性手术。近年来，腹腔镜手术广泛用于临床，已成为公认的治疗子宫内膜异位症的最佳方法。国外一些腹腔镜手术专家可以做腹腔镜下肠切除术治疗肠道子宫内膜异位症，因此，腹腔镜手术治疗子宫内膜异位症几乎无禁忌证。国内多数医院腹腔镜技术尚不够娴熟，对巨大卵巢囊肿、估计有广泛肠粘连、需行肠切除术或判定为很复杂的手术仍以开腹手术为宜，对有肠道症状和（或）肿块、疑有深部浸润病灶者应做好肠道消毒准备。最近，有人认为血清 CA125 水平＞65U/ml 者提示有致密盆腔粘连，亦应认真做好肠道消毒准备。

手术方式：有开腹手术和经腹腔镜手术两种。后者已发展为内异症治疗的最佳处理方式。目前认为以腹腔镜确诊、手术＋药物为异位症治疗的金标准。有条件的医院，在多数情况下腹腔镜手术应为内异症的首选治疗方法。但腹腔镜手术的选择及效果在很大程度上取决于设备、器械和手术者的经验及技巧。开腹手术可用于腹腔镜条件不具备或非常复杂的手术，如严重粘连和有多次手术史者。

（1）保留生育功能的手术：目的是明确诊断并去除或破坏肉眼所能见到的异位内膜病灶，分离粘连，恢复正常解剖结构，保留子宫和双侧或一侧附件。适用于年轻患者和有生育要求的患者，特别是Ⅰ、Ⅱ期内异症患者。术后尽早妊娠或加用药物治疗有助于降低复发率。

（2）保留卵巢功能的手术：指去除盆腔内病灶，切除子宫，保留至少一侧或部分卵巢的手术，又称为半根治手术。适用于Ⅲ、Ⅳ期患者、症状明显且无生育要求的 45 岁以下患者。手术后仍有约 5％的复发率。

（3）根治性手术：包括去势手术及全子宫、双附件切除术。

1）去势手术：切除双侧附件，而保留子宫的手术。双侧卵巢切除后，无激素作用，异位内膜自行萎缩退化消失。适用于近绝经期、症状明显而子宫和宫颈正常的患者，也适用于结肠、乳腺恶性肿瘤术后子宫、宫颈正常，但患有盆腔异位症而有症状的患者。此手术通常应在腹腔镜下完成，开腹手术多不考虑此术式。

2）全子宫、双附件及子宫内膜异位病灶切除术：适用于重症患者，特别是盆腔粘连严重和＞45 岁的患者。

(4)缓解疼痛的手术：主要有 2 种术式。

1)宫骶神经切除术(LUNA)：将宫骶韧带与宫颈相接处 1.5～2.0cm 的相邻区域切除或激光破坏。

2)骶前神经离断术(PSN)：在下腹神经丛水平切断子宫的交感神经支配。适用于有盆腔中央疼痛严重而药物治疗无效的患者。近期疼痛缓解率较好，但复发率达 50%。

腹腔镜手术与开腹手术治疗各期子宫内膜异位症疗效均确切。内膜异位症经保守性手术治疗临床症状缓解率为 59%～100%。对重度子宫内膜异位症患者，腹腔镜与剖腹手术所得的妊娠率和慢性盆腔疼痛的缓解率基本相同，显示两种术式均可用于治疗各期子宫内膜异位症。术后两组患者的痛经缓解情况、复发率相近似。

腹腔镜手术在各期子宫内膜异位症保守性手术治疗上的优缺点腹腔镜手术可将诊断和治疗一次完成，对不同期别的病例，在确定病灶范围，临床分期上是金标准，同时腹腔镜具有放大的作用，可清晰显示盆腔微小病灶的分布情况，能够发现子宫内膜异位症早期病例，并可利用电凝准确彻底地烧灼病灶及切断部分神经，减少漏诊和残留，解除疼痛，提高手术效果。

在腹腔镜技术熟练的情况下，与开腹手术对比，腹腔镜手术充分体现创伤小、术后恢复快且安全性高的优点。术中出血量、手术时间、术后体温、胃肠功能恢复时间、使用镇痛剂等指标腹腔镜组均优于开腹组。分析原因为腹腔镜手术在相对封闭的腹腔内使用器械操作，避免了腹内脏器长时间暴露及手套、纱布等大面积机械异物刺激血管与组织，大部分电凝止血及凝切分离粘连，避免结扎，减少异物在腹腔残留。此外我们在腹腔镜手术中常规行“三步曲”充分冲洗即 5%葡萄糖-0.5%灭滴灵-低分子右旋糖酐冲洗盆腔，对比开腹手术冲洗更彻底，以上因素都减少了不必要的术后粘连。腹腔镜手术时间明显短于开腹组，与腹腔镜技术熟练相关。但是腹腔镜手术不能彻底治愈子宫内膜异位症，只能消除和减少异位的子宫内膜，还原输卵管和卵巢的解剖位置，以利于生育功能的改善；切断传入痛觉的神经，减轻经期和性生活的疼痛等。

尽早的腹腔镜手术是提高子宫内膜异位症所致不孕症妊娠率的首选治疗方法。腹腔镜手术治疗子宫内膜异位症患者术后宫内妊娠率为 30%～80%。对于输卵管正常患者，按照 R-AFS 分期，术后妊娠率各期之间差别无显著性，腹腔镜放大作用下更准确详细确诊与分期，尽量去除微小病灶，分离输卵管卵巢及盆腔底粘连，重建盆腔正常解剖结构，并直视下行输卵管亚甲蓝通液检查，对自然受孕能力作出评估，指导不孕症的治疗方案设计具有重要价值。同时通过腹腔手术去除病灶，彻底冲洗盆腔后可去除盆腔自身免疫炎性介质，改善卵巢功能与受孕的生化微环境，提高妊娠率。

(二)手术目的

腹腔镜诊断是诊断子宫内膜异位症的最佳方法，特别是对不明原因不育或腹痛者应首选腹腔镜检查。当镜下看到典型子宫内膜异位症病灶时，即可确定诊断。注意外观正常的腹膜可以有微小子宫内膜异位病灶，使用近接触腹腔镜将腹膜区域放大或用血液涂抹腹膜及阔韧带，不典型病灶即变得容易辨认，可以提高其诊断率。子宫内膜异位症在腹腔镜观察下可分为无色素性病灶、含色素性病灶和子宫内膜异位症继发性病变如粘连及挛缩壮瘢痕形成等。腹腔镜通过肉眼直视检查，并利用染料及热能源协助诊断，必要时可采用活检组织学诊断。腹腔镜具有放大作用，特别是与高分辨的电视系统结合的腹腔镜在检查子宫内膜异位病灶时具有很大优越性。将腹腔镜镜头接近腹膜表面时，能识别直径 400μm 的红色病损及小至 180μm 的无色素病灶，还能识别即往激光及电手术留下的 40μm 的碳颗粒。

1. 热-色试验　Semm 自在腹腔镜引进热内凝能源系统之后，首先提出采用热-色试验诊断子宫内膜异位症新技术，这是一种组织化学试验。是用加热到 100°C 左右的内凝器接触病变部位，若存在子宫内膜异位病灶，则病灶部位显示棕黑色，为热-色试验阳性；若无子宫内膜异位病灶则仅变白色，为阴性。由于盆腹腔子宫内膜异位病灶均在腹膜表面，病灶热接触即变色，因此，临床上该试验除用于子宫内膜异位病灶的定位诊断外，还用于搜索探查病变范围，特别是用于检测微细的、不典型的，甚至肉眼不能辨认的病灶。这种诊断方法较活检组织学诊断有以下优点：①可靠性强、特异性高　盆腹膜尚未发现非子宫内膜异位的含有含铁血黄素的病变，故该试验用于诊断内膜异位的可靠性强，特异性高；②敏感性高　热接触即变色，微细病灶也能检测到；③无创伤　不像活检留下腹膜创面，内凝局部蛋白质变性，表面形成蛋白保护膜，不会引起术后粘连。

2. 亚甲蓝着色试验法　亚甲蓝对子宫内膜有较高的亲和力。Manhes 首次报道用蒸发浓缩亚甲蓝着色法诊断盆腹膜子宫内膜异位症，并对腹膜亚甲蓝着色的区域活检，50%获得子宫内膜异位的组织学证据。尚有学者提出采用稀释的亚甲蓝溶液经宫颈或经宫腔镜输卵管口插管通液法用于诊断子宫腺肌病和输卵管内子宫内膜异位。林金芳在亚甲蓝输卵管通液术中发现输卵管峡部阻塞或部分阻塞局部节段蓝染者 5 例用长效缓释型促性腺激素释放激素激动剂(Goserelin，3.75mg/支)，每月 1 针，共 3 个月；停药后 2 例再次行腹腔镜下亚甲蓝输卵管通液，阻塞段疏通，局部不再出现蓝染；另 3 例停药后行 HSG 检查提示阻塞段已疏通。由于上述亚甲蓝蓝染的阻塞段病灶用 GnRH-a 治疗后缩小或消退从而使输卵管疏通，间接证明了亚甲蓝蓝染的阻塞部位为对 GaRH-a 敏感的子宫内膜异位病灶所在。总之，腹腔镜的肉眼直视检查结合直接活检或热-色试验是诊断子宫内膜异位症的金标准。

是否去除异位结节、分离粘连、缓解疼痛，并且恢复盆腔器官正常的解剖及生理状态，对不孕患者恢复正常的输卵管卵巢关系至关重要。对有严重痛经，子宫同时有肌瘤或腺腺病又无生育要求者切除子宫可缓解痛经，减少复发。

(三)常用方法

在发达国家，腹腔镜手术已广泛用于治疗子宫内膜异位症。腹腔镜手术比开腹手术创伤小、患者恢复快、腹部瘢痕小、术后粘连轻。因此，建议首选腹腔镜手术治疗子宫内膜异位症。腹腔镜下保守性手术，目的在于去除所有异位结节、分离粘连、缓解疼痛、减少复发和术后粘连，并且恢复盆腔器官正常的解剖及生理状态。对不育患者为促进生育，恢复正常的输卵管卵巢关系至关重要。国内使用最多的是电凝与激光及近年来兴起的超声刀。腹腔镜手术治疗效果等于或优于期待治疗或药物治疗，且不良反应小，术后恢复快，损伤小且经济，是轻度内异症合并不孕患者的首选治疗。内异症合并不孕患者，不论病变或期别如何，均为腹腔镜手术的指征。与剖腹手术相比，电视腹腔镜手术具有无法比拟的优点。Matynorv 在镜下子宫内膜异位囊肿剔除后 12～14 个月后行第 2 次腹腔镜检查，没有发现盆腔粘连。在缓解疼痛方面，腹腔镜保守手术后Ⅲ、Ⅳ期的缓解率为91.2%。在治疗不孕方面，国外报道的轻度异位症患者腹腔镜手术后的妊娠率高达53.5%～73.0%，李斌等统计腹腔镜保守手术术后6个月妊娠率，Ⅰ、Ⅱ期为25%，Ⅲ期16%～17%。看来对要求生育、希望术后减少因剖腹手术可能造成盆腔粘连的不孕患者，腹腔镜手术更具独特的优点。

盆腔疼痛是最常见的症状，包括痛经、性交痛和排便坠痛。盆腔痛分为急性盆腔痛和慢性盆腔痛，急性盆腔痛是一些迅速发生的疾病，如巧克力囊肿破裂、急性感染所致，慢性盆腔痛可定义为无周期性的腹部和盆腔疼痛，持续时间至少6个月。87%慢性盆腔痛的妇科患者腹腔镜检查发现是子宫内膜异位症所致。

子宫内膜异位症是妇科常见病、多发病，近年来，发病率明显增高，它虽是良性病变，但具有类似恶性肿瘤的远处转移和种植生长能力。黄骊莉等报道重度子宫内膜异位症61例腹腔镜手术治疗组与30例经腹手术组相比，术中出血、术后使用抗生素、术后病率、术后住院日等，前者明显优于后者，差异有显著性；术后随访6～18个月，症状改善率两组间差异无显著性。

腹腔镜手术治疗盆腔疼痛的常用方法：

1. 电凝与热凝治疗　单极或双极电凝或热凝可用于损伤表浅病变而治疗由此发的疼痛。这种技术可以避免损伤深部结构及医源性粘连，一般用于3mm以下的病变。

2. 激光与微波的治疗　激光治疗可用于切开、剥除囊肿、烧灼病灶及止血。ChristopIer等证实90%患者在激光治疗后6个月疼痛改善，并持续12个月左右。孙爱达等应用激光与微波治疗子宫内膜异位症200例，主诉疼痛症状180例，术后疼痛完全缓解率为58.3%，有效率92.2%，且认为微波治疗优于激光治疗。

卵巢异位囊肿穿刺抽液酒精固定术及囊肿剔除术：有人认为在囊内注射无水酒精术前后使用3个月达那唑，疗效更好，在痛经明显者，术前后用药组15例，有效14例，而单纯囊内用药组13例，有效7例。但对于巧克力囊肿，多认为前者不能确定组织类型，对卵巢实质有影响且复发可能性高，所以多主张囊肿剔除。

子宫骶韧带切断术：腹腔镜宫骶韧带切断术一般于宫骶韧带距离颈端1.5～2.0cm处切断韧带。这样子宫的感觉神经即被阻断，达到止痛目的，有效率可达80%。

（四）腹腔镜手术治疗不孕症

子宫内膜异位症主要以腹痛和不孕为特征。有20%～30%的内膜异位症患者并发不孕。现在的观点是子宫内膜异位症本身是一种进行性发展的疾患，如不及时去除，势必影响患者以后的受孕机会。所以目前主张积极治疗。手术治疗仍是治疗子宫内膜异位症的主要方法，通过清除异位病灶，分离粘连，恢复正常的盆腔结构等保守方法来达到治疗不孕的目的，可以提高不同期别的内膜异位症患者的妊娠率。随着腹腔镜技术的不断完善和发展，进行镜下诊断的同时，通过电凝、内凝、激光烧灼、抽吸、活检、剔除手段治疗。由于腹腔镜手术痛苦小恢复快、粘连发生率低、术后受孕率提高。已被广大的医务工作者接受，特别针对于早期进行镜下手术后妊娠率有明显提高。因此，有人提出腹腔镜不仅是诊断子宫内膜异位症最确切的手段，而且在保守手术治疗上比剖腹手术更有价值。

原因不明的不孕症患者发现子宫内膜异位症，占50%以上。子宫内膜异位症的不孕患者应首先行输卵管子宫碘油造影，提示病变累及输卵管影响输卵管通畅性或输卵管阻塞者，则应行腹腔镜检查了解输卵管通畅性受影响或已阻塞是由于输卵管浆膜面粘连，还是输卵管内的子宫内膜异位症所致。

目前的腹腔镜检查在诊断的同时可完成矫治手术。对于重度的内异症合并不孕患者，因为患者往往症状表现重或有明确的手术指征，所以必须手术治疗。可首选腹腔镜手术。姚书忠对合并不孕的患者行腹腔镜下卵巢子宫内膜异位囊肿剔除，术后服用达那唑 3 个月，随访 6～40 个月，妊娠为 47.4%。其中 83.3%停药后 12 个月内妊娠。另有报道，内异症合并不孕术后 12 个月内的受孕率可高达 60%。将单纯手术和术后辅助药物治疗比较，受孕情况没有明显差异。术后用药若导致月经紊乱，还需调经。因此，更多学者不主张合并不孕的内膜异位患者术后辅助药物治疗，以免失去最佳妊娠机会，鼓励患者尽早受孕。对镜下手术后 12 个月以上仍不孕者，应在腹腔镜下行 2 次探查术，有助于增加妊娠的机会。

盆腔的炎症、粘连，输卵管因素及排卵障碍等是导致女性不孕症的主要原因。腹腔镜应用于妇科临床以来，替代了许多过去必须开腹手术才能解决的难题，尤其在不孕症诊治方面，更显出其独特的优越性和重要价值，它不仅能直视观察盆腹腔脏器的各种病变，而且还可以进行准确有效的治疗。另外，近年来针对女性不孕症不同病因的其他微创治疗也有发展。

1. 腹腔镜下女性不孕症病因的诊断

(1)慢性盆腔炎及输卵管病变：表现为输卵管粘连、扭曲、折角、伞端闭锁或积水，有的可见子宫直肠窝有淡黄色积液，更常见盆腔脏器粘连形成不同程度的粘连带，甚至与大网膜、肠管粘连。腹腔镜直视下，输卵管亚甲蓝通液试验能较准确地判断输卵管的功能，了解输卵管是否通畅。另外，亚甲蓝通液还可了解输卵管梗阻部位及程度，在梗阻的近端可见输卵管呈紫蓝色增粗，如输卵管间质部梗阻，可见子宫呈蓝紫色，而输卵管不变色不增粗。

(2)多囊卵巢综合征：腹腔镜下多囊卵巢的典型特征：为单侧或双侧卵巢增大(约占 80%)，表面光滑，灰色发亮；包膜增厚呈珍珠色，表面不平(约占 73%)；卵巢包膜下有多个卵泡，向卵巢表面稍突出(约占 71%)；卵巢表面血管增多呈网状(约占 64%)；因无排卵卵巢表面平滑无痕迹。

(3)子宫内膜异位症：子宫内膜异位症是目前常见的妇科疾病之一。近年发病率明显升高。在妇科剖腹手术中 5%～15%患者发现此病，因不孕症而行腹腔检查的患者中 33%有子宫内膜异位症存在。腹腔镜检查已成为诊断子宫内膜异位症最常用和最准确的方法。通过腹腔镜可观察病变的部位、范围和侵蚀程度，对内异症进行分期，指导治疗。子宫直肠窝、子宫后壁、宫骶韧带、阔韧带后叶、卵巢表面等可见大小不等的紫蓝色、棕黄色、火焰状或白色结节状病灶，有时呈皱缩状瘢痕。卵巢可形成巧克力囊肿，外观呈灰白或紫色，穿刺可抽出巧克力样液体，巧克力囊肿可为单侧或双侧。盆腔多有粘连，盆底呈半封闭或全封闭状。子宫内膜异位症的镜下诊断非常可靠。

(4)盆腔结核：腹腔镜下可见盆腔脏器粘连，盆腔腹膜、肠管表面、卵巢表面、输卵管的浆膜面粟粒状结节呈弥散性分布。有的输卵管增生肥大、僵硬呈串珠状，伞端尚封闭。对粟粒样病灶活检可确诊。

(5)子宫、输卵管发育异常和排除盆腔器质性病变：对于原因不明不孕患者行腹腔镜检查时常有阳性发现。除常见的输卵管粘连、输卵管不通、子宫内膜异位症等外，还可发现子宫、输卵管发育异常和盆腔脏器的器质性病变，如输卵管闭锁、子宫发育畸形、卵巢肿瘤、子宫肌瘤等。因此，对于不孕时间较长、无明显原因发现者，可行腹腔镜检查来进一步明确诊断。

2. 女性不孕症腹腔镜下的对症治疗

(1)慢性盆腔炎及输卵管病变：盆腔粘连用电刀或剪刀钝性或锐性分离，使子宫、输卵管、卵巢呈游离状态，特别注意解除输卵管的粘连、扭曲、折角及卵巢表面的膜状粘连，使生殖系统恢复正常的解剖关系，可增加受孕机会。如输卵管梗阻或积水，在加压通液的基础上行输卵管伞端"十"字切开，切口力求大而外翻，外翻的部位缝合固定。王永来等报道腹腔镜松解粘连后，妊娠率高达 81.0%；腹腔镜伞端成形术后妊娠率为 50%。

(2)PCOS 排卵障碍：微创手术的应用为 PCOS 不孕患者的治疗开辟了新的途径。腹腔镜手术治疗 PCOS 患者，主要适用于药物促排卵无效者。腹腔镜治疗后，可诱发排卵并建立正常排卵周期，有较高的术后妊娠率，且能降低早期流产率。卵巢打孔可用电凝、激光或微波打孔，每侧卵巢视体积大小烧灼 8～15 个孔，尽量释放出卵泡液。打孔选在卵泡上，使卵泡液流出，卵巢表面呈筛孔状，并烧灼破坏部分卵巢组织，然后用 0.9%氯化钠溶液冲洗盆腔。腹腔镜手术方法简单，与传统的开腹卵巢楔切手术相比，是一种微创治疗，术中可同时发现盆腔其他异常情况，对盆腔粘连、输卵管阻塞、子宫内膜异位症等可同时手术治疗。对于术后仍未恢复规律月经或半年至 1 年仍未妊娠者应检查原因，并建议结合促排卵治疗及必要的辅助生殖技术治疗解决生育问题。应当注意的是，腹腔镜下卵巢打孔术适当的打孔数目较难把握，术后仍可能发生卵巢局部的粘连及卵巢萎缩，造成不可逆的不孕和继发卵巢功能减退，甚至卵巢早衰。

(3)子宫内膜异位症：目前多数认为手术是治疗子宫内膜异位症的首要措施，且越早期治疗效果越好。腹腔镜手术价值在于不仅可直接观察盆腔内情况，明确病变的部位、性质、程度，同时明确输卵管通畅情况及解剖改变，并对病变输卵管、卵巢、子宫及盆腔病灶进行一定的手术治疗，恢复盆腔的正常结构及内环境，使患者尽快获得生育机会。术后 1 年以上，获得妊娠的机会大大下降。应加强术后指导，争取尽早妊娠。对内异症患者不能手术恢复者，建议尽早采用辅助生殖措施。子宫内膜异位病灶在电灼时应充分破坏病灶，深度以达腹膜下脂肪组织为宜。如病灶位于输尿管或膀胱等重要器官表面，可用钝性切除的方法将病灶切除。切勿盲目电凝损伤输尿管或膀胱。剥除卵巢子宫内膜异位囊肿时，应注意找对层次，尽可能完整剥离囊壁，勿伤及卵巢处血管，以免引起大量出血。镜下进行病灶清除、吸尽盆腔液体、并冲洗干净可以减少异位内膜，降低前列腺素浓度及自身免疫反应所产生的各种抗体、巨噬细胞等，尽可能在术后短期内有一个微环境改善机会，从而达到增加受孕机会的目的。对于有手术指征的不孕症患者，强调治疗的个体化，根据病变的情况选择不同术式。腹腔镜-药物-辅助生殖技术的有机结合，为子宫内膜异位症不孕患者提供了一个最佳治疗模式。

3. 女性不孕症微创手术治疗的相关进展

(1)无气腹腹腔镜(gaslessla paroscopy)：可弥补气腹腹腔镜的不足，减少术后疼痛和心肺并发症，无气腹腹腔镜是应用特制的腹壁牵引器牵引腹壁，代替 CO_2 暴露盆腔空间而进行手术操作，适合有气腹禁忌证者或无气腹手术条件的单位。目前无气腹腹腔镜的应用经验报道不多，还需临床进一步观察。

(2)微型腹腔镜:腹腔镜手术的发展一直遵循着“小即是美”的原则,于是产生了显微腹腔镜和微型腹腔镜(microlaparoscopy)。前者是指直径为 2mm 的腹腔镜,以显微光束作为光源系统的腹腔镜。后者是指直径<5mm 的腹腔镜。与常规腹腔镜比较,微型腹腔镜的切口小,疼痛程度更轻,可于局部麻醉下操作,适合诊断一些较小的手术操作,如轻度粘连分离、通液术、组织活检、二探手术、保守治疗的疗效评估、输卵管绝育术、辅助生殖术、轻度子宫内膜异位症的处理以及小卵巢囊肿的剔除等。由于操作中,必须使腹腔镜更接近盆腔病灶,以提高亮度,这样势必造成视野缩小。微型腹腔镜也有它的局限性,所以选择适应症时要注意。

(3)经阴道注水腹腔镜(transvaginal hydrolaparoscopy,THL):由于腔镜技术和设备的发展,后穹隆镜检查重又受到了重视。改用膀胱截石位,以 0.9%氯化钠溶液作为膨胀介质,即为经阴道注水腹腔镜,它是一种新的陷凹镜技术,在水下观察输卵管、卵巢结构,对不孕患者还可以结合微型宫腔镜、输卵管卵巢伞镜,必要时行输卵管镜。适合无症状和无明显盆腔病变的不孕患者。THL 是安全、可重复的手术方法,能全面观察盆腔,诊断准确率高,比标准腹腔镜创伤小,患者的耐受性好。但由于 THL 是近年来发展起来的一种新的微创治疗技术,直肠损伤的发生几率较高,加上 THL 的操作技巧需要较长时间的掌握与探讨,而且手术疗效的全面评价需要更多的病例和随访资料,这些都限制了 THL 在临床的广泛使用。

(4)超声引导下未成熟卵泡穿刺术在 PCOS 不孕症的应用:随着临床辅助生殖技术的进步,未成熟卵经体外成熟培养技术(IVM)的应用得到迅速发展,超声引导下小卵泡穿刺术作为治疗 PCOS 的微创术在临床上取得了良好的疗效。超声引导下小卵泡穿刺术不仅可以改善 PCOS 患者的内分泌状况,提高辅助生殖技术的成功率,而且降低常规 IVF 的花费,减少卵巢过度刺激综合征(OHSS)的发生,成为治疗 PCOS 的新选择。B 超引导下经阴道小卵泡穿刺术治疗 PCOS 的机制与腹腔镜下卵巢打孔术相似。在静脉麻醉下,超声引导经阴道穹隆进针,穿刺抽吸所有能见到的小窦卵泡穿刺,手术操作简便、安全,不需住院,患者痛苦小、花费,更便于临床医生掌握和更易于为患者所接受。该微创术本身风险小,更重要的是由于是在超声引导下,穿刺针进入卵巢都是在卵巢的下极,部位局限,负压又较小,与腹腔镜术相比,对卵巢表面几乎没有大的损伤,术后不易造成盆腔粘连。但由于穿刺对多囊卵巢损伤小,我们临床观察发现对于严重患者,常需要 2~3 次连续穿刺才能达到改善内分泌和减少基础窦卵泡数的效果。而且治疗作用是暂时性的,术后应立即给以促排卵诱导排卵,或辅以人工授精使患者尽快妊娠。经阴道 B 超指引卵泡抽吸术对治疗难治疗性 PCOS 不孕患者是一个有效的临床治疗方法,但其远期疗效和并发症仍需进一步观察。

(五)手术步骤

1. 分离粘连　手术从分离粘连开始,充分暴露盆腔手术野,将卵巢从子宫直肠陷凹或侧盆壁分离,充分分离粘连是安全、彻底切除异位病灶的关键。由于囊肿在分离粘连时几乎均破裂,容易造成污染,因此,我们更喜欢当诊断基本确定后先行囊肿穿刺抽吸,然后继续分离囊壁与周围的粘连。此时,使用抓钳抓起卵巢向上提起,找到卵巢与阔韧带粘连的界面,难辨认时,用吸引器头向上方对卵巢用力,将卵巢从阔韧带上分离,容易辨认出它们之间的界限,沿此界限分离卵巢,边分离,边冲洗,边用双极电凝止血。分离时,始终要注意输尿管走向。卵巢充分游离后即远离输尿管，可大大减少其损伤的机会。

肠粘连厚薄不一、血管化程度不等，粘连带宽窄差异大。将需要分离的器官用钳子牵拉开，就会形成分离面，然后用超声刀或电手术器械靠近盆腔器官处将其切断去除，致密粘连可以用剪刀或其他切割器械切开。

2. 去除卵巢子宫内膜异位囊肿　不同类型的子宫内膜异位囊肿可以采用不同的手术方式。

Ⅰ型子宫内膜异位囊肿：虽然较小，但因纤维化与粘连很难将其完整切除，可以用活检钳钳取，穿刺抽吸后使用激光、电凝等汽化烧灼或行局部切除。

ⅡA型子宫内膜异位囊肿：粘连较轻，囊壁容易从卵巢内剥出。分离粘连后，抽吸囊内液，将和囊肿相邻的异位病灶汽化或切除，然后切开囊腔检查，囊壁呈黄色时一般容易切除。

ⅡB型子宫内膜异位囊肿：粘连可以较重，但除异位结节附着处外，囊壁容易从卵巢皮质及间质剥离。子宫内膜种植结节已侵犯囊肿壁，但未穿透囊壁，除结节附着处外囊肿容易剥离。

ⅡC型子宫内膜异位囊肿：粘连致密而广泛，剥除困难。囊肿在分离粘连时几乎均破裂，容易造成污染。因此，可先行囊肿穿刺抽吸，用水反复加压冲洗囊腔，通过囊壁反复扩张与缩小，促使囊肿壁与周围组织分离。如果未分离，可在卵巢间质与囊肿之间注射 5～20ml 林格液，用抓钳抓住囊壁基底将其从卵巢中剥除。如果仍不成功，那么就用抓钳从穿刺部位卵巢皮质分离囊壁，用两把抓钳提起卵巢，在中间切开即可找到囊壁的界限，也可以切除一部分与囊壁附着的卵巢组织直到找到分界层次。

较大的Ⅱ型子宫内膜异位症囊肿剥除时往往需要同时切除部分卵巢。鉴于在分离粘连时，囊肿一般均已破裂，破口多见于与阔韧带、骶韧带等致密粘连处，而这些部位及其周围常是异位病灶的所在地，应一并切除。我们的做法是切除破口周围较薄、不整齐、附着有囊肿壁的卵巢组织，周长相当于囊肿周长的 1/3～1/2，切除时可先分离少许囊肿壁。然后用一把有齿抓钳抓住囊肿壁，用另一把抓钳抓住其外侧的正常卵巢，两把抓钳向相反方向用力，撕剥下囊肿壁。有时，将囊肿壁向一个方向旋转，可加快剥离速度。也可以在囊肿壁完全剥离后剪去破口周围较薄、不整齐的卵巢组织。剥离面出血时，电凝止血。

由于大多数子宫内膜异位囊肿为继发性，因此，在彻底去除囊肿壁后，应努力寻找并破坏囊肿周围的异位内膜种植结节即破坏其原发病灶。根据我们的经验，其原发病灶多位于与子宫或阔韧带粘连的囊壁附近，卵巢固有韧带也是好发部位。对这些蓝结节（或微型巧囊）我们一般采用切除或电烧灼的方法处理。

Brosens 和 Puttemansi 建议在治疗囊肿前先行囊肿穿刺抽吸，液体送细胞学检查，囊内衬行镜下观察，对可疑处取活体送冷冻病理检查，待病理证明为良性后，通过小型手术内镜使用激光或电凝破坏内壁深度 3～4mm。该手术类似子宫内膜去除术，随访时超声检查及腹腔镜二探未见复发，但例数少，有待进一步证实。

单纯抽吸囊肿内液体或做部分囊壁切除复发率高达 50%以上。国内外有报道腹腔镜下或超声监测下囊肿穿刺抽液注入无水乙醇，认为创伤小、恢复快，囊肿复发率减少。然而，近年来，子宫内膜异位病灶非典型增生及恶变已引起人们的重视，因此，此类手术不值得提倡。

偶尔，仅一侧卵巢病变及粘连均非常严重，症状也仅限于患侧，而对侧卵巢正常，可考虑行患侧输卵管卵巢切除术。患侧卵巢切除后，异位症复发危险明显减少，同时由于只有健侧卵巢排卵，生育力可能会得到提高。

3. 清除子宫内膜异位结节　对表浅腹膜病灶较小时用电凝、汽化或切除 5mm 以上时需使用深部汽化或切除术，连续烧灼可以由浅至深破坏病灶。单极电凝烧灼异位病灶有效但不够安全，双极电凝安全但对破坏深度病灶不够有效。超声刀治疗异位症已有报道，其确切疗效有待于日后证实。

输尿管上表浅腹膜子宫内膜异位种植病灶可用多种水分离技术治疗。比如在侧盆壁腹膜下注射 20～30ml 乳酸林格液，将腹膜掀起，形成水垫。在隆起表面切开 0.5cm 长小口，腹膜切口向前向外侧，接近同侧圆韧带。将水分离探头插入切口内，沿输尿管走行向后腹膜内加压注入乳酸林格液约 100ml。液体会渗入到输尿管周围，将输尿管向后推移，这样，就可以做该部位表浅腹膜的激光切除或汽化手术。水垫做好后，可用二氧化碳激光或其他任何切割器械做汽化或切除。如果病灶较大，可围绕病灶周围 1～2cm 边缘做环形切开。用无创伤钳提起腹膜，使用切除器械及吸引器探头将其撕下。如果异位病灶已埋入腹膜并在腹膜下结缔组织形成瘢痕，水分离时水会进入病灶下方，常常能松解痕组织，这样就可以安全地治疗病灶。水分离阔韧带及盆腔侧壁后，大约 5% 患者出现外生殖器水肿，很可能是水通过腹股沟管流入大阴唇引起，多数患者水肿会在 1～2 小时内自行消退而无后遗症。

膀胱子宫内膜异位症如果病灶表浅，也可用水分离与汽化法或切除法治疗。手术时经常用水冲洗，除去碳痂，看清汽化或切除深度，确保病灶未累及膀胱肌层和黏膜层。

直肠阴道隔子宫内膜异位结节也可行腹腔镜手术或腹腔镜协助的经阴道切除术。Donnez 及同事对 500 例因为盆腔疼痛或不孕，有直肠阴道隔子宫内膜异位症的患者做了腹腔镜下深部纤维结节切除术。术后疼痛显著缓解。组织学检查发现，直肠阴道结节类似于腺肌病。因为它是平滑肌内膜腺体和间质的环行结节及积聚。而且雌激素受体及孕激素受体含量不同，提示它们与在位子宫内膜接受不同的调节机制。鉴于这些发现，笔者认为直肠阴道隔子宫内膜异位结节不同于腹膜与卵巢子宫内膜异位症来源于直肠阴道隔苗勒管残留，它应该作为一种独立疾病看待。Redwine 和 Wright 行此类腹腔镜手术 84 例，无严重并发症，其中长期随访 67 患者症状均缓解，妊娠率为 43%。

对子宫直肠陷凹有结节和子宫内膜异位症向阴道浸润患者，在助手触摸结节协助下松解、切除病灶，并确保切除干净。子宫内膜异位症罕见穿透结肠黏膜，但常侵犯其浆膜、浆膜下与肌层。如果切除病灶后发现已达黏膜层，要用 4-0 PSD 缝线间断缝合加固结肠壁。该操作需要医生和助手全力合作才能完成。因此类手术需要有丰富的腹腔镜手术和肠道手术经验，而我国妇科医生大多数缺乏手术经验，不敢或不愿做这些手术。然而这些部位的有症状的子宫内膜异位结节若不切除疗效往往较差，所以，对直肠阴道隔子宫内膜异位症的手术治疗已经成为一个摆在妇科医生面前急需解决的问题，相信妇科医生与肠道外科医生联手手术是以后发展的方向。

4. 恢复盆腔解剖关系　一旦清除病灶、附件分离粘连后，应认真观察卵巢与同侧输卵管的解剖关系，要纠正任何因粘连造成的解剖扭曲，对有生育要求者更应如此。输卵管系膜常常沿壶腹部与卵巢皮质粘连，这些粘连通常覆盖相当一部分卵巢皮质，可能干扰排卵时卵细胞的释放。不仅如此，输卵管伞通常堆积在一起，限制了它的拾卵能力。需要沿卵巢表面与输卵管系膜松解粘连以用2把无创伤钳分别抓住输卵管及卵巢向相反方向用力，以暴露出松解面，然后用激光、电极或剪刀进行松解。但松解输卵管伞的粘连时，只能在水中或用剪刀或用二氧化碳激光进行操作。水下松解粘连比单纯气腹下松解粘连解剖更清晰。先向盆腔灌入乳酸林格液使输卵管伞的膜样粘连在清亮液体中漂浮散开，轻的伞漂浮在上面，与正常组织分开，当输卵管伞从伞端皱襞浮起时，用小钳子抓起粘连，使用显微剪刀可以无创伤地松解粘连，一般无出血，不会损伤正常组织。

严重子宫内膜异位症及疼痛患者子宫直肠陷凹常常消失，表明直肠阴道有深部子宫内膜异位症及致密粘连，也表明局部区域包括肠管、阴道穹隆、子宫颈后方、输尿管、大血管等解剖异常。但没有经验的腹腔镜医生，或者是不熟悉肠道及泌尿道手术的妇科医生不要试着做重建子宫直肠陷凹。大多数情况下，病变侵犯直肠及直肠阴道隔，不需要做肠切除术。为了更好地认清解剖关系及组织分界，可令助手站在患者两腿之间，一手将硬性举宫器向上举，做直肠阴道检查。看清正常腹膜后，用18号腹腔镜穿刺针向里注入含血管升压素的稀释液体(10U溶于100ml乳酸林格液体中)5～8ml。用二氧化碳激光、剪刀、电手术刀、针、超声刀等分离腹膜粘连。使用二氧化碳激光与水分离，即可分解直肠与宫骶韧带及子宫颈后方的粘连。如果直肠病变广泛，可以同时行乙状结肠镜检查，指导医生操作，排除肠穿孔的可能。完全分离直肠后，切除或汽化处理直肠或直肠阴道隔的病灶。向子宫直肠陷凹内注入冲洗液体，通过乙状结肠镜往直肠内灌气，腹腔镜下观察。子宫直肠陷凹中如见气泡，表明有肠穿孔。当助手作直肠阴道检查辅助妇科医生手术时，可分离直肠与子宫颈后方的粘连。遇广泛渗血或出血可通过注射3～5ml稀释的血管升压素溶液(1支溶于100ml乳酸林格液体中)、激光或双极电凝止血。切除或汽化宫骶韧带及直肠周围的纤维组织时，若遇粗大血管出血，可用双极电凝、血管夹或缝合止血。

输尿管通常在宫骶韧带的侧方。如果分离延伸到宫骶韧带的侧方，应该打开同侧输尿管表面的腹膜至病变部位，识别、暴露输尿管及子宫动静脉。必须准备好双极电凝及血管夹，以便有意外出血时迅速有效控制出血。

直肠阴道间隙松解、止血后，向盆腔内注入乳酸林格液，观察子宫直肠陷凹及松解面注水后的状况。这样做可以放大松解面图像，更有助于发现残留病灶、确认输尿管及肠管有无损伤、电凝小出血点。直肠或子宫直肠陷凹粗糙面不必再腹膜化，因为已有数篇报道认为再腹膜化没有必要，还会促进粘连形成。

5. 预防粘连　根据动物实验及临床经验，卵巢的创面无须缝合。用低能激光或单、双极电凝持续烧灼创口内部2～3s，卵巢皮质就会向内卷曲，使创口缩小，但要避免过度烧灼。对直径5cm以上囊肿剥除后较大的卵巢缺损，也可在卵巢间质内缝合一针，将切缘对合，线结打在卵巢内，不要穿透皮质或露出卵巢表面，以最大限度减少粘连形成，卵巢外露缝线的缝合法既费时又易引起粘连，不提倡使用。国内也有学者报道用2-0 Dexon线做连续内翻缝合。我们习惯于对较大的卵巢创面及粘连剥离面喷洒生物蛋白胶或透明质酸钠，术毕腹腔内留置地塞米松10mg以预防粘连。最近，Abuzeid等报道将卵巢暂时悬吊在前腹壁上，术后5～7天待卵巢窝粘连面愈合后再放回卵巢，认为有助于预防卵巢与周围的粘连。

6. 其他辅助治疗　对不孕患者行亚甲蓝输卵管通液试验，有痛经子宫后位者可行子宫悬吊术,还可行骶前神经切除术。近年来提倡做腹腔镜子宫神经去除术(laparoscopy uterine nerve ablation,LUNA),即从骶韧带根部0.5cm开始切除长2~3cm、深1cm的子宫骶骨韧带。手术简单易行,但注意勿损伤输尿管。近期疗效同骶前神经切除术,痛经缓解率可达80%,但远期效果亦不理想。对无生育要求者可同时切除子宫,可明显减少子宫内膜异位症复发机会。

对药物治疗或保守性手术无效且无生育要求者应行子宫及两侧输卵管卵巢切除术即所谓的根治性手术,术后是否应该进行及何时进行激素替代治疗(hormone replacement therapy,HRT)尚有争议。目前赞成术后即用药的学者占多数。笔者2年来对8例40岁左右行根治性手术的患者,术后1周内即开始给予倍美力每日0.3~0.625mg或利维爱1.25~2.5mg,患者均未出现明显绝经症状,也未发现子宫内膜异位症复发,该方面有待于进一步积累经验。

第二节　子宫腺肌病

一、概述

子宫腺肌病是指子宫内膜腺体和间质存在于子宫肌层中,伴随周围肌层细胞的代偿性肥大和增生。以往曾称为内在性内异症,而将非子宫肌层的内异症称为外在性内异症以示区别。

正常情况下子宫肌层内可有少许子宫内膜组织,当内膜侵入肌层达一个高倍视野以上时即为子宫腺肌病。该病多发生于30~50岁经产妇,约半数患者合并子宫肌瘤,15%~45%患者合并盆腔子宫内膜异位症。对尸检及因病切除的子宫作连续切片检查,10%~47%的子宫肌层中可见子宫内膜组织,其中30%无症状。子宫腺肌病并非人类所特有,许多动物如灵长类、啮齿类的子宫也会出现类似人类子宫腺肌病的改变。

(一)病因

该病病因至今不清楚。1908年,Cullen提出基底层内膜侵袭是大多数子宫腺肌病的病因。研究发现,人体所有空腔器官都有黏膜下层,而只有子宫例外。黏膜下层的主要作用就是阻止腺体向肌层内生长,而保持向空腔方向生长。因此,目前多数研究者认为子宫腺肌病是基底层内膜细胞增生、侵入到肌层间质的结果。而关于引起内膜基底层和间质增生的因素现有4种理论:①与遗传有关;②损伤,如刮宫和剖宫产;③高雌激素血症;④病毒感染。其中,尤以高雌激素血症与子宫腺肌病的关系引人注目。已有实验和研究表明,雌激素和(或)孕激素加催乳素或许是子宫腺肌病发生所必需的;溴隐亭可能阻断子宫腺肌病的发生。更近期的研究提示,罹患子宫腺肌病妇女的在位内膜和异位内膜都合成雌激素,这些雌激素可能影响子宫腺肌病的生长;子宫腺肌病肌层中芳香化酶和雌酮硫酸酯酶的活性都较对照组显著增强。

比较135例子宫腺肌病(病例组)和同期328例子宫肌瘤(对照组)的孕产史,发现妊娠分娩和刮宫人流等与子宫腺肌病发病有密切关系。妊娠和分娩可能通过以下几种途径引起子宫腺肌病:①分娩造成的子宫内膜及浅肌层损伤有利于基底细胞增生并侵入子宫肌层;②通过性激素和催乳素起作用;③与子宫内膜血管变化有关。Mori和Nagasawa指出,早期鼠子宫腺肌病发病的表现是子宫内膜的间质细胞沿血管分支侵入子宫肌层,随后,子宫内膜腺体侵入形成子宫腺肌病。我们以往的研究也表明，小鼠垂体移植后子宫血管明显扩张。Ota 等报道子宫腺肌病患者的子宫内膜血管明显增生，微血管扩张；④与慢性子宫内膜炎有关。

(二)病理

1. 巨检　子宫多呈均匀增大，呈球形，一般不超过 12 周妊娠子宫大小。子宫肌层病灶有弥漫型及局限型两种。一般多为弥漫性生长，且多累及后壁，故后壁常较前壁厚。剖开子宫壁可见肌层明显增厚、变硬，在肌壁中见到粗厚的肌纤维束和微囊腔，腔中偶见陈旧血液。少数子宫内膜在子宫肌层中呈局限性生长形成结节或团块，类似子宫肌壁间肌瘤，称子宫腺肌瘤(adenomyoma)。其剖面缺乏子宫肌瘤明显且规则的肌纤维旋涡状结构，周围无包膜，与四周肌层无明显分界，因而难以将其自肌层剥出。

2. 镜检　子宫肌层内呈岛状分布的子宫内膜腺体与间质是该病的镜下特征。因其他疾病切除的子宫作连续切片检查，10%～30%在子宫肌层中有子宫内膜组织，故诊断子宫腺肌病的确切侵袭深度仍然存在一些争议。现多数采用的深度标准是 3mm，或内膜基底层下一个低倍镜视野。由于异位内膜细胞属基底层内膜，对卵巢激素特别是孕激素不敏感，故异位腺体常处于增殖期，偶尔见到局部区域有分泌期改变。

分为弥漫型和局限型两种。弥漫型常见，子宫多呈均匀性增大，一般不超过 12 周妊娠子宫大小。子宫内病灶一般为弥漫型生长，但后壁更明显，故后壁常较前壁厚。病灶处肌层明显增厚变硬，粗厚的肌纤维内常见黄褐色或蓝色小囊腔，腔内为咖啡色稀薄液体。局限型指异位子宫内膜在局部肌层中生长形成肿块，又称为子宫腺肌瘤(adenomyoma)，但它不同于肌瘤，无假包膜，与周围的肌层无明显分界，因而难以将其自肌层剔出。镜检肌层内有呈岛状分布的子宫内膜腺体与间质，由于它们多来源于基底层内膜，对卵巢激素尤其是孕激素不敏感，故常处于增生期，但局部区域可有分泌期改变。

(三)临床表现

子宫腺肌病多发生于 40 岁以上经产妇。临床主要表现是经量增多和经期延长(40%～50%)，以及逐渐加剧的进行性痛经(25%)。痛经常在月经来潮的前 1 周就开始，至月经结束。此外，部分患者可有不明原因的月经中期阴道流血、性欲减退等症状。约 35%患者无任何临床症状。妇科检查可发现子宫呈均匀性增大或有局限性结节隆起，质硬而有压痛，经期时压痛尤为显著。15%～40%患者合并内异症，故子宫活动度有时较差。约半数患者同时合并子宫肌瘤，术前诊断困难。

1. 痛经　是子宫腺肌病的主要症状，报道的 318 例患者有痛经者 217 例，占 64.8%。多为继发性痛经伴进行性加重，其程度较重，常需用止痛药物。随着病情发展疼痛可从经前 1 周左右即开始，或可延长至经后 1～2 周。少数患者疼痛时间在月经前后，仍呈周期性。

2. 月经过多　是子宫腺肌病的另一主要症状，报道的 318 例中月经过多有 132 例，占 41.5%。少数患者发生大量出血，术前误诊为功能性子宫出血。

3. 不孕　见于少数患者。

4. 其他　子宫增大，多为均匀性，较硬，一般不超过 12 周大小；否则，可能合并子宫肌瘤。

若为子宫腺肌瘤，也可表现为非对称性增大。若合并子宫内膜异位症，可出现相应体征。

(四)辅助检查

1. 超声检查　子宫增大，肌层增厚，后壁更明显，致内膜线前移。和正常子宫肌层相比，病变部位常为等回声或稍强回声，有时其间可见点状低回声，病灶与周围无明显界限。阴道超声检查可提高诊断的阳性率及准确性。

2. 子宫腔造影　以往行碘油造影，可见碘油进入子宫肌层，阳性率约为20%。后来有人采用过氧化氢溶液声学造影，认为可提高阳性率。

3. 内镜检查　宫腔镜检查子宫腔增大，有时可见异常腺体开口，若用电刀挖除子宫内膜及其下方的可疑组织送病理检查，有时可以明确诊断。腹腔镜检查见子宫均匀增大，前后径更明显，子宫较硬，外观灰白或暗紫色，表面可见一些浆液性小泡。有时浆膜面突出紫蓝色结节。有条件时可行多点粗针穿刺活检或腹腔镜下取活检明确诊断。

4. CA125测定　我们曾测定55例子宫肌腺病、20例子宫肌瘤和20例正常妇女血CA125的水平。子宫腺肌病患者血CA125水平明显升高，阳性率达80%。还发现肌腺病患者CA125水平和子宫大小呈正相关，子宫越大，CA125水平越高。和术前相比，术后1周患者CA125水平明显下降。表明CA125测定不仅对子宫肌腺病有明显的辅助诊断价值，而且有助于与子宫肌瘤的鉴别。

5. 磁共振　是国内外公认诊断子宫腺肌病最可靠的非创伤性方法，但因价格昂贵，仅在依靠其他非创伤性诊断方法仍不能诊断，而影响手术治疗的决策时才做。

(五)诊断

根据典型的症状及体征可作出初步诊断，确诊需组织病理学检查。B型超声和CT等影像学检查可能有一定帮助。该病应注意与子宫肌瘤和子宫内膜异位症鉴别。

(六)治疗

应视患者年龄、生育要求和症状而定。

1. 药物治疗　目前尚无根治该病的有效药物。症状较轻者可用非留体类抗炎药、口服避孕药等对症治疗。对年轻、有生育要求和近绝经期患者可试用GnRH-a治疗。GnRH-a可使疼痛缓解或消失、子宫缩小，但停药后症状复现，子宫增大。

2. 手术治疗　症状严重、年龄偏大无生育要求或药物治疗无效者可采用全子宫切除术，卵巢是否保留取决于卵巢有无病变和患者年龄。对子宫腺肌瘤的年轻患者或有生育要求者可试行病灶切除术，但术后易复发。经腹腔镜骶前神经切除术和骶骨神经切除术也可治疗痛经，约80%患者术后疼痛消失或缓解。

二、非手术治疗

对年轻有生育要求或近绝经期者可试用达那唑、内美通、孕三烯酮或促性腺激素释放激素类似物或激动剂(GnRH-a)等，用药剂量及注意事项同子宫内膜异位症的治疗。有报道连续使用GnRH-a 4个月，子宫体积缩小65%，患者闭经，腹痛消失。近年来国内外不断有治疗后妊娠的个案报道，给年轻伴有不孕的患者带来了希望。

近年来，国内有作者报道用米非司酮治疗子宫腺肌病取得良好效果，但遗憾的是作者的病例完全依靠临床诊断，均无病理诊断。我们曾做动物实验，发现RU486不但能明显阻断小鼠子宫腺肌病的发病，而且对小鼠子宫腺肌病也有一定治疗效果，RU486可以缩小子宫和腺肌病病灶，减轻病变程度，与人类子宫腺肌病药物治疗的结果一致。

有学者曾使用左旋18-甲基炔诺酮埋植剂治疗围绝经期子宫腺肌病30例，治疗后虽子宫体积无明显缩小，但痛经减轻率达100%。国外有报道用释放左旋18甲基炔诺酮的宫内节育器(LNG-IUS，曼月乐)治疗子宫腺肌病痛经及月经过多取得一定效果，曼月乐对月经过多和轻中度痛经效果较好，但对重度痛经不够有效。

三、手术治疗

1. 子宫切除术　是主要治疗方法，可以根治痛经和(或)月经过多，适用于年龄较大、无生育要求者。近年来，阴式子宫切除术应用日趋增多，单纯子宫腺肌病子宫多小于12孕周，阴式子宫切除术多无困难，若合并有子宫内膜异位症，有卵巢子宫内膜异位囊肿或估计有明显粘连，可行腹腔镜辅助子宫切除术(LAVH)。

2. 子宫腺肌瘤挖除术　适用于年轻、要求保留生育功能子宫腺肌瘤患者。病灶一般能挖除干净，可以明显地改善症状、增加妊娠机会。弥漫型子宫肌腺病做病灶大部切除术后妊娠率较低，然仍有一定的治疗价值。术前可使用GnRH-a治疗3个月，以缩小病灶利于手术。

3. 子宫内膜去除术(endometrial ablation)　近年来，有报道在宫腔镜下行子宫内膜去除术治疗子宫腺肌病，术后患者月经明显减少，甚至闭经，痛经好转或消失，对伴有月经过多的轻度子宫腺肌病可试行。但对浸润肌层较深的严重子宫腺肌病有术后子宫大出血急诊行子宫切除的报道。夏恩兰等用TCRE治疗子宫腺肌病28例，术后随访3～34个月，26例疗效满意，2例需行子宫切除，成功率92.86%，患者月经均有改善，贫血治愈，18例术前痛经者77.8%术后痛经消失，22.2%减轻。

4. 介入治疗　近年来，有报道用动脉栓塞疗法治疗子宫腺肌病。探讨经导管动脉栓塞术(TAE)治疗子宫腺肌病的临床疗效及不良反应。方法：以Seldinger技术完成双子宫动脉或双髂内动脉前干超选择插管，造影证实后，用携带有抗生素的新鲜明胶海绵颗粒(直径1～3mm)进行栓塞。14例子宫腺肌病患者术后1、3、6、12个月观察其疗效，TAE治疗后全部病例临床症状缓解。月经量减少33.3%～70.0%，平均减少(52.6±20.1)%($P<0.01$)；13例患者在术后2个月内痛经完全消失，1例治疗后明显缓解，至术后第11个月痛经消失，术后疼痛评分及评级比术前明显降低($P<0.01$)；子宫、病灶体积缩小显著；彩色超声显示子宫肌层及病灶内血流信号明显减少。提示TAE治疗子宫腺肌病的近期疗效显著。但TAE治疗还有一些并发症尚未解决，远期疗效尚待观察，对日后生育功能的影响还不清楚，临床应用也不多，还有待于进一步积累经验。

(崔　娜　闫　萍　李　敏)

第十五章

异位妊娠

第一节　概　述

正常妊娠时，受精卵着床于子宫体腔内膜。当受精卵于子宫体腔以外着床，称为异位妊娠(ectopic pregnancy)，习称宫外孕(extrauterine pregnancy)，但两者含义稍有差别。根据受精卵种植的部位不同，异位妊娠分为输卵管妊娠、宫颈妊娠，卵巢妊娠、腹腔妊娠、阔韧带妊娠等，其中以输卵管妊娠最常见(占 90%～95%)。此外，子宫残角妊娠由于其临床表现与异位妊娠类似，附于本章内简述。异位妊娠是妇产科常见的急腹症之一，发病率约为 1%。由于其发病率高，并有导致孕产妇死亡的危险，一直被视为具有高度危险的妊娠早期并发症。近年来，异位妊娠的发生率呈上升趋势。据统计，与 20 世纪 70 年代相比，该病发病率在世界范围内已升高了近 3 倍。异位妊娠仍然是导致孕早期妇女死亡的重要原因，其中约 90%死于大出血。异位妊娠发病率的增加，多数学者认为是由于导致此病的危险因素在增加；其次，还与早期诊断、敏感妊娠试验的应用及阴道超声探查可及时发现早期病变有关。

一、病因

确切病因尚未明了，可能与以下因素有关。

(一)输卵管异常

慢性输卵管炎可致管腔皱襞粘连、管腔部分堵塞；阑尾炎、盆腔结核、腹膜炎及子宫内膜异位症可致输卵管周围粘连、输卵管扭曲、僵直及伞端闭锁，导致输卵管腔狭窄或部分堵塞或蠕动异常；盆腔肿瘤的牵拉和压迫使输卵管变得细长、迂曲或腔狭窄或部分堵塞；输卵管粘连分离术、再通术及伞端造口术后的重新粘连或手术部位瘢痕狭窄、输卵管绝育术后瘘管形成或再通，均可延迟或阻止受精卵进入宫腔，从而着床在输卵管而发生输卵管妊娠。此外，输卵管发育不良时，输卵管细长且屈曲，肌层发育差，黏膜纤毛缺乏，可影响受精卵的正常运行；输卵管憩室或副伞等先天畸形亦可导致输卵管妊娠。感染能引起输卵管损害和影响胚胎输送的因素与异位妊娠密切相关且最危险。其中各种病原微生物所致的感染性盆腔炎或输卵管炎是较常见的原因，因其改变了输卵管生理和功能而影响妊娠。女性生殖器官的解剖结构决定了其为炎症的好发部位。正常情况下，阴道内寄居有大量的需氧菌与厌氧菌，保持正常的阴道菌群，阴道与这些菌群保持一种平衡的生态。当机体免疫力低下、内分泌水平变化或外来某种因素（组织损伤、性交等）破坏了这种生态平衡时，这些常住菌群便可成为致病菌，上行至输卵管引起输卵管内膜炎或盆腔炎。此外，流产、产后的一般细菌感染也可通过淋巴和血液播散，导致输卵管周围组织炎。输卵管周围炎的病变主要在输卵管浆膜层或浆肌层，结果可造成输卵管周围粘连、输卵管扭转、管腔狭窄、管壁肌肉蠕动减弱等，影响孕卵的运行，孕卵在输卵管中被阻滞，即可就地发育着床。

如对侧输卵管功能也不正常，则应向患者交待术后可考虑试管婴儿。治疗方法应消除再次异位妊娠的病因为原则。

（二）受精卵游走

卵子在一侧输卵管受精，经宫腔进入对侧输卵管后种植（受精卵内游走）；或游走于腹腔内，被对侧输卵管拾捡（受精卵外游走），由于游走时间较长，受精卵发育增大，故种植在对侧输卵管而成输卵管妊娠。

（三）避孕失败

最近国内对近 20000 名使用宫内节育器（IUD）妇女进行的流行病学调查表明，使用 IUD 并不增加输卵管妊娠的发生率。但 IUD 避孕失败而受孕时，发生输卵管妊娠机会较大。使用低剂量纯孕激素避孕药时，可使输卵管蠕动异常，若排卵未被抑制，可发生输卵管妊娠；使用含有大剂量雌激素的事后避孕片避孕失败而受孕者，约 10％为输卵管妊娠。

（四）手术

各种盆腔手术也是异位妊娠发生的重要因素，其中直接涉及到输卵管的手术是引起异位妊娠的首要原因。此外，IUD、人工流产等对异位妊娠的影响也不容忽视。

1. 输卵管手术　输卵管手术可直接引起输卵管病理和功能障碍，而输卵管是获取卵细胞、受孕、早期胚胎干细胞增殖、胚胎运送和偶发异位妊娠的共同部位，因此，输卵管手术的后果与异位妊娠有着直接的密切关系，复发性异位妊娠有力地证实了这一点。据调查，有异位妊娠史的患者其再发危险要增加 6～8 倍，并随复发次数而进一步增加。据报道，腹腔镜输卵管粘连分离术后异位妊娠的发生率为 3.5％～8％。轻度粘连，在腹腔镜下的粘连分离可获较高的宫内妊娠率，但当粘连严重时，预后则较差，异位妊娠率亦较高。

2. 子宫手术　子宫手术包括宫腔内的各种操作，如放置 IUD、人工流产术、剖宫产术等。

目前对 IUD 与异位妊娠的相关性研究最多，争议也最大。过去多次短期应用 IUD 的妇女是发生异位妊娠的高危人群。现在由于 IUD 材料和形态的改进，对异位妊娠发生的危险度也有了相应的变化。但由于 IUD 使子宫内膜炎性细胞增加，造成不良子宫环境，从而不适合孕卵着床，导致异位妊娠的发生。近来，卵巢妊娠的发生与 IUD 应用之间的关系逐渐引起关注，并证明用 IUD 者发生卵巢妊娠的比例更大。由于 IUD 可刺激子宫内膜分泌大量前列腺素，引起子宫收缩，从而防止宫内妊娠，但卵巢不受影响，故 IUD 不能阻止受精卵着床于卵巢。

其次，输卵管也分泌前列腺素，引起输卵管逆蠕动，可使受精卵逆向运行而着床于卵巢。因此，IUD能使卵巢妊娠发病率增加。

人工流产同异位妊娠之间存在明显相关，流产后引发的异位妊娠主要由于术后并发了生殖器炎症的结果，多来自不全流产、宫腔内有异物或流产后过早性交。

随着剖宫产率在世界范围内的显著升高，其术后影响也日益引起人们的重视。剖宫产对下次妊娠的影响据临床研究分析认为，主要有3种危险的可能，即异位妊娠、前置胎盘和胎盘早剥。

（五）生活方式

生活方式对异位妊娠有轻度影响，如吸烟、阴道冲洗、性生活等。

在异位妊娠中吸烟可能通过下列一种或几种化学机制而起作用：①延迟排卵；②改变输卵管和子宫的能动性；③改变免疫力。

（六）其他

施行辅助生育技术后输卵管妊娠的发生率约为5%。内分泌异常、精神紧张也可导致输卵管蠕动异常或痉挛而发生输卵管妊娠。经不孕治疗后的妊娠，异位妊娠发生率明显升高，据美国有关资料统计，1988—1992年，在所有应用辅助生育技术妊娠中，异位妊娠占5%～5.7%，这个比率来自所有形式的助孕，包括体外受精-胚胎移植、经输卵管配子移植和经输卵管合子移植。辅助生育技术后的异位妊娠中，输卵管妊娠约占82.2%，卵巢或腹腔妊娠占4.6%，宫颈妊娠占1.5%。胚胎异常胚胎染色体异常造成的异常卵细胞沿输卵管的无效运行在异位妊娠发病中可能起到部分作用。

输卵管发育不良（如过长、肌层发育差、纤毛缺乏、憩室、副伞等），雌、孕激素失调或精神因素引起的输卵管功能异常，子宫内膜异位症，输卵管结核，血吸虫卵在输卵管腔的沉积等也是异位妊娠的少见危险因素。

二、病理

（一）受精卵着床在输卵管内的发育特点

受精卵在输卵管壶腹部种植最多，其次为峡部、伞部及间质部。受精卵着床后，输卵管壁出现蜕膜反应，但由于输卵管管腔狭小，管壁较薄，蜕膜形成较差，不利于胚胎发育，往往较早发生输卵管妊娠流产；输卵管的血管分布不利于受精卵着床，胚胎滋养细胞往往穿破输卵管小动脉，由于小动脉压力较绒毛血管高，故血液自破口流入绒毛间；同时，输卵管肌层不如子宫肌层厚与坚韧，胚胎滋养细胞容易侵入，甚至穿透输卵管壁而引起输卵管破裂。当种种因素阻碍或延缓了受精卵的输送后，孕卵则在输卵管内发育到具有种植能力的囊胚期，此时可在任何部位着床，一般多着床在输卵管壶腹部，约占80%，在峡部着床者约占15%，输卵管伞端约5%，只有极少数在子宫角的间质部着床。

孕卵附着于输卵管黏膜后，很快会被黏膜上皮所覆盖，因输卵管没有黏膜下层致使孕卵陷于输卵管的肌层内。孕卵的周围有滋养细胞形成的包膜，滋养细胞侵蚀附近肌层及血管，血液外溢，在滋养层及其附近组织内形成大小不一的间隙，处于浆膜下。绒毛性质与宫内妊娠的相同，它们有两层滋养细胞，合体滋养层在外，细胞滋养层在内，它们处于输卵管壁内。过去认为输卵管妊娠主要在输卵管腔内生长并扩大输卵管，但事实上当胚胎种植于输卵管的黏膜后很快地浸润到间质，进入输卵管肌层，在管腔外及浆膜间生长。滋养细胞在浆膜(腹膜)下间隙中沿着输卵管的长轴或围绕着输卵管生长，血管被浸润，形成血肿，外表看起来像是扩大的输卵管，事实上大部分病变是在管腔外。

在输卵管妊娠时，胎盘的种植是穿透性的。输卵管壁菲薄，黏膜对激素的反应也不及子宫内膜敏感，因此不利于孕卵着床，胚胎往往早期死亡。

输卵管妊娠后输卵管增粗。外表紫红色，被凝血块或血栓所涨大，血块中有绒毛及胚胎部分。

根据 Hoehue Veit 分类法，输卵管间质部妊娠可分为：向子宫方向发育属输卵管子宫型；向峡部方向发育属输卵管间质型；在间质部发育属纯间质型。

(二)输卵管妊娠的结局

1. 胚胎死亡　在输卵管内被吸收，这种结局不易证明，发生率不清。

2. 输卵管妊娠流产(tubal abortion)　多发生在妊娠 8～19 周内的输卵管壶腹部妊娠。由于囊胚向管腔内突出生长，出血时导致囊胚与管壁分离；若囊胚完全掉入管腔，刺激输卵管逆蠕动而挤入腹腔，为输卵管妊娠完全流产，出血一般不多；如囊胚剥离不完整，部分组织滞留管腔，继续侵蚀输卵管壁而引起反复出血，形成输卵管妊娠不全流产。反复出血可形成输卵管血肿或输卵管周围血肿，血液积聚在直肠子宫陷凹而形成盆腔积血，甚至流向腹腔。

3. 输卵管妊娠破裂(rupture of tubal pregnancy)　指囊胚在输卵管内继续生长，绒毛侵蚀、穿透肌层及浆膜，导致管壁破裂，妊娠产物流入腹腔，也可破入阔韧带而形成阔韧带妊娠。输卵管峡部妊娠多在妊娠 6 周左右破裂。而间质部妊娠时，由于间质部外围子宫角肌层较厚，血供丰富，妊娠往往持续到 3～4 个月才发生破裂。输卵管妊娠破裂可致短期内大量出血，形成盆腔或腹腔积血，患者出现肛门坠胀、剧烈腹痛、休克、晕厥等临床症状。

4. 继发性腹腔妊娠　输卵管妊娠流产或破裂后，囊胚掉入腹腔多已死亡。偶有存活者，可重新种植于腹腔内脏器而继续生长，形成继发性腹腔妊娠。输卵管流产或破裂后，如出血逐渐停止，胚胎死亡，被血块包裹形成盆腔血肿。经过一段时间，血肿与周围组织粘连并发生机化，临床称为“陈旧性宫外孕”。存活胚胎的绒毛组织重新种植获得营养，可继续生长发育形成继发性阔韧带妊娠。

5. 持续性异位妊娠(persistent ectopic pregnancy)　近年来，对输卵管妊娠行保守性手术的机会增多，若术中未完全清除胚囊，或残留有存活的滋养细胞而继续生长，致术后 β-HCG 不降或反而上升，称为持续性异位妊娠。诊断靠术后 β-HCG 的严密随访，可结合 B 型超声检查；MTX 化疗效果较好，如有腹腔大量内出血，需行手术探查。

(三)子宫的变化

1. 子宫体　增大,变软,是由血供增加所致。但输卵管妊娠时,子宫增大并非像宫内妊娠那样随妊娠月份增加而相应增大。

2. 子宫内膜　与正常妊娠变化相似。输卵管妊娠时,滋养细胞分泌的 HCG 刺激子宫内膜发生蜕膜反应,但蜕膜下的海绵层及血管系统发育较差。当胚胎受损或死亡时,滋养细胞活力下降,蜕膜碎片随阴道流血排出。如蜕膜完整剥离,则排出三角形蜕膜管型,但不见绒毛。子宫内膜病理学检查可见蜕膜样变,也可因胚胎死亡、绒毛及黄体分泌的激素下降、新的卵泡发育,而呈增生期或分泌期变化。

输卵管妊娠时,子宫内膜有时可见高度分泌反应或 Arias-Stella(A-S)反应(1954 年,Arias 及 Stella 提出是妊娠内膜变化,即 A-S 变化,在宫外孕中颇为多见)。镜下可见 A-S 反应,腺上皮细胞增大,核深染,突入腺腔,胞浆富含空泡。

(四)卵巢妊振

临床研究发现 IUD 对宫内妊娠的阻止率达 99.5%,对输卵管妊娠阻止率为 95%,对卵巢妊娠无阻止作用。故对于放置 IUD 者,一旦避孕失败,发生卵巢妊娠的机会较高。此外,放置宫内节育器,还能使前列腺素分泌增高,造成输卵管逆蠕动,使受精卵反方向运行种植于卵巢内。此外,也有学者认为,卵巢妊娠可能仅是一种偶然的机遇,即卵子排出前在卵巢受精。

由于卵巢妊娠缺乏特异性,术前往往不能确诊,确诊依据是病理学检查。经典的诊断标准为:①双侧输卵管必须正常;②囊胚种植于卵巢;③卵巢及囊胚必须以卵巢固有韧带与子宫相连;④囊胚壁上有卵巢组织。

根据这些标准,术前确诊几乎不可能。临床上认为,卵巢妊娠有其特点,发生卵巢妊娠时,受精卵在卵巢内着床发育,由于卵巢中缺乏孕卵生长的分泌期子宫内膜及富于弹性的肌纤维,生长到一定时候必然会破裂,又因卵巢组织富于血管,一旦破裂往往出血较多,出现腹痛甚至休克。同时,发生卵巢妊娠破裂后,孕卵生长停止,滋养叶细胞分泌 HCG 下降,导致子宫内膜蜕膜脱落发生不规则阴道出血。临床上往往由于卵巢妊娠破裂后内出血在短时间内增加,还未出现阴道不规则出血就因腹痛甚至晕厥就诊而行手术治疗,故临床上卵巢妊娠时腹痛发生率较高,而阴道不规则出血的发生率较低。临床观察亦证实了这一点。另外,对卵巢妊娠而言,孕卵在卵巢内生长发育,导致卵巢增大,妇检时常在一侧附件扣及边界比较清楚的包块,这也是卵巢妊娠的特点。输卵管妊娠时附件包块往往不明显,常呈条索状增粗。尽管临床上有这些特点,术前对于确诊卵巢妊娠仍相当困难。B 超检查难以鉴别输卵管妊娠与卵巢妊娠,临床上倘若注意卵巢妊娠的特点,结合彩色阴道 B 超对诊断卵巢妊娠是有帮助的。腹腔镜对诊断卵巢妊娠具有重要价值。对异位妊娠患者在腹腔镜下可以明确病灶部位,并予以手术治疗。

卵巢妊娠以手术治疗为主。一旦破裂,出血不易止住,往往需要急症手术。手术时根据病灶范围于病灶挖出后行卵巢修补或楔形切除术,尽量保留正常的卵巢组织与输卵管。一般不行单纯的卵巢破裂修补术,否则缺少病理学依据,无法与卵巢黄体破裂相鉴别。只有在卵巢与输卵管无法分离时,才行附件切除术。一般不行单侧卵巢切除术,否则,保留输卵管会增加输卵管妊娠的机会。对未破裂的卵巢妊娠，可以静滴甲氨蝶呤或腹腔镜下在卵巢局部注入甲氨蝶呤行保守治疗，在此过程中，倘若血 HCG 持续上升，或者出现腹痛内出血增多者，仍需手术治疗。

（五）腹腔妊娠

原发性腹腔妊娠诊断标准：①两侧输卵管和卵巢必须正常，无近期妊娠的证据；②无子宫腹膜瘘形成；③妊娠只存在于腹腔内，无输卵管妊娠等的可能性。

（六）宫颈妊娠

宫颈显著膨大，变软变蓝，宫颈外口扩张边缘很薄，内口紧闭，而宫体大小及硬度正常。

（七）子宫残角妊娠

宫角妊娠时孕卵种植于子宫与输卵管交界处的子宫角部，这种妊娠不属于宫腔以外的妊娠，但因其种植部位异常，早期较易发生流产和子宫破裂，流产时出血经宫腔排出，阴道出血较多，常误诊为先兆流产，行诊刮未见胚胎及绒毛，方考虑为非正常妊娠。宫角妊娠与输卵管间质部妊娠鉴别要点是：手术中应注意病灶与患侧圆韧带的位置关系，间质部妊娠的胚胎是向宫腔外生长，位于圆韧带外侧方；子宫角部妊娠的胚胎是向宫腔内生长，位于圆韧带内侧方。

三、临床表现

典型的临床表现包括停经、腹痛及阴道流血。

（一）症状

1. 停经　输卵管壶腹部及峡部妊娠一般停经 6～8 周，间质部妊娠停经时间较长。当月经延迟几日即出现阴道不规则流血时，常被误认为月经来潮。约有 25％无明显停经史。应详细询问病史，若有腹痛与阴道不规则流血的生育期妇女，即使无停经史亦不能完全除外输卵管妊娠。

2. 阴道流血　阴道流血表现为短暂停经后出现不规则流血，量少，点滴状，色暗红或深褐色。部分患者阴道流血量较多，似月经量，约 5％患者表现为大量阴道流血。阴道流血表明胚胎受损或已死亡，导致 HCG 下降，卵巢黄体分泌的激素难以维持蜕膜生长而发生剥离出血，并伴有蜕膜碎片或管型排出。当病变去除后，阴道流血才停止。

3. 腹痛　95％以上输卵管妊娠患者以腹痛为主诉就诊。输卵管妊娠未破裂时，增大的胚胎膨胀输卵管，导致输卵管痉挛及逆蠕动，患侧下腹出现隐痛或胀痛。输卵管妊娠破裂时，突感患侧下腹部撕裂样剧痛，疼痛为持续性或阵发性；血液积聚在直肠子宫陷凹而出现肛门坠胀感（里急后重）；出血多时可流向全腹而引起全腹疼痛，恶心呕吐；血液刺激横膈，出现肩背部放射痛（称为 Danforth 征）。腹痛可出现于阴道流血前或后，也可与阴道流血同时发生。

4. 晕厥和休克　部分患者由于腹腔内急性出血及剧烈腹痛，入院时即处于休克状态，患者面色苍白、四肢厥冷、脉搏快而细弱、血压下降。休克程度取决于内出血速度及出血量，而与阴道流血量不成比例。体温一般正常，休克时略低，腹腔内积血被吸收时略高，但一般不超过38℃。间质部妊娠一旦破裂，常因出血量多而发生严重休克。

（二）体征

1. 一般情况　因异位妊娠早期诊断发现率高，患者常无明显的自觉症状，有时可能仅为停经或不规则阴道出血。若患者腹腔内出血增多时，可有血压下降、脉搏弱快等休克的表现。

2. 腹部体征　出血量不多时，患侧下腹明显压痛、反跳痛，轻度肌紧张；出血较多时可见腹膨隆，全腹压痛及反跳痛，但压痛仍以输卵管妊娠处为甚，移动性浊音阳性。当输卵管妊娠流产或破裂而形成较大血肿，或与子宫、附件、大网膜、肠管等粘连包裹成大包块时，可在下腹部扪及触痛、质实的块物。

3. 盆腔体征　妇科检查可见阴道少量血液，后穹隆饱满、触痛；宫颈举痛明显，有血液自宫腔流出；子宫略增大、变软，内出血多时检查子宫有漂浮感；子宫后方或患侧附件扪及压痛性包块，边界多不清楚，其大小、质地、形状随病变差异而不同。包块过大时可将子宫推向对侧，如包块形成过久，机化变硬，边界可逐渐清楚。

四、诊断

输卵管妊娠流产或破裂后，多数有典型的临床表现。根据停经、阴道流血、腹痛、休克等表现可以诊断。如临床表现不典型，则应密切监护病情变化，观察腹痛是否加剧、盆腔包块是否增大、血压及血红蛋白下降情况，从而做出诊断。以下辅助检查有助于明确诊断。

由于诊断异位妊娠的方法已日趋完善，现已极少依靠诊刮协助诊断；而后穹隆穿刺虽简单可靠，但也只适用于已经有腹腔内出血的患者。因此，目前早期诊断异位妊娠的三大工具是绒毛膜促性腺激素（HCG）、B型超声及腹腔镜。

（一）HCG测定

患者受孕后，从第9～11天（即月经周期第24天左右）出现血β-HCG升高。若连续测定HCG的动态变化，发现正常早期妊娠HCG呈直线上升，40天内每2天倍增1次，40～60天每5天倍增1次。若血β-HCG定量测定每2天增加＞60％，可诊断为正常宫内妊娠；若＜50％，则诊断为异位妊娠或宫内妊娠流产。HCG浓度上升缓慢者，常提示妊娠异常，多为流产或异位妊娠。Emerson等报道，β-HCG＜2000U/L，应考虑异位妊娠及最近完全流产，若β-HCG＞2000U/L，其可能的诊断有：①宫内早早孕；②异常宫内孕；③最近完全流产；④异位妊娠。当超声检查排除了宫内孕，而连续测定的β-HCG持续＞2000U/L或上升者，则可诊断为异位妊娠。

另有学者报道，异位妊娠与流产者血β-HCG水平下降也不同：①β-HCG快速下降，半衰期＜1.4天者，约92％为宫内孕流产，仅8％是异位妊娠；②血β-HCG下降缓慢，半衰期＞7天者，86％为异位妊娠；③如半衰期为1.4～6.9天，则两者均有可能，约1/3为异位妊娠。

测定β-HCG为早期诊断异位妊娠的常用手段。胚胎存活或滋养细胞尚有活力时，β-HCG呈阳性，但异位妊娠时往往低于正常宫内妊娠，血β-HCG的倍增在48小时内亦不足66％。

β-HCG阴性，也不能完全排除异位妊娠。妊娠β-HCG阳性时不能确定妊娠在宫内或宫外。疑难病例可用比较敏感的放射免疫法连续测定。

(二)B型超声检查

B型超声检查已成为诊断输卵管妊娠的重要方法之一。B超在异位妊娠的早期诊断中发挥着重要作用，特别是阴道超声，因探头频率较高，分辨力较强，可分辨直径2mm以上的肿块，且贴近盆腔脏器，无需膀胱充盈，既准确，又方便，文献报道其准确率达94%左右。若对早期未破裂型的异位妊娠加上彩色血流图，可使诊断率再提高1%左右。

输卵管妊娠的典型声像图为：①子宫内不见妊娠囊，内膜增厚；②宫旁一侧见边界不清、回声不均的混合性包块，有时可见宫旁包块内有妊娠囊、胚芽及原始心管搏动，为输卵管妊娠的直接证据；③直肠子宫陷凹处有积液。文献报道超声检查的正确率为77%～92%，随着彩色超声、三维超声及经阴道超声的应用，诊断准确率将不断提高。

(三)腹腔穿刺

包括经阴道后穹隆穿刺和经腹壁穿刺，为简单、可靠的方法。内出血时，血液积聚于直肠子宫陷凹，后穹隆穿刺可抽出陈旧性不凝血。如抽出血液较红，放置10分钟内凝固，表明误入血管。当有血肿形成或粘连时，血液也不能否定异位妊娠的存在。当出血多，移动性浊音阳性时，可直接经下腹壁一侧穿刺。

(四)腹腔镜检查

由于腹腔镜可在直视下检查，具有创伤小、术后恢复快的特点，适用于输卵管妊娠未流产或未破裂时的早期确诊及治疗。出血量多或严重休克时不宜作腹腔镜检查。多数情况下，通过病史、体查及上述检查，即可早期诊断异位妊娠，可疑患者可采用腹腔镜明确诊断，并能详细观察异位妊娠部位、与周围脏器的关系及粘连状态，同时还能进行手术。对有经验的腹腔镜医生而言，即使是低血容量休克的急腹症患者，也可采用腹腔镜检查，必要时还可以改成开腹手术，对患者不会造成额外的负担。所以，腹腔镜为异位妊娠的诊治开辟了新纪元，被认为是诊治异位妊娠的"金标准"。目前，未破裂型输卵管妊娠的比例逐步提高，可高达所有输卵管妊娠的42%～69%。由于采用β-HCG、超声检查及诊断性腹腔镜，使未破裂型输卵管妊娠诊断率从27.6%上升到42.5%。腹腔镜不仅可以诊断其他手段无法确定的异位妊娠，而且兼具保守和根治性治疗的优点，另外还可对希望妊娠的患者同时进行输卵管通液检查。目前在发达国家腹腔镜用于异位妊娠的诊治率已达90%以上。诊断性腹腔镜的应用对早期输卵管妊娠的诊断更是起了划时代的作用。

(五)子宫内膜病理检查

诊断性刮宫见到蜕膜而无绒毛时可排除宫内妊娠；若见绒毛极少，须随访。

前2种检查为无创性，患者易接受，后3种检查为微创手术，对于早期输卵管妊娠无症状者或若宫内妊娠希望保留者，则较难接受。美国妇产科医师协会(ACOG，2004)根据前2种检查结果判断无症状的早期输卵管妊娠，提出的临床决策（clinical decision making）可供参考。

1. 血清β-HCG值≥1500IU/L时，结合阴道B型超声综合结果分析：

(1)子宫外见妊娠囊、胚芽或原始心管搏动，可以诊断输卵管妊娠。

(2)子宫内未见妊娠囊等，附件处见肿块，可诊断输卵管妊娠；子宫内未见妊娠囊等，附件处无肿块，可考虑2天后重复血清β-HCG及阴道B型超声检查。若子宫内仍未见妊娠囊，而血清β-HCG值增加或不变，也可考虑输卵管妊娠。

2. 血清β-HCG值<1500IU/L，阴道B型超声未见子宫内与子宫旁妊娠囊等，未见附件肿块，可考虑3天后重复测定血清β-HCG值及阴道B型超声检查。

(1)若β-HCC值未倍增或下降、阴道B型超声仍未见子宫内妊娠囊等，可考虑即使宫内妊娠，也无继续存活可能（如囊胚停止生长、枯萎卵），可按输卵管妊娠处理。

(2)若β-HCG值倍增，则可等待阴道B型超声检查见子宫内妊娠囊等抑或子宫旁妊娠囊等。

五、鉴别诊断

(一)流产

停经后出现少量阴道流血，伴下腹正中阵发性胀痛，有时可见绒毛排出。检查：子宫增大变软，宫口松弛，后穹隆穿刺常为阴性。HCG阳性，B型超声检查宫腔内有妊娠囊，或排出组织物见到绒毛。

(二)黄体破裂

无停经史，在黄体期突发下腹一侧剧痛，可伴有肛门坠胀，无阴道流血。检查：子宫正常大小，质地中等，附件一侧压痛，后穹隆穿刺可抽出不凝血，HCG阴性。

(三)卵巢囊肿蒂扭转

常有卵巢囊肿病史，患者突发下腹一侧剧痛，可有恶心呕吐，无阴道流血及肛门坠胀。检查：子宫正常大小，患侧附件扪及触痛明显、张力较大的包块。HCG阴性，B型超声检查可见患侧附件肿块。

(四)卵巢子宫内膜异位囊肿破裂

有子宫内膜异位症病史，表现为突发下腹一侧剧痛，伴肛门坠胀，无阴道流血。检查：下腹压痛及反跳痛，宫骶韧带可扪及触痛结节，患侧附件区压痛，以前发现的包块消失。B型超声检查见后穹隆积液，可穿刺出巧克力样液体。

(五)急性盆腔炎

患者有不洁性生活史，表现为发热，下腹持续性疼痛，白细胞计数明显增高。检查：下腹压痛，有肌紧张及反跳痛，阴道灼热感，宫颈举痛，附件增厚或有包块，后穹隆穿刺可抽出脓液或渗出液。一般无阴道流血，HCG 阴性。

(六)急性阑尾炎

无阴道流血。典型表现为转移性右下腹痛，伴恶心、呕吐、白细胞计数增高。检查：麦氏点压痛、反跳痛明显，盆腔无压痛。HCG 阴性。

六、治疗

根据病情缓急，采取相应处理。

(一)大量内出血时的紧急处理

内出血多出现休克时，应快速备血、建立静脉通道、输血、吸氧等抗休克治疗，并立即进行手术。快速开腹后，迅速以卵圆钳钳夹患侧输卵管病灶，暂时控制出血，同时快速输血输液，纠正休克。除腹腔积血后，视病变情况采取以下手术方式。

1. 输卵管切除术(salpingectomy) 适用于腹腔大量出血，伴有休克的急性患者。一般施行患侧输卵管切除。输卵管间质部妊娠时可行子宫角部切除及患侧输卵管切除，必要时切除子宫。对侧输卵管有粘连、闭锁时，可行输卵管分离术及伞端造口术。在紧急情况或缺乏血源时，自体输血是抢救休克的有力措施。自体输血不会引起溶血、过敏、发热等反应。符合以下条件的腹腔血液方可回输：妊娠＜12 孕周、胎膜未破、出血时间＜24 小时、血液未受污染、镜检红细胞破坏率＜30%。方法是每 100ml 回收血内加入 3.8%枸橼酸钠 10ml(或肝素 600U)抗凝，经 8 层纱布过滤后输入。每回输 400ml 血液，应补充 10%葡萄糖酸钙 10ml。

2. 保守性手术 适用于要求生育的年轻妇女。伞部妊娠可行挤压术排出胚胎；壶腹部妊娠可纵行切开壶腹部，取出血块和胚胎，切口不缝合，称为造口术或开窗术；峡部妊娠可切除病灶，两侧断端行端端吻合术。

(二)无或少量内出血的治疗

对于无内出血或仅有少量内出血、无休克、病情较轻的患者，可采用期待治疗、药物治疗或手术治疗。

1. 期待疗法 所谓期待疗法(expectant management)，是指异位妊娠无需特殊治疗，仅严密观察至 β-HCG 降到正常值为止的一个过程。事实上，在异位妊娠中，由于孕卵不能像在正常宫腔那样能得到充足的血供及营养，本身即存在被自然淘汰的可能性，只是因为近代诊断技术的提高，使一些在过去不能被发现的无临床症状或临床症状轻微能够自愈的异位妊娠患者，今天能被诊断出来。因此，这类患者无需特殊治疗。据统计，期待疗法占全部异位妊娠的 15%～20%，成功率 70%～80%。患侧输卵管通畅率在 75%～85%，宫内妊娠率稍高于患侧输卵管切除者，50%～60%，重复异位妊娠发生率 13%～15%。其适应证为：①无临床症状或症状轻微；②异位妊娠包块直径＜3cm，无胎心搏动；③血 β-HCG＜2000U/ml，并持续下降。

在期待疗法观察期间，应严密监测病情变化，连续测定血 β-HCG、血红蛋白、血细胞比容、超声检查等，直到 β-HCG 正常。若血 β-HCG 不降或反而升高，应予以药物或手术治疗作为补救措施。期待疗法成功的关键是要选择β-HCG水平较低者。

但是，据临床统计，期待疗法患者住院时间较长，约50%以上患者住院超过1个月。此外，还有近1/3的异位妊娠引起输卵管阻塞及输卵管周围粘连，影响今后的生育功能。故病例选择要求非常严格，与微创手术疗效肯定、住院时间短、术后恢复快相比，期待疗法并非最佳方案。

2. 药物治疗　目前用于治疗异位妊娠的药物以氨甲蝶呤（Methotrexate，MTX）为首选。MTX是叶酸拮抗剂，能抑制四氢叶酸生成而干扰DNA的合成，使滋养细胞分裂受阻，胚胎发育停止而死亡。MTX杀胚迅速，疗效确切，副作用小，也不增加以后妊娠的流产率和畸胎率，是治疗早期输卵管妊娠安全可靠的方法。

适应证：①一般情况良好，无活动性腹腔内出血；②盆腔包块最大直径<3cm；③血β-HCG<2000U/L；④超声未见胚胎原始血管搏动；⑤肝、肾功能及血红细胞、白细胞、血小板计数正常；⑥无MTX禁忌证。

治疗方案：①单次给药，剂量为50mg/m^2，肌内注射1次，可不加用四氢叶酸，成功率达87%以上；②分次给药，MTX0.4mg/kg肌内注射，每日1次，共5次。给药期间应测定β-HCG及B型超声严密监护。

用药后随访：①单次或分次用药后2周内，宜每隔3天复查β-HCG及B型超声；②β-HCG呈下降趋势并三次阴性，症状缓解或消失，包块缩小为有效；③若用药后第7天β-HCG下降>15%～≤25%、B型超声检查无变化，可考虑再次用药（方案同前）。此类患者约占20%；④β-HCG下降<15%，症状不缓解或反而加重，或有内出血，应考虑手术治疗；⑤用药后35天，β-HCG也可为低值（<15mIU/ml），也有至用药后109天者血β-HCG才降至正常。故用药2周后应每周复查β-HCG，直至β-HCG值达正常范围。

局部用药可采用在B型超声引导下穿刺，将MTX直接注入输卵管的妊娠囊内。也可以在腹腔镜直视下穿刺输卵管的妊娠囊，吸出部分囊液后，将药液注入其中。此外，中医采用活血化瘀、消症杀胚药物，有一定疗效。

3. 手术治疗　可采用腹腔镜或开腹方式行输卵管保守性手术，方法同前。

七、其他类型的异位妊娠

（一）宫颈妊娠

宫颈妊娠（cervical pregnancy）指受精卵在宫颈管内着床和发育。虽罕见，一旦发病，则病情危重，处理也较困难。临床表现为停经、早孕反应、阴道流血或有血性分泌物，可突然阴道大量流血而危及患者生命，不伴腹痛是其特点。检查：宫颈紫蓝色、软、膨大，流血多时宫颈外口扩张，可见胚胎组织，但宫体大小及硬度正常。除β-HCG外，B型超声检查见宫颈管内妊娠囊可以确诊。

确诊后可根据阴道流血量的多少采用不同的方法。

1. 流血量多或大出血的处理　在备血后刮除宫颈管内胚胎组织，纱条填塞创面止血。或直视下切开宫颈剥除胚胎，褥式缝合管壁，继而修复宫颈管。近年来随着微创技术的发展，有条件者可选用:①在宫腔镜下吸取胚胎组织,创面以电凝止血;②子宫动脉栓塞(同时应用栓塞剂和MTX)。如发生失血性休克,应先抢救休克,再用上述方法,必要时切除子宫以挽救患者生命。

2. 流血量少或无流血 首选MTX全身用药,用药方案见"输卵管妊娠";或经宫颈注射于胚囊内。应用MTX治疗后,宜待血β-HCG值明显下降后再行刮宫术,否则刮宫时仍有大出血的可能。

(二)卵巢妊娠

卵巢妊娠(ovarian pregnancy)指受精卵在卵巢组织内着床和生长、发育。发病率占异位妊娠的0.36%～2.74%。临床表现与输卵管妊娠极相似,但往往被诊断为输卵管妊娠或误诊为卵巢黄体破裂。腹腔镜诊断极有价值,但确诊仍需病理检查。诊断标准:①双侧输卵管必须完整,并与卵巢分开;②囊胚应位于卵巢组织内;③卵巢与囊胚必须以卵巢固有韧带与子宫相连;④囊胚壁上有卵巢组织。治疗可行卵巢楔形切除。

(三)腹腔妊娠

腹腔妊娠指位于输卵管、卵巢及阔韧带以外的腹腔内的妊娠,分为原发性和继发性两种。原发性腹腔妊娠少见,继发性腹腔妊娠多见于输卵管妊娠流产或破裂后,或继发于卵巢妊娠时囊胚落入腹腔。

患者往往有停经、早孕反应,可有输卵管妊娠流产或破裂的症状,然后流血停止、腹痛缓解;以后腹部逐渐增大,胎动时孕妇腹痛不适。腹部可清楚扪及胎儿肢体,常出现肩先露、臀先露、胎头高浮,子宫轮廓不清。即使足月后也难以临产,宫颈口不开,胎先露不下降。腹腔妊娠时胎儿往往不能存活,可被大网膜及腹腔脏器包裹,日久后可干尸化或成石胎。B型超声检查子宫内无胎儿,或胎儿位于子宫以外。

确诊腹腔妊娠后,应立即剖腹取出胎儿。胎盘的处理应视情况而定,如胎盘附着于子宫、输卵管及阔韧带,可将胎盘及其附着器官一并切除;如胎儿死亡,胎盘循环停止已久,可试行胎盘剥除;如胎盘附着于重要器官而不宜切除或无法剥除者,可留置胎盘于腹腔内,术后可逐渐吸收。

(四)宫内、宫外同时妊娠

宫内、宫外同时妊娠(heterotopic pregnancy)指宫腔内妊娠与异位妊娠同时存在,极罕见(10 000～30 000次妊娠中1例),但辅助生殖技术的开展及促排卵药物的应用使其发生率明显增高(约1%)。诊断较困难,往往在人工流产确认宫内妊娠后,很快出现异位妊娠的临床症状;或异位妊娠经手术证实后,又发现宫内妊娠。B型超声可协助诊断,但确诊需行病理检查。

(五)子宫残角妊娠

残角子宫是子宫畸形的一种类型,多与发育较好的子宫腔不相通。受精卵经残角子宫侧输卵管进入残角子宫内妊娠,称为子宫残角妊娠。可在早孕时即发生胚胎死亡而出现类似流产症状，如胎儿继续生长，往往在中期妊娠时发生残角自然破裂而引起严重内出血致休克。即使至妊娠足月，临产后胎儿常死亡，如未确诊而盲目试产也会引起残角破裂。一旦确诊，可行残角子宫及同侧输卵管切除，如为足月活胎，可行剖宫产后切除残角子宫。

第二节 异位妊娠微创给药方法

宫外孕是妇科常见的急腹症，其发病率近年有逐渐上升的趋势，传统的治疗方法包括保守治疗、剖腹探查。保守治疗具有治疗时间长的特点，而且该疗法有严格的适应证。剖腹手术为有效的挽救生命手段，它可以同时切除异位妊娠包块及清除积血，然而这种治疗创伤巨大，腹部切口较长，对患者身体造成较大损伤。近年来腹腔镜技术日趋成熟，广泛应用于妇产科领域，使宫外孕的治疗也从“巨创”走向“微创”。因其具有手术创伤小、出血少、手术时间短、术后恢复快、住院时间短、腹部几乎不留瘢痕、盆腔粘连少、输卵管阻塞轻微，更易于保留输卵管。组织凝固创面可以防止纤维素的渗出、沉积、明显提高患者手术后的生活质量，深受广大患者欢迎。

在腹腔镜直视下，输卵管内注射药物、宫腔镜下注药治疗、超声波引导下输卵管内注射药物、介入治疗等，均属于借助微创外科技术的局部给药治疗。

局部注药即将化学药物通过各种途径直接注射到异位妊娠的胚胎组织中或其周围，达到直接杀死胚胎的目的。局部注药属于保守性治疗，与全身用药相比，疗效高、疗程短、用药剂量小、不良反应少；与手术治疗相比，创伤小，恢复快，而且可保存患侧输卵管。因此，药物局部注射有可能使异位妊娠从以手术为主进行治疗的妇科外科疾病，成为以药物注射为主进行治疗的妇科内科疾病，并能最大限度保留生育能力。但其先决条件是早期诊断，在输卵管尚未破裂前做出诊断进行治疗。

一、腹腔镜直视下注射药物

腹腔镜下局部注射甲氨蝶呤(MTX)：其适应证与全身用药相同。方法：在病变对侧下腹部用 5mm 套管针做第 2 穿刺孔，用无损伤抓钳提起输卵管，用 7 号长注射针头经腹壁最近患侧输卵管处穿刺进腹腔，将 20～40mg MTX 稀释于 5ml 生理盐水中，分别注入妊娠包块内、两端或近输卵管系膜处。术后监测血清人绒毛膜促性腺激素(β-HCG)水平和包块大小变化。据报道，局部用药比全身用药剂量小，效果相同，成功率为 85%左右，血清 β-HCG 降为正常的时间为 20～40 天，宫外孕包块吸收的时间为 23～35 天。

1. 适应证

(1)未破裂型或先兆流产型。

(2)孕周<7 周。

(3)孕囊<4cm。

(4)全身状况佳。

2. 操作方法

(1)经脐置入腹腔镜，并在患侧耻骨上方作第 2 穿刺点，亦可在下腹作两个穿刺点。

(2)置吸引管冲洗、抽吸盆腔积血以暴露视野。

(3)钳夹固定患侧输卵管，在输卵管膨隆处进针抽吸到羊水或无，且应无新鲜血液。

(4)将杀胚药缓慢注入孕囊内或其周围组织中。针头保留在孕囊内1～2分钟后缓慢退出，尽量避免药液外渗。

(5)拔针后观察有无出血，如有出血可采用电凝止血。

二、宫腔镜下注射药物

宫腔镜下注药治疗是在宫腔镜直视下将药物经输卵管入口注射到输卵管腔内的胚胎组织处。

随着妇科内镜技术的发展、成熟及异位妊娠早期诊断率的提高，改变了异位妊娠的治疗模式。人们已普遍认为，腹腔镜技术是治疗异位妊娠的一种重要术式。但尽管微创，腹腔镜手术毕竟也有一定程度的手术创伤及手术并发症发生率，且存在一定的麻醉风险。因此，除了不断改进腹腔镜手术器械，进一步提高腹腔镜操作技术水平，以减少手术创伤和手术并发症以外，寻求其他微创、简单安全、手术并发症低和麻醉风险小的早期输卵管妊娠内镜治疗技术，是妇产科同道应该不断探索的课题。

对早期输卵管妊娠患者将宫腔镜下插管注射MTX的药物保守疗法与同期腹腔镜下保守性手术进行疗效比较。结果发现，两组的血β-HCG和孕酮恢复正常所需时间宫腔镜组长于腹腔镜组($P<0.05$)，但术后早期的血β-HCG和孕酮下降速度、月经恢复所需时间、临床治愈率、住院时间、生殖功能结局等差异均无显著性($P>0.05$)，且宫腔镜组医疗费用显著低于腹腔镜组($P<0.01$)。因此，就早期输卵管妊娠的治疗而言，除了腹腔镜保守性手术的微创技术以外，宫腔镜直视下输卵管插管注射MTX的药物局部保守疗法，也不失为一种微创而可供选择的治疗技术。至于MTX的毒副反应问题，因所用治疗剂量小，无严重毒副反应出现。宫腔镜下药物保守疗法与腹腔镜保守性手术相比，有较严格的适应证，治疗对象受到一定限制。同时，这种治疗方法尚需注意下列问题：①MTX剂量　宫腔镜下插管注射MTX的剂量报道不一，20～80mg，尚无统一标准。因血β-HCG水平反映了滋养细胞的活力程度，正如文献报道，输卵管妊娠用药后血β-HCG水平下降的速度与停经天数关系不大，而与治疗前血β-HCG水平有关。所以，认为应根据治疗前血β-HCG水平高低决定MTX给药剂量；②注药速度及留管时间　该研究对个别病例在腹腔镜监视下注药，发现若注药速度过快，会使药液从输卵管伞端溢出，只有保持3～5分钟的注射时间，才不致药液溢出。因此，注药应缓慢，时间长于3～5分钟，尽可能使药物均匀分布在输卵管腔病灶周围，边注射边被病灶吸收，这样才能真正达到局部治疗的目的。另外，由于停留在管腔内的药液需要一定时间才能吸收，若注药后立即拔管，会导致药液返流，影响治疗效果。因此，导管留置时间应长于5分钟；③宫腔镜下输卵管插管技术　由于异位妊娠，使增厚的子宫内膜遮挡输卵管口，导致个别患者插管困难。此时可轻轻搔刮患侧宫角，去除增厚的子宫内膜，能清楚暴露输卵管开口。

1. 适应证

(1)未破裂型输卵管妊娠。

(2)未破裂型或流产型病例必须是无明显贫血和休克征象，估计内出血<300ml。

(3)B超提示宫旁包块<5.0cm，盆腔液性暗区<2.5cm。

(4)少量阴道流血并非宫腔镜下插管的禁忌证。

2. 禁忌证

(1)明显宫外孕症状(急性腹痛经处理不缓解),已非早期病例。

(2)刮宫术后 HCG 下降。

(3)B 超示孕囊＞3.5cm,显示胎心搏动。

(4)β-HCG＞10 000mU/ml,提示绒毛生长活跃。

(5)有凝血功能障碍。

(6)严重心、肝、肾疾患。

(7)不再要求生育或拒绝药物治疗者。

3. 操作方法

(1)取膀胱截石位,常规消毒外阴、阴道和宫颈,酌情扩张宫颈。

(2)膨宫:用 5%葡萄糖液或生理盐水(含庆大霉素 8 万 U)作为膨宫介质,膨宫液入量控制在 200ml 以下;膨宫压力不得超过 150mmHg。

(3)依常规方法插入宫腔镜镜体,先观察宫腔全貌,有少量宫内出血者,可适当增加膨宫压力,使膨宫液快速流出,达到冲洗并使视野清晰的目的,找到患侧输卵管开口。

(4)经宫腔镜操作孔插入带管芯的硬膜外麻醉导管或直径 1.4mm 的医用塑料导管,顺患侧宫角推进,对准输卵管开口插入 1～1.5cm,拔出管芯,经导管缓慢注入预先配制定量的药物。停留 3 分钟,将导管与镜体一同拔出。

(5)注药治疗后每天严密观察腹部症状及体征,注意生命体征的变化。隔日检查血或尿 β-HCG,观察其动态变化,直至 β-HCG 下降到非孕水平。

(6)如 1 周内血 HCG 下降水平未达 50%以上,同法行第 2 次治疗。

4. 注意事项　注药后部分患者会感觉下腹部疼痛一过性加重,多在 30～60 分钟内缓解。但如疼痛持续性加重,或 B 超显示腹腔内液体进行性增加,患者血红蛋白进行性下降,应考虑有输卵管妊娠破裂的可能。因管腔内注药,有可能增加局部张力,导致原已脆弱不堪的输卵管壁破裂。故经宫腔镜注射杀胚药,应严格掌握药液量,不应超过 3ml。

少量 MTX 或 5-FU 对全身各系统的影响较轻,对骨髓造血系统的抑制作用也很轻微。尽管如此,仍应注意血象变化,及时发现,早期处理。

5. 疗效判断　据统计,宫腔镜下输卵管插管的成功率为 94%左右。因插管注入的杀胚药液(5-FU 或 MTX 等)可直接到达病变部位,进入绒毛间隙与滋养细胞接触,使滋养细胞迅速变性坏死,致胚胎死亡。故注药后血、尿 β-HCG 即见迅速下降,10～12 天内降至正常范围,其他症状也随之消失而治愈。治愈率为 88%左右。注药后判定治疗效果的标准如下:

【有效】

(1)临床病情稳定。

(2)HCG 4～7 天开始下降并＞15%;但有例外情况值得注意,如 MTX 治疗开始时前 3 天血 HCG 有升高的反应,可能是 MTX 自身的衍生物细胞内谷氨酸聚合反应增加了 HCG 代谢,以及滋养层细胞坏死 HCG 释放到母血循环中所致。用药后血 β-HCG 下降的速度与停经天数关系不大,与术前血 β-HCG 浓度成正比关系。

(3)超声检查无输卵管内孕体增大。

【无效】

(1)下腹疼痛经处理不易缓解。

(2)HCG 持续增高超过 1 周。

(3)输卵管内孕体进行性增大直径超过 1cm。

(4)子宫直肠陷凹积液容量增加超过 50%。

【治愈】

(1)β-HCG 降至正常值,每周测定 1 次,共测定 3 次均为正常。

(2)输卵管包块消失或缩小 1/2。输卵管包块消失缓慢,与药物作用引起局部组织发生水肿、坏死、机化等有关。

(3)月经恢复。

总之,宫腔镜下输卵管插管注入杀胚药治疗输卵管妊娠,与腹腔镜下输卵管局部注射比较,具有手术本身无损伤、无开腹手术时麻醉的危险性、腹壁无创口等优点。因操作简单,局部用药量少,对全身损害小,不失为对异位妊娠的一种治疗方法,值得临床推广。对无子女的妇女,还可保留输卵管功能。但是,由于宫腔镜下输卵管注药有可能导致原已脆弱不堪的输卵管破裂,因此应严格掌握治疗指征,尽量减少术后并发症。

宫腔镜下输卵管插管注药治疗输卵管妊娠成功的关键是:严格掌握手术适应证,技术娴熟的宫腔镜下输卵管插管操作及术后病情的严密观察。

三、超声引导下注射药物

在超声指引下自阴道穿刺,先吸出孕囊内容物,再向孕囊内注入 MTX 1mg/kg,观察 4 小时,生命体征稳定出院。于第 2、第 5、第 7 天或第 10 天测血 HCG,如呈下降趋势,以后每周测一次直至 HCG<10mU/ml 止。平均 HCG 转阴需 14～120 天,HCG<5000mU/ml 者,成功率 92.8%。注射在超声波引导下经阴道穿刺注射药物。

四、介入治疗

介入治疗是在 X 线透视下,经宫颈将一根特殊导管置入到异位妊娠的输卵管病灶内,通过注入杀胚药而将囊胚杀死。此法优点是用球茎端导管引导导丝导管插入输卵管,简便、快捷、安全、成功率高。导丝能直接穿刺孕囊内,起到了类似多胎妊娠直接穿刺减胎术的作用。注入药液,由于液压的机械作用,药液能有效地渗入输卵管壁和滋养层之间,促进滋养层的剥离,细胞坏死和胚胎死亡。杀胚药与滋养层细胞直接接触,最大限度地发挥其杀死胚胎的作用。在透视下,可观察到药物的流向,判断注药后的变化。

1. 适应证

(1)无碘过敏症。

(2)未破裂型输卵管妊娠,生命体征平稳。

(3)血 β-HCG<5000U/L,孕酮<31.8nmol/L。

(4)B 超检查附件混合性包块<5cm,盆腔液性暗区<3cm。

(5)有胚芽搏动者,患者预后评分需<12分。

2. 器械

(1)监视器、X线机。

(2)输卵管通液器。

(3)引导用球茎端导管1根,3F微细导管及0.045cm导丝1根。

(4)造影剂:可用水溶性非离子型的碘必乐。

(5)化疗药物:MTX等并用造影剂溶解。

3. 操作方法

(1)在X线透视下行子宫输卵管造影术(hysterosal pingraphy,HSG),判断输卵管妊娠部位。

(2)输卵管插管术:先用一根可展式不锈钢丝加强球茎端导管的硬度,经阴道宫颈送入宫腔,退出钢丝,球茎端导管则自然弯曲而滑入输卵管开口处,透视下可见导管前端金属环位于子宫角部。再选用3F导管及0.045cm导丝,顺球茎端导管插入患侧输卵管内至孕囊阻塞处,此时会有较大的阻力,再用力将导丝强迫推进,导丝可通过阻力区,再将导管顺导丝推进2cm左右。退出导丝,导管前端留在相当于孕囊处。

(3)注药:经导管注入含MTX 40mg的碘必乐溶液5~10ml。

(4)在透视下观察造影剂的走向:可见MTX留于孕囊内,也可见部分溶液顺输卵管流入腹腔。如输卵管有破裂,当时即可发现。

(5)注药后严密观察患者生命体征变化。

4. 结果判定 根据对输卵管妊娠术前预测的评分,若<6分,预后良好;评分在7~12分时,应住院观察;>12分时,应注意胚芽活性,否则疗效差。

【治愈】

(1)血HCG降至正常。

(2)异位妊娠包块消失或直径缩小一半。

(3)月经恢复。

【有效】

(1)血HCG下降未达到正常。

(2)异位妊娠包块无变化。

【无效】

(1)血HCG持续上升或下降后再上升。

(2)异位妊娠包块逐渐增大。

输卵管介入治疗与其他药物治疗相比,杀胚药全身化疗,用药剂量大,不良反应相对亦大;腹腔镜、B超下直接穿刺注药,需要一定的条件与设备,并有一定的损伤(需经皮肤或黏膜穿刺至腹腔内);宫腔镜下插管、盲插,将塑料导管插入输卵管开口处或异位妊娠包块周围,不能进行穿刺。而本法最大的优点在于穿刺、液压及药物作用的联合治疗。但治疗过程中术者及患者均要接受一定剂量的X线辐射,故插管技术熟练至关重要。若X线透视的监测时间小于2分钟,患者接受照射的剂量一般不足0.01mSV,且对今后受孕生育无明显影响。

第三节　输卵管妊娠的微创手术

自1883年英国Tait医生施行第1例输卵管切除术治疗输卵管妊娠以来，输卵管切除术即成为治疗输卵管妊娠的传统方法。100余年来，输卵管切除术拯救了许多生命。Parry在1876年报道输卵管妊娠的病死率为69%，1883年后病死率明显下降。手术切除妊娠的输卵管，制止输卵管出血，辅以输血，抗休克及预防感染，可使绝大多数陷于失血性休克的输卵管妊娠患者转危为安，至今在某些地区输卵管切除仍是治疗输卵管妊娠的常用典型手术。但是，从20世纪70年代起，输卵管妊娠的术式就发生了转变，由切除输卵管的根治性术式转变为保守性术式。特别是近几年，腹腔镜手术已替代了大部分开腹手术，只有那些并发有严重内出血休克、严重盆腔粘连的患者，或医务人员无腹腔镜手术经验时，才采用剖腹手术。

一、手术分类

迄今为止，手术治疗仍是处理异位妊娠的主要方法，尤其适用于已确诊而不宜药物治疗或药物治疗失败者。手术途径虽可剖腹或经腹腔镜进行，但腹腔镜更符合微创治疗的原则。目前，腹腔镜治疗异位妊娠的手术方式有：

1. 保守性手术　输卵管伞部孕物清除术、输卵管纵行切开（开窗）孕物清除术、输卵管间质部妊娠注药、输卵管节段切除术等。

2. 根治性手术　输卵管切除术、输卵管卵巢切除术、输卵管间质部妊娠病灶清除或切除术等。

近年来，有关主张异位妊娠行保守性手术治疗的文献报道越来越多，究其原因是输卵管妊娠患者术后30%～60%遗留有不孕症问题；50%有对侧输卵管异常；10%～15%重复患输卵管妊娠，有时要切除余下的输卵管。开始有人担心保守性手术势必增加重复输卵管妊娠的发生率，且不一定提高宫内妊娠率。20世纪80年代后，随着手术技巧的日臻熟练，特别是输卵管显微手术的开展，经保守性手术治疗后已有50%～70%的活产率。有学者对仅有一侧输卵管而接受保守治疗的患者进行了调查研究，结果显示，保守性手术治疗后重复性输卵管妊娠的发生率，并不比对侧输卵管有病变而未行手术治疗者高。因此，主张手术时尽量保留患侧输卵管，同时还要解除对侧输卵管的不孕因素。

二、保守性手术优点及适应证

保守性手术可以开腹完成，也可在腹腔镜下完成，若加上显微整形，效果会更好。Seem曾总结腹腔镜下输卵管妊娠保守性手术的特点：①出血要比开腹手术少；②术后粘连少；③术后输卵管通畅率为80%左右；④因腹腔内无粘连，所以若术后出现输卵管阻塞易用显微外科手术矫正；⑤若保守处理后有出血，可通过腹腔镜结扎输卵管止血，将来再作显微整形；⑥若因解剖关系，不适应腹腔镜手术者，可立即改为剖腹手术。大量腹腔镜再次检查表明，输卵管具有很大的再生能力，甚至留在原位的“输卵管碎片”也可能再生，变成有功能的输卵管，这些情况在剖腹探查的年代是无法知道的，这大大改变了对输卵管手术的态度。

保守性手术适用于:①要求保留生育能力者;②年龄<35岁;③无健康子女存活;④一侧输卵管已被切除;⑤病情稳定,无明显炎症、粘连和大范围的输卵管破坏者。

美国生育协会曾总结1986—1994年保守性手术治疗异位妊娠的效果,其中腹腔镜下行输卵管造口术后持续性异位妊娠的发生率为8.3%,而剖腹保守手术为3.9%。但有些专家手术后持续性宫外孕的发生率很低。持续性的滋养细胞生长主要存在于输卵管孕囊着床的部位,所以,清出其绒毛组织时应特别注意,抽吸该部位的妊娠产物要彻底,不主张用钳夹,因为后者易残留滋养层组织。许多作者建议在保守性手术后每周查血β-HCG。以术后1天血β-HCG浓度作为持续性宫外孕的预测指标,认为若术后1天血HCG比术前下降<50%,可以预测将会发生持续性宫外孕。如果下降≥50%,就有85%的可能不会发生持续性宫外孕。若β-HCG水平仍升高,应给单剂量甲氨蝶呤50mg补充治疗。

异位妊娠病情稳定并希望保留生育功能者,仍然首选腹腔镜下输卵管线形切开造口术。此术术后的生育功能比输卵管切除术更好些,但其重复性异位妊娠的发生率稍高;期待疗法效果差,对再次妊娠是否有利还有待进一步证实。

三、手术方式

手术方法应视输卵管妊娠的部位、病变程度及术者的手术经验而定。妊娠的输卵管一般有以下3种情况:①输卵管壁完好无损,没有坏死,此时可行输卵管纵行切开孕物清除术;②输卵管壁破裂,没有坏死,此时可经破口清除管腔内组织,并酌情止血;③输卵管壁已坏死,应考虑部分或全部输卵管切除术。

输卵管妊娠的保守性手术,特别是在腹腔镜下施行,被认为是输卵管显微外科和治疗异位妊娠的新进展。腹腔镜手术本身就具有微创效果,加之镜下的放大作用,可准确地对输卵管进行切开、止血、修补、缝合及粘连分解,将手术操作对输卵管的创伤减少到最低限度。

腹腔镜治疗输卵管妊娠是腹腔镜妇科手术中进行的最早、最成熟的手术之一,是腹腔镜手术的最佳适应证,在妇科急证中居首位,对宫外孕的治疗,现趋于采用损伤小、恢复快,能保留患病部位功能的各种保守性方法。传统的保守性手术由于创伤及并发证给未育妇女带来生育方面种种问题。随着腹腔镜在妇科逐渐得到应用近十多年来,腹腔镜技术发展甚快,颇受妇科临床的重视。由于术式切口小,镜下操作精细,创伤小,可有效地清除妊娠组织,保留输卵管,提高术后宫内妊娠率,降低再次宫外孕的发生率。尤其当妊娠物种植于输卵管壶腹者更适合此样式并具有费用低、并发症少的优点,第一穿刺点位于脐上,具有术野相对宽阔的优点。保守性手术是将患侧的输卵管保本为通过对宫外孕开腹手术和腹腔手术的比较显示,腹腔镜手术治疗宫外孕与开腹手术相比具有创伤小、手术时间短,术后恢复快,腹部几乎不留瘢痕,明显提高患者手术后的生活质量,患者乐于接受,因腹腔镜手术更易于保留输卵管,其损伤小,组织决定因创面可以防止纤维素的渗出、沉积,从而减少盆腔粘连,减少输卵管阻塞,有文献报道保留的输卵管通常率达95.65%。因此,腹腔镜手术治疗使输卵管的保留成为可能,为今后生育创造了有利条件,更适合有生育要求患者。种植在输卵管内的妊娠组织滋养细胞,除沿管腔生长外,也向输卵管的固有层和肌层浸润,滋养细胞的侵入可以是管腔内或外为主,偶尔可二者都有。为预防持续性异位妊娠的发生,梗阻输卵管妊娠保守性手术中均腹腔灌注MTX,主要机制是滋养细胞的增殖，以确保杀死残留的胚胎组织。腹腔镜手术的两大特色即微损伤和保留功能，在异位妊娠手术时间是最能充分体现宫外孕手术治疗可首选腹腔镜手术。

（一）输卵管伞部孕物清除术

此术式主要适用于输卵管伞部妊娠。由于输卵管伞在抓拾卵子的过程中起着非常重要的作用，因此，对输卵管伞的操作要绝对轻柔。

腹腔镜手术除脐孔穿刺外，另于下腹部再作1～2个辅助穿刺孔，以便于操作。无损伤抓钳提起异位妊娠近子宫侧输卵管，以大匙状钳由伞部尽量钳出妊娠组织，同时反复进行冲洗和吸引，并挤压输卵管将妊娠组织全部清除。在取出组织和冲洗液中应尽量找到孕囊和绒毛，同时术中需注意止血。

（二）输卵管纵行切开（开窗）孕物清除术

输卵管切开（取胚）术适用于需要保留生育能力，且病灶尚未破裂或破裂较轻的输卵管壶腹部或峡部妊娠的患者。方法：在输卵管的游离缘病灶近端表面的无血管区纵行切开1cm，用5mm抓钳将妊娠组织和血块取出，注意不要钳夹输卵管黏膜，以免引起出血，亦可采用水分离法先将绒毛和血块与输卵管管壁分离，然后取出，用生理盐水反复冲洗，确保无绒毛组织残留。如切口有活动性出血，给予电凝止血，一般不需缝合。如妊娠位于伞部或近伞部的壶腹部，可将伞部切开，取出妊娠组织和血块。

1. 适应证　主要适用于未破裂壶腹部或峡部妊娠。

2. 手术步骤　腹腔镜下首先分离盆腔粘连，暴露和游离输卵管，吸净盆腔内积血。经患部同侧鞘套插入抓持钳提取患侧输卵管，孕囊＞3cm，血HCG值进行性增高或超声示有胎心搏动者，最好于输卵管系膜内注射稀释的1∶20的升压素10ml以防出血。

（1）手术方法：在输卵管病灶最突出处，于输卵管系膜对侧纵行切开输卵管壁。切开前在欲切开的管壁部位用点状内凝做一条长2～4cm、宽4mm的凝固带。由于输卵管妊娠多位于子宫侧，而远离子宫侧多为凝血块，故切口应在输卵管游离缘近子宫侧。切口可用针形微电极，热凝后以剪刀剪开或激光等完成。切口大小需足以容纳冲洗、吸引管口径，孕物可经反复冲洗、吸引取出，再用无损伤抓持钳仔细清除残留的孕物组织。需注意清除孕物时应尽量不损伤输卵管黏膜皱襞，否则将导致出血。电凝止血将损伤输卵管黏膜内皮细胞，并可导致术后输卵管管腔狭窄甚至闭塞。若有活动性出血，切缘可给予双极电凝、内凝或微波等器械止血。当孕物从输卵管管腔清除后，管腔塌陷，切缘自然对合，一般不必缝合。

（2）止血技巧：腹腔镜输卵管纵行切开，清除术中如遇管腔内出血，其临床处理取决于手术状况和患者的意愿。若拟保守治疗为主，可按以下方法进行处理。

1）浆膜及肌层切缘出血，冲洗该部位，确定出血点，以针状电极或内凝止血。激光仅适用于渗血者。若无效，可用持钳夹住出血点后再烧灼。

2）输卵管腔内（孕囊着床处）出血，充分清洗管腔，确定出血点后用点状内凝器止血，尽量避免损伤周围内膜。此类出血多见于输卵管腔内孕物清除过度所致。原则：先尽量取出无粘连、易取的妊娠组织和血块，对有粘连、贴附紧密的妊娠物组织切勿强行牵拉硬取，可用内凝器先凝血后再取出所有组织物。组织物取出不完全将导致持续性异位妊娠，而取出过度则可能导致腔内出血。

3）考虑到出血往往发生于切缘的两侧顶端，若找不到出血点，可用双极电凝夹住两端切缘顶端组织烧灼，可能止血。或者延长原切口，再冲洗以找到出血点，再以点状电极或内凝烧灼止血。

4）在切口两侧用双极电凝钳夹住烧灼整个输卵管止血，效果可靠，但术后管腔肯定闭塞。

5）若管腔仍有出血，最后的选择是部分或全部切除输卵管。

（三）输卵管妊娠部位电凝烧灼术

位于输卵管峡部或近端壶腹部且孕囊直径<1.5cm者可采用该法治疗。以双极电凝钳夹住远离输卵管系膜的孕物，电烧灼此段输卵管破坏之。可用单纯电切或混合型电切加电凝以确保破坏患段输卵管达输卵管内部。2～3次连续的电烧灼术将足以有效地破坏患处输卵管，其结局类似于电凝输卵管绝育术；术后6个月左右可行输卵管端-端吻合术。此法最大的缺点是无标本供送病检。

（四）输卵管部分或全部切除术

1. 手术方法

（1）输卵管部分切除术：适用于输卵管峡部或壶腹部妊娠破坏较重，而患者自愿保留其功能者。方法：电凝妊娠部位两侧后剪断，然后电凝并剪断其系膜。将来需要时可行输卵管吻合术。

（2）输卵管切除术：适用于不需保留生育功能，患侧输卵管破坏严重而对侧正常，同侧输卵管有过妊娠或造口术史以及保守性手术失败的患者。方法：腹部常规三点穿刺置镜和手术器械，提起输卵管伞端，电凝输卵管系膜并切断，靠近子宫角部电凝切断输卵管峡部。亦可用三套圈法切除患侧输卵管，标本自10mm套管取出。

2. 手术指征

（1）患者无生育要求。

（2）输卵管毁损严重，无法修补。

（3）输卵管患部系前次妊娠的部位，此次输卵管妊娠端发于输卵管远端阻塞作造口术后。

3. 手术方法

（1）三套圈结扎术：经辅助穿刺套筒放置内套圈，用无损伤抓钳或大匙状钳经内套圈挟住输卵管最粗处，做第1道内套圈结扎，应包括含有妊娠产物的足够长度的输卵管，再用内套圈于第1道内套圈更近盆侧壁做两道结扎，然后用钩剪切断含妊娠产物的输卵管，再经10mm鞘套取出切除的输卵管。残留端应有足够长度，残端可用点状内凝器或微波凝固。

（2）切断动脉：双极电凝钳先予凝固妊娠输卵管近子宫端和输卵管卵巢韧带，以切断输卵管的两个主要供血动脉（子宫动脉上行支和卵巢动脉输卵管支），并予以离断，再将输卵管系膜电凝后离断切除的输卵管经鞘套取出。术毕冲洗盆腔并完全止血。

第四节 持续性异位妊娠

随着对异位妊娠进行保守性手术治疗的增多，一个新的概念——持续性异位妊娠(persistent ectopic pregnancy)引起了妇产科工作者的重视，它是近年来输卵管妊娠行保守性手术后出现的一种新的并发症，又称为滋养叶组织残留综合征。1977 年，Kelly 首先对此病进行了报道，此后，陆续有文章对其进行了论述。

一、病因与病理

输卵管妊娠时，受精卵在输卵管内着床，由于输卵管内蜕膜组织发育不健全，滋养叶组织除沿输卵管管腔生长外，同时也向管壁肌层浸润。保守性手术一般都是取出管腔内的妊娠组织，保留患侧输卵管。由于无法清除浸润至管壁肌层的滋养细胞，若无其他治疗措施，则可导致存在于输卵管肌层或肌层与浆膜层之间的滋养细胞持续生长，而至持续性异位妊娠。

此外，胚盘绒毛种植再生能力极强，若术时未彻底清除管腔以外的妊娠组织，或在取出病灶时微小的组织脱落，而致残留绒毛在腹腔内继续存活，亦可导致患者再次出现异位妊娠的症状。

持续性异位妊娠的发病率约占输卵管妊娠保守性手术的 5%～8%。经腹腔镜保守性异位妊娠手术后其发生率似比开腹手术高，而伞部孕物清除术的发生率要比输卵管切开取胎术者高。文献报道，停经＜42 天，输卵管直径＜2cm，术前日血 β-HCG＞3000U/L，血 β-HCG 日增率＞1000U/L 者，术后易发生持续性异位妊娠。

二、诊断

1. 病史　有异位妊娠保守性手术治疗的病史，如开腹或腹腔镜病灶清除术后。

2. 症状　患者术后再次出现腹痛、早孕反应或腹腔内出血的症状及体征。

3. 血 HCG 监测　文献报道可用术后 1 天血 β-HCG 浓度作为持续性异位妊娠的预测指标。若术后第 1 天血 HCG 比术前下降＜50%，可以预测将会发生持续性异位妊娠；每隔 3 天测 1 次血 β-HCG 水平，若下降＜15%或不降，甚至再上升，则应警惕持续性异位妊娠的发生；若术后 12 天血 β-HCG 未降至术前的 10%，则应怀疑有妊娠物残留，需要进一步治疗。

4. B 超　可出现患侧输卵管异位妊娠及腹腔内出血的影像学改变。

三、治疗

治疗方法可追加杀胚药或再次手术。此外，术后亦应定期监查血 HCG 的变化，直至恢复正常为止。若血 β-HCG 未能按预期效果下降，可追加药物治疗。若血 β-HCG 增高或出现内出血症状，应予以处理。若无活动性出血征象，可先采用药物治疗多能奏效。假若仍无效或有活动性出血，则应酌情及时考虑再行腹腔镜手术甚至剖腹手术。此外，已有血 β-HCG 降到正常非孕水平仍破裂的持续性异位妊娠的报道，应予以警惕。

四、手术方式的选择

对于无生育要求的患者，最好行输卵管切除，如患者有绝育要求时，术中同时行对侧输卵管结扎。有研究表明，对于合并有输卵管积液的患者，实行输卵管切除术后，可提高试管婴儿的成功率。本组资料表明，输卵管切除术与保守性手术相比，可明显缩短手术时间，减轻术后疼痛，减少术后盆腔液体的渗出，同时术后恢复也较快。但是异位妊娠患者中，相当多的一部分尚未生育，希望再次妊娠及生育，因此要求行保守性手术。Sowter 等的多中心协作研究显示，输卵管线型切开术后，输卵管复通率可达 90%，持续异位妊娠发生率为 5%～10%。随着手术熟练程度和手术技巧的提高，持续异位妊娠的发生率有逐渐下降的趋势。有学者认为保守性腹腔镜手术后，预防性使用一次甲氨蝶呤能显著降低持续性异位妊娠的发生率。

五、并发症

腹腔镜治疗宫外孕除腹腔镜手术本身的并发症外，还有其特殊的并发症，主要的有

1. 出血　多发生于保留输卵管的手术，如输卵管切开取胚术。妊娠月份越大，绒毛活性越高，则输卵管充血越明显，切开时出血越多，可通过电凝、缝合等方法止血，必要时行输卵管切除或开腹手术。

2. 持续性宫外孕　指宫外孕保守性手术后，妊娠组织残留，滋养叶细胞继续生长。若术后第 6 天血清 β-HCG 和黄体酮仍较高，应考虑持续性宫外孕的可能。

预防主要靠术中彻底清除妊娠组织，术中可将 20mg MTX 稀释于 30ml 生理盐水通过创面注入输卵管腔(部分流入腹腔)，可预防持续性宫外孕的发生。一旦发生，可用 MTX 补充治疗或再次行腹腔镜手术治疗。

六、注意事项

并不是所有的宫外孕或在所有的时间都要做腹腔镜手术，应考虑术者能力和患者条件；术中采取何种术式应根据病情和患者意愿；腹腔镜下局部注射 MTX 与全身用药效果相同，但腹腔镜下注药为有创治疗，是否有远期并发症，值得商榷。对早期疑似宫外孕，血 β-HCG 升高，B 超检查未发现宫内、外妊娠囊或包块，患者无症状或症状较轻者，应期待治疗，严密观察，而不急于行腹腔镜探查，部分患者孕卵进入宫腔较晚，可能为宫内妊娠；对条件适合的早期宫外孕患者，MTX 单次肌内注射简单易行，仍不失为一种有效方法，如果失败，再采用腹腔镜手术治疗。

七、预防

对异位妊娠拟行保守性手术时，在清出其绒毛组织时应特别注意，抽吸该部位的妊娠产物要彻底，不主张用钳夹法，因为后者易残留滋养层组织。在实施保守性手术时应仔细彻底地清除妊娠组织，并完全、彻底止血。此外，术者在对异位妊娠进行保守性手术时应酌情处理，必要时可术中局部注射杀胚药，以防继续妊娠的发生。

持续性异位妊娠的危险性如同原发异位妊娠一样，甚至会更严重。因患者已经手术治疗，

容易出现麻痹思想，不能坚持定期检查血 β-HCG，而致病情延误，失去治疗时机。因此，应向患者交待持续性异位妊娠的严重后果，加强随访，从术后第 2 天起开始监测血 β-HCG 直到正常为止。

腹腔镜手术术后的引流：由于腹腔镜手术一般是采用电器械或超声刀等进行组织的切开、分离及止血，手术局部组织一般都会出现类似烧伤的反应，如大量液体渗出、出血、渗血等反应，组织损伤越多反应越大。输卵管切除术，由于主要切断输卵管系膜及输卵管峡部，累及组织较少，很多都是膜性结构，渗血及渗液均较少，除盆腔有较重的粘连而同时行粘连松解者外，一般不需放置引流管，这样可减少术后患者下腹部不适，同时利于早期下床活动。输卵管取胚术者，由于要保留输卵管，只将胚胎组织取除，局部出血较多，为了止血，往往需对多个出血点进行双极电凝止血。这是造成取胚术后盆腔渗血、渗液较多的主要原因，因此应放置充分有效的引流管，推荐用直径 10 mm 单腔管引流。需要注意的是，引流管的侧孔不要开得过大，否则易有大网膜嵌入其中，引起拔管时的疼痛，且易诱发感染。

第五节　宫颈妊娠的微创治疗

宫颈妊娠(cervical pregnancy，CP)，是指孕卵种植、生长、发育在子宫颈管内膜中，是一种罕见而危险的异位妊娠，至今原因不明。

由于多种原因，宫颈妊娠常不能得到准确及时的早期诊断，又因宫颈妊娠的特殊性常发生难以控制的大流血及休克，有时不得不切除子宫以挽救患者的生命，而最终使患者丧失生育能力。

一、概述

宫颈妊娠在近年有逐渐增加的趋势，国外报道为 1%，国内为 2%。

(一)病因

宫颈妊娠发病的主要原因目前尚不清楚，但反复分娩或人工流产术可损伤子宫内膜，形成瘢痕，妨碍孕卵在宫腔着床。故子宫内手术操作是导致宫颈妊娠的重要因素之一。自从 IVF-ET 技术于世界范围内广泛应用以来，宫颈妊娠的发病率较前有明显提高。

(二)诊断

据统计，1978 年以前宫颈妊娠的术前诊断率极低，几乎所有患者均以接受全子宫切除术丧失生育能力而告终。常见的误诊原因有：一是妇科检查时未触及正常子宫体，而将膨大的宫颈误认为是增大的宫体；二是超声探查也误将宫颈妊娠提示为不全流产或子宫颈肌瘤等。

随着妇科医师对宫颈妊娠的认识及各种辅助检查手段的完善，已经可以做到宫颈妊娠的早期诊断。特别是阴道探头超声在宫颈妊娠诊断中准确性的提高，已经使得宫颈妊娠的治疗发生了巨大变化，而不是在人工流产发生大量的阴道出血时才能诊断。对于那些渴望保留生育能力的患者，早期诊断先允许仔细考虑更加保守的治疗方法。目前诊断宫颈妊娠的方法主

要包括:

1. 症状　停经后无痛性阴道出血;出血量多少不一。特别强调为无痛性,因宫颈妊娠出血过程中无子宫明显收缩,所以患者通常不表现疼痛。

2. 妇科检查　宫颈极度充血、暗紫色,外口关闭或稍开大,颈管壁薄呈桶形肿胀。但宫颈的大体表现依据孕卵的着床部位而不同。

3. 阴道B超　特征是球形宫颈中有孕囊或不均匀结构;宫颈内口关闭;增大的空宫腔;子宫血管扩张或宫颈血管形成过多。宫颈妊娠需与宫腔妊娠流产胎囊脱落到宫颈管进行鉴别,宫颈妊娠通常表现为圆形或椭圆形的妊娠囊,张力好。偶见胎心搏动,还表现为宫颈血管过多形成;宫腔妊娠流产位于颈管的脱落的孕囊张力差,不伴胎心搏动,也不伴宫颈血管形成过多的表现。值得提出的是,对治疗前宫颈妊娠的诊断,通常不能有病理检查作为诊断依据。

(三)鉴别诊断

1. 难免或不完全流产　此均系宫腔内妊娠,多伴阵缩痛,胚胎组织如已排入宫颈管内,则宫颈内口一定张开,妊娠物易于清除,刮宫后出血停止或减少,加强宫缩对止血有效。

2. 前置胎盘　一般多附着在宫颈管内口以上,宫颈外口不张开,流血出现时间较晚,多在孕中期以后。

3. 宫颈肌瘤或黏膜下子宫肌瘤　肌瘤瘤体一般较硬,宫颈血管充盈不明显,妊娠试验为阴性。

4. 滋养细胞肿瘤及其他宫颈恶性肿瘤　症状及体征应具有肿瘤的主要特征。

(四)治疗

1979年前,宫颈妊娠子宫切除率高达89.5%,到1994年已下降到21.7%。这一成绩的取得关键在于妇产科医师对宫颈妊娠的诊断方法逐渐完善以及保守性治疗措施不断实践。

宫颈组织主要为纤维结缔组织成分,平滑肌纤维仅占15%左右,宫颈内膜对孕激素反应较差,孕卵着床种植在宫颈内膜,绒毛常植入宫颈壁层。早孕时宫颈不大,宫内蜕膜样变使子宫稍大,常误诊为宫内妊娠或先兆流产,以致在人工流产术时发生难以控制的大出血,最后需切除子宫。

宫颈妊娠保守性治疗包括:刮宫结合各种控制宫颈出血的技术;开腹保留子宫并控制出血;药物治疗如MTX、氯化钾等。

1983年,Farabow等首次报道利用MTX治疗宫颈妊娠,之后妇科医生不断完善治疗方案并探索相关辅助措施。目前此方法已经相对成熟。

保守性药物治疗宫颈妊娠所必需的5个条件:①宫颈妊娠诊断可靠;②患者的血流动力学稳定;③孕周<10周的宫颈妊娠;④无活动性肝肾疾病;⑤无血小板减少和白细胞减少。

1. MTX　是目前公认具有良好的杀胚功效且对机体伤害较小的异位妊娠化疗药。MTX治疗宫颈妊娠的临床适应证是:①血β-HCG值<10U/ml;②妊娠<9周;③胎体长(胎头至胎臀长度)<10mm。

(1)局部用药:MTX剂量按0.5~1mg/kg计算,或10mg、20mg、25mg、50mg一次性注入

宫颈组织或胎囊内。常用的方法是将MTX10～25mg多点注入孕囊与绒毛组织内，每日或隔日1次，共1～3次。在阴道超声引导下经宫颈壁穿刺入孕囊比经颈管穿刺入孕囊好，可保持孕囊的完整性，保证全部药物能发挥作用。注入药物前，先抽出羊水0.5～1ml。局部用药的优点是MTX高部浓度高，作用强，可直接杀死胚胎，HCG下降快，用药量明显减少，几乎无不良反应。局部治疗者，如1周后HCG不降，改用全身治疗。

(2)全身用药：MTX每次剂量按0.5mg/kg或1mg/kg计算，可单次用药，亦可多次用药。多次用药既可以每天连续应用，4～5天为1疗程；又可以隔日应用1次，2～5次为1疗程。MTX共可以使用1～3个疗程。

每次用药后24小时应用四氢叶酸来减少MTX的毒性，剂量按0.1mg/(kg·d)计算，适用于MTX的局部及全身治疗方案。亦可于治疗第1、第3、第5、第7天各注射MTX50mg，于第2、第4、第6、第8天肌注甲酰四氢叶酸钙6mg以降低MTX的不良反应。此方法的优点是血浆药物浓度稳定，疗效肯定，但全身药物不良反应较局部用药大。

2. 氟尿嘧啶(5-FU)　已有用5-FU成功治疗宫颈妊娠的报道。方法是静脉点滴5-FU 500mg，每日1次，共9天；或5-FU 250mg宫颈局部多点注射，隔2天1次，共5次。

3. 氯化钾　1994年，Frates等首次报道用氯化钾治愈宫颈妊娠6例。他们将10%氯化钾1ml在B超引导下注入胚胎或胚囊，注入30～60分钟后时再行B超检查以确认胎心是否停止搏动，随后2周内连续B超随访可见胎囊逐渐退化，宫颈恢复正常。Marcovici等采用肌注MTX联合羊膜腔内注射氯化钾治疗宫颈妊娠。此后又有多例氯化钾治愈宫颈妊娠的报道。此疗法的优点是安全疗效肯定，没有MTX的不良反应，可在门诊进行，患者易接受。即使合并肌注MTX，其用量亦较小。

4. 乙醇　临床有用MTX结合胎囊内注射乙醇治疗宫颈妊娠获得成功的报道。方法是向胎囊内注射80%乙醇1ml使胎心搏动迅速消失，胚芽及绒毛组织脱水硬化，MTX则对残存的有活性的绒毛起杀灭作用。本组病例在局部注射乙醇后，肌注MTX用量仅50mg，未出现明显的不良反应。

5. 天花粉　国内用天花粉治疗宫颈妊娠已有多例报道，并均获成功。天花粉是植物蛋白结晶，对滋养叶细胞有特异性杀伤作用，其杀伤作用比MTX强，能使滋养层广泛坏死，血窦梗死，导致绒毛间隙血液阻塞，绒毛膜滋养细胞广泛变性，使绒毛膜促性腺激素和甾体激素水平迅速下降，胚胎坏死，胚囊萎缩、剥落，胚胎组织自行排出。用法是：经皮试与试探剂量试验均阴性后，肌注天花粉1.2mg。还有报道用天花粉1.2mg在宫颈局部分两处注射，治疗宫颈妊娠获得成功。用天花粉治疗的优点是全身反应比MTX轻，阴道流血少，使用时最好在有经验者的指导下进行。另外，剂量较大(2.4mg分两侧肌注)时可致体温升高，肌肉酸痛。

6. 放线菌素D　500mg第1、第2、第3、第5、第7天静脉滴注。

另有报道，在采用MTX治疗宫颈妊娠的过程中，在向胎囊注入MTX的同时注入4mEq的氯化钾溶液或高渗糖或碘油，前两者起杀胚的作用，后者可延长MTX在局部的作用时间。

采用药物治疗过程中，通常选择血β-HCG及B超来监测疗效。据临床观察，有胎心搏动者用药后第1天出现血β-HCG的升高，继之下降；无胎心搏动者用药后血β-HCG值渐进性下降。恢复正常的时间平均约(53±42)天，宫颈形态基本随β-HCG值下降而逐渐恢复正常，但

较 β-HCG 值恢复晚。

治疗过程中进行涉及宫颈操作要慎重，需预防大出血。另外，无论治疗方案是否有效，时刻不能放松警惕，因为在杀胚药疗效显著的情况下仍随时有难以控制的阴道大出血，导致药物治疗最终失败的可能性，同时阴道出血的有无及出血量不能作为判断疗效物指标。

严重的且威胁生命的阴道出血仍然是保守性药物治疗较大孕周的宫颈异位妊娠的严重并发症。在药物治疗失败的病例中，经皮血管栓塞术阻断供应妊娠的血管后行宫颈妊娠的负压吸引手术可能更为安全，且发病率更小。此操作能够避免不必要的失血、输血及子宫切除术。

二、宫腔镜治疗

虽然多数学者首选 MTX 治疗方案，仍有学者主张首选刮除或吸除宫颈妊娠组织的方案。刮除或吸除甚至宫腔镜下切除宫颈部位的妊娠组织，可去除或减少局部病变组织，其既可能单独使用，又可以作为 MTX 等其他治疗方案的辅助措施，其危险是操作过程中的大出血及宫颈穿孔，所以术前一定要做好输血、止血及修补穿孔的准备。

止血方法有：局部放置 Foley 导尿管的气囊或纱条填塞法、宫颈环扎、止血药、缩血管药、动脉栓塞，髂内动脉结扎甚至全子宫切除术等。

Saliken 等在 1993 年描述了 1 例活的孕 15 周的宫颈妊娠在经皮双侧子宫动脉栓塞后，平稳地完成了扩宫和负压吸引术。该手术被描述为“根本不出血”的手术，但是术后还是应用了一根充气至 120ml 的 Foley 导尿管来控制“少量的出血”。后来这例患者分娩了一个足月的婴儿。目前报道在术前或术后成功地应用经皮盆腔动脉栓塞术治疗宫颈妊娠、骨盆外伤、产后子宫收缩乏力和其他原因所致出血的病例研究很多。

有学者认为应用药物也能成功地治疗孕龄在 10 周以上的活的宫颈妊娠。然而，在有胎心活动的胎儿，似乎常常需要羊膜腔内和(或)胎儿内注射甲氨蝶呤和(或)氯化钾才能确实使胎心活动停止，并且需要一定的时间间隔使妊娠物吸收。笔者认为只要有可能即应进行胎儿内的直接注射，原因是直接注射是引起胎儿死亡最快速和最可靠的方法。尽管尚未发现在胎儿内或羊膜腔内单纯应用氯化钾消融较大孕周宫颈异位妊娠的任何病例报告，但是关于多胎妊娠减胎术(一般是在 11～12 孕周进行)的文献强有力地支持氯化钾是一种引起胎儿快速死亡随后胎儿和胎盘吸收的可靠药物。

三、介入治疗

宫颈妊娠血供主要来源于子宫动脉下行支，控制子宫动脉下行支的血供即可控制宫颈出血，子宫动脉栓塞术以前需行髂内动脉结扎或全子宫切除达到止血的目的。当今髂内动脉插管技术可超选择插子宫动脉，插管成功后可进行以下操作：①注射造影剂对病灶进一步研究；②栓塞止血，如注射明胶海绵，既可以是预防性的又可以是治疗性的；③通过动脉向局部注射化疗药物，既可以是单次又可以连续或间断用药；④先注射化疗药物然后注射栓塞剂。

介入治疗宫颈妊娠的优点：①适应证更广泛，可治疗妊娠至少 11 周的宫颈妊娠；②动脉化疗，用药剂量小，局部效果明显，全身损伤小；③通过动脉可一次用药，又可以连续或间断多次用药；④用药后行子宫动脉栓塞术，既可预防治疗过程中的宫颈大出血，又可以延长药物的作用时间。另外，某些栓塞剂如明胶海绵等经过一定时间溶解，栓塞的血管可再通；⑤插管化疗后根据临床综合指标决定是否行栓塞术。

四、宫腔妊娠合并宫颈妊娠的处理

随着上述方法的不断完善，对罕见的宫腔妊娠合并宫颈妊娠的保守性治疗也获得成功。Monteagud 等在 B 超引导下向位于宫颈的胎囊内注入 4mEq 氯化钾以达到减胎的目的，减胎成功后继续维持宫腔妊娠，于 34 周加 4 天时行剖宫产术。Honey 等报道 1 例经 IVF-ET 技术妊娠的病例，患者以阴道出血就诊，诊断为宫腔妊娠合并宫颈妊娠，采用动脉插管造影及栓塞技术进行止血，然后采用氯化钾溶液杀灭位于宫颈处的胚胎，止血及杀胎均获得成功。位于宫腔的胚胎尚有胎心搏动，此后在维持宫腔胚胎继续妊娠的过程中发生流产。这类情况为类似病例提供了理想的治疗模式。

五、复发性宫颈妊娠的保守性治疗

复发性宫颈妊娠指既往有宫颈妊娠史，再次发生宫颈妊娠者。宫颈妊娠保守性治疗已经很困难，复发性宫颈妊娠的保守性治疗更为困难。Qasim 等报道 1 例接受输卵管内配子移植术治疗不孕症的妇女，先后发生两次宫颈妊娠，第 1 次采用肌注 MTX 及局部氯化钾杀胎，获得成功；再次宫颈妊娠，仅采用肌注 MTX 亦获得成功。

近年来对宫颈妊娠诊断及处理均有较大进展，但其病死率及生育功能丧失率仍很高，若使其保守性治疗获得成功，关键在于早发现及早治疗，同时还应该强调治疗方案的选择。妇科医生应不断探索实践，以完善宫颈妊娠的诊断和处理工作。

第六节 重复性异位妊娠

重复性(或再次)异位妊娠(repeated ectopic pregnancy)是指首次异位妊娠经手术或保守性治疗(手术或药物)后，再次出现的异位妊娠。

一、发病率

关于此病的确切发病率不详，文献报道在 2.8%～8.6%。其间隔时间可长短不一，最短可发生在首次异位妊娠后 2 个月，最长可在 5～10 年后。据文献报道，首次异位妇娠后约有 1/3 左右的患者可获得正常宫内妊娠包括各种流产、早产或足月妊娠；约 1/3 日后继发不孕不育；另外约 1/3 的患者可再次发生异位妊娠。

Pisarska 等总结了 15 年来报道的 338 例 MTX 全身治疗的异位妊娠，在有生育要求的 95 例中，58%有一次宫内妊娠，再次异位妊娠率为 7%。Ory 等报道，输卵管切除术后的宫内妊娠率为 58%。

二、病因

重复性异位妊娠常出现在原有盆腔或输卵管病变的基础上，如导致首次异位妊娠的病因不除，则再次异位妊娠的可能性仍然存在。此外，当首次输卵管异位妊娠时仅作开窗术去除胚胎组织或行线型切开缝合术，因致输卵管通而不畅，则再次异位妊娠的发生率也会因此而升高。

患侧输卵管流产后的状态对再孕率的影响：理想的药物治疗为完全性输卵管流产，并且无大出血。在临床实践中，胚胎在输卵管内死亡后，可出现以下变化：形成输卵管积血，输卵管过度扩张；胚囊全部剥离，逐渐完全或部分被吸收，如胚囊未被完全吸收，可残留在输卵管内；输卵管内妊娠产物从输卵管伞端完全或部分排出；输卵管妊娠破裂。可以推测，虽药物治疗成功，但输卵管不一定通畅。

Korell 等在一项多中心的研究中证实，当对侧输卵管正常时，异位妊娠经治疗后的再孕率与手术方式、MTX 给药方式无明显关系，治疗后的妊娠大多通过对侧输卵管完成。当对侧输卵管梗阻或缺如时，保守性手术后再孕率明显降低（31.8%），再次异位妊娠率明显升高（16%）。其中输卵管粘连是影响再孕的重要因素，粘连程度可能与治疗后的间隔时间有关。

虽然 MTX 治疗输卵管妊娠的给药途径较多，但 MTX 各种疗法治疗后的再孕率，均未较 MTX 全身疗法有明显提高。目前，MTX 全身疗法仍是最常用、最有效的治疗方法。患侧输卵管流产后的状态可影响再孕率，如何在提高成功率的同时，提高输卵管妊娠的完全流产率，是提高药物治疗后再孕率的关键。

三、病理

重复异位妊娠常发生在对侧输卵管，因为输卵管炎症常是双侧性的，除非是输卵管已闭塞者；也可发生在同侧，常见是前次异位妊娠作患侧输卵管切除手术时未按正规方式作全输卵管切除而残留小部分输卵管，且又未完全闭合而发生再通，故在同侧残余输卵管部又一次发生异位妊娠；也可发生在输卵管异位妊娠保守性手术后，如首次输卵管异位妊娠时作开窗术去除胚胎组织或切开患部输卵管组织，去除胚胎再缝合术后，致输卵管通而不畅，再次仍为异位妊娠。

四、临床表现

重复性异位妊娠的临床表现与初次患病无明显区别，但患者因有了上次患病的经验，常会主动向医生诉说病史，提供有价值的诊断线索。

五、治疗

治疗方法同前。由于重复性异位妊娠常伴有输卵管异常及腹腔内粘连，而采用期待疗法或药物注射，都不能去除导致重复性异位妊娠的物理因素，因此，最好选择腹腔镜手术。在腹腔镜下仔细分析导致重复性异位妊娠的因素，慎重评价保留患侧输卵管的意义，分离腹腔内粘连，去除病灶。

重复性异位妊娠可能是在上次患病的同侧，也可是在对侧。如在同侧则应选择患侧输卵管切除术，因事实证明该侧输卵管已经失去了正常运输卵子的功能，保留它可能会导致第 3 次异位妊娠。如为对侧输卵管妊娠，是否切除则要慎重考虑。首先应判断对侧输卵管的功能是否正常，评价上次病变对输卵管的影响。如对侧输卵管功能正常，可考虑切除此次患病的输卵管；如对侧输卵管功能也不正常，则应向患者交待术后可考虑试管婴儿。治疗方法应以消除再次异位妊娠的病因为原则。

六、预防

如何避免重复性异位妊娠？首先，应对每个异位妊娠的病例进行具体分析，对因处理。如因炎症、盆腔粘连等所致的输卵管运行障碍，则松解盆腔粘连及消炎治疗可达治愈目的。另外，对无生育要求的患者，最好切除患侧输卵管，以减少再次异位妊娠的发生；而对未生育者，则应视对侧输卵管的状况而定，如需保留患侧输卵管，术后应常规进行输卵管通液 2～3 次，预防输卵管再粘连。手术中切禁操作粗暴，尽可能减少对盆腔脏器的损伤。

总之，异位妊娠是妇产科常见的急腹症之一，是孕产妇的主要死亡原因之一。随着近年来腹腔镜广泛应用，尤其在异位妊娠的诊断及治疗方面，具有独特的优越性。因此，腹腔镜下异位妊娠的治疗被认为是目前异位妊娠的最佳治疗方法。它改变了以往剖腹手术创伤大，疼痛重，早期输卵管妊娠患者难以接受，常待并发破裂大出血时才接受急诊剖腹探查术的状况。腹腔镜手术治疗异位妊娠与开腹手术相比，具有暴露清楚、干扰小、创伤小、疼痛轻、住院时间短等优点，尽管费用较高，但易被患者接受。对于症状不典型，体征不明显的早期异位妊娠、陈旧性宫外孕，尚未出现腹腔内出血的未破裂异位妊娠，不能明确诊断者，应尽早施行腹腔镜手术，以避免妊娠破裂引起大出血，同时为保留生育功能的妇女赢得了时间。对无生育要求者采用切除输卵管，即使对侧输卵管功能完好，也不宜保留，此术式简单，疗效可靠。对有生育要求者尽量保留输卵管，开窗后止血避免过度电凝破坏组织，以保护其生理功能，减少对卵巢的电离损伤，破坏卵巢血液供应，减少日后卵巢早衰的发生。对于有盆腔手术史或明确有盆腔粘连者，则不易行腹腔镜手术，异位妊娠合并有严重失血性休克者，应在纠正休克同时，开腹手术，迅速止血，也不适宜腹腔镜手术，以免延误抢救时机，造成严重后果，尽管腹腔镜对于异位妊娠的治疗具有独特的优越性，但疾病的防重于治，应加强对避孕措施及生殖健康的宣传工作，减少异位妊娠的发生率。

（李　敏　李　丽）

第十六章

腹腔镜

第一节 腹腔镜发展史

对人体内部结构奥秘的探索可以追溯到几个世纪之前，早在古希腊时代就有通过反光镜观察人体直肠的报道。1805 年，Bozzini 通过镜面反射的烛光应用金属导管来观察人体尿道。Desormeaux 在此启发下，于 1843 年首先发明了尿道镜和膀胱镜，光源是用煤油灯经过多面镜子将光反射而来。1869 年，Pantaleoni 应用膀胱镜对一位绝经后阴道流血妇女的子宫腔进行了观察。1901 年，Vonott 通过阴道后穹隆使用膀胱镜首次检查了孕妇的盆腔。随后，Kelling 也报道了通过膀胱镜检查狗的腹腔的情况，他先用针头造成气腹，并且这种腹腔内充气方法一直沿用至今。1910 年，Jacoaeus 应用腹腔镜观察了人体的腹腔，并成为人类历史上第一次真正意义上的腹腔镜检查，因而人们称其为“腹腔镜之父”。Palmer 首先发明了在腹腔镜下输卵管通色素法，为判断输卵管的通畅状况提供了客观依据。在有效光源出现之前，内镜检查中最大的障碍是没有合适的术中照明。Amaud 将凹透镜组合应用于内镜中，并用酒精或松节油燃烧来照明。此后 Nitze 把 Desormeaux 的燃料照明改进为在内镜镜体远端增加白炽灯，这种照明方法能够提供很好的照明，而且其发出的热量可以被灌流液冲散。Newman 将爱迪生发明的新型电灯泡用于膀胱镜，这种照明系统与手术操作分属两个孔道，不仅能够为手术提供基本的照明，而且远离内镜管道，故可以避免热损伤的问题，因而直到 1943 年 Fourestiere 发明冷光源以前，人们一直使用 Newman 的光源系统。后来，英国的 Hopkins 采用纤维光束进行光的传导，进一步提高了术中视觉效果。早期的腹腔镜技术起始于欧洲，最初主要由内科医生用于诊断肠道结核和肝脏疾病。1911 年，Betram Bernheim 使用直肠镜检查了腹腔。1924 年，Zollikoffer 使用 CO_2 膨胀腹腔，较好地解决了第一个穿刺套管进入腹腔时的安全问题。1933 年，Fervers 腹腔镜下通过高频电进行了粘连松解手术，次年 Ruddock 设计了单一孔道的手术腹腔镜，在手术同时能够进行组织活检和电凝止血。腹腔镜下通过电凝的方法进行输卵管绝育手术的开展对腹腔镜手术产生了极大推动作用，但这种方法有时会造成凝固范围过大，失去术后输卵管复通的可能，或者凝固深度不够，达不到完全阻塞管腔的效果，目前电凝法绝育已经被其他机械性阻塞方法所取代。1973 年，Kaplan 将 CO_2 激光应用于妇科手术领域，由于激光的汽化作用，能够使病变周围的组织产生不可逆性坏死，并且激光作用部位没有组织碎片残留，疼痛轻，组织愈合快，尤其适合于治疗子宫内膜异位症。1978年，Semm设计发明了自动气腹机和组织粉碎器，保证了手术中维持有效的气腹环境，解决了体积较大的囊肿和肌瘤的取出，他还将外科手术中的缝合、结扎技术应用于腹腔镜操作中，通过腹腔镜卵巢切除手术，经体内、体外缝合及Roder滑结技术，使卵巢蒂部的处理更为安全。自从1937年Hope使用腹腔镜诊断了第一例异位妊娠患者以来，越来越多的学者尝试在腹腔镜下诊断、治疗异位妊娠，并且已成为首先考虑的手术方法。1973年，Shapiro和Adler通过腹腔镜电凝技术切除病变的输卵管，成功实施了第一例异位妊娠手术。1977年，Hubert Manhes和Maurice Bruhat报道了采用腹腔镜输卵管切开术保守治疗异位妊娠的方法，与开腹手术相比，腹腔镜手术治疗异位妊娠具有出血少、住院时间短、术后妊娠率高的特点。由于术后形成粘连的几率低，因此，术后短期内妊娠时再次异位妊娠的风险低。1944年，Palmer在腹腔镜下对良性卵巢囊肿进行开窗和抽吸手术，卵巢囊肿也是腹腔镜手术的主要适应证，如卵巢良性肿瘤、子宫内膜异位囊肿和畸胎瘤等都适合腹腔镜手术切除，但术前必须明确肿瘤的性质，完善各类检查或在超声介导下穿刺进行细胞学检查或组织活检。手术中仍要全面探查盆、腹腔器官，一旦确认为恶性肿瘤即应中转为开腹手术。自20世纪80年代中期开始在腹腔镜下应用异物袋，使卵巢肿瘤手术能够在袋子内进行，避免了肿瘤破裂及内容物溢出后引起肿瘤细胞种植的危险性。多种原因引起的盆腔粘连是导致盆腔疼痛和不孕症的重要因素，腹腔镜下进行粘连分离或脓液引流，或在腹腔镜下通过水分离和冲洗法去除盆腔内的纤维蛋白性粘连组织及分泌物，以恢复输卵管、卵巢的正常结构，取得了较好的治疗效果。随着腹腔镜操作技术的不断提高和新型手术器械、设备的不断问世，1988年，Reich等人率先实施并完成了第一例腹腔镜子宫切除手术，使之成为继传统的经腹部子宫切除术和经阴道子宫切除术之后的第三种手术方法。由于腹腔镜手术中使用的单极电外科操作系统，电凝、电切时间过长，可能造成输尿管和膀胱的意外性损伤，特别是未经过正规培训的医生实施这种复杂手术时，更增加了发生手术并发症的危险性。近年来，随着腹腔镜技术的飞速发展，腹腔镜技术临床应用日趋广泛，再加上诸如双极电凝、电切系统、内凝器、超声刀、电子腹腔镜等多种器械及新型动力设备的问世，极大地提高了腹腔镜手术的安全性，以往需要开腹手术治疗的多种疾病，现在通过腹腔镜手术即可完成，甚至可以在腹腔镜下完成子宫恶性肿瘤手术、盆底修补、尿失禁矫治、子宫肌瘤剔除，以及腹主动脉旁淋巴结切除等复杂的手术。随着科学技术的不断发展，对患者损伤性更小的微型化手术设备和操作器械逐渐应用于腹腔镜下的各种显微外科手术中，使更多的患者从中受益。

第二节　腹腔镜基本器械和配套设备

随着腹腔镜手术的广泛开展，应用领域日益扩大，相应的腹腔镜手术设备的改进和发展也十分迅速。摄像系统由单晶片发展到三晶片，为术者提供了清晰、高质量的图像。三维图像系统的出现使腹腔镜手术医生更能适应这种间接视野下的操作。可弯曲的腹腔镜使术者几乎可以看到腹腔的所有部位，消除了用直视镜所产生的盲区。全自动高流量气腹机可以及时补充腹腔内的气体，保证了良好的视野。新型的腹腔镜控制系统可以使术者在术中随意调整设备的参数，方便了手术的进行。腹腔镜手术器械的改进更是日新月异。几乎几个月就会出现一种新型的手术器械。直线型切割吻合器和圆形吻合器的出现,使腹腔镜外科医生能够在镜下轻而易举地完成肠道的吻合。各种连发钛夹钳的出现缩短了手术时间,提高了效率。双极电凝钳和超声刀的出现解决了腹腔镜手术中止血的难题。本节介绍腹腔镜手术的基本设备和常用器械(图 16-1)。

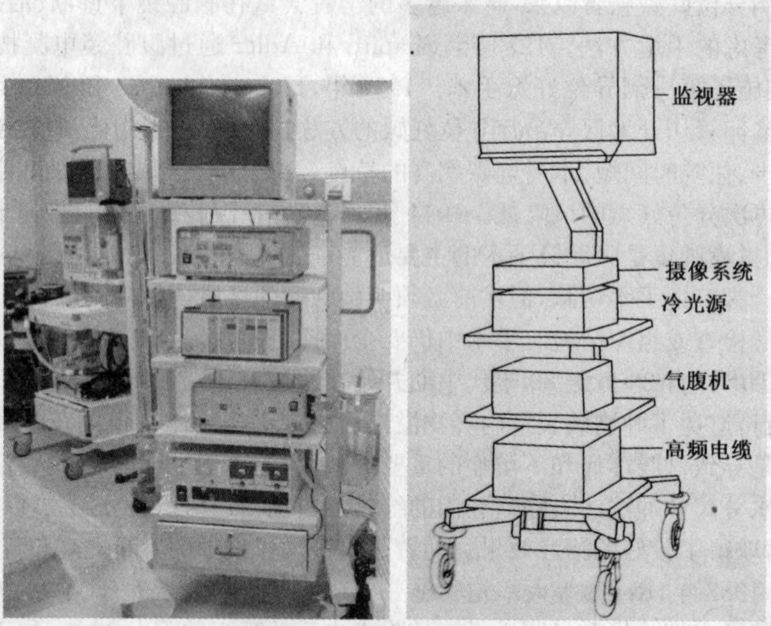

图 16-1 腹腔镜基本器械装置

一、腹腔镜手术基本设备

开展腹腔镜手术必须具备四类基本设备,即视频设备、气腹机、冲洗吸引器和高频电刀。腹腔镜手术组的成员必须熟悉上述基本设备,才能正确使用、顺利完成手术操作。术前需要对整套设备逐一进行检查,以避免术中设备出现故障造成被动。实施腹腔镜手术的医生应该具备基本的光、电学知识,了解腹腔镜设备的特性,这样在设备出现故障时才能及时排除,不至于手足无措。

(一)视频设备

腹腔镜视频设备由摄像系统、腹腔镜、光源、光路、监视器组成。它的基本工作原理是腹腔内解剖图像通过腹腔镜物镜,经过一系列透镜成像于摄像机头,摄像机头再将光学图像转换为电信号,最后电信号由光缆传送到摄像机并经分析处理后输出到监视器,电信号在监视器转换为光学图像,将腹腔内的图像清晰地呈现在显示器屏幕上。

1. 影像技术 腹腔镜手术时由于视频设备完全代替了术者的视觉感受,所以这些设备必须能够提供清晰的术野图像,以保证安全、精确的手术操作。目前腹腔镜图像系统可分为二维

(2D)和三维(3D)两种形式。我们平时习惯于用三维视觉感知物体。而在腹腔镜手术中最常使用的二维图像缺乏深度感觉,初学者在手术时往往不习惯这种视觉,常常不能用器械准确的接触操作部位。我们的深度感觉不仅依赖于导致立体感的双眼轻度视角差异(双眼水平差异),还依赖于单眼得到的信息,如阴影、亮度、线性感觉、物体之间的相互位置以及过去的体验等。因此深度感并不总是要求以双眼立体的感觉来观察物体。

目前多数医生在腹腔镜手术中使用 2D 图像系统,依靠物体的深度和位置的间接印象来判断腹腔内脏器的空间关系。尽管存在 2D 图像感觉的限制,腹腔镜外科医生根据无数的单眼视觉信息加上以往开腹手术的经验,就能够安全的实施高级的腹腔镜手术。尽管我们发现 2D 图像会导致物体的某些信息丢失,但是这只会使有时腹腔镜手术比常规的开腹手术感到困难,通常并不会导致危险。然而,正是因为 2D 图像会丢失某些信息,所以必须要有高质量的图像来显示腹腔内的脏器关系。为达此目的,必须要有高分辨率的电视监视器和摄像机,以提供真彩色、白色平衡和良好的对比度。

第一代 3D 腹腔镜模拟双眼水平差异产生立体感,其产生立体感的方式有两种。第一种方式是把立体摄像机安装在常规的腹腔镜上;在腹腔镜的目镜端,摄像机把一个图像分成两个各自独立的图像。第二种方式是使用具有两个光学透镜(左或右)的腹腔镜连接两个摄像机。分别传导来自左、右两个透镜系统的图像。这两种形式都是最后由腹腔镜系统利用场序制视频(field sequential vidco,FSV)重建 3D 图像。如果用交替反映左、右眼视野的偏光镜系统以每秒至少 60 次的速率(每只眼每秒 30 次)把一幅图像投射到屏幕上,就能建立真正的 3D 图像。目前一些立体镜系统最多每秒可生成 120 帧图像,产生不闪烁的、清晰的 3D 图像。

立体图像系统可以是主动,也可以是被动的。被动场序显示技术是使用直接放在阴极射线管屏幕上的液晶快门,使用者需戴上偏振光眼镜。在主动系统中使用快速快门系统,偏振光眼镜与显示器图像同步。被动系统的缺点是当术者把眼移到监视器的边缘时会失去深度感。主动系统的缺点是眼镜易碎,而且十分昂贵。

另一种能产生 3D 效果的方法是采用垂直偏差技术。这种技术是把两路光束输出集合在一起,然后传给视频芯片。这种技术采用了液晶快门,双眼同时注视一个图像,操作者就没有必要带偏振光眼镜了。

尽管图像的深度感来自双眼的立体感,而且可能对某些腹腔镜操作十分有用,但是 3D 腹腔镜技术目前仍有其局限性。双眼立体感的产生是由于其具有聚焦和适应以改变焦点的能力。而目前的 3D 腹腔镜都不具备聚焦和适应的能力。应用目前的 3D 腹腔镜系统,一些腹腔镜医生并不能获得三维图像的感觉,或者并不能从视觉上感受到由 3D 图像系统所产生的差别。此外,某些区域可能会超出焦点以外。因此,3D 图像系统是否真正能够改进腹腔镜操作有待进一步评估,或许 3D 图像系统有利于缝合操作的进行。

2. 摄像机　目前使用的腹腔镜摄像机应用 1.27～1.7cm(0.5～0.67 英寸)硅偶电装置(CCD)将影像转变成分散的像素。CCD 的分辨率取决于其表面可以接受的像素的数量。多数 CCD 能够容纳多达 390 000 个像素。目前几乎所有的腹腔镜摄像机都可以提供精确的空间细节。许多腹腔镜摄像机都具有内置的 25～40mm 变焦镜头和自动电子快门。三晶片摄像机中一个晶片专门显示一种主要的视频颜色(红、绿、蓝),其分辨率可达 700 线×800 线。

三晶片摄像机的分辨能力远大于单晶片摄像机，因为后者只有一个芯片用于所有色彩。Storz公司的三晶片摄像系统，具有3片1/2英寸CCD图像转换镜片，PAL制式时每个镜片可产生752×582个色素，水平分辨率>750线。

用单晶片摄像机拍摄影像时，光线通过一个互补滤波器，仅能探测出黑白色。彩色图像是由于激活具有马赛克滤镜或三原色旋转滤色盘的色素而产生的。摄像机开始使用时用纯白色光作为参考值进行校准后才能产生精确的彩色光谱（白色平衡）。因此，在使用摄像机前需要自动或手动设置白色平衡，这样摄像机才能正确调节产生白色的每一原色的亮度。

3. 腹腔镜　现代直管腹腔镜起源于Hoplkins 1952年发明的杆状透镜系统的膀胱镜。Hopkins系统是腹腔镜的核心结构，把来自腹腔内的图像聚焦、传递给摄像机。现代腹腔镜管由杆状透镜、镜头间的空气间隙及用于补偿周边失真的透镜组成。由光纤把光线经腹腔镜传递到腹腔。现代腹腔镜有不同直径（1.7～14.0mm）和视角（0°～120°）。10mm直径镜管传递的光线强度比5mm镜管强5倍，所以只要有可能，就应该尽量采用10mm腹腔镜。30°腹腔镜有较宽广的视角，所以得到了广泛的应用。有一种腹腔镜中间有一冲洗管道，当术中镜头污染时可以直接冲洗，不必经常拿出腹腔擦洗头端，可以提高工作效率。但是镜管中额外的管道使传递到摄像机的光线减少，且清洗和消毒都更为麻烦。影响镜管显像清晰的因素不仅是血液和烟雾污染，更重要的是温度较低的镜管进入腹腔后表面起雾。通常CO_2进气管与进镜的套管相连，CO_2灌注时也会使镜管冷却，使镜头起雾。所以在将腹腔镜置入腹腔前都需要用热水（37～40℃）加温，使之接近体腔内温度，从而防止进入腹腔后镜头起雾。也有推荐使用镜头防雾剂，清洁镜头十分方便。

目前应用于临床的腹腔镜为柱状透镜装置，由一个物镜组、光导玻璃纤维、柱状透镜组、反像系统及一个目镜所组成。腹腔镜镜身通常为300～330mm，常用规格有外径2mm、5mm、7mm和10mm 4种。2～7mm腹腔镜用于诊断，10mm能提供较大的视野和更大的倍数，多用于手术操作。妇科手术腹腔镜多采用0°或30°视角镜。0°镜光线平行，定位较容易，适合于初学者。30°视角镜符合人们对解剖关系的视觉习惯，观察气腹空间下方的脏器较容易，而且腹腔镜与手术器械不在同一平面，腹腔镜位于前上方，手术器械在后下方，两者互不干扰。随着技术的不断改进，直径仅2mm的腹腔镜也应用于临床，可以通过脐与耻骨联合中间的Verees针头插入，并且影像光度也非常好。此外，还可配备直径2mm的抓钳、剪刀等微型器械，进行多种妇科腹腔镜手术。

Olympus公司推出一种镜头端可弯曲的腹腔镜。这种镜头集直角镜与斜角镜的优点于一体。该公司有些产品把CCD安放在腹腔镜头端，这样就不再需要常规的杆镜头系统了，这种芯片的解析度达到了近400线，而且减少了损坏光纤系统的机会。

4. 腹腔镜用冷光源和光路　腹腔镜系统的照明是由冷光源（光源距离光学系统有一定距离，通过光纤传导）完成的。冷光源用的灯泡中充有卤素或氙气，其输出功率为70～400W。过去内镜系统多使用卤素灯炮，250W灯泡色温为3400K或5000K。而现在300W氙气灯泡已成为多数腹腔镜手术用的标准光源。其突出特点是光线强烈，色温5600～6000K，与太阳光相似；而且氙光源具有出色的传输光谱，涵盖了从紫外线到红外线的整个波段。光线从光源经玻璃或液体光缆传导到腹腔镜。同样直径的液体光缆传导的光线比玻璃光缆多。但是液体光缆较重、较硬，不能用气体或高压消毒。即使轻度损坏也会使液体外流，导致光缆报废。光纤光缆中几根光纤损坏可以使光线传导减少，但不会影响使用。常用的光缆光导束直径有1.6mm、2.5mm、3.5mm、4.5mm 等多种规格，选择光缆时应选择光导纤维束的直径略大于腹腔镜镜头。由于光导纤维纤细，使用过程中容易折断，故在使用时避免对折，以免损坏光导纤维，影响光线的输送。

5.监视器和录像设备　由于腹腔镜手术时影像替代了医生的直觉视觉感受，因此高质量的视频系统至为重要。监视器是影像链中的最后一环，对其质量要求应与摄像机相同。高分辨率的摄像机应连接高质量的监视器，否则就不能体验出高品质摄像机的优越性。此外，监视器必须要显示不闪动、高分辨率的图像，同时要有良好的对比度和色彩。

腹腔镜手术操作可以记录在录像带上供教学和交流之用。应用高质量的录像机和录像带才能获得清晰的图像。目前数字技术正逐步被应用到录像装置上，可以从中获得更高质量的图像。目前数字系统还太昂贵，不能用作常规设备。

(二)气腹的建立与气腹机

腹腔镜手术时需要在腹腔建立手术空间，这就需要向腹腔内灌注气体，使前腹壁抬高，以便于有良好的视野和用器械进行操作。理想的气体应该是无毒、对人体生理干扰小、在血液中易于溶解、无色、且不易燃。人们曾先后尝试了使用空气、氧化亚氮、氦气、氩气和 CO_2 建立气腹。空气在血液中溶解度很低，一旦进入血液就会导致气体栓塞；空气还可以助燃，故不能用于建立起腹。氧化亚氮同样可以助燃，不能用于使用激光或电凝设备的手术；在血液中溶解度低，产生气体栓塞的机会比较多。氧化亚氮的优点是与水混合时不产酸，因此不像 CO_2，那样会刺激腹膜。氦气是一种惰性气体，在血液中溶解系数较低，37℃时每毫升血液约溶解0.01ml 气体。使用氦气不存在 CO_2，吸收引起酸中毒的问题，所以有些学者主张用氦气取代 CO_2，建立气腹。尽管这两种气体都会产生负性血流动力学效应，但是在同时伴有肺部疾患的患者使用氦气可能更合适，因为对这些患者很难使用过度通气来维持血中正常 CO_2 水平。Eisenhauer 用猪动物模型评价另一种惰性气体氩气在腹腔镜手术中的应用，未发现对呼吸功能的负面影响和呼吸性酸中毒。但是却发现全身血管阻力增加，心搏出量和心指数明显下降。因此氩气不能取代 CO_2 建立气腹。

CO_2 是目前用于建立和维持气腹的主要气体。其在血液中溶解度很高。37℃时每毫升血液中可以溶解 0.5ml 气体。因此，如果少量 CO_2 进入血液循环，可以很快吸收、排出，不会引起致命性的气体栓塞。CO_2 的主要缺点是腹膜的广泛吸收。多数吸收的 CO_2 弥散入红细胞，在碳酸酐酶作用下形成碳酸。还有些 CO_2 直接溶于周围组织和血清中，其溶解量取决于 CO_2 分压。这种直接吸收可以显著增加血液中 CO_2 浓度。从理论上来讲，可以引起心律失常和支气管痉挛。疼痛和血管扩张，腹膜可呈炎性反应。

气腹机是建立和维持气腹必不可缺的设备。其驱动方式有两种：气动和电子驱动。老式的气动式气腹机连续输送气流，当腹腔内压达到预定压力后即停止送气。气动式气腹机通常最高流速仅为 4L/分钟，有两个压力选择旋钮：维持压力和高流量送气。腹腔内压和气瓶内压力是由模拟方式控制的。进行复杂腹腔镜手术时，气体流量至少要达到 6L/分钟。而气动式气腹机仅能达到4L/分钟，故不适合复杂手术使用。电子式气腹机的送气流速远大于气动式，其最高流速可达30L/分钟。压力选择连续可调。具有腹内压、流速和进气量的数字显示。多数电子式气腹机工作状态分两相：送气期和测定期。送气期时，气体经连接导管送人腹腔；送气后立即进行压力测量。有些气腹机使用两个连接软管，一个用于送气，另一个用于测定腹腔内压力。还有一种气腹机可以用另外一个泵将送出去的气体经滤器吸回，从而循环使用。这样循环的气体是恒定的，可以在使用电凝器械时有效地消除黑烟。使用再循环泵气腹机时，传感器连续监测返回气体的压力和灌注压。

腹腔镜手术时需要使用多个套管，气体会经套管或其周围溢出。必须及时排出使用电凝器械或激光烧灼所产生的烟雾。而且还要及时吸出腹腔内的血液和液体，因此最好使用10L/分钟以上流量的气腹机，以在进行上述操作时有效地维持腹腔内压。有时在使用吸引和腹腔灌洗时，还需要更高的流速才能满足手术的需要。在如此高的流速下灌注气体时，气体最好要经过加热、湿化或最好是再循环。因为过量的冷气会降低腹膜的温度，导致明显的体温下降。无论哪一种腹腔镜手术，气腹机必须工作稳定。尽管多数气腹机都能自动控制腹腔内压，但还是应该经常注意检查仪器的显示，了解腹腔内实际压力。手术前必须了解气腹机是否工作正常和进行必要的校准。

因此一个好的气腹机一定要满足下列标准：电子控制；送气量至少要达到6L/分钟；在气体经套管或吸引时漏出速率约为1L/分钟时，最少要维持腹腔内压为8mmHg。理想的电子控制气腹机流速应达到30L/分钟，这样在腹腔吸引时就不会使腹内压过于降低。

（三）冲洗吸引设备

腹腔镜手术时必须要有良好的冲洗吸引设备。冲洗流速最少应达到1L/分钟。吸引管内径应该是在5～10mm可调，以便吸出烟雾、液体或血凝块。吸引头应有多个侧孔，以便快速吸出血块和大量液体。冲洗吸引器械可以涂以绝缘层，并可以连接电凝接头，以便手术时可以用同一器械分离组织。这样就可以避免不必要的更换器械，节省手术时间。而且可以很方便的、精确的电凝出血的血管。腹腔内冲洗应该是用温热(37℃)、等渗液体。最好是使用生理盐水或乳酸林格液。可以在1000ml灌注液中加入3000U肝素，可以防止注入凉灌洗液时血块形成，也有助于在吸引血块时使之破碎，易于吸出。

（四）最先进的腹腔镜系统：集总监控中心

Kaor Storz公司设计、生产了集总监控中心(Storz Communication Bus，SCB)，将该公司的内镜仪器设备连成一个系统，使术者可以在消毒区域内操纵、控制内窥镜及其附属设备，实时监控各设备运转情况。SCB由腹腔镜手术基本设备、仪器各项参数的显示、触摸式控制屏、遥控器和语音控制系统组成。手术医生在手术过程中可以自始至终从图像监视器上了解仪器设备各工作参数，以达到监控目的。SCB遥控器可以从消毒区域内控制摄像机、冷光源、气腹机、冲洗吸引器、高频电感装置和监视器。手术医生可以通过触摸式控制屏控制仪器设备的各项参数。术者还可以用头戴式麦克风通过语音控制仪器的运作，方便了操作，提高工作效率。

Storz公司还开发了先进的图像与数据归档系统(advanced image and data archiving system，AIDA)。应用 AIDA 系统可以方便地储存、管理、编辑术中采集的图片资料和患者信息，极大地方便了腹腔镜手术资料的管理。

二、腹腔镜手术基本手术器械

由于腹腔镜手术时抵达操作部位的途径受限，其器械的设计也需要满足一些人体工程学的特点。这些器械应该设计得很舒适、轻巧，足以完成时间长、精细和重复的操作，并且用一只手可以完成其所有功能。腹腔镜手术器械表面应该不反光，而且能够向各个方向自由旋转。腹腔镜手术器械中一类是常规开腹手术器械的延长，如分离钳、剪，各种抓钳、持针器等。其头端工作部与普通手术器械相似。另一类是专门为腹腔镜手术而设计的特殊器械，如电凝钩、棒，线性切割吻合器、扇形拉钩等。随着高级腹腔镜手术(advanced laparoscopic surgery)的广泛开展，新型的腹腔镜手术器械不断出现。

(一)气腹针

目前，Veress 针是穿刺法建立气腹时使用的最普遍、最安全的器械。1938 年，Veress 发明这种穿刺针以来一直沿用至今。Veress 针长度为 10cm、12cm、15cm，直径 1.8mm，由钝头、带有弹簧的内芯和锐利的外套针组成。当外套针穿过腹壁较硬组织时，钝性内芯向后退回，使得尖锐的外套针易于穿透腹壁。穿刺针一旦刺入腹腔，组织阻力消失，内芯中的弹簧使其向外退出，原来尖锐的针头成为钝性，避免腹腔内肠管的组织损伤。多数气腹针有一个带颜色的标志带。当刺入组织时，该标志带向近端活塞方向滑动，表明针内的钝头回缩，尖锐的针头可以刺透组织。针头一旦进入空腔，针内的钝头针芯再次向前弹出，标志带立刻消失。Veress 针从理论上讲应该能够避免损伤内脏。其钝头内芯中有一个侧孔，用于灌注气体，建立气腹(图 16-2)。

图 16-2 气腹针

(二)穿刺锥和套管

实际上穿刺锥指穿刺套件中的锐利的内芯(trocar)，而套管(cannula)是指穿刺套件的外套，在中文中还没有统一的译名(图 16-3)。套管是器械出入的通道，其中多有一个活动阀门，防止气体漏出。根据腹腔镜手术中置入不同器械的需要，人们设计了不同形状和大小的穿刺套管。其外径为 3～35mm。制作材料为金属或塑料材料。金属套管经久耐用，但当使用不同外径器械时，需要经过一个转换套管才能保证不漏气。塑料套管在西方发达国家都是作为一次性使用器械。插入不同直径的器械时经过简单的转换装置，非常方便。无需像金属套管那样每次需使用转换套。塑料穿刺套管的头端多安置有安全保护装置。当穿刺锥进入腹腔后安全保护套自动弹出，以防止内脏损伤。建立气腹后盲法置入第一个套管时，使用这种带有安全

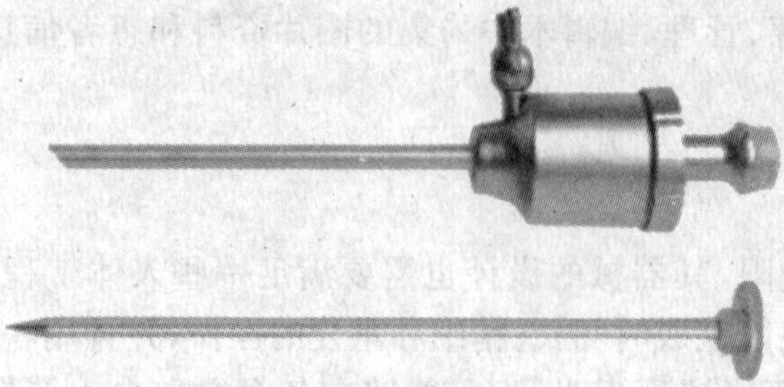

图 16-3　穿刺锥和套管

保护装置的套管具有更重要的意义。

穿刺套管上都安装有与气腹机进气管连接的接头，置入套管后通过这个接头继续灌注气体，以维持腹压。多数穿刺套管的头端有一个小孔，其作用是防止套管退出时形成真空，把内脏吸入套管导致损伤。为了防止套管在腹壁上移动，有些套管安装了固定装置。有些在其头端有固定气囊或伞状固定装置，腹壁外另安装了固定套。套管进入腹腔后，将头端的气囊充气或固定伞张起，推紧腹壁外的固定套，套管就不能上下移动。多数套管是放置在螺旋状的固定套内，以达到固定的目的。

如果怀疑腹腔内有粘连，就应该考虑应用开放式放置套管技术。通常是在腹壁做一个小切口，放置 Hasson-Eder 套管。这种套管顶端是钝头的，外套管上有一个固定垫圈，起到防止漏气的作用。多数穿刺锥的顶端是三棱形的，以利于穿刺进入腹腔；有些是圆锥形的，可以减轻穿刺时对腹壁的损伤。插入第一个套管时最安全、最易控制的方法是直接抓住腹壁筋膜，并将其提起，远离其下面的组织。盲法置入第一个套管的手法是缓慢的边旋转边向下推动，然后放松，直到穿刺锥进入腹腔为止。切忌盲目持续向下用力，这时穿刺锥极易失控，而发生内脏甚至大血管损伤。

理想的穿刺套件应该满足下列条件：首先是要安全、易于控制、较少创伤，这在盲法置入第一个套管时尤为重要。其次是置入腹壁的套管要有良好的固定。在快速更换器械时不至于连同套管一起拔出。再者是套管要密封良好，防止过多气体泄漏。用于放置操作器械的套管要有通用密封装置，便于插入不同直径的器械，而免于使用转换套管。

（三）电凝钩、圆头电极

为妇科腹腔镜手术经常使用的器械。电凝钩在胆囊切除及妇科卵巢切除手术中应用较多，圆头电极常在妇科腹腔镜手术中应用（图 16-4）。

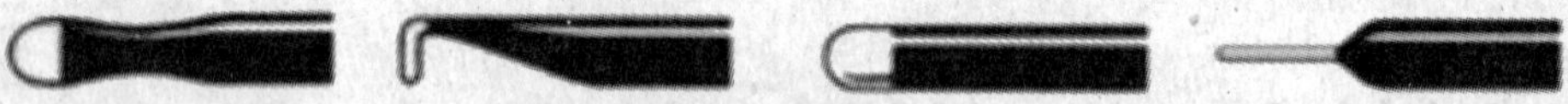

图 16-4　电凝钩和圆头电极

（四）双极电凝钳

电凝钳既有切割作用，又有电凝作用，腹腔镜手术时多用于电凝较大血管，如子宫动脉、卵巢动脉等，也可用于输卵管电凝绝育手术。

（五）各种手术钳

手术钳是进行腹腔镜手术必不可少的器械，用于抓、持组织或器官，以及行内凝、切割、缝合、结扎、破碎等特殊操作，手术医生必须熟悉这些器械的性能及操作方法，才能熟练应用于手术中(图 16-5)。常用的手术钳主要有以下几种。

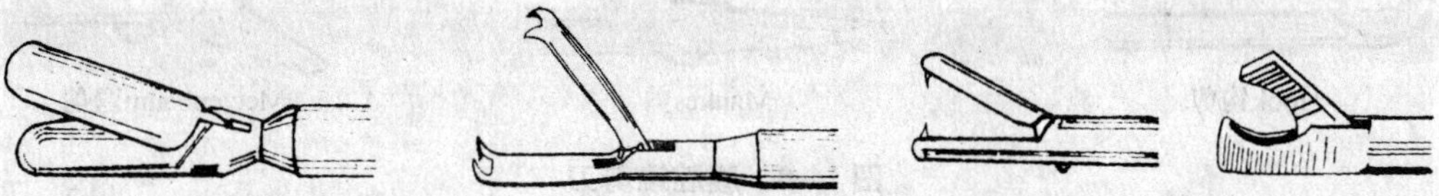

勺状抓钳　　爪状钳　　活检钳

图 16-5　手术钳

1. 分离钳　有直型和弯型两种。各种腹腔镜手术中常用 5mm 的分离钳，分离钳均有单极电凝接口，术中可同时电凝止血。钳头可以进行 360°旋转，使用方便。另外，有的还备有一些特殊角度的分离钳(图 16-6)。

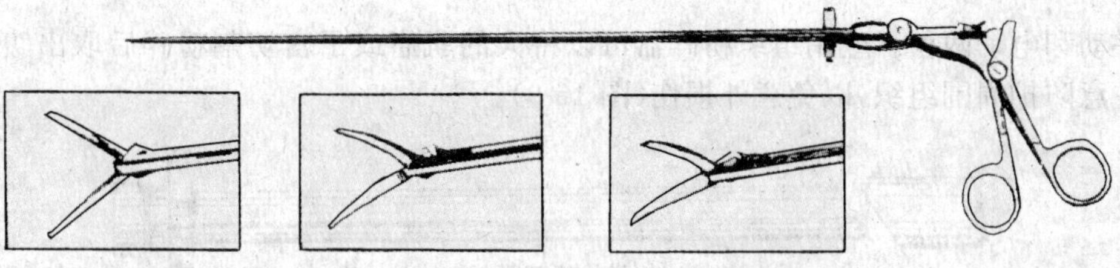

0° 分离钳　　30° 分离钳　　45° 分离钳

图 16-6　手术分离钳

2. 活检钳　目前有两种类型的活检钳，一种是类似宫颈活检钳，小钳页和大钳页互相咬合进行组织活检；另一种是在一侧钳页内有短针状物，易于固定组织。

3. 抓钳　根据其对组织的损伤大小，可将抓钳分为损伤性和非损伤性两种。细而直的抓钳有槽沟而无弹簧，担对来说无创伤性，能有力的抓住组织，如输卵管系膜。直径大的海绵钳用于从盆腔中提取组织，尤其在异位妊娠手术后滋养叶组织仍存留在后穹隆时。大的有创伤性有齿抓钳对抓住和固定准备要切除的组织如子宫肌瘤或卵巢十分有用(图 16-7)。

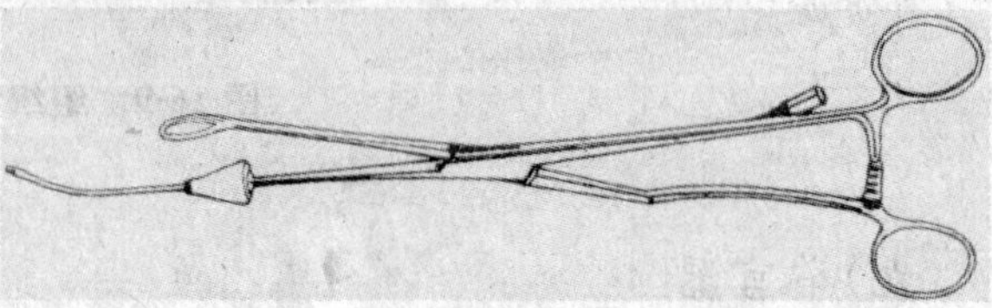

图 16-7　子宫抓钳

(六)剪刀

腹腔镜剪刀有各式各样，包括钩状微型剪刀和锯齿状剪刀(图 16-8)。术中所用剪刀必须保持锋利，否则会撕裂而不是剪断组织，从而损伤邻近组织。在绝大多数情况下，钩状剪刀更为理想，是进行腹腔镜手术必备的器械。

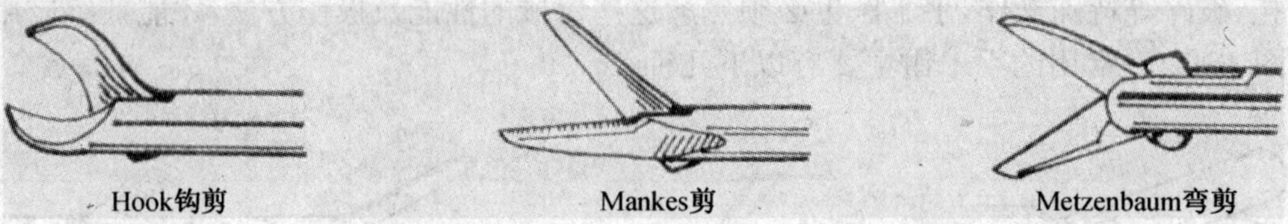

图 16-8 腹腔镜剪刀

(七)拨棒

妇科腹腔镜手术时肠管经常滑入盆腔使手术发生困难,需用拨棒将肠管牵开,便于观察子宫后壁、子宫直肠陷凹。

(八)组织粉碎器

有手动和电动两种。应用组织粉碎器可以将大的肌瘤或子宫切割粉碎后取出腹腔,操作过程中注意防护周围组织,以免意外损伤(图 16-9)。

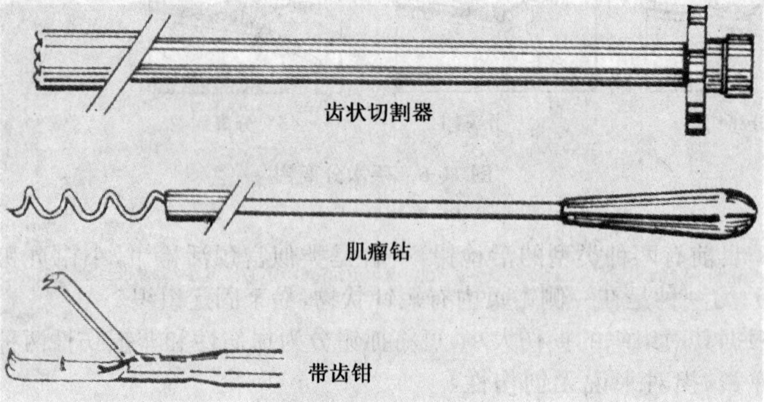

图 16-9 组织粉碎器

(九)举宫器

术中将子宫举起,有利于术中暴露手术视野,尤其是需要显示并处理子宫后壁、子宫直肠陷凹及子宫髓骨韧带的病变时,举宫器是必不可少的器械。也可用输卵管通水器替代(图 16-10)。

(十)持针器和缝针

这是腹腔镜手术必备的手术器械(图 16-11)。持针器的钳页有各种不同形状,以满足手术操作不同的角度需要。常用的缝针有直、弯两种。也可用常规手术中的 3/8 弧度缝针来代替。

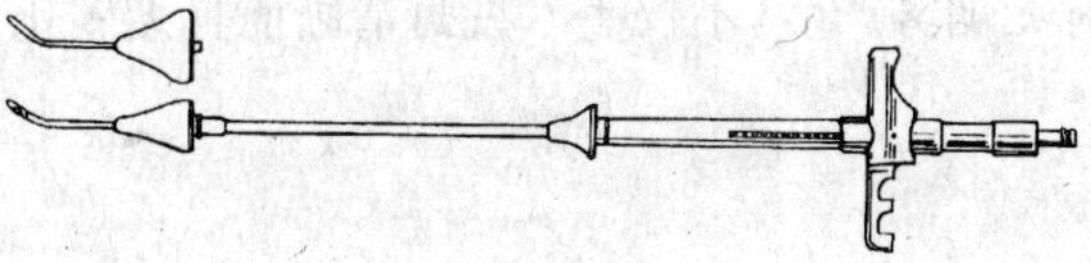

图 16-10　举宫器

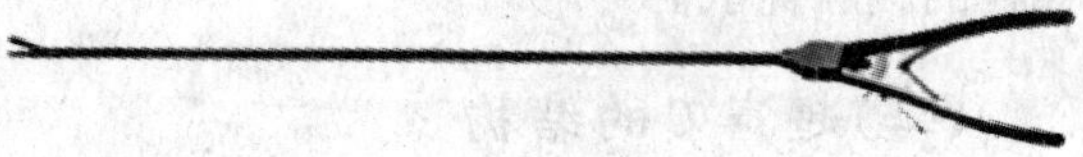

图 16-11　TC 持针器

（十一）内镜标本取出袋

腹腔镜手术中取出切除的标本，特别是恶性肿瘤标本时，必须使用标本取出袋。使用标本取出袋可以减少肿瘤在腹腔或腹壁种植的可能。标本取出袋通常是以压缩的形式通过 10mm 套管送入腹腔，然后张开。标本放进取出袋，收紧袋口上的缩紧环，使标本在取出前袋口完全闭合，以避免标本在取出过程中接触腹壁。

理想的标本取出袋应具有以下特点：首先应该是不透水，且足够结实。在取出标本时不至于将袋子弄破。标本取出袋应能顺利通过 15mm 以下套管，进入腹腔后能很容易地张开。袋子张开后应该足够大，以便能装下切除的标本。

最简单的标本取出袋是食品冷藏袋。使用前在其袋口上作一圈荷包缝线。这种自制的标本取出袋可以在使用前方便地使用环氧乙烷或戊二醛消毒。美国外科公司生产的标本取出袋使用非常方便。使用前袋子放在 15mm 直径器械杆中，从 15mm 套管放入腹腔。袋口张开由其末端的推杆控制。标本放入袋中后收紧袋口，经套管口向外拉出。首先将套管和器械杆取出，抓住标本袋口线，扩大切口，将标本袋连同标本一同从腹腔取出。

三、腹腔镜超声刀的原理与应用

超声刀是 20 世纪 90 年代开创的一种采用超声能兼有凝固和切割功能的新型手术器械。超声刀主要由发生器、手柄、可供选择的器械及脚踏开关等部分组成。其中发生器产生高频电流，手柄中的换能器将电流转换成超声振动并输送到超声刀头系统。刀头远端的工作端与组织接触摩擦发生凝固或切割作用。脚踏开关激发超声能的输出。

（一）超声刀的原理

超声刀的组织凝固作用是由于超声振动使细胞内蛋白结构的氢键断裂，导致蛋白变性形成胶原使小血管封闭。另外，高速的机械振荡产生组织摩擦使组织温度升高，超声刀工作时组织温度升高一般达 80～100℃；后者可使凝固作用达深部组织，因而超声刀对较大血管可达到凝固封闭作用。动物实验表明超声的这种凝固作用可以封闭 5mm 直径的血管。超声刀除有凝固功能之外，也有切割功能。超声刀的切割作用可能有以下两种机制：第 1 种是刀叶的高频振动对组织的机械性切割作用，这种切割机制在含蛋白质密度及富含胶原的组织，如筋膜、腹膜、皮肤及肌肉的切割中起主要作用；第 2 种机制推测是由于刀叶振动产生低压带引起的局部低压使细胞内的水分在 37℃状态下汽化，产生与电手术或激光切割同样的细胞爆裂作用，这种切割机制认为是在含蛋白质低的组织，如肝实质及脂肪组织的切割中起主要作用。超声切割与电和激光切割的根本不同点是冷切割，切割时无烟雾产生，不仅手术视野清晰而且无碳化颗粒的腹腔播散。

（二）超声刀的结构

超声刀的手柄有换能器，并通过转换帽与超声刀头相连。操作器械为长351mm的不锈钢杆。远端刀头根据形状构造不同可分为超声剪，钩形刀，球状凝固棒和弯刀。

1. 超声剪　为剪刀样构造，有两叶：一叶为其有振动功能的不锈钢超声刀；另一叶由硬塑料制成，有带齿的槽，此叶上下活动用于咬合及固定组织，无振动功能。有的超声剪的固定叶可绕超声刀头轴旋转以便于超声刀头在选定位置工作时钳夹组织。超声剪钳夹的组织与振动刀叶接触产生摩擦，超声振动使组织温度升高发挥凝固作用；通过挤压手柄，施加手柄压力，使振动的刀叶对组织施压，最终使组织断开产生切割作用。若刀头的钝端对着超声剪的固定叶，则凝固在先；当刀叶锐端对着超声剪的固定叶时，则切割作用出现较快，凝固作用相对慢。

2. 钩形刀　钩形刀的凹面为锐利的刀缘，刀缘斜面为40°或60°角，凸面是钝面，刀的侧面平坦。钩形刀凹面刀缘的切割钩钩住并牵拉组织，以维持组织在高张力下切割断离，钩形刀的凸面用于钝性分离和止血，刀的侧面用于组织表面止血。

3. 凝固球　其刀头呈球形，用于组织表面凝固。

4. 弯刀　弯刀为多面超声刀，其切割缘用于切割，背部的凸形钝面用于凝固和钝性分离，前端鼻部的钝头用于点状凝固，也可用于切割分离。

（三）超声刀作用的影响因素

超声刀的切割速度和凝固作用取决于输出功率、刀头形状、组织张力、手柄抓持力度及作用时间等因素。

1. 输出功率　增加能量输出可使刀头振动幅度加大，其结果是增加切割速度，降低组织凝固效果；反之，降低能量输出使刀头振动幅度减少，可使切割速度减慢，增加了组织凝固效果。

2. 刀头形状　刀头形状直接影响切割速度；刀头越锐利，切割速度越快，凝固作用越差。钝性刀头或刀头的钝面切割作用较慢，凝固止血效果好。

3. 组织张力　增加组织张力可增加超声刀切割速度，但对组织的凝固作用降低；降低组织张力则使超声刀的切割速度降低，但对组织凝固作用增加。

4. 手柄抓持力度　增加手柄抓持力度施加手柄压力可增加超声刀对组织的切割速度，但组织凝固作用减少；若减少手柄抓持力度，轻轻把持手柄可增加组织凝固作用。

总之，超声刀头与其他机械性切割工具相同，切割速度与组织密度和组织弹性呈反比；凝固作用则与切割速度及以下一些因素，如组织张力、刀头的锋利程度及用于切割的能量输出呈反比。因此，使用超声刀可通过降低能量输出，选择钝的刀头或降低组织张力以降低切割速度，增强凝固作用；相反，提高能量输出，使组织保持高张状态，采用刀的锐面可加快切割速度，但其组织凝固作用随之减弱。

(四)超声刀的临床应用

1. 钩形刀 用于组织切割,也可用于直径1～3mm血管的凝固。直径0.5mm的血管凝固和切割同时进行,较大血管则应采用刀的钝面先凝后切。钩形刀的几何构造有利于在切割和凝固时将超声能传递到组织。钩形刀的凹面切割钩在钩住和牵拉组织的同时切割组织;钩形刀的凸面和扁平的侧面刀叶在不施加压力的情况下仅有凝固作用而无切割作用。深部凝固需要向组织施压,超声刀向组织施压的同时也产生切割作用,超声能量的传播与施力的方向一致。在妇科领域,钩形刀用于分离盆腔粘连、子宫手术中切开阔韧带、膀胱腹膜返折及切断圆韧带,并用于剥离子宫肌瘤等。钩形刀的使用方法:

(1)无血管组织:用钩形刀的凹面钩钩住组织并牵拉,保持组织在高张状态下激发超声刀;选择100%能量输出可迅速切开组织。

(2)血管丰富的组织或较大血管:含血管的组织或直径1～3mm的血管切割前应先使组织或血管完全凝固再切割断离。组织不宜牵拉,组织表面的血管先以钩形刀表面积大的部分接触凝固之;使用低能量输出,以发挥钩形刀的组织凝固作用。对游离血管无施力支撑组织作为钩形刀的操作依托时,可采用钩形刀的凹面先钩住血管,然后转动手柄,使血管与钩形刀的侧面接触,以固定血管凝固之。

2. 凝固球 用于创面渗血的凝固止血。凝固球适合于表面积较大的创面止血,子宫肌瘤剥出术后肌瘤床出血可用凝固球。

3. 超声剪 超声剪的结构特别适合于需钳夹固定才能凝固切割的组织部位,且刀头的各个面均可用于无组织支撑的组织局部凝固或切割。手术操作方法的选择可根据手术部位凝固和切割的要求:不含血管或含血管少的组织的切割选用超声剪的剪刀样切割作用,即超声刀的锐面对着需切割的组织,在固定叶槽内咬合固定后再施压剪断。大血管(直径3mm)或含血管丰富的组织选用超声剪的钝面对着需切割的组织或血管,剪的固定叶对组织所施的咬合力开始不宜过大,当组织达到完全凝固后再增加手柄握力使组织离断;组织完全凝固的外观表现是刀叶两侧见发白的凝固带。在妇科手术领域,超声剪已用于腹腔镜下附件手术的骨盆漏斗韧带的断离、输卵管异位妊娠的输卵管部分切除、子宫肌瘤切除术及子宫血管的凝固和切断。切割3mm直径动脉应用100%的能量输出,血管断离时间为10～30秒。

(五)超声刀的优缺点

1. 超声刀兼有组织凝固和切割功能,故手术过程需凝固和切割时不需更换器械。

2. 超声刀的切割和凝固作用精确可控制。这是因为超声能的向前传播完全受器械向组织的施力方向和所施力量控制,而能量的侧方传播极少。

3. 超声刀对组织的损伤最小,工作时间向侧方的凝固带<1mm,因此对邻近组织的热损伤小,是一种安全性高的能源。

4. 超声刀工作时产生水汽少,不产生烟雾。因此用超声刀手术操作时几乎不干扰视野,术中不需放气以清除烟雾。而在激光和电手术中则有烟雾产生。烟雾对患者的有害作用在采用超声刀时得以避免。

5. 采用超声刀封闭血管的机制是蛋白凝固，血管不被腐蚀，术后不发生因焦痂脱落引起的出血并发症。

6. 采用超声刀的凝固作用不发生刀与组织的黏合，不像单极或双极电凝固时器械与组织黏合，使撕开焦痂时引起继发性出血。

7. 采用超声刀手术的组织温度低于100℃(一般为60℃左右，而高频电刀是150℃左右，激光刀为350℃左右)，大大减少术后因高温引起的组织破坏，组织创面的巨噬细胞渗出，因而也避免了术后粘连，促进了伤口愈合。

8. 在大网膜广泛粘连的手术中，采用超声刀的冷切割作用，网膜脂肪断离无脂肪溶解现象，切口整齐，网膜血管凝固完全。

9. 由于无电流经过组织，因此对神经及肌肉的刺激大大减少。

总之，腹腔镜下采用超声刀切割和凝固与激光及电能手术相比有许多优点，比如切割作用快，对组织的热损伤少，术中产生烟雾和焦痂最少，伤口愈合快，术后粘连少。另外，超声刀无电能手术的意外损伤。由于超声刀切割深度可精确控制，适用于各种妇科腹腔镜手术，是一种值得推荐的能源。

四、腹腔镜电手术中的原理与应用

电能是最早用于手术的能源。1个世纪之前就已有人将电烙铁用于手术止血。

(一)电手术的原理

现代的电手术原理是使电能在组织中转变为热能，通过热效应使组织蛋白变性凝固。电流对组织的作用决定于电特性和电对组织的作用时间及电极头的形状等。电手术需要的电流回路包括作用电极、患者、电手术发生器及连接线。

1. 电极　电外科器械的极数是指电刀工作部位的电极数目。单极电刀的工作端只有一个正极，负极贴置于患者的腿、臀部。作用电极(正极)面积小将电流集中到组织作用点，以提高细胞内温度；发散电极(负极)面积宽大作为另一个极，收集同样数量的电子，但由于呈发散形式，因而紧贴患者的发散电极无热作用。双极电刀的两极都位于工作端，两者间距离很小，电流仅流经夹持在两电极之间的少量组织，所遇电阻很小，不像单极电刀的工作电流需穿过整个人体。由于人体组织并非电流的良好导体，单极电刀为达到满意的外科效果，需使用较高的输出功率，双极电刀使用的输出功率则低得多。正是由于双极电刀具有电极间距离短、工作电流功率低的特点，因而它比单极电刀要安全得多。

2. 能量密度　电的组织作用与能量密度有关。能量密度是指作用电极对接触组织按单位面积计算所施的能量。一般来说，电极头表面积越大，能量密度越低；电极头表面积越小，能量密度越高。根据这个道理，我们可以很容易解释为什么面积很小的手术电极在靶组织会发生手术效应，而同等量的电流在流经面积宽大的绑在患者大腿上的回路电极板时却没有任何反应；而如果回路板接触不良时，则很可能会出现局部灼伤。

3. 电手术发生器　电手术发生器能将60Hz的民用电转化成高压、高频的电流。当高频交流电作用于细胞时，细胞质内的正负离子快速振动，导致细胞内温度提高。当细胞内温度达到70～80℃，蛋白发生变性，产生“白色凝固”；如果温度比较快速升高达100℃或以上时，细胞内液体沸腾，随后形成蒸汽，细胞膨胀导致细胞爆炸性汽化对细胞产生切割效应。最后，如果当细胞内温度达到200℃以上，则细胞发生碳化。

（二）电手术对组织的作用

电手术可用于组织的汽化和凝固，如果汽化以直线形扩展，则产生组织切割作用。切割或汽化带的邻近组织将或多或少发生凝固。电手术对组织的作用程度取决于许多因素，包括能量输出、组织阻抗、电流波形、电极的形状及大小，以及是否与组织接触（即接触或非接触）。

1. 电手术发生器　电手术发生器的输出包括电压和电流波形。不同种类的电手术发生器输出特性取决于电压峰值和混合波形电流的作用周期。实际上，所有的电手术发生器输出电压是可控制或预先设定的。大多数电手术发生器的能量输出与电压和电流成正比，与组织阻抗成反比。较先进的电手术发生器在功率输出设定后，会根据组织阻抗变化自动调整电压或电流。

2. 止血　输卵管的闭合或其他大血管的止血需要达到管腔深部结构的白凝固。电凝要达到深部组织较均质的白凝固最好采用用于切割的连续或混合型电流。单极或双极电凝时，将单极或双极针的电接头与电手术发生器接上，其钳端经套管进入腹腔钳夹住需电凝的组织或血管。使用双极电凝时，冲洗钳夹部位可降低热损伤的侧方扩散，扁平或钳式的单极电极头也可用于凝固止血，但必须十分小心以免损伤重要脏器，如肠、膀胱或输尿管等。点状电凝和电灼可用于小血管止血，大面积的小血管止血需用电灼法，但腹腔内用电灼需十分小心。因为电灼采用的高电压使非故意损伤危险性增加。

（三）影响电手术对组织作用的因素

影响电手术对组织作用的因素包括电手术发生器输出的能量、组织的阻抗、交流电的波形、作用电极的形状和大小、电极头靠近或接触组织、人工气腹介质、电极头移动速度和手术者的操作。因此，熟悉这些因素对安全和有效地应用电手术技术是十分必要的。

1. 输出能量　应注意的是，通过增加功率输出提高电压，在一定的作用时间内能增强表面凝固，但不能增加凝固深度。因为功率强度与电极头对所接近组织的热渗透成反比，增加功率输出反而有对抗热渗透作用。由于高功率引起组织表面过早凝固，从而使组织的阻抗增加，并且电流有间歇性发射穿过组织导致较深部组织炭化的倾向。另外，阻抗的增加还导致电手术发生器电压输出降低，这些作用均阻止了组织的深部凝固。如果希望达到较深的组织凝固，则应降低功率，断续电灼。这一概念对妇科手术医生非常重要。

2. 能量密度　能量密度或电流密度是指作用电极头单位面积，或与电流接触的组织单位面积的瓦特数。能量密度在电手术操作方面具有重要性。在相同的能量输出情况下，能量密度取决于作用电极头的形态或大小。作用电极头非常小时，比如针状电极头，电流以点集中作用到组织，能量密度高，能使细胞温度迅速升高从而产生窄小的汽化带；同样的能量，若作用电极头较宽、较大则接触组织的能量密度降低，阻止细胞内温度迅速升高。实际上，在细胞温度上升较慢的情况下，产生蛋白凝固及干燥作用。而起电灼作用的电极头是球形的，球状电极头可降低能量密度，促进能量发散而使较大区域的组织得到电灼。

3. 组织的阻抗　阻抗产生于电回路的每一部分。含水分多的组织导电性好，电流通过的阻抗小，易产生电手术效应；含水分少的组织，相对导电性差，阻抗就大。如骨骼、皮肤、脂肪或任何既往已作干燥的组织由于阻抗天，因而将降低电手术效应。此外，当电灼使表面组织过早凝固时，阻抗增加，反而阻止了对组织深部的凝固效应。

4. 电极作用方式　接触式或非接触式电极与靶组织的关系是电手术的重要因素。切割是一种汽化形式，作用电极头与组织近于接触但不接触，电弧从作用电极到组织产生生物效应，作用电极与组织破坏之间形成的蒸气对汽化具促进作用。此蒸气由细胞内水分蒸发而来。如果作用电极离组织太远，则无电弧产生，因而不发生汽化；另一方面，如果作用电极接触组织，则能量密度降低产生凝固作用，对切割线的邻近组织产生较大的热损伤。电灼也是一种非接触的电手术，采用的是高电压，电流工作周期短的间隔电流。由于电压较高，作用电极在离靶组织数毫米处将电流喷射到组织。电灼时，作用电极离组织的距离部分取决于电发生器的设计，较高的电压输出允许作用电极发射较长的电弧到组织。要获得对组织深部的“白凝固”作用，最好采用扁平的作用电极接触组织，以降低能量密度，这种作用可用于封闭数毫米直径的血管。

5. 作用时间　作用于组织的能量与作用电极接近或接触组织的时间，即组织作用时间直接有关。切割时，如果作用电极移动非常慢，则切割旁组织热损伤程度就大，但如果作用电极移动过快则作用电极可能与组织接触，也可增加热损伤，这种接触性作用使更多的能量进入邻近组织，凝固作用较强，但切割速度减慢。在需要凝固的情况下，则作用电极与组织接触的时间直接影响组织损伤的范围和程度。要达到比较均质和较深的组织凝固作用要求保持相对低的电压，并延长作用电极与组织的接触时间。

6. 人工气腹介质　介质应被看做是电回路的一部分，此概念很容易理解。在通过电弧工作的电手术中，电弧的作用仅发生在电压足够强能使作用电极与靶组织之间气体介质电离的情况下。这些离子将电流以电弧的形式传递到组织，从而接通回路。不同的介质电离能力不同。腹腔镜手术人工气腹介质用的CO_2：在传递电弧方面的有效力是空气的70%。氢气电离能促进电流的传递，现在已开发了氢气束凝固器，这种凝固器允许在距离靶组织1～2cm时发挥电灼作用。

7. 其他重要因素　影响电手术预期效果的其他重要因素还包括以下方面：工作电极头必须保持光亮，没有组织焦痂，因为焦痂影响电流的传导。另外，湿润的电极头和组织将促进蒸气形成，后者为发挥有效汽化和切割所必需。

（四）电手术的并发症

电手术热损伤并发症分为3种基本类型：作用电极引起的直接损伤；电流分流引起的热损伤；回路电极与体表接触部位的热损伤。

1. 作用电极直接损伤　作用电极引起损伤最常见的原因是作用电极在非工作状态或工作状态未到位时被激发，属非故意损伤；常常由于误压开关引起，也发生在由非手术者控制作用电极开关，而在工作状态未到位时激发开关引起。要预防这类损伤，手术者应直接控制作用电极开关，并且所有电手术器械应在不需要时自腹腔取出。

作用电极直接引起损伤的另一机制是汽化或凝固带扩展累及到大血管或重要脏器，如膀胱、输尿管或肠曲。腹腔镜手术台中使用双极电流可以降低对邻近组织的热损伤，但不能消除热损伤的发生。因此，在凝固术时首先要控制恰当的能量输出以避免过度热损伤，使留有适当的正常组织边缘，另外，在血管凝固中，特别是对接近重要脏器部位的血管凝固，必须先将血管分离出来后再用电凝。并且最好在缝扎或钳夹血管阻断血流的情况下，再对需切断部位的血管电凝，因为后者能消除随血流移动的能量扩展。

热损伤的程度应根据能量在组织传播的特点来估计。采用点状作用电极作电切割的损伤与机械性损伤相仿，然而，电凝固手术的损伤，组织的热坏死可能扩展至距作用电极接触处数厘米外。因此，电凝损伤必须切除的组织应比肉眼能见的热损伤范围要宽。术中未被发现的作用电极损伤诊断经常是延迟的，在这种病例，损伤只有在出现腹膜炎的体征及症状时才能诊断。由于这类诊断常在手术后 2～10 天才出现，因此必须告诉患者在手术后 2 周内出现发热或腹痛应紧急就诊。

2. 电流分流损伤　电流分流引起的损伤部位并非电极直接作用的手术部位。电流分流有多种形式，一种是电流经接地点直接离开人体的分流，而不是回到发散电极；另一种是电流到达作用电极前已分流到人体内其他部位。在能量密度足够高的情况下，两种情况均会产生不能预料的严重的热损伤。

(1)电流经其他接地通路的烧伤：这种损伤仅发生在旧型的电手术发生器。

(2)直接耦合损伤：电手术器械的绝缘鞘有缺损，使电流分流到与之接触的邻近组织引起损伤称电流的直接耦合(direct coupling)损伤。这类损伤多发生于单极腹腔镜电手术。由于腹腔镜的电手术器械全长 35cm，仅远端 5cm 在腹腔镜的视野之中，当绝缘缺损小的器械直接耦合损伤周围脏器时，可能不为手术者觉察。因此，单极电手术时任何操作均应遵循以下规则：①器械的鞘应远离重要脏器；②应尽可能保持器械的鞘在手术可见范围；③非使用情况下应将电手术器械撤离腹腔。直接耦合也可发生在电手术器械与腹腔镜镜身、套管或其他导电器械接触使其带电，这些带电的金属材料在与腹腔内组织接触时即引起同样的损伤。因此，电手术器械使用时要避免与其他器械碰撞。

(3)电容耦合：电容是导体在一种不连接的平行回路时建立电流的能力。腹腔镜电容耦合(capactive coupling)现象发生在单极电手术。在腹腔镜手术中，手术器械是经穿刺套管再进入腹腔的，当手术器械插入金属套管内通电时，电手术发生器发出的能量中 5%～40%从手术器械的绝缘层“耦合”或转移到腹腔镜金属外壳或金属穿刺套管上。这种耦合到腹腔镜金属外壳或金属穿刺套管上的能量只要经低能量密度途径发散则并无危险。但若使用塑料管鞘或在金属套管外加用塑料螺旋固定器，塑料材料作为一种绝缘体，阻断了电荷经腹壁流到发散电极的回路。结果，电容器电荷就经最邻近的导体发散，肠曲经常成为这种“电容器”高能量密度放电攻击的靶器官。预防这类电容耦合的措施是使用全塑料或全金属的系统。当需要在金属手术镜的器械通道中使用单极电流时，切记必须使用金属穿刺套管且不能带塑料螺旋固定器，美国 FDA 已就此做了明确规定。因为一旦使用了塑料螺旋固定器，等于将金属穿刺套管绝缘，就不能放电至腹壁。预防方法：①使用非金属穿刺器，由于消除了产生容量耦合的基本条件，就杜绝了容量耦合的发生;②将耦合而来的电流持续放电至腹壁,要达到这一目的,切记在金属穿刺套管外面不能带塑料固定器。

3. 发散电极烧伤　发散电极部位热损伤多由于接触不良,热损伤的发生是由于降低了电极的表面积而增加了能量密度。这种热损伤在使用了带有回路电极监测仪的独立回路系统发生器后已少见。大多数回路电极监测仪由双重回路电极构成,电发生器可设定这两个回路电极垫的阻抗。采用这种回路电极监测仪,当发散电极存在明显接触不良时,可测到回路电极垫的阻抗增加,此时全系统电流自动切断,警报声报警。监测仪的这种特性基本消除了发散电极的损伤。

作为临床上应用最广,使用频度最高的非传统切割止血工具,单极电刀的这些缺点在其设计和制造工艺没有根本改进之前将长期存在。有鉴于此,术者在使用中应注意以下几个问题:①熟悉电外科器械工作原理及存在的问题,如漏电、电容连结、直接连结、趋肤效应等;②经常检测电刀的绝缘性状;③使用全金属套管;④不可随意加大输出功率;⑤电凝止血效果不佳时,改用其他方法止血,不可任意延长电凝时间;⑥作用电极接触组织面积以直径<3mm为宜;⑦通电电刀勿与任何其他器械的金属部分接触。

五、腹腔镜中激光的作用原理与应用

激光(laser)同电手术一样,是在组织中被转换成热的能量,产生汽化和(或)凝固的效果。当激光作用于组织时,1种或4种作用可以发生反射、透射、散射和吸收。如果全部反射或透射,组织就会有热效应。为了产生1种或2种所需要的汽化和凝固的效果,必须有吸收的发生,将光的能量转化为热能。

(一)激光的作用原理

当有足够的能量吸收时,细胞内的温度就会急剧上升,如超过100℃,导致细胞的急剧膨胀和继之的爆炸性汽化。这和电汽化作用相似。如细胞吸收的光能量减少,细胞内温度低于100℃,就会发生细胞脱水和内含蛋白质的凝固。在组织和细胞水平,激光能量引起的深凝固和电手术的干燥、凝固相似。电手术中的电灼疗法引起的组织表面发白凝固和碳化作用,也可通过低功率密度的激光束延长照射时间来实现。

(二)激光的临床应用

内镜下应用的激光技术发展迅速,目前许多种类的激光用于腹腔镜手术。CO_2激光、Nd:YAG激光、KTP激光和氩激光等都可以通过光导纤维进入腹腔,用于手术治疗。二氧化碳(CO_2)激光的波长为10.6pm,为不可见光,易被水吸收,CO_2激光的组织穿透力较弱,CO_2激光光束照射部位的瞬间温度可达1000℃,而对周围组织升温不明显,故损伤范围小,适用于切割和汽化组织,也可做低能量照射治疗,尤其适合于治疗子宫内膜异位症病灶。Nd:YAG激光的波长为1.06μm,为近红外线的不可见光,其特点为不易被水吸收,穿透力大,是CO_2激光的10倍,但其切割力不如CO_2激光,Nd:YAG激光有良好的止血功能,并且可通过石英光导纤维传输,因而便于腹腔镜下使用。但由于激光器械造价昂贵,经济费用高,限制了激光在中国医院的推广应用。

六、腹腔镜中热内凝固器的作用原理与应用

热内凝固(endocoagulation)由德国基尔(Kiel)大学妇产科医院 Kurt Semm 教授发明研制,是一种无电流损伤的内凝固技术。

(一)热内凝固的作用原理

热内凝固的工作原理是电流先使内凝器械升温,然后用加热的器械钳夹或接触含血管的组织或出血部位,达到热凝固效应,也称内凝固效应。它与电手术的不同点是无电流经过人体的组织。

内凝控制装置由 Semm 设计,热凝温度可调控范围为 20～160℃,腹腔镜手术的热凝固温度一般预先设在 100～120℃,脚踏开关控制,脚踏一次开关的工作时间为 20 秒。内凝工作时间有声响信号,声响的音调高低按温度变化增加或降低,当器械温度降低到 60℃以下时声响停止。

内凝器械根据工作端的形状构造有 3 种:点状内凝器、桨状或刀状内凝器及鳄鱼嘴钳。

(二)热内凝固的临床应用

内凝器械的工作端为微型化的金属片或金属块,传热快,对组织的作用靠接触性热渗透,非加压的接触热作用深度为 1～2mm,加压的接触热作用深度为 2～3mm。内凝使组织升温仅发生组织"白凝固",与电手术相比,内凝的热凝固作用点精确,热凝深度可控制,作用点外的热播散极小。其局限性是热作用限于内凝器与组织接触的表面层,因而对子宫动脉等较大血管,含血管的韧带及较厚的组织蒂的凝固效应效率较差。另外,内凝器械不能达到组织温度的快速上升和汽化,因而一般不用于组织切割。

点状内凝器的工作端为直径 3mm、高 5mm 的圆柱形金属块。此与组织接触可产生组织热凝固作用。由于接触面积仅 3mm,能量密度大,表面热凝固作用强,使用于搏动性小动脉的止血也有效。

桨状或刀状内凝器的工作端形状似刀或桨,用于较大创面的热凝固。其前端和刀刃可用于狭长创面的热凝固,若刀刃向组织加压有一定的切割作用。可用于子宫肌瘤剥出术,因而桨状内凝器也称为肌瘤剜出器。

鳄鱼嘴钳有两叶,即舌叶和下颌叶。常将其用于卵巢囊肿剥离创面凝固止血,操作简便效果好。

七、器械的消毒、保养

(一)消毒

1. 甲醛蒸气消毒　腹腔镜器械于手术前置甲醛蒸气消毒柜(10%的甲醛蒸气)消毒。甲醛蒸气消毒需维持 6 小时(一般消毒)或 12 小时(特殊消毒和灭菌)。柜内还放置 30ml 氨水,

甲醛消毒完毕后氨水装置自动开启，挥发的氨气中和甲醛。

注意：腹腔镜及手术器械取出后，常见其表面细小颗粒状态结晶物，需用生理盐水彻底冲净，否则结晶物沉积会影响器械开关的灵活性，若结晶物随手术器械进入腹腔，可能造成医源性腹膜粘连。

2. 液体消毒剂浸泡消毒　采用2%戊二醛消毒液浸泡法，30分钟可达到一般消毒效果；若有特殊消毒要求，则必须浸泡1小时；但若需达到灭菌要求，则2%戊二醛消毒液必须浸泡10小时。

3. 金属制品类　腹腔镜手术器械的金属制品均为微型精密产品，清洗、消毒及使用时，均应格外小心，禁止叠放、碰撞、摩擦或用暴力擦拭、拆卸器械。

(二)器械保养

设备、器械的良好保养，不但有利于延长设备与器械的使用寿命，而且也能使其工作正常。尤其是腹腔镜等手术系统的设备器械，是由电子、光学和机械等高新技术相集合的产品，若要保持原有的精确、精密及精致的性能，更需要操作者和保养者无论在使用前或使用后都应十分重视。因此，腹腔镜设备应由专人负责保管、保养。

1. 腹腔视角内镜应注意保护目镜，镜面用95%的酒精棉棒清洁后用软布擦干，将保护帽套住，也避免发生碰撞，导致镜片模糊不清，影响清晰度。

2. 摄像头冷光源的电源线需用柔软、吸水的布擦干，电源线不可折叠，应无角度盘旋放在容器内。

3. 保护穿刺锥，防止碰擦影响其锋利性。穿刺锥鞘的侧孔清洗时按压打开通口，冲洗干净内腔，用卷棉子擦干，关节活动部位上油，保持其开关及关节部位的灵活性。

4. 气腹针应保持针的锋利性，最好用95%酒精冲洗，洗净晾干后上油。

5. 穿刺器、转换器的橡皮帽清点保存，防止遗失。

6. 各种器械使用及清洁时应轻拿轻放，不得投掷或互相碰撞，不可一手拿多样器械以免滑掉损坏。

7. 做好器械的使用登记，详细认真地填写每日仪器的运转情况、使用时间、操作者及配合护士姓名。

第三节　腹腔镜手术解剖学基础

熟练掌握腹部和盆腔解剖结构是减少或避免腹腔镜手术并发症、提高手术安全性的重要保证，也是在一旦发生并发症时能够进行及时有效处理的基础，熟悉前腹壁的解剖和腹膜后血管的相对位置，对盲视下从前腹壁安放套管针、放置第一个脐套管针非常重要。同时，了解腹壁的血管走行，对在正中线(常用于腹腔镜诊断)或正中线外侧(常为内镜手术所需要的)放置第二个套管针也是同等重要的。当盆腔严重粘连，或腹腔镜手术涉及在腹膜表面或腹膜后操作时，熟悉与腹腔镜手术有关的解剖学基础的重要性则更为明显。腹腔镜手术与传统的开腹手术有很大的区别，实施腹腔镜手术时缺乏对组织直接的触摸感和对深度的感性认识，有时难以准确判断病灶与周围的组织器官的比邻关系。无论是放套管针或进行盆腔手术，腹膜后结构都有受到损伤的危险，因此，复杂腹腔镜手术操作更需要全面了解盆腔解剖、主要器官与腹腔镜所见标志的关系，避免造成损伤。与腹腔镜手术有关的解剖学基础主要包括以下内容。

一、前腹壁

所有腹腔镜操作往往都是通过腹壁的脐部或脐的稍下方进行气腹针穿刺建立气腹，然后再做一 10mm 穿刺口，无论是闭合性腹腔镜检查，还是开放性腹腔镜技术，熟悉这一水平的各层组织的解剖结构，是成功地安放套管针的关键。靠近脐孔的下方，皮下各层自上向下依次包括皮肤、皮下组织、腹直肌前鞘、腹直肌、腹直肌后鞘及腹膜。在脐孔的底部，以上各层结构融合在一起。因此，皮肤往往连接腹直肌前鞘，后者依次连接到腹直肌后鞘及腹膜。在这一水平面上，无皮下组织和腹直肌。然而对于体态肥胖者，在壁层腹膜和腹直肌筋膜之间还有脂肪组织填充其中。对于所有不同体重的患者而言，脐底部是前腹壁最薄的区域。这对肥胖者更为重要。由于体重越大腹壁越厚，对开放性和闭合性腹腔镜技术均有意义。腹腔镜手术最重要的技术是放置主套管和 Veress 针的角度，这两种器械均经前腹壁安放在脐基底部，与腹壁成 45°角，以减少或避免腹膜后主要血管损伤，以及将针头和套管放入腹膜外间隙的机会。采用脐内垂直切口，一方面是利用前腹壁组织最薄，便于穿刺成功；另一方面也是患者对美观的需要。对于体型较瘦的患者而言，因腹壁组织较薄，而且腹膜后血管比较靠近前腹壁，故由脐底部以 45°角安放器械更为合适。相反，对于体态肥胖者，由于前腹壁较厚，为避免气腹针或穿刺套管插入腹膜前间隙，以及为避免增加腹膜后血管损伤的危险性，气腹针或穿刺套管插入的角度应适当增加，一般选择由脐底部以距水平线 70°～80°角放置 Veress 针和主套管是最适宜的途径，以避免或减少将气腹针或穿刺套管放置于腹膜前间隙的可能性。虽然脐部和腹膜后血管之间有较大的距离，损伤这些血管的机会相对较少，然而放置气腹针或穿刺套管时造成的血管损伤仍是腹腔镜技术最危险的并发症之一，故必须小心从事。使用带有防护罩的一次性套管虽可提高穿刺的安全系数，但仍不能完全避免穿刺的危险性，重要的是术者应不断提高操作水平，严格执行腹腔镜技术操作规范。

二、前腹壁血管

腹腔镜手术放置第二或第三套管时，也有损伤未能看到的腹壁血管的危险性。随着复杂腹腔镜手术操作的需要，多数要在腹部正中线外侧做较大的穿刺口，因而造成腹壁血管损伤的机会相应增大。因此，熟悉前腹壁的主要血管的解剖部位与正常走行，能有效地避免或减少这些血管损伤的可能性。前腹壁主要血管可分为深层和浅层两类，深层血管包括腹壁下动、静脉，该动脉起源于髂外动脉，沿腹膜走行，直至脐与耻骨联合的中部深入腹直肌内；而浅层腹壁血管包括腹壁浅动脉和髂浅动脉，二者都是腹股沟动脉的分支，相应的静脉血管与动脉伴行。

为避免腹腔镜手术时造成的腹壁血管损伤，仔细辨认这些血管的位置十分重要。术时可以借助于透照法辨认这些血管的位置，采用这种方法可以清楚地显示瘦弱患者的浅层血管，但当腹壁下动脉穿行在腹直肌下方或肌肉内时，该方法有时仍难以辨认动脉的走行。在多数情况下，腹腔镜能显示腹壁下血管走行，可以在腹股沟管附近靠近腹膜处看到这些血管。此外，另一个有用的标志是闭锁的脐动脉，因为腹壁下血管经常位于其外侧。但对于因肥胖看不到这些血管的患者，熟悉血管的正常位置并避开这一位置，就显得格外重要。通常情况下，腹壁下血管位于耻骨联合以上约3cm水平、距正中线约5cm处，但应充分考虑到腹壁下和腹壁浅层血管的位置可能有很大的变异。因此，当需要安放外侧套管时，最好将位置尽量偏向头侧和外侧，这种偏外侧位置的安全系数较大。选用这个位置时，需要注意的是髂外血管往往就在其下方，因此，必须在直视下将套管倾斜45°朝向正中线放入，以免损伤此血管。由于大血管及其分支的解剖变异很大，术时为了尽可能地减少腹壁血管损伤的危险性，当需要放置侧面套管时，应首先尽可能选用直径最小的套管。有资料表明，在同一部位放置10mm套管时损伤血管的可能性高于5mm套管，而在相同的部位，放置12mm套管时，损伤血管的可能性更大。故术中需要较大的外侧穿刺口时，将现有5mm切口扩大到10mm切口，可减少血管损伤的危险性。

三、膀胱

膀胱顶部通常位于耻骨联合下方数厘米，当膀胱排空后插入套管时一般不容易造成损伤，但对于曾经有腹部手术史，尤其是剖宫产手术者，因其膀胱顶部可于术后瘢痕形成粘连致使膀胱位置明显上抬，甚至在膀胱排空时亦是如此，故穿刺时损伤膀胱的机会更大。为了减少膀胱损伤的危险性，在放置套管前应常规导尿或安置导尿管。

四、输尿管

由于输尿管位于腹膜后，损伤输尿管的危险主要不是在放置气腹针和套管针时，而是在腹腔内操作过程中如进行部分卵巢切除、盆腔侧壁粘连松解、广泛腹膜后剥离及分离、结扎骨盆漏斗韧带时。为了减少输尿管损伤的危险性，术中应明确输尿管在腹膜后间隙中的位置以及与其他主要标志的关系。正常情况下，输尿管长约30cm，分为腹段和盆腔段两部分，腹段输尿管由肾盂伸延至盆腔边缘，此段输尿管沿腰大肌前内侧走行，直至跨越髂总血管，在髂内、髂外血管分叉处上方约1.5cm为止。盆腔输尿管起始于骨盆边缘，终止于膀胱，盆腔输尿管走行在髂内血管的前方，越过闭孔肌，于坐骨棘水平转向内侧，然后穿过子宫髂骨韧带外上方，在子宫血管下方走行，斜行穿过主韧带、阴道前穹隆处之后，输尿管向上弯曲，最终进入膀胱三角区。腹腔镜检查时可通过半透明的腹膜辨认输尿管，最好在髂总血管分叉处辨认输尿管并通过观察其蠕动而追踪至盆腔内。如果需要在此处进行手术剥离而看不到输尿管时，应打开腹膜后间隙，追踪输尿管的走行，避免损伤输尿管。首先分离圆韧带或切开腰大肌上面的腹膜，然后小心地打开直肠旁和膀胱旁间隙，在髂血管分叉水平，沿阔韧带内侧叶走行即可辨认输尿管。在子宫内膜异位症患者进行腹腔镜手术时容易造成输尿管损伤，由于子宫内膜异位症经常累及子宫髂骨韧带及其与阔韧带之间的腹膜，而输尿管恰在此区域，与腹膜的关系十分密切，当进行激光部分切除或电灼时，输尿管损伤的危险性更大。此外，在实施腹腔镜辅助的经阴道子宫切除术(laparoscopic assisted vaginalhysterectomy，LAVH)也易造成输尿管损伤，最可能发生损伤的部位是在处理靠近主韧带的子宫血管部位。腹腔镜下处理子宫血管时，需要辨认出输尿管以减少损伤的危险性。此外，靠近骨盆漏斗韧带结扎卵巢血管时也容易造成输尿管损伤。对疑有输尿管损伤者，术中肾盂造影可显示出输尿管损伤的部位并及时给予修补。

五、髂血管

盆腔内主要血管包括髂总动脉、髂内动脉、髂外动脉及相应的静脉血管。髂外动脉在静脉外侧伴随，沿盆腔侧壁走行，在腹股沟韧带下方移出盆腔，圆韧带在靠近髂外血管上方进入腹股沟管而消失在腹膜内。髂外血管伴随输尿管走行，向下进入盆腔，有时可以通过半透明腹膜辨认出髂内血管和髂外血管。而在腹膜粘连或瘢痕形成，尤其是子宫内膜异位症时，不容易看见这些血管。因此，如果这一区域需要进行手术剥离时，应首先将腹膜后间隙打开，仔细看清输尿管的走行，以避免损伤主要血管和输尿管。对于病变复杂的病例，如果腹腔镜不能处理，及时中转为剖腹手术为明智之举。

六、直肠和乙状结肠

直肠和乙状结肠沿阴道后方与腹膜混合为一体，在严重的子宫异位症病例中，有时需要剥离直肠阴道间隙，正常情况下，通常采用钝性剥离的方法，可以很容易地进入这一间隙，但在多种病变引起的直肠、乙状结肠、子宫下段和宫颈之间存在致密的纤维粘连时，可能造成直肠阴道间隙以及子宫直肠窝闭锁。直肠旁间隙呈三角状，间隙的前方为主韧带，外侧为髂动脉，内侧为输尿管。子宫髓骨韧带还从外侧横行穿过此间隙。因此，如在这些区域内进行广泛剥离时，应特别注意避免损伤肠管、输尿管或大血管。当疑有肠管损伤时，应仔细寻找肠管破损处，及时给予修补，对于细小的肠管破损，有时肉眼难以发现，可在盆腔内放置 500～1000ml 生理盐水，并向置人肛门内的肛管注气，如有气泡逸出时即可确诊肠管破裂。

七、闭孔神经

闭孔神经起源于第 2、第 3、第 4 腰椎神经的前支，通过腰大肌在盆腔出现，并沿闭孔窝在闭孔淋巴脂肪垫中走行，然后穿出闭孔。闭孔神经损伤可引起内收肌运动障碍和大腿内侧知觉丧失，腹腔镜手术时闭孔神经损伤病例少见，但在进行盆腔淋巴摘除时必须考虑此神经，在髂内静脉下面进行腹腔镜剥离时，也应辨认闭孔神经，以免造成损伤。

总之，腹腔镜手术在处理妇科疾病中可显著减少切口疼痛，避免开腹手术的诸多并发症，但手术危险性依然存在。熟悉前腹壁和盆腔的解剖结构，可减少腹腔镜手术并发症的发生。

第四节 腹腔镜手术的病理生理

妇科腹腔镜手术与传统的开腹手术相比，其区别在于：①腹腔镜手术是在相对密闭的环境中(腹腔内)进行，对腹壁等正常组织的创伤小；②腹腔镜手术必须有一个清晰的术野。由于 CO_2 能被迅速吸收和排出，溶解度高，不易发生气栓，通常能为人体耐受，因而 CO_2 成为目前最常用的建立人工气腹的充气气体；③特殊的手术体位有膀胱截石位及头低臀高位。由于以上特点，在腹腔镜手术过程中，患者心肺功能、血液循环及血液黏滞度等可出现一些特殊的变化，严重者甚至会直接影响手术效果及患者术后的恢复。因此，了解腹腔镜手术过程中的病理生理改变，对于安全地进行腹腔镜手术具有十分重要的意义。

一、腹腔镜手术对呼吸功能的影响

腹腔镜手术时腹腔内注入CO_2，建立气腹，可使膈肌上升，肺底部肺段受压，呼吸系统顺应性降低，气道压力上升，功能残气量下降，潮气量及肺泡通气量减少，从而影响通气功能。其程度与腹腔内压力（intra-abdominal pressure，IAP）有关，气道峰压和平台压可分别提高50%和81%，肺顺应性降低47%。停止注气后，气道峰压和平台压仍分别升高37%和27%，肺顺应性仅为术前水平的86%，可导致通气功能下降，PCO_2升高。McMahon等对患者的每分通气量及血气分析进行研究，结果发现腹腔镜组患者平均每分通气量、PCO_2及气道峰压值均显著高于传统开腹组（$P<0.001$）。腹腔镜胆囊切除时，腹膜吸收CO_2，导致CO_2排除量增加，要不断地改变每分通气量，预防高碳酸血症。肺功能不全的患者，即使提高每分通气量，也难以避免发生高碳酸血症。肺功能不全并接受通气治疗的患者可能需要采用呼气末正压通气才能消除这些不良影响。腹腔内压力（IAP）增加及某些体位变化可引起膈肌运动降低，降低潮气量，肋间肌运动增加，可导致功能残气量减少。特别在老年肥胖患者CO_2气腹后，动脉二氧化碳分压（$PaCO_2$）、呼气末二氧化碳分压<$PaCO_2$）可急剧升高，此与老年死腔潮气量比率（Vd/Vt）及通气血流比值（V/Q）失调CO_2排出障碍有关。

行CO_2人工气腹时，经腹膜吸收CO_2量为20～30ml/分钟，CO_2的正常排出速度为100～200ml/分钟，在CO_2充气期可增加14～18ml/分钟，但CO_2的水溶性和弥散度良好，健康机体吸收可迅速排出体外，一般不发生CO_2潴留。腹腔注入CO_2，可引起呼气末CO_2升高，通常呼气末CO_2可反映PCO_2水平，但当$PCO_2>41mmHg$时，其可靠性降低。

Ellstrom对20例患者实行常规剖腹子宫切除手术和20例经腹腔镜子宫切除术的研究认为经腹腔镜子宫切除所致的疼痛及呼吸功能的损害比常规手术轻。Mimica等研究发现100例胆囊切除患者术后6小时的通气指数平均降低40%～50%。术后常规剖腹组的肺活量及通气指数的恢复均较经腹腔镜胆囊切除组低（$P<0.05$），而且腹部的周径、肠蠕动恢复及肛门排便的时间均显著长于腹腔镜胆囊切除组。指出常规剖腹胆囊切除组患者易发生低氧血症、低碳酸血症及过度换气，特别是老年人、肺阻塞性疾病及心功能不全的患者更易发生。CO_2气腹期间，许多因素均可影响体内CO_2水平。Wittgen等人将心肺功能不同的患者分组观察PCO_2及pH值变化，IAP为12～15mmHg时，心肺功能正常患者气腹前后比较无显著性变化，而心肺功能有损害的患者PCO_2明显上升，pH值下降。表明心肺功能正常患者，能代偿IAP低于15mmHg以下CO_2气腹对呼吸的影响，使血气维持在正常范围内。仅当发生通气抑制或心肺功能不全时，可引起CO_2积蓄，导致高碳酸血症和酸中毒。

引起高碳酸血症的因素有：①CO_2气腹腹腔内压力；②人工气腹对膈肌和肋间肌的机械性损伤；③取40°头高膀胱截石位；④麻醉导致低通气；⑤使用神经肌肉松弛剂；⑥手术时间长短及术前心肺功能；⑦皮下气肿及气胸。IAP增高，肺顺应性降低，气道压力明显上升，使气体主要分布于灌流较差的上肺。膈肌上抬，功能残气量减少，下肺受压。生理死腔量及潮气量比值增大，右向左分流增加，通气/灌流比例失调。气腹不干扰气体的弥散功能，但可影响气体交换，肺泡-动脉氧分压差值增大。Hirvonen等报道在腹腔镜术中麻醉可使氧耗量降低，保持在一个较稳定的水平，术后氧耗量明显增加。气腹中吸入高浓度氧，SpO_2 可维持在 98%以上。在腹腔镜组及传统常规剖腹组手术中 PO_2 无统计学差别。

实验及临床研究表明，应用腹腔镜做腹部手术，对肺功能影响小，术后恢复快，在临床常用的 IAP(11～13mmHg)范围内，肺功能正常且同时行机械通气及时调整通气量，一般不会带来严重肺部并发症。

二、腹腔镜手术对心血管系统的影响

腹腔镜外科由于手术创伤小、恢复快、痛苦少等优点而迅速发展，在临床逐步推广。人们多注意术中内脏的意外损伤及手术医师的正规培养和训练，较少注意 CO_2气腹（10～12mmHg)对心血管系统病理生理的影响。CO_2气腹和体位的改变可引起血流动力学的明显变化，再加上麻醉因素也会有一定的影响，主要产生以下 3 个方面的变化：①心脏后负荷升高；②心脏前负荷(静脉血回流)起变化；③心脏功能受抑制。

研究表明 CO_2气腹引起心血管系统、神经内分泌系统及肾素-血管紧张素的变化与慢性心力衰竭的病理生理变化极为相似，使动物下腔静脉机械性狭窄产生心力衰竭模型与腹腔镜手术 CO_2气腹致下肢静脉血流淤滞，减少血液返回右心的病理生理变化是非常相似的。有人担心 CO_2气腹与心力衰竭之间复杂的病理生理变化，可导致较高的心血管病发生率，包括心源性猝死。但临床上腹腔镜手术患者的心血管并发症并不高于常规剖腹手术。监测表明，常规剖腹手术过程中 39%的患者有心肌缺血。有研究 16 例无心脏疾病的患者接受腹腔镜胆囊切除术，只有 6 例术中心电图表现急性 ST 段改变。术中心肌缺血所致 ST 段改变是预测心血管系统并发症的最主要的独立因素。术前心脏功能状态与手术范围的大小是影响心血管系统并发症的两个重要因素。

经食管内超声心动描记术能更好的检测 CO_2气腹引起心脏内的变化，左心室收缩末期容量增加，而左心射血指数降低。对经食管内超声心动描记术变异性的研究表明，心肌血供状态是决定对气腹诱导增加后负荷和前负荷作出何种反应的主要因素。CO_2气腹可使体内 CO_2水平上升，表现为程度不等的高碳酸血症，或者呼吸性酸中毒，PCO_2在 40～50mmHg，对心肌的影响不显著，一般不致血流动力学显著波动。在 50～70mmHg 时，可直接抑制心肌，并扩张血管，又可引起交感神经兴奋，儿茶酚胺等分泌增多，外周血管明显收缩，SVR 显著升高。CO_2潴留可引起 CO、SV 及收缩压和 pH 值下降，其下降程度与注气量和 IAP 水平有关。在儿茶酚胺的作用下，患者心率(HR)、收缩压、CVP、PAP、CO 和 SV 上升，周围静脉阻力降低。

Hirvonen 等对 15 例无循环系统疾病行胆囊切除的患者麻醉前后平卧位及头高足低位(15°～20°)，术中注入 CO_2腹腔内压力 13～16mmHg，气腹解除后以及术后 30 分钟和 90 分钟时各检测 HR、MAP、平均肺动脉压(MPAP)、CVP、肺毛细血管楔压(PCWP)、CI、SI、外周血管阻力指数(SVRI)。结果：与清醒仰卧位比在清醒头高足低位时，MPAP，CVP，PCWP，SI 均显著降低($P<0.05$)，SVRI 则增大($P<0.05$)。在清醒及麻醉状态下头高足低位时，CI，SI，CVP 和 PCWP 均降低($P<0.05$)，而外周血管阻力指数(SVRI)则升高($P<0.05$)。仅在麻醉状态下 SI 降低($P<0.05$)，CI 由于 HR 增加而无明显改变($P=0.25$)。在 CO_2注入后手术开始时 CVP 及 PCWP，MAP 和 MPAP 均增加($P<0.05$)。而 CI、SI 和 SVRI 则无显著变化，手

术结束时，CI 降低 15%。在气腹解除后血流动力学指标几乎接近腹腔镜手术前水平，恢复期间 CI 和 MPAP 则升高，而 SVR 则比基础值降低。Odeberg 等报道 CO_2 气腹时采用头低位（trendelenburg position）可使后负荷恢复正常，同时增加前负荷和 PWP，头高位时使前负荷恢复正常，而后负荷则显著增加。表明 CO_2 气腹及体位变化均可引起患者血流动力学变化。

全身麻醉及 CO_2 气腹可导致 MAP、SVR、静脉阻力和静脉回流减少。前负荷降低可引起心率加快以维持 CO_2。由于 SVR 上升后负荷增加，心室壁张力增高，可引起冠状动脉血流量减少和左室功能不全。也有采用腹壁悬吊技术减少 CO_2 的注入量或者只用牵引器创造手术操作空间，以减少 CO_2 气腹诱导的前负荷和后负荷增加；某些药物治疗也能减少 CO_2 气腹对心血管系统的影响。

由 CO_2 气腹引起神经内分泌的变化也对心血管系统产生作用。腹部膨隆可刺激迷走神经，由于迷走神经兴奋，还可诱发心律失常，导致心动过缓及房室传导阻滞。在快速充气、高 CO_2 血症和采用保持自主呼吸麻醉方式的患者就更容易发生。经腹腔吸收入血的大量 CO_2，加上通气功能受影响，体内 CO_2 排出减少可导致高 CO_2 血症，高 CO_2 血症可扩张末梢血管，抑制心肌收缩，诱发心律失常。在腹腔镜手术发生心律失常通常较常见（25%～47%），大多数为窦性，在气腹停止后即消除。高碳酸血症、低氧血症、静脉回流减少对交感神经的刺激和腹膜牵拉对迷走神经的刺激都有可能引起腹腔镜手术时的心律失常。尽管发生较少见，但高碳酸血症和腹腔内压力变化有导致致命性心律失常的潜在危险。中重度的高碳酸血症（PCO_2 达 60mmHg 或更高）可使心室肌兴奋性增强，引起心室的过早搏动，室性心动过速，甚至室颤。刺激迷走神经引起的缓慢性心律失常高达 30%，少见的气腹感应性的心率减慢，发展成为窦性抑制已有报道。因此，一些手术医师和麻醉师建议在 CO_2 注气之前，用硫酸阿托品 0.4～0.8mg 作为预防性地给药。此外，在手术中还应采取相应措施以预防出现严重心律失常。例如，密切观察心电图变化，确保足够的氧气吸入、维持正常通气量及一些特定的药物治疗。有研究显示血清肾素及醛固酮含量在腹腔镜手术时增加 4 倍，同时发现 MAP 与肾素及醛固酮之间呈直线相关。另有报道，去甲肾上腺素及肾上腺素、血管升压素均显著增加，而内皮素无变化。CO_2 气腹使腹压增加，可降低 75% 的肾血流量，降低肾小球过滤率，尿量减少 50%。这与慢性心力衰竭引起的神经内分泌变化、肾血管收缩及钠潴留极为相似。

三、腹腔镜手术对免疫功能的影响

腹腔镜手术对机体免疫功能的影响是最近研究的热点之一，有许多学者检测外周血中多种细胞因子、粒细胞功能及其数目对免疫系统的影响。传统开腹手术的创伤和麻醉，抑制术后细胞免疫系统功能，如淋巴细胞计数减少，NK 细胞的损害，T 细胞增殖的抑制，中性粒细胞功能减弱等。前列腺素 E_2、血清中蛋白酶与细胞抑制因子等均有可能参与免疫功能的抑制。传统手术能降低患者的免疫功能，并且与手术创伤的严重程度有密切关系，免疫功能的抑制增加了感染性并发症的发病率。传统手术后多形核白细胞吞噬细菌等功能受到抑制。那么，腹腔镜手术对免疫功能有无影响呢？很多研究资料表明，腹腔镜手术对患者细胞免疫系统抑制较少，其手术后急性炎症反应及特定免疫功能与传统手术不同。研究发现腹腔镜手术前后 CD3、CD4、CD8 及 CD4/CD8 均无显著性差异，认为腹腔镜手术对 T 淋巴结细胞亚群的影响不大，对NK细胞毒性活性无明显影响，腹腔镜手术前后B淋巴细胞计数无明显变化。Mealy等检测腹腔镜和传统剖腹胆囊切除术患者的C反应蛋白及血沉，结果在腹腔镜组患者二者均降低。也有结论相反的报道，认为气腹可致C反应蛋白明显升高，且术后C反应蛋白的升高与气腹压力有关。Vittimberga等动物实验研究认为尽管腹腔镜组及剖腹组的细胞因子的产生是相似的，而剖腹组对细胞内MAPR变化的影响明显高于腹腔镜组。

外周血中IL-6在手术或创伤的早期表达最早而且是最敏感的组织损伤标志物，多数学者发现腹腔镜或传统剖腹手术方式对IL-6表达水平没有统计学差异。Yoshida等报道CO_2气腹与非气腹胆囊切除术患者的外周血中激素如ACTH、细胞因子TNF-α、IL-1β表达水平无统计学差异，而C反应蛋白IL-6和IL-10在CO_2气腹腹腔镜组表达明显低于使用腹壁牵开器组。两种手术方式1小时后外周血中淋巴细胞计数均显著降低，CO_2气腹组淋巴细胞计数降低水平显著低于使用腹壁牵开器组。Yoshida等认为CO_2气腹能减少细胞因子的产生。手术后免疫反应与组织损伤的程度密切相关，腹腔镜手术属微创手术，呼吸功能损伤少。术后疼痛轻，对神经内分泌系统影响少，而且术后恢复快。原因可能是手术损伤少，使细胞因子生成减少。

腹腔镜手术对机体免疫功能的抑制与剖腹手术相比，腹腔镜手术的抑制作用是较轻微的。腹腔镜手术避免对机体免疫功能的进一步损害，可减少术后感染发生的机会。在术后短时间内，没有术后免疫抑制现象，有利于机体抵御术中脱落入血的癌细胞，并对术后肿瘤复发、转移不利。

四、腹腔镜手术对其他系统的影响

一般认为，由于腹内压升高和体位因素，尤其在头低足高位时，胃内压升高，增加了胃内容反流的危险性。但也有持不同意见的认为贲门括约肌压力也会相应上升，从而防止了反流误吸的发生。

临床研究发现，15mmHg的气腹引起主动脉压和肾皮质动脉血流短暂地增加，会导致少尿。但这种改变是暂时的，而且可以在2小时后逆转。

气腹对脑血流量和灌注压的影响尚无定论。有人认为对脑血流速度和脑内容积没有明显影响。然而在腹内压增高和仰卧头低足高位时，可使头颈部充血，颅内压和眼内压升高，从而使脑灌注受损，因而颅内占位性病变患者不宜行腹腔镜手术。

气腹对内分泌及代谢的影响与相应的剖腹手术相比较轻微。气腹阶段的初期，血浆多巴胺、血管紧张素、肾上腺素、去甲肾上腺素、肾素、可的松等均增加。尤其在腹腔快速充气时，血管升压素可大量释放，使血管收缩，外周总阻力升高。CO_2气腹时，经腹膜毛细血管大量吸收，可导致高碳酸血症。

五、CO_2对细菌播散的影响

据推测，持续高水平的腹腔内压力可促使细菌播散，增加术后败血症的发生率。但Gurtner等在患有腹膜炎的动物模型上发现，腹腔镜手术与开腹手术相比，菌血症、内毒血症和临床败血症的发病率没有显著差异。另有临床观察发现，腹腔镜手术和开腹手术均增加了腹腔内大肠埃希杆菌的播散，并且腹腔镜手术时，大肠埃希杆菌向腹腔外脏器如肺、肾等播散的发生率明显增高。现有学者认为，腹腔内细菌的播散与气腹的压力密切相关。应用 15mmHg CO_2气腹的动物模型，引起了严重的肠缺血和腹腔内细菌向其他脏器的播散；应用 12mmHg CO_2气腹，则未引起对照组动物腹腔内任何细菌的播散。细菌播散与发生腹膜炎和形成气腹的时间间隔密切相关。发生腹膜炎后 6 小时之内形成气腹，可能会使菌血症的发生率增高，但 6 小时以上形成气腹，腹腔镜手术与开腹手术一样安全。此外，CO_2气腹也可使患者的某些免疫反应发生改变，从而促进了菌血症的发生。

六、CO_2对肿瘤生长的影响

Volz 等发现，CO_2气腹可暂时干扰腹膜间皮细胞的完整性，基底层裸露，而这种现象可产生严重的后果。Buck 认为，肿瘤细胞易黏附在裸露的基底层和受伤部位，CO_2气腹时大面积的腹膜基底层裸露，是肿瘤细胞继发种植的良好环境。Jacobi 等应用不同气体形成气腹的动物模型发现，CO_2气腹明显促进结肠腺癌细胞的生长，而氦气则使其生长速度减慢。但 Pauwels 等应用实体瘤的动物模型则认为，CO_2气腹并不促进肿瘤生长。CO_2气腹对肿瘤生长的作用还存有争议。

七、CO_2气腹对自由基的影响

腹腔镜术中需建立良好的气腹以保证有一个开阔的手术视野。CO_2因不易燃爆，化学性质稳定，注入腹腔后能迅速建立气腹，且在血液和组织中溶解度高，形成气栓的可能性小，是目前最常用的气体。但 CO_2气腹对自由基及脂质过氧化作用的影响研究较少。细胞中的脂类物质受到氧自由基作用时，发生脂质过氧化反应，产生一些分解产物（如 MDA 等）。脂质过氧化反应和脂质过氧化物的分解产物都能引起细胞膜结构受损，炎症介质大量释放。超氧化物阴离子自由基能直接促进前趋化因子转化成趋化因子，趋化吞噬细胞向炎症部位游动并释放出大量超氧化物阴离子自由基，形成过氧化氢和脂质过氧化物，造成恶性循环。超氧化物歧化酶（superoxide dismutase，SOD）能有效地清除氧自由基从而抑制组织中的脂质过氧化反应，并稳定细胞膜。SOD 活性是反映细胞膜功能和机体抗炎症反应的主要指标。CO_2气腹可引起氧自由基增多和脂质过氧化反应。氧自由基，尤其是羟自由基能从多种活质分子中如细胞膜的不饱和脂肪酸获取氢，可引起脂质的过氧化作用，导致细胞损伤。由于氧自由基的增多，导致脂类的过氧化作用增加。羟自由基引起的生物损害及自由基一连串的反应与细胞膜损害密切相关。实验表明增加 SOD 活性能消除氧自由基。SOD 在氧自由基的调控中起主要作用。H_2O_2能被 CAT 和谷胱甘肽过氧化酶分解，同时影响氢过氧化物水平。羟自由基作用于脂类分子，导致脂质过氧化反应。无论有无 SOD 作用，氧自由基的歧化作用均可导致 H_2O_2产生增多，在过氧化酶的作用下生成 H_2O 和 O_2。Sare 研究表明在 5～10mmHg 压力下的 CO_2气腹由于抑制 SOD 活性能促进氧自由基的生成，氧自由基累积增多使 MDA 和脂质过氧化反应的代谢产物水平均增加。当 CO_2气腹压力增加到 15mmHg 时，SOD 活性增加，而 MDA 水平无显著变化。推测 CO_2气腹对氧自由基和脂质过氧化作用的毒性具有压力依赖性，压力依赖性确切机制仍需进一步研究。

八、腹腔镜手术与静脉淤血和血栓形成

腹腔镜手术中由于气腹的压迫作用，使下肢静脉回流受阻；有时还要采用反向 Trendelenburg 体位，从理论上讲术后静脉栓塞性并发症的发病率应该高于常规手术。而腹腔镜手术后深静脉血栓形成和肺栓塞并发症发病率究竟有多高，是否高于常规开腹手术，目前尚无确切报道。

静脉淤滞、血管壁损伤和血液高凝状态是导致静脉血栓形成的三大因素。腹腔镜手术时建立的气腹使腹内压超过下肢静脉血液回流的压力，从而使静脉血流动力学发生改变，其特点是下肢静脉扩张，血流减慢，血管内压力增高。Christen 用体外腹部气囊加压的方法模拟腹腔镜手术时的气腹状态，用脉冲多普勒技术测定志愿受试者股静脉直径和血流速度改变。结果表明，腹部气囊加压引起显著的、与压力相关的股静脉内径增大及血流速度减慢。腹腔镜手术术中在 11～13mmHg 腹压下股静脉直径明显增加，压力由 7.5mmHg 增加至 15.5mmHg，股静脉流速由 12.5cm/s 下降至 8.5cm/s。用彩色多普勒技术观察增加腹压 30mmHg、50mmHg、70mmHg 对股静脉、颈内静脉血流动力学的影响。结果显示：腹部加压后，股静脉、颈内静脉截面积均随压力增加而逐渐增大($P<0.01$)，平均流速随压力增加而明显下降($P<0.05$)。腹部未加压时，股静脉截面积在头低足高 30°时较足低头高 30°体位时明显减少，平均血流速度明显增快($P<0.05$)。腹部加压至 50mmHg 后，两种体位股静脉截面积均显著增大，血流速度明显下降($P<0.05$，$P<0.01$)，但头低足高位时血管扩张程度显著少于头高体位($P<0.01$)。血流速度亦较头高足低位时增加，但无统计学意义。不同体位对颈内静脉亦有影响($P<0.05$)。其研究还发现体外加压至 50mmHg 同腹腔镜手术时 11～13mmHg 气腹所产生的股静脉扩张和血流速度减慢的程度相似，表明该模型所采用的压力范围能很好地反映腹腔镜手术时气腹的作用。资料表明，随着腹压增高，股静脉、颈内静脉明显扩张，流速减慢，静脉处于明显淤滞状态。不同体位对静脉回流亦有重要影响，头高足低体位使静脉淤滞明显加重，静脉淤滞是引起静脉血栓形成的危险因素。

静脉淤滞使血流缓慢，血液黏度增高，凝固性增加，成为静脉血栓形成的危险因素。静脉内压力增高使血管内皮发生微撕裂(microtears)，胶原纤维暴露，从而诱发凝血过程。Wilson 等也认为静脉淤滞，内皮损伤，加之血液高凝状态有可能引起血栓栓塞性并发症。Caprini 的研究表明，尽管采用了弹性袜和术中下肢加压装置等预防措施，与对照组相比，腹腔镜术后次日血栓弹性描记指数仍较术前值显著升高，血浆激活的部分凝血活酶时间明显缩短，表明腹腔镜术后患者处于高凝状态。凝血机制的激活更多依赖凝血因子和纤维蛋白原，而不依赖血小板数量和血小板功能。

朱江帆等观察施行腹腔镜患者术后血液凝固性改变，发现腹腔镜术后平均血小板体积，纤维蛋白原水平及 P 选择素 CD62P，凝血酶敏感蛋白(TSP)表达阳性血小板比率明显增高。对照组术后凝血酶原时间，激活的部分凝血活酶时间均显著延长，腹腔镜组无明显改变。认为腹腔镜术后患者血液处于明显高凝状态，提出对有血栓形成倾向的患者应采取抗凝措施，以预防血栓栓塞性并发症发生。

目前多数学者认为腹腔镜手术后由于静脉淤滞、血液高凝等因素，易发生血栓栓塞性并发

症，应采取血栓预防措施。腹腔镜手术后静脉淤滞是客观存在的，这就比常规剖腹手术多了一个易发生静脉栓塞的危险因素。有必要采取措施预防术后 DVT(deep vein thrombosis)的发生。针对静脉淤滞采用下肢间断加压装置和弹性袜等物理方法及针对血液高凝状态采用肝素等抗凝药物方法。Beebe 等报告肝素与麦角胺合用可以成功地从药理方面预防术后静脉血栓形成。

九、腹腔镜手术与腹腔粘连

近年研究表明，腹腔粘连与手术创伤、局部炎症反应及腹膜纤维蛋白溶解酶原活化剂活性等有关。腹腔镜手术对腹部的损伤小，术后粘连的发生率低，引起了人们的极大关注。

(一)粘连形成的机制

腹腔粘连是妇科手术及胆囊、胃肠等腹部外科手术的常见并发症之一。Semm 在行诊断性腹腔镜检查时发现有 84%的接受传统剖腹术的女性患者发生肠粘连，而接受腹腔镜手术的患者肠粘连只有 41%。实验表明，腹膜损伤的病理生理变化结果是腹腔粘连。机械性损伤、组织缺血、外源性物质的植入及腹膜炎造成的浆膜损伤，开始为炎症反应，表现为纤维蛋白渗出物及纤维细胞形成纤维性粘连、胶原的沉积、机化，最终导致永久性纤维性组织形成。由于腹膜间皮细胞、炎性细胞及内皮细胞的存在，这个过程是腹膜炎症不可避免的结果。研究表明，正常腹膜有纤维蛋白溶解效能，它是通过一系列相互关联的活化酶和抑制酶组成。在被感染的腹膜组织内发现有较高水平纤维蛋白溶解酶原活化剂抑制因子 Pal-1 和 Pal-2。炎症介质刺激间皮细胞、炎性细胞及内皮细胞产生并释放 Pal-1 和 Pal-2。炎性腹膜纤维蛋白溶解酶原激活剂的活性受纤维蛋白溶解酶原活化剂抑制酶(PAI)的调控。纤维蛋白溶解酶原激活剂有组织纤维蛋白溶解酶原活化剂依赖性，它的缺乏是间皮和内皮下层组织产生 Pal-1 和 Pal-2 的结果。无论是传统开腹手术或细菌性腹膜炎引起腹膜受损，均可引起高浓度的炎症介质释放，如 TNF-α，IL-1，IL-2。体外实验表明这些炎症介质均能独自或协同地刺激人类间皮细胞产生 Pal-1。其中 TNF-α 水平与腹腔粘连关系最为密切，有人称之为腹腔粘连的标记物。Krahenbühl 等动物实验结果也得出同样结论。当腹膜正常纤维蛋白溶解酶原激活剂的活性降低时，腹内纤维性粘连即可发生，病理研究显示腹膜创伤后 5 天有腹膜渗出物的机化和胶原的沉积，认为可通过增加间皮的纤维蛋白溶解减少永久的纤维性粘连形成。总之，腹腔粘连的形成是由于纤维蛋白的沉积、成纤维细胞的侵入和新生毛细血管生长及上皮细胞再生引起的机化所致。

(二)开腹手术与腹腔镜手术后腹腔粘连的比较

1. 发病率　虽然外科手术取得了很大的进展，但手术后腹腔粘连问题仍未得到很好解决，发生率仍可高达 90%左右。腹部手术时如使用无滑石粉手套，使用医用纱布拭子，无菌术，仔细缝合组织，避免腹膜长时间与空气接触引起的干燥，避免组织长时间缺血或淤血等减少腹腔损伤，可预防腹腔粘连。然而，传统的开腹手术难以达到上述各项要求。Schippers 等通过动物实验证明，传统手术和腹腔镜手术两种方法比较，腹腔镜所致腹腔粘连明显减少

($P<0.0001$)，提出腹腔镜手术可减轻术后粘连。Krahenbühl 等用传统剖腹术和腹腔镜术两种方法给大鼠做胃底折叠术，术后 3 周发现：①腹腔镜组腹腔粘连较传统剖腹组明显减少($P<0.01$)；②且粘连形式不同，腹腔镜组以腹壁与大网膜粘连为主，这是造成再次手术医源性损伤的主要原因。对照组以脏器间粘连为主，这是造成肠梗阻的主要原因；③粘连的韧度、粘连组织血管生长的程度腹腔镜组均轻微。故认为腹腔镜手术是减少腹腔粘连的有效措施。

2. 粘连形式　在腹腔粘连的形式上两种手术也有所不同。传统的开腹手术术后粘连类型多而复杂，多以脏器间粘连(visceraltype adhesion)为主，可以粘连成团、局限性粘连致肠管折叠或将肠管拉成角、粘连性闭袢肠梗阻及粘连部位肠扭转。腹腔镜手术虽然无法完全避免粘连，但因属微创手术，与开腹手术比较形成的粘连一般较局限，多为壁型粘连(parietal type adhesion)，以腹壁与大网膜粘连为主，且粘连的韧度、粘连组织血管生长的程度均较轻微。因此认为腹腔镜手术是减少腹腔粘连的有效措施。

临床实践表明，腹腔镜手术减少腹腔粘连，首先是入腹腔途径创伤小，不需要常规的开腹和关腹，减少组织损伤和缝线反应，而这是粘连形成最关键因素。同时，该方法使腹腔及脏器不暴露于空气中避免了内毒素的污染，减少了炎症反应，胃肠功能受影响较少，胃肠功能迅速恢复，可减少纤维蛋白的沉积，从而减少永久性腹腔粘连的发生率及严重程度。

3. 对粘连的治疗　腹腔镜手术能大大减少粘连形成。随着其广泛应用及其适应证的放宽，为预防粘连带来了希望，但仍不能完全避免腹腔粘连。那么，对已经形成的腹腔粘连进行松解，腹腔镜手术则是最佳选择。与开腹手术比较，腹腔镜手术松解粘连，具有以下优点：

(1)创伤小、疼痛轻、恢复快，可早期下床活动，住院时间短，是目前最小的侵入性手术方法。

(2)腹腔内脏器不直接暴露在外层空气中，手术活动范围小，操作精细，出血少，近乎于显微镜下手术，能显著减少再次粘连。

(3)腹腔镜手术对肺功能的影响明显少于常规开腹手术，所以对部分术前已有明显心肺功能障碍而不能耐受开腹手术者可施行此术。

(4)由于创伤小，胃肠功能恢复快，可减少术后输液及用药。

因此，腹腔镜手术是一种有效缓解粘连性肠梗阻引起的慢性腹痛的治疗方法，而且可减少术后新的粘连形成。一般认为腹腔镜手术对松解束带状、点状、小片状及肠袢自身折叠性粘连效果良好。但是并非所有粘连性肠梗阻都可用腹腔镜手术处理，故有其特殊的适应证和禁忌证。其适应证为：①各种腹腔良性病变、术后肠粘连；②既往有胆囊炎、阑尾炎或外伤后慢性腹痛又经腹腔镜证实的肠粘连；③结核性腹膜炎内科治愈后肠粘连。禁忌证为：①开腹手术后的绞窄性肠梗阻；②开腹术后多次小肠排列；③恶性病变开腹术后肠粘连；④结核性腹膜炎进展期；⑤腹腔感染；⑥凝血机制障碍。

总之，实行腹腔镜手术本身对减少术后腹腔粘连及术中应用异源组织屏障凝胶预防术后粘连均有较好的效果，而且应用于腹腔镜手术还可治疗一些粘连性梗阻。但它仍有一些局限性，目前又发展了微型腹腔镜手术，认为它比传统腹腔镜手术更能减少腹腔暴露和 CO_2 的注入量，并且对腹膜微循环和细胞保护系统几乎没有不利影响，所以有可能再进一步减少术后腹腔粘连，为防治腹腔粘连又带来新的希望。

十、腹腔镜手术与疼痛

腹腔镜手术有许多优点，但腹腔镜外科术后疼痛不能完全避免，最多发生的为腹内疼痛、双肩部痛及腹壁切口疼痛。术后大约有80%的患者需要用止痛药，腹腔镜术后疼痛通常被忽视。术后疼痛受多种因素影响，病因是多方面的，如腹胀对膈神经的刺激，腹腔内酸性环境，腹腔内残留气体，注入气体的湿度及容量，腹壁创伤的严重程度，引流管的使用，麻醉药物的影响，以及不同社会文化背景和个体因素等。

（一）气腹对膈神经的影响

腹腔镜手术操作需要足够的空间，通常用CO_2气体来制造气腹（压力通常为15mmHg），横膈的膨胀对膈神经产生刺激可引起术后疼痛，包括C_4脊神经后根感觉纤维的皮肤分布区。神经被拉长20%时即导致内分泌导管的完全闭塞和严重的神经缺血。有研究报告，腹腔内压力大于18mmHg和小于9mmHg，疼痛及止痛剂的用量没有统计学差异。尽管局部应用麻药对局部有毒副作用，仍有不少学者建议在膈下局部注射长效的丁哌卡因来减少疼痛，并认为是安全的。

（二）不同的气体及腹腔内环境对疼痛的影响

使用CO_2制造气腹，由于CO_2的溶解腹腔内产生酸的内环境能损害膈神经。CO_2气腹结束后腹腔内pH值降至6.0，术后第1天pH值升至6.4～6.7，第2天升至6.8～6.9，以后才恢复正常值（AT 7.0）。氩气制造气腹情况与CO_2气腹大致相同。过去，N_2O被认为对腹腔内pH值影响较小，但有较大的副作用，而且易爆，限制了广泛应用。短暂的酸性内环境对膈神经损伤较少。

（三）腹腔内残留气体对疼痛的影响

腹腔术后内残留气体可引起疼痛，CO_2溶解致腹腔内酸性环境对腹膜产生刺激作用，同时，降低腹膜及内脏表面的张力，也成为术后疼痛的原因。若术后6小时内放置导管排出气体，使肠蠕动及腹肌运动迅速恢复，可促进残留气体的排出。放置排气导管的患者术后疼痛较对照组有明显减轻。有报告表明术毕主动吸出腹腔内残留气体较不主动吸出残留气体组，可明显减轻腹痛，并建议术毕主动直视下尽量吸出残留气体。

（四）气体的温度对疼痛的影响

腹腔镜妇科手术时，分别用20℃和接近体温温度的CO_2气体制造气腹。结果表明，应用接近体温温度的气体制造气腹术后疼痛明显减轻，尤以膈下疼痛及肩背疼痛减轻明显。然而严格的动物对照实验表明气体温度对病理生理的影响是很少的，热力学理论原理表明需要较多的热量蒸发身体内水分来湿润干燥的CO_2，而使温度较低的CO_2气体升到体温温度仅需要较少的能量，气体进入腹腔后几乎立即可达到体温水平，这些极微能量可被忽略。因此这种现象如何引起术后腹痛的真正机制尚需进一步研究。

(五)气体的湿度对疼痛的影响

气体的湿度对疼痛的影响研究表明:使用湿润的CO_2气体制造气腹能明显降低术后疼痛,术后恢复平均时间也明显缩短。使用湿润气体组术后患者用止痛剂、住院时间及恢复工作时间都较对照组少(统计学没有显著差异)。干燥气体与术后疼痛关系的确切机制不十分清楚,但动物实验表明注入干燥气体造成细胞膜超微结构的损伤,在注入湿润气体组则无这种现象发生。因此认为这是造成术后疼痛的间接原因。

临床上已经采用湿润气体替代标准干燥气体制造气腹,并取得较好效果。采用无气腹腹腔镜手术可减少因气腹因素而引起的术后疼痛,同时减少深静脉血栓形成以及与气腹有关的心肺并发症,但需要牵引又可增加腹壁及腹膜损伤。无气腹腹腔镜手术适用于有心肺疾病禁忌气腹的患者。

(六)手术因素的影响

1. 切口痛 腹壁切口的数目与大小在不同的手术及不同医院有明显差别。较大切口有助于标本的取出,切口大小与术后疼痛有关。腹壁切口前应用局麻药物可减少切口疼痛,很多学者的临床实践均证明了这一点。

2. 腹腔引流管 腹腔镜术后放腹腔引流管经腹壁切口引出,穿过腹壁全层。因脐部切口疼痛范围较大,易感染,易发生切口疝,故脐部切口较少应用。腹腔引流管在患者活动及呼吸运动时,均可引起或增加术后疼痛。因而术后放置引流管要权衡利弊,因人而异,不要作为常规方法。

(七)其他因素对术后疼痛的影响

腹腔镜手术过程中应用非类固醇类抗炎药物可减少术后疼痛。另外,患者的社会文化环境能影响住院时间及术后恢复时间,法国人术后不适在 2 周内消失的占 73%,而在美国为 93%。美国人恢复工作时间明显早于法国人。有无疼痛经历及疼痛阈值均能影响术后疼痛和恢复时间。

总之,临床实践及动物实验均表明,腹腔镜手术患者术后疼痛情况明显较开腹手术者轻。如能完善腹腔镜手术过程中每个细节,使术后疼痛降低至最低水平,可达到更好的手术效果。

十一、腹腔镜手术对妊娠的影响

子宫越大,腹腔镜损伤子宫的可能性越大,而且增大的子宫很大程度地阻挡了术者需检查的区域。另外,对需手术者,增大子宫可使操作空间缩小。因此,妊娠期间的腹腔镜检查应考虑到这些危险性和局限性,特别是当子宫大小已达到妊娠 16 周或 16 周以上时。妊娠期腹腔镜检查禁忌放置子宫操纵杆。气腹针的穿刺部位也应谨慎。在腹腔镜操作过程中,每一步均应尽可能避免对妊娠子宫的干扰,降低手术激惹引起的流产。

根据 Sterinbrook 等观察,CO_2气腹腹腔内压力小于 10mmHg,对增大的子宫是安全的,对胎儿也是安全的,同时也能获得充分的手术空间。据报道,急诊剖腹手术中 53%发生流产,

20%发生早产，而选择性剖腹手术中，自然流产5%，无一例发生早产。因此，为了避免急诊手术引起的潜在危险，主张对孕16周仍持续存在的附件囊肿应行选择性手术。卵巢囊肿腹腔镜下切除囊肿破裂的可能性比剖腹手术大，但囊肿破裂溢入盆腔的囊液并不会刺激子宫引起流产。而且，腹腔镜的CO_2气腹对胎儿无不良影响。但是为保证胎儿的安全，妊娠期间行附件肿块手术仍必须仔细，手术应选择在孕期3～4个月进行。因为此时手术可使自然流产率降低，而且子宫底高度也不至于会影响手术视野。孕周达16周或超过16周手术操作空间明显减少，手术损伤的机会也增加。

在为孕妇施行腹腔镜手术时，对整个过程都要严密监测，主要是因为目前尚无足够的数据证明气腹对孕妇是否安全。长期的高碳酸血症对胎儿将产生何种影响则更令人关注。采用安全入路避免损伤子宫，使用低压气腹，加强围手术期监护及维持低水平呼气末CO_2等方法都可减少出问题的几率，但那些未知的远期影响仍使人们有所顾忌。

第五节　腹腔镜操作概述

腹腔镜外科手术与传统开腹手术在操作技术方面，既有共性，即外科暴露、分离、止血、缝合打结；在具体操作方面更有迥然相异之处。其突出表现为：①腹腔镜手术失去了立体视觉变成了平面视觉；②失去了开腹手术中手垫并暴露术野，代之以气腹膨隆或非气腹装置悬吊或拱升前腹壁，腹腔镜手术专用钳钩牵引靶器官及其毗邻脏器；③失去了用手指直接触诊的“第二眼睛”功能，变成了以腹腔镜手术专用器械远距离操纵；④原来开腹手术中需在半盲状态下较难操作的部位，在腹腔镜手术中由于图像放大、光照良好、以及各种腹腔镜手术器械便于在狭小的腔隙内操作等特点，而使其变得容易起来；⑤原来在开腹手术中容易使用的缝合打结技术，由于各穿刺套管将各个操作器械限制于一个立体锥形的活动范围内，而在腹腔镜手术中变得困难费时。

一、患者体位与脏器暴露技术

(一)体位

良好的手术视野是手术成功的基本保证。在腹腔镜手术中，可采用下列方法使手术野暴露充分。腹腔镜手术由于失去了手和纱垫直接暴露的作用，因而靠患者体位暴露靶器官就显得尤为重要。一般原则是变动患者体位抬高靶器官使其周围脏器因重力作用而远离。上腹部手术一般取头高脚低的反屈式(reverse trendelenberg)体位，下腹部手术一般取头低脚高的屈式(trendelenberg)体位。

(二)脏器暴露

1. 肠道准备　在脏器暴露方面，最基本的暴露技术是术前进行充分的肠道准备。最好于术前1天口服20%甘露醇250ml加服1000ml水或口服33%硫酸镁50～100ml，也可使用番泻叶10～20g冲饮。这样既可使整个胃肠道得以全面清理，减少术中鼓胀脏器的干扰，有利于靶器官周围的显露；也可使用较低的气腹压力，有效地减少气腹并发症。此外，还有助于减少术中腹内脏器损伤的机会，以及术后胃肠功能的尽早恢复。

2. 手术器械协助脏器暴露　5mm 直径的转头三爪钳既可进行压摆式显露，也可像开腹拉钩一样进行牵拉暴露。此外，长爪抓钳、冲吸管、钝头电凝棒等相对安全的无创器械均可进行一般的压摆暴露。

二、人造气腹技术

首先检查气腹针各腔道是否通畅，弹簧推进功能是否正常，然后触诊脐周腹壁的厚度或参考术前 B 超对脐周腹壁的测量值来决定气腹针的大概进针深度。

气腹针的插入位置常规选在脐下缘。若患者有下腹部手术史或为瘦长体型可选在脐上缘。用尖刀于脐下缘作 1cm 左右的纵切口或弧形切口依次切开皮肤，用刀柄钝性分开皮下组织直至筋膜层并尽量靠近脐环。两把巾钳呈“八”字形钩提起筋膜与皮肤，其目的在于提起筋膜层才能有效地将前腹壁提离腹内脏器，尽量避免气腹针误入腹膜前间隙充气。以执笔式用拇、示指捏住针筒中下部，腕部用力捻转着插入气腹针，注意体会针尖穿刺腹壁筋膜与腹膜时的突破感和针芯弹入的振动感。此外，实施以下几项试验来确定气腹针是否准确地进入游离腹腔。

（一）测压管试验

据国外有关专著介绍，当气腹针尖准确地进入游离腹腔，进一步提升腹壁使腹内压增加时就会听到因空气流入而发出的嘶嘶声，但此声常常湮没在手术室的噪音之中。在气腹针尾安置一个拔除针芯的 10ml 注射器针筒，内盛 8～10ml 的生理盐水，针尖刺入腹壁筋膜后打开气腹针阀门，一旦针尖突破壁层腹膜进入游离腹腔，测压管内的液柱即会自然下降，从而为针尖突破腹膜提供了更为客观的证据。此试验可以与后面的抽吸、注水试验密切结合起来一起来做。也有人在针尾滴入几滴生理盐水以替代测压管试验，此种简化法称为滴水试验（drop test）。有些一次性气腹针针柄内有一红色标志球，可作为针尖突破腹膜的色标。

（二）抽吸、注水试验

将液面正在下降的针筒取下，安装上注射器芯，重新连接在气腹针尾。首先抽吸进行“3B 试验”，即回抽见针管内有无血液（blood）、肠液（bowel）及尿液（bladder），确认未误入腹内血管、肠腔或膀胱，然后轻松注入剩余的 5ml 左右的生理盐水。若很容易注入且不能抽回，说明气腹针尖位于游离腹腔内，注入的生理盐水迅速散布于肠间隙而难以抽出；若较难注入且易于抽回，则提示气腹针很可能误入腹膜前间隙或腹腔内由于粘连构成的狭小腔隙。此时，多需重新穿刺、更换穿刺部位或改用开放式腹腔镜技术置入穿刺套管后直接造气腹。

（三）负压试验

气腹针与全自动气腹机连接后，首先显示的腹内压应为低度负压（－2mmHg 左右），且随着提升腹壁而使负压有所增加。若首先测得的腹内压不是负压，应先转动气腹针使其针尖的侧孔(与针柄的阀门开关方向一致)不被腹膜或腹内脏器所堵造成假象。若仍不能测得负压，而腹内压在短期内迅速升高，应考虑气腹针尖移位离开了游离腹腔。

(四)初期充气压试验

以 1L/分钟的注气率充气初期，腹内压不应超过 8mmHg。若短期内腹内压骤然升高并停止充气，应考虑气腹针尖位置不当。

(五)容量试验

一般成人腹内压达到 10～12mmHg 约需 3L 的气体。如果腹内压已达到此值而用气量不足 1L，则提示气暖针有可能误入腹膜外间隙或肠腔，此时常可导致前腹壁不对称地膨隆。

(六)改良探针试验

对于有腹部手术史怀疑脐周有腹内脏器粘连的患者，参考探针试验的原理在充气过程中利用气腹针尖的侧孔作环绕脐周的探测。若侧孔被粘连的脏器或粘连带所堵，气腹机上的腹内压显示即会突然升高，再根据体外剩余气腹针的长度推测出粘连与脐部的距离。如此探测一周即可初步了解脐周粘连的范围和方向，为第一枚穿刺套管的安全置入做好准备。

在整个充气过程中还应观察腹部是否均匀对称地膨隆，肝浊音界是否逐渐消失，有无皮下气肿，患者生命体征是否平稳等。通过上述试验一旦确定气腹针正确地置入了游离腹腔并注入 1L 以上的气体后，可换成 3～5L/分钟的中流量注气，以尽快完成造气腹。此时不应使用高流量(10～35L/分钟)注气，以免腹内压迅速升高影响心肺功能，诱发心律失常等。另外，万一针尖位置有误，高流量注气会加大损伤程度或造成气体栓塞。

最初用于诊断性腹腔镜的空气、氧气，随着 1934 年电外科技术的介入而被放弃。之后二氧化碳(CO_2)以其不助燃，易于吸收从肺排出，即使发生气体栓塞也较好处理等突出优点而成为造气腹的常规用气。近年来有人对心肺功能欠佳的患者尝试了氦气等一些惰性气体来替代 CO_2 造气腹，但均难以成为造气腹的标准用气。

三、穿刺套管的放置技术

(一)穿刺套管的种类

腹腔镜手术用的穿刺套管或穿刺器由穿刺锥(trocar)和套管(cannula)组成。

目前在腹腔镜外科临床应用的穿刺套管有重复用、半一次性、一次性三大类；按穿刺锥尖可分为全塑钝圆锥形、尖圆锥形、角锥形、刀刃形(有直刀刃和弧形刀刃形)；按穿刺锥有无安全保护装置还可分为带安全罩和不带安全罩的穿刺套管。最为安全的应是全塑圆锥形，最为经济实用的当是半一次性的。

用来插入腹腔镜的第一枚穿刺套管为盲穿置入，称为腹腔镜套管或首枚套管；其他在腹腔镜直视下置入的穿刺套管称为操作套管或附属套管，用来引入各种手术器械。供术者右手插入操作器械的穿刺套管通常称为主操作套管。

腹腔镜套管的穿刺因是盲穿而最好选用带安全罩的穿刺套管或全塑钝圆形穿刺套管。前者一旦穿刺锥突破腹膜，具有防护功能的安全罩就会立即弹出或者穿刺锥迅速缩回安全罩内，将锐利的锥尖与腹内脏器挡开。后者则因钝头圆锥不具切割作用而较为安全。一般常规选在脐上或下缘造气腹处，掌心顶住穿刺锥柄，示指紧贴套管杆，腕部旋转用力（切勿肩、肘用力）刺入腹壁。一旦穿刺套管进入已充气的高压气腹内即会有气体从打开的阀门呼啸而出，连接气腹管并以气腹机所拥有的最大注气率维持手术中腹内压的相对稳定。

（二）插镜部位的选择

腹腔镜插镜部位的选择与镜检诊断的效果和腹腔镜手术的成败密切相关，故不应草率决定。选择的关键是插镜部位与主要观察目标之间的距离必须小于腹腔镜镜管的长度，使腹腔镜的镜头恰好在目标脏器的上方、前方或下方，这样就能从各个不同角度、远近距离观察目标脏器的全貌和局部变化。此外，插管套管的前端，必须插入腹腔 1.5～2cm 以上以保证在术中不易因推移腹腔镜而滑到腹膜腔外。而窥镜的物镜端必须伸出套筒前端 1～3cm，这样腹腔镜前端距离插镜部位为 3～4cm 以上。

腹腔镜具 2～6 倍的放大作用，这样可观察到剖腹手术时肉眼所不能观察到的细微变化。当物镜与观察目标的距离在 6cm 时，所观察到的物体大小和形象与实物大小基本一致，如距离移近则所观察的物体被放大，距离越近放大的倍数越大。如果腹腔镜的镜面与目标脏器距离太远，因物镜不能达到脏器表面，则难以看清脏器表面的细微变化，更难以达到腹腔镜显微放大作用，或仅能从目标脏器的一个面观察，而难以看到脏器其他侧面的病变；同时因视野距离太远，使影像缩小，光线暗淡致颜色不鲜明，这样就不能窥视病灶的全貌，不能了解病灶的周围情况，很难有效地实施手术。

在妇科腹腔镜检查时，插镜部位一般选择在脐部。该部位插镜对一般身高及标准体重的妇女能满意地观察到盆腔全貌，应使物镜与观察目标保持 6cm 以上距离。由于腹腔镜镜管深入盆腔有宽松的余地，腹腔镜镜头能推移接近盆腹膜及子宫、卵巢、输卵管局部，使能在放大状态下观察病灶的细微变化。

如使用视角为 30°的窥镜，在身材矮小、尤其是脐耻之间距离短的患者可能存在视野死角区，即主要观察目标落在有效视野范围之外。这种情况下进行腹腔镜手术操作，则困难就更大。对这类患者插镜部位可选择在脐上 0.5～1.0cm 或更高些，以保证物镜与观察目标之间有足够的距离，有利于诊察和手术操作。肥胖患者则由于腹壁肥厚，使腹腔镜进腹腔内可利用的镜深缩短，使用腹腔镜物镜端太靠近盆腔而不利于手术操作，此时常需拉出主套管以使腹腔镜后移，应注意的是拉出主套管可能使气孔移至腹腔外，而造成腹膜外气肿。因此，应根据患者情况选择插镜部位或根据腹壁厚薄调整插镜部位套管位置，提供合适的检查条件和达到满意的手术效果。

此外，插镜部位还应避开腹壁内粘连，如患者曾有腹部手术史，手术瘢痕附近的腹膜易与网膜或其他组织粘连，若在此处插镜，视野范围可能因粘连或腹腔镜管移动受阻而受限，还有可能在用主穿刺器穿刺时损伤粘连的脏器或组织。因此，应选择在远离瘢痕 3cm 以上部位穿刺插镜较安全。

（三）主穿刺器及套管插入技术

主穿刺器插入腹腔有闭合和开放式两种技术。

1. 闭合式腹腔镜技术　闭合式穿刺技术是将主穿刺器及其套管筒插入腹腔的常用方法。主穿刺器的穿刺端有角锥形和圆锥形两种类型。大多数医生喜欢采用角锥形穿刺器，因为穿刺器越尖锐，经腹壁穿刺插入腹腔越容易控制，因而也就越安全。为减少穿刺阻力保证安全穿刺，应保证皮肤切口足够大能容套管进入，并切开筋膜以减少穿刺器及其套管通过皮肤和筋膜时的阻力。

【操作方法】

第1步，于脐部扩大气腹针皮肤切口，使足够大恰好能容纳穿刺器的外套筒。第2步，将角锥形穿刺器的尖端插入皮肤切口，使其嵌入皮肤切口中。第3步，将主穿刺器及套筒插入腹腔。此步有多种手法，许多术者在插入穿刺器穿刺时，与上述的气腹针在脐部或脐下的穿刺动作相仿，即用左手提起下腹壁皮肤。但如果人工气腹满意的话，腹腔压力将筋膜上抬，因此，不用腹壁提拉法而采用双手配合的扶持法将穿刺器及套管插入腹腔。这种方法特别适合于手小的手术者及腹直肌强大或肥胖不易提起腹壁的患者。

将穿刺器插入皮肤切口后，右手以大鱼际肌顶住穿刺器后柄握入穿刺器，将穿刺器和套管以平行腹壁筋膜的方向向前推进直到穿刺器套管进入皮肤切口边缘之下；然后提起穿刺器手柄与筋膜呈45°～90°，左手拇指和示指、中指把持穿刺器套管以阻止穿刺器以过大冲力进入腹腔。右手把握穿刺器以扭转动作用力向下推进穿刺器，当穿刺器穿透腹壁筋膜时，即感到穿刺阻力减少，此时穿刺器不用再施力，让下压的腹壁回弹后；只需再轻轻向下推进穿刺器即能穿透腹膜达腹腔，当穿刺器尖端进腹腔时能听到气体从穿刺器后柄的孔中排出"呼呼"的声响，此时应停止往下穿刺，并将锐利的穿刺器从套管中退出2～3cm，同时将套管向腹腔内插入1～2cm以保证套管完全进入腹腔再抽出穿刺器。

北京协和医院郎景和教授将腹腔镜Trocar穿刺要领总结为"四要四不要"：要旋动，不要猛刺；要缓慢，不要急切；要成Z形进法，不要垂直进入；要退出棱锥针头后再深入套管，不要以棱锥针深入腹腔。采用上述穿刺法，当穿刺器进入腹壁各层时有经验的手术者均有明确的手感，能控制逐层穿刺进腹腔，因而能有效地防止穿刺器引起的腹腔内脏器损伤等并发症。当怀疑切口下有脏器粘连时，采用此穿刺点穿过筋膜达腹膜层时应停止穿刺，采用下述方法检查切口下无肠曲或大网膜粘连时方可继续推进穿刺器及套管。

闭合式穿刺术切口下脏器粘连检查法：采取闭合式穿刺法将穿刺器和套管穿过筋膜达腹膜层时即停止穿刺，向下压住套筒以保证套管边缘紧贴腹膜，然后将穿刺器退出套筒，将腹腔镜接上光源插入套筒，打开套筒阀门，可清楚看到腹膜及腹膜下有无粘连的脏器。有肠曲粘连者应放弃在此处穿刺，必须更换穿刺点。

2. 开放式腹腔镜技术　闭合式腹腔镜偶尔可发生气腹穿刺针和穿刺器及套管的穿刺损伤。开放式腹腔镜技术可避免这种危险。这种技术的基本观点是用传统剖腹的方法直接打开腹腔比用尖锐的穿刺器盲目穿刺危险性小。

【操作方法】

采取脐下小切口，直视下逐层切开腹壁外层及腹膜。套管内芯为钝圆头穿刺器，腹膜两边缘各缝一针向相反方向牵引以暴露腹膜小切口，然后将穿刺器和套管直接插入腹膜小切口。套管上有 4 个钩子，腹膜两边的缝线分别固定在套管两侧钩子上，以保证腹膜紧贴套管而不漏气。当穿刺器和套管放入腹腔后，接气制造人工气腹。人工气腹建立后自套管取出钝头穿刺器，插入腹腔镜，之后按标准腹腔镜方式操作。虽然这种开放性腹腔镜技术至少在理论上较传统闭合式腹腔镜危险性小，但同样有报道在进腹时有肠损伤。由于肠壁浆膜面与腹膜不易辨认，因此在切口下有肠曲粘连者采用开放式技术打开腹膜，应仍有误伤肠曲的可能。

插入腹腔镜，首先探查穿刺点下方有无意外损伤，如出血、血肿、肠管穿刺伤等。然后进行全腹腔探查，重点探查病灶区，确定能否实施腹腔镜手术。

（四）操作套管的插入技术

在采用诊断性腹腔镜，全面的盆腔检查至少还需要一根拨棒协助。而手术性腹腔镜则需要抓钳、剪刀及各种用于切割止血的能源器械，如电手术刀、内凝、激光及超声器械等。这些辅助器械需通过 2 个或 3 个，有时 4 个辅助穿刺点引入。

1. 穿刺点位置　穿刺点位置选择一般主操作戳口应分布在腹腔镜两侧，从人体工程学原理讲，左右手操作器械在手术野内协同操作时愈接近 60°，操作起来愈轻松自如。即等分三角原理：系指图像获取器（即腹腔镜）及两个操作臂（即经主要和辅助手术出入孔置入的手术器械）之间的关系。依等分三角原理，操作或手术点为两操作臂轴和观察镜轴的交点，观察镜位于两操作臂之间；两操作臂之间的角度可以有所不同，但以直角最为理想；观察镜轴应正好将两操作臂夹角等分。按此等分三角原理进行操作最为方便，在做腹腔镜下缝合时尤其如此。诸套管间距应在 10cm 左右，至少应大于 5cm，否则会相互干扰，出现“筷子现象”，不便于协同操作。

在采用诊断性腹腔镜时通常选择耻骨联合上中线作穿刺点；手术性腹腔镜则需在腹直肌鞘外侧边缘增加第 2、第 3 辅助穿刺点，这些穿刺点的位置应高于耻骨联合上的中线穿刺点才能为手术器械提供合适角度的进入途径。大多数盆腔手术可选择在耻骨联合上腹壁自然皱褶的部位取上述辅助穿刺点，有的手术者选取麦氏点作侧方的辅助穿刺点。少数情况下，需在上腹部胆囊侧稍偏头侧作辅助穿刺引入器械。

2. 穿刺方法　为避免损伤腹壁结构，辅助穿刺点的确定应在腹腔镜监视下进行。首先要关闭手术室内照明，以腹腔镜光源透照腹壁，证实穿刺部位没有腹壁血管和膀胱，辅助穿刺点切口的大小应能容纳所选用的穿刺器和套管。在腹腔镜直视下，尖刀戳口垂直于腹壁插入穿刺套管，一旦在壁层腹膜看到穿刺锥尖即应改变穿刺方向朝着手术野上空旋转着刺入，以免万一失控伤及腹内脏器。在胃肠胀气时尤应注意防范。操作套管的腹腔段不宜太长，以免影响器械张合，一般 3cm 左右即可，使用套管固定器者还可短些。

另外，穿刺套管必须与所需器械匹配，套管大的主要问题是漏气。手术室应备有各种不同大小洞口的圈形橡胶内垫，使在器械插入套管的部位杜绝漏气，若术中需要更换外径小于套管内径的器械，也可置换洞口与器械外径匹配的内垫，这样就可在不更换套管的情况下继续手术。

(五)术中注意事项

对于不同类型的各种腹腔镜器械来说,有些一般性的原则需要了解:

1. 使用前器械须进行合理的清洗和装配,防止器械的部件松动散落或术中跌落。

2. 进行电凝时须使用绝缘性器械,防止非电凝部位的热损伤。

3. 所有器械进入或退出腹腔均须在腹腔镜监视下进行,防止意外的肠管和实质性脏器撕裂或穿孔,并避免器械抽出时不小心将腹内组织一起带出。

4. 腹腔内器械的移动要轻柔而缓慢,暴力动作可致腹内脏器损伤。

5. 所有器械的移动也应在腹腔镜监视下进行,以便使用者了解器械摆放和使用的准确位置。

四、腹腔镜观察

插入内镜后,腹腔镜检查的第一步是要证明气腹针或主穿刺器及套管穿刺部位之下没有腹腔内脏器损伤,接下来是系统的有步骤的诊断性评估。此时,手术台仍是水平位的,此体位适合检查上腹部,在妇科疾病,如怀疑肿瘤转移需要探查肝脏和膈;如盆腔脓肿在排除外科情况时要检查胆囊或胃等。因此,妇科医生通过腹腔镜常规检查可判断上腹部有无异常情况。

上腹部检查完毕后,手术台应转为头低臀高位才能观察盆腔器官,此体位也是观察阑尾的最佳体位。如果放置子宫操纵杆,则能通过摆动子宫底,有助于将大部分肠曲从盆腔驱开。盆腔检查首先应观察盆腔全貌,将腹腔镜镜头与盆腔脏器保持一定距离,对盆腔疾病有初步印象,然后向前推进对盆腔器官做系统检查。子宫操纵杆可使子宫向前后及左右侧方摆动,同时借助拨棒协助能观察到盆腔的各个部位。手术者应养成习惯,以一个固定的顺序检查盆腔各个部件,不要遗漏。在腹腔镜观察过程中经常有一些影响观察的因素要排除:

1. 镜面模糊　此多发生在腹腔镜从室温移到腹腔内时。特别是当室温低于 20℃时,腹腔镜镜面的温度若为室温,在插入 37℃的腹腔内时,潮湿的水汽迅速凝集在温度低于 20℃的镜面上,形成雾状水珠使视野模糊不清。此时可将腹腔镜镜面紧贴肠曲表面 1～2 秒,以提高镜面表面的温度,可消除镜面水珠使镜面清晰。也可在术前将物镜浸在 50℃的温水中,提高物镜表面温度;或用温肥皂水擦镜,使镜面形成一层保护膜;也可在腹腔内等待 1～2 分钟,待腹腔镜镜面温度上升到与体温相同时,镜面的水珠就会消失。

另外,腹腔镜手术过程中,物镜表面被血液或腹腔液污染阻挡视野,此时,应拔出镜管用温水或肥皂水轻轻擦除镜面血迹,或将镜面移在肠曲表面轻擦可能重新使视野清晰。

2. 漏气现象　人工气腹的漏气现象因漏气使腹腔内可视空间变小,观察视野缩小而影响手术。此时应检查漏气原因,杜绝漏气,并补充注气以恢复视野。

3. 视野暴露　粘连或肠管胀气影响视野盆腔内存在广泛粘连或肠管胀气遮挡视野,此时应先分离粘连,充分暴露目标观察物,或加大患者头低足高的倾斜度及用压肠器械推开肠曲,均有助于视野的暴露。

五、腹腔镜手术基本技术

(一)分离

1. 电刀分离 在微创外科手术中应用最广泛。大多数情况下用电钩分离。先拨开要分离的组织,确认为非重要结构后再接通电烧。切勿钩起大块组织或连续通电,因为单极电烧的击发点在通电区域内的最细处,所以钩起大块组织通电很可能会在钩组织结构处发生电烧。在分离炎性水肿的病变脏器时,可用电铲边推边电烧,较为有效。电钩与电铲一般均有个冲洗/吸引通道。可在电烧时打开阀门利用腹内高压排出烟,尽量不用来吸引血性液体,因易发生堵塞,也可在电烧时冲洗手术野。

2. 撕剥分离 常用无创分离钳来撕剥一些疏松的粘连组织。对血管相对较丰富的区域可接上电刀线,先凝后撕,较之单纯的撕剥分离或电钩分离更安全、实用、快捷。

3. 剪刀分离 一般分离可用长弯剪,精细的分离最好用尖头的微型剪,双向活动用单向活动剪。使用剪刀分离应注意以下几点:

(1)直视下闭合着剪口插入手术野、靶器官。插入各种内镜手术器械特别是像剪刀类锐性分离器械应在内镜直视下并参考体外解剖标志与冷光源打出的"航标灯",先向着手术野上空推进,然后压下头端进入手术野内,接着前后左右微调即可安全快捷地抵达靶器官。

(2)先在浆膜层剪开一小的分离窗,然后闭合着剪刀插入,轻柔地张开,撑出一组织平面,原位闭合剪剪开两侧的浆膜,扩大分离平面并向纵深推进。

(3)如用单向活动剪,应固定地剪入要剪的组织下面,以活动的剪刀直视下剪切组织。

(4)由于电烧会使剪刀变钝,所以节省着使用电烧。如确实需要应闭合着用剪背以低于200V的能量电烧。最好避免剪刀与组织直接接触电烧。

(5)不用剪刀时应拔出穿刺套以免意外刺伤腹内脏器。

4. 解剖刀分离 腹腔镜手术中应用较少。虽然现已有可缩至器械内的伸缩式内镜解剖刀,但毕竟危险较大。一般只用在特殊的操作时。除了不锈钢刀片外,现在也有钻石刀片、陶瓷刀片。

5. 钝性分离 用一个5mm直径的活检钳夹住一块"花生米"剥离子与转换套管一起插入套管进入手术野。这种顺组织层次钝性推剥的方法十分有效,可用来分离精细的组织结构(血管、神经等)。有时还可像开放手术一样压迫蘸取少量渗血。完成分离后的"花生米"剥离子应先退至转换套管内,然后一同拔出,避免其遗落腹腔。

此外,在剪刀分离出组织层次后,也可以接着用钝头剪钝性推剥或用探棒、牵引用的钝头抓钳与冲/吸管进行分离。冲吸管在钝性剥离过程中还可以吸去或冲洗少量渗血,而不必更换器械。

6. 水射流分离 它靠的是高压水射流冲碎疏松结缔组织中的脂肪,因而多用于分离那些包埋于丰富脂肪组织之中的组织结构,如盆腔淋巴结的清扫等。

7. 超声刀分离 此乃开放手术中超声刀技术在内镜外科中的拓展。现在除了用于分离Calot三角内脂肪组织较多的腹腔镜胆囊切除术外,还用在胃肠外科、妇科的腹腔镜手术中,表现出较大的优势。它不发生类似电刀的传导伤，不产生烟雾。

8. 激光分离　微创外科手术中较常使用的是KTP接触型激光，但仍有损伤深部组织的危险，而且分离起来较电刀慢。加上使用人员要戴防护眼镜，需要额外经济投入等缺点，所以应用很不普遍。

归纳起来，微创手术中的分离方式分为“冷”、“热”分离两大类。“冷”分离包括单纯的分离钳分离、单纯的剪刀分离、解剖刀分离、冲吸管分离、水刀分离等；“热”分离包括电刀分离、超声刀分离、激光分离等。但在应用过程中有些分离工具具有双重功用，如分离钳、分离剪均可接电烧、电钩、电铲，应用得当也可做推剥分离。

（二）止血

腹腔镜手术中局限性之一就是不能像开放手术中那样迅速有效地用纱布压迫出血，而且难以控制的出血也是中转开放手术的重要原因之一。

电凝止血在内镜外科中应用最多。它有3种方式：

1. 软凝(soft coagulation)　由于电压峰值低于200V，组织不碳化，所以应用起来，特别是用双极电凝时最安全。

2. 强力电凝(forced coagulation)　电压峰值高于500V，能产生电弧，凝结较深在的组织出血。这种电凝常用细小电极(如TUR)，不宜用于腹腔镜外科手术中。

3. 喷射凝血(spray coagulation)　此乃非接触式电弧凝血，如氩气刀(argon beam coagulator，ABC)。其最大优点是减少了组织凝结深度，消除了传统电凝方法中电极上起焦痂的烦扰，凝血过程中烟雾较少。

对于3mm以上的血管，电凝止血往往难以奏效且不安全。此时常常需要在切断之前先用金属夹夹闭或用线结扎。施夹闭合血管的要点是选择大小适当的夹钉并垂直夹闭争，以免夹钉滑脱造成迟发出血。可吸收的多聚恶烷(Dolydioxanone)夹钉由于闭合瓦端有一卡扣而不易滑脱。这种夹钉约需半年方可吸收。

目前，其他较少应用的凝血方式还有激光、热敏电极。

处理内镜手术中渗血，除可用“花生米”或探棒压迫外，还可用含肝素的热盐水冲，看清渗血点后用软凝方式止血。对于搏动性动脉出血，则需要迅速准确地用带绝缘的抓钳夹住出血动脉，必要时再插入一个穿刺套管辅助止血。如血管＜3mm可直接电凝，否则应夹闭或结扎。如果数分钟后仍不能有效地控制出血，为安全起见应立即中转开放手术止血。

（三）缝合打结

微创外科手术中的缝合打结技术需要经过一段时间的练习方能应用自如。最初必须选好合适的针持、针、线。笔者体会，钳口有炭化钢层、掌式把手，并有锁定功能的针持较好使用。针线最好选用直针或雪撬针与无创进口缝线。待取得一定经验后再选用弯针与国产丝线。

首先用针持夹住靠近针尾的线进出套管，进入手术野后，左手持另一针持或一抓钳夹住针尖，然后与右手针持协作，使针持夹在1/2或1/3处，进行间断、“8”字或连续缝合。欲在体内打结者，缝线不应长于15cm，以免理不清费时间。拔针用针持垂直夹住针前1/3处。在左手器械头上绕1～2圈，打出标准的方结或外科结。剪线后夹住针尾处的缝线，直视下抽回至转换套管内一并拔出。

内镜缝合器（endostitch）为两头尖、中间连线，缝合打结时左右穿梭的内镜手术专门用具。特别适合于连续缝合，但因一次性的一针一线价格昂贵而难以广泛应用。

以下是几种常用易学的打结方法

1. 体外打结法

(1)路德结（Roeder knot）：1918年，Roeder首先用于扁桃体摘除术，后在70年代中期由Semm教授引入妇科腹腔镜手术。现在应用于内镜手术的一次性结扎线套（surgitie/endoloop）均采用此结。

(2)套马结：该结是简化杰明结（Jaming knot）而从日常生活中借鉴来的。其除了与杰明结一样用作连续缝合的起始结，还可用作自制针线的固定结。

(3)滑正结：用打结器进行外打结时均要先变为滑结，然后滑着推进，待要收紧线结正后再扎紧。简言之，即“滑着推进，正着打紧”。

2. 体内打结法

(1)传统结：打结方法与开放手术中的传统打法一样。但在内镜手术中由于立体视觉变成了平面视觉，传统器械变成了长杆远距离操作器械等不利因素的影响，致此种打结法需经较长时间的训练方能应用自如。

(2)时钟结：打法为用针持或分离钳夹住一端线头在自身顺时针转绕2～3圈，另一器械从钳口中取出此线头，针持或分离钳则夹住另一线头，然后收紧线结。同法逆时针再自身转绕2～3圈，即可打出标准的方结或外科结。

(3)中国结：具体方法为一端线尾留在体外，左手器械在距针尾3～5cm处抓线与针持垂直夹针形成一个类直角三角形的线袢。垂直夹针的针持在线袢内顺或逆时针转绕2～3圈，然后交给左手器械即可打出标准的方结或外科结。另外，使用转头钳时可不用针帮忙也能打出“中国结”。

六、取出器械和关闭切口

完成腹腔镜手术后，最后的检查是要确定腹腔内无遗漏未被发现的损伤或出血存在。然后在腹腔镜直视下自套管取出辅助器械和套管；要避免取出器械时钳嘴钳夹脏器拖经套管引起的切割损伤。套管拔出后，要再用腹腔镜检查腹腔内的辅助穿刺部位有无出血。无出血方可将腹腔镜取出，然后恢复患者体位，打开主套筒阀门排出腹腔内气体，并压迫腹部促进腹腔内气体的排出，而且腹部压迫动作可防止室内空气进腹引起术后肩痛。当器械取出后，所有的切口应关闭。<5mm的切口可采用简单缝合皮肤或用勃合胶布固定切口。较大的切口应分两层缝合，修复筋膜层缺口，防止腹壁切口疮发生。

七、非气腹腹腔镜技术

非气腹腹腔镜技术（gasless laparoscopv），是指利用非气腹装置机械性地提拉或拱升手术野上方的腹壁来代替气腹营造腹腔镜手术所需的空间，旨在避免气腹并发症，拓宽腹腔镜手术范围，增加手术安全性，降低手术费用。近十年来，随着非气腹装置的不断改进和完善，以及腹腔镜外科由全腹腔镜式向腹腔镜辅助式、手助腹腔镜式的深化发展，该项新技术逐渐在胃肠外科、妇科、泌尿外科、肝胆胰脾外科等领域内的腹腔镜手术中显示出日益重要的作用。

(一)非气腹装置与可用的开腹手术器械

非气腹装置由腹壁提拉器和支撑、保持其提升状态的机械臂组成。最近，日本 Nakamura 等研制的"渔杆"式非气腹装置则改提拉为升举，机械臂固定在手术台两侧的滑杆上，而且短到不高出患者前腹壁，不仅避免了机械臂及提拉器械对手术人员的干扰，而且不影响术中 X 线造影等有关操作。

1. 机械臂　有单纯机械臂和电动机械臂。目前绝大多数使用的是单纯机械臂，除日本 Kitano 等使用双立臂外，其余用的多是单立臂：只有 ORIGIN 牌的产品是电动液压机械臂。通常将机械臂立在术者对面，以尽可能减少对手术操作的影响。上腹部手术置于患者肩水平，下腹部手术置于患者耻骨水平。

2. 腹壁提拉器　现已由最简单的吊带、不锈钢条逐步发展到扇形提拉器(laparo-fan)、救生圈式提拉器(airlift)、伞形提拉器(umbrella laparoretractor)、渔杆式举升器(fishing-rod-type abdominal wall lifter)、弓状膨隆器(rib-like expander)或称人工肋弓(artificial ribs)。

可用于非气腹腹腔镜手术的传统开腹手术器械有直角钳、长弯钳、扁桃体钳、艾利斯钳、阑尾钳、海绵钳、肠钳、花生米剥离子、长弯剪、长针持、腹腔吸引头、小的自动拉钩、纱垫、针线等。上述器械可经辅助切口或经用或不用塑胶套管的 1.5cm 戳口插入。

(二)非气腹腹腔镜外科手术的适应证与禁忌证

非气腹腹腔镜外科手术的实质是腹腔镜手术与传统开腹手术优势互补的产物。因此，其适应证应比气腹腹腔镜手术宽广，而禁忌证又比后者少。但是，非气腹腹腔镜技术在弥补气腹腹腔镜手术不足的同时也存在着侧腹暴露不佳等局限性。所以科学、客观地认识、评价该项新技术的优越性和局限性，扬长避短，对很好地掌握其适应证与禁忌证至关重要。

1. 非气腹腹腔镜外科手术的适应证

(1)有腹腔镜手术指征，而心肺功能欠佳不能耐受气腹的手术。

(2)需在腹壁造口或为取标本需扩口的腹腔镜手术。

(3)作难度大、缝合打结较多、需减低术中费用的腹腔镜手术。

(4)辅助腹腔镜手术。

2. 非气腹腹腔镜外科手术的禁忌证

(1)身体情况差，不能耐受全身麻醉或硬膜外麻醉者。

(2)重度出血倾向者。

(3)腔内严重感染者。

(4)晚期癌肿不能做到治愈性切除者。

(三)非气腹腹腔镜技术

非气腹腹腔镜手术的麻醉选择、患者体位、仪器设备的设置、以及围手术期的处理与气腹腹腔镜手术大体相同。非气腹腹腔镜技术(gasless laparoscopy)如同造气腹是气腹腹腔镜手术最基本步骤一样在非气腹腹腔镜手术中至关重要。在某些手术野位于腹腔侧方的手术(如腹股沟疝修补术)倘若非气腹腹壁提拉器不能有效地暴露时可加用低压气腹(≤6~8mmHg),一般不会明显地影响心肺功能。实施腹腔镜辅助的非气腹腹腔镜手术时,术者大多经3~5cm的小切口直视下操作,而助手则经监视器上的画面来协助手术。

无论选用何种腹壁提拉器均是在脐下缘或脐上缘做一2cm左右的弧形或纵切口。依次切开皮肤、皮下组织、筋膜,用小拉钩牵开,交替钳夹显露出腹膜,确认未误夹肠管等腹内脏器后切开腹膜进入游离腹腔。先用示指探查脐下腹腔内有无粘连,若有疏松粘连则可顺便予以钝性分离。随后用一甲状腺拉钩朝向手术野暂时提拉起脐周腹壁,继而将直径10mm的穿刺套管与缩头在其内的腹腔镜一起插入腹腔,此时若腹腔镜头端露出套管头则很容易被腹内脏器污染镜头。在管状视野提供的画面直视下置入"衣架"式、T形把式、"螺旋"式,"U"形、拉合式、组合式、伞式等腹壁提拉器。若选用从脐部切口插入扇形提拉器,或开合式提拉器等,则可先闭合着朝向手术野置入腹腔,再由其"跟"部插入联为一体的套管和腹腔镜,直视下确保其未误伤腹内脏器后,在手术野上方展开并调整好角度。最后将腹壁提拉器固定于机械臂上,显露好手术野上方的空间。如果单纯的脐部提拉或术野上方提拉不满意,可将两种方法结合起来实施复合提拉。在气腹腹腔镜手术中连接气腹管的套管阀门,可接连负压吸引管以持续抽吸腹腔内的烟雾。

(四)非气腹腹腔镜外科手术的优越性、局限性和应用前景

正如任何新技术一样,非气腹腹腔镜外科手术在显示出优越性的同时也表现出其局限性。惟有正确、客观、科学地认识并掌握该项新技术,方能扬长避短,在实践中不断求得发展。

1. 非气腹腹腔镜外科手术的优越性

(1)消除了气腹并发症,扩大了手术适应证:气腹常通过所用气体(CO_2或He)被吸收入血与腹内压升高两种主要方式对机体的心、肺、肝、肾等重要脏器产生不良影响。CO_2在血和组织中很易溶解,经腹膜吸收后易从肺排出。但在气腹时间长(约30分钟后)或气腹压过高时会因增高的腹内压致膈肌上抬、活动受限,进而使胸内压升高、气道峰压增加、肺底受压、肺顺应性降低、肺泡死腔增大、肺活量和功能残气量减少,终会引起通气/血流比例失调,大量吸收入血的CO_2不能有效地从肺脏排出则可造成高碳酸血症,甚至呼吸性酸中毒、酸碱平衡紊乱。氦气虽因不易溶于血和组织而不会导致酸碱失衡,但却潜存着气体栓塞的高度危险性。高碳酸血症和腹内高压可直接并间接地作用于心血管系统,引起心动过缓或过速、心律失常、心肌梗死,甚至心跳骤停。最新研究表明,气腹还会影响肝、肾组织灌流的质(如血中含氧量减少等)和量(如灌流率降低等)。此外,它们还是促进下肢深静脉血栓形成的不良因素。至于皮下气肿、术后肩痛等则一般属气腹的轻微并发症。

正是由于上述原因,一些心、肺功能欠佳的左束支传导阻滞、陈旧心肌梗死、心律失常等心

脏患者和肺气肿、肺心病等肺病患者被视为气腹腹腔镜手术的禁忌证。而非气腹腹腔镜手术却使一半以上的此类患者能够享受到现代微创外科手术的优越性。

(2)套管无需密封,开腹器械可用:由于无气体逸失之忧,所用穿刺套管不必使用密封帽之类的消耗品去密封。在应用传统开腹手术器械的戳口更无需穿刺套管。使用开腹手术器械既降低了腹腔镜手术难度,又减少了使用昂贵的腹腔镜手术专用器械的费用。在不用套管的戳口和辅助切口可伸入手指探查、分离甚至进行缝合打结,从而在一定程度上弥补手指的"第二眼睛"功能。

(3)电烧抽吸可并举,烟消术野变清晰:电烧不仅产生烟雾,干扰手术野的清晰度,影响手术的安全性和手术速度,而且还会因缺氧状态下腹腔内组织高热分解与不完全氧化产生高浓度一氧化碳。初步研究虽未发现患者血中一氧化碳水平升高,但却对手术室内的空气构成环境污染,危及手术室工作人员的身体健康。非气腹腹腔镜手术因不必担心持续负压吸引造成"屋顶"(指前腹壁)塌陷,失去手术野,而能够连续抽吸烟雾,始终保持一个清晰的手术空间。此外,在手术过程中可以像开放手术那样用吸引器持续吸除手术野的积血、积液,甚至血块、石渣等气腹腹腔镜手术时难以吸去之物,能够较好地保持一个清晰的手术野,从而增加手术安全性、加快手术速度。

(4)改良手术程序,操作难度降低:由于非气腹腹腔镜外科手术综合了腹腔镜手术和开腹手术的优点,因而在手术程序上则应重新优化组合,使之更趋安全、有效、快捷。例如,非气腹腹腔镜辅助的腹会阴直肠切除术要把通常放在手术末结肠造口用的腹壁洞口重新安排在手术开始,作为主操作通道并应用开腹器械与传统丝线结扎法来处理乙状结肠和直肠上段,不仅使之从一开始就得到充分的利用,降低了手术难度,而且还能节省昂贵的钉合器等一次性消耗品。这种在手术一开始就做的辅助切口所带来的优点是气腹腹腔镜所难以比拟的。

(5)减少手术花费,利于普及提高:在欧美由于腹腔镜手术大大缩短了术后住院日节省出大量床位费而使总住院花费低于同类的开腹手术。而我国的腹腔镜手术总住院花费却可达到同类开腹手术的2~3倍,个别甚至高达10倍。这一方面是因为我们的床位费过低,另一方面是因为仪器设备费、进口消耗品的花费和手术费居高不下。非气腹腹腔镜外科手术不仅能不用或少用气腹机和进口的一次性消耗品,少用价格昂贵的腹腔镜手术专用器械而代之以一些开腹手术器械,而且还能尽可能地应用缝合打结等有效又省钱的传统外科技术。充分利用机、光、电领域的现代高科技并有选择地使用广大外科医生更为熟悉的开腹手术器械和技术,就能吸引更多的外科医生参与此项新技术的探索和实践,从而便于其普及、提高和发展。

2. 非气腹腹腔镜外科手术的局限性

(1)周边腹腔暴露欠佳,手术操作难度增大:由于腹壁提拉器所牵起的是前腹壁,以脐部为中心越往四周越难提升,而且提拉越高侧腹壁越向中间靠拢,造成腹腔周边特别是结肠旁沟、肋弓下、膈顶的空间显露受限,这一缺陷在肥胖和腹肌发达的男性患者更为突出,同时这也是有些腹腔周边的非气腹腹腔镜手术(如腹股沟疝修补术)被迫需要加用低压气腹的主要原因。相对于气腹向四周均匀膨隆起的半球形空间,非气腹装置牵起的是一梯形的手术空间。倘若前腹壁向上提拉高度不够,则非气腹腹腔镜手术的空间又不能满意。显然,这对矛盾也就增加了手术难度。另外,手术野上方悬吊装置对手术者也有不同程度的干扰,丧失气腹对肠管均匀压迫的作用迫使手术医生加用纱垫和多爪拉钩协同牵开扰乱手术野的肠管。因此，从事非气腹腹腔镜手术的医生不仅要有娴熟的腹腔镜手术基本功，而且还应掌握专门的非气腹腹腔镜技术。这一曲折的学习历程(learning curve)大约需要10例非气腹腹腔镜手术实践。

(2)需要添购非气腹装置，不能替代常备气腹机：非气腹腹腔镜手术有其特殊的适应证，所以目前的非气装置仅仅作为选配器械而不能代替常规配套使用的气腹机，而且必要时还要配合低压气腹来辅助手术。一套进口的非气腹装置售价在2.5万美元左右。

3. 非气腹腹腔镜外科手术的应用前景　非气腹腹腔镜手术是现代腹腔镜外科与传统腹部外科有机结合、优势互补的产物。近年来的实践表明，科学、客观地认识非气腹腹腔镜手术的优越性和局限性，扬长避短，已经使之在胃肠道外科、妇科等领域显示出广阔的应用前景。例如，骨盆带的存在使盆腔内的非气腹腹腔镜手术(如腹会阴直肠切除、低位直肠切除、妇科手术等)比中、上腹的非气腹腹腔镜手术受限较少，从而潜在着更大的开展、普及价值。

第六节　腹腔镜手术的麻醉

半个多世纪以来腹腔镜主要用于诊断，自20世纪80年代末期开展腹腔镜胆囊切除术以来，它以创伤小、术后疼痛轻、恢复快等优点被临床广泛接受并在全球范围内迅速推广。现已不再局限于上腹部手术，其他许多器官的手术也可在腹腔镜下完成。尽管有些腹腔镜手术可以在腹壁悬吊条件下操作，对麻醉无特殊要求；但多数需行CO_2气腹和体位改变来满足手术，CO_2气腹和体位改变等因素带来的生理影响使腹腔镜手术的麻醉有其特殊之处。

一、腹腔镜手术麻醉特点

(一)气腹对呼吸功能的影响

1. CO_2气腹对呼吸功能的影响　CO_2气腹所引起肺的病理生理变化与气腹压力直接相关。由于气腹引起腹内压力与容积的增加，使膈肌上抬、运动受限，致呼吸道峰值压力增加，肺顺应性和肺活量降低；且因压迫肺基底段，而降低功能残余气量，致通气/血流(V/Q)失调，这可解释在腹腔镜过程中，患者处于自主呼吸时，可出现相对的低氧血症。增加腹内压还可通过膈肌传到胸腔，导致胸内压成比例地轻度增加。

以CO_2作为气腹时呼吸功能变化与单纯腹部膨胀不同，具有明显的呼吸刺激作用，如在硬膜外麻醉下，CO_2气腹妇科腹腔镜患者表现为潮气量(V_T)和呼吸频率(f)显著增加，呼气末二氧化碳分压($P_{ET}CO_2$)不变，V_T、f的变化即为CO_2刺激呼吸所致。无论是自主呼吸还是控制呼吸，气腹都干扰呼吸生理。当自主呼吸状态下行气腹，患者V_T降低，f增加，氧分压(PO_2)显著增加，受镇静药影响较轻。气管内全身麻醉虽可避免自主呼吸状态下的呼吸功能紊乱，但可使原已升高的气道压进一步增加，肺顺应性降低，胸腔内压也相应增加，减少回心血量和心排血量；不论何种体位，因气腹而膈肌和隆突向头侧移位，若气管导管近端固定，导管尖端可移位或进入支气管内。

2. 术后肺功能变化　开腹手术后由于切口疼痛，膈肌活动受限可致呼吸浅快，使功能余气量(FRC)和肺活量(VC)降低出现低氧血症。硬膜外镇痛完善可使CO_2气腹后FRC和VC增加。评估膈肌及胸廓活动能力可分别测定胃内压及胸内压,对膈肌活动的影响取决于手术范围。开腹手术后两天内胃内压明显降低,1周后逐渐恢复,而胸内压无变化,FRC变化与上述变化相似。腹腔镜胆囊切除术(LC)术后VC及补呼气量(FEV)明显减少,提示膈肌吸气功能有变化。LC术后肺功能恢复较开腹手术快,前者5天,后者10～12天恢复。FEV25%～75%反映呼气流速,开腹胆囊切除术后第二天FEV25%～75%测定减少50%,LC仅减少25%,LC术后当天FRC呈短暂减少20%,而开腹胆囊切除术则减少34%,老年、肥胖及吸烟者FRC减少更明显,FRC减少术后易发生肺不张及肺炎。

(二)气腹对循环功能的影响

气腹对循环功能的影响有:①直接压迫心脏,造成心脏舒张障碍;②胸腔内压升高使静脉回流量降低;③压迫腹主动脉及交感神经使血管收缩,即气腹使心搏出量减少,以增加末梢血管阻力来维持血压,麻醉诱导后常有血压轻度下降,气腹后可逆转。另外,麻醉、体位的变化、腹内压增高、神经内分泌反应及CO_2吸收等相互作用均可使血流动力学发生变化。气腹前麻醉诱导及头高位使心脏指数(CI)减少35%～40%,头高位CO_2气腹初期CI进一步减少至患者清醒时的50%。平卧位行CO_2气腹CI、射血分数(EF)及心率无明显变化。气腹后头高位心率、射血分数不变,但CI、SV减少。全麻诱导及头高位使心脏充盈压(肺动脉嵌压、右房压)明显降低。多数学者报道气腹时平均动脉压(MAP)增加,心脏后负荷伴左室壁压力增加,体循环阻力(SVR)明显增加,气腹早期更明显,气腹后10～15分钟有部分恢复。左心室每搏作功指数继发性增高,使心肌需氧量增加。气腹还可引起心律失常,快速充气更是如此。常见的心律失常为反射性窦性心动过缓,而心搏骤停、房室分离及结性心律可见于保持自主呼吸的妇科手术患者。

(三)CO_2气腹对血气的影响

CO_2气腹时易经腹膜大量吸收入血,进而提高血清CO_2水平,导致高碳酸血症,临床上用$P_{ET}CO_2$监测能够早期发现$P_{ET}CO_2$上升;通常$P_{ET}CO_2$可反映动脉血CO_2分压(PCO_2),而且$PCO_2 > P_{ET}CO_2$,但是CO_2气腹时,$P_{ET}CO_2$常$> PCO_2$。对无心肺疾患的患者,CO_2气腹所致的轻度高碳酸血症可能不具有临床意义,但在合并严重心肺疾患、高代谢、严重通气障碍时,极易发生高碳酸血症和酸血症。

(四)气腹对神经、内分泌及代谢的影响

尽管腹腔镜手术对神经、内分泌的影响明显轻于同类开腹手术,但CO_2气腹作为一种刺激,仍然可引起机体明显的应激反应,表现在激活下丘脑-垂体-肾上腺轴,引起相应的内分泌激素释放。气腹时血浆肾素、血管升压素及醛固酮明显升高,可能与腹压增高,压迫腹腔血管,使心输出量和肾血流量减少有关。

二、麻醉前准备

麻醉前准备包括四个方面,即患者、药物、器械和麻醉选择。

(一)患者的准备

患者的准备,特别是老年患者重点应检查心、肺、肝、肾功能,对并存疾病,特别是高血压病、冠心病、肺部感染、肝功能损害、糖尿病等应给予全面的内科治疗。胆囊、胆道疾病患者常有水电解质、酸碱平衡紊乱、营养不良、贫血、低蛋白血症等继发性病理生理改变,麻醉前均应作全面纠正。麻醉前应禁食禁水8小时。

(二)麻醉前用药

其目的在于解除焦虑,提高痛阈,抑制腺体分泌,消除不利的反射和减少麻醉的不良反应。麻醉前用药应因人而异。常用的方法是地西泮10mg、阿托品0.5mg或东莨菪碱0.3mg,术前30分钟肌内注射。有人认为阿托品可引起不适,仅在术中因麻醉和手术操作引起明显迷走反射时应用,但有文献报道腹腔镜手术的患者麻醉前用阿托品术前、术中、术后并无不适感。

(三)器械准备

使用器械包括检查麻醉机、麻醉用气体和气源、监护仪和一般器械。

(四)麻醉选择

麻醉选择可根据患者的情况、手术种类、性质、时间要求和麻醉医师的技术、能力、经验和医院的设备条件等多方面考虑。以快速、短效,能解除人工气腹不适,能避免 CO_2 气腹性生理变化为原则。可选择全身麻醉、硬膜外麻醉、局部麻醉或硬膜外麻醉加全身麻醉。

三、麻醉方法的选择

(一)全身麻醉

1. 全身麻醉优点　腹腔镜手术多数人主张气管插管全麻,其优点是:采用气管插管及使用肌松药施行控制呼吸,有利于保证适当的麻醉深度和维持有效的通气,又可避免膈肌运动,有利于手术操作。在监测 $P_{ET}CO_2$ 下可随时保持分钟通气量,有效地排除 CO_2 气腹后吸收的 CO_2,使 $P_{ET}CO_2$ 在正常范围。麻醉可选用吸入、静脉或复合麻醉。

2. 诱导方法　腹腔镜手术的时间一般较短,因此要求麻醉诱导快、苏醒快、后遗症少。腹腔镜下的人工气腹可增加心脏负荷,降低心排血量,因此应选用对循环影响轻的短效麻醉药。目前多采用镇静药咪唑安定或乙咪酯、丙泊酚;镇痛药芬太尼;肌肉松弛药卡肌宁或万可松复合诱导气管插管。也有文献推荐的诱导方法是:咪唑安定0.1mg/kg静脉注射,给氧去氮2分钟,再注入丙泊酚1～1.5mg/kg、芬太尼0.05～0.1mg、万可松0.1mg/kg。插入带套囊气管导管可保证良好的通气并防止气腹时可能发生的误吸。气管插管的心血管反应对某些心血管患者仍需要注意,适量用丙泊酚1～1.5mg/kg可有效防止这一反应。有人主张插管前静脉注射利多卡因50mg可防止室性心律失常。

3. 麻醉维持

(1)吸入麻醉:吸入麻醉通常采用安氟醚或异氟醚单独或联合应用,氧化亚氮(N_2O)维持。国外多采用七氟醚或地氟醚单独或复合 N_2O 维持,七氟醚或脱氟醚因其组织及血液溶解度低,血气分配系数也低(前者为 0.60,后者为 0.42,N_2O 为 0.44),因此其麻醉诱导和苏醒均较安氟醚、异氟醚迅速。此外,对 SVR、MAP 及心肌收缩力的影响也小于异氟醚。N_2O 的应用目前尚有争议,因其可引起术中肠扩张,增加术后恶心呕吐发生率。

(2)全静脉麻醉:全静脉麻醉可用咪唑安定或乙咪酯、芬太尼、丙泊酚或氯胺酮合用,其优点为术后恢复快,恶心呕吐发生率低;丙泊酚全静脉麻醉加“低容高频”通气模式用于麻醉维持其血流动力学和呼吸功能稳定,是一种较为理想而安全的麻醉方法。

(3)静脉/吸入复合麻醉:上述静脉麻醉药和吸入麻醉药复合应用也可获得理想的效果。推荐的方法是:麻醉初期可并用丙泊酚/异氟醚,使麻醉迅速进入稳定状态;中期减少异氟醚吸入浓度;后期单用丙泊酚。这样可使苏醒期心血管系统稳定,患者无躁动。

(4)肌肉松弛剂:腹腔镜全麻术中可应用任何肌松剂,卡肌宁或万可松因属中短效肌松药且无心血管影响可能是最佳选择。琥珀酰胆碱因作用时间短常用于麻醉诱导,也可加到生理盐水中静脉滴注维持肌肉松弛,停药后肌肉松弛作用即消失。

4. 术中麻醉管理与监测

(1)术中麻醉管理:气腹时常使腹内压增加 12～20mmHg,此时根据 $P_{ET}CO_2$ 应相应增加通气压力以保持合适的通气。由于 $P_{ET}CO_2$ 增加有时血压可能升高并且心率加快,可适当过度通气使 $P_{ET}CO_2$ 在正常范围。

(2)术中麻醉监测:腹腔镜手术中常规麻醉监测包括:①连续心电图监测;②无创血压;③脉搏、氧饱和度;④$P_{ET}CO_2$。另外,系列动脉血气分析可提供患者更精确的氧合与酸碱平衡状态。还应监测气道压,以防止因控制呼吸正压过高而引起的呼吸道气压伤。必要时行神经肌肉功能监测,采用机械或肌电装置及四个成串刺激,手术结束时采用双重爆发刺激监测。

(二)硬膜外麻醉

腹腔镜手术的麻醉有人主张单用硬膜外麻醉,特别是下腹部手术可避免气管插管引起的并发症。因患者清醒分钟通气量可代偿性增加,排出过多的 CO_2 而可以维持正常 PO_2 和 PCO_2。腹内压增加致静脉回流降低,V/Q 增高,反而可使 $P_{ET}CO_2$ 下降。其次清醒患者因咽喉反射并不消失,尚可不致出现误吸。硬膜外麻醉肌肉松弛满意,术中应激反应轻,术后血栓并发症少,对冠心病心肌梗死有防治作用等优点。但由于 CO_2 对膈肌的直接刺激,多数患者主诉肩臂放射性疼痛,此时除减慢充气速度(1.0～1.5L/min)外,常需辅用强效麻醉性镇痛药,如哌替啶/氟哌利多(50mg/2.5mg)。但用药不可过多,以防中枢抑制因而失去呼吸代偿。

硬膜外麻醉最大的不足是气腹后患者不适和躁动,一旦出现并发症处理困难。有人做了硬膜外麻醉和全身麻醉的临床对比观察,总的观点是硬膜外麻醉不如全麻理想,特别是老年人、伴有心血管疾患和呼吸功能受损的患者,不用硬膜外麻醉为妥。

(三)局部麻醉

腹腔镜用于诊断性检查时,因操作简单、持续时间短,可在局部麻醉辅以小量镇静镇痛药下完成。

(四)硬膜外麻醉加全身麻醉

全身麻醉尽管可使 PCO_2维持正常水平,但由于气腹的影响,使血浆肾上腺素(E)、去甲肾上腺素(NE)水平明显升高。其原因可能是全麻只抑制大脑皮质边缘系统和下丘脑对大脑皮质的投射系统,而不能有效地阻断手术区域伤害性刺激向交感神经低级中枢的传导,从而使交感神经-肾上腺髓质系统兴奋,E、NE 分泌增加。有研究报告,复合硬膜外麻醉气腹时 E、NE 无明显变化,使肾上腺素能神经末梢释放 NE 减少。这是因硬膜外麻醉阻滞交感神经,从而使手术应激性较轻,这对术后免疫功能恢复有益并有利于减少术后感染,加快手术愈合。硬膜外阻滞还可进行术后镇痛。

硬膜外麻醉时用利多卡因还可对 CO_2气腹引起的心律失常有防治作用。从大量临床观察来看,硬膜外麻醉加全麻术后躁动发生率明显减少,使气管插管反应减轻,硬膜外麻醉加全麻应该是腹腔镜手术理想的麻醉管用局麻药的半量;然后全麻诱导气管插管推荐的方法是:首先做硬膜外穿刺,注入麻醉诱导药量应适当减少,以防与硬膜外麻醉作用相加而引起低血压。麻醉中维持用全麻药物可明显减少,术后很快恢复。但因腹腔镜手术时间较短,硬膜外穿刺加气管插管比较费时,因而不少人认为不如单用全麻或单用硬膜外麻醉简单。从处理老年高血压伴冠心病手术稍复杂的患者腹腔镜手术的麻醉经验来看,用硬膜外麻醉加全麻血压和心率在麻醉诱导和麻醉维持中非常平稳。

(五)术后处理

腹腔镜手术后疼痛要比剖腹手术轻,但仍有少数患者感到伤口疼痛和腹部不适,治疗时可用麻醉性镇痛药(吗啡、哌替啶、芬太尼)肌内注射、静脉注射或硬膜外镇痛,也可用局部麻醉药(利多卡因、布比卡因)低浓度加麻醉性镇痛药(吗啡、哌替啶、芬太尼)硬膜外镇痛联合应用常可收到较好的效果。术后有近半数患者出现恶心、呕吐,这与 CO_2气腹和术中应用 N_2O、乙咪酯和芬太尼有关。手术结束时预防性静脉注射受体拮抗剂奥丹西酮(枢复宁)4～8mg,可明显减轻其程度。和任何全麻术后一样,腹腔镜手术后若不注意供氧,常很快出现低氧血症,而经鼻导管低流量供氧(2L/分钟)可避免低氧血症的发生。

四、腹腔镜手术麻醉中及麻醉后主要并发症

(一)低氧血症、高碳酸血症、酸中毒

其原因主要为:

1. CO_2经腹膜吸收入血。气腹后 15 分钟和 30 分钟,CO_2经腹膜吸收率分别为(42.1±5.1)ml/分钟和(38.6±6.6)ml/分钟,肺呼出 CO_2量增加 30%左右,每分钟通气量增加20%～30%。气腹后 30 分钟内 CO_2吸收率为 70ml/分钟,30～75 分钟期间为 90ml/分钟。CO_2吸收率受气腹压波动的影响,随着腹压增高,腹膜毛细血管受压,其血流量减少,阻止了 CO_2进一步吸收,而在气腹减压时,腹膜毛细血管重新开放,CO_2吸收明显增加。

2. 腹腔内充气及特殊体位等因素，膈肌抬高肺受压，引起肺顺应性降低，气道压增加，通气功能受到影响，体内 CO_2 排出减少，加上从腹腔吸收大量 CO_2，导致低氧血症、高 CO_2 血症、酸中毒。

经腹膜吸收入血的 CO_2 部分由肺排出，不能排出的 CO_2 暂时贮存在体内，尤其在骨骼肌和骨腔内，术后逐渐排出，以致有持久高 CO_2 血症的危险。在急性和亚急性高 CO_2 血症时，动脉血 CO_2 分压每上升 1mmHg，体内 CO_2 贮存量就增加 2ml/kg。

高 CO_2 血症刺激中枢神经系统，增加交感神经活性，导致心肌收缩力增加、心动过速及血压升高。而 CO_2 的直接作用是扩张末梢小动脉并抑制心肌收缩力。CO_2 蓄积可诱发心律失常甚至心跳骤停。因此，必须加强术中呼吸道管理和监测，如 $P_{ET}CO_2$、血氧饱和度、气道压力、血气分析。依据 $P_{ET}CO_2$ 升高情况调节每分通气量，使 $P_{ET}CO_2$ 维持在正常水平。对于老年患者、肺顺应性降低、有肺气肿或肺大泡的患者应注意控制气道峰压不致过高，可采用增加呼吸频率，潮气量不变或适当减少以达到过度换气的目的。

（二）返流、误吸

目前有两种观点：一种观点认为由于腹内压和体位等因素增加了胃内容物返流的危险性，其发生率为 2%～20%；另一种观点认为腹内压增加时，腹腔段的食管下端括约肌压力也相应上升，使屏障压仍保持在较高水平，防止了返流、误吸的发生。但麻醉手术中发生返流的机制比较复杂，目前仍未完全阐明。对该类手术很有必要插入带套囊的气管导管防止误吸，并且放置胃管抽吸减压。后者不但减少返流发生，而且降低了气腹套管针损伤内脏的危险性，同时有利于上腹部手术野的暴露。术后在麻醉未完全清醒的老年患者，返流、呕吐可能发生误吸，一旦发生预后较差。

（三）恶心、呕吐

恶心、呕吐是术后最常见的并发症，发生率高达 40%～50%。其原因有 CO_2 气腹及麻醉用药（N_2O、芬太尼等）。腹腔镜手术患者住院时间短，甚至不住院，因此降低术后恶心、呕吐发生率尤为重要。具体措施有：①术前和术中常规预防性给药，麻醉前服用组胺 H_2-受体拮抗药（雷尼替丁、西咪替丁）可使 80%～90%的患者胃液 pH>2.5、胃液量<20ml；②插入胃管抽吸减压可降低术后呕吐率；③甲氧氯普胺（灭吐灵）和奥丹西酮（枢复宁）具有良好的镇吐作用，能提高食管下端括约肌压力，可在手术结束时应用；④应用东莨菪碱皮肤膜片，能明显降低门诊患者腹腔镜手术后恶心、呕吐的发生率及缩短术后观察时间，并且安全、无副作用。

（四）CO_2 栓塞

腹腔镜手术中 CO_2 栓塞的主要原因是 CO_2 通过开放的小静脉及气腹针误入血管等途径造成，发生率为 0.13‰～5.9‰。临床表现取决于气体进入静脉的量和速度，大量 CO_2 栓塞可使患者致死。因此，早期诊断、及时处理是麻醉管理的关键。$P_{ET}CO_2$ 监测能及早发现 CO_2 栓塞的早期征象，发生 CO_2 气栓时，$P_{ET}CO_2$ 迅速上升。该方法较为可靠、敏感，此外，对估计栓塞的严重性和治疗后肺部气泡消除程度有一定价值。栓塞一旦发生应立即停止手术，解除气腹，吸入纯氧，把患者置于左侧卧位。必要时采取高压氧等综合治疗措施。因CO_2游散很快，只要中断进气通常不会带来严重后果。

（五）皮下气肿

发生皮下气肿的主要原因有：①气腹针误入皮下组织；②套管针周围漏气或部分拔出；③腹内压力过高。其发生率为2.7%。理想的腹内压应保持在10～15mmHg，过高容易引起CO_2逸出腹腔。一旦出现皮下气肿，应立即观察患者呼吸情况，以明确是否伴有气胸。皮下组织吸收CO_2可引起高碳酸血症，应及时解除气腹和进行过度换气。颈部皮下气肿多为纵隔气肿。

（六）气胸

偶有发生，其机制不清楚，可能与手术损伤膈肌和胸膜、先天性膈肌缺损及胸腹管未闭等因素有关。后者还可能形成单向活瓣而造成张力性气胸。处理在于加强麻醉监测，如果腹腔镜手术中发现下列情况时应考虑气胸的可能：①通气困难，如气道压力增加或肺顺应性降低；②原因不明的氧饱和度降低；③原因不明的血流动力学变化。单侧气胸临床诊断并不困难，一侧呼吸音低、气管移位、第2肋间穿刺可抽出气体。一旦出现气胸应立即解除气腹，必要时行胸腔闭式引流术。

第七节　腹腔镜手术常见并发症的预防与治疗

腹腔镜手术在妇科领域的应用越来越广泛，许多以前需开腹才能完成的手术，目前已逐渐被腹腔镜手术所替代。腹腔镜手术有着众所周知的优点如切口小，手术效果好，术后痛苦少、恢复快，住院时间短。与传统的开腹手术相比，腹腔镜手术有以下特点：①手术非直视下进行，而是在二维影像下的操作；②手术的体位不同，常需要头低脚高位；③手术时需要气腹以暴露手术视野；④手术器械常常为电手术器械或其他有能量的器械；⑤一些手术并发症手术中不易发现或容易忽略，而且腹腔镜处理并发症有一定困难，常需要开腹完成。医生的手术经验、手术方式及范围是影响并发症发生的类型及严重性关键因素。了解并发症发生的相关因素，掌握其临床表现及预防治疗措施，是减少并发症、提高医疗质量、保证手术安全性的关键。

一、腹腔镜术中与体位相关的并发症

腹腔镜术中常需借助某些特殊的体位来改善术野的显露，如妇科腹腔镜手术时的头低足高位，胆囊切除术时的头高足低位。处于这些体位的机体，腹腔内容物的重力性移位和血液静力压将有较大的改变，机体的呼吸与循环系统对此将做出相应的适应性变化。在麻醉和气腹的共同作用下，机体的自身适应性调节能力是减弱的，若对体位改变可能给机体带来的不良影响缺乏认识，最终可能造成一系列的并发症。

(一)CO_2蓄积

由于体位因素而产生的CO_2蓄积主要见于头低足高位,可因腹腔内脏器对膈肌的机械性压迫使肺的顺应性降低,进而引起肺通气量下降和不同程度的CO_2蓄积。Hirvonen 等观察了20 例以 20°~30°的头低足高位接受腹腔镜子宫切除术,心肺功能正常的患者,结果发现呼吸系统顺应性降低了 20%,每分钟通气量需增加 19%才能使呼气末CO_2分压维持在平卧水平。在 12~15mmHg 的气腹压下,呼吸系统的总顺应性迅速下降,仅为麻醉后平卧水平的一半,需进一步增大通气量。气道压、PCO_2及混合静脉血二氧化碳分压($PVCO_2$)均上升,而肺活量、功能残气量则减少。解除气腹并改为平卧位后,上述指标迅速恢复至基础水平。原有心肺功能障碍或肥胖的患者发生体位性CO_2蓄积的可能性更大。术中采用机械性通气者一般可通过增大通气量来纠正体位引起的CO_2蓄积。自主呼吸且无法代偿者,应考虑辅助呼吸,仍无法纠正者应尽快结束手术并将患者置于平卧位。进行性的CO_2蓄积将导致呼吸性酸中毒和继发性的循环系统改变。

(二)血压下降及心动过速

研究表明,头低足高位时可引起中心静脉压(CVP)轻度升高,但与水平位比较相差并不明显;而头高足低位时则可因重力作用使血液淤积在下肢,加之腹腔内容物对下腔静脉的压迫,下腔静脉的回流将进一步受限,导致回心血量、CVP 及右心房压明显降低,心率增快,但心输出量(CO)、心指数(CI)及平均动脉压(MAP)可维持不变或仅有轻度的下降。气腹对机体循环系统的影响较体位更为显著,前者往往会掩盖后者的作用。在麻醉状态下,机体的适应性自我调节能力降低,血流更容易淤积在身体的低垂部位。下肢潜在的贮血量可达 600ml,由平卧位改为头高足低位时,有效循环血容量降低,从而引起血压的下降,心率则代偿性增快。心肺功能不全的患者由于代偿能力受限,易出现顽固性的低血压。临床上因突然改变体位或搬动患者而发生的血压骤降甚至呼吸心跳骤停,其机制也许与上述的病理生理反应有关。有学者建议,一旦肱动脉收缩压较基线水平降低 20%~25%时,应加快输液速度扩容,若不能纠正,可静脉注射较温和的升压药物,如麻黄碱等,必要时将患者改为平卧位。

(三)胃肠内容物返流

胃内容物返流与否主要取决于贲门括约肌的基础压力。Tournadre 等利用食管内 pH 测定法观察了猪从水平位改为 15°低足高位时的胃返流情况。结果表明,有 18%的动物发生了返流,还注意到发生返流的动物在平卧时的贲门屏闭压即明显低于其他动物,提示贲门括约肌的基线功能状态与返流有密切的关系。正常时贲门括约肌张力可依据胃内压的高低做出适应性调整,麻醉状态下这种调整能力有所减弱,如果患者代偿能力差,或术前未作严格的禁食,胃内容物返流的机会无疑会增加。术前置鼻胃管并抽尽胃内容物,既可减少此种并发症的发生率,还可改善术野的显露。如术中发生了返流,应将患者改为平卧位,吸出返流物,有误吸者立即做相应处理。

(四)气管导管移位

腹腔镜术中特殊的体位和气腹还可造成气管导管移位。由体位和气腹引起的腹内脏器重力性移位可继发性地导致膈肌位置改变,使胸腔纵轴长度发生变化,进而使原本在气管导管变得过深或滑脱。因此,在建立气腹或改变患者体位后应重新确认气管导管的位置。

腹过程中的第一盲穿(包括气腹针穿刺和套管锥穿刺)是腹壁穿刺过程中最容易发生并发症的环节。尽管有各种类型的"安全"方法和设备,但与体位相关的少见并发症还包括由截石位时过度外展、外旋髋关节所引起的股神经损伤等。

二、腹壁穿刺的并发症

(一)穿刺方法与内脏损伤的关系

资料显示,无论采用何种穿刺器械和方法,都有一定的并发症发生率。根据一系列的统计结果,大多数的术者仍乐于采用闭合法来建立气腹,Hasson 法则主要用于有腹部手术史的患者。

1. 直接穿刺法　该法其实就是省略了 Veress 针穿刺的闭合法,优点是可缩短建立气腹的时间。方法:做脐部皮肤切口后,分离切口深面皮下组织直至筋膜,术者与助手各自提起脐两侧腹壁,腕关节旋转用力将套管锥直接刺入腹腔,拔除锥芯后经套管侧孔进气。逻辑上讲,由于没有 Veress 针的保护性设置,该法应比闭合法更易损伤腹内脏器,且一旦发生损伤,其程度也应比 Veress 针造成的损伤更为严重。一项前瞻性的研究认为直接穿刺法与闭合法具有同样的安全性,可惜由于样本含量过小而缺乏说服力。

2. 开放法　此即著名的 Hasson 法,目的在于防止腹腔内粘连时 Veress 针盲穿引起的脏器损伤。方法是在预建立气腹的部位切开皮肤,分离腹壁组织后切开腹膜,以手指分离腹内粘连,然后置入并固定 Hasson 套管,经此向腹内充气完成气腹。理论上此法应该是非常安全的,但在 Bonjer 总结的一组 12 444 例以开放法建立气腹行各类腹腔镜手术的报道中,仍有 6 例出现了内脏损伤。最近也有使用开放法建立气腹时损伤腹膜后大血管的报道,但更多的作者还是认为开放法比直接法及闭合法要安全。开放法建立气腹的主要缺点是费时,术中还可能发生气体泄漏,当肥胖患者采用开放法建立气腹时切口要做得够大,影响了微创的效果。

3. 闭合法　为目前最广泛使用的方法,其优点是安全省时,气腹的密闭性也很好。由于特有的弹簧安全装置,使用 Veress 针穿刺充气一般是相当安全的,穿刺损伤主要发生在使用套管锥做第一盲穿的过程中。Champault 总结了 1988—1994 年法国 103 852 例各类腹腔镜手术中与腹壁穿刺有关的并发症。在 103 852 例手术共 386 784 个戳孔中,发生穿刺出血 218 例次,其中 115 例次发生在第一戳孔。血管损伤 47 例,累及的血管包括腹主动脉、下腔静脉、肠系膜上静脉、髂静脉、腰静脉等。内脏损伤 63 例,伤及胃、十二指肠、空回肠、结肠、肝、脾、膀胱等脏器。笔者根据调查结果得出以下结论:①术者的经验对腹膜后大血管损伤有重要影响,与内脏损伤也有一定的关系,但对腹壁穿刺部位出血无明显影响;②第一穿刺占血管损伤的 75%,占穿刺部位出血的 50%;③腹壁穿刺损伤与套管锥生产厂家及类型无关,穿刺部位出血以梭形锥比圆锥形锥更为多见。所谓的安全形套管锥并不能预防内脏和血管损伤。

(二)气腹建立困难原因的判断

气腹建立困难在腹腔镜手术中并不少见,仅仅因此而中转开腹者亦不在少数。但开腹后的情况却可能迥然不同:有的个体腹内没有任何能够解释气腹建立困难的病理改变,有的则已存在因穿刺引起的内脏或血管损伤。如何判断气腹建立困难是手法不当还是腹内病变本身所致,显然具有实际意义。

不论经何部位建立气腹(一般情况经脐上缘切口以 Veress 针穿刺充气,有腹部手术史者充气孔则选在距原切口 5.0cm 处),正常的注气过程应表现为启动气腹机后,充气初始时的腹内压应在 10mmHg 以下,腹内压随注气量的增加而逐步增高,最大注气速率至少可达到每分钟 1L 以上,前两项是最为重要的。属这类表现者说明腹内无粘连或虽有粘连但不影响满意气腹的建立。如初始腹内压超过 10mmHg,每分钟最大注气速率在 1L 以下,少量注气即有明显的腹内压升高,则说明有充气困难。发现充气困难时首先要排除麻醉因素造成的腹肌紧张或气瓶-气腹机-输气导管系统故障,若充气困难与这些因素无关,则充气困难的原因应为以下两者之一:

(1)假性充气困难:穿刺手法不当致气腹针误入大网膜、肝圆韧带、前腹壁等,但小幅调整气腹针的入腹深度或角度后仍可顺利注气,故称之为假性充气困难。缺乏经验的术者可能因此而中转开腹,但不致造成并发症。

(2)真性充气困难:气腹针经致密粘连的组织穿入腹内脏器(如胃肠道等)或腹腔内,但因腹腔内脏与腹前壁之间形成广泛而致密的粘连(如腹部手术后或有结核性腹膜炎史者),使气体在容积显著缩小的腹腔内难以膨胀,虽调整气腹针位置仍无法建立满意的气腹,称之为真性充气困难,是终止腹腔镜手术的指征。

因此,在掌握了判断真性充气困难与假性充气困难的标准后,使用正确轻柔的手法以闭合法来建立气腹是相当安全的,并且可以避免开放法在切开腹膜时对内脏的损伤。

(三)建立气腹时应注意的问题

建立气腹过程中所发生的腹内脏器或腹膜后大血管损伤,就术者方面而言,最主要的原因是暴力穿刺,因此在建立气腹时轻柔的操作是非常重要的。以下是建立气腹过程中应注意的几个问题:

(1)由于腹内粘连的不可预知性,故对每例患者均应视为有腹内粘连的患者,在穿刺时给予高度的重视。

(2)气腹针由于有特设的保护性设置,即使误入腹内实质或空腔脏器,其后果也比套管锥直接致伤要轻得多,真正严重的后果往往是套管锥穿刺造成的。

(3)麻醉不佳、CO_2气瓶压力不足或开关未打开、输气导管内有消毒液栓塞等原因造成的“充气困难”并不少见。

(4)对腹内无粘连者,以脐上或脐下缘途径注气均可,但由于肝圆韧带的存在,脐上缘途径更易出现假性充气困难。

(5)第一穿刺孔处的皮肤切口应稍大于套管锥的外径,便于套管锥能不受皮肤的阻挡而以更小的力量入腹。

(6)用气腹针或套管锥做第一穿刺时,术者与助手分别提起穿刺孔左右两侧的腹壁,可明显增强穿刺入腹后的落空感;被提起的腹前壁与腹内脏器之间的距离加大,也可增加穿刺入腹的瞬间针尖或锥尖的"刹车距离"。

(7)使用轻柔的穿刺手法一般都可以完整地体会到穿刺时的两次落空感,但若用力过大,落空感会很不明显,或者是两次落空感却只能感受到一次。如进针已有相当深度还未有落空感,不可为了"找落空感"而再度进针。此时应试探性地注气,确定有充气困难后再调整针尖位置。

(8)估计有假性充气困难而需调整气腹针位置时,应完全拔除气腹针重新穿刺,以重复2~3次为宜。

(9)气腹建立成功并置入腹腔镜后,应常规检查腹内尤其是第一穿刺孔下方附近有无脏器损伤或腹膜后血肿。

三、气腹对机体的影响

绝大多数腹腔镜手术都使用了气腹,最常用的膨腹介质是CO_2。对有心肺功能不全者,也有使用氦气做膨腹介质的。气腹的并发症率高低及严重程度,除患者的自身状态外,也随所用气腹压的高低,气体种类,气腹持续时间的不同而异。

室隔综合征是指在一个容积有限的解剖腔室内,压力增高后使该腔室内的组织器官的血液循环发生障碍,进而出现功能和器质性损害的一组综合征。临床上最为常见的是四肢的骨筋膜间隙综合征。腹腔作为一个单独的腔室,在气腹压力作用下同样可发生这种改变。

工常的腹内压与大气压相近,任何形式的腹腔内容积增加,都可引起腹腔内压力升高,形成腹腔室隔综合征(abdominal compartment syndrome,ACS),最易受累的器官系统为心血管系统、呼吸系统和肾,主要表现为周围血管阻力增加,心输出量减少,呼吸道阻力增大,肺顺应性下降,甚至发生缺氧。腹腔减压后以上的病理变化常可迅速得到逆转,但不受限制的进行性ACS可引起致死性的器官衰竭。

腹腔镜手术的气腹压在自动气腹机的调控和严密的术中监测下很少会形成ACS,但对于机体适应性调节能力减退的老年患者或伴有心肺肝肾功能障碍的患者,腹腔镜术中取尽可能低的气腹压是极有益处的。

(一)皮下气肿及气体栓塞

1. 皮下气肿　皮下气肿的确切发生率及原因目前尚不清楚。研究发现以下几个因素与皮下气肿的发生有较明显的相关性:①气腹针的位置不当,建立气腹时气体曾注入腹膜外间隙;②腹腔内CO_2经套管周边进入皮下组织;③反复穿刺后穿刺针或套管锥偏离原穿刺部位,在腹壁上形成多个创道,CO_2经创道进入皮下;④使用扩张器或其他方法扩张戳孔后,腹壁与套管间密闭性减退,气体从腹壁与套管间的缝隙向皮下组织弥散;⑤腹内压升高时潜在未闭的腹股沟管再通,气体可自腹内漏入皮下组织。

严重而广泛的皮下气肿可压迫胸廓和上呼吸道，使肺顺应性下降，气道阻力增高，严重者产生CO_2蓄积甚至低氧血症。对心血管系统的影响可表现为气肿局部血管受压，后期可发展至心排量下降，中心静脉压、平均动脉压与心率亦常有改变。

轻度的皮下气肿对机体的影响不大，不需做特殊处理。严重而广泛的皮下气肿因其对心肺的负面影响，须在手术中做密切的监测，尤其当患者有心肺功能不全时。适当降低腹内压，麻醉师采用过度换气，向戳孔处挤压气肿，都有助于减轻气肿的不良作用并延缓气肿的蔓延。难以纠正的因皮下气肿引起的心肺功能改变或高碳酸血症，应中转开腹，但这种情况并不多见。

2. 气体栓塞　气体栓塞(以下简称气栓)是气腹的少见并发症，但其后果非常严重，一般都是致死性的。栓塞的部位可从右心房、肺动脉到罕见的冠状动脉和脑动脉。气栓的确切发生率无法估计，Cottin 报道的一组 1994 例腹腔镜手术中，有 2 例发生气栓并导致患者死亡，这是目前已知的发生率最高的一组。充气气体的种类与气栓形成几率之间理应有确切的相关性。CO_2作为一种溶解度很高的气体，只要不是在短时间内大量进入血管，形成气栓的可能性是不大的。如选用氦气充气，由于其溶解度小，只须很少量进入血管，即可形成致命性气栓，这已得到实验证实。

目前尚缺乏以实际的腹腔镜手术为背景而进行的气栓形成机制的实验研究，推测其形成有以下几个途径：①气腹针误入腹腔内静脉，大量气体短时间内直接冲入血液；②组织分离时创面上断裂或破损的静脉成为高压气体进入循环的门户；③溶解在血液中的气体可否像减压病一样再形成气泡，目前尚不能肯定。

众多的文献对气栓的预防与术中监测方法做了很多的论述，但由于气栓极低的发生率，使人们很难将这些措施常规应用于临床患者，而气栓的发生又是不可预测的，几乎不可能确定所谓的“高危患者”，这就使人们无法选择性地将这些预防措施用于某些特定的个体。因此，有关气栓的监测、预防措施，在目前并没有太多的实际意义。

具有实际意义的也许是对已有的气栓如何进行紧急处理。现有的方法包括：①立即解除气腹，中止气体栓塞来源；②左侧卧位使气体不易进入右心室；③快速中心静脉置管吸出右心房、右心室及肺动脉内的气泡；④紧急时可行右心房直接穿刺抽出气泡；⑤吸入纯氧；⑥呼吸心搏停止者行心肺脑复苏；⑦高压氧治疗。

(二)高碳酸血症与呼吸性酸中毒

CO_2气腹腹腔镜术可引起高碳酸血症与呼吸性酸中毒，这一现象早已为业者所认识，只是以往的腹腔镜手术主要限于诊断和妇科小手术这类“简单”的操作，相对短的气腹时间及较低的气腹压力使这一问题并不显得如何突出。随着“腹腔镜大手术”的不断涌现，相对高压和更长时限气腹导致的高碳酸血症与呼吸性酸中毒的问题，便有了重要的临床意义。

研究表明，气腹伴生的腹内高压可限制膈肌运动，导致肺潮气量减少和可能的CO_2潴留，由此产生的PCO_2升高又可引起正性心肌肌力作用和周围血管收缩增强。通过肌松药物和辅助性正压呼吸干预，某种程度上可以克服气腹对肺通气的影响，不致出现显著的通气量下降和PCO_2的升高。

CO_2气腹状态下是否发生高碳酸血症、呼吸性酸中毒常与下列因素有关：

(1)气腹压力：气腹压力在16mmHg以上，气腹持续1小时后心输出量即有明显下降，周围血管阻力明显增加；腹内压在8～12mmHg时，以上改变则不明显。腹内压升高本已加大了CO_2向血液的弥散，如果附加有心输出量的下降和周围血管阻力的升高，则血中CO_2的潴留将更趋明显。

(2)气腹所选用的气体：研究发现，CO_2气腹可使动物产生呼吸性酸中毒，He气腹则无此现象。此外，CO_2的吸收与组织的灌流有关，出血性休克时的高碳酸血症往往更为严重。

(3)气腹时间的长短：气腹持续时间越长，腹膜吸收的CO_2也越多。

(4)皮下气肿和气胸腹腔镜手术中如发生了皮下气肿或气胸，常会伴有较明显的高碳酸血症和酸中毒。

(5)麻醉的影响如前所述，当气腹腹腔镜术中以肌松药和辅助性的正压呼吸进行干预时，可在某种程度上纠正或阻断气腹对肺通气的影响。

(6)机体的心肺功能代偿能力：术前心肺功能正常的患者能较好地耐受CO_2气腹而不发生高碳酸血症和酸中毒；而心肺功能不全的患者却容易出现术中难以纠正的呼吸性酸中毒。因此认为，动脉血气分析是气腹腹腔镜术中较好的监测手段，而术前血气分析和心肺功能评估应列为腹腔镜手术适应证选择的筛选标准之一。

为预防腹腔镜术中发生高碳酸血症及呼吸性酸中毒，除了术前把握手术适应证外，还要在术中进行适当的监测，了解脉率、血氧饱和度、肺通气量、气道压力、血气分析、$P_{ET}CO_2$等指标的实时变化。一旦发生高碳酸血症，可行过度换气排出体内潴积的CO_2，但速度不能过于求快，否则已适应了高碳酸血症的呼吸、循环中枢因突然失去高碳酸血症的刺激，会出现所谓的“CO_2排出综合征”，即因周围血管麻痹、心排量锐减、脑血管及冠状动脉收缩引起的血压剧降和呼吸抑制。有较重度的CO_2潴留时应尽早结束手术，彻底排除腹内的残余CO_2，适量应用碱性药物。对无法纠正的高碳酸血症和呼吸性酸中毒，必须中转开腹。

(三)肩部疼痛

肩部疼痛是腹腔镜手术后极为常见的症状，其发生率可高达35%～60%，甚至成为术后最为多见的主诉之一。此症状的诱因可能是腹腔内残余CO_2对膈神经的刺激所致。有人注意到当患者取半卧位时肩部的疼痛常有加重。如上述推测成立，术毕排净腹内CO_2应能减轻患者术后的肩痛，可惜实践中并不完全是这样。对术后症状较重的患者，可对症使用水杨酸类药物。随机对比研究显示，术中在肝膈面局部使用麻醉药物可显著减轻术后患者的肩痛。

(四)心律失常

气腹状态下的心律失常并不少见，但其确切的原因仍不清楚，除了术者的自身状态以外，气腹也应是重要的诱因。有学者发现心律失常易发生在气腹建立的初始期，并据此认为心律失常与气腹建立初始时CO_2流量过大有关。不论此观点正确与否，如果考虑到机体各器官系统适应能力动员的时间性，那么在建立气腹时以低流量开始，再逐渐增加到较高流量并以高流量维持，应该是气腹术中必须遵循的一项原则。此外，有学者认为低温的CO_2气腹也是导致心律失常的可能原因。

(五)下肢深静脉淤血和血栓形成

下肢深静脉淤血和血栓(deep vein thrombosis,DVT)形成是外科手术后的常见并发症。文献报道,40岁以上未行预防性抗凝处理的普通外科手术后患者中,约25%发生DVT。由于70%的DVT患者无临床表现,故术后DVT的真实发病率是很难估计的。腹腔镜手术中因气腹对腹腔内静脉的压迫使下肢血流受阻,加之有时采用的头高足低体位,推测应有比传统术式更高的DVT发生率,但目前尚缺乏有说服力的大系列对比结果。小样本的调查结果在不同的作者间得出了完全不同的结论。Patel的研究显示腹腔镜术后DVT发生率高于传统开腹手术,而Kopanski的结果却正相反。导致这一现象的原因可能是:①大多数DVT的临床隐蔽性;②尽管腹腔镜术存在静脉淤血和血液高凝状态,但较短的手术时间和更微小的创伤可抵消一部分影响;③采取了预防性措施后对计算真实发病率有很大影响。尽管如此,腹腔镜手术中的下肢静脉血流淤滞仍然是不争的事实,因而有必要对此采取适当的处置。

1. 血栓形成的机制

(1)静脉血流淤滞:静脉血流淤滞、血管壁内皮损伤和血液的高凝状态是静脉血栓形成的三大要素。气腹压超过下肢静脉血管压力时,将导致静脉血流动力学的改变,表现为下肢静脉扩张、血液流速变缓、血管内压力升高。Christen用体外腹部气囊加压的方法模拟腹腔镜手术时的气腹状态,以脉冲多普勒技术测定志愿受试者股静脉直径和血流速度的改变。结果发现,腹部气囊加压可引起与压力相关的显著的股静脉内径增大及血流速度减慢。在11~13mmHg腹压下,股静脉直径明显增加,压力由7.5mmHg增加为15.5mmHg,股静脉流速可由12.5cm/s下降至8.5cm/s。Beebe的一项研究亦得出同样结论。体位对气腹状态下静脉回流亦有显著影响,随着腹内压增加,血流速度有所变慢,头高足低位时更明显。当从头高足低位转变为平卧位时,血流速度明显改善。静脉淤滞因使血黏度升高而成为静脉血栓形成的危险因素。静脉内压力升高则可导致血管内皮发生微撕裂(microtears),胶原纤维裸露,从而诱发凝血过程。

(2)血液凝固性变化:研究表明,与对照组相比,腹腔镜术后次日血栓弹性描计指数仍较术前值有显著升高,部分凝血活酶时间(PTT)明显缩短,表明腹腔镜术后患者处于高凝状态。凝血机制的激活更多地依赖凝血因子,而不是血小板的量和质。另有学者等比较了腹腔镜与传统开腹患者围手术期的凝血与纤溶系统一些指标的变化,发现单就血液的稳定性来讲,腹腔镜手术并不增加血栓并发症的危险性。

2. 血栓形成的预防　目前多数学者认为腹腔镜手术后,由于静脉血流淤滞,血液高凝等因素的影响,易发生血栓栓塞性并发症,故应采取预防性措施。具体途径包括:针对静脉淤滞采用下肢间断加压装置和弹性袜等物理法和针对血液高凝状态采用肝素等抗凝药物法。

(1)物理法:腹部手术中应用下肢加压装置预防术后DVT和肺栓塞已被证实是行之有效的措施。这种装置能周期性地压迫患者的小腿和股部,促进下肢静脉(尤其是小腿肌群静脉窦)的排空,防止静脉扩张,同时还能激活纤维溶解酶原系统。尽管目前还不能肯定这种措施对下肢静脉压和血液流速有多大影响,但就防止静脉扩张、激活纤溶系统而言,对施行腹腔镜大手术的患者是有益的。Christen 发现，在体外腹部气囊加压至 50mmHg 的压力下，使用下肢加压装置间断加压能有效地恢复股静脉血流速度，但不能改变股静脉内径和压力。Ido 发现，当腹内压为 5mmHg 或更低时，应用加压绷带可以预防股静脉淤滞；而腹压为 10mmHg 或头高足低位时，加压绷带不能起到预防作用，提示这种方法仅适用于无需建立气腹和改变体位的开腹手术，但对腹腔镜手术可能是无效的。气腹解除后，股静脉血液流速和截面积可迅速回复到基础值，使静脉淤滞状态迅速改善。因而，在腹腔镜手术中多次重复充气与放气有可能在某种程度上预防 DVT。

(2)药物法：在传统手术中使用肝素可以减少静脉血栓形成的发生率。然而，也有报道即便使用肝素，手术后肺栓塞的发生率仍然较高(0.7%)。腹腔镜手术后肺栓塞发生率可能高于上述数字。Beebe 等报告肝素与麦角胺合用可以成功地预防术后静脉血栓形成。肝素可以防止血块形成，麦角胺则可引起静脉收缩，减小静脉直径，从而减少对静脉壁结缔组织的刺激及血管内皮的损伤。Caprini 采取综合措施预防腹腔镜术后 DVT 的发生：术前 2 小时开始直至出院使用长统弹性袜(TED)；术中和术后早期在双腿弹性袜上使用连续气压装置(SCD)；对高危患者皮下应用小剂量肝素 10 000U/d，并调整剂量使凝血弹性描记指数维持在±2 之间，直至术后 7～30 天；术后 1 周、3 周分别进行血液检测，以调整肝素剂量。高危患者(年老、肥胖、高血压患者等)皮下注射肝素，口服丹参片，静脉滴注潘生丁等可以有效地预防腹腔镜术后 DVT 的发生。

(六)腹腔内脏器缺血

由于增高的腹内压，腹腔脏器(肝、肾、胃肠等)的血流可因机械性压迫和神经内分泌的影响而减少。气腹腹腔镜术中造成腹内脏器血流下降及功能损害的机制包括：①内脏血管机械性受压；②血管升压物质的释放；③手术体位和腔静脉受压所致的回心血量减少；④解除气腹后内脏血流再灌注；⑤氧自由基的产生和肠道细菌移位；⑥CO_2气腹使腹腔内温度下降，小血管收缩；⑦氟烷等麻醉药物对内脏血管的收缩作用。

1. 肝功能改变　肝功能发生异常的可能机制由于腹腔内压力增高，肝脏血流减少引起。腹腔镜手术术中所采用的CO_2气腹压一般维持一定水平，如腹内压在短时间内上升，供肝血流显著减少。气腹解除后，还将产生肝脏的再灌注损伤。上述肝功能改变的深层意义在于：随着腹腔镜手术适应证的拓宽，某些腹腔镜手术将更加复杂或耗时更长，在为已有肝功能损害的患者施行这类复杂的腹腔镜手术时，需要更充分地考虑手术可能对患者肝功能带来的负面影响。

2. 肾功能改变　有关气腹状态下肾功能改变的研究已有很多。在腹内压达 20.25mmHg 时，肾血流及肾小球滤过率分别仅有基础值的 21%和 23%，肾血管阻力增高 55%，肾静脉压高出腹内压 0.75～2.25mmHg。虽然腹腔镜手术气腹压通常不超过 15mmHg，但腹内压对肾功能仍有一定影响。Iwase 等人的观察结果显示，高腹内压组(12mmHg)表现出肾功能下降，而低气腹压组(3.97mmHg)则未出现肾功能的明显改变。因此腹腔镜术后出现的暂时性肾功能减退是由于长时间较高气腹压所致。

气腹时肾血流减少是影响肾功能的重要因素，其机制也是多方面的，主要包括气腹压力的影响，神经内分泌改变等。对有慢性肾功能损害、年老、合并高血压、糖尿病患者施行较复杂的腹腔镜手术时需特别注意肾功能的保护，必要时可采用无气腹腹腔镜术。

3. 肠缺血、坏死　气腹压力下内脏血流减少是常见的，然而肠缺血、坏死却非常少见。据文献报道，它主要见于上腹部腹腔镜术后。通过比较了腹腔镜患者及对照组胃黏膜 pH 值的变化，发现腹腔镜组胃黏膜 pH 值要明显低于开腹组，提示腹腔镜手术时胃壁组织有缺血、缺氧，而且术后肠坏死一般发生在术后 1 周以内，主要见于老年患者及心脏病、糖尿病和手术时间较长的患者，以动脉血栓形成较为常见，但也可发生静脉血栓形成。

主要临床表现：术后恢复过程中突发腹痛，常伴有恶心、呕吐，部分患者有腹泻，全身中毒症状明显，可很快陷入休克状态。再手术前明确诊断十分困难，病死率可高达 70%～90%。当患者术后突然出现原因不明的剧烈腹痛时，应考虑到此并发症，必要时可作血管造影。处理措施包括：应用扩血管药物和抗凝剂，有效的液体复苏和及时的剖腹手术。

因此，对高危患者，如年龄偏大、合并糖尿病（血液处于高凝状态）、高血压病等，术前给予血管扩张药物和预防性使用抗凝药物是有必要的。

4. 肾上腺出血并急性肾上腺危象　手术后肾上腺出血是一种少见而危险的并发症，由于临床表现上的非特异性，诊断往往十分困难，但只要对这种并发症有所了解，经血皮质激素水平测定和腹部 CT、MRI 检查仍可明确诊断。

术后肾上腺出血的原因与应激反应和肾上腺血管的特殊解剖有关。低血压或其他状态下（如静脉淤血，应激性激素需要量增加等）肾上腺静脉压将升高，从而引发出血。当 90% 的肾上腺皮质被破坏，即可发生肾上腺皮质功能不全。术后急性肾上腺皮质功能不全临床表现的非特异性使该并发症的诊断常常是经验依赖性的，血清皮质醇测定，CT、MRI 扫描双侧。肾上腺具有确诊意义。激素替代疗法是救治肾上腺皮质功能不全的惟一有效措施。

（七）N_2O 麻醉与腹腔内电凝所致燃爆的可能性

早期的腹腔镜曾以 N_2O 建立气腹，因电凝可能引起腹内燃爆而改用 CO_2，国外曾普遍使用 N_2O/O_2 行吸入麻醉，N_2O 具有高度的组织间弥散性，可快速进入腹腔。吸入 66%N_2O/33%O_2，麻醉 30 分钟后腹腔内 N_2O 浓度可达 47%。肠道内含有氢气（H_2）和甲烷（CH_4），最高浓度可分别达到 69% 和 56%。体外研究表明，47% 的 N_2O 可助燃 56% 的 CH_4；29% 的 N_2O 可助燃 68% 的 H_2。手术中如有肠道损伤，肠管内 H_2 和 CH_4 即逸入腹腔，在腹内 N_2O 的助燃作用下可达到燃爆的临界点，最后由电凝启动 H_2 和 CH_4 燃爆。该作者建议在腹腔镜手术时，应降低麻醉用 N_2O 浓度或完全避免使用 N_2O。目前虽未见有关 N_2O 麻醉引起腹腔内燃爆的报道，但应引起我们的警惕。

（八）腹腔内高浓度 CO 对手术室的污染

CO_2 气腹造成了腹内的缺氧环境，使用电凝电切组织时，组织的不完全氧化可产生高浓度 CO。电凝后 5 分钟，腹腔内 CO 平均浓度可达 12.32（0.89～57.14）μmoL/L，已超过 CO 浓度的允许上限 1.25μmol/L 54 倍。研究虽未发现患者血中 CO 水平升高，但术中器械转换时引起的腹内气体泄漏可造成手术室内 CO 污染，即或吸入少量 CO 也足已危及手术室内工作人员的健康。因此，手术室内应有良好的通风设备，不宜在通风不良的环境中长时间工作。

(九)体温下降

使用未加温的CO_2(普通CO_2气瓶内均为低温CO_2)充气,或腹腔内CO_2过量置换可导致患者体温下降,以婴幼儿多见。有研究对小儿腹腔镜术和开腹手术的体温变化进行了对比研究,结果发现腹腔镜术患儿体温平均下降0.69℃,而开腹手术仅下降0.47℃,虽然没有统计学意义,但提示腹腔镜术的热损失可能更多。因此对小儿腹腔镜术应在术中严密观察体温变化,注意保暖,手术室温度也不能过低。

四、腹壁并发症

与开腹手术相比,腹腔镜手术的腹壁并发症率有大幅度的下降。开腹手术的腹壁并发症要占到并发症的50%左右,而腹腔镜手术不仅发生率低,而且其程度也较轻,但腹腔镜手术也出现了一些在开腹手术中罕见的腹壁并发症。

(一)切口出血与腹壁血肿

1. 切口出血　腹壁切口出血在腹腔镜术中的发生率不高,其发生的部位有三处:①皮下组织;②肌肉组织内;③腹膜外组织。上述出血部位可以是单独的,也可以是两个以上部位同时出血。结束腹腔镜手术前仔细检查腹壁戳孔的内外两侧有无活动性出血并做好戳孔的缝合,是避免术后戳孔出血惟一有效的办法。活动性戳孔出血可采用电凝或缝扎止血,较大的动脉出血则必须用缝合止血法。腹壁肥厚个体的肌层出血较为隐蔽,可做肌层的单独缝合后再关闭皮肤、皮下。理论上讲,使用圆锥形套管锥对腹壁的损伤比有刃的菱形锥要小些,因其穿刺时是靠挤开周围组织进入腹腔的,而棱形锥则附加了对组织的切割。圆形锥的这种优点还有待更多的实践证实。

2. 腹壁血肿　腹腔镜术后腹壁血肿的发生率很低。腹壁穿刺时应尽量避开腹壁血管(如腹壁上动脉、腹壁下动脉等),如在腹腔镜强光透视下多可避免此类损伤。因为气腹及腹壁绷带使术后B超检查受限,采用CT扫描后方做出正确诊断,经物理疗法和切口引流而治愈。

(二)戳孔感染

引起腹腔镜术后切口感染的因素主要有:①因盆腔内感染性疾病行腹腔镜术时导致的切口污染;②切口局部血肿形成,继发感染;③切口异物存留,可造成感染、瘘道形成,切口长期不愈;④腹壁戳孔肿瘤种植,种植的肿瘤组织出血坏死后感染;⑤切口过小,局部组织受到套管摩擦等机械性损伤引起局部组织坏死后感染,可经久不愈;⑥切口电凝止血或电极绝缘失效等原因导致的电热损伤等,可致切口局部组织坏死而继发感染。后两项原因引起的感染几乎仅见于腹腔镜术的切口。

基于以上发生切口感染的原因,确定性的预防措施应包括:①皮肤切口应稍大于穿刺锥鞘外径,以防穿刺套管对皮肤的机械性损伤;②对盆腔内感染性病灶,结束腹腔镜手术前需彻底清理,并用含抗生素的生理盐水彻底冲洗;③缝合切口前清除其内的所有异物;④对切口出血只能点状电凝,严禁大块电灼组织,电极不应接触皮肤;⑤妥善处理腹内病灶。创面大,渗出多者应放置腹腔引流；⑥如发现腹壁肿瘤种植，在可能的情况下应尽早完全切除。

（三）腹壁坏死性筋膜炎

坏死性筋膜炎是化脓性链球菌与厌氧菌混合感染所致，可发生于各种创伤、手术或局部组织感染灶内。曾有诊断性腹腔镜术后发生腹壁坏死性筋膜炎的报道。Golshani 新近报告一典型病例：患者，女性，47 岁，因子宫肌瘤行腹腔镜辅助的子宫肌瘤切除术，术后 4 天出院。术后第 7 天，因下腹部疼痛，阴道流血和小便困难再次入院。体检无发热和腹部反跳痛，脐下皮肤发红，血性恶臭液体从脐左、右两侧戳孔流出。诊断为切口感染，但抗生素治疗无效。此后患者有发热，脉快，血压下降，表现有中毒性休克和意识模糊，下腹部压痛扩展至左腹部，左腋部。自某一戳孔以生理盐水冲洗，可从另一侧戳孔流出恶臭液体。切口分泌物细菌培养为葡萄球菌、链球菌、大肠杆菌和分解性链球菌生长。最后诊断为坏死性筋膜炎而行清创术。术中发现脐部两侧戳孔相通，但不进入腹腔，戳孔完整。皮下组织和筋膜坏死、发黑并有大量浆液、洗米水样液体。术后给予静滴青霉素 G、万古霉素、灭滴灵和营养支持，病情迅速改善。此后又 3 次清创，并用游离植皮消灭创面，第二次入院后 42 天痊愈出院。

多种细菌产生的毒素均可引起坏死性筋膜炎，尤其容易发生于肛门、会阴部手术后，常常为混合性感染。涉及阴道和结肠的手术，具有高度混合感染的危险性。在腹腔镜手术中，如电刀等损伤肠道是招致该病的因素之一，重复使用的腹腔镜器械也有发生这种情况的可能。某些病理状况和危险性因素易招致该病和增加死亡率。文献中一组 146 例患者，死亡率达 38%，合并有糖尿病的患者甚至可达 63%～71%。一组 33 例患者的死亡率相关因素分布分别为：毒品成瘾者 30%，糖尿病 21%，肥胖 18%，周围血管病 15%，营养不良 15%，偏瘫 3%。组织血流灌注不良和免疫功能下降等均可增加择期手术患者发生感染的风险。大约 10% 的坏死性筋膜炎患者没有明确的诱发因素。

坏死性筋膜炎患者的临床表现取决于感染细菌的种类、发生的部位和诱发因素。患者一般都有切口疼痛，每可见到受损区域的皮肤肿胀、发红，后期表现为水疱、红斑、皮肤坏死、有恶臭分泌物，以及发热、脉快等中毒症状。一些病例伴有蜂窝组织炎和皮下捻发音。大约 50% 的患者病变处皮肤正常，约 25% 的患者病变部位 X 线片上可见皮下积气。

成功救治患者的关键是早期诊断和积极有效的外科清创，所有的坏死组织均需彻底清除，术后静脉给予有效抗生素和营养支持。

（四）戳孔疝

一些在开腹手术中属罕见的腹腔镜手术并发症现已逐渐被人们所认识，戳孔疝即是此类少见并发症中的一个。

1. 发生率　腹壁任何部位筋膜缺损都有可能形成戳孔疝。由于腹腔镜的切口小，形成术后戳孔疝的机会也少，发生率约为 3.6/1000，且多与 10mm 以上的 Trocar 有关。戳孔疝的发生率因手术类型不同，或虽为同类手术但切口部位各异而有差别。即使是完全相同的手术背景，不同患者间的发病率也存在显著的差异。

2. 发生机制　腹腔镜术后戳孔疝发生的根本原因在于戳孔部位存在着未妥善关闭的腹

壁缺损,致使腹内容物或腹膜外脂肪疝入缺损的戳孔间隙。大于10mm的腹壁戳孔更易发生这种并发症。上腹部戳孔因有较发达的腹肌保护,戳孔易于自行闭合,发生机会相对较少;脐部和下腹部的发生率则较高。发生的原因可能如下:①患者脐周部存在的先天性缺损或因手术造成的筋膜缺损是腹腔镜术后戳孔疝发生的主要原因;②腹腔镜术后立即发生的小肠嵌顿疝,考虑为术后小肠直接嵌入腹壁筋膜缺损所致,但不排除在缝合戳孔时将肠管缝入戳孔内引起;③腹腔镜术中为顺利取出切除物而过度扩大或延长切口也是发生戳孔疝的另一主要原因。

3. 临床表现 戳孔疝的临床表现取决于疝内容物及其疝出程度,据此可将戳孔疝分为有症状型和无症状型两类。发生时间亦由术后数小时至数年不等。戳孔疝的疝内容物包括小肠、结肠、大网膜、脂肪组织等。无症状型大多仅表现为戳孔周围的皮下包块,疝内容物常为脂肪组织或大网膜。症状型戳孔疝大多表现为部分性或完全性肠梗阻。少数症状型戳孔疝的疝内容物为大网膜或脂肪组织,患者虽有临床症状,但程度较轻,仅有切口处不适感,体检可发现皮下包块,多不易回纳。嵌顿疝内容物以小肠为主,可表现为部分或完全性肠梗阻。不完全性肠梗阻常为Ritcher疝所致,体检可见戳孔周围皮下包块,不易回纳,有轻微触痛,常伴有恶心、呕吐、腹痛等症状。近期发生的戳孔疝多表现为完全性肠梗阻,上述临床症状更为严重,有典型的肠梗阻表现。腹部体检可发现切口周围皮下肿物或包块,不易回纳,腹部有明显触痛,肠鸣音正常或亢进,白细胞计数正常或稍高,X线显示肠腔胀气或有液气平面。绞窄性肠梗阻患者多有水、电解质紊乱或代谢性酸中毒。CT检查不但能了解腹壁缺损的部位、范围,而且可以判断疝内容物的性质,部分性或完全性肠梗阻,对体检时未能发现戳孔周围皮下包块的疝同样能够明确诊断,在腹腔镜术后戳孔疝的诊断中具有重要作用。肥胖患者的戳孔疝可无明显的皮下包块表现,但并不能排除戳孔疝引起的闭袢性肠梗阻。

4. 预防 对戳孔疝的预防各家意见不一,但一些大的原则已为大家所接受。比如尽量用5mm的Trocar或用带有钝性扩张器的Trocar导管,可将5mm的Trocar扩张至10mm;脐部穿刺时应采取Z形法进入腹腔;避免过分延伸戳孔以减少腹壁缺损;术毕用不吸收缝线在直视下全层间断缝合大于10mm戳孔,等等。Tsang建议在排空气腹后应摆动腹壁,避免肠管或大网膜嵌入切口内;虽然小直径穿刺锥所致的腹壁缺损较小,亦应仔细缝合。Kute认为穿刺锥鞘在拔除前应放开密封开关,使腹腔与外界相通,以免在腹内高压冲击下肠管嵌入戳孔。在拔下较大的套管锥后应紧密缝合筋膜,该步骤应在排除大部腹腔气体后在腹腔镜直视下完成,以免缝住肠管。Azurin则认为90%的戳孔疝与术前未能发现的先天性脐部或腹白线疝有关,在开放法建立气腹前可通过脐部切口用指尖触摸明确诊断。对偶然发现的脐部或腹白线疝应仔细查明疝缺损的范围,用不吸收缝线间断缝合,必要时加用补片修补。单纯“8”字缝合并不能封闭这些因穿刺或先天性缺陷引起的腹壁缺损。应该提及的是,尽管多数学者提倡在结束手术前应仔细缝合腹壁切口来尽力避免术后戳孔疝,但也有一些学者认为,单纯依靠缝合腹壁切口并不能完全预防术后戳孔疝的发生。鉴于腹腔镜术后戳孔疝的发生均是由于腹壁存在较大缺损这一现象,为减少穿刺引起的腹壁过大缺损,有人设计了一种尖部较钝的根部扩张器来代替普通穿刺锥的锐利锥心。动物实验证实,这种根部扩张器能在不减少戳孔直径的情况下,较普通穿刺锥减少50%的腹膜缺损,且内脏损伤及腹壁出血的发生率亦显著减少。考虑到腹腔镜术的腹壁戳孔较小,术者难以看到戳孔的腹内外两个层面,全层或分层缝合戳孔存在一定的困难，另有术者设计了一种简便器械，即把18～19号皮针轻轻弯成略大于90°的鱼钩状作为引线的管道，关腹时把这种鱼钩状皮针由深至浅钩出腹壁筋膜，把缝线穿入针头后自切口深面引出，同样钩出另一侧筋膜引出缝线，把热线结打在切口筋膜面，用此器械可行间断、平行褥式、“8”字缝合。

5. 治疗　如疝内容物为大网膜或脂肪组织，可暂作观察。如腹壁包块逐渐增大，症状进行性加重，应行剖腹探查术，将疝内容物回纳腹腔或切除，逐层缝合腹壁缺损。亦可在腹腔镜直视下将大网膜回纳腹腔，用不吸收线缝合，逐个修复腹壁筋膜缺损。如疝内容物为小肠，且有不完全性肠梗阻症状，可暂行胃肠减压，待病情好转后再行手术；如经1～2天观察仍无好转，则需急诊手术。此类患者的手术一般仍可在腹腔镜下完成。关于用腹腔镜术治疗戳孔疝时的戳孔部位，通常主张通过原套管针穿刺点进行穿刺，如此可不增加腹壁瘢痕，术后恢复迅速。笔者认为此法极易损伤已粘连于原腹壁穿刺点的肠管，较安全的方法是重新选择穿刺点进行穿刺。不能排除绞窄性肠梗阻者应行急诊剖腹探查，手术原则同一般的绞窄性疝处理。

五、血管损伤

腹腔镜术中的血管损伤是指腹壁穿刺和实施手术时，因操作失误、器械使用不当或解剖不清等技术性因素而造成的腹内较大血管损伤。这种血管损伤不仅是术中即刻开腹及术后再开腹的重要原因，也是术中损伤腹腔内其他重要脏器的常见诱因(匆忙止血时损伤胆管、肠管等)，其后果往往是极其严重的。各种类型的腹腔镜手术中均可能发生血管损伤。

(一)发生率

腹腔镜术中大血管损伤的发生率各家结果差别很大，通常在0.1%左右。Salille在3591例腹腔镜手术中统计到腹膜后大血管损伤4例(0.1%)，分别为腹主动脉(2例)、右髂总动脉(1例)和肠系膜上动脉(1例)损伤。Savad的一组2589例LC中有3例大血管损伤(0.11%)，其中1例为门静脉，另2例分别为腹主动脉和下腔静脉。还收集了文献上11 222例各类腹腔镜疝修补术中的大血管损伤共15例(0.13%)。邓绍庆综合了国内的38 734例腹腔镜手术，共发生大血管损伤18例，发生率为0.05%，似较国外统计的结果为低。

腹膜后大血管损伤大都得以在术中确诊，少数可迟至术后因重度失血性休克方被发现。发生这种情况的原因可能是高的气腹压及头高足低位减少了腹腔血管的血流量，术中出血较少或仅形成较小血肿；术后由于腹内压下降，血管内压力升高或血肿破裂，最终引起失血性休克。

腹腔镜术中血管损伤的发生率与术者的经验有显著的相关性。需要指出的是，即便是有经验的术者，也可能因盲目自信而造成腹膜后大血管损伤。具有“保护性装置”的穿刺锥同样可在暴力作用下损伤腹膜后大血管。

(二)损伤血管的分布

根据腹腔镜术中损伤血管的部位，大致可分为以下3类：

1. 腹膜后大血管　最常受损的腹膜后血管为右髂总动脉，其次为腹主动脉及下腔静脉。

腹主动脉的解剖位置中线稍偏左，右髂总动脉通过中线后再进入盆腔。左侧髂总动脉位于乙状结肠的下方，故较少受损。腹膜后血管损伤为严重的并发症，一旦损伤出血凶险有生命危险。气针引起的血管损伤可用抽吸试验证实，一旦诊断应将气针留置于血管内，立即开腹修补。留置气针的目的一方面可作为指示，手术时易找到出血部位；另一方面亦有减少损伤处出血的作用。进入腹腔后立即于肾动脉下方压迫腹主动脉，并由血管外科医生修补。如腹腔内无明显出血，应注意腹膜后血肿的可能。Trocar 引起的血管损伤通常更为严重。仰卧时，腹主动脉的位置高低有不同。其下端可从脐部上下 2～3cm 不等。头低脚高位时，腹主动脉位置上移，使髂总动脉及其分支更靠近脐部，肥胖患者脐部与主动脉的距离缩短更为明显。气针及腹腔镜 Trocar 进入腹腔时患者应平卧，穿刺方向应朝向骶骨上方。辅助 Trocar 穿刺时方向应对着子宫底部，不可对着髂骨或侧盆壁。脐部无皮下组织，因此不论患者胖瘦其厚度仅为几厘米，切开脐部皮肤时，手术刀亦可损伤主动脉，因此应提起腹壁方可切开皮肤。术后如患者很快出现循环衰竭，应考虑腹腔内出血的可能。腹膜后大血管的损伤主要与闭合式穿刺有关，开放式或直视下穿刺法损伤机会少。虽然这类大血管损伤的发生率较低，但死亡率很高，大都是因为腹壁穿刺时用力过猛所致。

2. 腹壁、肠系膜和网膜血管等　腹壁血管损伤腹壁血管包括腹壁浅动脉、腹壁上动静脉、腹壁下动静脉。腹壁上动脉为乳内动脉的分支，腹壁下动脉为髂外动脉的分支。辅助 Trocar 穿刺有损伤这些血管的可能。由于辅助 Trocar 穿刺并非盲目性，而是在腹腔镜的窥视下进行，通过腹腔的照明可看到腹壁血管，因而可避免损伤但有时腹壁血管显示不清，如腹壁薄的患者。这时可通过解剖标志确定血管的位置。如腹壁下动脉的走行是从髂外动脉至股管(圆韧带进入腹壁处)。穿刺时避开这些部位。应注意穿刺位置靠近侧腹时，有可能损伤髂外血管。术中发现腹壁血管撕裂，可采取腹壁全层缝合法止血。缝合位置应包括 Trocar 穿刺处上下 1～2cm 处。有时也可用双极电凝止血。或用 12 号 Folley 导尿管自 5mmTrocar 处穿刺处插入腹腔，气囊内注入 5～10ml 盐水，外拉 Folley 尿管使气囊压迫于腹壁以期止血。直径大的 Trocar 引起损伤的机会多。

3. 手术分离区血管。

(三)原因及处理

暴力穿刺是损伤腹膜后大血管的主要原因，但同样可以发生在手术操作过程中。Nezhat 报告 8 例，其中下腔静脉、右髂外动脉各 2 例；左髂外动脉、右髂外静脉、腹壁上动脉和肠系膜下动脉各 1 例。Deziel 分析了 77 604 例腹腔镜术中血管损伤的原因，将其归纳为两大类：

1. 盲视下操作损伤　气腹针或穿刺锥穿刺时用力过猛或术中暴力显露手术野时损伤血管。此类损伤的特点是：

(1)主要为腹膜后大血管，如腹主动脉，下腔静脉，髂内、外动静脉，门静脉等，其特点是出血量大，速度快，术中很快陷入失血性休克状态，抢救不力时很快导致患者死亡。也可因术中大血管损伤而误为气体栓塞，造成诊治延误，以致酿成重度失血性休克、急性肾衰竭、ARDS 综合征等。

(2)损伤出血在视野之外，如肠系膜血管、网膜血管出血，一般为助手操作粗暴引起。

2. 直视下操作损伤　造成手术分离区血管及其分支损伤的主要原因有：①手术部位严重粘连，脂肪堆积，组织充血水肿等导致局部解剖层次不清，误分、误切血管；②手术区域动脉及其分支走行变异，只处理了其中的某一分支，而遗漏其他主要分支；③显露、牵拉手术区血管时用力过猛或使用电钩不当，撕裂或撕断血管；④将血管误为纤维索带切断。此类损伤的特点是发生频率很高，出血量虽不很多，但可使手术野模糊不清，在止血过程中容易造成输尿管、肠管损伤等继发性并发症。

在实际的腹腔镜术中，当麻醉医师报告患者出现“心脏问题”或血压不明原因骤降时，即使当时的术野内无大的出血灶，术者也应考虑到大血管损伤的可能。紧急处置措施包括：①立即停止注气，使腹内压降至 8mmHg 左右；②腹腔镜作腹内 360°扫描，搜寻腹内有无活动性出血灶或腹膜后血肿；③高度怀疑腹膜后大血管损伤时，应立即剖腹，任何的犹豫或“观察”的结果都将是严重的。

腹腔镜术中一旦发生镜下难以控制的血管损伤时均应即刻剖腹。在有条件的单位最好请血管外科医师协助处理。不引起靶器官血供或回流障碍的血管可行结扎，如胆囊动脉、网膜血管、腰静脉等均可行结扎处理。如果是穿刺针或穿刺锥鞘引起的大血管损伤，如腹主动脉、髂外动脉、下腔静脉、门静脉主干、肠系膜上动脉等则应行相应的修补术，直至行自体或人造血管置换术。

（四）血管损伤的后果

1. 腹膜后大血管损伤和术后出血是导致患者死亡的重要原因。腹膜后大血管损伤常引起严重失血性休克，一般可于术中确认，需立即开腹止血。但少数病例可迟至术后方得以确诊。肝门部及网膜、肠系膜、腹壁血管损伤，虽几率较高，出血较为缓慢，但出血可使术野不清，止血时易损伤出血灶邻近的组织器官。术后早期应注意观察有无内出血的临床表现，定时监测生命体征。

2. 中转开腹使患者丧失了本可享有的微创好处。

3. 术后再手术，增加了患者的痛苦和腹腔内感染的机会。

（五）血管损伤的预防

1. 注意腹腔镜医师的培训　腹腔镜手术与开腹手术的手术学原则虽然一致，但在手术环境和手术操作上有很大区别。腹腔镜手术对术者有着更高的手术技能要求。腹腔镜术中的血管损伤，大多发生于开展该手术的初期，多见于经验不足的医师。因此，术者必须熟悉腹腔镜术野下的血管解剖学并具备熟练的器械操作技巧，这些只有通过培训来解决。不可否认，虽有丰富的腹腔镜手术经验，仍然可能发生大血管损伤。

2. 术前做好手术难度的预测。

3. 避免暴力穿刺　戳孔穿刺点的皮肤切口要略大于穿刺锥的周径，以防为克服穿刺时的皮肤阻力而下意识地使用暴力。穿刺时先要提起两侧腹壁，手腕旋转用力，防止用力过猛；除第一戳孔外，其余的穿刺均需在腹腔镜直视下完成。穿刺腹壁遇有“嵌闭”感时应特别小心，必要时可采用开放法置入套管。

4. 熟悉手术器械性能和正确的使用方法　血管损伤常与器械穿刺、牵拉时的撕扯、施夹不牢固、钛夹脱落或夹闭不全、分支血管电凝后的再出血等有关，正确使用手术器械对预防血管损伤十分重要。对腹腔内任何器官和组织的牵拉都应十分轻柔，“安全穿刺锥”并不能避免穿刺损伤。

5. 掌握腹腔镜下血管解剖的特点　注意腹腔镜下血管解剖的细微变异，准确地将其与纤维带进行辨别，防止误伤。

6. 手术结束前全面检查手术创面　尤其不能忽视对戳孔处的检查。对有凝血功能障碍的患者，尚需特别注意创面渗血的处理。如果术中止血不十分满意，应置腹腔引流管以便术后观察，同时应严密监测生命体征。

7. 防止并发症的发生　一旦发生血管损伤，术者要沉着、冷静，辨清局部解剖关系，充分显露出血部位后再做相应处理，不可盲目电凝或上夹。局部解剖关系不清，手术野被积血掩盖或出血汹涌，应适时中转，避免止血时造成腹腔内脏损伤。

六、内脏损伤

内脏损伤主要为肠管及大网膜的损伤，辅助 Trocar 有时可引起膀胱的损伤。正常位置无粘连肠管的损伤，发生机制与腹膜后大血管损伤一样；如肠管粘连于前腹壁引起损伤，如果粘连在脐周，则损伤很难避免。即使开放式腹腔镜亦不能避免这类损伤的发生。但闭合式腹腔镜引起肠管损伤有时易忽略，术后出现肠坏死、腹膜炎甚至败血症等严重并发症，而开放式腹腔镜造成的损伤较易及时发现并处理。

(一)发生率

腹腔镜术中内脏损伤的确切发生率尚不清楚，各组之间差异很大，几个大系列的结果在0.1%～0.5%，受损器官大多为空腔脏器，少数为实质性器官。其机制除与手术技术，包括缺乏经验、器械太钝或腹部筋膜过于强劲致用力过猛相关外，腹腔内粘连为重要的相关因素。Audebert 报道即使无腹部手术史，腹腔内的粘连发生率也可达 8/1000，其中严重粘连为 4/1000；有腹部手术史者，粘连的发生率明显升高，其中腹腔镜手术、腹部横切口手术及腹部纵切口手术后腹腔内粘连的发生率分别为 14/1000、214/1000 及 531/1000，其中重度粘连分别占 7/1000、69/1000 及 253/1000。腹部手术史特别是纵切口手术明显增加腹腔内粘连特别是肠道粘连的机会。文献报道，有腹部手术史者脐部肠管粘连为 3%～5%，因此选择穿刺方法时应考虑这一点。

(二)损伤内脏的分布

一般可分为两大类：①空腔器官损伤，如肠管、胃、输尿管和膀胱等，此类损伤占腹腔镜术中内脏损伤的绝大多数；②实质性器官损伤，如肝、妊娠子宫、肾、脾等，膈肌受损也归入实质性器官损伤。

（三）原因

1. 穿刺造成损伤　原因包括：①腹壁戳孔切口过小，穿刺时为克服皮肤阻力，用力过猛；②按通常“正确”的方法穿刺而损伤了肿大或下垂的脏器；③有腹部手术史，原发或继发性腹膜炎、结核性腹膜炎史。腹部外伤史的患者腹内存在广泛粘连，粘连的空腔脏器移动性差，易招致损伤；④胃肠道严重胀气。面罩给氧或气管导管误入食管后，极度膨胀的胃可抵达脐部，造成损伤。

2. 有真性注气困难时仍行套管锥穿刺　以 Veress 针行闭合法建立气腹时未能判断出已有的真性充气困难，继续行第一戳孔套管锥穿刺，最终引起腹内脏器损伤。

3. 手术器械使用不当　如牵引钳牵拉过度而撕裂肝脏、胃十二指肠壁、肠系膜；术中电热切割工具误通电、混淆通电与非通电手术器械或操作时眼手足配合不佳使电热切割工具误接触邻近器官致肠管受电热损伤。Wherry 发现肠损伤的 65.52%是在最初器械插入腹腔时发生，其中主要为气腹针与套管锥穿刺损伤所致；27.58%发生在解剖分离过程中；6.89%是由于电凝电切所致。

4. 手术器械的内在危险因素　激光束分离组织时容易造成副损伤，现已弃用。单极高频电刀也可因绝缘失效、电容连结、直接连结和密闭体腔内“趋肤效应”等问题造成腹内脏器损伤。新近面市的腹腔镜专用超声刀是一种安全高效的切割工具，且无雾化现象，使用起来很方便。

5. 未把握好中转开腹手术指征与时机　与开腹手术相比，腹腔镜手术某些固有的局限性常常会随着手术的复杂和术者经验的欠缺而变得非常明显，此时果断而及时的中转开腹往往是保证手术安全和质量的最重要手段。那些经历过严重手术并发症的术者常有这样的体会：某些情况下是否中转开腹，已成为决定手术成功或失败的分水岭。陈训如认为，腹腔镜手术中转开腹的指证应是低标准的，中转手术的时机应是术者犹豫不决之时。开展腹腔镜手术的初期，中转手术率为 3%～5%。当技术熟练之后，即使适应证有所放宽，但中转手术率也应在 2%～3%才显得较为合理。

（四）内脏损伤的特点与处理

腹腔镜术中的内脏损伤，依其损伤的具体器官和确诊时限的不同，处理方法也是各异的。

1. 实质性器官损伤　如为气腹针致伤，因损伤范围小，常无严重的出血性休克表现，一般不须特殊处理。如为穿刺锥损伤，且术中未及时发现，术后患者常发生失血性休克，确诊后应在抗休克同时行剖腹止血。膈肌损伤常发生于小儿或因电钩使用不当所致，患者术后可出现气短、呼吸困难，胸片有血气胸表现。如量不多，可采用穿刺抽吸治疗；效果不佳者需置胸腔闭式引流管。术中发现的膈肌损伤，如穿孔很小，可结束手术而于术后严密观察。对较大的穿孔，须行腹腔镜下或剖腹行穿孔修补术。

2. 空腔器官损伤　对术中已发现的损伤，技术熟练的术者可行腹腔镜下修补术；否则，应开腹完成相应修补手术。腹腔镜术中漏诊的空腔脏器穿孔，其术后临床表现有以下两种类型：①术中遗漏已有的空腔脏器穿孔，术后早期即有典型腹膜炎的症状体征，但临床上延误诊断的例子仍比比皆是。最常见的误诊原因是医师将术后患者的主诉归咎于“耐受力太差”;②电热损伤或激光束引起的空腔脏器组织发生凝固性坏死、脱落和延迟性穿孔。此类损伤的自然病程特点是术后患者有一短暂的平稳恢复期(3~5天),常能下床活动和进食,继之突然出现典型的继发性腹膜炎表现。依据临床表现诊断并不困难。

术后确诊的空腔器官损伤,须根据受损器官的特点有区别地进行修复。胃、空回肠的损伤可一期修补,结肠破损则根据损伤后至确诊的时间长短,腹腔感染和全身病情的严重程度等决定行一期修复或造口术。彻底地冲洗腹腔和恰当的腹腔引流,联合应用抗生素,纠正休克、水电解质紊乱和酸碱失衡均属必要。需特别提及的是十二指肠损伤。腹腔镜术中十二指肠损伤具有病情隐匿,死亡率高的特点。

(五)预防

1. 术前准备 术前肝脾区触、叩诊可了解肝脾下界位置的高低,对肝脾下界位置较低的患者第一戳孔位置也应相应下移。术前排空膀胱,置胃管以便术中抽空胃、十二指肠内容物,减少损伤胃、十二指肠和膀胱的机会。术前忌食牛奶、豆类制品等产气食物,减少肠胀气。术晨灌肠以排空结肠内的粪便和积气,既有助于手术野的显露,又可减少损伤结肠的机会。

2. 术前、术中对腹腔内粘连范围和程度的判断 病史中有长期反复发作的腹痛史、原发性或继发性腹膜炎史、结核性腹膜炎史和盆腹部手术史者,腹腔内常有不同程度的致密粘连存在。术前可通过B超来间接判断腹前壁与内脏间是否有粘连存在,在部分病例可判断出粘连的性质。建立气腹时,有上腹部手术史者应远离原切口5.0cm行第一穿刺,如腹肌松弛,手法得当,但注气仍困难则说明腹腔内有广泛粘连,属真性注气困难,应终止腹腔镜手术。有时腹内虽有粘连,但调整气腹针位置后仍能顺利注气,表明腹内粘连并不严重,但术者需把握气腹针的方向和深度。

3. 忌用暴力穿刺 各穿刺孔的皮肤切口要略大于穿刺锥的外径。穿刺时,提起两侧腹壁,右手腕旋转用力进锥,不可使用暴力。穿刺鞘进入腹腔时常有两次突破感,获第二突破感后先将穿刺锥芯退出,再将穿刺鞘推入腹腔内3~5cm即可。有时套管锥入腹已有相当深度仍无明确的两次落空感,可接上气腹导管,以试行注气判断穿刺是否正确,不可为了寻找两次落空感而一味往腹腔深部穿刺。“安全锥鞘”并不一定安全。在穿刺时若获“嵌闭”感,应特别警惕发生副损伤。

4. 掌握腹腔镜手术基本功 在清晰的手术野内直视下操作,协调的眼手足配合及得心应手的手术器械操控能力是防止器官损伤的基本前提。在LC手术时,尤应注意十二指肠和横结肠的上壁有无损伤。

5. 把握好中转手术指征和时机 当术中发现粘连严重,解剖关系不清或有镜下难以控制的腹腔内出血时,应及时中转手术。

6. 了解器械性能并掌握正确使用方法 高频电流的“趋肤效应”可产生远隔部位的组织损伤。因此,在切断粘连带和其他组织时,应保持被切组织与被保护组织间有一定的张力,并紧靠被切组织电切。激光刀费用昂贵,操作复杂,并易发生副损伤,不宜采用。在有条件的单位可采用双极电刀、氩气刀或超声刀等。

7. 结束手术前彻底检查盆腹腔　结束腹腔镜手术时，应特别注意检查相应的手术区内有无可疑的肠液、粪便漏出。对虽未穿孔但已呈灰白色的小片状胃肠壁组织应作浆肌层缝合，以防延迟性空腔脏器穿孔。对疑有空腔脏器损伤者可经鼻胃管注入亚甲蓝观察，并在结束手术前置腹腔引流管以便术后观察。

8. 结束手术时的注意事项　结束手术时应在直视下先将操作孔器械退出，最后再退出腹腔镜，打开腹腔镜套管排气孔，排出腹腔内积气，但勿用力压迫腹壁，否则将增加戳孔疝形成的机会。拔除最后的腹腔镜套管后提起两侧腹壁并作抖动动作，以利于可能已进入戳孔的内脏(如肠管)和大网膜落下，减少戳孔疝的发生机会。

七、腹腔镜技术与肿瘤转移

腹腔镜技术在腹部肿瘤的诊治中存在着几个悬而未决的问题，即腹腔镜下治疗性肿瘤切除的彻底性问题，荷瘤标本经戳孔取出时瘤细胞在戳孔处的种植(portsite tumor recurrence，PSR)问题，以及肿瘤细胞的血行播散问题等。

(一)发生率

腹腔镜技术已广泛用于恶性肿瘤的手术治疗及分期诊断，由此也带来了戳孔处肿瘤细胞种植的问题。对这一现象的最初解释为，被肿瘤细胞沾染的器械反复出入戳孔道及对病灶组织的处理不当等原因所致。目前，人们逐渐注意到气腹及不同气腹介质对肿瘤转移的影响。研究者在各种肿瘤动物模型上进行了不同气腹介质的对比性研究，以及气腹或非气腹腹腔镜与开腹条件下的对照研究。

1. 不同气腹介质对肿瘤浸润转移的影响　在若干动物实验中发现：CO_2 气腹对肿瘤细胞的生长和转移有促进作用，He、N_2O、空气气腹对肿瘤生长及转移的影响则要小得多。有作者甚至发现 He 气腹有一定的抑制肿瘤生长作用。气腹对肿瘤血行转移的影响尚有争议，一些研究认为无影响或影响较小。目前尚无临床方面的有关报道。

2. 气腹、非气腹腹腔镜术及开腹手术对肿瘤浸润生长、转移的影响　现有的一些资料表明，无气腹腹腔镜技术时的 PSR 发生率较气腹腹腔镜条件下要低。但是否与气腹引起的腹内压升高有关，则有待进一步观察。相关的临床前瞻性对比研究亦未见报道。

腹腔镜技术以其显著的优点得到越来越广泛应用的同时，对术中、术后肿瘤浸润生长及转移的影响与开腹手术相比有无优越性也逐渐受到关注。Bouvry 等在大鼠腹腔内注射 cc-531 肿瘤细胞后，分别行单纯麻醉(对照组)、开腹和腹腔镜小肠切除术，观察体重、瘤灶生长数目及重量改变。结果提示，开腹小肠切除组体重下降较腹腔镜手术组明显($P=0.036$)，对照组体重下降不明显，说明腹腔镜手术创伤小于开腹手术；体重改变与肿瘤转移灶发生率并不同步，因而机体代谢对 PSR 的发生影响不大。皮下组织、腹膜、肠吻合口处肿瘤转移灶发生率及重量分析，腹腔镜手术组均少于开腹手术组(P 值分别为 0.005、0.001、0.021)而高于对照组($P=0.022$)。作者的另一实验采用了同一动物模型，分别行开腹术、CO_2 气腹及非气腹腹腔镜检查术，6 周后取戳孔处或切口处肿瘤转移灶定量分析。标本取出的戳孔处肿瘤转移生长较其他戳孔明显，开腹组切 E1 肿瘤种植生长较 CO_2 气腹组明显，非气腹组发生最少($P<$

0.01)。提示肿瘤组织与正常组织的直接接触提高了 PSR 的发生率，非气腹较 CO_2 气腹及开腹手术 PSR 的发生率低。

由此看来，同时具有开腹和腹腔镜手术适应证的肿瘤疾病，在诊治技术选用方面，非气腹腹腔镜技术优于气腹腹腔镜技术，二者均较开腹手术为佳。在气腹介质的选用方面，仅从减少术后肿瘤转移的角度出发，He 要优于其他类型气体，而 CO_2、空气、N_2O 间的取舍尚有争议。

(二)对肿瘤生长、转移产生影响的可能机制

1. 物理因素 Martinez 等认为，器械的沾染、长时间的手术操作、气流的作用均可使肿瘤细胞脱转移，切除肿瘤时有出现血行扩散的可能。Pezet 等发现留置腹腔引流管处发生 PSR，这种情形也常见于传统手术。腹腔镜手术中将荷瘤组织自创口强行取出，也是 PSR 的内在机制之一。Lee 采用 C-26 结肠腺癌细胞建立脾脏肿瘤模型，在腹腔镜脾切除术中加或不加做 CO_2 气腹下挤压及非气腹对照。结果提示对肿瘤挤压是 PSR 发生的重要原因，不熟练的腹腔镜技术可增加 PSR 的发生率。Hewett 等对腹内注射结肠癌细胞的猪行腹腔镜手术后发现，除了操作器械的反复出入沾染切口外，术中电凝、电切及生理盐水冲洗产生的烟雾和水蒸气气流也促进了肿瘤细胞的扩散和种植。Whelan 等的体外试验显示，CO_2 充气产生的气流能使固态的 C-26 结肠癌细胞团气雾化，但对存在于液态培养基中或溶于生理盐水中的结肠癌细胞团，不会产生类似的作用。活体内肿瘤细胞有无因气雾化而发生广泛的播散尚待证实。

2. 肿瘤细胞增殖能力的改变及细胞数量的影响 Jacobi 的实验证明充入 CO_2 气体改变了癌细胞内外的 H^+ 浓度，并将需氧代谢转变为厌氧代谢从而处于酸中毒状态，有利于激活与细胞有丝分裂相关的酶类。此外，注入 CO_2 后肿瘤细胞内辅酶Ⅰ/辅酶Ⅱ的比值下降，保护瘤细胞不受氧自由基的损害。Wu 等以不同数量(1.6×10^5 或 3.2×10^5)的 GW-39 人体结肠癌细胞系建立仓鼠腹腔肿瘤模型，以 CO_2 气腹与无气腹对比，结果发现注射量为 3.2×10^5 的仓鼠的 PSR 发生率，在 CO_2 气腹组较无气腹组为高；而注射量为 1.6×10^5 的仓鼠，其 PSR 发生率两组间无统计学差异，可见肿瘤细胞数量也是影响 PSR 发生率的重要因素。

3. 宿主免疫功能的改变 气腹腹腔镜术对免疫功能的影响已有较多报道，Evrard 等证明气腹后第 1 天外周血淋巴细胞绝对计数及 T_3、T_4 分类计数下降，第 2 天恢复原值，细胞因子 IL-1p、IL-6 和 TNF-α 等于气腹术后亦有下降，尤其是 IL-6 在术后 2 天持续下降。上述细胞因子形成的网络作用，可从 4 个方面抑制肿瘤细胞生长：①直接杀伤肿瘤细胞；②抑制肿瘤区血管生成；③细胞因子间相互免疫增强作用；④上调 MHC，有利于抗原呈提。Yoshida 和 Gutt 的研究也分别证明 CO_2 气腹比空气气腹或无气腹状态有更强的免疫下调作用。可以认为免疫功能下调不是套孔处肿瘤细胞种植转移的原发因素，对促进了脱落瘤细胞在正常组织的种植生长，但此观点亦有争议。

(三)临床意义

腹腔镜外科现已成为肿瘤诊治的重要手段，而随之产生的并发症特别是戳孔处肿瘤种植转移，也越来越受到临床医师的重视，一些相应的预防措施也应运而生。在技术方面，倡导非气腹技术的使用，必须建立气腹时使用 He 较其他气体类型为优。作为术者，应尽量以熟练的

操作技术来减少气腹持续时间，并避免对肿瘤组织不必要的挤压。病灶应从足够大的切口取出，并使用保护袋避免与正常组织直接接触，从而减少 PSR 的发生。药物预防方面，Jacobi 等证明肝素、Taurolidine 能减少基质肿瘤浸润生长，因而可用于创伤组织局部清洗。也有报道认为切口局部用 5-FU 冲洗可减少局部肿瘤种植。Iwanaka 发现腹腔内或静脉注射环磷酰胺可降低 PSR 的发生及腹膜种植。上述 4 种药物的使用可作为临床上预防 PSR 的易行措施。

八、腹腔镜术后肠梗阻

腹腔镜术后肠梗阻在临床上比较少见，就其种类和临床表现而言，与开腹手术后的肠梗阻无大的区别，但在形成肠梗阻的原因上则有些不同(如戳孔疝)。腹腔镜术后肠梗阻具有以下特点：

1. 戳孔疝　常为 Ritcher 疝，其特点是早期诊断比较困难，易发生肠壁坏死。有关戳孔疝的内容参见本章第四节。

2. 经腹腔腹膜外疝修补术后发生的肠梗阻　常有大段小肠袢经关闭不严的腹膜裂孔疝入腹膜外间隙，形成嵌顿性肠梗阻，诊断延误的后果往往是大段的肠坏死及继发的严重全身中毒症状。

3. 上腹部腹腔镜术后的粘连性肠梗阻　甚为少见，术中腹腔污染继发的炎症后纤维修复可能为主要原因。所有经腹腔的疝修补术式均可能发生这类并发症。

4. 术中遗漏胃肠道的恶性病变　这主要见于结、直肠癌，此类患者未出院或出院后再入院常表现为结肠梗阻。

5. 血管栓塞性肠梗阻　虽发生率不高，但后果严重。

九、腹腔内化脓性感染

任何一种腹腔镜手术都有发生腹腔内感染的可能性，放置腹腔引流管有助于引出腹内积血、积液和胆汁，减少腹腔内感染的机会，并可作为观察术后有无出血、胆瘘、脏器损伤的窗口。如未彻底清洗腹腔并取净手术切除标本，腹腔易发生感染，其临床征象呈多样性，除感染症状外，部分患者可出现腹部、腰部包块，长期不愈的窦道，肠梗阻症状等。因此，术中腹腔有污染时彻底冲洗腹腔，取净结石，放置引流是非常必要的。放置腹腔内引流管的指征宜宽不宜严。

十、遗留需手术处理的腹腔内外科病变

开腹或腹腔镜手术都有遗漏腹腔内需手术处理病变的可能性。腹腔镜术中由于“触觉丧失”效应和术野视觉盲区(实质器官内、肠腔内、腹膜后等)的存在，这种可能性必然增加。有关腹腔镜术遗漏腹内需外科处理病变的报告日见增多，其发生率为 0.05%～1.0%。但是对“腹腔镜术中遗漏腹腔恶性肿瘤”的定性上应持慎重态度，初始腹腔镜手术与遗漏肿瘤的再诊断之间要有一个适当的时间跨度，不能把腹腔镜术数年后发现的恶性肿瘤归于此类。肿瘤种类、肿瘤体积倍增时间、肿瘤细胞的分化程度等可作为鉴别遗漏肿瘤与再生肿瘤的参考指标。如胰腺癌潜伏期平均约 3 个月，出现症状到未经治疗死亡的平均生存期约 7 个月，整个自然病程约为 10 个月，如果在腹腔镜术后 10 个月以内发现肿瘤则为术中遗漏，否则应视为腹腔镜术后再

生瘤。肝癌也是这个时间跨度，胃癌和结肠癌时间应稍长，大约为 1 年。有的学者将腹腔镜手术 2 年以后发现的肿瘤仍归为遗漏肿瘤，显然是不妥的。

为预防上述并发症的发生，每位腹腔镜外科医师应做到：

1. 术前详细收集病史，细致全身物理检查，合理安排实验室及影像学检查，对全面的术前诊断之意义是众所周知的。需强调的是，由于腹腔镜手术存在的"触觉丧失效应"，使腹腔内与术前诊断病灶共存的病变较开腹手术更容易被术者遗漏，因而术前的全面诊断在腹腔镜手术中具有更大的价值。

2. 在任何确定性的腹腔镜手术中，全面而细致的腹腔内探查都应成为该手术不可缺少的一部分，切忌将检查范围局限在术前诊断的病变区域。

3. 在有条件的单位，应用腹腔镜术中 B 超可检查出位置深在的病灶，如子宫、卵巢、肝、脾、胰腺、胃肠道腔内的肿瘤等。

4. 当术中发现除预完成手术以外的其他腹内异常情况时，应降低中转手术标准，彻底探查腹腔。

十一、传染性疾病的预防

手术可致某些血源性传播的传染性疾病，如肝炎、艾滋病等在医患之间及患者之间传播。这方面的问题近来已引起人们的重视。

(一)传染性肝炎

预防重点是术前检出肝炎患者，加强器械和敷料的消毒处理，防止术中医务人员皮肤损伤。笔者所在医院采用严格的隔离与术终消毒措施，至今未发现由于腹腔镜手术招致的肝炎在患者之间和医患之间的传播。主要措施包括：

1. 所有患者术前常规检测乙型肝炎两对半项目，将已确诊为肝炎的受术者安排在连台手术的最后。

2. 尽量采用一次性用品。

3. 手术结束后，重复性使用器械先用 0.5%"84"消毒液浸泡 10 分钟或稀释 5 倍的诗乐灭菌王液浸泡 10 分钟后，再用清水冲洗干净，如此可达到杀灭乙型肝炎病毒的目的。

4. 手术中严格防止医务人员手部皮肤破损。

(二)艾滋病

近年来，艾滋病病毒(HIV)携带者和艾滋病(AIDS)患者的数量在我国正以惊人的速度迅速增长。由于艾滋病在目前尚属不治之症，一旦在手术中发生传染，其后果是灾难性的。值得庆幸的是，就手术室这一特定的环境而言，血行播散是惟一的传染途径。

许多化学物质都可以使 HIV 迅速灭活，如乙醚、丙酮、2%次尿酸钠、40mmol/L 的 NaOH、漂白粉、75%酒精等。能有效杀灭乙型肝炎病毒的消毒剂对 HIV 也都有良好的灭活作用，但 HIV 对紫外线并不敏感。

由于某些医务人员对 AIDS 和 HIV 认识不足，自我防护意识淡漠，使得职业性 HIV 感染成为可能。据报道，在美国1991—1993年发现的30万例AIDS患者中，已有20万例死亡，其中6%是医务工作者。资料显示，与职业有关的感染途径中，主要危险是针刺损伤(占80%)，而通过黏膜或非完整性皮肤接触感染的仅占10%。

医务人员在工作中应在保护患者的同时注意自身防护，主要方法如下：

1. 应当让感染者和患者单独使用自己的卫生间，其所用的尿壶、便盆、卫生纸等不能作为一般垃圾处理。

2. 防止被患者用过的针头等器械刺伤。

3. 避免直接接触患者的血液和体液，可戴手套，穿隔离衣等，当体液或血液有喷溅可能时还应戴防护眼镜。

4. 操作污染物品时，更应避免从刺破伤口直接感染。

5. 偶尔被血液或其他体液污染就立即彻底清洗和消毒。

6. 对吸毒者作任何手术，包括腹腔镜手术，在术前应常规检测HIV，一旦发现为阳性结果，应按前述的乙型肝炎患者消毒、处理被患者接触过的一切物品。

7. 术者术中戴防护眼镜，术中放气腹气过程中，采用气体收集袋或湿棉垫等放在腹壁戳孔处以滤过被气体污染过的病毒等。

第八节　腹腔镜在妇科临床上的应用

腹腔镜系统是一种集国内外先进的内镜技术和图像显示技术于一身的先进医疗设备，广泛应用于内科、外科、妇科等临床诊断和各种微创伤手术治疗中，适用于多种妇科疾病的检查和诊治。腹腔镜可以使妇产科医师获取精确诊断的同时，在镜下进行相应妇科疾病的对症治疗，从而避免了盲目的开腹手术；医生通过电视屏幕所显示的患者器官不同角度的图像，对患者的病情进行判断，同时可利用激光、电刀切剖等特殊器械对一些疾病有效治疗。

随着现代高科技的发展，仪器和器械不断改进，内镜技术不断进步，目前欧美国家妇科腹腔镜手术已成为一种常用手段，占其手术量的70%～80%，在妇科腹腔镜手术的发展源地法国莱芒-费朗医院达到95%。据专家预测，到2020年，所有的妇科手术都能在腹腔镜下完成。

一、腹腔镜手术的优越性和局限性

(一)腹腔镜手术的优越性

1. 体壁神经和肌肉免遭切断　腹部外科传统的开放手术切口多数不可避免地要伤及体壁神经、撕开或离断腹壁肌肉，而内镜手术因其戳口微小且分散则一般不会伤及体壁神经，肌肉损伤也微乎其微。最近新兴的微型内镜手术器械更使戳口缩小至2～3mm，所以，此种手术的切口并发症大为减少甚至得以消除，如在开腹胆囊切除术后发生率10%的切口裂开得以避免，切口积液、积血、感染等并发症显著减少，而且即使发生也易于处理，不会造成严重后遗症，如切口疝。另外，切口疼痛轻微，一般也没有因体壁神经切断遗留的切口周围麻木不适。上述切口方面的优点在于，越是肥胖的患者越是突出。

2. 脏器干扰小，术后恢复快　腹腔镜手术不仅使切口创伤大大减轻，而且也使手术本身的内在创伤有所降低。放大的图像、优良的光照，使之颇有点类似显微外科手术之处，解剖更精确，电刀等高精尖武器也使出血更少。应激和免疫(体液与细胞免疫)方面的初步研究和国内外大多数研究取得一致的结果表明：与传统的开放手术比，腹腔镜手术在应激和免疫方面均未表现出显著的变化，从而为这种手术的微创性提供了更加科学、客观的佐证。此外，腹腔镜手术由于没有纱垫对脏器械浆膜面的摩损，没有水分的挥发，没有手术室尘埃和滑石粉等异物的散落，没有因牵压过度影响脏器血运，所以它对脏器的干扰大为减轻，术后脏器功能性麻痹期大大缩短；加上术后伤口疼痛轻能早下地活动，脏器功能恢复加快，脏器粘连的机会大为降低，术后肺部感染、深静脉血栓形成等全身并发症也大为减少。一般而言，腹腔镜手术的脏器功能较开放手术要早恢复 24 小时左右。术后住院日也能缩短至原来的 1/3～1/2 倍，显著提高了床位周转率，加上患者康复快能早返工作岗位，因而具有良好的社会、经济效益。

3. 戳口灵活机动，便于多病联治　腹腔镜手术因戳口创伤微小而显现出灵活机动的特点，所以对多个患者，特别是病灶相距较远者能够在一次麻醉下全方位的探查，进行诊断和鉴别诊断，继而联合实施腹腔镜手术治疗，取得事半功倍的微创疗效。例如，对胆囊结石伴有右下腹痛的患者可以在腹腔镜胆囊切除的同时探查右下腹、盆腔、子宫和双侧附件，必要时即可进行跨学科的腹腔镜联合手术。现已较为成熟的腹腔镜联合手术有腹腔镜胆囊＋阑尾或＋子宫或＋附件切除、精索曲张静脉高位扎团＋腹股沟疝修补等。

4. 传染疾病威胁小，手术人员较安全　腹腔镜手术使得手术人员因自伤和互相误伤导致与患者血液接触的机会大为减少，因而减少了一些患传染疾病(如肝炎、艾滋病等)的患者对手术人员的威胁，使有关人员的安全得到进一步保障。

5. 共睹同一画面，便于协作教学　手术医生、器械护士、麻醉医师和其他手术室工作人员可以共睹同一监视器，手术细节一目了然，便于录像存档，便于经验总结和学术交流，也便于教学。

(二)腹腔镜手术的局限性

1. 视觉、图像、色彩发生变化　与传统开放手术相比，内镜手术丧失了立体视觉，变成了平面视觉；手术图像有所放大；图像色彩也有不同程度的失真。虽然现代高科技使腹腔镜手术设备的性能不断提高、完善，立体镜在某种程度上弥补了深度觉丧失的缺憾，但上述缺点还是增加了对腹腔镜外科医生的素质与技能要求。要求腹腔镜手术医生更有耐心，更加精益求精。

2. 丧失手指触觉　手指被喻为外科医生的“第二眼睛”，不仅能进行探查，也能实施最为安全的分离和引导剥离、紧急情况下的止血、心脏牵引暴露手术视野等多方面作用。腹腔镜手术则不可避免地失去手指触觉的“第二眼睛”功用。腹腔镜手术用超声波检查仪虽然能在某些方面弥补、甚至超越手指的探查作用，但在分离、紧急、止血方面则只能充分利用光照好、图像放大的优势，靠更加精细的解剖剥离、更加准确的电凝止血和先夹或先扎再离断的腹腔镜手术技巧来弥补。

3. 设备器械依赖性增加　腹腔镜外科具有设备器械精密易损、环节繁多和特点，无疑这将增加手术医生对仪器的依赖性。设备器械方面的技术故障是造成中转开放手术的三大原因之一。

二、腹腔镜手术的适应证和禁忌证

(一)腹腔镜手术的适应证

腹腔镜手术医生在考虑腹腔镜手术适应证的范围时,首先必须考虑患者在采用何种治疗方法上的得与失,同时需考虑到自己的实际腹腔镜技术水平和一旦出现并发症处理问题的能力。应避免不顾主客观条件和自己的实际能力造成随意性中转开腹手术,增加患者痛苦,挫伤开展腹腔镜手术的积极性。手术适应证包含手术指征和适合于该种手术的生理状态。

1. 诊断性腹腔镜　腹腔镜对诊断而言是一种创伤性的方法,故应在分析病史、体格检查和做有关辅助检查后,确需采用腹腔镜诊断者为诊断性腹腔镜指征。

2. 手术性腹腔镜　由于腹腔镜提供了进入腹腔的直接途径,近10年在诊断性腹腔镜的同时已能开展许多手术,替代了大部分剖腹手术。根据国际妇科内镜协会腹腔镜手术分类,意味着在妇科领域的大小手术几乎均能在腹腔镜下进行,故患者一般状况、术者经验及手术设备则成为能否进行腹腔镜手术的关键。

(二)腹腔镜手术的禁忌证

禁忌证首先是针对在腹腔镜下进行的手术本身而言,即禁忌证包括那些不适宜在腹腔镜下进行的诊断和手术;其次腹腔镜禁忌证还包括那些虽具有手术指征,但存在腹腔镜下施行手术使用相对危险性增加的医学情况。

低血容量性休克、急性大出血、血流动力学极不稳定应视为腹腔镜手术的绝对禁忌证。腹腔内出血会使视野变暗,精确的病灶定位困难,因而可能需要用比腹腔镜更快的方法进行检查。如果气腹状态与体位会使心脏疾病加重,那么严重的心脏疾患也应是腹腔镜手术的绝对禁忌证。

目前,绝大多数为相对禁忌证。随着新技术和新器械的发展,手术范围在不断扩大,而那些相对禁忌证也在逐渐减少。如妊娠曾被视为绝对禁忌证,腹腔镜外科实践证明在妊娠3～6个月期间施行腹腔镜手术是安全有效的。腹膜炎,特别是原因不明者通常需要正式的探查,但腹腔镜可辅助寻找病灶和切口定位。曾有多次腹部手术史伴有显著的腹腔内粘连的患者严重影响了腹腔镜的视野,增加了肠管损伤的危险性。细心地操作如第一个穿插刺器的放置能将这些风险降低到最低限度。精确地分离腹壁粘连,游离肠袢和小心谨慎地识别重要的解剖标志,将化解这些困难和风险。术前肠道准备对降低手术风险也是重要的一环。

1. 主要禁忌证　下述情况的腹腔镜手术是非常冒险的。

(1)严重的心肺系统疾病:存在心肺功能严重损害的患者,腹腔镜手术通过以下机制使患者处在危险状态:①人工气腹的压力压迫下腔静脉,影响回心血量导致心脏功能失代偿;②由于气腹压力及头低臀高的体位使腹腔内器官倒向头侧引起横膈抬高,降低了呼吸潮气量。另外,由于人工气腹注人腹腔的CO_2的吸收进一步加重高碳酸血症,可能引起心律失常。

(2)大的腹疝及膈疝:因人工气腹的压力将腹腔内容物压入疝孔随之发生腹部疝的嵌顿。

腹腔内容物经疝孔进入胸腔者可进一步损害心脏及呼吸功能。但如果有腹腔镜下进行疝修补指征者，则另当别论。

(3)弥漫性腹膜炎：由于严重的弥漫性腹膜炎伴有肠麻痹使肠腔扩大，腹腔镜手术时易引起肠损伤。

(4)严重的肠梗阻：尽管具有精湛手术技能的妇科医生已能进行腹腔镜的粘连分离术，但这类患者的手术仍面临肠损伤的危险性，应列为禁忌。

(5)无经验的手术者：未接受腹腔镜手术培训的医师不应试行腹腔镜手术，以杜绝因缺少经验而引起的手术并发症。

2. 相对禁忌证　许多情况下，虽有手术指征，但腹腔镜下施行手术仍需倍加小心。

(1)既往腹部手术史或感染性肠道疾病。

(2)过度肥胖或消瘦。

(3)宫内妊娠：当子宫增大到16周妊娠时，一般不考虑行腹腔镜手术。

(4)腹腔内大的肿块：曾认为大肿块的腹腔镜检查对肿块损伤的危险性较大，但目前的观念不再是肿块的大小，而是将术者的技能作为决定因素。

(5)器官移位或扩大：肾脏和脾脏增大及胃下垂者的腹腔镜检查，易发生脏器损伤。故在术前了解增大和移位脏器的位置和边界，以确定在腹腔镜下手术是否安全。

三、腹腔镜手术的应用价值分析

1. 切口创伤与手术本身的内在创伤之比值　切口创伤与内在创伤比值越大的传统开放手术，实施腹腔镜手术的价值越大，如异位妊娠、输卵管切除等绝大多数妇科手术属于大切口、小操作的手术。

2. 手术种类的选择　外科手术大致可分为单纯切除、单纯重建和切除＋重建三类。单纯切除的手术，如胆囊切除、绝大多数妇科手术；单纯重建的手术，如疝修补、消化道穿孔修补、胃底折叠、胆肠和胃肠吻合短路手术。选择这两类属于大切口、小操作的传统手术开展腹腔镜手术将能突出表现其优越性。而第三类需要切除＋重建的手术，如胃大部分切除、结肠切除、胰十二指肠切除等均需恢复消化道的连续性，虽然国内外均有人探索了此类腹腔镜手术，但终因微创优点不突出、手术费用昂贵等因素而开展、普及起来举步维艰。此外，愈是在狭下腔隙难以暴露、难以操作的传统开放手术(如盆腔、膈顶的手术)，愈能显示出腹腔镜手术光照良好、图像放大、长杆器械便于精细操作的优越性。

3. 手术指征的辨证掌握　外科手术治疗的疾病无外乎肿瘤、炎症、创伤、畸形四大类。腹腔镜手术治疗恶性肿瘤患者是主要的争论焦点。大多数学者认为对早期恶性肿瘤尚可探索，但对中晚期患者则首先要保障其根治性，正如我国外科泰斗裘法祖教授告诫我们的肿瘤外科格言，即恶性肿瘤的根治好比王座，任何形式的改良只不过是顶王冠而已。最近的实验研究表明，气腹可能会促进恶性肿瘤的转移、播散。即便是那些符合腹腔镜手术原则的良性疾病患者，也应该实事求是地根据术者自身的腹腔镜手术技能辨证地选择适应证量力而行。手术适应证和禁忌证既是相对患者，也是相对手术医生而言，在总原则指导下则要具体到每位患者，具体到每位术者的能力实施个体化选择治疗手段，就如同一把钥匙开一把锁的道理。

4. 中转开放手术的决断　中转开放手术主要有三大原因：病变严重、病情复杂；设备器械运转不良；腹腔镜手术医生技术水平所限。还可分为主动中转和被动中转。中转开放手术只是手术治疗手段由首选向次选取的转变，并非手术治疗的失败。正确地认识中转开放手术问题，并能及时、果断地在发生严重并发症之前掌握中转时机是一名成熟腹腔镜外科医生的标志，也是患者得到安全、有效的手术治疗的保障。

5. 患者利益与社会经济效益的评估

(1)患者利益：衡量患者能否从腹腔镜手术获益主要有以下几个指标：手术时间、麻醉时间、术中和术后并发症的发生率、死亡率、伤口疼痛和镇痛药的使用、脏器功能和日常活动的恢复时间、重返工作岗位的时间等。上述指标应与传统的开放手术全面比较。权衡患者的获益多少。

(2)社会经济效益：评价腹腔镜手术的社会效益则主要从手术费、麻醉费、总住院费、术后恢复工作时间、床位周转率等方面与开放手术综合地比较。

四、腹腔镜在妇科的应用

腹腔镜在妇产科中的应用对传统的妇科手术产生了巨大的影响，目前腹腔镜手术已成功地替代了许多传统的开腹手术。随着这项技术的不断成熟，某些高难度的手术也在逐渐开展。

(一)腹腔镜诊断

这是近20年来妇科诊断学的重大发展之一，其价值和对生殖医学的贡献已得到临床验证。腹腔镜为某些疾病如子宫内膜异位症、盆腹腔粘连等的诊断提供了金标准，并为异位妊娠、卵巢囊肿蒂扭转、黄体破裂、急性盆腔炎及盆腔脓肿等妇科急腹症的早期诊断和治疗提供了可能性。随着实践经验的积累，通过腹腔镜结合输卵管染料通液及超声介入等，必将为腹腔镜诊断增添更丰富的信息和增加诊断的精确性。

(二)腹腔镜治疗

现代的腹腔镜设备和技术为腹腔镜诊断的同时进行手术治疗创造了条件。许多经典的妇科手术，如盆腔粘连分离术、输卵管闭锁或阻塞的矫治术、异位妊娠的手术、卵巢良性囊肿或肿瘤的切除或剥除术、附件切除术及浆膜下子宫肌瘤切除在腹腔镜下进行的有效性、安全性和合理性，均得到临床实践的考验。因此，这类妇科手术在腹腔镜下开展的价值已经确定。在既往一段时间内对某些卵巢良性肿瘤，如畸胎瘤、浆液性囊腺瘤的切除术在腹腔镜下进行存在争议。随着囊肿剥出技术的提高和内镜标本袋的应用，使这类手术在腹腔镜下进行引起囊肿囊液溢出及肿瘤细胞播种的可能性大大降低。

(三)腹腔镜在妇科恶性肿瘤治疗中的应用

随着腹腔镜技术和设备的不断发展，特别是超声刀技术在腹腔镜的应用，使腹腔镜手术治疗妇科恶性肿瘤已成为可能。目前，越来越多的学者开始尝试将腹腔镜技术用于妇科恶性肿瘤的诊断、治疗和随访。近几年，国外学者用腹腔镜手术治疗妇科恶性肿瘤的报道越来越多，国内也开展了有关手术。

1. 腹腔镜淋巴结清扫术　切除盆腔和(或)腹主动脉旁的淋巴结是处理妇科恶性肿瘤的重要步骤之一。Querleu 最早报道腹腔镜淋巴结切除术，其后报道对 39 例子宫颈癌患者行腹腔镜淋巴结清扫术，平均切除淋巴结 15.7(13～18)个，所需时间 96.45(70～120)分钟，出血量均<300ml。Malur 等 2001 年报道，一组腹腔镜与剖腹手术行盆腔淋巴结清除术的对比结果表明，腹腔镜手术组可以剔除更多的淋巴结。国内梁志清等 2001 年报道，21 例盆腔淋巴结清除，平均切除淋巴结 19(15～23)个，腹主动脉旁淋巴结 5.2(3～9)个。上述资料可看出，腹腔镜手术已达到了与开腹手术切除淋巴结数目同样的要求。

2. 腹腔镜广泛全子宫切除术　扩大全子宫切除术是手术治疗子宫恶性肿瘤的关键步骤之一。1992 年，Nazhat 等首次报道了腹腔镜广泛全子宫切除和主动脉旁及盆腔淋巴结切除成功。数年后国外通过一组Ⅰb 期的子宫颈癌患者行腹腔镜广泛全子宫切除术与常规腹式广泛全子宫切除术进行对比，证实腹腔镜广泛全子宫切除术是治疗子宫恶性肿瘤的又一途径。1998 年 8 月，广东佛山利用腹腔镜对 1 例Ⅰb 期的子宫颈癌患者成功施行了盆腔淋巴结切除及广泛全子宫切除术，在此后 4 年共对 114 例子宫恶性肿瘤施行了(次)广泛全子宫切除术和(或)盆腔淋巴结清扫术。目前国内多家医院都开展了这项手术。

3. 子宫颈癌的腹腔镜手术　国外采用腹腔镜淋巴结切除及腹腔镜辅助下的广泛阴式子宫切除的方法治疗子宫颈癌患者 33 例，平均腹腔镜手术时间为 215 分钟，平均阴道手术时间为 80 分钟。国内对 42 例子宫颈癌患者行腹腔镜盆腔淋巴结切除及腹腔镜辅助下广泛阴式子宫切除，平均腹腔镜时间 234.4 分钟，平均阴道手术时间 13.0 分钟。一份回顾性分钟析Ⅰ～Ⅲ期子宫颈癌患者腹腔镜根治术与腹式根治术各 70 例的资料显示，腹腔镜根治术手术时间为 292.9 分钟，摘除淋巴结 27.0 个，住院 11.4 天；腹式根治术手术时间为 209.9 分钟，摘除淋巴结 10.7 个，住院 22.8 天。

4. 子宫内膜癌的腹腔镜手术　目前，腹腔镜手术治疗子宫内膜癌的主要方法有两种：一种是腹腔镜辅助下阴式子宫切除术(LAVH)，只适用于Ⅰa 期的患者。有人对 320 例早期子宫内膜癌的手术资料进行比较，其中 69 例行 LAVH，251 例行腹式全子宫切除术(TAH)。LAVH 组平均手术时间为 214.6 分钟，与 TAH 组 144.5 分钟相比明显延长，但 LAVH 的住院时间仅为 2.9 天，TAH 组为 6.7 天，并发症均无差异，因此认为 LAVH 可替代传统的剖腹手术。另一种是腹腔镜辅助下阴式(次)广泛全子宫切除加腹主动脉旁淋巴结切除和盆腔淋巴结切除术，适用于ⅠbG_2 期以上的患者。对一份收集了 61 例子宫内膜癌患者的资料进行研究，29 例行阴式辅助腹腔镜根治术，32 例行腹式根治术，从手术时间、出血量、术中输血、并发症及术后病发率、切除的淋巴结数目以及住院时间等方面对比后认为，腹腔镜手术治疗子宫内膜癌比腹式手术更有优越性，尤其对于肥胖患者更为适宜。

5. 卵巢恶性肿瘤的腹腔镜诊治　腹腔镜可以直视盆腔、腹腔脏器，并可进行组织活检，因而为卵巢癌的早期诊断和可疑卵巢癌的确诊提供了确切可行的检查方法，避免了一些患者不必要的开腹手术，对于仅有血清 CA125 升高，而腹、盆腔 B 超和 CT 均正常的患者，同样可借助于腹腔镜明确卵巢癌的诊断。由于腹腔镜可以贴近组织仔细观察，且具有放大作用，因而容易发现膈肌、胃底等脏器表面的微小转移病灶。有报道，12 例经开腹手术确定为卵巢癌Ⅰ、Ⅱ

期的患者，术后腹腔镜检查发现 7 例有膈肌转移。北京协和医院报道，47 例卵巢癌患者术前腹腔镜检查发现 20 例有膈肌转移，而术中仅有 13 例被发现，膈肌转移的漏诊率高达 35.0%。

对于确诊卵巢癌需保留生育能力的年轻患者，也可行腹腔镜细胞减灭术。目前已有医师进行腹腔镜大网膜切除加盆腔淋巴结清扫术后，小切口治疗卵巢癌的临床研究。对于临床症状缓解的卵巢癌患者施行腹腔镜“二探术”是可行的，特别是应用微型腹腔镜，更能提高手术的安全性。对于二次探查术，国外学者认为腹腔镜与开腹手术能达到相同的效果，且具有失血少、住院时间短及不增加术后病发率等优点。国内对 38 例卵巢癌患者进行腹腔镜二探术，并与剖腹探查病理结果对照，发现其诊断的敏感性为 64.3%，特异性为 70.8%，准确性为 68.4%。

总之，腹腔镜技术是非常有前途的技术，在妇科临床中有广阔前景，内镜技术将取代剖腹术治疗大部分非恶性的妇科病变，在肿瘤方面也起着重要的作用，随着新技术的发展和尖端设备的使用，微创手术和传统手术间的局限正在不断被突破，微创技术在现代妇产科学中犹如一颗璀璨的明珠，把妇科世界装点的光彩夺目，也必将在科技的发展中更加灿烂。

五、腹腔镜外科的微创意义

腹腔镜外科微创精髓在于，手术创伤小及全身反应轻。

(一)手术创伤小

1. 照明深入手术野，腹壁开口小　开腹手术之所以需要开口大，主要因为照明光源在体外，而术者的手要进入腹腔内操作，切口过小势必会影响手术视野的充分暴露。腹腔镜外科的照明深达手术野，且明亮清晰。术者的手在体外操作，可以利用体位改变和气腹压力，以及适当牵拉达到手术所需的术野显露充分。腹壁虽有多个小切口，但其损伤程度小于其穿刺口的总和。经临床实践证明，切口创伤与内在创伤比值越大的传统开腹手术，实施腹腔镜手术的价值越大。

2. 手术器械精细　因镜头的放大作用可做到精确定位，仅毁坏病变的靶器官而避免伤及周围的正常组织；手不进入腹腔可以减少脏器被膜的损伤和脏器功能的干扰，术后胃肠功能恢复快，腹内粘连少。

3. 无血手术术野　腹腔镜手术需要无血的手术环境，原则是无血或少血手术，先凝固止血再分离，即边止血边分离。多数腹腔镜术中出血均少于同类开腹手术，伤口小也是出血少的一个原因。

4. 手术时间缩短　在开展腹腔镜手术的初期，由于技术不熟练，手术时间多长于开腹手术，随着技术水平的提高和经验的积累，以及利于腹腔镜操作的器械不断发展更新，使一些腔镜手术时间逐渐缩短，且已明显短于开腹手术。如一般的卵巢良性囊肿或附件切除手术仅需时间 15～30 分钟，由此可以大大减少手术本身对机体造成的创伤。

(二)全身反应轻

随着腹腔镜手术的广泛开展，对其引起全身反应的研究报道日益增多。与开腹手术比较，腹腔镜手术使机体创伤减少的表现如下。

1. 呼吸功能 临床研究发现，应用腹腔镜做腹部手术，对肺功能的影响较小，恢复快，这可能与切口小、对腹壁组织创伤小、术后疼痛较轻、不影响咳痰，术后24小时即可下床活动等因素有关。与开腹手术比较，明显减少肺部并发症和术后肺不张、肺部感染的发生，适合老年人或肺部有慢性支气管炎等疾病的患者。

2. 免疫系统 白细胞介素6(IL-6)、C反应蛋白、血沉、补体C3的变化均代表机体创伤后的急性期反应。临床研究显示，腹腔镜组的以上指标均较开腹手术组低。

3. 脏器功能的恢复 胃肠道功能的恢复中，腹腔镜手术组则明显早于开腹手术组。胃肠功能恢复快，早期进食，从正常途径补充营养，可加速体力的恢复。术后早期肠蠕动的恢复，可在顽固性纤维粘连形成之前，使改变位置的肠管尽快恢复自然顺序而保持通畅；也使肠管间接触于固定位置的时间缩短，粘连形成便自然减少；极早恢复的肠蠕动使肠管不再膨胀，不易发生屈折压迫。这些均可避免粘连性肠梗阻的发生。

腹腔镜手术对局部创伤小，全身的应激反应轻和对免疫系统影响小，患者可以在短期内恢复正常活动，从而避免了一些肺部及切口的并发症。但是，也应强调"微创妇科"与"腔镜手术"是两个不同的概念。微创妇科强调的是治疗结果的微创性，是局部和全身统一的概念。而腔镜手术虽然具有微创的效果，但在某种情况下，如操作不当可能会对机体产生比传统手术更大的创伤。腹腔镜手术技巧是一种正在发展中的技术，尚未普遍成熟。它的优点只能在那些技术成熟的医师手中得以体现。目前还只适用于一些选择病例，手术方法还在不断地改进。随着术者经验的成熟和配套器械的发展，腹腔镜治疗妇科疾病的微创效果将会越来越显著。

六、实施腹腔镜技术应注意的问题

(一)预防减少腹腔镜手术并发症

腹腔镜手术虽具微创效果，但操作技巧与开腹手术明显不同，如运用不当并发症可高于开腹手术。为了预防和减少腹腔镜手术的并发症，应注意以下几点：

1. 加强手术医师的培训，建立经验丰富、合作默契、相对固定的手术协作团队。

2. 严格掌握适应证与禁忌证，术前要进行全面详细的全身检查和妇科检查，谨慎地选择手术对象、权衡利弊。手术者会因有些经验和技术较为熟练而放宽手术指征或滋长轻视态度，这常常是发生问题的根源。腹腔镜手术是外科学的进步而不应是单纯技巧的炫耀。

3. 术前必须认真检查器械设备配件，保证充气、照明、电灼、冲吸各个环节完好无误，使气腹满意、视野清晰、操作方便。术中应有人专门在台下巡视并掌管仪器。

4. 术者要恪守目不离荧光屏的原则，剪切、钳夹、电灼都应做到清楚、准确。

5. 做好处理出血的各种准备。

6. 做好随时开腹手术的准备，以便及时处理腹腔镜手术中发生的严重损伤及疑难病症。

此外，还应加强对腹腔镜手术的管理和审批制度，实行因院、因人的分类手术。不可进行技术水平有限的、自己力所不能及的手术。为预防和进一步减少手术并发症和病死率，还应注意：①正确认识医师本身的局限性；②了解和掌握腹腔镜手术技巧及设备器械的局限性；③认识和掌握腹腔镜手术的解剖学特点和变异。

（二）中转开腹手术的问题

中转开腹手术的原因有：①病变严重，病情复杂，难以用腹腔镜手术完成；②意外损伤，如肠管、大血管、输尿管损伤等；③仪器设备故障，无法继续手术；④腹腔镜手术医生技术水平所限。

对于腹腔镜手术医生来说，影响中转开腹手术率的主要因素，在早期是术者缺乏腹腔镜手术的经验，缺乏对腹腔镜手术设备性能的认识；而当术者积累了一定的经验之后，盲目扩大手术适应证范围，追求高腹腔镜手术成功率，也可造成严重的并发症而被迫中转开腹。此外，未作详细的术前、术中检查，以致误诊和漏诊，需外科手术处理的病变也是重要因素之一。最明智的办法是术者根据自己的实际水平，选择适合自己操作的手术适应证。随着手术经验的积累，技术的成熟，手术适应证的范围会逐渐扩大，中转开腹率会逐渐下降，手术成功率将增加。

但是，必须认识到，必要的中转开腹是确保手术成功，确保患者安全，减少并发症的重要手段。单纯追求高腹腔镜手术成功率，只能带来严重的并发症，甚至造成灾难性后果。因此，腹腔镜要转为开腹手术的指征应是低标准的。特别是在腹腔镜术者技术熟练后，若操作粗疏，盲目自信则是非常可怕的。如能正确地认识中转开腹手术作用，并能及时、果断地在发生严重并发症之前掌握中转开腹的时机，则是一名腹腔镜外科医生技术成熟的重要标志，也是患者得到安全、有效的手术治疗的保障。我们的经验是：当术者犹豫不决是否改行开腹手术时，也就是中转开腹手术的时机。

因此，要求我们摒弃成见，加强学习，积累和总结经验，敢于创新、大量设计、反复实验，不断完善更多更新的腹腔镜手术，推动妇科微创学发展进程。

（李　敏　郭玉会　崔　娜）

参 考 文 献

1 Irwin MG, Ng JK. Transoesophageal acoustic quantification for cardiac function during laparoscopic surgery. Anesthesia,2001,56(7):623-629

2 Salihoglu Z,Demiroluk S,Cakmakkaya S,et al. Influence of the patient positioning on respiratory mechanics during pneumoperitoneum. Middle East J Anesthesiol,2002,16(5):521-528

3 Uemura N,Nomura M,Inoue S,et al. Changes in hemodynamics and autonomic nervous activity in patients undergoing laparoscopic cholecystectomy: difference between the pneumoperitoneum and abdominal wall-lifting method. Endoscopy,2002,34(8):643-650

4 Barczynski M,Herman RM. Influence of different pressures of pneumoperitoneum on the autonomic system function during laparoscopy. Folia Med Cracov,2002:43(1～2):51-58

5 Burpee SE,Kurian M,Murakame Y,et al. The metabolic and immune response to laparoscopic versus open liver resection. Surg Endosc,2002,16(6):899-904

6 张建萍,卢　丹,郑　平,等．腹腔镜与开腹子宫切除术对机体免疫功能影响的比较研究．实用妇产科杂志,2002,18(2):88

7 孙正怡,冷金花,郎景和,等．妇科腹腔镜手术后疼痛的影响因素分析．实用妇产科杂志,2004 (5):299-301

8 Yue Q,Ma R,Mao DW,et al. Effects of laparoscopically-assisted vaginal hysterectomy compared with abdominal hysterectomy on immune function. J Int Med Res. 2003,37(3):855-861

9 Sheen-Chen SM,Chen HS,Eng HL,et al. Systemic immune response after laparoscopic and open cholecystectomy. World J Surg,2002,26(12):1418-1422

10 Tan M,Xu FF,Peng JS,et al. Changes in the level of serum liver enzymes after laparoscopic surgery. World J Gastroenterol,2003,9(2):364-367

11 Nguyen NT,Perez RV,Fleming N,et al. Effect of prolonged pneumoperitoneum on intraoperative urine output during laparoscopic gastric bypass. J Am Coll Surg,2002,195(4):476-483

12 关　铮．微创妇科学．北京:人民军医出版社,2004

13 郑民华．微创外科的进展和发展趋势．中国实用外科杂志,2002,22(1):16

14 夏恩兰．宫腔镜诊治研究新进展．国外医学·妇产科分册,2002,29(5):273

15 唐朝晖,吴高松,邹声泉．虚拟现实技术在微创胆道外科的应用．中国内镜杂志,2002,8(3):29

16 李敬东,李　波．腹腔镜手术与腹腔粘连的防治．中国内镜杂志,2002,8(1):30

17 曹文刚,张金哲．腹膜粘连的发生及其预防策略．中国实用外科杂志,2002,22(3):181

18 黄志强．我对微创外科新概念的理解．中国微创外科杂志,2001,1(5):257

19 钟世镇．"微创外科学"将成为现代外科学的新兴分支学科．中国微创外科杂志,2001,1(5):261

20 郎景和．妇科手术笔记．北京:中国科学技术出版社,2001

21 魏　薇,张友忠,江　森．光动力学治疗及其在妇科应用的进展．国外医学·妇产科分册,2001,28(2):108

22 龚晓明,孙大为．高强度聚焦超声治疗实体肿瘤．中华妇产科杂志,2001,36(11):703

23 严娟英,华克勤．宫腔镜腹腔镜联合诊治不孕症 166 例分析．中国实用妇科与产科杂志,2001,17(3):184

24 陈海芳．输卵管妊娠 60 例临床分析[J]．中华临床医学研究杂志，2004，85（4）：358
25 付 强．妇科腹腔镜手术治疗急性卵巢肿瘤 333 例临床分析[J]．中国实用妇科与产科杂志，2003，19（5）：299
26 关 铮．现代宫腔镜诊断治疗学．北京：人民军医出版社，2001
27 黄凤英，林秋华．异位妊娠的早期诊断和保守治疗．国外医学·妇产科分册，2001，28（5）：342
28 黄建昭．临床妇科腹腔镜诊疗学[M]．广州：广东科学技术出版社，2002
29 纪新强．甲氨蝶呤和米非司酮联合治疗非破裂型输卵管妊娠．中国实用妇科与产科杂志，2001，17（4）：299
30 乐 杰．妇产科学[M]．第 6 版．北京：人民卫生出版社，2003
31 李 莉．电视腹腔镜下诊治异位妊娠 561 例分析[J]．中国内镜杂志，2001，7（3）：52-53
32 李 强．输卵管妊娠介入治疗的临床研究．中国实用妇科与产科杂志，2001，17（7）：547
33 吕伟超，郑红枫，许琴仙．出血性宫外孕腹腔镜手术 120 例临床分析[J]．中国现代医学杂志，2002，12（9）：62
34 罗 营，糜若然．宫颈妊娠诊断和处理的新进展．国外医学·妇产科分册，2001，28（2）：103
35 林金芳，冯绩冲，丁爱华．实用妇科内镜学．上海：复旦大学出版社，2001
36 罗 璐，朱凤川，马炎辉．功能失调性子宫出血研究新进展．国外医学·妇产科分册，2002，29（2）：87
37 罗喜平．微波子宫内膜去除术的临床应用．中华妇产科杂志，2001，36（8）：636
38 王晓雷，徐爱丽，丛 涛，等．宫腔镜电切术加熨烫术联合应用治疗异常子宫出血的研究．中国实用妇科与产科杂志，2001，17（1）：49
39 魏 薇，张友忠，江 森．光动力学治疗及其在妇科应用的进展．国外医学·妇产科分册，2001，28（2）：108
40 于 琳，赵素玲，莫娥清，等．射频消融术在围绝经期功能性子宫出血中的应用．中国全科医学，2002，5（2）：115
41 岳晓燕，周应芳，刘运明．子宫内膜去除术的应用现状与发展．中华妇产科杂志，2001，36（8）：570
42 朱媚光．功能失调性子宫出血的病理生理和处理．中国实用妇科与产科杂志，2001，17（4）：201
43 Abuzeid MI, Ashraf M, Shamma FN. Temporary ovarian suspension at laparoscopy for prevention of adhesions. J Am Assoc Gynecol Laparosc, 2002, 9(1): 98
44 Amer SAK, UTC, Cooke ID. Laparoscopic ovarian diathermy in women with polycystic ovarian syndrome: a retrospective study on the influence of the amount of energy used on the outcome. Hum Reprod, 2002, 17(4): 1046-1051
45 Brosens I, Gordts S, Campo R. Transvaginal hydrolaparoscopy but not standard laparoscopy reveals subtle endometriotic adhesions of the ovary. Fertil Steri1, 2001, 75(5): 1009
46 Dechaud H, Ali Ahmed SA, Aligier N, et al. Does transvaginal hydrolaparoscopy renderstandard diagnostic laparoscopy obsolete for unexplained infertility investigation? Eur J Obste Gynecol Reprod Bio1, 2001, 94(1): 97
47 Di Lorenzo N, Manzelli A, Coscarella G, et al. Minilaparoscopic appendectomy for acute appendicitis. JSLS, 2006, 10 (1): 52-55
48 Prefumo F, Todeschini F, Fulcheri E, et al. Epithelial abnormalities in cystic ovarian endometriosis. Gynecol Oncol, 2002, 84(2): 280
49 Redwine DB, Wright, JT. Laparoscopic treatment of complete obliteration of the cul-de-sac associated with endometriosis: long-term follow-up of en bloc resection. JT. Fertil Steril, 2001, 76(2): 358

50 葛春晓，马 俐，丁慧娟．腹腔镜下子宫悬吊术治疗子宫内膜异位症的疗效探讨．中国微创外科杂志，2002，2(3)：152

51 黄骊娟，刘 芳．重度子宫内膜异位症的腹腔镜手术治疗[J]．中国实用妇科与产科杂志，2002，18(1)：60

52 郎景和．子宫内膜异位症的临床病理类型及其对治疗的意义[J]．中华妇产科杂志，2001，36(11)：699

53 郎景和．子宫内膜异位症基础与临床研究的几个问题[J]．中国实用妇科与产科杂志，2002，18(3)：129

54 乐 杰．妇产科学[M]．第5版．北京：人民卫生出版社，2002

55 李远明，李晓群，苏园园，等．经皮选择性子宫动脉栓塞治疗子宫腺肌病．广东医学，2001，22：1125

56 林金芳．子宫内膜异位症[J]．中国实用妇科与产科杂志，2002，18(3)：141

57 刘伯宁．子宫内膜异位症的病理学特征[J]．中国实用妇科与产科杂志，2002，18(3)：173

58 彭 超，周应芳．子宫腺肌病318例临床分析．中国妇产科临床，2001，2(2)：72

59 姚书忠，韦成厚，陈玉清，等．腹腔镜及开腹手术剔除卵巢子宫内膜异位囊肿疗效的比较研究．腹腔镜外科杂志，2004，9(2)：86

60 张 羽，冷金花．子宫内膜异位症：腹腔镜下的肉眼所见和组织学诊断的相关性[J]．国外医学·妇产科分册，2001，28(6)：372

61 周应芳译，翁丽驹校．子宫内膜异位症的腹腔镜手术治疗．见：崔 恒，王秋生主译．妇科腹腔镜手术：治疗原则与技巧．第2版．北京：人民卫生出版社，2002

62 周应芳，崔 恒，乔 杰，等．应重视子宫内膜异位症诊断与治疗的规范化．中国妇产科临床，2001，(2)：68

63 周应芳，岳晓燕，刘运明．子宫内膜异位症的腹腔镜手术治疗．中国内镜杂志，2002，8(1)：9

64 周应芳．子宫内膜异位症[J]．中国实用妇科与产科杂志，2002，18(3)：140

65 Damiani A，Melgrati L，Marziali Marziali M，et al. Gasless laparo2scop ic myomectomy. Indications，surgical technique and advanta2ges of a new p rocedure for removing uterine leiomyomas. J Reprod Med，2003，48 (10)：792-798

66 Seidman Daniel S，Nezhat CH，Nezhat F，et al. Minimally invasive surgery for fibroids. Infertil Reprod Med Clin North Am，2002，13(2)：375

67 Sinha R，Hegde A，Warty N，et al. Laparoscop ic excision of very large myomas. J Am Assoc Gynecol Laparosc，2003，10 (4)：461-468

68 Tempany CM，Stewart EA，McDannold N，et al. MR imaging guided focused ultrasound surgery of uterine leiomyomas：afeasibility study[J]. Radiology，2003，226：897-905

69 白广德，谢爱玲，谢桂珍，等．腹腔镜引导经皮氩氦靶向治疗子宫肌瘤5例[J]．广西中医学院学报，2004，7 (1)：32-34

70 曹缵孙，石一复．子宫肌瘤治疗展望．国外医学·妇幼保健分册，2001，12(1)：1

71 冯 虹．手术预处理对腹腔镜下子宫肌瘤剔除术效果的影响．中国实用妇科与产科杂志，2004，20 (7)：423-424

72 龚晓明，孙大为．高强度聚焦超声治疗实体肿瘤．中华妇产科杂志，2001，36(11)：703

73 吴 钢，蔡 端．射频热凝术治疗继发性肝癌的现状及进展．肝胆胰外科杂志，2002，14(3)：191

74 华克勤，刘惜时，林金芳，等．应用腹腔镜施行子宫手术的研究．中国内镜杂志，2001，7(3)：60

75 姜 陵．子宫肌瘤的介入治疗．中国实用妇科与产科杂志，2001，17(2)：133

76 金鸿雁，胡桂英．米非司酮与子宫平滑肌瘤．国外医学·妇产科分册，2002，29(5)：299

77 李光仪，陈露诗，黄 浩，等，腹腔镜下子宫切除术治疗子宫肌瘤1163例临床研究．中国实用妇科与产科

杂志,2002,18(3):184
78 穗 青,白 俊,黄胡信. 腹腔镜辅助阴式子宫切除术与经腹子宫切除术的临床对照研究. 中国临床医学,2001,8(5):483
79 刘茗敏,程忠平. 微创技术在子宫肌瘤治疗中的应用. 国外医学·妇幼保健分册,2001,12(1):56
80 刘 萍,陈春林,刘丽芳,等. 子宫腺肌病子宫动脉栓塞术治疗前后血流动力学的变化. 中华妇产科杂志,2002,37(9):536
81 柳晓春,谢庆煌,陈 龙,等. 经阴道子宫肌瘤剔除术50例临床分析. 中华妇产科杂志,2002,37(9):565
82 王 萍,刘建华,李 海. 悬吊法与气腹法腹腔镜下子宫肌瘤切除术的比较研究. 中国实用妇科与产科杂志,2005,21 (6):366-368
83 王晓雷. 宫腔镜电切术治疗子宫黏膜下肌瘤预后相关因素分析. 中国实用妇科与产科杂志,2005,21 (9):547
84 吴光明,徐延华,朱司晨,等. 腹腔镜辅助阴式子宫切除术对卵巢近远期功能的影响. 腹腔镜外科杂志,2001,6(2):98
85 夏恩兰,Felix Wong,李自新. 妇科内镜学. 北京:人民卫生出版社,2001
86 向进见,韩 亮,沈世强,等. 肝癌射频热疗. 肝胆外科杂志,2002,10(5):392
87 肖风华,章汉旺. 垂体后叶素在腹腔镜下子宫肌瘤剔除术中的应用.2006,3 (1814):13-39
88 谢杏美,梁荣辉. 妇科微创开腹手术2059例临床分析. 暨南大学学报·自然科学与医学版,2001,22 (4):104
89 扬隽钧. 微创手术治疗子宫肌瘤的疗效与评价. 中国实用妇科与产科杂志,2004,20 (8):508-509
90 姚书忠. 子宫肌瘤的内镜手术治疗. 实用妇产科杂志,2006,6(22):326-327
91 周翠玉. 瘤内注射无水乙醇治疗子宫肌瘤的临床研究. 实用妇产科杂志,2006,3 (22):169-170
92 朱云晓,柯宫春,梅卓贤. 子宫肌瘤非手术治疗研究新进展. 国外医学·妇幼保健分册,2002,13(3):116
93 Abbott J, Hawe J, Hunter D, et al. A double-blind randomized trial comparing the Cavaterm and the NovaSure endometrial ablation systems for the treatment of dysfunctional uterine bleeding. Fertil Steril, 2003, 80:203-208
94 Abbott J, Hawe J, Garry R. Quality of life should be considered the primary outcome for measuring success of endometrial ablation. J Am Assoc Gynecol Laparosc, 2003, 491-495
95 Alaily AB, Auld BJ, Diab Y. Endometrial ablation with the Cavaterm thermal balloon. J Obstet Gynaecol, 2003, 23:51-54
96 Amso NN, Fernandez H, Vilos G, et al. Uterine endometrial thermal balloon therapy for the treatment of menorrhagia: long-term multicentre follow-up study. Hum Reprod, 2003, 18:1082-1087
97 Bain C, Cooper KG, Parkin DE. Microwave endometrial ablation versus endometrial resection: a randomized controlled trial. Obstet Gynecol, 2002, 99:983-987
98 Comino R, Torrejon R, Sanchez O. Long-term results of endometrial ablation-resection. J Am Assoc Gynecol Laparosc, 2002, 9:268
99 Cooper J, Gimpelson R, Laberge P, et al. A randomized, multicenter trial of safety and efficacy of the NovaSure system in the treatment of menorrhagia. J Am Assoc Gynecol Laparosc, 2002, 9:418-428
100 Gallinat Adolf, Nugent, Wolfgang. NovaSure impedance-controlled systemfor endometrial ablation. J Am Assoc Gynecol Laparosc, 2002, 9:283-289
101 Gargett CE, Rogers PA. Human endometrial angiogenesis. Reproduction, 2001, 121:181
102 Goldenberg M, Gohen SB, Etchin A, et al. Arandomized hysteroscopic endometrial resection. Am J Obstet

Gynecol,2001,184:273

103 Goldrath MH. Evaluation of HydroThermAblator and rollerball endometrial ablation for menorrhagia 3 Years after treatment. J Am Assoc Gynecol Laparosc,2003,10:505-511

104 Hawe J,Abbott J,Hunter D,et al. A randomised controlled trial comparing the Cavaterm endometrial ablation system with the Nd:YAG laser for the treatment of dysfunctional uterine bleeding. Br J Obstet Gynecol,2003,10:350-357

105 Ingrid AA,van Zon-Rabelink,Michel PH Vleugels,et al. Endometrial ablation by rollerball electrocoagulation compared to uterine balloon thermal ablation:Technical and safety aspects. Eur J Obstet & Gynecol and Reprod Bio,2003,110

106 Jones K,Abbott J,Hawe J,et al. Endometrial laser intrauterine thermotherapy for the treatment of dysfunctional uterine bleeding:the first British experience. Br J Obstet Gynecol,2001,108:749-753

107 Krample E,Bourne T,Thurlen-Solbakken H,et al. Transvaginal ultrasonography sonohyster-ography and operative hysteroscopy for the eval-uation of abnormal uterine bleeding. Acta Ob-stet Gyneol Scand, 2001,80:616

108 Laberge PY,Sabbah R,Fortin C,et al. Assessment and comparison of intraoperative and postoperative pain associated with NovaSure and ThermaChoice endometrial ablation systems. J Am Assoc Gynecol Laparosc,2003,10:223-232

109 Milligan MP,Etokowo G,Kanumuru S,et al. Microwave endometrial ablation:patients' experiences in the first 3 months following treatment. J Obstet Gynaecol,2002,22:201-204

110 Olson S,Wallage S,Deans HE. Magnetic resonance imaging appearances of the uterus following microwave endometrial ablation. Clin Radiol,2002,57:926-929

111 Vihko KK,Raitala R,Taina E. Endometrial thermoablation for treatment of menorrhagia:comparison of two methods in outpatient setting. Acta Obstet Gynecol Scand,2003,82:269-274

112 Wortman M,Daggett A. Reoperative hystero-scopic surgery in the management of patients who fail end&-netrial ablation and resection. J Am Assoc Gynecol Laparosc,2001,8

113 程晓东,吕卫国,谢　幸. 子宫内膜增生的诊断与治疗现状. 中华妇产科杂志,2001,36:508

114 Adolph AJ,Gillil GB. Fertility following laparoscopic removal of rudimentary horn with an ectopic pregnancy. J Obstet Gynaecol Can,2002,24(7):575

115 Dunn JSJ,Zerbe MJ,Bloomquist JL,et al. Ectopic IUD complicating pregnancy. A case report. J Reprod Med,2002,47(1):57

116 Erenus M,Gokaslan H,Ozer K. Successful laparoscopic treatment of a ruptured primary ovarian pregnancy. J Am Assoc Gynecol Laparosc,2002,9(1):87

117 Hardy TJ. Hysteroscopic resection of a cervicalectopic pregnancy. J Am Assoc Gynecol Laparosc,2002,9(3):370

118 Johnson NP,Mak W,Sowter,MC. Laparoscopic salpingectomy for women with hydrosalpinges enhances the success of IVF:a Cochrane review. Hum Reprod,2002,17:543-548

119 Sanz LE,Verosko J. Hysteroscopic management of cornual ectopic pregnancy,Obstet Gynecol,2002,99(5 Pt 2):941

120 Sijanovic S,Topolovec Z,Sijanovic I. Laparoscopic treatment of primary ovarian pregnancy. J Am Assoc Gynecol Laparosc,2002,9(2):221

121 Sowter MC,Farquhar CM,Petrie KJ,et al. A randomised trial comparing single dose systemic methotrex-

ate and laparoscopic surgery for the treatment of unruptured tubal pregnancy. BJOG,2001,108:192-203
122 Bouchart F, Bessou JP, Tabley A, et al. Acute traumatic rupture of the thoracic aorta and its branches. Resultsof surgical management. Ann Chir,2001,126(3):201-211
123 Darai E,Soriano D,Kimata P,et al. Vaginal hysterectomy for enlarged uteri,with or without laparoscopic assistance:randomized study. Obstet Gynecol,2001,97(5 Pt 1):712-716
124 Pastor CM,Morel DR,Clergue F,et al. Effects of abdominal CO_2 insufflation on renal and hepatic blood flows during acute hemorrhage in anesthetized pigs. Crit Care Med,2001,29(5):1017-1022
125 Pottecher T,Segura P,Launoy A. Abdominal compartment syndrome. Ann Chir,2001,126(3):192-200
126 Park A,Schwartz RW,Witzke DB,et al. A pilot study of new approaches to teaching anatomy and pathology. Surg Endosc,2001,15(3):245-250
127 Scarpero HM,Cespedes RD,Winters JC. Transabdominal approach to repair of vaginal vault prolapse. TechUro1,2001,7(2):139-145
128 Jacobi CA, Sterzel A, Braumann C, et al. The impact of conventional and laparoscopic colon resection (CO_2 or helium) on intraperitoneal adhesion formation in a rat peritonitis model. Surg Endosc. 2001,15(4):380-386
129 Steinbrook RA, Bhavani-Shankar, K. Hemodynamics during laparoscopic surgery in pregnancy. Anesth Analg. 2001,93(6):1570-1571
130 Bentes De, Souza AM, Rogers MS, et a1. Comparison of peritonmeal oxidative stress during laparoscopy and laparotomy. J Am Assoc Gynecol Laparosc. 2003,10(1):65-74
131 阳艳军,冷金花,郎景和,等．腹腔镜与开腹手术治疗妊娠期附件包块效果及妊娠结局的比较分析．中国实用妇科与产科杂志,2006,22(3):187-190
132 Al-Fozan H, Tulandi T. Safety and risks of laparoscopy in p regnancy. Curr Opin Obstet Gynecol,2002,14 (4):375-379
133 Bisharah M,Tulandi T. Laparoscopic surgery in pregnancy. Clin Obstet Gynecol,2003,46 (1):92-97
134 郎景和．新世纪的妇科腹腔镜手术．中华妇产科杂志,2004,39:289-291
135 Chapron C,Cravello L,Chopin N,et al. Complications during set-up procedures for laparoscopy in gynecology:open laparoscopy does not reduce the risk of major complications. Acta. Obstet Gynecol Scand,2003,82(12):1125-1129
136 孙正怡,冷金花,郎景和,等．妇科腹腔镜手术后疼痛的影响因素分析．实用妇产科杂志,2004,20(5):299-301
137 冷金花,郎景和,李志刚,等．腹腔镜手术并发症及其相关因素分析．现代妇产科进展,2002,11 (6):430-433
138 Jacobson TZ, Davis CJ. Safe laparoscopy: is it possible? Editorial review. Curr Opin Obstet Gynecol,2004,16 (4):283-288
139 Munro MG. Laparoscopic access:complications,technologies,and techniques. Curr Opin Obstet Gynecol,2002,14 (4):365-374
140 Moreira H, Yamaguchi T, Wexner S, et al. Effect of peumoperitoneal pressure on tumor dissemination and tumor recurrence at port-site and midline incisions. Am Surg,2001,67(4):369-373
141 冷金花,郎景和,张俊吉,等．腹腔镜在附件包块治疗中的价值和安全性(附 2083 例报道)．现代妇产科进展,2006,15(3):173-176
142 冷金花,戴　毅．腹腔镜在输卵管不孕诊治中的作用．实用妇产科杂志,2006,22(12):707-709

143 李晓燕，冷金花．机器人辅助的腹腔镜手术在妇科领域的应用现状．中国妇产科临床杂志，2007，8(3)：225-228

144 Goldberg JM，Falcone T. Laparoscopic microsurgical tubal an astomosis wit h and without robotic assistance. Hum Reprod，2003，18(1)：145-147

145 朱　兰，郎景和，陈　艳，等．腹腔镜手术中转开腹的因素分析．实用妇产科杂志，2003，19(5)：299-230

146 梁志清，陈　勇，徐惠成，等．腹腔镜广泛子宫切除术及盆腹腔淋巴结切除术23例并发症分析．中华妇产科杂志，2005，40(7)：438-440

147 张巧玉，梁志清，秦　荣，等．腹腔镜子宫次全切除术中超声刀的应用．中国实用妇科与产科杂志，2003，19(11)：677-678

148 姚书忠，陈淑琴，牛　刚，等．应用超声刀行腹腔镜下全子宫切除术103例分析．中山大学学报(医学科学版)，2003，24(5)：520-522

149 崔　恒，王秋生主译．妇科腹腔镜手术：治疗原则与技巧．第2版．北京：人民卫生出版社，2002

150 Dechaud H，Ali Ahmed SA，Aligier N，et al. Does transvaginal hydrolaparoscopy render standard diagnostic laparoscopy obsolete for unexplained infertility investigation? Eur J Obstet Gynecol Reprod Biol，2001，94(1)：97-102

151 王世军，崔　恒．腹腔镜手术对机体的影响．中国实用妇科与产科杂志，2003，19(11)：671-673

152 邹声泉．实用腔镜外科学．北京：人民卫生出版社，2002

图书在版编目(CIP)数据

妇产科微创学/李敏,崔娜,蒋玉萍主编.-北京:科学技术文献出版社,2010.9

(中华现代微创学丛书)

ISBN 978-7-5023-6717-6

Ⅰ.①妇… Ⅱ.①李… ②崔… ③蒋… Ⅲ.①妇产科病-显微外科学 Ⅳ.①R713

中国版本图书馆 CIP 数据核字(2010)第 160384 号

出版者	科学技术文献出版社
地址	北京市复兴路 15 号(中央电视台西侧)/100038
图书编务部电话	(010)58882938,58882087(传真)
图书发行部电话	(010)58882866(传真)
邮购部电话	(010)58882873
网址	http://www.stdph.com

E-mail:stdph@istic.ac.cn

策划编辑	马永红
责任编辑	马永红
责任校对	赵文珍
责任出版	王杰馨
发行者	科学技术文献出版社发行 全国各地新华书店经销
印刷者	北京国马印刷厂
版(印)次	2010 年 9 月第 1 版第 1 次印刷
开本	787×1092 16 开
字数	750 千
印张	32.5 彩插 4 面
印数	1~3000 册
定价	68.00 元

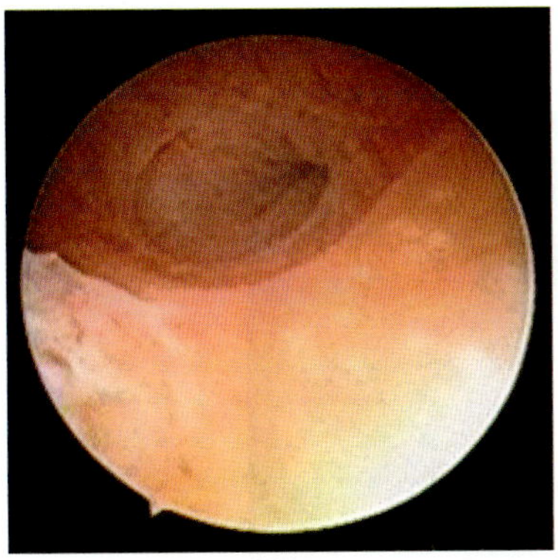

图 4-14　输卵管子宫开口

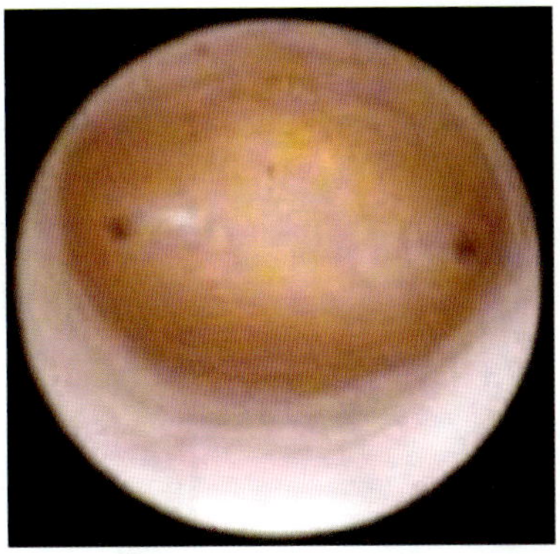

图 4-15　正常宫腔

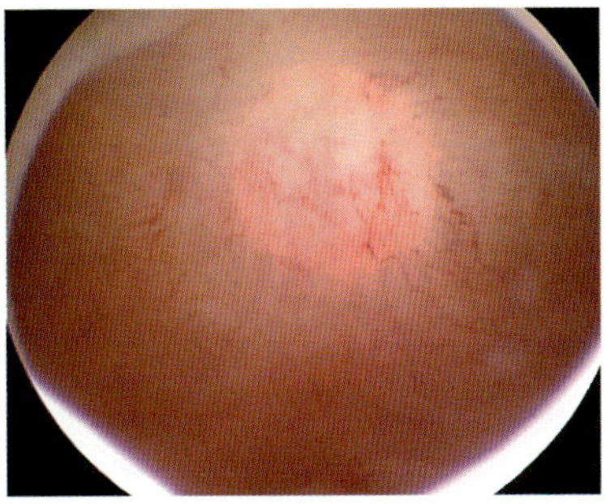

图 4-16　正常宫腔及宫内膜

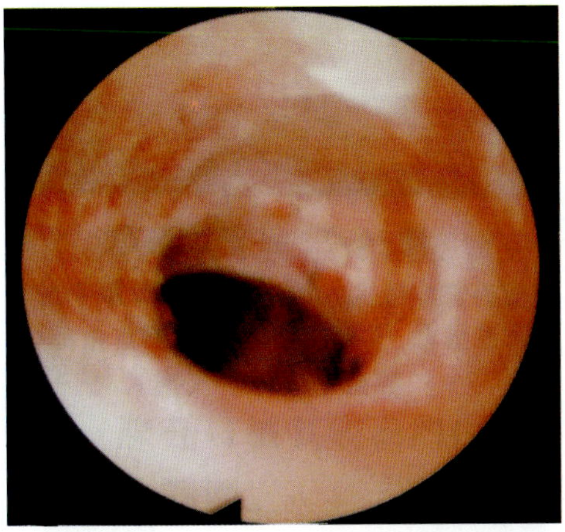

图 4-18　宫腔镜越过宫颈外口水平后宫颈管

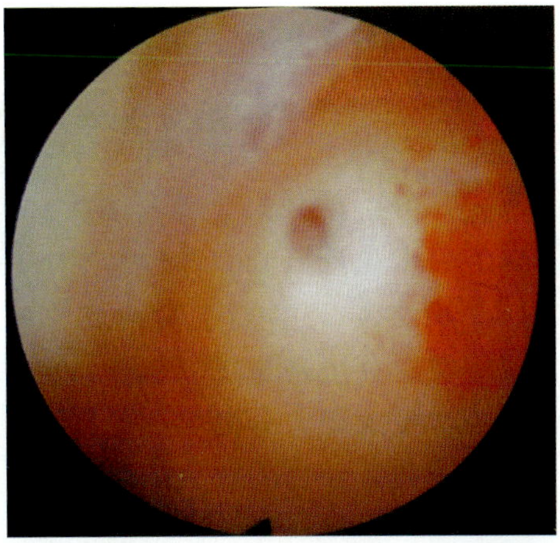

图 4-19　输卵管开口附近的黏膜下散在的出血点

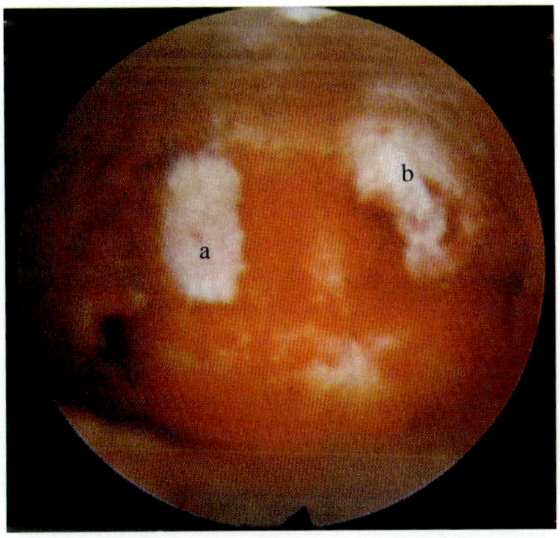

图 4-20　宫底部见漂浮的子宫内膜（a,b）

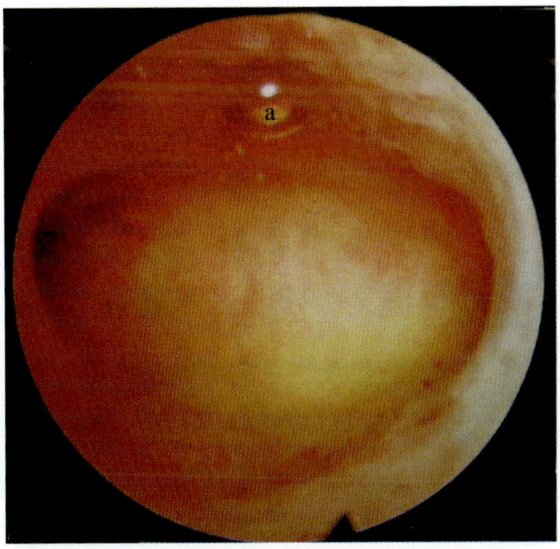

图 4-21 宫腔前壁（a 为一气泡）

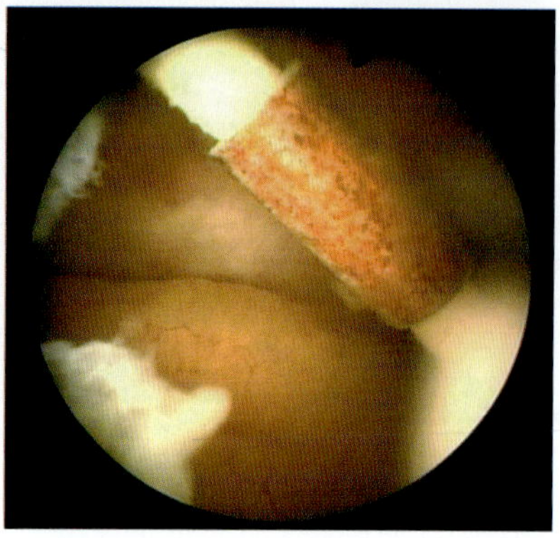

图 4-23　宫底肌瘤

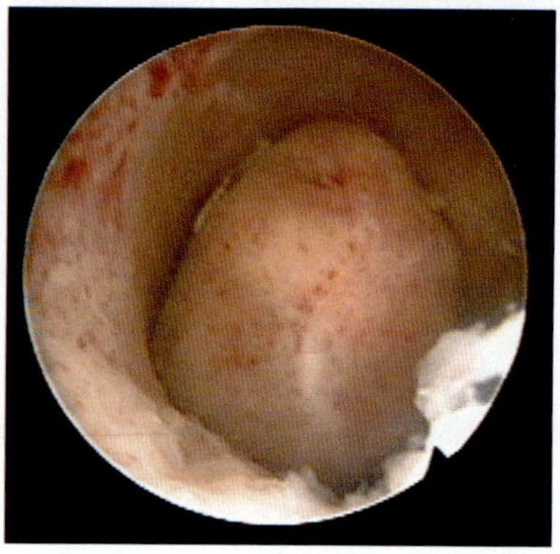

图 4-24　黏膜下肌瘤（一）

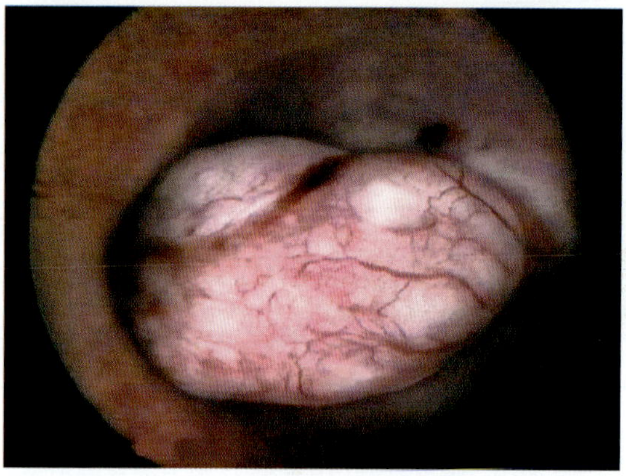

图 4-25　黏膜下肌瘤（二）

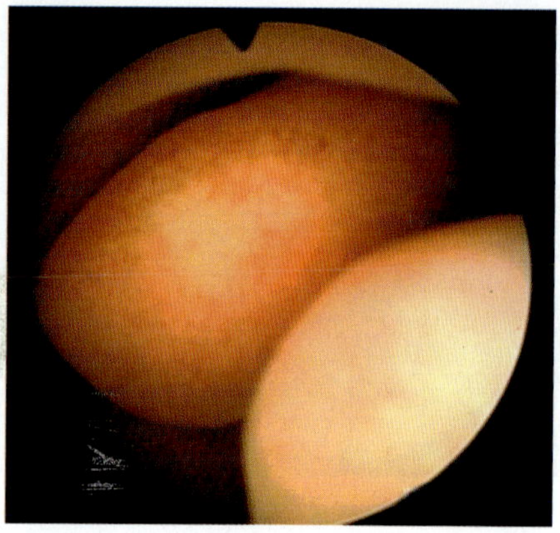

图 4-27　子宫内膜息肉镜下观（一）

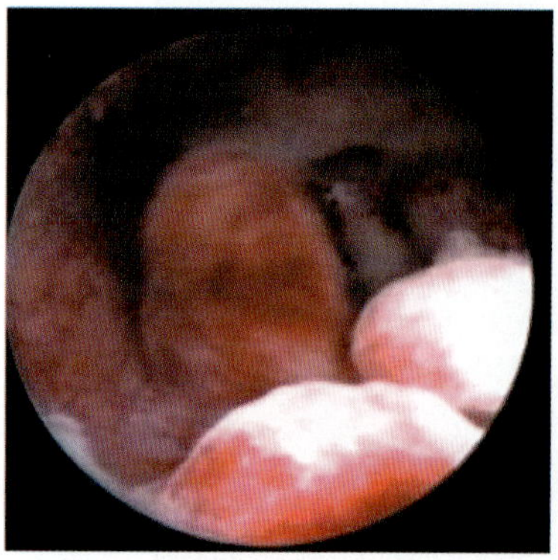

图 4-28　子宫内膜息肉镜下观（二）

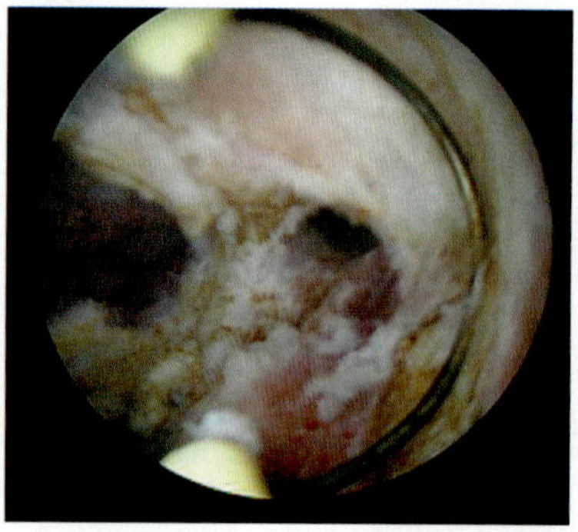

图 4-29　宫腔粘连

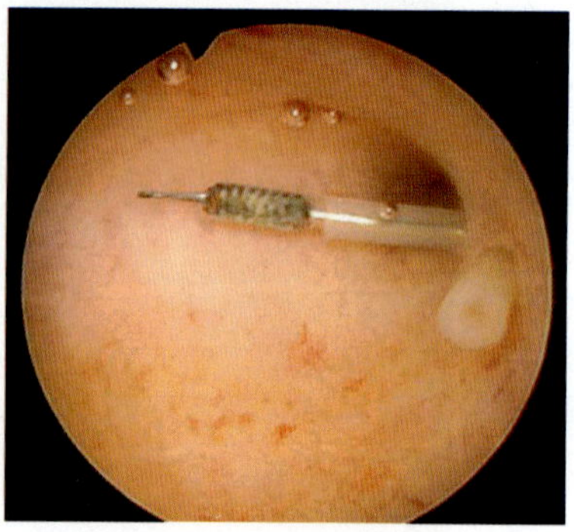

图 4-30　宫腔内异物

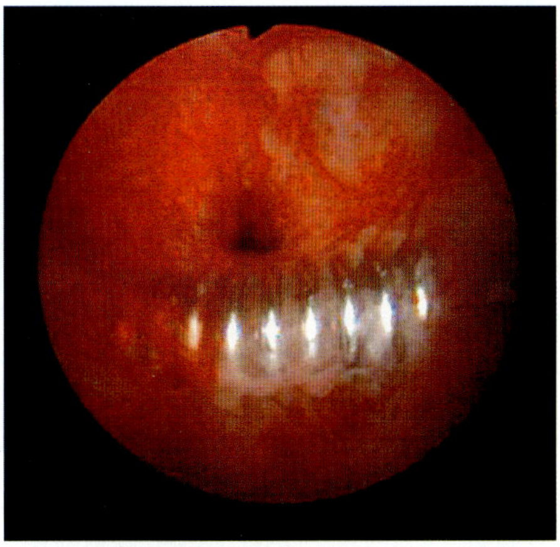

图 4-31　节育器嵌顿

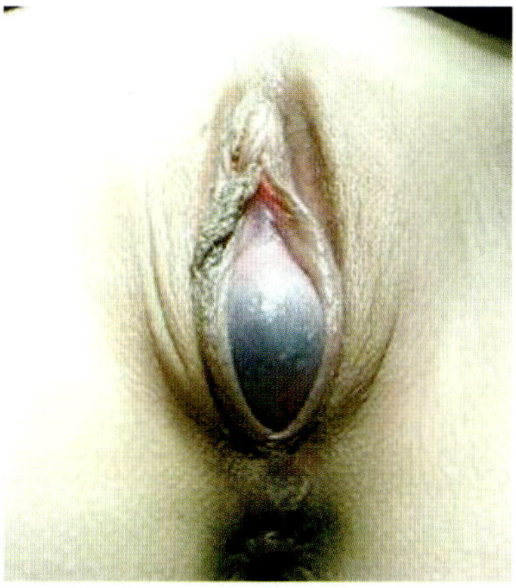

图 9-2　处女膜闭锁

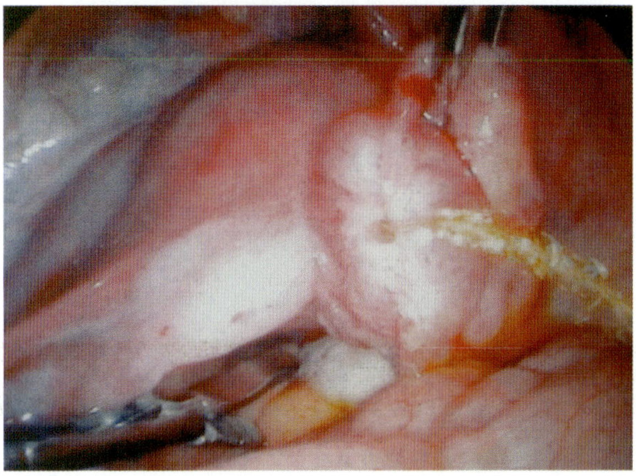

图 9-18　伞部成形术（第一步：输卵管酚红通液水压分离伞部粘连，水柱突破喷射出来，使小孔清晰可见）

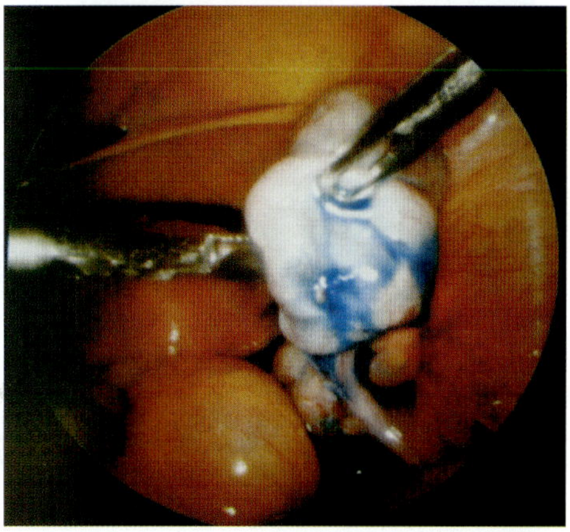

图 9-19　输卵管亚甲蓝通液突破旧伞孔

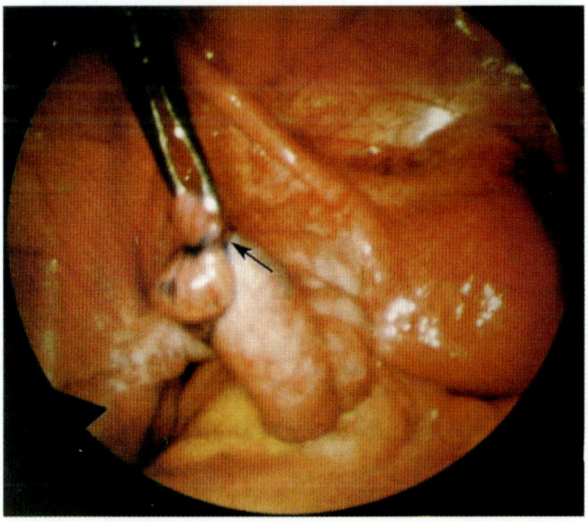

图 9-22　伞端前输卵管开口狭窄，箭头示剪刀切开处

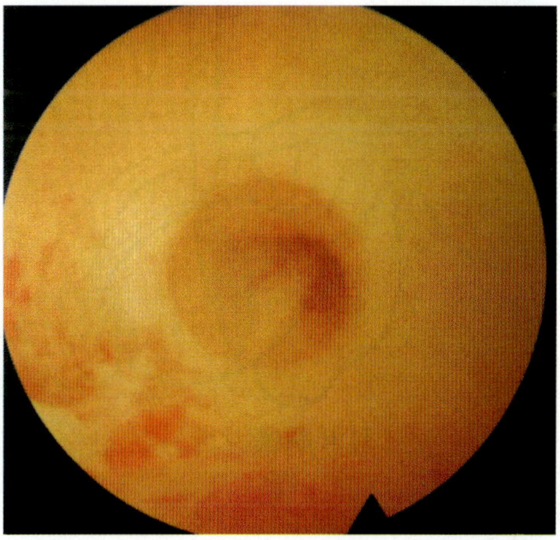

图 9-26　用达那唑准备的宫腔情况(无漂浮的子宫内膜)

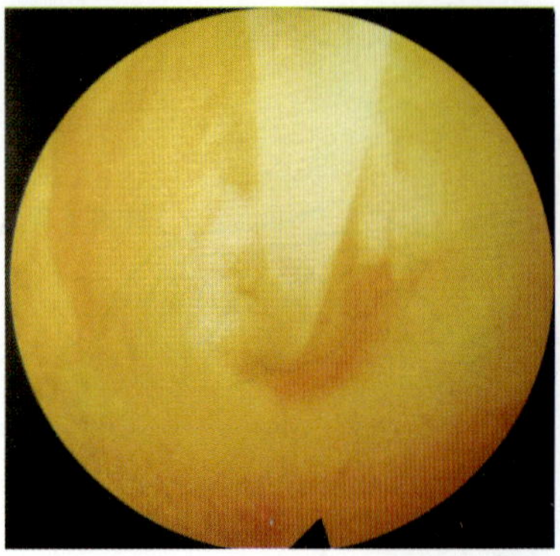

图 9-27　宫腔镜下插管

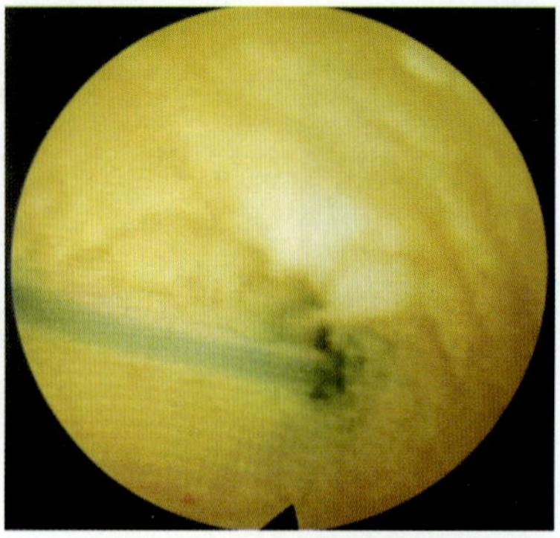

图 9-28　宫腔镜下输卵管插管注入亚甲蓝溶液

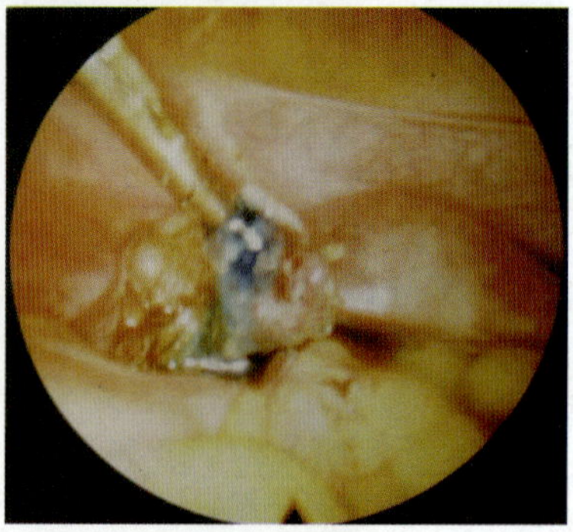

图 9-29　腹腔镜下检查宫腔镜下输卵管通液情况(见亚甲蓝自伞端流出)

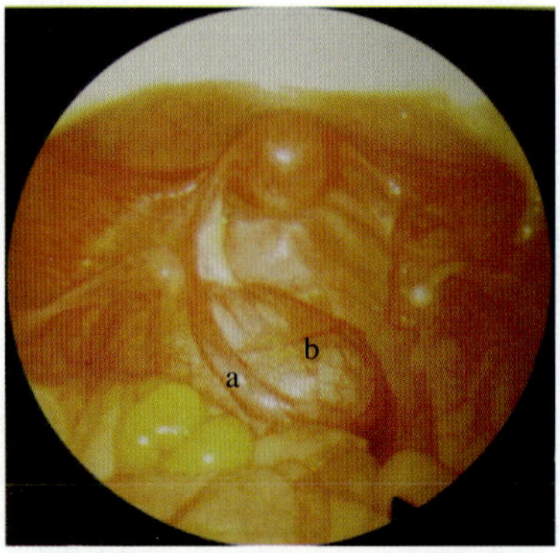

图 9-31　输卵管系膜囊肿水压分离切除术（一）
a.输卵管；b.输卵管系膜囊肿

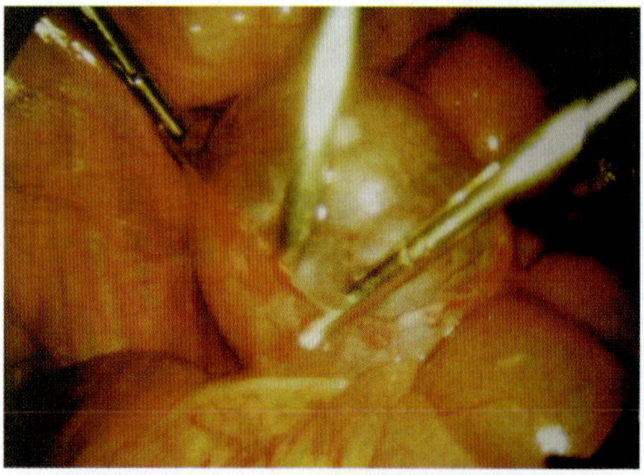

图 9-32　输卵管系膜囊肿水压分离切除术（二）
剪开囊肿包膜，冲洗器插入囊肿包膜与囊肿的间隙注水，水压分离囊肿

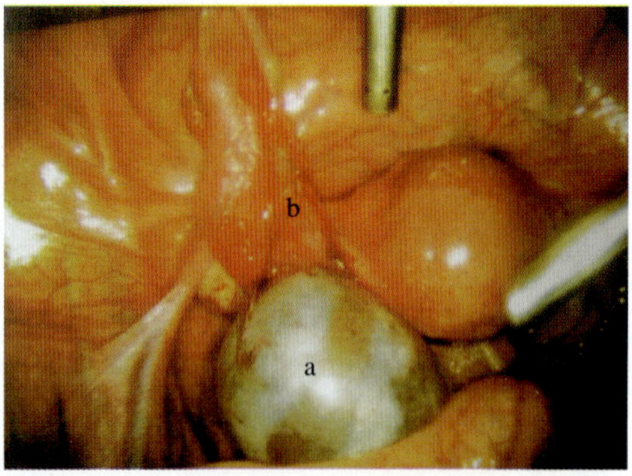

图9-33　输卵管系膜囊肿水压分离切除术（三）
囊肿已剥离，暴露囊肿基底部血管
a.囊肿；b.卵巢

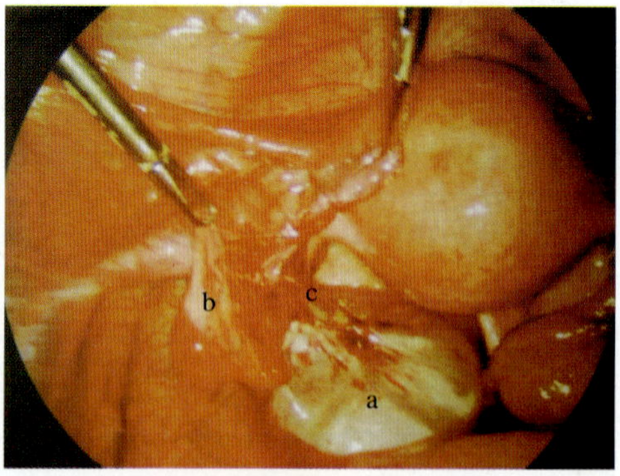

图 9-34　输卵管系膜囊肿水压分离切除术（四）
双极电凝或超声剪凝固基底部血管后切下囊肿
a.囊肿；b.卵巢；c.囊肿基底部血管